中国科学院教材建设专家委员会规划教材

全国高等医药院校规划教材

案例版™

供临床、预防、基础、口腔、麻醉、影像、药学、检验、护理、法医等专业使用

耳鼻咽喉头颈外科学

第 2 版

主　　编	张建国　阮　标	
副 主 编	王雪峰　张　涛　严小玲　王挥戈　张孝文	
	任何贤　欧阳顺林	
编　　委	(以姓氏笔画为序)	
	王　岩(锦州医科大学)	吴海莺(昆明医科大学)
	王挥戈(汕头大学医学院)	陈观贵(广州医科大学)
	王雪峰(锦州医科大学)	张　涛(暨南大学)
	阮　标(昆明医科大学)	张孝文(广州医科大学)
	任何贤(长治医学院)	张建国(广州医科大学)
	刘绮明(广州医科大学)	欧阳顺林(广州医科大学)
	江超武(昆明医科大学)	秦杰升(汕头大学医学院)
	严小玲(广州医科大学)	翟锦明(广州医科大学)
	李克勇(上海交通大学)	
秘　　书	陈观贵(广州医科大学)	
编写人员	王　岩　王雪峰　阮　标　江超武　丛林海	
	张　帆　余咏梅　汤　勇　李书聆　张　涛	
	任何贤　王　军　吴海莺　曹守明　朱嘉卫	
	王挥戈　秦杰升　张孝文　肖　琪　陈劲海	
	李克勇　孙雅静　张建国　宗　凌　陈垲钿	
	陈观贵　严小玲　卢　川　袁旭平　田慎之	
	翟锦明　刘绮明　黄映红　廖礼兵　郭明坤	
	褚玉敏　王金辉　李敏雄　欧阳顺林	
绘　　图	刘　明　庾泳源　张子竹　李燕明	

科学出版社

北京

郑 重 声 明

为顺应教育部教学改革潮流和改进现有的教学模式,适应目前高等医学院校的教育现状,提高医学教学质量,培养具有创新精神和创新能力的医学人才,科学出版社在充分调研的基础上,引进国外先进的教学模式,独创案例与教学内容相结合的编写形式,组织编写了国内首套引领医学教育发展趋势的案例版教材。案例教学在医学教育中,是培养高素质、创新型和实用型医学人才的有效途径。

案例版教材版权所有,其内容和引用案例的编写模式受法律保护,一切抄袭、模仿和盗版等侵权行为及不正当竞争行为,将被追究法律责任。

图书在版编目(CIP)数据

耳鼻咽喉头颈外科学 / 张建国,阮标主编. —2 版. —北京:科学出版社,2016.6

中国科学院教材建设专家委员会规划教材·全国高等医药院校规划教材

ISBN 978-7-03-048222-8

Ⅰ.①耳… Ⅱ.①张… ②阮… Ⅲ.①耳鼻咽喉科学-外科学-医学院校-教材②头-外科学-医学院校-教材③颈-外科学-医学院校-教材 Ⅳ.①R762②R65

中国版本图书馆 CIP 数据核字(2016)第 095314 号

责任编辑:杨鹏远 胡治国 / 责任校对:张小霞
责任印制:徐晓晨 / 封面设计:陈 敬

科学出版社 出版
北京东黄城根北街 16 号
邮政编码:100717
http://www.sciencep.com
北京建宏印刷有限公司 印刷
科学出版社发行 各地新华书店经销
*
2007 年 8 月第 一 版 开本:850×1168 1/16
2016 年 6 月第 二 版 印张:26
2024 年 1 月第九次印刷 字数:863 000
定价:128.00元
(如有印装质量问题,我社负责调换)

前　言

　　《耳鼻咽喉头颈外科学》(案例版)第 1 版已经出版 8 年多了,8 年多时间学科发展对疾病的认识不断地加深。秉承科学出版社出版案例版的初衷,坚持案例与教学内容相结合的编写模式。创新精神和能力培养是医学教育的灵魂和目标,而案例教学在医学教育中,是培养高素质创新型和实用型医学人才的有效途径。

　　我国医学教育基本上可以概括为"结构式课堂教学",重概念定义、轻实践工作,重理论体系、轻方法策略,重教师传授、轻学生参与,随着时代的发展,显示出一些弊端和不足。案例教学是美国哈佛大学在 20 世纪 20 年代首创的一种培养高素质、创新型和实用型人才的重要教学方法,其特点是侧重实践、师生交互,可全面激发教师和学生的创造性思维,提高学生学习的主动性和积极性。

　　科学出版社教材出版紧跟教育部教学改革步伐,坚持改革创新,坚持开发教学方法的创新教材,率先在我国出版案例版教材,取得可喜的成果。坚持"面向医学院校需求、面向人才市场需求",教学需要和市场需求决定我们的出版方向,努力满足教学需要。

　　案例教学是指以案例为教材,让受教育者通过阅读、分析和思考及相互间进行讨论和争辩,以提高思维推理和处理问题能力的教学过程。案例来源于工作实际,具有知识性、典型性、针对性、启发性、趣味性和实践性等特点,它可以弥补传统教材冷酷、森严和乏味的局限性,充分调动学生学习的积极性、主动性和创造性。案例教学是加强学生理论联系实际的有效教学方法,是将书本理论知识转化为现实工作能力的有效途径,从而可增强学生分析问题、解决问题和适应实际工作的能力。案例教学既是一种教学活动,也是一种教学方法。

　　案例版《耳鼻咽喉头颈外科学》教材再版编写不改变原书整体结构,其教学核心内容不变,在教材中的病例或标准化病例凝练提升,并在再版中突出以下特点:①全套教材编写不改变现有教学体制,在保留本学科教学大纲规定全部理论知识的基础上,教材中增加真实案例或标准化案例,这是本套教材有别于其他教材的最大特色。②采用创新性编写模式,在内容和格式上独具匠心,如增设要点提示。③加强理论知识向岗位实践过渡的内容,为学生实习、走上岗位打下基础。④每门课程内容满足 3 个层次的需求:教育部制定的教学大纲;毕业后规范化培训、执业医师资格考试的需求;硕士研究生入学考试的需求。⑤教材内容紧跟研究生入学考试和国家执业药师资格考试案例分析的命题方向。⑥使用本教材组织教学时,既可以按传统模式讲授,案例作为补充,供学生阅读使用;也可以以案例为先导引导教学,丰富教学内容,提高学习效率。⑦编写时,突出"三基"(基础理论、基本知识、基本技能)和体现"五性"(思想性、科学性、先进性、启发性、适用性),知识点明确,学生好学,教师好教;注重创新能力和实践能力的培养,为学生知识、素质、能力协调发展创造条件;将教学改革和教学经验融入教材,使学生在尽可能短的时间内掌握所学课程的知识点。

　　《耳鼻咽喉头颈外科学》(案例版)出版 8 年多,随着耳鼻咽喉头颈外科学发展,新的理论、观点及新临床实践不断涌现,需要对第 1 版进行补充、修改、完善。这次再版的主要工作,基本按第 1 版的结构体系做部分改动。①融合近 8 年来国内外在耳鼻咽喉头颈外科学新进展、新理论及新方法。②对教学大纲要求教书内容凝练,要点提示进一步凝练。③对原教材存在的问题进行修正。④增加头颈颅底疾病学,内容涵盖原颈部疾病学、颅底外科学。⑤增加咽喉反流性疾病。⑥增加面神经疾病:解剖生理、周围性面瘫、半面痉挛。⑦中耳炎按最新分类编写。⑧增加遗传性耳聋的基本知识。参与再版教材编写的专家有一定的调整,在此对参加第1版编写的何晓光、蒲章杰、黎万荣、张华等专家所付出的心血致以崇高的敬意。本书在修订编写过程中,承蒙科学出版社的指导和支持,参加编写的各位专家通力协作,广州医科大学为编委会议提供了支持和帮助,刘明、庚泳源、张子竹、李燕明等为本教材绘制彩色插图付出了很多时间和精力,在此我们一并表示深深的感谢。由于水平和时间所限,本书必然存在一些不足之处,敬请读者指正。

张建国

2015 年 10 月

目　　录

第四篇 喉 科 学

第五篇 气管食管科学

第六篇 耳 科 学

第七篇　头颈疾病与颅底科学

第八篇　耳鼻咽喉头颈外科临床用药原则及物理治疗学

第一篇　总　　论

第一章　绪　　论

耳鼻咽喉头颈外科学是由耳鼻咽喉科学逐步发展而来,是临床医学专业课、必修课、是医学教育的一个组成部分,是研究耳、鼻、咽喉、气管及食管和颈部诸器官的解剖、生理和疾病现象的临床二级学科。耳鼻咽喉头颈外科诸器官解剖关系复杂,上承颅底,下至气管、食管、纵隔,鼻窦两旁毗邻眼眶,颈部除了有重要的神经干与大血管通过外,尚有甲状腺和众多的淋巴结。由于与周围邻近器官以至全身诸系统的联系非常紧密,近年来随着医学科学的日益进步,医学各科在相互渗透和促进,耳鼻咽喉头颈外科学发展到今天已经成为包括耳科学,内含耳显微外科、耳神经外科、听力学、平衡科学及面神经外科;鼻科学,内含鼻内镜微创外科、鼻神经外科、鼻眼相关外科、鼻变态反应病学;咽科学,内含睡眠呼吸障碍科学;喉科学,分支出喉显微外科、嗓音与言语疾病;颈部疾病学,又分出头颈肿瘤、甲状腺外科、涎腺外科、上纵隔外科学;气管食管学;颅底外科学,含侧颅底外科、前颅底外科及颌面外科学;小儿耳鼻咽喉科学等分支学科的综合学科。为了顺应学科发展方向,并与发达国家接轨,我国 2005 年起中华医学会、全国统编教材、中华耳鼻咽喉科学杂志相继更名为耳鼻咽喉头颈外科学(Otorhinolaryngology Head and Neck Surgery),为我们学科的发展指明了方向。

一、学习耳鼻咽喉头颈外科学的目的、要求与方法

人们健康意识的不断提高,大量临床患者正有待于医者承担起拯救健康的责任,耳鼻咽喉头颈外科学是临床医学的一个分支,学习时不仅需要临床相关学科的坚实基础,而且需要自然科学相关学科的知识,注意从整体到局部,再由局部回顾整体,由点带面,由面到点的关联,使专科知识与临床各科知识有机地结合起来。随着医疗卫生事业的不断变革,只有不断地学习新知识、新理论,勇于创新、勇于实践,才能在更高、更广的层面上,更好地造福百姓。医务工作者不单要重视疾病,更重要的是重视患者,应该充分地了解患者心理,以高度的责任感、同情心和实事求是的作风,热情地对待患者。系统而细致的病史采集和检查,正确而及时的诊断和合理的治疗是达到最高疗效的保证。在专业方面,学习耳鼻咽喉头颈外科学的目的在于掌握本门课程的基本理论、基本知识和基本技能,在毕业时对耳鼻咽喉头颈外科常见病、多发病有一个整体的了解,在以后的医疗工作中给患者正确的指导。正确的诊断是合理治疗的依据,诊断应力求全面,包括病因、病理形态和功能诊断。治疗应强调整体性,避免局部观点和单纯手术的观点。根据一般原则结合患者的特点和具体情况制定积极而又切合实际的治疗计划。对急重患者不失时机地进行急救处理和治疗。

二、耳鼻咽喉头颈外科学的进展

改革开放以来,学科规模的扩大和从业人员的增加,国内外的交流与合作,专业领域不断扩大,新理念、新技术、新方法不断应用临床,大量专业人才投身于专业发展之路,基础研究与应用研究联系日趋紧密,大大丰富了学科内涵。现代耳鼻咽喉头颈外科学取得许多重要进展:①头颈恶性肿瘤发生发展的分子机制与基因治疗探讨,综合治疗得到了肯定;头颈肿瘤功能性手术的研究将更重视患者的生活质量。②客观测听技术的应用研究不断深入,应用骨锚式助听器(BAHA),人工耳蜗技术恢复双耳重度或极重度聋病;植入数量进入迅速攀升的时期,使成千上万聋人受益。③耳聋相关的分子生物学研究、基因的研究更深入地了解耳聋的发病机制。④鼻内镜手术的普遍开展及规范逐步建立。⑤阻塞性睡眠呼吸暂停低通气综合征的研究与对该疾病的早期诊断、早期干预得到重视。⑥颅底外科学长足发展,内镜技术、影像学和立体定向技术应用到颅底外科手术。⑦前庭生理与病理研究不断深入。⑧变应性鼻炎发病机制研究。展望未来,耳鼻咽喉头颈外科学将取得全面快速的发展。

利用本教材学习耳鼻咽喉头颈外科学,应对相关的基础知识有深入的了解,利用案例掌握疾病的本质特点,每个案例多为临床的真实病例,有助于学生了

解临床工作的实际情况,需从案例中找出每个疾病的特征性的东西,教材对每个案例进行分析讨论,帮助学生抓住疾病的诊断要点及治疗原则。笔者还在每一个章节加上要点提示,将每一章节的知识点、要点一一列出,帮助学生记忆学习。

随着科学技术的不断发展,耳鼻咽喉头颈外科学也将快速发展。耳鼻咽喉头颈外科工作者需不断更新知识,勇于创新,把本学科的基础研究、临床工作及教学水平不断提高,更好地为患者服务。

(张建国　严小玲)

第二章　耳鼻咽喉头颈外科基本检查的方法与设备

耳鼻咽喉及其头颈区域器官位于颈部及颅面骨深处,腔隙狭小曲折,不易直接观察,必须借助特殊的检查器械方能完成。耳鼻咽喉检查室内应避免强光直射,并配备常用的药物及检查设备。检查时应根据需要随时调整患者和检查者的位置,应用专门光源及特殊的检查器械进行符合临床要求的规范检查。

一、检查室常用药物及基本器械

■（一）最常用药物及敷料

1%麻黄素、0.1%肾上腺素、1%丁卡因、3%过氧化氢溶液及纱布、棉球、棉片、凡士林纱条等。

■（二）基本检查器械

耳镜、电耳镜、鼓气耳镜、音叉、前鼻镜、后鼻镜、间接喉镜、酒精灯、纤维鼻咽喉镜、耵聍钩、膝状镊、枪状镊、压舌板、喷雾器、卷棉子、额镜或电头灯等(图2-1)。

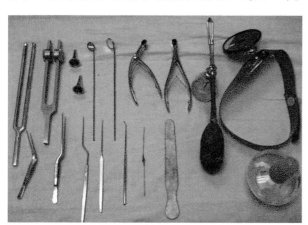

图 2-1　基本检查器械图

耳鼻咽喉头颈外科学综合工作台将常用的药物、器具集于一体,集中检查、诊断和一般的治疗,配有可调的检查椅、光源、喷枪负压吸引器,有些还配有恒温冲水装置、显微镜、内镜等。

二、检查者和患者的位置

患者正坐在专用诊查椅上,腰靠检查椅背坐直,头正面与检查者相对而坐。检查小儿时可让家长或护士怀抱患儿,两腿将患儿腿部夹紧,一手将患儿头固定于胸前,另一手抱住患儿两上肢和身体(图2-2);检查者头戴额镜与患者相对而坐,光源置于检查者使用眼侧,稍高于患者耳后上方10~20cm。检查时姿势要端正,不得扭颈、弯腰、迁就光源。额镜与检查部位宜保持一定距离,不应太近或太远,一般在25cm左右。光源投射方向与额镜距离、额镜反光角度均应仔细调整准确,否则影响效果。戴额镜时应注意,额镜戴于前额正中,使用时将镜面调整与额面平行,中央镜孔应正对检查者的右眼或左眼,先让光源投射到额镜上,再调整镜面,使光线反射聚焦到检查部位,此时检查者视线向正前方通过镜孔,看到反射光束的焦点进行检查。一般检查鼻部时焦点集中于鼻尖部,咽喉时集中于悬雍垂,耳部则集中于外耳道口。使用额镜应保持瞳孔、镜孔、反光焦点和检查部位成一直线,以使检查部位明亮清晰。现在很多采用头灯检查,直接将光束聚焦检查部位。

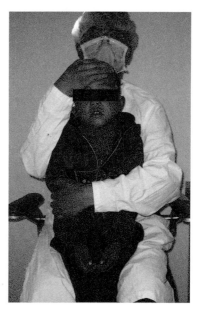

图 2-2　检查小儿时体位

（严小玲　江超武）

3

第二篇 鼻 科 学

第三章 鼻应用解剖学及生理学

第一节 鼻的应用解剖学

鼻(nose)是呼吸、嗅觉和共鸣的重要器官,由外鼻、鼻腔和鼻窦三部分构成。外鼻位于面部正中,鼻腔为一狭长不规则的腔隙,鼻腔的上方、上后方和两侧共有4对鼻窦,其自然开口均于鼻腔相通。眶壁、前中颅底、视神经、颈内动脉等重要的解剖结构分别与鼻窦构成复杂且密切的毗邻关系,是鼻内镜外科学的基础。

一、外 鼻

外鼻(external nose)突出于面部正中,由骨和软骨构成支架,外覆以软组织和皮肤,易受外伤。

(一) 外鼻形状与表面标志

外鼻呈三棱锥体形,上窄下宽。上端位于两眼之间,与额部相连,为鼻根(nasal root);下端向前突出为鼻尖(nasal apex);鼻根与鼻尖之间为鼻梁(nasal bridge);鼻梁的两侧为鼻背(nasal dorsum);鼻尖两侧的半圆形隆起称为鼻翼(alae nasi);锥体底部为鼻底(basis nasi);鼻底正中为鼻小柱(columella nasi),将前鼻孔(anterior naris)分成左右两个;鼻翼与面颊交界处为鼻唇沟(nasolabial fold)(图3-1)。

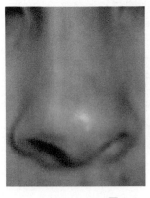
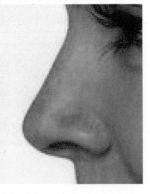

图3-1 外鼻形态

(二) 外鼻支架

外鼻由成对的骨和成对或单个的软骨构成支架。

鼻骨成对,其上缘、外侧缘、下缘分别与额骨、上颌骨额突、鼻外侧软骨上缘连接,鼻骨后面的鼻骨嵴则与额棘、筛骨垂直板和鼻中隔软骨连接。鼻骨与上颌骨额突及腭骨突起共同形成梨状孔(pyriform aperture)(图3-2)。在鼻面部外伤性疾病中,鼻骨骨折最常见。

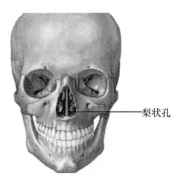

梨状孔

图3-2 梨状孔

外鼻软骨支架主要由鼻外侧软骨和大翼软骨组成,骨支架则由鼻骨(nasal bones)、额骨鼻部和上颌骨额突组成。鼻外侧软骨或称隔背软骨鼻背板(dorsal nasal plate of septodorsal cartilage),左右各一,呈三角形,构成两侧翼,中间为鼻中隔软骨(septal cartilage)。上述软骨与鼻骨和上颌骨额突共同支持鼻背。大翼软骨(greater alarcartilage)呈马蹄形,有两脚,外侧脚构成鼻翼支架,左右内侧脚加鼻中隔软骨之前下缘构成鼻小柱支架。另有鼻副软骨充填于鼻外侧软骨和大翼软骨之间(图3-3)。

(三) 外鼻皮肤

鼻尖、鼻翼及鼻前庭皮肤厚,并与其下的脂肪、纤维组织及软骨膜连接紧密,炎症时皮肤稍有肿胀即压迫神经末梢,痛感明显。鼻尖及鼻翼处皮肤含较多汗腺和皮脂腺,易发生痤疮、酒渣鼻和疖肿。

(四) 外鼻神经

外鼻神经有感觉神经和运动神经。外鼻的运动神经为面神经,感觉神经主要是三叉神经第一支(眼神经)和第二支(上颌神经)的一些分支,即筛前神经、滑车上神经、滑车下神经和眶下神经。

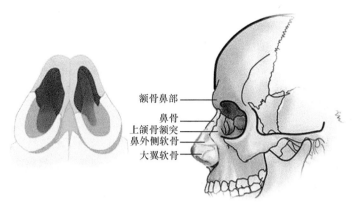

图 3-3　外鼻的骨性及软骨支架

（五）外鼻血管及淋巴

动脉有鼻背动脉、筛前动脉、额动脉、面动脉、上唇动脉和眶下动脉。

外鼻的静脉主要经内眦静脉（angular vein）和面静脉（facial vein）汇入颈内静脉，但内眦静脉又可经眼上、下静脉与海绵窦（cavernous sinus）相通（图 3-4）。此外，面部静脉无瓣膜，血液可双向流动，故鼻部皮肤感染可造成致命的海绵窦血栓性静脉炎。临床上将鼻根部与上唇三角形区域称为"危险三角区"，该区发生的感染性疾病须积极治疗，严禁挤压尤为重要。

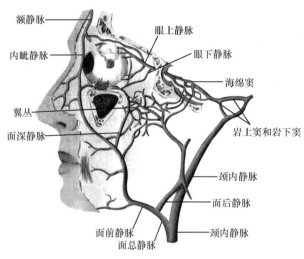

图 3-4　外鼻静脉

外鼻的淋巴主要汇入耳前淋巴结、下颌下淋巴结和腮腺淋巴结。

二、鼻　腔

鼻腔（nasal cavity）由鼻中隔分为左右各一，前起前鼻孔，后界为后鼻孔，与鼻咽部相通。每侧鼻腔包括鼻前庭、固有鼻腔。

（一）鼻前庭

鼻前庭（nasal vestibule）位于鼻腔最前段，为两侧鼻翼所包绕的里面，被覆皮肤，长有鼻毛且富有皮脂腺和汗腺，易发生疖肿。前起于前鼻孔，止于鼻内孔，又称鼻阈（limen nasi），是鼻翼内侧弧形隆起，为鼻腔最狭窄处。

（二）固有鼻腔

固有鼻腔简称为鼻腔，前界为鼻内孔，后界为后鼻孔，有内、外、顶、底四个壁，表面覆盖黏膜。

1. 内侧壁　即鼻中隔（nasal septum），由鼻中隔软骨、筛骨垂直板（perpendicular plate of ethmoid bone）和犁骨（vomer）组成（图 3-5）。软骨膜和骨膜外覆黏膜。组成鼻中隔的骨和软骨发育不均衡，可引起鼻中隔偏曲，是临床常见的疾病。

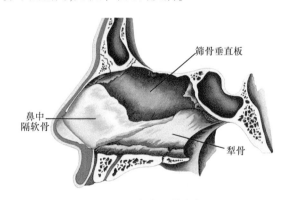

图 3-5　鼻中隔的支架

鼻中隔覆盖有黏膜，其最前下方的黏膜内由颈内动脉和颈外动脉系统的分支汇集成血管丛，称为利特尔区（Little area），又称易出血区，是鼻出血的好发部位（图 3-6）。

2. 外侧壁　即上颌窦和筛窦的内侧壁，由上颌骨、泪骨、下鼻甲骨、筛骨、腭骨垂直板及蝶骨翼突构成，是鼻解剖结构中最为复杂和最具有生理和病理学

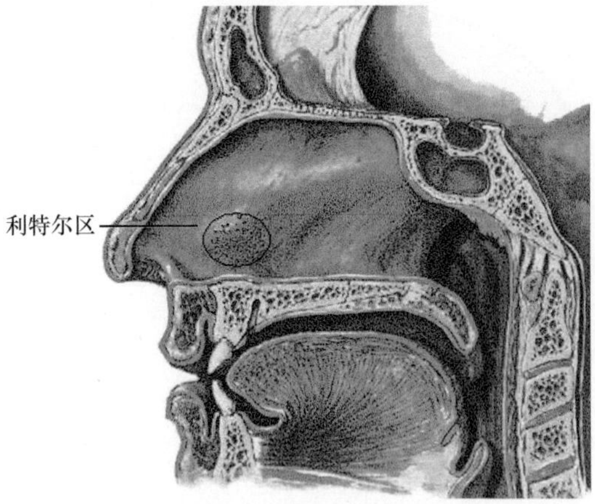

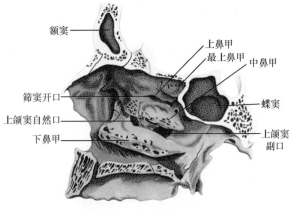

图3-6 鼻中隔利特尔区

意义的部位。外侧壁上有呈阶梯状自上而下排列,突入鼻腔的三个鼻甲骨,分别称为上鼻甲(筛骨的一部分)、中鼻甲(筛骨的一部分)、下鼻甲(独立的骨质)。其大小自下而上依次缩小约1/3,前端的位置依次后移约1/3。各鼻甲外下方的腔隙,称为鼻道(meatus),故有上、中、下三个鼻道,各鼻甲与鼻中隔之间的共同腔隙称总鼻道(common meatus),中鼻甲游离缘以上与鼻中隔之间的间隙称为嗅沟或嗅裂(olfactory sulcus)(图3-7,图3-8)。

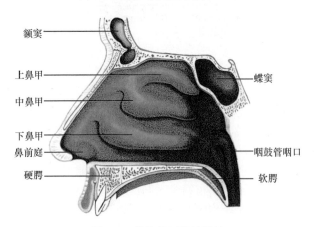

图3-7 鼻腔外侧壁的骨性组成

图3-8 鼻腔外侧壁的结构

（1）上鼻甲(superior turbinate)及上鼻道(superior meatus):位于鼻腔外侧壁后上方,为各鼻甲中最小,后组筛窦开口于上鼻道。上鼻甲后端的后上方有一凹陷称蝶筛隐窝(sphenoethmoidal recess),蝶窦开口于此。

（2）中鼻甲(middle turbinate)及中鼻道(middle meatus):从形态上可将其分为垂直部及水平部,中鼻甲垂直部前端附着于前颅底(筛窦顶壁和筛骨水平板连接处),下端游离垂直向下。中鼻甲后部即水平部向后延伸。

1) 鼻丘(agger nasi):中鼻甲前外上和钩突前上方的鼻腔外侧壁有丘状隆起,内含少量筛骨小气房,如其发育异常向上至额隐窝阻碍额窦的引流,向后筛泡受到挤压,则妨碍上颌窦和筛窦的引流,是前组鼻窦阻塞性炎症的发病原因之一(图3-9)。

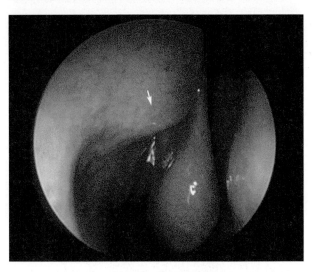

图3-9 鼻丘气房

2) 中鼻甲基板(lamella of middle turbinate):中鼻甲水平部向后外延伸,止于纸样板,上达筛顶,下至筛窦底壁,是前组筛窦和后组筛窦的分界线,并起着固定和支撑中鼻甲防止其漂移的作用。

3) 中鼻甲变异:

A. 中鼻甲气化或泡状中鼻甲:中鼻甲骨气化或筛窦气房过度发育延伸至中鼻甲内,导致其形态变异,前端过度膨大(图3-10)。

B. 中鼻甲反向弯曲:中鼻甲骨弧形弯曲凸向中鼻道,导致中鼻道狭窄(图3-11)。

上述中鼻甲变异均可阻碍前组鼻窦的通气引流,亦是引起前组鼻窦阻塞性炎症的重要原因之一。中鼻甲是重要的手术解剖标志,手术操作应在中鼻甲的外侧进行,中鼻甲根部之内侧为筛板,损伤筛板可导致医源性脑脊液鼻漏。

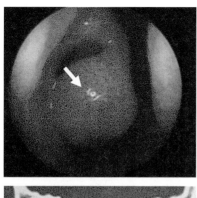

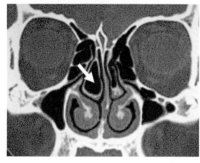

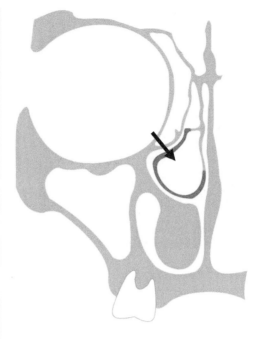

图 3-10　泡状中鼻甲(左上为内镜图,左下为 CT 扫描图,右侧为示意图)

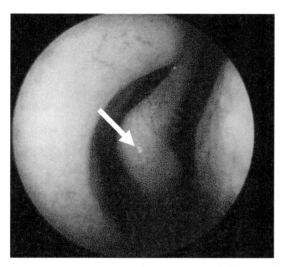

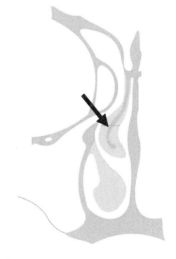

图 3-11　中鼻甲反向弯曲

蝶腭孔:位于鼻腔外侧壁的后方,相当于中鼻甲后端附着的后上方近蝶窦底处有一骨孔,向后通翼腭窝,蝶腭动脉和蝶腭神经由此出入鼻腔,蝶腭神经节位于此处,局麻下鼻内镜手术时可阻滞该处神经和血管。

中鼻道位于中鼻甲之外下方,前组鼻窦的开口均位于此处,其解剖结构复杂且最为重要,也是鼻内镜手术最重要的区域。中鼻道外侧壁上由前向后有两个隆起,前下为钩突(uncinate process),后上为筛泡(ethmoid bulla)。两个隆起之间呈半月形的裂隙,称之为半月裂(semilunar hiatus)。由此裂隙向前下和后外上逐渐扩大呈漏斗状,名筛漏斗(ethmoidal infun-dibulum)。前上端为额隐窝(frontal recess),额窦开口

于此,其后为前组筛窦开口,最后为上颌窦开口,是前组鼻窦主要的通气引流的部位。

钩突:筛漏斗的内侧壁,位于中鼻道外侧壁最前方,下鼻甲附着缘之上,泪骨之后,是鼻内镜手术进路的标志(图 3-12)。钩突可发生连接和形态的变异,其最上端可附着于中鼻甲,也可向外附着于眶纸板或向上附着于前颅底(图 3-13)。钩突也可内移或外偏,骨质增生,黏膜肥厚及息肉样改变,导致中鼻道狭小阻塞,引发前组鼻窦阻塞性炎症。

筛泡:为前组筛窦的一部分,含 1~4 个气房,是筛漏斗的外界。筛泡上壁为筛顶即前颅底,后壁为中鼻甲基板,外侧壁为眶纸板,内侧壁与中鼻甲相邻,是鼻内镜手术从前向后进路中首先要开放的气房。

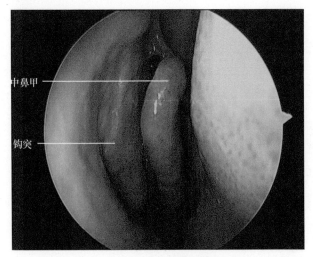

图 3-12　钩突与中鼻甲的关系

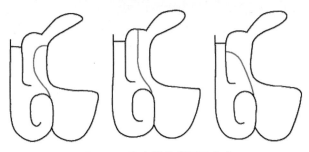

图 3-13　钩突附着的不同方式

窦口鼻道复合体（ostiomeatal complex，OMC）：是以筛漏斗为中心的附近区域，包括筛漏斗、钩突、筛泡、半月裂、中鼻道、中鼻甲、前组筛房、额窦口及上颌窦自然开口等一系列结构，这一区域称为窦口鼻道复合体。其解剖结构的异常和病理改变与鼻-鼻窦炎的发病最为密切，如钩突肥大、中鼻甲肥大、泡状中鼻甲、中鼻甲反向弯曲、筛泡肥大等，均会影响前组鼻窦的通气和引流，导致鼻-鼻窦炎的发生（图 3-14，图 3-15）。

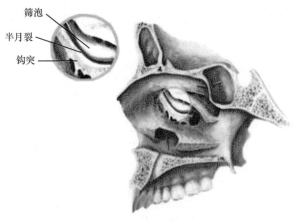

图 3-14　窦口鼻道复合体

（3）下鼻甲（inferior turbinate）及下鼻道（inferior meatus）：下鼻甲骨呈水平状卷曲，附着于上颌骨内侧壁，上缘后部的筛突连接中鼻道钩突的尾端，共同参

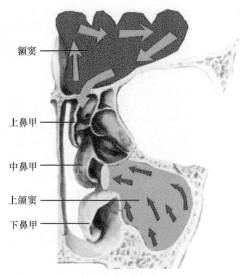

图 3-15　额窦、上颌窦及前组筛窦引流至窦口鼻道复合体

与上颌窦自然口和鼻囟门的构成。

下鼻甲后端距咽鼓管咽口为 1~1.5cm，当下鼻甲肿胀或肥大时，可影响咽鼓管鼻咽开口，导致咽鼓管功能障碍。

下鼻甲的外下方为下鼻道，下鼻道顶端有鼻泪管（nasolacrimal duct）开口，距前鼻孔为 3~3.5cm。距离下鼻甲前端 1~1.5cm 的下鼻道外侧壁骨质较薄，是上颌窦穿刺的最佳进针位置。

3. 顶壁　狭小穹窿状，前段倾斜上升，由额骨鼻部及鼻骨的背侧面构成；中段水平，为筛骨水平板（分隔颅前窝与鼻腔），又称筛板（cribriform plate），其薄而脆，嗅区黏膜的嗅丝由此通过，外伤或手术时易损伤筛板，导致脑脊液鼻漏；后段倾斜向下，由蝶窦前壁构成。

4. 底壁　即硬腭的鼻腔面，与口腔相隔。其前 3/4 是上颌骨腭突（palatine process of maxilla），后 1/4 是腭骨水平部（horizontal process of palate bone）。

5. 后鼻孔（posterior nares 或 choanae）　鼻腔经后鼻孔与鼻咽部相通，由蝶骨体下部、蝶骨翼突内侧板、腭骨水平部后缘和犁骨后缘构成，被覆黏膜（图 3-16）。

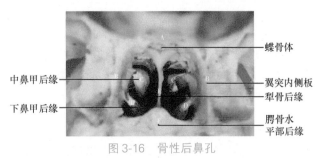

图 3-16　骨性后鼻孔

（三）鼻腔黏膜

鼻腔黏膜即固有鼻腔黏膜，与鼻咽部、鼻窦和鼻泪管黏膜连续，分为嗅区黏膜和呼吸区黏膜两部分。

1. 嗅区（olfactory region）黏膜　分布在鼻腔顶中

部、向下至鼻中隔上部及鼻腔外侧壁上部等嗅裂区域（图 3-17），成人两侧嗅区黏膜面积约 10cm²，为假复层无纤毛柱状上皮，由支持细胞、基底细胞和嗅细胞组成。固有层内含嗅腺，其分泌物可溶解有气味物质，产生神经冲动后经嗅细胞传导。嗅细胞为具有嗅毛的双极神经细胞，其嗅丝穿过筛骨水平板进入颅内，止于嗅球（图 3-18）。

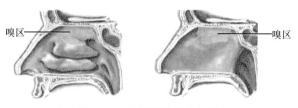

图 3-17 嗅区黏膜分布位置

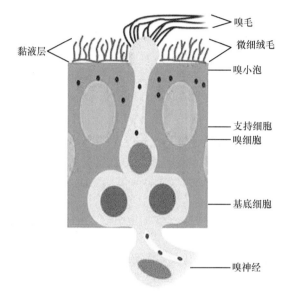

图 3-18 嗅黏膜显微解剖模式图

2. 呼吸区（respiratory region）黏膜 除嗅区之外鼻腔其余各部位均由呼吸区黏膜覆盖。鼻腔前 1/3 自前向后的黏膜上皮为鳞状上皮、移行上皮、假复层柱状上皮，鼻腔后 2/3 为假复层纤毛柱状上皮，由纤毛细胞、柱状细胞、杯状细胞、基底细胞组成（图 3-19）。柱状上皮表面有约 250 根的纤毛，向鼻咽部摆动。

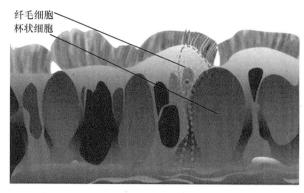

图 3-19 鼻腔呼吸区黏膜上皮

鼻黏膜下层具有丰富的杯状细胞、黏液腺和浆液腺，能产生大量的分泌物，24h 可分泌约 1000ml 在黏膜表面形成随纤毛运动而向后移动的黏液毯（mucosa blanket）（图 3-20），进入鼻腔鼻窦的细菌、病毒、灰尘、污染颗粒等有害物质及鼻腔鼻窦的分泌物被黏液毯黏住，随纤毛摆动运送到咽部咽下或吐出（图 3-21）。此外黏液毯中含有溶菌酶、干扰素等成分，对进入鼻腔的微生物有较强的杀灭作用。鼻黏膜下层拥有丰富海绵状血管组织，具有舒缩性，可发生反射性膨胀，调节空气的温度与湿度及鼻阻力，对鼻腔的生理学功能均具有重要的作用及意义。

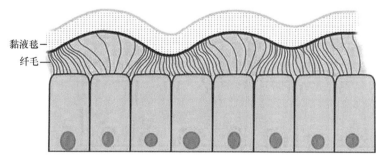

图 3-20 鼻腔呼吸区黏膜黏液毯模式图

三、鼻腔的血管、淋巴和神经

（一）动脉

主要来自颈内动脉的分支眼动脉和颈外动脉的分支上颌动脉。

1. 眼动脉 自视神经管入眶后分出筛前动脉（anterior ethmoidal artery）和筛后动脉（posterior eth-moidal artery）。两者穿过相应的筛前孔和筛后孔进入筛窦，均紧贴筛顶横行于骨棘形成的凹沟或骨管中，然后离开筛窦，进入颅前窝，沿筛板前行穿过鸡冠旁小缝进入鼻腔。筛前动脉供应前组筛窦和额窦及鼻腔外侧壁和鼻中隔的前上部。筛后动脉供应后组筛窦及鼻腔外侧壁和鼻中隔的后上部。筛前动脉横行于筛窦顶骨管中，是鼻内镜鼻窦手术时筛顶的标志，其前即为额隐窝（图 3-22）。

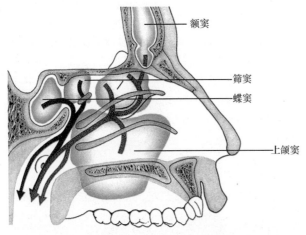

图 3-21　鼻腔鼻窦引流方向

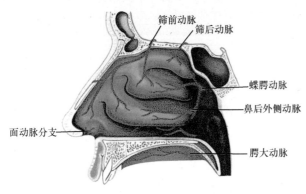

图 3-22　鼻腔外侧壁的动脉

2. 上颌动脉　在翼腭窝内相继分出蝶腭动脉（sphenopalatine artery）、眶下动脉（infraorbital artery）和腭大动脉（greater palatine artery）供应鼻腔，其中蝶腭动脉是鼻腔血供的主要动脉。

蝶腭动脉经蝶腭孔进入鼻腔，分为内侧支和外侧支。外侧支分成数目不等的鼻后外侧动脉（lateral posterior nasal arteries），并进一步分成下鼻甲支、中鼻甲支和上鼻甲支，供应鼻腔外侧壁后部、下部和鼻腔底。内侧支也称为鼻腭动脉（nasopalatine artery），横行于鼻腔顶部，经蝶窦开口的前下方至鼻中隔后部，分出鼻后中隔动脉（posterior nasal septal arteries），供应鼻中隔后部和下部。鼻腭动脉、腭大动脉、上唇动脉、筛前动脉和筛后动脉的鼻中隔支，在鼻中隔前下部的黏膜下交互吻合，形成动脉丛，被称为利特尔动脉丛，是临床上鼻出血最常见的部位。

眶下动脉经眶底的眶下管出眶下孔后，供应鼻腔外侧壁前段。腭大动脉出腭大孔后，经硬腭向前进入切牙管至鼻中隔的前下部。上唇动脉来自面动脉，其鼻中隔支参与形成利特尔动脉丛（图 3-23）。

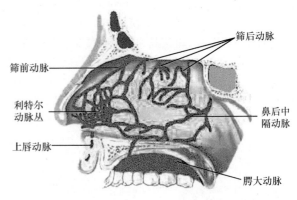

图 3-23　鼻中隔的动脉

（二）静脉

鼻腔前、后和下部的静脉汇入颈内、外静脉，鼻腔上部静脉经眼静脉汇入海绵窦。克氏静脉丛（Kiesselbach plexus），即鼻中隔前下部的静脉构成静脉丛，为鼻部常见出血原因。在老年人下鼻道外侧壁后部近鼻咽部有扩张的鼻后侧静脉丛，称为鼻咽静脉丛（Woodruff's plexus），是鼻腔后部出血的重要部位。

（三）淋巴

鼻腔前 1/3 的淋巴管与外鼻淋巴管相连，汇入耳前淋巴结（anterior anricular lymph nodes）、腮腺淋巴结（parotid lymph nodes）及颌下淋巴结（submandibular lymph nodes）。鼻腔后 2/3 的淋巴汇入咽后淋巴结（retropharyngeal lymph nodes）及颈深淋巴结上群。鼻部恶性肿瘤可循上述途径发生淋巴结转移（图 3-24，图 3-25）。

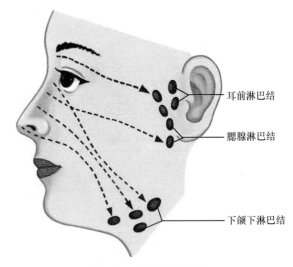

图 3-24　鼻的淋巴回流

（四）神经

鼻腔的神经包括三类，分别为嗅神经、感觉神经和自主神经（图 3-26，图 3-27）。

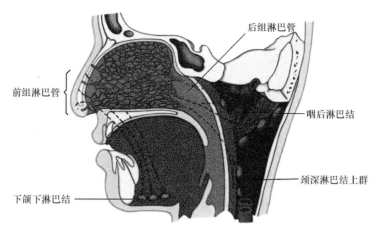

图 3-25 鼻腔的淋巴回流

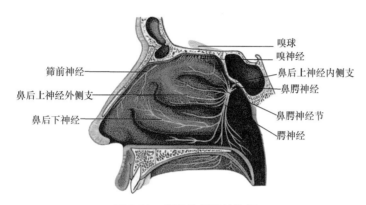

图 3-26 鼻腔外侧壁的神经

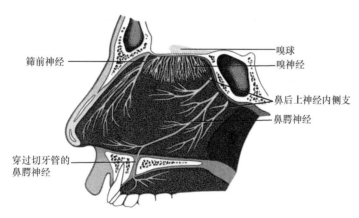

图 3-27 鼻中隔的神经

1. 嗅神经(olfactory nerve) 分布于嗅区黏膜,嗅神经中枢突汇集成嗅丝,经筛孔到达嗅球。

2. 感觉神经 为三叉神经中眼神经(ophthalmic nerve)和上颌神经(maxillary nerve)的分支。

(1) 眼神经:由其分支鼻睫神经(nasociliany nerve)分出筛前神经和筛后神经(anterior ethmoidal nerve and posterior ethmoidal nerve),与同名动脉伴行,进入鼻腔分布于鼻中隔和鼻腔外侧壁上部的一小部分和前部。

(2) 上颌神经:穿过或绕过蝶腭神经节(又名 Meckel 神经节)后分出蝶腭神经,然后穿经蝶腭孔进入鼻腔分为鼻后上外侧支和鼻后上内侧支,主要分布于鼻腔外侧壁后部、鼻腔顶和鼻中隔。鼻后上内侧支又有一较大分支称鼻腭神经,斜行于鼻中隔上。

从蝶腭神经又分出腭神经(palatine nerve),后者又分出腭前神经(即腭大神经,anterior palatine nerve)入翼腭管内进而分出鼻后下神经(posterior inferior nasal nerve)进入鼻腔,分布于中鼻道、下鼻甲和下鼻道。

此外,从上颌神经又分出眶下神经,后者的分支分布于鼻前庭、上颌窦、鼻腔底和下鼻道前段。

3. 自主神经 主管鼻黏膜血管的舒缩及腺体的

分泌。交感神经来自颈内动脉交感神经丛组成的岩深神经(deep petrosal nerve),副交感神经来自面神经分出的岩浅大神经(greater superficial petrosal nerve),两者在翼管内组成翼管神经(vidian nerve),经蝶腭神经节后进入鼻腔。交感神经主管鼻黏膜血管收缩;副交感神经主管鼻黏膜血管扩张和腺体分泌。

四、鼻　窦

鼻窦(nasal sinuses)是鼻腔周围颅骨中的含气空腔,左右成对,共有 4 对,根据其所在颅骨,分别称为上颌窦、筛窦、额窦和蝶窦,各鼻窦均有窦口与鼻腔相通(图 3-28)。根据其窦口引流的位置、方向和鼻窦所在,又将鼻窦分为前组鼻窦和后组鼻窦。前组鼻窦包括:额窦、上颌窦和筛窦,均开口于中鼻道。后组鼻窦包括:后组筛窦和前组蝶窦,前者开口于上鼻道,后者开口于蝶筛隐窝。

（一）上颌窦（maxillary sinus）

上颌窦位于上颌骨体内,呈锥形,为鼻窦中最大者,平均容积约 13ml,有 5 个壁(图 3-29)。

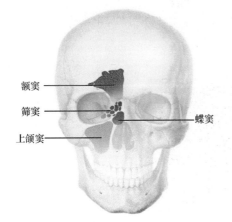

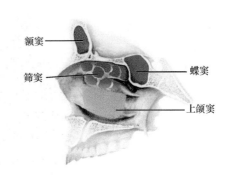

图 3-28　鼻窦位置投影图

（二）额窦（frontal sinus）

额窦位于额骨的内、外骨板之间,在筛窦的前上方,额窦中隔将其分为左右各一、不对称的窦腔。有大约 2% 的额窦未发育。额窦在 2 岁左右开始发育,20 岁左右发展至成人形态。额窦通过额窦口与额隐窝相通,引流至中鼻道(图 3-30)。

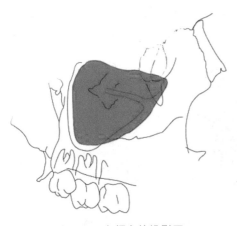

图 3-29　上颌窦的投影图

1. 顶壁　眼眶的底壁。
2. 前壁　中央薄且凹陷,称为尖牙窝(canine fossa);其上方即眶下缘之下 12mm,有眶下孔,眶下神经和同名血管从此分出。
3. 后外壁　与翼腭窝及颞下窝毗邻,上颌窦肿瘤破坏此壁时,可侵犯翼内肌,导致张口受限。
4. 内壁　为中鼻道和下鼻道外侧壁的大部分,上颌窦自然开口位于上颌窦内侧壁后上方。
5. 底壁　为上颌牙槽突,常低于鼻腔底部,与上列第二尖牙及第一、二磨牙根部有密切关系,引起牙源性上颌窦炎。

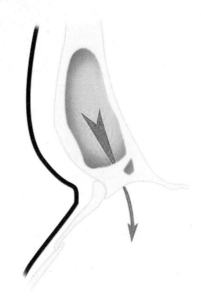

图 3-30　额窦的引流

（三）筛窦（ethmoid sinus）

筛窦位于鼻腔外上方与眼眶内壁之间，蝶窦之前，前颅底之下的筛骨内，呈蜂窝状气房结构，气房数量8~30个不等，又称筛迷路，其解剖关系最复杂，变异最多，两侧常不对称，与毗邻器官联系最为密切（图3-31）。

筛窦被中鼻甲基板分成前组筛窦与后组筛窦。前组筛窦开口于中鼻道，后组筛窦开口于上鼻道。

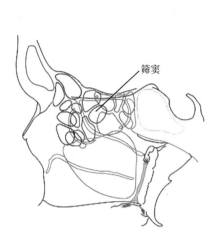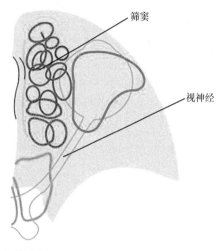

图 3-31 筛窦模式图

1. 顶壁 内侧与筛骨水平板连接，外侧与眶顶延续，筛顶上方为前颅窝。筛顶与筛板的连接有平台型、斜坡型和高台型，在外伤和手术时，这一位置很容易造成损伤，引起脑脊液鼻漏。筛板和筛顶连接处的下方为中鼻甲的颅底附着处。手术时，如果用钳夹住中鼻甲反复摇动，也很容易损伤筛板（图3-32）。

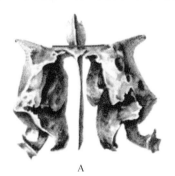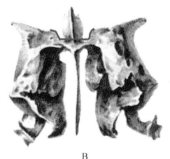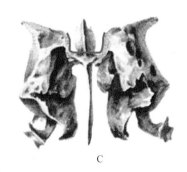

图 3-32 筛顶与筛板的连接方式
A. 平台型；B. 斜坡型；C. 高台型

2. 内侧壁 筛窦内侧壁为鼻腔外侧壁之上部，附有上鼻甲和中鼻甲。

3. 外侧壁 筛窦的外侧壁为眼眶的内侧壁，由泪骨和纸样板（lamina papyracea）组成，可有先天性缺损或裂隙，鼻内镜手术时易损伤纸样板。

4. 下壁 为中鼻道上部结构，如筛泡、钩突、鼻丘气房等。

5. 前壁 由额骨筛切迹、鼻骨和上颌骨额突组成。

6. 后壁 为蝶筛板，与蝶窦毗邻，如果最后组筛窦气化到蝶窦上方，称为蝶上筛房。如果视神经管隆突在最后组筛窦的外侧壁形成突向窦内的隆起，称为视神经隆突，具有该结构的最后筛房，称为蝶筛气房（Onodi 气房）。

（四）蝶窦（sphenoid sinus）

蝶窦位于蝶骨体内，居鼻腔最上后方（图3-33）。由于气化程度不一，大小和形态极不规则，左右不对称。蝶窦在3岁开始发育，6岁大部分已发育成熟。

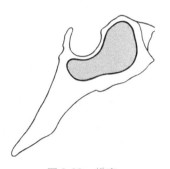

图 3-33 蝶窦

1. **顶壁** 上方为颅中窝的底壁,呈鞍形,称为蝶鞍。蝶鞍上方为脑垂体。

2. **外侧壁** 结构复杂,与海绵窦、视神经管、颈内动脉毗邻。视神经管和颈内动脉在外侧壁上形成隆起,骨壁菲薄甚至缺如,鼻内镜手术容易导致视力损害和大出血。

3. **前壁** 参与构成鼻腔顶壁的后部和筛窦的后壁,上方有蝶窦开口于蝶筛隐窝,前方有中鼻甲的后端附着。

4. **后壁** 骨质甚厚,毗邻枕骨斜坡。

5. **下壁** 为后鼻孔上缘和鼻咽顶,翼管神经位于下壁外侧的翼突根部。

6. **内侧壁** 即蝶窦中隔。

第二节　鼻生理学

一、鼻腔的生理

鼻是呼吸道的入口,每天有 10 000~20 000L 的空气在此交换。其中最重要的生理功能是空气调节功能(加温加湿),滤过吸入的气体,是嗅觉的终末器官,还可辅助发音,也履行着重要的防御功能,鼻黏膜是机体组织与外界入侵的第一道屏障。

(一) 呼吸功能

鼻腔特殊的解剖结构,鼻甲从外侧壁突出,决定了鼻腔气流的模式和生理功能。他的几何结构、流速共同影响了鼻的功能。正常的鼻呼吸依赖鼻腔适当的阻力,其产生于鼻瓣区和下鼻甲,以鼻瓣区为主。鼻瓣位于前鼻孔后方 1~2cm 处,是上呼吸道最狭窄的部分,由下鼻甲、鼻中隔前上部、上外侧软骨共同构成,所产生的阻力为全部呼吸道阻力的 50% 左右。鼻瓣的面积由鼻翼肌调节,当面神经调节鼻孔扩张肌的张力增加时,鼻孔扩张,鼻瓣截面积扩大,鼻阻力下降。鼻阻力有利于气流与血供丰富的鼻黏膜表面的接触,其生理意义是维持正常鼻通气的重要前提,其有助于吸气时形成胸腔气压,使肺泡扩张以增加气体交换面积,鼻阻力过高或过低均会影响鼻、肺功能。

当吸入的空气在鼻内孔处受到阻力后便分为两股气流,即层流(laminar flow)和湍流(turbulent flow)。层流从鼻内孔向上到达鼻腔顶,再弧形流向后鼻孔处扇形散开,为鼻腔气流的大部分,亦是肺部进行气体交换的主要部分。湍流形成于鼻阈的后方,呈旋涡状而又不规则的气流,为吸入空气的小部分,有利于气体充分汇合,增加气体与鼻腔黏膜之间的相互接触,对于鼻腔行使加温加湿至关重要。在健康的鼻子,鼻瓣区气流是高湍流能量,高流速,高负压,高壁面切应力。嗅区的气流流速慢,允许小量气流进入嗅区产生嗅觉,并可保护嗅区的敏感黏膜,避免吸入气流的损

伤(图 3-34)。

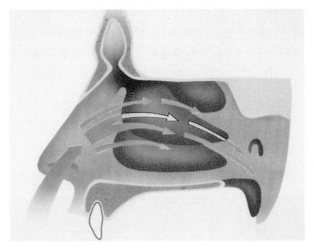

图 3-34　鼻呼吸气流

正常人下鼻甲黏膜内的血管自主交替收缩与扩张,导致两侧鼻甲大小和鼻阻力呈相应的交替性改变,2~7h 出现一个周期,称为鼻周期(nasal cycle)。鼻周期由脑干的呼吸区调控,是交感神经调控下鼻黏膜出现充血和减充血过程导致的,在青春期更为明显,其幅度平躺后最显著,直立后减弱。两侧的鼻总阻力仍保持相对的恒定,鼻周期对呼吸无明显影响,其生理意义在于促使睡眠过程中反复翻身,有助于解除疲劳。

(二) 空气调节功能(加温和加湿)

鼻黏膜中供血动脉终末分支形成毛细血管,引流入静脉窦,构成静脉性勃起组织,主要分布于下鼻甲。当血窦充盈时,可通过传导、对流和辐射的方式提高吸入气体的温度。血流方向与气体流动的方向相对,从而保证了热量的充分交换,使吸入气体从前鼻孔处 20℃,升至鼻咽部 31℃,到达气管时为 35℃,接近人体体温,以保护下呼吸道黏膜不受损害。鼻黏膜除了对气体加温外,还有加湿功能。黏膜中含有大量分泌黏液的腺体,24h 可分泌约 1000ml 黏液,通过上皮表面的水分蒸发完成吸入气体的加湿,持续的调节需要上皮表面的高渗环境,使气体湿度达 75%~80%。

(三) 滤过和黏液纤毛清除功能

鼻前庭的鼻毛可阻挡和过滤空气中较粗大的粉尘颗粒,直径在 12.5μm 以下较小的尘埃颗粒吸入鼻腔后可随气流的湍流部分沉降,或随层流黏附在鼻黏膜表面的黏液毯中,部分被溶解,不能溶解的尘埃和细菌随鼻黏膜的纤毛摆动被清除。总之鼻黏液层可捕获所有直径在 4μm 以上的颗粒物质。鼻黏膜表面面积约 160cm²,大部分为假复层纤毛柱状上皮,主要由纤毛上皮细胞和杯状细胞组成,也包括少量无纤毛柱状细胞和基底细胞。鼻腔黏液纤毛传输系统主要由黏膜表面覆盖的纤毛上皮与其上方的黏液毯构成,

其功能取决于纤毛的运动功能和黏液毯的流变学性状。纤毛摆动为黏液毯运动提供直接动力。鼻黏膜杯状细胞和腺体分泌的黏液形成覆盖鼻腔厚度为 $12\sim15\mu m$ 的黏液毯。正常纤毛每秒钟周期摆动 $10\sim15$ 次,空气中非溶解性颗粒被黏液毯捕获,在相邻纤毛定向和协同摆动推动下,黏液毯以平均每分钟 5mm 的速度向鼻咽部运动,最终被吞咽入胃肠道。下鼻甲前端以前的黏液纤毛清除方向向前,以防止沉积于此处的颗粒进入鼻腔。除黏液纤毛清除功能外,鼻腔还可通过吸鼻和擤鼻动作,分别向后和向前清除鼻腔分泌物。

（四）嗅觉功能

鼻腔嗅区黏膜总面积为 $10\sim20cm^2$,可感知 1 万种以上的气味,在识别环境、报警、增加食欲和影响情绪等方面发挥重要的作用。吸气时 $10\%\sim15\%$ 的气流经过嗅黏膜,气味分子进入黏液层,通过弥散或气味结合蛋白主动转运到嗅觉受体,受体蛋白与气味分子结合,配体受体结合物活化细胞内的 G-蛋白,活化的 G-蛋白激活腺苷酸环化酶,使细胞内大量的 ATP 转化成 cAMP。cAMP 是细胞内第二信使,可使细胞膜上的核苷酸门控离子通道打开,引起细胞外钙离子等阳离子内流,细胞产生动作电位。由此将气味分子的化学信号转化成电信号,再由嗅神经传到嗅球,再将嗅觉信息进行编码和加工处理后传到嗅皮层,在嗅皮层解码后形成不同的气味感觉。

（五）发声共鸣功能

鼻腔是重要的共鸣器官,是歌唱发音中最重要的共鸣体,它使声音明亮、丰满,富有金属性铿锵的色彩。鼻腔阻塞时,发音呈闭塞性鼻音;腭裂或软腭瘫痪时,则为开放性鼻音。

（六）鼻的反射功能

鼻腔黏膜内有丰富的感觉神经分布,当鼻黏膜遭受到机械性、物理性或化学性刺激时,可引起广泛的呼吸和循环方面的反应。鼻腔最重要的反射有鼻肺反射（nasopulmonary reflex）和喷嚏反射（sneeze reflex）。鼻肺反射的反射弧传入纤维是分布于鼻黏膜内的三叉神经,中枢位于三叉神经核和迷走神经核,传出纤维是广泛分布于支气管平滑肌的迷走神经。鼻肺反射是鼻部疾病引起支气管病变的原因之一。喷嚏反射是保护性反射,当鼻黏膜三叉神经末梢受到刺激时,发生一系列的反射动作,借以清除鼻腔中的刺激物。

（七）免疫功能

鼻黏膜的免疫功能分为特异性免疫功能和非特异性免疫功能。非特异性免疫功能包括由黏液纤毛传输系统实现的过滤功能,吸入的微生物、刺激物和变应原被黏液毯捕获,传送至鼻咽部咽下,从而被消化酶破坏,构成了人体初级防御系统。另一个非特异性免疫功能是炎症反应,构成人体的第二级防御系统,血管扩张、毛细血管通透性增加、血浆外渗、中性粒细胞活化导致鼻塞和流涕。同时活化炎性细胞释放相关因子激发神经受体,导致喷嚏和鼻痒。鼻分泌物中还含有 IgG、IgM 和 IgE,以及酶和补体参与免疫功能。特异性免疫功能包括体液免疫和细胞免疫,负责彻底消灭病原并形成免疫记忆。

（八）吸收功能

成年人鼻腔黏膜表面积约为 $150cm^2$,呼吸区黏膜表层上皮细胞约有许多微绒毛,黏膜下层有丰富的毛细血管、静脉窦及毛细淋巴管,使鼻腔给药后快速吸收进入血液循环。

（九）排泪功能

鼻泪管开口于下鼻道的顶部,吸气时泪液向鼻腔内流动。

二、鼻窦生理学

鼻窦对声音的共鸣、增加呼吸区黏膜面积,促进对吸入空气的加温加湿作用、减轻头颅重量和保护重要器官起一定的作用。在额窦,黏液纤毛流动模式为沿中隔向上经顶壁,沿侧壁向下。在上颌窦黏膜纤毛从底部沿四壁快速向自然开口传输。从此引流进入狭窄的筛漏斗,与这里的分泌物融合排出。研究表明鼻一氧化氮主要在鼻窦内产生,它可促进鼻及鼻窦黏膜纤毛传输功能,并有抗菌作用。扩大上颌窦骨口超过正常大小,通常达到 $20mm^2$,上颌窦及鼻腔的一氧化氮水平明显下降,鼻窦开口的大小与一氧化氮水平有密切关系。

（任何贤　张建国）

第四章　鼻的检查法

第一节　外鼻及鼻腔的一般检查法

患者通常采取坐位,面对检查者,上身稍前倾,头颈放松。不合作小儿需由家长抱着固定位置。

一、外鼻检查

1. **视诊**　观察外鼻的形态有无畸形(鞍鼻、鼻骨骨折等)、缺损(外伤等)、隆起和溃烂(炎性、肿瘤)、颜色是否正常等。

2. **触诊**　有无触痛、鼻骨有无移位、骨摩擦感及乒乓感(炎症、鼻外伤、鼻前庭囊肿、上颌窦囊肿)等。

3. **听诊**　注意患者有无闭塞性鼻音或开放性鼻音。

二、鼻腔检查

1. **鼻前庭检查**　让受检者头后仰,用拇指将鼻尖抬起后左右移动,借助额镜反射的光线观察鼻前庭皮肤有无充血、皲裂、溃疡、结痂、肿胀、狭窄、新生物及鼻毛脱落。

2. **鼻腔检查**

(1) 前鼻镜检查法:检查者左手持鼻镜,以拇指及食指捏住前鼻镜的关节,一柄置于掌心,另三指握于另一柄上,将前鼻镜的两叶合拢,与鼻底平行伸入鼻前庭并轻轻打开。鼻镜不宜进入过深,勿超过鼻阈,以免引起疼痛或损伤鼻中隔黏膜引起出血。取出鼻镜时不可完全闭紧双叶,以免夹持鼻毛引起疼痛(图4-1)。进行鼻腔检查时的顺序是由鼻底开始,有三个头位顺序。第一位置:受检者头部稍低,可见下鼻甲、下鼻道、鼻中隔前下部位和总鼻道的下部。第二位置:受检查者头后仰30°,可见鼻中隔中部、中鼻甲、中鼻道及嗅裂的部分。第三位置:让受检者头后仰60°,可看到鼻中隔上部、中鼻甲的前端鼻丘、嗅裂和中鼻道的前下部(图4-2)。前鼻镜检查无法窥见上鼻甲及上鼻道。

正常鼻腔黏膜呈淡红色,湿润且光滑,以卷棉子触压下鼻甲,柔软有弹性。各鼻道通气引流通畅,无分泌物积聚。检查时注意各鼻甲有无充血、肿大、水肿、肥大、息肉样变性、干燥、萎缩或者有脓痂附着;同时观察有无鼻中隔偏曲,有无骨嵴和鼻中隔穿孔,有无出血点、血管扩张、糜烂、溃疡和中隔黏膜肥厚;也要注意鼻腔有无异物存留,是否有息肉和肿物等。急性炎症时鼻腔黏膜呈鲜红色,有黏性分泌物。慢性炎症时鼻腔黏膜呈暗红色,下鼻甲前端有时呈桑葚状,分泌物为黏脓性,变应性鼻炎的鼻腔黏膜苍白水肿或呈淡紫色,分泌物清水样。萎缩性鼻炎黏膜萎缩、干燥,失去正常光泽,被覆脓痂,下鼻甲缩小。

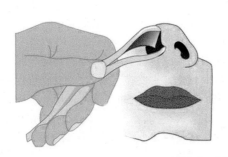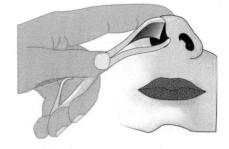

图 4-1　手持前鼻镜方法

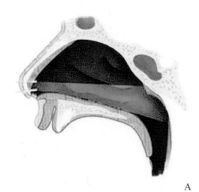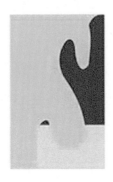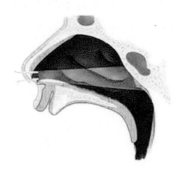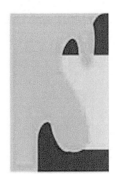

A　　　　　　　　　　　　　　　B

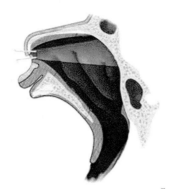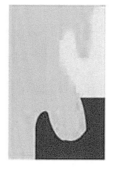

C

图 4-2　前鼻镜检查的三种位置

A. 第一位置,头部稍低;B. 第二位置,头后仰 30°;C. 第三位置;头后仰 60°

（2）后鼻镜检查法（posterior rhinoscopy）：见间接鼻咽镜检查。

（3）鼻内镜检查法（nasal endoscope）：优势是多角度、视野广。先用 1% 麻黄素和 1% 丁卡因棉片行鼻腔黏膜的收缩和麻醉后,持不同角度的内镜仔细观察鼻腔黏膜的形态和鼻腔内的结构。还可以在直视下取鼻腔深部或鼻咽部活组织检查。内镜检查的结果可以通过显示器、录像机和照相机及彩色打印机将其记录下来。

第二节　鼻窦一般检查法

一、视　诊

观察鼻窦在面部投影区域如面颊部（上颌窦）、内眦部（筛窦）及眶周眶内上角（额窦）等,鼻窦急性炎症时其相应部位可出现红肿。感染扩散或肿瘤可使眼球移位和外突、面颊部隆起、前额部隆起、硬腭下塌、齿龈部肿胀、牙齿松动和肿瘤组织溃破。

二、触　诊

触诊鼻窦在面部投影区域,扣之有无波动感和乒乓感,有无压痛等。

三、前鼻镜检查及后鼻镜检查

主要是观察鼻腔的中鼻道或是嗅裂处有无脓液引流出来,如中鼻道有脓液流出,说明前组鼻窦有炎症,嗅裂有脓液说明后组鼻窦有炎症。还要注意鼻甲,尤其是中鼻甲黏膜有无肿胀或息肉样变性。另外,还要观察中鼻道内有无钩突筛泡肥大,有无息肉或新生物。后鼻镜检查可以看到脓液由哪一侧后鼻孔或上鼻道后端流下。

四、体 位 引 流

若怀疑有鼻-鼻窦炎存在而前鼻镜检查看不到中鼻道有脓液,可以让受检者做体位引流。首先用 1% 麻黄素棉片收缩鼻腔,尤其是中鼻道和嗅裂处黏膜,使窦口通畅便于引流。如怀疑上颌窦积脓,可采用侧卧低头位引流,患侧向上;如怀疑额窦和筛窦有黏脓,可用正坐位约 15min,再行前鼻镜或后鼻镜检查可以看到中鼻道、后鼻孔有无脓液引流。另有低头位引流;令患者坐位,两腿分开,上身下俯,头下垂于两膝部水平,约 10min 后坐起检查鼻腔,观察中鼻道有无脓液流出。

五、上颌窦穿刺冲洗法

上颌窦穿刺冲洗法具有诊断和治疗上颌窦病变的作用,但随着鼻内镜技术应用的日益普及,目前临床已很少应用。具体方法见有关章节。

第三节　鼻腔及鼻窦内镜检查

鼻内镜（nasal endoscopy）技术源于 20 世纪 80 年代的欧洲,后传入北美并得到长足发展,逐渐在世界范围内普及,目前已成为鼻外科领域的核心技术。鼻内镜一般指的是硬镜,有 0°、30°、70°、120° 等不同角度的视角镜,长为 20～23cm,外径 2.7～4.0mm,同时配有吸引系统,视频编辑系统等（图 4-3）。患者取卧位或坐位。检查时先用 1% 丁卡因及 1% 麻黄素麻醉、收缩鼻黏膜,然后按顺序逐一部位检查。第一步:用 0° 内镜从鼻底和下鼻道进镜,从前向后逐步观察下鼻甲前端、下鼻甲全表面、下鼻道和鼻中隔。第二步:观察中鼻甲、中鼻道、鼻咽侧壁及咽鼓管口、咽隐窝、蝶筛隐窝等部位。先用 30° 或 70° 镜,从鼻底直达后鼻孔,观察鼻咽侧壁及咽鼓管咽口、咽隐窝;然后退镜,以下鼻甲上表面为依托观察中鼻甲前端和下缘,徐徐进镜观察中鼻道和额窦、前中组筛窦、上颌窦的开口。继续进镜到中鼻甲后端,将镜面外转达35°~45°即可观察蝶筛隐窝、蝶窦开口和后组鼻窦的开口。第三步:观察鼻咽顶、嗅裂、上鼻甲、上鼻道。多使用70°镜。检查鼻咽顶时,先进镜至后鼻孔观察鼻咽顶;于中鼻甲和鼻中隔之间进镜观察上鼻甲和上鼻道;也可从中鼻甲后端观察上鼻甲及上鼻道。第四步:观察后鼻孔。鼻内镜检查可以发现鼻腔深部出血部位及早期肿瘤,确定颅骨骨折及脑脊液鼻漏的瘘孔部位,还可以在直视下取活检,行电凝固止血等。

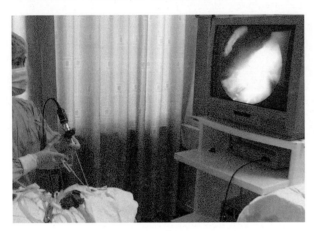

图4-3 鼻内镜检查法

第四节 鼻功能检查法

一、呼吸功能检查法

除通过前后鼻镜检查即可大致判断鼻腔通气情况外,还可通过仪器检查,判定鼻通气的程度、阻力的大小、狭窄的部位等。

1. 鼻测压计(rhinomanometer) 又称鼻阻力计,主要用于测量呼吸时气流在鼻腔所受阻力。正常成人鼻阻力是196~294Pa/(L·S)。

2. 声反射鼻测量计 主要用于定量测量鼻腔、鼻咽腔容积、最狭窄面积,从而对鼻腔、鼻咽部的病变程度、疗效等做出客观评价。

二、嗅觉检查法

1. 嗅瓶实验 一般用各种气味的液体,如醋、乙醇、香精、酱油、香油等,分置于颜色和式样完全相同的小瓶中,并以水作对照。令患者闭目并用手指闭塞一侧鼻孔,吸气分辨。应避免用刺激性较强的薄荷、氨等,因其可直接刺激三叉神经而误为嗅觉。在检查中要适当间以休息时间。

2. 嗅阈检查 用一种以多数人嗅到的最低嗅剂浓度为一个嗅觉单位,选7种嗅素,每种嗅素按1~10

嗅觉单位配成10瓶,让受试者依次嗅出各瓶气味,测出其最低辨别阈,绘出嗅谱图。

3. 嗅觉诱发电位 尚未应用于临床。

第五节 鼻腔及鼻窦影像学检查法

一、X线检查法

1. 鼻骨 鼻骨侧位片可观察鼻骨骨折情况(图4-4)。

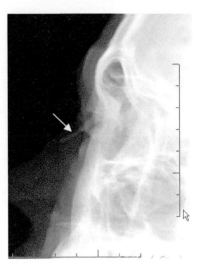

图4-4 鼻骨侧位片,示正常鼻骨形态

2. 鼻窦

(1)鼻颏位(nose-chin position):即华特位(Water position),主要用于显示上颌窦,同时也可显示筛窦、额窦、鼻腔和眼眶(图4-5)。

(2)鼻额位(occipital-frontal position):即柯德威尔位(caldwell position),主要用来检查额窦和筛窦,同时也可以显示上颌窦、鼻腔和眼眶(图4-5)。

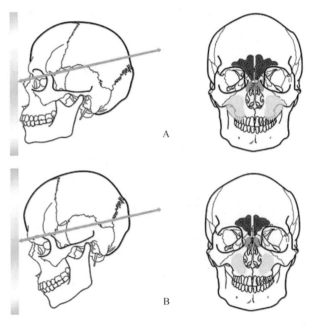

图4-5 鼻颏位(A)与鼻额位(B)

（3）鼻窦侧位片：从侧面观察各鼻窦、蝶鞍及鼻咽。

（4）视神经孔位片：可以观察筛窦、蝶窦、额窦和眶尖。

（5）颅底位片：可以观察蝶窦、上颌窦后壁、颅底、鼻腔及鼻咽。

二、X线计算机断层摄影（CT）

鼻部 X 线计算机断层摄影（computed tomography，CT）扫描能详细地显示出鼻和鼻窦的解剖结构、病变的范围大小、侵及邻近组织（如颅内、眼眶和翼腭窝）及颅底骨质破坏的情况等。如用增强扫描可了解肿瘤的血供好坏。常用水平位和冠状位，矢状位少用（图 4-6）。

三、磁共振成像（MRI）

磁共振成像（magnetic resonance imaging，MRI）不受骨影干扰，对软组织辨认能力好于 CT，能准确观察鼻腔、鼻窦和鼻咽部肿瘤的范围大小及向周围组织浸润的范围和程度，同时还可以详细地观察周围组织、血管和淋巴结的解剖关系。

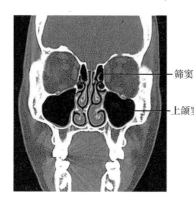
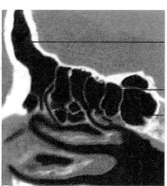
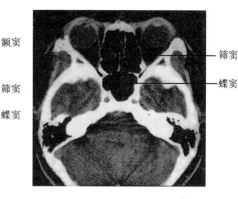

筛窦
上颌窦

额窦
筛窦
蝶窦

筛窦
蝶窦

图 4-6　鼻腔鼻窦 CT

（任何贤）

第五章 鼻的症状学

第一节 鼻阻塞

鼻腔发生机械性阻塞或因鼻腔、鼻咽部存在病变时，阻碍了气体流通，患者自觉鼻呼吸不畅，称为鼻阻塞。

鼻阻塞（nasal obstruction）是鼻部疾病常见的症状之一，由于病因、病变部位和程度的关系，可为一侧性或两侧性；短暂性或持续性；交替性或阵发性；部分性或完全性；体位性；突然发生或逐渐加重的鼻阻塞等。

1. 新生婴幼儿鼻塞　在初生儿因习惯于闭口经鼻呼吸，因此鼻塞会影响婴儿正常哺乳和睡眠，甚而可发生窒息。在新生儿首先应考虑双侧先天性后鼻孔闭锁，如闭锁发生在一侧，症状不明显，仅发现患侧鼻孔不通气，鼻腔积存有分泌物不能排出。儿童腺样体增生可引起鼻塞，典型腺样体面容表情呆痴、张口呼吸、腭骨高拱和上列切牙突出，多数伴有扁桃体的增生，有时伴发咽鼓管功能不良和中耳炎症状。

2. 先天性疾病　缺鼻、小鼻、鼻翼萎陷等外鼻畸形、先天性前鼻孔闭锁或粘连。

3. 鼻腔炎症　单纯性鼻炎多呈阵发性或交替性，常受体位的影响，对血管收缩剂反应敏感；肥厚性鼻炎，鼻塞较重，多呈持续性，黏膜肥厚，表面不平滑，对血管收缩剂反应不敏感；萎缩性鼻炎，鼻黏膜萎缩干燥，鼻腔宽敞，结痂过多或鼻腔黏膜受损严重时易发生鼻塞。鼻-鼻窦炎有脓性分泌物、鼻黏膜肥厚并常有息肉样变引起鼻塞。变应性鼻炎鼻黏膜苍白水肿引起鼻塞。

4. 鼻部良、恶性肿瘤　鼻息肉较常见，为生长缓慢、单发或多发、表面光滑、颜色苍白、带蒂的良性肿物；内翻性乳头状瘤多发生在中年以上，多单侧，生长较快；其他如骨瘤、纤维瘤、乳头状瘤和血管瘤等，其中血管瘤易出血，表面稍粗糙，以纤维血管瘤较多。鼻咽恶性肿瘤以鼻咽癌多见，但早期无鼻塞，只当肿瘤增大时才有鼻塞，早期多有鼻涕带血，颈深上淋巴结转移，鼻咽镜下可发现鼻咽顶壁或咽隐窝有肿物。其他如各种囊肿、先天性畸胎瘤等。

5. 鼻外伤　有明显外伤史，可发生鼻骨骨折、鼻中隔血肿、鼻中隔偏曲等引起鼻塞，有时，在损伤愈合后发生粘连、畸形等，可影响通气。严重面骨骨折、塌陷，若未及时复位，可发生鼻腔闭锁、变形。

6. 其他　鼻内异物多是儿童玩耍时自己放入或精神心理障碍者自残放入，多一侧鼻塞，流臭鼻涕，可带血，在拭净分泌物后多能见到异物；鼻内死骨或结石，外有肉芽组织包裹；鼻前庭溃疡、感染，愈合后形成瘢痕收缩狭窄或闭锁导致前鼻孔闭锁；鼻特异性感染，如硬结症、鼻结核、梅毒、鼻麻风等。

第二节 鼻　漏

鼻漏（rhinorrhea）是鼻部疾病常见症状之一，在正常鼻腔中只有少量黏液，呈湿润状态，以维持鼻黏膜纤毛运动。有病变时，分泌物的量和性质发生变化，根据其性状即可判断鼻疾病的性质和程度，按其性状分述如下。

1. 水样、浆液性鼻漏　为血管渗出液及黏液混合溢液，其中含有脱落细胞、少量红细胞、白细胞及黏蛋白，多见于急性鼻炎的早期、血管运动性鼻炎及变态反应性鼻炎的发作期，均有大量水样分泌物，后者分泌物中含有多数嗜酸性粒细胞。

2. 黏液性鼻漏　当感情冲动、物理性刺激或慢性炎症时可使黏液腺及杯状细胞分泌亢进，黏液性分泌物增加，如慢性鼻炎、急性和慢性鼻窦炎等。

3. 黏脓性鼻漏　分泌物黏稠，以脱落的黏膜上皮细胞及浸润的多形核白细胞为主要成分，常见于急性鼻炎的恢复期、慢性鼻炎及鼻窦炎等。

4. 脓性鼻漏　分泌物呈黄绿色、浑浊，有臭味，内含大量的坏死白细胞。多见于炎症侵及骨质，如牙源性上颌窦炎、额骨骨髓炎、上颌骨骨髓炎、鼻腔异物及恶性肿瘤伴部分坏死时常伴有恶臭脓性分泌物。

5. 血性鼻漏　分泌物中带血或呈血涕，常见于急性鼻炎、萎缩性鼻炎、鼻腔异物、鼻腔结石、溃疡、鼻腔鼻窦及鼻咽部肿瘤等。怀疑鼻窦及鼻咽部恶性肿瘤的，应详查鼻腔、鼻窦及鼻咽部，并做必要的检查，以免漏诊。

6. 痂皮　常是由于分泌物干燥后形成，可有血痂或脓痂。常见慢性鼻前庭炎、干燥性鼻炎、小儿鼻窦炎、萎缩性鼻炎等。

7. 脑脊液鼻漏　脑脊液经额窦、筛窦、蝶窦或筛板的瘘孔流入鼻腔，再经前鼻孔流出时称为脑脊液鼻漏。脑脊液清亮、透明、呈水样，内含葡萄糖，不含黏蛋白，久置后不会自行凝结，可经化验方法鉴别。脑脊液鼻漏常见于先天性筛板、蝶窦骨缺损和颅底骨折、鼻窦外伤、手术及先天性脑膜脑膨出症等。

第三节　嗅觉障碍

嗅觉障碍(dysosmia)包括完全丧失,即不能嗅出任何气味;部分丧失,有些气味嗅不出;特殊嗅觉丧失,只对少数气味嗅不出,嗅觉减退、嗅觉迟钝、嗅阈提高;嗅觉过敏,对气味敏感性提高;嗅觉反常,对某些气味敏感性降低,无特殊气味时亦嗅到不快感;嗅觉性识别不能,不能区分是何种气味,只感到某种异常气味及恶臭。

嗅觉障碍的原因有多种,如气道机械性阻塞、病毒感染、颅面外伤、先天异常、甲状腺功能低下等内分泌疾患、链霉素中毒、肿瘤、代谢疾病、神经系统病、环境污染、放射线、变应性鼻炎及特发性原因不明等,可分以下几种类型。

1. 呼吸性嗅觉障碍　因鼻阻塞等原因使有气味物质达不到嗅觉黏膜,系鼻腔阻塞而非嗅神经功能丧失。变应性鼻炎是导致嗅觉减退或丧失的常见原因之一,另外前、后鼻孔粘连或闭锁、急慢性鼻炎、鼻窦炎、鼻息肉、鼻中隔偏曲等,均可引起不同程度的嗅觉减退或丧失。鼻内肿物或鼻部特异性感染亦能影响嗅觉。喉全切除术后或行气管切开术后,因不能经鼻呼吸,无法嗅知气味。

2. 感觉性嗅觉障碍　是指嗅皮质中枢及其嗅通路的神经、黏膜末梢病变或受病变侵犯而不能感受到嗅素所引起的症状,如前颅凹颅骨骨折可引起筛板断裂,嗅神经、嗅束受损引起失嗅;脑肿瘤压迫嗅神经纤维或嗅球,可阻断脑内嗅传导径路引起嗅觉障碍;老年性退行性变,可以使嗅球神经元减少或消失;另外,萎缩性鼻炎、重度变应性鼻炎、化学损伤、铅中毒、吸烟损伤、流感病毒感染等也是引起感觉性嗅觉障碍原因。

3. 嗅觉过敏或倒错　嗅觉特殊过敏,能嗅到他人嗅不到的气味;嗅觉倒错是把甲味闻成是乙味,且经常把不是恶味闻成是恶味。嗅觉过敏或倒错可发生在嗅觉暂时丧失后的恢复期,如炎症、外伤等。

4. 嗅觉官能症　由大脑皮质障碍所引起,其海马回、钩回的嗅觉皮质中枢受刺激或变性所致,如精神分裂症、抑郁症、癔病、慢性酒精中毒性精神病及癫痫等,本病不是嗅神经局部损害所引起的症状。患者常在没有异味的环境中闻到有臭味,有时在清洁环境中突然闻到不愉快的气味。

5. 嗅盲　与色盲相似,对某几种特定的气味不能嗅知,属遗传性疾病。

第四节　共鸣障碍

人的共鸣器官有鼻腔、鼻窦、鼻咽腔、口腔、喉腔、咽腔和胸腔等。其中口腔和咽腔由于肌肉运动,可以改变其形状,称为可调共鸣腔。而鼻腔、鼻窦、鼻咽腔比较固定,称为固定共鸣腔。凡共鸣腔不论肌肉运动障碍、神经肌肉麻痹、肌肉痉挛、结构异常、先天畸形、占位病变、炎症肿胀等,都可影响共鸣,导致共鸣障碍(resonance dsyfunction)。

1. 闭塞性鼻音　正常发育时,鼻腔、鼻窦因疾病可影响正常的共鸣作用,如果所发出的声音不能通过两侧鼻腔时,仅从口腔发出的声音,称为闭塞性鼻音。常见疾病如伤风感冒、多发性鼻息肉、肥厚性鼻炎、小儿增殖体肥大、先天性鼻后孔闭锁、鼻及鼻咽肿瘤、软腭与咽后粘连等,使鼻腔闭塞,而失去共鸣作用。

2. 开放性鼻音　鼻和咽部的共鸣作用是否正常,取决于腭咽闭合功能,如腭咽在发音时不能闭合,则出现开放性鼻音。常见疾病如腭裂、软硬腭穿孔、软腭缩短、软腭麻痹等。

口腔、咽腔病变时,也会影响发音,如常见的扁桃体周围脓肿,因影响软腭的运动,在发音时出现口中含物的声音。

第五节　鼻源性头痛

因外鼻、鼻腔、鼻窦疾病引起的头痛,称为鼻源性头痛(rhinogenic headache)。其疼痛多为鼻根、前额、眼眶或面部的隐痛、钝痛或胀痛,但很少引起全头痛。

鼻源性头痛的特点:头痛与鼻部疾病有关,并伴有鼻部症状,如鼻阻塞、流脓涕、嗅觉障碍等;头痛可有时间性,如急性上颌窦炎引起的头痛,早晨轻,下午重,而急性额窦炎上午重,下午轻;头痛有一定部位,如急性上颌窦炎引起的头痛,位于同侧面颊部或上列牙齿疼痛,而急性蝶窦炎引起的头痛,位于头顶部或眼球深部钝痛;在低头、弯腰、咳嗽、过劳、愤怒、饮酒等时,引起头部静脉压增高,可使头痛加重;鼻部应用血管收缩剂或黏膜表面麻醉后,鼻腔通气或引流改善时,头痛减轻或消失。鼻中隔偏曲压迫鼻黏膜,可致反射性头痛。鼻部肿瘤可致真空性的头痛,也可直接侵犯感觉神经,引起难以忍受的剧烈头痛。

头痛性质与程度:浅表而有烧灼感的头痛,一般为浅表软组织损害;深部而呈钝性的头痛,多为深部病变;血管舒缩功能失调,引起头颅动脉异常扩张,可发生跳动性头痛;发作性、闪电样、尖锐而剧烈头痛或面痛,多属于神经性疼痛。

第六节　鼻　出　血

鼻出血(epistaxis,nosebleed)又称鼻衄,是临床常见症状之一,多因鼻腔、鼻窦和鼻咽病变引起,也可由全身疾病所引起,偶有因鼻腔邻近病变出血经鼻腔流出者。

导致鼻出血的原因分为局部因素和全身因素。

局部因素有:黏膜干燥、创伤、炎症、鼻中隔病变、肿瘤等。凡可引起动脉压和静脉压增高、凝血功能障碍或血管张力改变的全身性疾病均可发生鼻出血,如,凝血功能障碍、心血管疾病、急性传染病、内分泌失调、遗传性出血性毛细血管扩张症等。

鼻出血属于急症,应在最短时间内确定出血部位,判明出血原因及出血量,以便及时给予有效治疗。

(王雪峰　严小玲)

第六章 鼻的先天性疾病

第一节 外鼻先天性畸形

外鼻先天性畸形（congenital malformation of external nose）较少见。是由于遗传或非遗传因素，导致胚胎发育期颜面原基发育不良或颜面各隆突融合不全，产生的各种外鼻先天性畸形。

1. 无鼻（arhinia） 胚胎时期额鼻突未发育或发育不全可形成无鼻畸形，常伴有鼻腔、鼻窦等缺如。

2. 鼻侧喙（proboscis lateralis）或管状鼻 胚胎期额鼻隆突发育障碍所致，多在一侧鼻根部形成管状物，又称管状鼻。

3. 鼻裂（cleft nose） 胚胎期鼻原基发育向中线移行过程发生障碍而形成鼻裂，严重时可伴有唇裂。裂沟常沿鼻中线纵行，鼻背增宽，眼距也可增宽。

4. 双鼻（birhinia） 两侧鼻原基畸形发育，形成4个鼻凹，若在同一平面则形成并列的双鼻，若上、下排列则形成上下重叠的双鼻。

5. 鞍鼻（saddle nose）或塌鼻 主要由于先天性鼻骨发育平坦或下陷而形成，表现为鼻梁塌陷如马鞍状，又称塌鼻。

6. 皮样囊肿（nasal dermoid cyst） 胚胎发育早期的外胚层被包埋所致。如当两侧内侧鼻突和额鼻突融合形成外鼻时，有外胚层组织滞留其中，可发展成此病。本病须与先天性脑膜脑膨出、鼻神经胶质瘤等相鉴别。

7. 先天性鼻赘（congenital rhinophyma） 外鼻发育过程中，如有原始胚胎组织存留，可出现先天性鼻赘，表面覆有皮肤和细毛。

【治疗】 根据外鼻畸形的程度进行修复或重建。

第二节 先天性后鼻孔闭锁

先天性后鼻孔闭锁（congenital atresia of the posterior nares）是一种临床上少见的新生儿先天性疾病。

【病因】 一般认为，胚胎发育过程中鼻颊膜或颊咽膜遗留，后鼻孔被上皮栓块所堵塞，后鼻孔周围组织增生形成闭锁。

【临床表现】 先天性后鼻孔闭锁可为单侧，也可为双侧。闭锁处组织可为膜性、骨性或为混合性。双侧闭锁的患儿不能经鼻呼吸，新生儿又不会经口呼吸，因此出生后即出现阵发性发绀，吮奶时呼吸困难，有窒息的危险。经过大约4周的时间，患儿建立吮奶和呼吸交替进行的动作，症状可以缓解。单侧闭锁时症状较轻，患侧有鼻阻塞。

【诊断】 凡新生儿呼吸困难，不能正常哺乳者，均应考虑此病。导尿管或卷棉子试探、碘油造影、前鼻镜及后鼻镜检查、鼻内镜及CT等均为常用的诊断方法，尤其CT的诊断价值大（图6-1）。

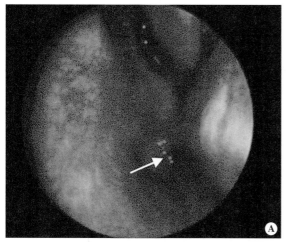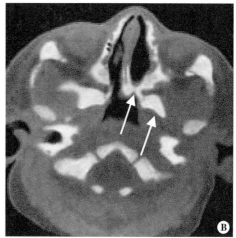

图6-1 左后鼻孔骨性闭锁

A. 内镜检查所见；B. CT平扫

【治疗】

（1）双侧后鼻孔闭锁的新生儿应紧急处理，需迅速建立经口呼吸，先保证呼吸通畅，再择期手术。常用的方法是将顶端剪掉的橡皮奶头插入口中，用系带固定于头部。

（2）2岁以后可经鼻或经腭进行手术。鼻内镜下行后鼻孔闭锁修复术视野清晰，可以双侧同时手术，适用于任何年龄的患者。

第三节　鼻部脑膜脑膨出

鼻部脑膜脑膨出为部分脑膜及脑组织经颅裂膨出颅外的一种先天性疾病。

【病因】　确切病因不明，多数学者认为系胚胎发育期间，神经管闭合不全及中胚层的发育停滞导致颅裂，部分脑膜及脑组织经颅裂膨出颅外所致；或在正常分娩过程中胎儿颅压增高所致。

【病理】　根据膨出的部位可分为鼻外型和鼻内型：鼻外型膨出物经鸡冠前膨出于鼻根部或内眦部；鼻内型膨出物经鸡冠后膨出至鼻腔、鼻咽部、球后或翼腭窝。鼻外型脑膜脑膨出比鼻内型多见。根据膨出的内容物分为3种类型：仅有脑膜和其中的脑脊液，称为脑膜膨出；如果脑组织也膨出，称为脑膜脑膨出；脑室前角也膨出颅外，称为脑室脑膨出。

【临床表现和诊断】

1. 鼻外型　患儿出生后即发现鼻根部或内眦部有圆形囊性肿物，触之柔软，有透光感。患儿啼哭或压迫颈静脉时肿物张力增高、体积增大。可伴有眼距增宽，也可伴发其他脑畸形。

2. 鼻内型　新生儿或幼儿出现鼻塞，哺乳困难，检查发现单侧鼻腔或鼻咽部有表面光滑的圆形肿物，蒂在鼻腔顶部，应考虑先天性脑膜脑膨出，应与鼻息肉和鼻部神经胶质细胞瘤相鉴别。对于不能判明病变性质而又不能排除本病者，应慎做活检。

MRI有助于与鼻部神经胶质细胞瘤鉴别，表现为 T_2 加权密度增强而 T_1 加权相密度不一。CT对了解颅底骨质缺损非常重要（图6-2）。

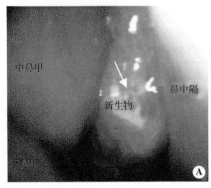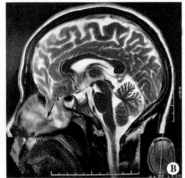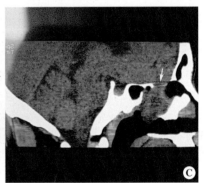

图6-2　鼻内型脑膜脑膨出

A. 鼻内镜检查见鼻腔内柔软实性肿物；B. 头颅MRI矢状位显示脑膜脑组织突出至鼻腔；C. 头颅CT矢状位显示底骨质缺损（箭头）

【治疗】　手术的原则是切除膨出物、缝合硬脑膜、修补骨质缺损。以2岁左右进行手术为宜。过晚手术，因膨出物逐渐增大不仅影响面容，而且使骨质缺损加大，增加手术的难度。鼻外型可采用颅面联合手术和颅外径路手术，以颅面联合手术的成功率较高。鼻内型可采用鼻内镜经鼻手术。

（王　军　任何贤）

第七章　鼻外伤

第一节　鼻骨骨折

外鼻突出于面部中央，易遭受各种暴力或机械性的撞击而致伤，其中鼻骨骨折（fracture of nasal bone）为鼻外伤中最常见者。由于鼻骨上部厚而窄，下端薄而宽，缺乏支撑力，故骨折多发生在鼻骨下部，而且横行骨折比纵性骨折多见。鼻骨骨折可单独发生，也可累及周围的骨结构，如合并有上颌骨骨折、眶壁骨折、鼻窦骨折等。鼻骨骨折常合并鼻黏膜撕裂、鼻中隔骨折、软骨脱位等。

【病因】　鼻骨骨折多由直接暴力引起，如运动时的各种外伤、拳击、钝物击伤、鼻及额部着地伤等。

【临床表现】

（1）最常见的症状为鼻梁下陷或偏斜，伴有鼻出血及疼痛（图7-1）。软组织肿胀或皮下淤血可使外鼻畸形不明显，消肿后畸形复现。擤鼻可使空气经鼻黏膜破裂处逸入皮下出现伤侧下眼睑、颜面部皮下气肿。鼻中隔可因外伤形成脱位、骨折、血肿，如鼻中隔血肿感染可形成鼻中隔脓肿，导致软骨坏死，后遗鞍鼻畸形。由于鼻腔内血块集聚、鼻甲肿胀、鼻中隔移位、骨折等原因可致鼻塞。鼻内有清亮液体流出要考虑脑脊液鼻漏的可能。

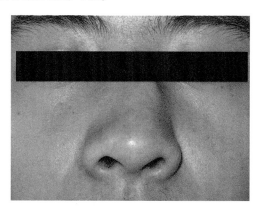

图7-1　鼻骨骨折后鼻梁偏斜

（2）触诊骨折处压痛明显，可触及鼻骨塌陷，或骨质硬度消失而呈弹性，有骨移位或骨摩擦音，有皮下气肿时触之有捻发音。暴力来自一侧时，同侧鼻梁下陷，对侧隆起，正面暴力可使两侧鼻骨骨折局部出现塌陷。鼻腔检查可见黏膜有肿胀、撕裂或软骨暴露等情况。鼻中隔脱位可见中隔偏离中线，前缘突向一

侧鼻腔。若有鼻中隔血肿，鼻中隔黏膜向一侧或两侧膨隆。

（3）辅助检查

1）X线鼻骨侧位片：可显示鼻骨横行骨折线，上下有无移位（图7-2）。

2）CT：可以明确显示骨折部位，三维重建CT可显示鼻骨骨折移位。

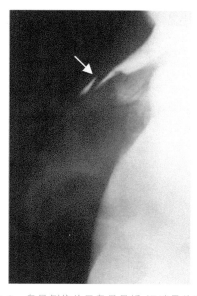

图7-2　鼻骨侧位片示鼻骨骨折，远端骨片游离

【诊断】　根据病史、临床检查及鼻骨侧位片CT等辅助检查可以明确诊断。

【治疗】

（1）闭合性鼻骨骨折无错位者不需要处理。骨折伴外鼻畸形者应在伤后2~3h内处理，此时组织尚未肿胀，或在消肿后进行也可以，最好在10天内复位，以免畸形愈合。闭合性复位法：先以1%麻黄素棉片收缩鼻腔黏膜，1%丁卡因棉片行鼻黏膜表面麻醉，儿童用全麻。将鼻骨复位钳的两叶分别伸入两侧鼻腔至骨折部位的下方，向前、向上轻轻用力抬起骨折部位，有时可听到鼻骨复位声，另手在鼻外协助整复，使鼻梁变直（图7-3）。注意复位器伸入鼻腔勿超过两侧内眦连线，以免损伤筛板。复位后鼻腔需加填塞，以便起到支撑和止血的作用，必要时外鼻需加保护。

（2）对开放性鼻骨骨折，应争取一起完成清创缝合与鼻骨骨折复位。

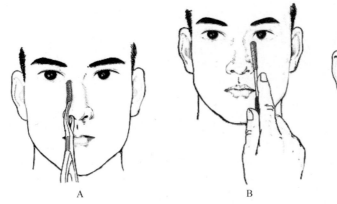

图 7-3　鼻骨骨折复位法

A. 复位钳复位法；B. 复位器测量骨折处到鼻前孔的距离；C. 复位器伸入鼻腔置于骨折处复位

（3）合并有鼻中隔骨折、软骨脱位或外伤性偏曲，也应同步复位。伴有鼻中隔血肿和脓肿的处理：血肿内的血块很难吸收，须早期手术清除，以免发生感染使软骨坏死。切口要足够大，做"L"形切口，一直切到鼻底部，以利彻底引流，血肿清除后需用填塞物紧密填塞两侧鼻腔，防止再出血。鼻中隔脓肿切开应放置引流条 2~3 天，两侧鼻腔松松填塞，并用足量抗生素，脓肿引流愈早，鼻中隔软骨发生坏死的可能愈小，形成鞍鼻的机会也较少。

第二节　鼻窦外伤

一、额窦骨折

额窦骨折（fracture of frontal sinus）一般由直接暴力所致，多发生在额窦前壁。骨折可分为前壁骨折、后壁骨折和底部骨折，前壁骨折较多见。每一种类型又可分为线型骨折、凹陷型骨折和粉碎型骨折。额窦骨折常与眶、筛、鼻骨骨折同时发生。后壁骨折可伴有脑膜撕裂，引起脑脊液鼻漏或颅内血肿。

【临床表现】　症状较轻者可仅表现为鼻出血、局部肿胀和压痛等。严重者可出现肿胀、凹陷、皮下积气、眶上缘后移、眼球向下移位等。后壁骨折伴脑膜撕裂者可继发颅前窝气脑、血肿或脑脊液鼻漏，引起颅内严重感染。

【诊断】　结合病史、症状、体征和影像学检查可以做出诊断。CT 可明确骨折的部位和范围，亦可显示前颅底或眶内积气、眶内血肿等。

【治疗】　额窦线型骨折，外形无改变，并无开放性创伤、无鼻额管损伤者，仅以 1% 麻黄素滴鼻保持鼻额管通畅，给予抗生素预防感染即可。对前壁凹陷型或粉碎型骨折，需沿眶上缘切开，将凹陷的骨片复位并固定。对后壁凹陷型或粉碎型骨折，需急诊处理，去除额窦后壁，必要时与神经外科共同处理颅内病变。

对额窦腔的处理：如果黏膜完好，鼻额管通畅，则无需处理；如果窦内黏膜已有炎症性改变，应将其全部刮除，扩大鼻额管以利引流；或将鼻额管黏膜向下剥离，翻转堵塞鼻额管，再用脂肪组织及额肌瓣填满窦腔，即额窦的填塞手术。

二、筛窦骨折

筛窦骨折（fracture of ethmoidal sinus）常合并额窦、眼眶和鼻骨的损伤，即所谓鼻额筛眶复合体骨折。筛窦骨折可累及前颅底，出现脑脊液鼻漏；也可累及筛前动脉，出现难以控制的鼻出血和眶内血肿；若累及眼眶和眶尖，出现眼球移位、视力障碍等。

【临床表现】　筛窦上壁损伤可发生脑脊液鼻漏，嗅觉多丧失；内外壁破裂可损伤筛前动脉发生眶后血肿或严重出血，患者可有眼周淤血和肿胀，眼睑有皮下气肿，球结膜下出血，眦间距增宽（内眦韧带损伤所致），鼻根部扁平宽大。伤及视神经骨管可造成视力障碍，患侧瞳孔散大，直接对光反射消失，间接对光反射存在（Marcus-Gunn 瞳孔），眼底可以正常。

【诊断】　鼻额位可显示筛窦骨折。有视力障碍者可行视神经管拍片，显示筛窦骨折和视神经管骨折。CT 可以明确诊断。

【治疗】　单独发生筛窦骨折者极为罕见，一般不需手术处理。如果患者有严重鼻出血，经鼻腔填塞无效者，可经眶内缘切口结扎筛前动脉。伤后立即出现视力严重减退，经糖皮质激素治疗 12~24h，视力无改善者，应尽早行经鼻内镜视神经管减压术。如有脑脊液鼻漏，经保守治疗无效，应行鼻内镜下脑脊液鼻漏修补术。

三、上颌窦骨折

上颌窦骨折（fracture of maxillary sinus）常为颌面复合骨折的一部分，以上颌骨前壁塌陷性骨折为常见。

【临床表现】　可表现为局部肿胀、塌陷畸形、左右两侧颌面部不对称等；合并有颌面复合骨折时，可出现眼部症状，如复视、视力减退等；合并上牙槽骨折，则牙列错位，上下咬合关系异常。

【诊断】　根据病史，结合临床表现基本能够确诊，鼻窦 X 线片和 CT 扫描有助于判断有无上颌窦骨折和骨折的部位。

【治疗】　伤后 24h 内可行早期骨折整复，如受伤超过 24h，可待肿胀消失后整复。前壁凹陷性骨折可经上颌窦根治术进行骨折复位（图 7-4）。如伴有上牙槽骨骨折，复位后应行牙间固定，以免影响咀嚼功能，必要时请口腔科会诊处理。

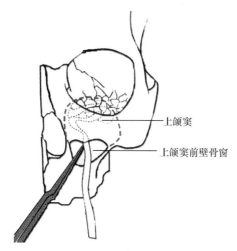

图 7-4　上颌窦前壁骨折的复位

四、蝶窦骨折

蝶窦骨折（fracture of sphenoidal sinus）单独发生

者极为罕见，因其位于颅底中央的蝶骨体内，故多合并颅底骨折、后组筛窦骨折。

【临床表现】　因视神经管内侧壁与蝶窦和筛窦最后筛房相邻，蝶窦外侧壁又有颈内动脉，蝶窦骨折时可并发视神经管骨折，导致视力减退和颈内动脉破裂。蝶窦骨折为鼻顶后部的骨折，常伴发颅底的骨折，可出现脑脊液鼻漏或耳漏。若外伤累及蝶鞍内的脑垂体，可发生创伤性尿崩症。如碎骨片刺破颈内动脉迟早会发生突发性大量鼻出血，潜伏期一般为 2~4 周。

【诊断】　根据病史，临床表现和 CT 扫描可以确诊。病情允许时可行颈外动脉或颈内动脉数字减影血管造影术，以明确受损血管。

【治疗】　蝶窦骨折的处理复杂，如病情危及患者生命，应请神经外科先行抢救。单独的蝶窦骨折如无并发症可不做处理。

第三节　眶击出性和击入性骨折

一、击出性骨折

击出性骨折（blow-out fracture）也称眶底爆折，是当眼部被钝器击伤时，眼球突然向后移位，眶内压力剧增，致使眶下壁或内壁薄弱处发生爆裂性骨折。骨折片和眶内容物陷入上颌窦或筛窦，临床以发生眶底者多见（图 7-5）。击出性骨折的病因，临床上以球击伤、拳击伤居多，其次为车祸、跌落伤、工业事故等引起。

【临床表现】

1. 局部　可见眼睑肿胀、皮下淤血、结膜下出血、皮下及眶内气肿等。

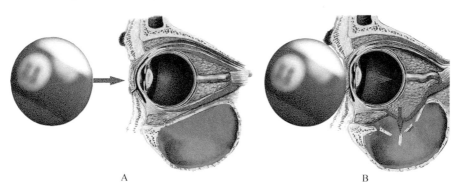

图 7-5　击出性骨折
A. 球击中眼部正面；B. 受伤后，骨折片及眶内容物陷入上颌窦

2. 视力障碍　如果眼球和视神经损伤可引起视力下降或失明。

3. 眼球塌陷和假性眼睑下垂　由于眶内脂肪进入上颌窦中，眶腔容积增大，伤后近期如眶内发生血肿可出现眼球突出，眼部肿胀消退或血肿吸收后，眶内软组织纤维变，出现眼球塌陷和假性眼睑下垂、睑

板上陷窝加深及睑裂横径缩短等。

4. 眶下神经受损　可引起分布区麻木、感觉减退或消失。

【诊断】　根据临床表现、鼻颏位 X 线片和 CT 扫描，可以明确击出性骨折移位和眶内容物嵌入上颌窦或筛窦的程度。

【治疗】

1. 保守治疗　对于 CT 明确显示没有眼外肌的嵌顿,眶内软组织疝入上颌窦较少者,可采用非手术治疗。观察期间给予较大剂量糖皮质激素及止血剂、维生素、脱水剂、同时进行眼外肌功能锻炼,如治疗7~14 天症状仍不见好转可考虑手术治疗。

2. 手术治疗　手术的目的是消除复视及矫正眼球内陷。具有下列体征可考虑手术治疗:①眼球运动明显障碍,复视范围大;②眼球内陷明显,影响外观;③牵拉试验阳性,无恢复趋势;④CT 扫描证实有眼外肌的嵌顿,以及较多的眶内容物疝出者。通过手术使陷入上颌窦或筛窦的眶内容回纳入眶内,眶壁骨折片复位固定。手术方法视病情可经下睑睫毛下进路、上颌窦进路、下穹隆切口进路、眶上颌窦联合进路,暴露骨折部位,进行修复。

二、击入性骨折

击入性骨折(blow-in fracture)系暴力来自眼眶外侧,击中眶外侧壁或颧部,使额颧缝发生骨折,延续到眶下壁(图 7-6)。冲击力使上颌骨转动,以致一部分眶底向上旋转进入眶内,结果因眶腔变小而眼球突出。上颌窦外侧壁上方有骨折,颞下窝常被波及。击入性骨折较眶底爆折少见。

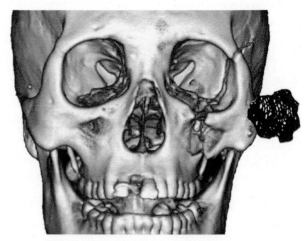

图 7-6　头颅 CT 三维重建示击入性骨折
(暴力击中颞部,额颧缝骨折延至眶底)

【临床表现】　眼睑及颧部软组织肿胀,局部压痛,眶周皮下淤血,眼球突出,外眦向外下方移位,外眦部及颧部皮肤有损伤,但眼球运动正常,视力、瞳孔反射、张口、咀嚼功能基本正常。

【诊断】　外伤史和临床表现有助于诊断,触摸眶下壁有阶梯样感,X 线和 CT 扫描可以明确诊断。

【治疗】　在全身麻醉下,做眉外侧切口和下睑缘切口,分离肌层后,插入剥离器到颧弓的下方,用力将下陷的上颌骨向前外额颧缝方挑起,达到满意位置(眶下缘阶梯样感消失),用钢丝或微型钛板固定。

（王　军　任何贤）

第八章 外鼻炎症性疾病

第一节 鼻前庭炎

鼻前庭炎(vestibulitis of nose)是鼻前庭皮肤的弥漫性炎症,此种炎症常可延至上唇皮肤,分急性和慢性两种。

【病因】 常见有下列原因:

(1)鼻内异常分泌物刺激鼻前庭皮肤所致,如急、慢性鼻窦炎,变应性鼻炎,鼻腔和鼻窦肿瘤的分泌物。

(2)长期接触有害气体、粉尘的刺激,如烟草、皮毛、水泥、石棉等。

(3)挖鼻或拔鼻毛等不良习惯损伤鼻前庭皮肤诱发感染。

(4)糖尿病患者由于机体抵抗力低下鼻前庭皮肤损伤时易诱发感染。

(5)通过对健康人鼻腔、鼻前庭菌丛进行比较试验,结果表明鼻腔、鼻前庭均程度不同存在潜在性细菌病原体,特别是金黄色葡萄球菌,这也是容易诱发感染的基础因素。

【病理】 急性者局部组织充血红肿,皮下组织中有以中性粒细胞为主的炎细胞浸润;慢性者上皮有不同程度增生,皮下组织中有以淋巴细胞为主的炎细胞浸润。

【临床表现】 炎症以鼻前庭前外侧部显著,多为双侧性,急性者病程短,局部红肿、疼痛明显,有触痛,严重者皮肤表面有浅糜烂、渗出、结痂(图8-1)。病变常扩展到上唇皮肤,鼻毛上附有黏脓块。慢性者可经久不愈或反复发作,患者感觉鼻前庭皮肤灼热、干燥、发痒、异物感、有触痛,检查见鼻前庭鼻毛稀少,局部皮肤增厚,常覆盖有鳞屑样薄痂,消除痂皮后可有小出血创面,有时局部可有小皲裂。

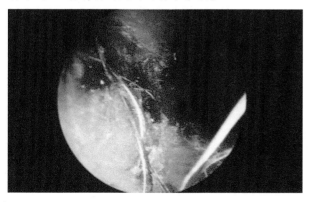

图8-1 鼻前庭炎

【诊断】 根据病史、症状、表现,容易诊断。

【鉴别诊断】 应与鼻前庭湿疹及鼻疖鉴别。

1. 鼻前庭湿疹 是全身湿疹的局部表现,常对称分布。皮肤先出现弥漫性潮红或密集的粟粒大丘疹、丘疱疹,很快变成小水疱,疱破后形成糜烂面,有渗液、结痂。皮疹可在2~3周内消退,瘙痒较剧烈。使用抗组胺药有效。

2. 鼻疖 为鼻前庭毛囊或皮脂腺的急性局限性化脓性炎症,限于鼻前庭内或外鼻,多为单发,局部红肿逐渐隆起,一周左右疖肿顶部出现脓点。

【治疗】

(1)必须彻底消除鼻腔内刺激性分泌物,积极治疗各种鼻病,避免有害粉尘的刺激,改正不良挖鼻习惯,局部切忌随意挤压、触摸。

(2)急性期用温热生理盐水或3%硼酸溶液热湿敷,配合外用抗生素软膏(如红霉素或金霉素)涂抹,可用红外线、氦氖激光照射治疗。局部红肿、疼痛明显者,全身适当应用抗生素,促使炎症消退。

(3)慢性者可先用3%过氧化氢清除结痂和脓液,局部涂1%黄降汞软膏或5%氧化氨基汞软膏,也可以涂含激素的抗生素软膏,如四环素可的松软膏。皮肤糜烂和皲裂处应先用10%~20%硝酸银烧灼,再涂以抗生素软膏,每日3次。渗出较多者,可用5%氧化锌软膏涂抹。

第二节 鼻 疖

案例8-1

患者,男,29岁,主因"鼻部疼痛红肿5天伴发热2天"入院。5天前患者自行拔右鼻腔前部鼻毛,次日感觉局部疼痛红肿并逐渐加重,触及一小隆起,自用手挤压患处有血性分泌物流出,未做任何治疗,继续上班工作,第二天发现整个右鼻前部及上唇广泛红肿、疼痛加剧,经口服"罗红霉素"疗效不明显,2天前出现头痛、发热、右眼睑红肿、眼球突出,无恶心呕吐。今日来我院就诊,随即收住院治疗。查体:体温39.1℃,脉搏88次/分,呼吸25次/分,血压120/70mmHg。急性病容,神志清楚,精神差,右眼睑淤血肿胀,球结膜充血明显,眼球突出,瞳孔直径3mm,对光反应敏感,视乳头水肿,鼻部及上唇软组织广泛肿胀,右鼻前庭内侧可见直径 0.7mm 圆形隆起,顶部略显灰白色,周围浸润红肿,触之疼痛明显。右颌下淋巴结肿大伴压痛。心、肺、腹正常。生理反射存在,病理反射未引出。无其他疾病病史。血常规:WBC $14.8 \times 10^9/L$,中性粒细胞 0.88,淋巴细胞 0.12。

问题:

1. 试述该患者的初步诊断是什么?
2. 如何预防? 处理原则是什么?

鼻疖(furuncle of nose)指鼻前庭毛囊、皮脂腺或汗腺的局限性急性化脓性炎症,偶可发生在鼻尖或鼻翼(图 8-2)。由于解剖及组织结构特殊,不但症状较重,且可引起严重并发症,应该重视。

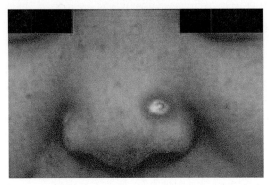

图 8-2 外鼻疖肿

【病因】

(1) 挖鼻、拔鼻毛或强烈摩擦鼻尖部,损伤局部皮肤,细菌乘机侵入,继发化脓菌感染,最常见的致病菌是金黄色葡萄球菌。

(2) 糖尿病或身体抵抗力低下者,易患此病。

(3) 慢性鼻前庭炎可继发鼻疖。

【病理】 疖肿一般为单发,亦可多发。发生感染后,毛囊或皮脂腺周围常形成炎性保护圈,有大量的炎性细胞浸润,其中心渐次发生坏死及化脓。如炎性保护圈被破坏,细菌感染可向周围扩散。

【临床表现】 局部表现为红、肿、热、痛。由于鼻前庭及鼻尖部皮肤厚且与皮下组织及软骨膜黏着紧,炎症时压迫神经末梢局部痛明显,初期表现为胀痛,检查病变部位有丘状隆起,周围发红。病情继续发展,局部出现跳痛,触痛明显。可伴有低热和全身不适。多于一周左右疖肿顶部可有黄色脓点,而后破溃流脓渐好转,严重者引起同侧上唇及面颊部蜂窝织炎,全身症状加重。由于面部静脉无瓣膜,血液可正、逆向流动,可由内眦静脉,经眼上、下静脉向上直达海绵窦,严重者可引起颅内海绵窦血栓性静脉炎(thrombophlebitis of cavernous sinus)和颅内感染。

【检查】 外鼻或鼻前庭皮肤红肿,呈局限性,病变可侵及面部周围组织,有触痛。晚期破溃流出脓液。

【诊断及鉴别诊断】 症状和体征明显,容易诊断。但须与鼻前庭炎、鼻部丹毒等疾病鉴别。鼻前庭炎一般为双侧发病,无明显丘状隆起。鼻部丹毒致病菌为乙状溶血性链球菌,可造成鼻部皮肤红肿斑片,扩延迅速,与邻近正常皮肤之间的界限十分清楚,是其特征性表现。

【并发症】

1. 鼻软骨膜炎 炎症向深层扩散,波及软骨膜引起,使鼻尖部或鼻梁红肿,剧痛,伴较重的全身症状。

2. 颊部及上唇蜂窝织炎 提示炎症已向周围扩散,表现为上唇或面颊部红肿、压痛明显。

3. 海绵窦血栓性静脉炎 为鼻疖严重的并发症,表现有高热、头痛、患侧眼睑充血水肿、眼球突出、固定、视乳头水肿甚至失明等,严重者可危及生命或遗留脑和眼的后遗症。鼻根至两侧嘴角的三角形区域,临床上称之为"危险三角区",鼻疖就发生在该区域(图 8-3)。

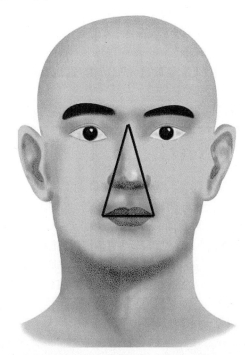

图 8-3 危险三角区

【治疗】 治疗原则是严禁挤压,未成熟时忌行切开,积极控制感染,预防并发症。

1. 全身治疗 早期积极使用抗生素控制感染,并给予对症治疗,如使用镇痛剂、注意休息、通便、多饮水。中药可用五味消毒饮(金银花 10g、野菊花、紫花、地丁、天葵、蒲公英各 6g)水煎服。如有糖尿病,要控制血糖。

2. 局部治疗 嘱患者严禁挤压疖肿。①疖未成熟者:忌做切开引流,局部给予热敷、超短波、红外线照射、涂抗生素软膏或10%鱼石脂软膏,促其炎症吸收或疖肿成熟穿破。②疖已成熟者:可待自然穿破或在无菌条件下用小探针蘸少许15%硝酸银或纯苯酚腐蚀脓头,促其破溃排脓,亦可用碘酊消毒后以锋利尖刀将脓头表面轻轻挑破,以小镊子钳出脓栓,也可用小吸引器吸出脓液。切开时不可切及周围浸润部分,避免挤压。③疖破溃:局部消毒清洁,促进引流,使用抗生素软膏保护伤口不使结痂。

3. 并发海绵窦血栓性静脉炎时 患者必须住院,给予局部治疗的同时,全身应用足量、敏感的抗生素,绝不能疏忽。同时请眼科协助处理。

案例8-1分析讨论

患者素日体健,自行拔鼻毛后出现右鼻前部疼痛,触及一小隆起,早期未给任何治疗,用手挤压病变部位,使病情加重,整个鼻前部及上唇广泛红肿、疼痛加剧,出现了上唇蜂窝织炎的症状,经口服"罗红霉素"效果不明显,随之出现头痛、发热、右眼睑红肿、眼球突出,症状加重,收住院治疗。临床诊断:右鼻前庭疖肿;上唇蜂窝织炎;海绵窦血栓性静脉炎。

要点提示

1. 鼻根至两侧嘴角的三角形区域,临床上称之为"危险三角区"鼻疖就发生在此。

2. 局部表现为红、肿、热、痛。

3. 面部的静脉没有静脉瓣,挤压可以引起感染向颅内蔓延。

4. 未成熟时忌行切开,积极控制感染,预防并发症。

5. 海绵窦血栓性静脉炎为鼻疖严重的并发症,表现有高热、头痛、患侧眼睑充血水肿、眼球突出、固定、视乳头水肿等,严重者可危及生命或遗留脑和眼的后遗症。

思考题

1. 危险三角区静脉有何解剖特点?

2. 鼻部疖肿早期和晚期的治疗原则有何不同?

(王 军 任何贤)

第九章 鼻腔炎症性疾病

鼻腔的炎症性疾病即鼻炎(rhinitis),是病毒、细菌、变应原及各种物理化学因子和全身某些疾病引起的鼻腔黏膜的炎症。其主要的病理改变为鼻腔黏膜的充血、肿胀、渗出、增生、萎缩或坏死等。鼻腔炎症根据不同的病因、发病机制、病理改变和病程的长短等分为急性鼻炎、慢性单纯性鼻炎、慢性肥厚性鼻炎、干燥性鼻炎、萎缩性鼻炎、药物性鼻炎、干酪性鼻炎和变应性鼻炎等。本章主要介绍急性鼻炎、慢性单纯性鼻炎、慢性肥厚性鼻炎和萎缩性鼻炎。

第一节 急性鼻炎

急性鼻炎(acute rhinitis)是由病毒感染引起的鼻腔的急性炎症性疾病,俗称"伤风"、"感冒",有一定的传染性,一年四季均可发病,但冬春季节及天气不稳定时多发。

【病因】 致病微生物为病毒,各种呼吸道病毒均可引起本病,或在病毒感染的基础上继发细菌感染。最常见的是鼻病毒,次之为流感病毒、副流感病毒、腺病毒、冠状病毒、柯萨奇病毒、呼吸道合胞病毒及黏液和副黏液病毒等。鼻病毒、腺病毒的感染可产生较长的免疫力,呼吸道合胞病毒、副流感病毒和冠状病毒引起的感染倾向于缺乏免疫性,以致机体发生反复感染。病毒经飞沫传播,传播方式主要是经呼吸道吸入,其次是通过被污染的物体或食物进入机体。

机体在某些诱因的影响下,致抵抗力下降,使病毒侵犯鼻腔黏膜。常见的诱因如下。①全身因素:受凉、过劳、烟酒过度、维生素缺乏、内分泌失调或心、肝、肾等全身慢性疾病。②局部因素:鼻腔的慢性疾病和邻近的病灶性疾病,可妨碍鼻腔的通气引流,影响鼻的生理功能,有利于病原体在局部的繁殖。鼻腔的慢性疾病,如鼻中隔偏曲、慢性鼻炎、鼻息肉等鼻腔慢性疾病;邻近的感染病灶,如慢性化脓性鼻窦炎、慢性扁桃体炎等。

【病理】 发病早期,鼻黏膜血管痉挛,腺体分泌减少,鼻黏膜干燥、烧灼感;继之,黏膜中的血管和淋巴管迅速扩张,腺体及杯状细胞分泌增加、黏膜下单核细胞和吞噬细胞浸润,鼻黏膜充血、水肿,鼻甲增大,鼻腔分泌物增多,鼻涕初为水样。以后黏膜下中性粒细胞浸润,黏膜表面渗出的中性粒细胞增多,纤毛及上皮细胞坏死脱落或继发细菌感染,鼻涕变为黏脓性。恢复期,上皮及纤毛细胞新生,纤毛功能与形态逐渐恢复正常。

【临床表现】 潜伏期 1~3 天。可分为前驱期、卡他性和恢复期。初期表现鼻内干燥、灼热感或痒感和喷嚏,继而出现鼻塞、水样鼻涕、嗅觉减退和闭塞性鼻音。继发感染后,鼻涕变为黏液性、黏脓性或脓性。全身症状因个体而异,轻重不一,亦可进行性加重。多数表现全身不适、倦怠、头痛和发热(37~38℃)等。小儿全身症状较成人重,可有高热(39℃以上),甚至惊厥,常出现消化道症状,如呕吐、腹泻等。

鼻腔检查:鼻黏膜充血、肿胀,下鼻甲充血、肿大,总鼻道或鼻底有较多分泌物,初期为水样,以后逐渐变为黏液性、黏脓性或脓性(图 9-1)。若无并发症,上述症状逐渐减轻乃至消失,病程为 7~10 天。

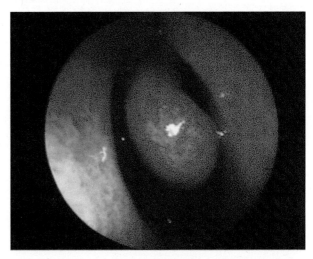

图 9-1 急性鼻炎

【并发症】 感染直接蔓延或不适当的处理,可向邻近器官扩散,引起各种并发症。

1. **急性鼻-鼻窦炎** 鼻腔炎症经鼻窦开口向鼻窦内蔓延,引起急性化脓性鼻窦炎,其中以上颌窦炎及筛窦炎多见。

2. **急性中耳炎** 感染经咽鼓管向中耳扩散所致。

3. **急性咽炎、喉炎、气管炎及支气管炎** 感染经鼻咽部向下扩散引起。小儿、老人及抵抗力低下者,还可并发肺炎。

4. **其他** 感染向前直接蔓延引起鼻前庭炎;感染经鼻泪管扩散,尚可引起眼部并发症,如结膜炎、泪囊炎等,但少见。

【鉴别诊断】

1. 流感　全身症状重,如高热、寒战、头痛、全身关节及肌肉酸痛等。上呼吸道症状反而不明显。

2. 变应性鼻炎　常被误诊为急性鼻炎。本病表现为发作性打喷嚏和大量清水样鼻涕,发作间歇期,可无任何症状,无发热等全身症状。鼻腔分泌物细菌学检查、皮肤试验、鼻激发试验及特异性 IgE 抗体测定等有助于鉴别。

3. 血管运动性鼻炎　症状与变应性鼻炎相似,发作突然,消退迅速。有明显的诱因。

4. 急性鼻-鼻窦炎　急性鼻炎病程延长,恢复期内症状加重,头痛明显,大量脓涕,检查中鼻道或嗅裂有脓性分泌物,局部压痛;血液中性粒细胞增多;影像学检查有黏膜增厚或窦腔密度增高。

5. 传染病　一些呼吸道急性传染病如麻疹、猩红热、百日咳等早期可出现急性鼻炎的症状。这类疾病除有急性鼻炎表现外,尚有其本身疾病的表现,且全身症状重,如高热、寒战、头痛、全身肌肉酸痛等。通过详细的体格检查和对病程的严密观察可鉴别之。

【预防】

1. 增强机体的抵抗力　加强身体锻炼,冬季增加户外活动,增加对寒冷的适应能力。此外,注意劳逸结合和饮食调和。

2. 避免感染　在"感冒"流行期间,尽量少出入公共场所,避免与患者的密切接触,注意适时增减衣物和家居的空气流通。抗病毒的中药,如板蓝根等有一定的预防作用。

【治疗】　以支持对症处理为主,同时注意预防并发症。

1. 全身治疗

(1) 一般治疗:多饮水,注意休息,清淡饮食,保持大便通畅。

(2) 中成药:早期应用发汗、抗病毒治疗,即生姜、葱白加红糖煎水热服或服用板蓝根、抗病毒口服液、维 C 银翘片等。

(3) 解热镇痛对症处理:有发热或头痛明显者,可予以复方阿司匹林、阿司匹林、布洛芬等口服。

(4) 抗生素的应用:在合并细菌感染或可疑并发症时方选用。按病情需要采用口服、肌内或静脉注射等途径给药。

2. 局部治疗　改善鼻腔的通气和鼻窦引流,预防并发症。

(1) 鼻内减充血剂的应用:主张短期应用,一般连续用药不超过 7 天。能减轻鼻黏膜肿胀、减轻鼻塞、通畅引流。

(2) 穴位治疗:迎香、鼻通穴位按摩或针刺能减轻鼻塞。

要点提示

1. 急性鼻炎是由病毒感染引起的鼻腔黏膜的急性炎症,病程约 7~10 天,潜伏期 1~3 天,除有鼻塞等症状外,不同时期,鼻涕分泌物的改变是本病的一个特点。

2. 正确的滴鼻法:适用于任何鼻腔和鼻窦疾病。①仰卧法:仰卧垫肩,前鼻孔朝上或仰卧头后仰悬垂于床缘外。②坐位法:坐位,背靠椅背,头后仰,前鼻孔朝上。③侧卧法:卧向患侧,头下悬垂于床缘外,此法适用于单侧鼻腔疾病患者。体位取定后,经前鼻孔滴入药液 2~5 滴,并保持体位 2~3 分钟。

第二节　慢性鼻炎

慢性鼻炎(chronic rhinitis)是鼻腔黏膜和黏膜下层的慢性炎症性疾病。炎症可持续数月以上或反复发作,间歇期内亦不能恢复正常,伴有不同程度的功能紊乱。慢性单纯性鼻炎和慢性肥厚性鼻炎病因学基本相同,在组织学上缺少绝对的界线,常有过渡型的存在,且后者多为前者发展、转化而来。

【病因】　不明,病毒和细菌与本病的病因学关系,目前尚有争议。一般认为,慢性鼻炎不是感染性疾病,即使发生感染,也是继发的。

1. 局部病因

(1) 急性鼻炎反复发作或治疗不彻底而演变成慢性鼻炎。

(2) 鼻腔及鼻窦慢性疾病的影响,如慢性鼻-鼻窦炎脓液对鼻腔黏膜的长期刺激;严重的鼻中隔偏曲或嵴突、长期妨碍鼻腔的通气引流,致鼻腔黏膜炎症时难以彻底恢复。

(3) 邻近的感染病灶,如慢性扁桃体炎或腺样体肥大等。

(4) 鼻腔用药不当或过量过久,可导致血管扩张,黏膜肿胀,形成药物性鼻炎(rhinitis medicamentosa),常见于久用萘甲唑啉滴鼻液和麻黄素之后。

2. 全身病因

(1) 长期慢性疾病,如内分泌失调、长期便秘、肾脏病和心血管疾病等,而致鼻黏膜长期或屡发性充血或淤血。

(2) 营养不良,如维生素 A 或 C 缺乏,可致鼻黏膜肥厚,腺体退化。

(3) 烟酒过度和长期的过度疲劳,可影响鼻黏膜血管舒缩而发生障碍。

(4) 长期服用利血平等降压药物,可引起鼻腔血管扩张而产生似鼻炎的症状。

3. 环境因素 长期或反复吸入粉尘(水泥、烟草、煤尘、面粉)和有害气体,鼻黏膜受到物理和化学因子的刺激与损害,可造成慢性鼻炎。温、湿度急剧变化的环境,如炼钢、冷冻、烘熔等车间工人,也较易发生此病。

一、慢性单纯性鼻炎

慢性单纯性鼻炎(chronic simple rhinitis)是基于鼻腔血管的神经调节功能紊乱,副交感神经兴奋为优,交感神经相对抑制状态,致血管扩张,腺体分泌增加,形成黏膜的肿胀,分泌增多为特点的慢性鼻炎。

【病理】 鼻腔黏膜深层血管慢性扩张,尤以下鼻甲海绵状血窦变化最明显。血管和腺体周围有以淋巴细胞和浆细胞为主的炎症细胞的浸润;黏液腺功能活跃,分泌增多。鼻甲黏膜肿胀,但黏膜下组织无明显增生性改变。

【临床表现】

1. 鼻塞 特点为间歇性或交替性。①间歇性鼻塞:一般表现为白天、劳动或运动时减轻,夜间、静坐或寒冷时加重。②交替性鼻塞:侧卧时位于下侧的鼻腔常阻塞加重;转卧另一侧后,刚才位于上侧没有鼻塞或鼻塞较轻的鼻腔,转到下侧后出现鼻塞或鼻塞加重;而刚才位于下侧的鼻腔鼻塞减轻。此外,由于鼻塞,嗅觉可有不同程度的减退,头痛,头昏,说话呈闭塞性鼻音等。

2. 多涕 常为半透明的黏液性或黏脓性,继发感染时呈脓性。鼻涕向后可流入咽腔,出现咳嗽、多痰等症状。由于鼻涕长期流经鼻前庭和上唇部,可致皮炎或湿疹,多见于儿童。

3. 检查 鼻黏膜肿胀,表面光滑、湿润,一般呈暗红色。鼻甲黏膜柔软而富有弹性,探针轻压可现凹陷,但移开探针则凹陷很快复原,特别以下鼻甲为明显。若用1%~2%麻黄素做鼻黏膜收缩,则鼻甲迅速缩小,鼻腔底部、总鼻道或下鼻道有黏液性或脓性分泌物。

【诊断】 根据临床症状和检查所见进行诊断。

【治疗】 治疗原则为维护鼻黏膜的生理功能,恢复鼻腔通气功能,排除分泌物,根除病因。

1. 病因治疗 找出全身、局部和环境等方面的致病因素,及时治疗或排除之。如对鼻中隔偏曲进行纠正,积极治疗鼻窦炎等。改善机体的营养状态,锻炼身体增强机体抵抗力。

2. 局部治疗

(1)鼻用糖皮质激素:具有良好的抗炎作用,并最终产生减充血效果,近年的研究中,主张选用的一类局部药物,如倍氯米松、糠酸莫米松、丙酸氟替卡松、布地奈德等。

(2)血管收缩剂的应用:可选用盐酸羟甲唑啉鼻喷雾剂,连续用药不宜超过7天,若需继续使用,需间断3~5天。0.5%~1%麻黄素生理盐水液,可减轻鼻塞,但可损害鼻腔黏膜纤毛结构,要慎用。禁用萘甲唑啉,因已证实可引起药物性鼻炎。

(3)鼻腔冲洗:鼻腔分泌物黏稠时,可用温生理盐水冲洗鼻腔。鼻腔冲洗这种治疗方法被广泛地应用于鼻腔及鼻窦的各种疾病的治疗中,鼻腔冲洗可应用于不同的情况,包括急慢性鼻-鼻窦炎、变应性和非变应性鼻炎、非特定的鼻腔症状(如鼻涕后流)、鼻腔术后、鼻腔放疗后等情况。对鼻腔冲洗液应当是高渗还是等渗,有比较大的争论,大多数主张应用2%~3%高渗的冲洗液。

(4)超短波或红外线理疗,可改善局部血液循环以减轻症状。其他方法包括封闭疗法、针刺疗法等,已很少应用。

二、慢性肥厚性鼻炎

慢性肥厚性鼻炎(chronic hypertrophic rhinitis)是以鼻黏膜、黏膜下层及鼻甲骨的局限性或弥漫性增生肥厚为特点的慢性鼻炎,一般由慢性单纯性鼻炎发展而来。

【病理】 黏膜固有层内的动静脉扩张,静脉及淋巴周围有淋巴细胞及浆细胞浸润,静脉及淋巴回流受阻,通透性增加,黏膜下固有层水肿,继而发生纤维组织增生而使黏膜肥厚,久之,可呈桑葚状或息肉样变,病变向深层发展,累及骨膜,产生成骨细胞,鼻甲骨骨质也可增生肥大。

【临床表现】

(1)局部症状与单纯性鼻炎相同,但鼻塞较重,多为持续性、常张口呼吸。有闭塞性鼻音,嗅觉多减退。

(2)鼻涕不多,但稠厚,多呈黏液性或黏脓性,不易擤出。由于鼻涕倒流,刺激咽喉致有咳嗽、多痰。

(3)头痛、头昏、失眠、精神委靡等。如肥大的中鼻甲压迫鼻中隔,刺激三叉神经的分支,筛前神经可引起三叉神经痛,出现不定期发作性额部疼痛,并向鼻梁和眼眶放射,称筛前神经痛,又称筛前神经综合征。这种疼痛可在嗅裂处黏膜以2%丁卡因麻醉后疼痛缓解,中鼻甲切除术可治愈之。若肥大的下鼻甲后端压迫咽鼓管咽口,可出现耳鸣、听力减退。下鼻甲前端黏膜肥厚阻塞鼻泪管开口引流,出现溢泪,并继发泪囊炎,结膜炎。由于经常张口呼吸,以及鼻腔分泌物的长期刺激,易引起慢性咽炎、喉炎。

(4)检查:①黏膜肿胀、增生、肥厚,呈暗红色或紫红色。②下鼻甲明显肥大,或下鼻甲与中鼻甲均肥大,常致鼻腔堵塞。鼻腔底部或下鼻道有黏液性或黏脓性分泌物。下鼻甲表面不平,或呈结节状或桑葚状,尤以下鼻甲前端及其游离缘为明显。探针轻压凹陷不明显,触之有硬实感。③局部用血管收缩剂后黏膜收缩不明显。

【诊断】　根据临床症状和检查所见进行诊断。

【治疗】

1. 保守治疗　下鼻甲应用血管收缩剂敏感,尚能缩小者,可采用与慢性单纯性鼻炎相同的治疗方法。

2. 手术治疗　在鼻内镜明视下进行手术,提高手术的准确性。

(1) 下鼻甲黏膜下部分切除术:应用动力切割钻行下鼻甲黏膜下部分切除(图9-2),尽量避免损伤下鼻甲表面的黏膜。原则上,切除部分不应超过下鼻甲的1/3,若切除过多,可继发萎缩性鼻炎。

(2) 下鼻甲黏-骨膜下切除术:对下鼻甲骨性肥大者宜采用此术,可结合黏膜下部分切除术。既可改善鼻腔通气引流,又无损于鼻黏膜的生理功能。

(3) 下鼻甲骨折外移术:将下鼻甲全长向外骨折移位,提高鼻腔通气,是简便易行的有效方法。

(4) 鼻腔扩容:包括鼻窦手术,主要开放前组筛窦或后组筛窦,获得比较固定的通气引流通道,改善鼻腔通气,缓解鼻腔鼻窦黏膜的炎症。

(5) 其他:也可采用冷冻、激光、微波、射频和等离子消融等,因对鼻黏膜有损害作用,应慎用。

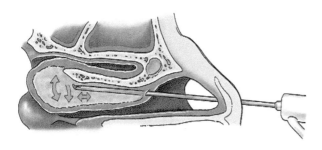

图9-2　下鼻甲黏膜下部分切除术

要点提示

1. 慢性单纯性鼻炎的典型临床表现为交替性、间歇性鼻塞伴有较多的黏性鼻涕,下鼻甲肿胀,表面光滑,麻黄素收缩敏感。

2. 慢性肥厚型鼻炎的典型临床表现为鼻塞明显,多为持续性,鼻涕少稠,白色黏性,下鼻甲肿胀,表面桑葚样改变,对麻黄素收缩不敏感。

第三节　萎缩性鼻炎

案例9-1

女性,45岁。因"鼻塞及咽部干燥感2年多"就诊。患者诊断为慢性肥厚性鼻炎,曾先后多次行下鼻甲注射、射频治疗及下鼻甲部分切除术。治疗及手术后,鼻塞症状并没有明显的缓解,除鼻塞、嗅觉下降、旁人能嗅到其呼气有臭味外,出现鼻腔、咽部干燥感、头痛、失眠、记忆力下降、情绪低落等症状。就诊检查:精神委靡不振,情绪低落,沮丧,烦躁易怒。外鼻无异常,鼻腔通气过畅如桶状,双侧下鼻甲根部残余组织为结节状,可见薄痂附着,鼻中隔未见偏曲及穿孔等,鼻阻力下降。保守治疗症状未见改善,后取自体软骨行鼻黏膜下填塞术,手术后症状逐渐缓解,情绪改善恢复正常,鼻腔阻力增加,随访多年无鼻部不适感。

问题:

1. 本病的诊断和本病的病因应考虑有哪些?

2. 萎缩性鼻炎如何预防及治疗?

萎缩性鼻炎(atrophic rhinitis)是一种发展缓慢的以鼻黏膜萎缩或退行性病变为病理特征的慢性炎症。发展缓慢、病程长。其特征为鼻腔黏膜萎缩、嗅觉减退或消失和鼻腔大量结痂。严重者骨膜和骨质发生萎缩。在贫困地区和偏远山区多见,体格瘦弱者多见。多始于青春期,女性较男性多见。

【病因】　分原发性和继发性,前者病因目前仍然不明,后者病因则明确。

1. 原发性　大多数学者认为本病是全身疾病的一种局部表现,可能与缺乏脂类及脂溶性维生素,或与营养障碍、微量元素缺乏或不平衡、遗传因素、胶原性疾病等有关;亦可能与内分泌失调有一定关系,因多发于女青年,并在月经期症状加重。免疫学的研究发现本病患者大多有免疫功能紊乱;组织化学研究发现鼻黏膜乳酸脱氢酶含量降低,故有人认为,本病可能是一种自身免疫性疾病。

2. 继发性　由局部因素引起,如鼻腔黏膜受到外伤或手术切除过多,或因患特殊传染病如结核、硬结病、麻风、梅毒等所致。慢性肥厚性鼻炎的晚期,或慢性化脓性鼻窦炎的长期脓涕刺激,发生纤维结缔组织过度增殖,致使鼻黏膜的血行受阻、营养障碍而致萎缩。鼻中隔极度偏曲,一侧鼻腔宽大,增强的气流的刺激,或因粉尘或有害气体的长期刺激也可致病。曾有人提出本病是由于特殊细菌的感染,如臭鼻杆菌或类白喉杆菌感染。现认为这些细菌不是真正的病原菌,仅为萎缩性鼻炎的继发感染。

【病理】　早期黏膜仅呈慢性炎症的改变,继而发展为进行性萎缩。主要的病理改变为上皮变性,进行性萎缩,黏膜与骨部血管逐渐发生闭塞性动脉内膜炎和海绵状静脉丛炎,血管壁结缔组织增生肥厚,管腔缩小或闭塞,血液循环不良,导致黏膜、腺体、骨膜及骨质萎缩、纤维化,黏膜的假复层纤毛柱状上皮逐渐转化为复层鳞状上皮。甚至蝶腭神经节亦可发生纤维变性。合并有臭鼻杆菌感染而奇臭者，又称臭鼻症(ozena)。

【临床表现】

1. 鼻及鼻咽部干燥感　这是由于鼻黏膜的腺体萎缩，分泌物减少所致。

2. 鼻塞　脓痂堵塞鼻腔可致鼻塞，或因鼻黏膜的神经感觉萎缩，感觉迟钝，即使取除脓痂，空气通过亦不易觉察，而误认为鼻塞。

3. 鼻分泌物　常呈块状、管筒状脓痂，不易擤出，用力擤出干痂时，有少量鼻出血。

4. 嗅觉障碍　嗅觉多减退或消失。这是由于嗅区黏膜萎缩或干痂阻塞引起。

5. 呼气恶臭　因脓痂下细菌繁殖生长，脓痂中的蛋白质腐败分解，产生恶臭气味，称臭鼻症。

6. 头痛、头昏　由于鼻甲萎缩，鼻腔缺乏调温保湿作用，吸入冷空气刺激鼻黏膜，以及脓痂的刺激，皆可致头痛头昏。

7. 检查

（1）自幼发病者，可有鼻部外形的改变，鼻腔宽大，鼻甲缩小，从前鼻孔可看到鼻咽部，有时继发性萎缩性鼻炎见下鼻甲明显缩小，但中鼻甲却肥大或呈息肉样变。

（2）鼻腔内有稠厚脓痂，黄褐色或灰绿色，大块或呈管筒状，可有恶臭气味。除去脓痂后可见鼻甲黏膜干燥萎缩，甚至糜烂渗血；早期或轻度萎缩性鼻炎，亦可仅有痂皮，而无恶臭气味(图9-3)。

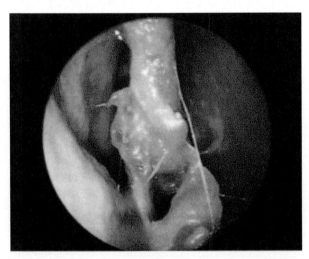

图9-3　萎缩性鼻炎

（3）如萎缩病变向下发展，鼻咽及咽黏膜也可干燥萎缩，时有脓痂覆盖其上，严重者喉、气管黏膜也有此变化。

（4）鼻腔分泌物培养，常有臭鼻杆菌和类白喉杆菌，但并非真正的致病菌。

（5）X线检查，可见鼻甲缩小，鼻腔增宽，鼻窦可发育不良。

【诊断与鉴别诊断】　严重者症状体征典型，诊断不难。应注意与鼻部结核、狼疮、硬结病、鼻石、麻风等作鉴别。必要时可鼻腔黏膜取组织送病理，有助于确诊。

【治疗】　治疗原则为清洁鼻腔、排除脓痂、湿润黏膜，禁用血管收缩剂，并加强全身治疗。宜采用全身和局部综合疗法，症状可得到改善。

1. 清洁鼻腔　用温生理盐水 500～1000ml 冲洗鼻腔，去除脓痂，以利于局部用药。若脓痂不易清除可用镊子轻轻钳出。

2. 鼻腔用药　常用润滑性滴鼻剂，如复方薄荷油、液体石蜡、50%蜂蜜、鱼肝油等，可促使鼻黏膜充血肿胀，增加血液循环，减轻鼻内干燥感和臭味，亦可用1%链霉素液滴鼻，能抑制杆菌繁殖，减轻炎症性糜烂，有利于上皮生长。此外，使鼻腔黏膜润滑，软化痂皮，便于擤出。

3. 维生素疗法　可试用多种维生素，常用维生素 A 肌内注射，每日 5 万～10 万 U，或维生素 B_2 口服，10～15mg，每日 3 次，以保护黏膜上皮，促进组织细胞代谢功能，增强对感染的抵抗力。亦可用维生素 AD 制剂 5 万 U 肌内注射，每周 2～3 次；或口服鱼肝油丸，2 丸，每日 3 次。也可口服叶酸，50～100mg，每日 3 次。有人提出铁剂有治疗本病的作用，可服硫酸亚铁片，0.3g，每日 3 次，饭后服用。

4. 手术疗法　对久治无效者可试行。目的在于使鼻腔缩小，减少空气吸入量，以降低水分蒸发，减少脓痂形成，并可刺激鼻黏膜使其充血和分泌增加，改善症状。常用方法是在鼻腔黏骨膜下埋藏各种材料，称鼻腔黏膜下埋藏术或充填术。埋藏材料有自体骨、脂肪、塑料、硅橡胶和新生儿脐带等。埋藏的部位可在鼻中隔、鼻底或鼻外侧黏骨膜下，埋藏物切勿过多，以免张力过大而致裂开脱出。也可行鼻腔外侧壁内移术或鼻前孔关闭术。

> **要点提示**
>
> 1. 萎缩性鼻炎的主要的临床表现包括有：鼻及鼻咽干燥感、鼻塞、鼻出血、头痛头昏、嗅觉障碍和恶臭。
>
> 2. 在耳鼻咽喉科疾病中，有三种具有特殊臭味的疾病：①萎缩性鼻炎（又称臭鼻症）：旁人能嗅到臭味而自己闻不到。②慢性上颌窦积脓（特别是牙源性）：自己闻到臭味而旁人闻不到。③中耳胆脂瘤：自己和旁人均能闻到臭味。

（王　军　任何贤）

第十章 鼻中隔疾病

第一节 鼻中隔偏曲

案例 10-1

　　女性,43 岁,左侧额顶部头痛 3 年余,头痛多为持续性钝痛,明显时注意力不能集中,心情烦躁,对工作和睡眠均有一定的影响,间有左鼻塞,但没有明显的打喷嚏、流清涕及涕血等,按鼻炎治疗,鼻腔通气减轻时,症状稍有缓解,但头痛没有根本好转。专科检查:双下鼻甲稍大,表面光滑,鼻中隔左侧面见嵴状突起与左中鼻甲相接触。鼻部 CT 检查,各鼻窦未见明显病变,鼻中隔向左侧偏曲。临床诊断:鼻中隔偏曲。临床处理:行鼻内镜下鼻中隔三线减张成形术。手术后情况:手术后不需任何用药,没有再出现头痛和鼻塞情况。生活质量明显提高。

问题:

　　1. 如何定义鼻中隔偏曲?

　　2. 鼻中隔偏曲的主要治疗方法是什么?有哪些注意点?

鼻中隔偏曲(deviation of nasal septum)是指鼻中隔偏离中线向一侧或两侧弯曲或局部形成突起,引起鼻功能障碍或产生症状如鼻塞、头痛和鼻出血等。鼻中隔偏曲的形态在临床上常见的类型为"C"形、"S"形或鼻中隔局部呈尖锐突起者称棘突或矩状突,或由前向后的长条状山嵴样隆起者称嵴突(图 10-1)。如中隔软骨前缘突入鼻前庭,则称鼻中隔软骨前脱位。由于鼻中隔由多块骨和软骨共同组成,相互间构成复杂的连接,诸骨间生长发育均衡才能保证鼻中隔处于正中位。若其中一块骨发育不正常,可影响其他骨的发育,而出现诸骨相互间不同形态的异常连接。因此,临床上鼻中隔偏曲的类型是千变万化和多种多样的,事实上鼻中隔正直者甚少,如无功能障碍,可不做诊断和处理。

【病因】

　　1. 发育异常　　鼻中隔原由数块软骨组成,以后分别骨化,才出现骨部鼻中隔。在发育过程中,由于种种原因,骨和软骨的发育不均衡,而形成畸形或偏曲,或在鼻中隔各骨或骨与软骨之间的接缝处形成距状突或嵴。腺样体肥大、自幼张口呼吸、硬腭高拱者的鼻中隔发育受限,也可发生鼻中隔偏曲。

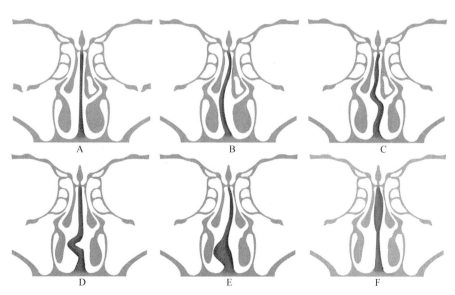

图 10-1　鼻中隔的各种形态

A. 正常鼻中隔;B. C 形鼻中隔偏曲;C. S 形鼻中隔偏曲;D. 鼻中隔棘状(矩状)突起;
E. 鼻中隔嵴突;F. 鼻中隔黏膜肥厚

2. 外伤 为本病的重要原因,多发生在儿童时期,外伤史常早已遗忘。当时因鼻中隔的各个组成部分发育未全,故不显症状,以后随年龄增长始逐渐发展成为鼻中隔偏曲,成人也可因外伤造成鼻中隔偏曲或鼻中隔软骨脱位。

3. 压迫因素 鼻腔内肿瘤或异物压迫,可使鼻中隔偏向一侧。

【临床表现】 症状轻重与偏曲的程度及类型有关。

1. 鼻塞 交替性或持续性。单纯"C"形偏曲或嵴突,多引起同侧鼻塞或交替性鼻塞。伴有对侧鼻甲代偿性肥大及"S"型偏曲,可能引起双侧鼻塞。

2. 头痛 偏曲部分压迫鼻甲,可引起同侧反射性头痛。

3. 鼻出血 偏曲的凸面或嵴与距状突处黏膜变薄,而且常受到气流或尘埃的刺激,故常发生干燥糜烂,导致鼻出血。

4. 检查 鼻中隔软骨部偏曲诊断较易,高位或后段偏曲易被忽视。本病必须与鼻中隔黏膜肥厚相鉴别,以探针触之,后者柔软,且易压成小凹。检查时可见鼻中隔偏曲的各种类型,按偏曲形态分类,有"C"形、"S"形、嵴和距状突等。按偏曲部位分类,则有高位、低位、前段、后段之别。

【诊断与鉴别诊断】 鼻中隔有形态上的偏曲且有明显的临床症状者方可诊断。诊断时应明确偏曲的类型。诊断时应注意除外其他疾病引起的继发性鼻中隔偏曲,也应注意与鼻中隔黏膜肥厚鉴别,鼻中隔黏膜肥厚多为双侧对称性,用探针触及突起部位质软。

【治疗】 手术治疗。鼻内镜下的各种鼻中隔手术日益受到重视。凡有明显的鼻塞、头痛、鼻出血等表现之一,并考虑与鼻中隔偏曲有关者,都可作为手术的适应证。手术最好选择在鼻腔发育稳定后进行,建议在16岁后。手术方法有鼻中隔黏膜下切除术、鼻中隔黏膜下矫正术(图10-2),尤其是韩德民院士提出的鼻内镜下三线减张鼻中隔矫正术(图10-3),可最大限度地多保留鼻中隔软骨和骨质,较符合生理功能,故亦可应用于青少年严重的鼻中隔偏曲者。

> 要点提示
>
> 　　1. 鼻中隔偏曲诊断的成立必须同时具备两个条件,一是形态上的改变;二是引起相应的临床症状或鼻腔功能障碍,主要有鼻塞、鼻出血、头痛等。
>
> 　　2. 手术是鼻中隔偏曲唯一的治疗方法,可分为黏膜下矫正术和黏膜下切除术。

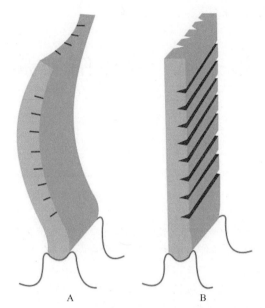

图 10-2　鼻中隔软骨的生物力学原理

A. 在鼻中隔凹面做划痕;B. 在软骨表面应力改变后,鼻中隔软骨变直,达到矫正的目的

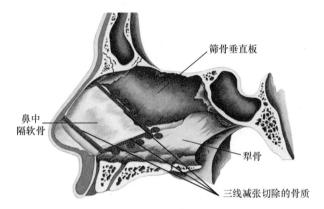

筛骨垂直板

鼻中隔软骨

犁骨

三线减张切除的骨质

图 10-3　三线减张鼻中隔矫正术

第二节　鼻中隔血肿及脓肿

鼻中隔血肿(hematoma of nasal septum)是指鼻中隔一侧或两侧软骨膜下或骨膜下积血。鼻中隔血肿多为双侧性。鼻中隔脓肿(abscess of nasal septum)则是指鼻中隔软骨膜下或骨膜下积脓,多为积血感染所致。

【病因】

1. 鼻部外伤 如头面部打击伤或跌倒时发生鼻骨骨折或鼻中隔骨折脱位。

2. 鼻中隔手术后 术中止血不善引起。

3. 出血性疾病 如血液病、血友病、紫癜病等,也可能发生鼻中隔血肿。

4. 其他 鼻中隔血肿没有及时处理、发生感染而成脓肿。少数的脓肿可继发于邻近组织的疖肿、急性鼻窦炎、流感、猩红热和伤寒等,因此,本病也可发生在新生儿和幼儿。

【临床表现】 一侧黏骨膜下血肿,呈单侧鼻塞。鼻中隔手术后发生为双侧性鼻塞,可有额部头痛和鼻梁压迫感,无明显的全身症状。检查鼻中隔呈半圆形隆起,黏膜颜色如常或稍红色,触之有弹性,穿刺可抽出血液(图10-4)。血肿可因感染而成鼻中隔脓肿,形成脓肿后有全身和局部的急性炎症表现,除有鼻中隔血肿的症状外,可有寒战、发热、局部红肿疼痛、鼻尖触痛明显。检查鼻中隔双侧呈半圆形隆起,黏膜颜色暗红色,触之有弹性触痛明显,穿刺可抽出脓液。

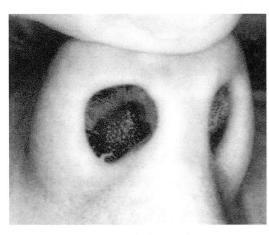

图 10-4 鼻中隔血肿

【诊断】 结合外伤或鼻中隔手术史、症状和鼻腔检查,局部穿刺抽出血液或脓液即可明确诊断。

【治疗】 宜及早处理。鼻中隔血肿较小者可穿刺抽出血液。较大者可于鼻中隔沿鼻底部平行切开黏骨膜,清除血液和血块。鼻中隔黏骨膜下切除术后并发血肿者,应从原切口分开黏骨膜。穿刺或切开引流后,再用凡士林纱条、碘仿纱条或膨胀材料填塞双侧鼻腔,同时用抗生素以防感染。若已成鼻中隔脓肿,则应早期切开引流,清除死骨,放置引流,每天清洗,不做鼻腔填塞。并全身应用大量抗生素,控制感染,预防发生颅内并发症。鼻中隔软骨坏死过多,遗留鼻小柱塌陷或鞍鼻者,日后再行整形手术。

第三节 鼻中隔穿孔

鼻中隔穿孔(perforation of nasal septum)系指各种原因使鼻中隔贯穿两侧鼻腔的永久性穿孔,使两侧鼻腔相通。穿孔的部位、大小及形态各异。

【病因】

1. 外伤 如手术、经常挖鼻、鼻外伤等,其中以鼻中隔黏膜下切除术引起者为多见。反复挖鼻成习,形成鼻中隔溃疡,也可致穿孔,严重鼻外伤也可引起。

2. 感染 急性传染病:如白喉、猩红热、伤寒及天花等。特殊性传染病:如结核、狼疮、梅毒及麻风等。梅毒性穿孔常位于鼻中隔骨部,易合并鞍鼻。其他原因穿孔一般位于软骨部。

3. 肿瘤 原发于鼻中隔的肿瘤或鼻腔肿瘤压迫鼻中隔。

4. 其他 鼻中隔脓肿,脓肿溃破后穿孔;鼻腔异物或结石长期压迫鼻中隔可继发感染;化学物质刺激,如长期接触铬酸等。

【临床表现】 主要的症状有鼻腔干燥和脓痂形成,引起鼻阻塞及头痛,并易发生鼻出血。鼻中隔前段小穿孔在呼吸时可发生吹哨声;如穿孔位于鼻中隔后段,可无任何症状。

前鼻镜检查多可查见穿孔,有的需清除鼻腔痂皮后,方可看清穿孔。观察其穿孔大小、位置、形状,穿孔边缘有否糜烂、出血等(图10-5)。

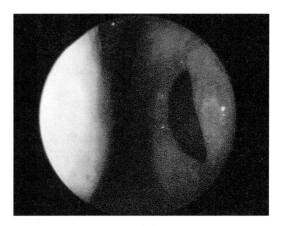

图 10-5 鼻中隔穿孔

【治疗】

(1)有明确病因的首先治疗病因。

(2)鼻中隔穿孔修补术:根据穿孔的位置和大小选择修补方式和修补材料。主要方法有:鼻中隔黏骨膜减张缝合、带蒂黏膜瓣或黏骨膜瓣转移缝合、游离组织片移植和硅橡胶片置入等。

(王 军 任何贤)

第十一章 鼻出血

案例 11-1

　　患者,女性,67 岁。因右鼻腔反复出血及口吐鲜血 4h 急诊入院。患者在家先后出现两次鼻出血,出血总量为 300~500ml。30 年前诊断"鼻咽癌"行放射治疗,5 年后没有再复查。间有血压增高。6 年前曾有"中风",治疗后稳定,至今左侧肢体活动受限。体格检查:生命体征正常,右侧鼻腔见陈旧性血性分泌物,清理后鼻腔黏膜未见明显糜烂、出血点及新生物,鼻腔没有填塞,无活动性出血。纤维鼻咽镜检查:鼻黏膜光滑,鼻腔后部及鼻咽部血管扩张,未见明显新生物,未见活动性出血。次日中午,再次出现右鼻腔出血及口吐鲜血,急送手术室表面麻醉下鼻窦镜检查,见出血来自鼻腔后顶部,出血量汹涌,行前后鼻腔填塞后血止。两天后患者再次出现口吐大量鲜血,并伴有血氧饱和度的下降,转送 ICU 行气管插管、输血和抗炎止血等对症处理,麻醉下重新再行前后鼻腔填塞,后予抗炎对症处理,7 天后分 3 天渐去除前后鼻腔填塞物,观察 3 天没有再出血情况,痊愈出院。

问题:

　　1. 结合本案例,谈谈老年人鼻出血的常见病因和特点?

　　2. 鼻出血在诊断中,应注意哪些方面的问题?

　　3. 鼻出血的止血方法有哪些? 最常用的有效的止血方法是什么?

　　4. 青少年鼻出血有哪些特点?

　　鼻出血(epistaxis,nosebleed)又称鼻衄,是临床常见症状之一,多因鼻腔、鼻窦和鼻咽病变引起,也可由全身疾病所引起,偶有因鼻腔邻近病变出血经鼻腔流出者。鼻出血多为单侧,亦可为双侧;可间歇反复出血,亦可持续出血;出血量多少不一,轻者仅鼻涕中带血或倒吸血涕,重者可达数百毫升,引起失血性休克;反复出血则可导致贫血。多数出血可自止。

　　出血部位大多数在鼻中隔前下部的易出血区(Little 区),其原因如下:①鼻中隔前下部有鼻腭动脉、上唇动脉、腭大动脉、筛前动脉和筛后动脉的中隔支相互吻合,形成的血管丛。②鼻中隔前下部黏膜甚薄,血管极易损伤,且由于这些血管与软骨关系紧密,

破裂后不易收缩。③鼻中隔前下部极易因挖鼻而损伤,而且容易遭受空气刺激,使黏膜干燥、结痂,干痂脱落时易发生出血。若鼻中隔有偏曲或距状突,这种情况更为常见。儿童鼻出血几乎全部发生在鼻腔前部;青年人虽以鼻腔前部出血多见,但也有少数严重的出血发生在鼻腔后部。40 岁以上的中老年人的鼻出血,常与高血压和动脉硬化有关,出血部位见于鼻腔后部,位于下鼻甲后端附近的吴氏鼻-鼻咽静脉丛(Woodruff naso-nasopharyngeal venous plexus),为鼻后部出血的较常见部位。鼻内镜检查发现鼻中隔后部的动脉出血也较常见。鼻腔后段的动脉性出血一般较为凶猛,不易止血。

【临床分类】

　　1. 按病因分类　分为原发性鼻出血(特发性或自发性)和继发性鼻出血(病因明确)。

　　2. 按出血部位分类　分为鼻腔前部出血和鼻腔后部出血。

　　【病因】　鼻出血的原因分为局部因素和全身因素。成人鼻出血常与心血管疾病、非甾体类抗炎药物的使用及酗酒等因素有关;儿童鼻出血多见于鼻腔干燥、变态反应、鼻腔异物、血液系统疾病、肾脏疾病及饮食偏食等。

　　1. 局部因素

　　(1) 创伤:鼻及鼻窦外伤或手术、颅前窝及颅中窝底骨折。如鼻外伤性筛窦骨折可引起筛前动脉破裂;颅底骨折可损伤颈内动脉虹吸部,在颅底发生假性动脉瘤,进而侵蚀蝶窦外侧壁进入蝶窦,可导致严重的鼻出血,甚至危及生命。剧烈咳嗽或喷嚏、擤鼻、挖鼻、经鼻腔插管等也可引起鼻出血。

　　(2) 炎症:①非特异性炎症:干燥性鼻炎、萎缩性鼻炎、急性鼻炎、急性上颌窦炎等,常为鼻出血的原因。②特异性感染:鼻结核、鼻白喉、鼻梅毒等,因黏膜溃烂,易致鼻出血。

　　(3) 鼻中隔病变:多发生在嵴或距状突附近或偏曲的凸面,因该处黏膜较薄,易受气流影响,故黏膜干燥、糜烂、破裂出血。鼻中隔穿孔也常有鼻出血症状。

　　(4) 肿瘤:鼻咽纤维血管瘤、鼻腔鼻窦血管瘤等,可致长期间断性鼻出血。鼻腔、鼻咽或鼻窦的恶性肿瘤早期常有鼻出血症状,出血量一般不多,但可反复发生。晚期破坏大血管者,可引起致命性大出血。

（5）其他：鼻腔血管畸形、鼻腔异物、鼻腔水蛭，可引起反复大量出血。在高原地区，因相对湿度过低，而多患干燥性鼻炎，为地区性鼻出血的重要原因。

2. 全身因素 凡可引起动脉压和静脉压增高、凝血功能障碍或血管张力改变的全身性疾病均可发生鼻出血。

（1）凝血功能障碍：①血液系统疾病：如血小板减少性紫癜、白血病、再生障碍性贫血、血友病等；②非甾体类抗炎药物的使用；③肝肾功能障碍；④酗酒。

（2）心血管疾病：①动脉压过高：如高血压、动脉硬化症、肾炎、伴有高血压的子痫等；其他如用力过猛、情绪剧烈波动、气压急剧改变（如高空飞行、登高山及潜水等），均可因一过性动脉压升高而发生鼻出血。出血前可有预兆，如头昏、头痛、鼻内血液冲击感等。②静脉压增高：如二尖瓣狭窄、胸腔或纵隔和颈部巨大肿块、肺气肿、肺水肿及支气管肺炎等。

（3）急性传染病：如流感、鼻白喉、麻疹、疟疾、猩红热、伤寒及传染性肝炎等，多因高热，鼻黏膜严重充血、干燥，以致出血，出血部位多在鼻腔前段。

（4）内分泌失调：代偿性月经、先兆性鼻出血常发生于青春发育期，多血中雌激素含量减少，鼻黏膜血管扩张所致。

（5）遗传性出血性毛细血管扩张症：由于血管壁的发育异常所引起的一种遗传性疾病，其典型的病变为皮肤及黏膜出现鲜红色或紫红色的毛细血管或小血管扩张，从而引起皮肤黏膜出血或消化道出血。本病好发于青中年，男女均可发病。

【诊断】 鼻出血属于急症，症状性诊断，但应在最短时间内确定诊断，以便及时给予有效治疗。鼻出血的诊断中要注意：出血部位，出血量，出血原因。

1. 临床表现 多为单侧鼻腔出血，如由全身因素引起者，亦可双侧出血。出血剧烈或鼻腔后部的出血常表现为口鼻同时流血或双侧流血。血块大量凝集于鼻腔可导致鼻塞症状。咽入大量血液可出现恶心、呕吐，需要与咯血、呕血进行鉴别。成人急性失血量达 500ml 时，多有头昏、口渴等症状，失血量达到 1000ml 时可出现血压下降、心率加快等休克前期症状。

2. 检查 目的在于查明出血原因和确定出血部位。

（1）前鼻镜检查：多能发现鼻腔前部的出血点。

（2）鼻内镜检查：用于明确鼻腔出血部位，特别是鼻腔后部及隐匿部位的出血。应特别注意检查下鼻道穹隆顶部、中鼻道后上部、嗅裂鼻中隔部和蝶筛隐窝等区域（图 11-1）。

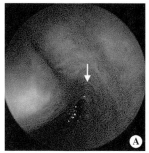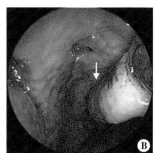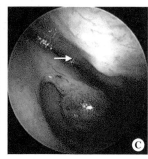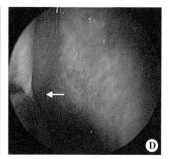

图 11-1 鼻腔隐匿出血部位
A. 下鼻道穹隆顶部；B. 中鼻道后上部；C. 嗅裂鼻中隔部；D. 蝶筛隐窝区域

（3）数字减影血管造影术（digital subtraction angiography，DSA）：对头颅外伤所致的鼻腔大出血，应高度警惕颈内动脉破裂、颈内动脉假性动脉瘤、颈内动脉海绵窦瘘等可能，行 DSA 有助于明确诊断。

（4）其他检查：血常规、出血和凝血功能、肝肾功能、心电图、血压监测及鼻部 CT 和（或）MRI 等检查。

【治疗】 治疗原则包括生命体征的维护、选择恰当的止血方法及针对出血原因进行治疗。同时应根据患者处于出血期或间歇期及是否具备内镜诊疗的条件进行相应的处理。鼻出血的处理流程见图 11-2。

1. 全身治疗

（1）维持生命体征：严重的鼻出血应注意监测血压、心率，必要时予以补液，维持生命体征平稳。当血容量减少导致血红蛋白低于 70g/L 时，需要考虑输血。如出现失血性休克，应及时进行抗休克治疗等急救处理。

（2）镇静剂：有助于缓解患者紧张情绪，减少出血。

（3）止血剂：仅适用于凝血功能障碍导致的黏膜弥漫性出血。动脉性出血不建议应用。

（4）针对病因治疗：如有明确的出血原因，应选择适合的治疗措施，积极治疗原发病。

2. 局部治疗 首先取出鼻腔内填塞物及血凝块，以 1% 丁卡因（含减充血剂）棉片收缩、麻醉鼻腔黏膜，详细检查鼻腔及鼻咽部，根据出血部位或出血状况选择合理的止血方法。

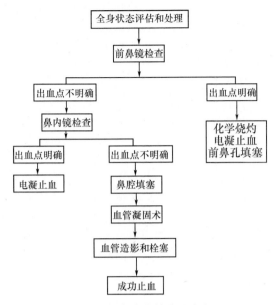

图 11-2 鼻出血的处理流程

（1）指压止血法：适用于鼻腔前部的出血，尤其是儿童和青少年。方法：患者取坐位、头部略前倾，用

手指按压出血侧鼻翼或捏紧双侧鼻翼 10~15min，同时令患者吐出口内血液，避免误咽。

（2）电凝止血法：适用于出血点明确的患者。注意电凝功率不宜过大，一般双极电凝<10w、单极电凝<25w。在出血剧烈的情况下，直接烧灼出血点不仅止血困难，且持续烧灼可导致局部组织过度损伤，建议先用减充血剂棉片局部压迫止血，或先在出血点周围烧灼，待出血停止或血流减缓后再封闭血管断端。位于鼻中隔的出血，应避免同时处理相同部位的两侧黏膜，以防造成鼻中隔穿孔。

（3）鼻腔填塞术：包括前鼻孔填塞术和后鼻孔填塞术。

1）前鼻孔填塞术（图 11-3）：适用于内镜检查出血部位不明或无内镜诊疗条件的应急止血，以及全身疾病引起的弥漫性出血。填塞时，纱条远端固定，逐渐由后向前，由上向下，折叠填塞可避免纱条坠入鼻咽部或堵在鼻前庭。此法对鼻腔前部出血效果较好。也可用高分子膨胀海绵、明胶海绵、止血纱布、医用生物胶、气囊或水球囊等材料（图 11-4）。填塞物一般24~48h取出。填塞期间酌情使用抗菌药物。

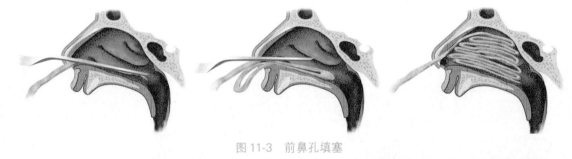

图 11-3 前鼻孔填塞

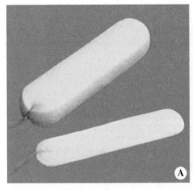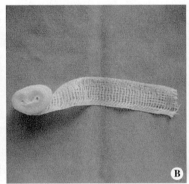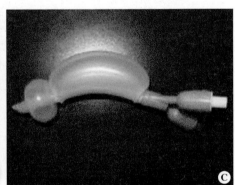

图 11-4 常用填塞材料
A. 高分子膨胀海绵；B. 凡士林纱条 C. 双腔气囊

2）后鼻孔填塞术：适用于前鼻孔填塞无效者。后鼻孔填塞后，一般都需加行前鼻孔填塞。填塞物一般应在3天内取出，最多不超过5~6天。因该法有可能引起鼻中隔溃疡穿孔、鼻-鼻窦炎、中耳炎及低氧高碳酸血症等并发症，故应严格掌握适应证。填塞期间应使用抗菌药物。

操作方法：先将凡士林纱条或消毒纱布卷叠成

块形或圆锥形，长约3.5cm，直径约2~2.5cm，用粗线缝紧，尖端有约25cm长的双线，底部有10cm长的单线，消毒备用。填塞时，先用1%~2%麻黄素和1%丁卡因收缩和表面麻醉鼻腔黏膜，咽部亦可喷表面麻醉剂。用导管由前鼻孔沿鼻腔底部插入直达咽部，用镊子将导管从口腔拉出，导管尾端则留于前鼻孔外，再将填塞物上的双线系于导管，此时将填塞物由口腔送入鼻咽部,填塞于后鼻孔。为了减少患者痛苦,可用弯止血钳将填塞物在明视下送到腭垂的后上方,再将导管从鼻端向外拉紧。最后在前鼻孔处用一纱布球,将双线系于其上,以作固定,口腔端的线头可剪短留在口咽部,便于以后取出填塞物时作牵拉之用(图11-5)。

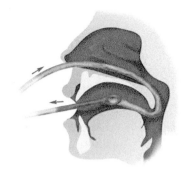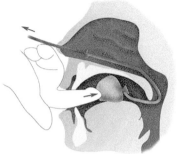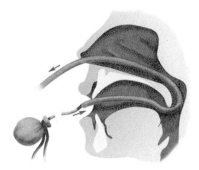

图 11-5　后鼻孔填塞

(4) 血管凝固(结扎)术:经内镜检查出血部位不明或经鼻腔填塞后出血仍不能控制时,应根据鼻腔血管分布和可疑出血部位考虑进行相应的血管电凝(结扎)术。包括:蝶腭动脉、筛前动脉、筛后动脉、颈外动脉凝固(结扎)术等。

1) 经鼻内镜蝶腭动脉凝固术:适用于顽固、严重的鼻腔后部出血。患者取仰卧位,局部或全身麻醉后,以1%丁卡因(含减充血剂)棉片麻醉收缩鼻腔黏膜,将下鼻甲及中鼻甲分别向外侧及内侧骨折移位,充分显露中鼻甲后端和中鼻道。用针状电刀在中鼻甲尾部外侧1cm黏膜处做一弧形切口。然后用吸引器剥离子沿腭骨垂直板表面向内侧分离黏骨膜瓣,暴露腭骨垂直板上部及蝶腭切迹,即可在蝶腭孔上方确认蝶腭动脉,用电凝器将血管凝固并切断。

2) 经鼻内镜筛前动脉、筛后动脉凝固术:主要适用于鼻腔上部及筛窦外伤性鼻出血,或经蝶腭动脉凝固术及上颌动脉栓塞后仍有出血者。方法:开放前组筛窦,暴露额隐窝,在额隐窝后方可见筛前动脉横跨筛顶。如果筛前动脉骨管缺损,即可用双极电凝直接烧灼。如果筛前动脉骨管无缺损,应先暴露血管外侧端,用剥离子紧邻血管处将纸样板骨折,然后分离去除筛前动脉周围骨片,充分暴露血管,电凝烧灼。注意勿将血管切断,以防其回缩至眶内造成眶内血肿。必要时沿筛顶向后约10mm处,暴露并凝固筛后动脉。

3) 颈外动脉结扎术:鼻腔鼻窦、鼻咽部肿瘤或放疗后的严重出血,在不具备血管栓塞介入治疗的条件下,可考虑颈外动脉结扎。

(5) 血管栓塞术:适用于上述方法不能控制的严重鼻出血或头颅外伤所致的严重鼻出血。通过DSA,对出血责任血管定位、栓塞治疗。

3. 几种特殊鼻出血的处理

(1) 头颅外伤所致的严重鼻出血:应高度警惕颈内动脉破裂、颈内动脉假性动脉瘤和颈内动脉海绵窦瘘的可能,与神经外科或血管外科协作,进行相应的介入治疗。

(2) 遗传性出血性毛细血管扩张症:该病属于常染色体显性遗传病,导致血管壁脆弱和血管畸形。治疗包括鼻腔填塞、凝固止血、鼻中隔植皮、抗纤溶治疗、全身或局部应用雌激素治疗等。无效者可以选择永久性封闭前鼻孔。

(3) 鼻腔、鼻咽部肿瘤及放疗后出血:可选用鼻腔填塞术或血管栓塞术。

(4) 凝血功能障碍所致鼻出血:建议应用可吸收性止血材料填塞止血,同时治疗原发病。

案例 11-1 分析讨论

1. 老年女性,有鼻咽癌病史,反复大量鼻出血。

2. 诊断:鼻腔顶后部大出血,可能与鼻咽癌有关。

3. 治疗:采用了2次前后鼻孔填塞的传统方法达到了止血效果。

4. 如有条件可以采用介入栓塞止血。

要点提示

1. 诊断要注意:出血部位,出血量,出血原因。

2. 引起鼻出血的因素很多,包括局部因素和全身疾病所致。

3. 青少年的鼻出血多来自鼻腔的前部,出血量少,容易止血。中老年人的鼻出血通常来自鼻腔后段,出血量多。

4. 治疗原则维持生命体征、选择恰当的止血方法及病因治疗。

(张建国　严小玲)

第十二章 变应性鼻炎

　　变应性鼻炎(allergic rhinitis)是指特应性个体接触变应原后,主要由 IgE 介导的介质释放(主要是组胺),并有多种免疫活性细胞和细胞因子等参与的鼻黏膜非感染性炎性疾病。其发生的必要条件有 3 个:特异性抗原即引起机体免疫反应的物质;特应性个体即所谓过敏体质;特异性抗原与特应性个体二者相遇。

　　变应性鼻炎为发生在鼻腔黏膜内的疾病,但其与邻近的部位,如鼻窦、耳部、眼部、气管和支气管等均关系密切,且相互影响。由于对变应性疾病整体性的认识不断加强,以变应性鼻炎和变应性哮喘为代表的上下呼吸道疾病关联性的认识,2001 年 Grossman 等学者提出"同一气道,同一疾病"的新观点,提示积极治疗变应性鼻炎是防止或减轻支气管哮喘的有效手段之一。

　　变应性鼻炎是一个全球性常见病,其发病率有逐年增高趋势,全球平均发病率为 10%~25%。我国虽无正式统计,有学者估算平均发病率为 8%~10%。本病以儿童及青壮年居多,男女发病率基本均等,遗传因素和环境因素改变是导致本病发生的重要原因。

　　自 2001 年世界卫生组织发布"变应性鼻炎及其对哮喘的影响"(allergic rhinitis and its impact on asthma,ARIA)以来,又历经数次更新指南,已经成为各国制订诊疗指南时的基本参考内容。

　　【临床分类】　传统的分类方式是依据变应原暴露的时间,将变应性鼻炎分为常年性变应性鼻炎和季节性变应性鼻炎。根据 ARIA 指南,从症状的持续时间和严重程度两个方面对 AR 进行分型:间歇性 AR 和持续性 AR;轻度 AR 和中重度 AR。由此排列组合,将 AR 分为四个亚型,依次为:轻度间歇性 AR、中重度间歇性 AR、轻度持续性 AR 和中重度持续性 AR(图 12-1)。适应我国实际情况将上述最新分类与传统分类结合,提出在临床工作中仍采用季节性和常年性的传统分类,而在科研工作中采用:季节性,间歇性/持续性;常年性,间歇性/持续性的分类。

　　【病因】　患者多为特应性(atopy)个体,即指个体或家庭有针对低剂量变应原产生抗原特异性 IgE 抗体的趋势,继而产生变态反应性疾病的典型症状。特应性并非疾病状态,而是一种性状或倾向。变应原:在日常生活中,某些抗原物质对绝大多数人是无害的,但是当它作用于特异反应性个体,引起变态反应的可能性非常高。这类特殊抗原物质就叫变应原。变应原分为吸入性变应原、食物性变应原和其他类变应原三大类,是诱发本病的直接原因(图 12-2)。

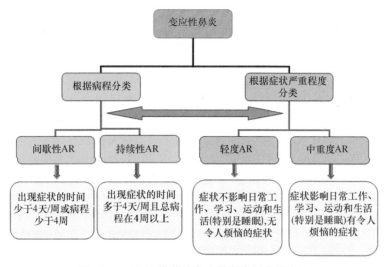

图 12-1 ARIA 推荐的变应性鼻炎新分类方法

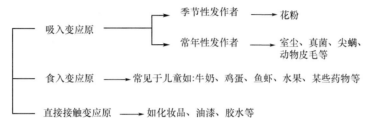

图 12-2 变应性鼻炎常见变应原分类

1. 遗传因素 变应性鼻炎患者具有特应性体质,通常显示出家族聚集性,已有研究发现某些基因与变应性鼻炎相关联。

2. 环境因素 环境污染是变应性鼻炎发病的另一重要原因。因为流行病学调查资料显示,近 20 年来呼吸道变应性发病率急剧增加,显然以该病的遗传倾向并不能完全解释这种现象。因此,学者们开始注意环境因素的作用。研究结果提示,环境污染对变应性鼻炎发病有重要作用。室内污染:由于生活水平提高,居室装修渐成为时尚,来源于各种装饰材料的挥发性有机化合物已成为室内主要污染源。这些污染物主要有甲醛、二甲苯、甲苯等。室外污染:流行病学调查显示,大气污染与变应性鼻炎发病率密切相关。大气污染物主要有 NO_2、SO_2、汽车尾气中的微粒子。

3. 生活方式 饮食与营养结构的改变可能是近 20 年变应性鼻炎流行率增高的另一原因。

【发病机制】 AR 属于发生在鼻黏膜的 IgE 介导的 I 型变态反应。参与变态反应的大量抗原提呈细胞(antigen presenting cell,APC)和 T 辅助细胞(Th)存在于由丰富淋巴细胞(T 细胞,B 细胞)构成的鼻黏膜相关淋巴组织中。鼻变态反应的发生有以下几个阶段(图 12-3)。

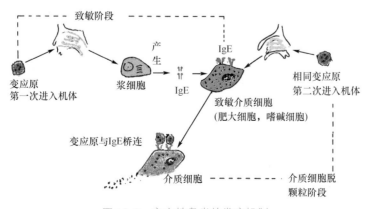

图 12-3 变应性鼻炎的发病机制

1. 致敏阶段 个体将变应原吸入鼻腔,被鼻黏膜中的抗原提呈细胞捕获加工,将抗原肽提呈给初始T细胞,使Th2细胞因子数量增多。B细胞被Th2分泌的IL-4作用后转换为浆细胞,并在此过程产生大量IgE。IgE以其Fc段附着于鼻黏膜中的肥大细胞、嗜碱性粒细胞的细胞膜上,使鼻黏膜处于致敏状态。

2. 激发阶段 当变应原再次进入鼻腔时,鼻黏膜的炎症反应和患者的临床症状就会随之被引发。此过程分为:

(1) 早发相(early phase):发生于与变应原接触的数分钟内。变应原与附着在肥大细胞、嗜碱性粒细胞的细胞表面上的两个相邻IgE桥联,继而使肥大细胞变应原第一次进入机体和嗜碱性粒细胞细胞膜上发生一系列生化反应,通过脱颗粒释放介质,与分布在鼻黏膜血管壁、腺体和感觉神经末梢上的受体结合,使阻力血管收缩或小血管扩张,血管渗透性强,渗出增加,腺体增生等,引发了早发相的鼻部症状,有多发性的喷嚏、大量清水涕和鼻塞。

(2) 迟发相(late phase):发生于早发相后的4~6h。此时的黏膜炎症主要是由细胞因子引起炎性细胞浸润。迟发相时的反应可能是在变应原与肥大细胞相互作用事发介质的同时也激活了一些细胞。导致了具有显著促炎作用的细胞因子的释放。Th2细胞、上皮细胞、成纤维细胞的细胞因子信号作用于骨髓,异质嗜酸性粒细胞分化、成熟、迁移,趋化至鼻黏膜,并在局部聚集。同样,嗜酸性粒细胞、肥大细胞和上皮细胞也分泌许多种促炎细胞因子进一步促进了嗜酸性粒细胞在局部的浸润、集聚,使它的生存期延长,同时,嗜酸性粒细胞释放的毒性蛋白又加重了黏膜的损伤,加剧了局部的炎性反应(图12-4)。

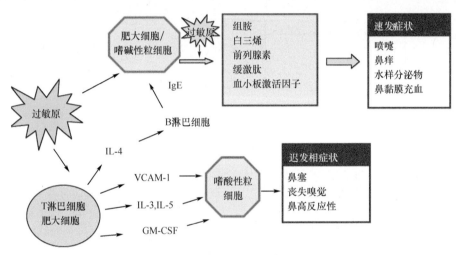

图 12-4 变应性鼻炎发病中细胞因子的作用

【病理】 鼻黏膜浅层肥大细胞、嗜酸性粒细胞、巨噬细胞和上皮细胞的细胞膜上均有IgE受体。黏膜下T淋巴细胞,单核细胞尤以嗜酸性粒细胞为主,多核单细胞,浆细胞浸润为主要特征的变态反应性炎症。鼻黏膜苍白或呈淡蓝色,鼻黏膜水肿,毛细血管通透性增高,腺细胞增生,分泌旺盛。肥大细胞在黏膜表层乃至上皮细胞间增多。鼻分泌物中可见嗜酸性粒细胞、嗜碱性粒细胞,尤其在接触变应原后增加明显。

【临床表现】

1. 鼻塞 一般为双侧性,可呈间歇性或交替性阻塞,程度轻重不一。

2. 流鼻涕 大量清水样涕是鼻分泌亢进的特征表现。当病情减轻时,则量少而黏稠,如有继发感染时,可有黏脓样鼻涕。可因擤鼻过多可使鼻周皮肤红肿、皲裂,重者鼻翼部分肥大。

3. 喷嚏和(或)鼻痒 多次阵发性喷嚏为反射性动作,每天常有数次发作,每次少则3~5个,多则十几个,甚至更多。鼻痒是AR的症状之一,是鼻黏膜感觉神经末梢受到刺激后发生于局部的特殊感觉。有时伴有软腭、耳、眼部及咽部的发痒。

4. 其他 部分患者出现嗅觉减退,与鼻黏膜广泛性水肿有关,如嗅区黏膜发生持续性水肿,压迫嗅区致神经末梢萎缩,嗅觉障碍可成为永久性。此外可能出现怕光、流泪、耳鸣、重听、哮喘发作、荨麻疹等症状。

【检查】

1. 鼻镜检查 在季节性变应性鼻炎一般可见眼结膜充血,鼻黏膜水肿呈常见的苍白色,表面有水样或黏液样分泌物,下鼻甲肿大、水肿,甚至息肉样变。常年性变应性鼻炎一般可见鼻黏膜呈充血,浅蓝,暗红色(图12-5)。

2. 变应原检测

(1) 皮肤试验:有皮肤点刺试验和皮内试验。①点刺试验:先在前臂屈侧皮肤上滴一小滴变应原溶液,每滴之间间隔2cm以上。使用一次性点刺针,垂直进针,刺后舍弃,点刺针在变应原之间不能混合使用;深度为刺破表皮而不引起出血为宜,并在1min之

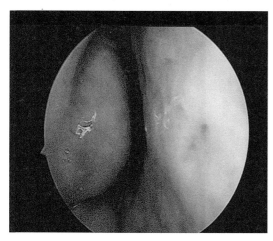
图 12-5 季节性变应性鼻炎检查所见

内用滤纸吸掉多余溶液。适用于新变应性和特别敏感的患者,用于食物变应原更安全、更准确。在由于疼痛轻微,更适用于婴幼儿。②皮内试验:使用 0.5ml 或 1.0ml 注射器和 26 号针头将变应原溶液 0.01ml 注入皮内。使在注射部位皮肤表面形成一个直径 2 ~ 3mm 的皮丘。

(2) 鼻内激发试验:一般仅用于临床研究,只有少数情况用于临床实践。因为一次只能选用最可疑的变应原,只在为进一步验证皮肤试验结果的可靠性方可实行。

(3) 特异性 IgE:检测针对某一变应原的特异性 IgE 对诊断变应性鼻炎有重要的参考价值。检测结果应与病史、皮肤试验综合分析。

3. 鼻分泌细胞学检查 分泌物的细胞学检查属非特异性诊断,主要观察分泌物中的细胞成分,以此了解黏膜炎性状态。在花粉播散季节,分泌物中的嗜酸性粒细胞、肥大细胞(嗜碱性粒细胞)可显著增多。但在常年性鼻炎中结果多不稳定。

4. 其他检查 细菌学检查、鼻部 CT, MRI、黏膜纤毛功能检查、鼻呼吸功能检测(鼻吸气流峰值测定、鼻阻力测定和鼻声反射)、嗅功能检查和鼻腔一氧化氮浓度测定等主要用来排除其他疾病或者伴发疾病。

【诊断】 本病的诊断主要依靠病史,一般检查和变应原检测。病史对于诊断非常重要,病史询问的主要目的是了解临床症状特点(发病时间,症状及程度,持续时间,伴随症状等)和诱发疾病可能原因,既往诊治经过,生活及劳动环境,职业接触史,饮食和卫生习惯,同时还要了解个人和家族的变应性疾病史(如哮喘和湿疹等),如果病史高度怀疑,需做变态反应诊断实验。

【鉴别诊断】

1. 血管运动性鼻炎(vasomotor rhinitis) 又称特发性鼻炎(idiopathic rhinitis)占鼻炎患者的 28% ~ 60%,是鼻黏膜、血管、腺体的神经内分泌调节功能失调引起的一种高反应性鼻病(hyperreactive rhinopathy)。目前病因尚不明确。环境温度、湿度的变化、强烈的气味(香水、烟草)、情绪波动、精神紧张、疲劳、内分泌失调、辛辣的食物,乙醇等非特异性刺激可诱发本病,而不是由特异性的变应原引起。其临床症状与常年性变应性鼻炎很相似。但变应原皮肤试验和特异性 IgE 测定为阴性,鼻分泌涂片无典型改变,抗组胺及脱敏治疗无效。血管运动性鼻炎的诊断主要依靠排除法。

2. 嗜酸细胞增多性非变态反应性鼻炎(eosinophilic nonallergic rhinitis) 又称非变应性鼻炎伴嗜酸性粒细胞增多综合征,本病是一种以鼻分泌物中嗜酸粒细胞增多为特征的高反应性鼻病,病因及发病机制不清,临床症状与常年性变应性鼻炎相似,鼻分泌物中有大量嗜酸性粒细胞,但皮肤实验和 IgE 测定均为阴性,也无明显诱因使症状发作。

3. 反射亢进性鼻炎(hyperreflectory rhinitis) 是由于鼻内局部感觉神经轴突反射过程引起的,可能与 C 类纤维末梢释放过多的神经肽类 P 物质有关。本病以突发性喷嚏为主,发作来去突然;有间断性的鼻塞,持续时间短;鼻分泌物不多;鼻黏膜高度敏感,当受到某些气味和光等刺激或感鼻部不适时,甚至前鼻镜检查时皆可诱发喷嚏发作,临床检查均无典型发现。

4. 急性鼻炎 发病早期有鼻腔及鼻咽部出现痒感、异物感或烧灼感,常伴有疲劳、头痛、畏寒、食欲不振等全身症状,后期鼻塞加重,夜间为甚,打喷嚏,鼻涕亦由开始的清涕转为黏脓性。病程短,一般为 7 ~ 10 天。检查可见鼻腔鼻黏膜广泛充血、肿胀,早期可见少量水样涕,后期鼻道可见稀薄脓性分泌物。早期鼻分泌物图片可见淋巴细胞后期变为黏脓性,有大量中性粒细胞。

【并发症】 由于上、下呼吸道各部位在解剖学、组织学上是紧密相连的,炎症可以通过解剖、神经、免疫和内分泌等不同机制,不同程度地影响到与其相邻的视器、听器和下呼吸道,引起下列并发症。

1. 支气管哮喘 变应性鼻炎的患者罹患支气管哮喘的危险性 8 倍于未患变应性鼻炎的人群,同时支气管哮喘患者有 60% 患有变应性鼻炎。无论变应性鼻炎或支气管哮喘都是嗜酸性粒细胞浸润为主的呼吸炎症反应,由于两者在解剖生理上的密切联系,变应性鼻炎所致的鼻黏膜高反应性可以通过变应性因素或非变应性因素影响气道的反应性从而诱发哮喘。

2. 变应性咽喉炎 因鼻腔黏膜与咽喉部黏膜的连续性,多可由食入性变应原和化学性变应原,导致咽喉部的变态反应。出现咽喉部痒感、咳嗽、痰多并伴有轻度声嘶,严重者因会厌及喉部水肿出现呼吸困难。

3. 分泌性中耳炎　鼻部变态反应借助咽鼓管咽口波及中耳,或变应原物质借助该管进入中耳,导致分泌性中耳炎,引起耳鸣、耳闷、听力下降、轻度头昏等症状。

4. 变应性鼻-鼻窦炎　窦口及窦内黏膜水肿明显,窦内可负压,引发头痛,如继发细菌感染,可出现脓涕。

【治疗】　变应性鼻炎的治疗原则:环境控制,药物治疗,免疫治疗及健康教育(图 12-6)。

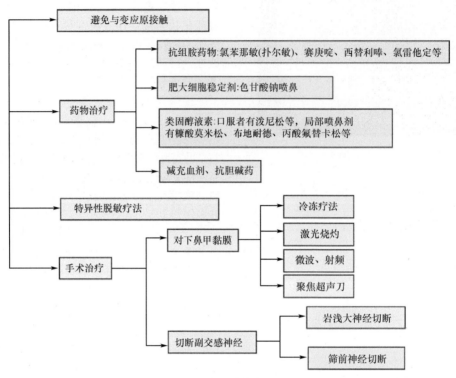

图 12-6　变应性鼻炎的治疗

ARIA 推荐的变应性鼻炎药物治疗方案的基本特征是阶梯性治疗方法(图 12-7),指在治疗随访过程中,每2~4周根据疗效调整治疗方案,适当增减药物和剂量,这仅针对持续性 AR 患者,包括轻度持续性 AR 和中重度持续性 AR。对于间歇性 AR 患者,由于病程短暂,症状轻微,其治疗方案无阶梯性特征。

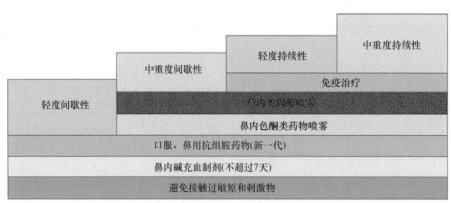

图 12-7　变应性鼻炎的阶梯性治疗

1. 避免接触变应原　在理论上完全正确,但实际上操作上颇有困难。除了对宠物、羽毛过敏有明确食物变应原外,其他变应原的避免较为困难。人们在日常所能做到的就是注意室内通风、晾晒被褥,经常打扫室内积尘,及时清理室内潮湿管道或换气孔等。使用空调机之前要清洗机内积尘,并开窗通气。季节性鼻炎患者在花粉季节尽量减少外出,实行上也较为困难。

2. 药物治疗　由于新药的不断问世,以及这些药物的安全性和有效性的增加,使药物治疗在变应性鼻炎,尤其是花粉症中,占有极重要的地位。但药物治疗只能控制并减轻症状,并不能治愈变应性鼻炎。

2015年变应性鼻炎诊断和治疗指南推荐的一线用药是：①鼻用糖皮质激素；②口服及鼻用第二代抗组胺药；③白三烯受体拮抗剂。

（1）糖皮质激素：糖皮质激素治疗变应性鼻炎是通过多个渠道来抑制过敏性炎症反应的，具有收缩血管，降低血管通透性，减弱鼻黏膜对组胺刺激的反应，减少介质和细胞因子的产生和释放，且能抑制嗜酸性粒细胞和嗜碱性粒细胞向炎症性的鼻黏膜内移。激素类药物治疗变应性鼻炎，可全身应用，也可鼻内局部应用。鼻内应用激素类药物对变应性鼻炎的四大症状——鼻痒、喷嚏、流涕和鼻堵塞均有效，主要不良反应是鼻内干燥感、烧灼感或刺痛等，偶见有鼻涕中带血、鼻出血、鼻中隔黏膜溃疡和结痂等。全身应用以口服为主，首选泼尼松或泼尼松龙。一般来说，口服激素类药物只适用于变应性鼻炎严重加重，或合并鼻-鼻窦炎、鼻息肉时。

（2）抗组胺药：此类药物主要通过与组胺竞争效应细胞膜上的组胺受体发挥 H_1 受体的拮抗作用。首先，可以迅速缓解鼻痒、喷嚏和鼻分泌亢进，传统抗组胺药（亦称第一代抗组胺药），如氯苯那敏，大多有中枢抑制作用，因此，从事精密机械操作和司乘人员慎用。其次，第一代抗组胺药多具有抗胆碱能作用，可导致口干、视物模糊、尿潴留、便秘等。第二代抗组胺药克服了传统抗组胺药的中枢抑制作用，而且抗 H_1 受体的作用明显增强，副作用减少，但部分药物存在心脏并发症的风险。

（3）抗白三烯药：人们在研究变应性鼻炎与哮喘的关系时发现，白三烯是重要的炎性介质，口服白三烯受体拮抗剂为变应性鼻炎的一线治疗药物。有研究证实，在季节性鼻炎患者，白三烯受体拮抗剂与氯雷他定联合使用对症状的控制更有效。目前临床上常用的是孟鲁司特钠。

（4）减充血药：大多数为血管收缩剂。由于减充血药具有扩张血管的后作用，长期使用将引起药物性鼻炎。

（5）抗胆碱药：胆碱能神经活性增高可导致鼻分泌物亢进，故应用抗胆碱药可以减少鼻分泌物。此类药物对鼻痒和喷嚏无效。

（6）肥大细胞膜稳定剂：肥大细胞致敏后可以释放预合成合新合成的多种介质，在变应性鼻炎的发病中起重要作用。色甘酸钠有稳定肥大细胞膜的作用，可阻止该细胞脱颗粒和释放介质，但仅适用于轻症患者。酮替芬既可稳定肥大细胞膜，又有抗组胺作用。

3. 免疫治疗 变应原特异性免疫疗法（specific immunotherapy, SIT）近年在变应性疾病中的治疗地位逐渐受到重视。通过反复和递增变应原剂量的方法注射特异性变应原，提高患者对致敏变应原的耐受能力，达到再次暴露于致敏变应原后不再发病或虽发病但其症状明显减轻的目的。阻断变应原与 IgE 结合的特异性 IgG 封闭抗体理论可以解释免疫治疗的某些机制。ARIA（2012）建议，变应原特异性免疫疗法可作为避免变应原的一种补充措施，最好用于疾病的早期，以减少发生副作用的危险和预防进一步发展为严重疾病。

4. 手术治疗 不应作为首选治疗方法。下列情况可考虑外科干预：①药物治疗无效且引起严重鼻塞的下鼻甲肥大；②与功能有关的鼻中隔偏曲；③长期黏膜水肿形成的鼻息肉；④变应性真菌性鼻窦炎。手术方法：①降低鼻黏膜敏感性：如下鼻甲冷冻、激光、射频、微波等。②选择性神经切断术包括翼管神经切断、筛前神经切断等，适用于部分患者。治疗后可使神经兴奋性降低，在一定时期内产生一定治疗作用。③合并鼻中隔偏曲者可考虑做鼻中隔矫正术。手术只能减轻鼻塞，术后仍需要合理的药物治疗。

案例 12-1、12-2 分析讨论

1. 案例 12-1 与案例 12-2 的病因均为：①患者均为特应性个体；②接触不同类型变应原。案例 12-1 可能的诱因：接触了常年存在的尘螨、动物皮毛、真菌、屋尘等。案例 12-2 可能的诱因：接触了季节性存在的野草、农作物、树木的花粉等。

2. 案例 12-1 与案例 12-2 患者均以频繁发作的打喷嚏、鼻痒、过量的鼻腔分泌物、鼻塞等症状为突出的症状，所不同的是症状发生的时间和病程。案例 12-1 突出体征为：鼻内黏膜呈暗红色，可见稀薄分泌物；案例 12-2 的突出体征为：鼻内黏膜呈苍白色水肿，尤以双侧下鼻甲明显，鼻道清水涕。

3. 两个案例的诊断：虽都诊断为变应性鼻炎，但具体分型不同，按传统分类：案例 12-1 诊断为：常年性变应性鼻炎。依据有：①既往多种过敏性疾病史；②近 2 年典型常年过敏症状，没有明显季节性；③检查鼻黏膜暗红，稀薄分泌物；④变应原皮肤试验中常年存在的尘螨、真菌等呈阳性，尘螨特异性 IgE 阳性。案例 12-2 诊断为：季节性变应性鼻炎。依据有：①近 3 年典型的季节性发病，发病时症状较严重，该季节过后症状明显缓解；②检查鼻黏膜苍白，双下鼻甲水肿明显；③变应原皮肤试验中季节性存在的野草、树木、农作物等呈阳性，鼻分泌物涂片嗜酸性粒细胞检查阳性。

要点提示
1. 病因与遗传因素和环境因素改变有关。
2. IgE 介导的 I 型为主的变态反应。
3. 鼻塞、流清涕、喷嚏和或鼻痒为典型的临床特征。
4. 诊断主要依靠病史、临床表现和过敏原检查。
5. 避免接触变应原、糖皮质激素和抗组胺药、特异性免疫治疗。

思考题
1. 简述变应性鼻炎的发病机制。
2. 简述变应性鼻炎的临床特征及治疗原则。

（余咏梅　张孝文　张建国）

第十三章 鼻息肉

鼻息肉(nasal polyps)为鼻部常见病,是鼻腔、鼻窦黏膜过度水肿而形成的炎性组织,是多种机制导致的慢性炎性过程的终末产物。鼻息肉既可表现为鼻腔鼻窦黏膜的单发息肉,又可表现为广泛多发的鼻息肉。我国鼻息肉的发病率为1%~4%,可见于任何年龄,但以中年以上男性多发,男女比例为2:1。

【病因】 鼻息肉的病因和发病机制不明,主要学说如下。

1. 中鼻道微环境学说 中鼻道间隙狭窄、纤毛功能弱,传输减慢,黏膜稍有肿胀,纤毛即可相互接触而致活动障碍,这些因素为鼻息肉的形成创造了条件。

2. 细胞因子学说 鼻息肉中上皮细胞、成纤维细胞及浸润的淋巴细胞等产生的多种细胞因子,如组胺、细胞集落刺激因子、黏附分子、白细胞介素等,可促进炎细胞增殖、分化和游走,诱导各种炎性介质的合成、释放,参与组织损伤。

3. 鼻变态反应学说 鼻息肉组织中存在较多肥大细胞、嗜酸性粒细胞和IgE生成细胞,且参与变应性鼻炎的Th2型细胞因子在鼻息肉组织中高表达,部分证明了鼻变态反应与鼻息肉之间存在一定联系。

4. 嗜酸性粒细胞性炎症学说 近90%的鼻息肉组织有较多嗜酸性粒细胞浸润,而嗜酸性粒细胞局部活化和脱颗粒释放的细胞因子和细胞毒物质,可延长嗜酸性粒细胞的生存,诱导炎性介质的产生,导致组织损伤。

5. 上皮破裂学说 鼻息肉的形成分以下阶段:鼻黏膜细胞浸润或炎性水肿导致压力增高,进而上皮损伤、坏死、破裂,黏膜固有层疝出;疝出部位的上皮化;腺体形成;因重力作用息肉增大,腺体拉长;已发育成熟的鼻息肉上皮及基质发生变化,如假复层上皮转化为复层上皮,浸润细胞类型的变化及基质水肿。鼻息肉内的炎症反应使细胞钠离子吸收增多,氯离子分泌增多,水分进入细胞内和间质中,形成组织水肿,鼻息肉得以维持并增长。

6. 慢性感染学说 慢性鼻-鼻窦炎患者鼻息肉患病率高,牙根尖周的细菌感染也和鼻息肉形成有关。在感染性炎症过程中释放出的细菌毒素和炎性介质可使黏膜内淋巴引流不畅,静脉淤血,小血管扩张,渗出增加,黏膜水肿而促进鼻息肉形成。

7. 细菌超抗原学说 金黄色葡萄球菌是鼻腔常见共生菌之一。金黄色葡萄球菌肠毒素作为超抗原不经抗原提呈细胞而直接激活中鼻道鼻黏膜内的大量Th2细胞、B细胞、嗜酸性粒细胞和肥大细胞,使其合成释放大量促炎细胞因子,加重中鼻道内的局部炎症反应,促使息肉形成。

【病理】 组织病理学可见鼻息肉由高度水肿的鼻黏膜形成。表面为假复层纤毛柱状上皮所覆盖,被覆纤毛柱状上皮可以脱落、增生、鳞化及呈内生性乳头状瘤样增生。上皮基膜广泛增厚并扩展到黏膜下层,形成不规则的透明膜层。上皮下为水肿的疏松结缔组织,组织间隙明显扩大,并可有增生的腺体。其间有较多浆细胞、嗜酸性粒细胞、淋巴细胞和肥大细胞,如继发感染,可见中性粒细胞。鼻息肉分为水肿型、纤维增生型、腺体增生型及间质异形核细胞型四种类型。

【临床表现】

1. 鼻塞 单侧或双侧鼻腔进行性加重的鼻塞为其常见症状,鼻塞重者说话有闭塞性鼻音,睡眠时打鼾,常张口呼吸。息肉蒂长者可感到鼻腔内有物体随呼吸移动。

2. 鼻溢液　鼻腔分泌物增多,可伴有喷嚏,分泌物可为浆液性、黏液性,如并有鼻窦感染,分泌物可为黄、绿脓性。

3. 嗅觉障碍　多有嗅觉减退或丧失。

4. 耳部症状　鼻息肉阻塞咽鼓管咽口,可引起耳鸣和听力减退。

5. 继发鼻窦症状　鼻息肉阻塞鼻窦引流,可引起鼻窦炎,患者出现鼻背、额部及面颊部胀痛不适。

6. 检查　前鼻镜或鼻内镜检查可见鼻腔内有一个或多个表面光滑、灰白色、淡黄色或淡红色的如荔枝肉状半透明肿物,前者只有一根蒂,后者则根蒂宽

广多发。触之柔软,不痛,不易出血(图 13-1)。多次手术复发者鼻息肉基底宽,不易移动,质地柔韧。息肉小者须用血管收缩剂收缩鼻甲黏膜才能发现。而息肉大而多者,向前发展可突至前鼻孔,其前端因常受外界空气及尘埃刺激,呈淡红色,有时表面有溃疡及痂皮,鼻腔内可见到稀薄浆液性或黏稠、脓性分泌物。鼻息肉向后发展可突至后鼻孔甚至鼻咽。巨大鼻息肉可引起外鼻变形,鼻背变宽,形成"蛙鼻"。

7. 影像学检查　鼻窦 CT 扫描,可清楚显示鼻腔鼻道内软组织影,伴或不伴鼻窦黏膜增厚、脓性物积蓄等,应作为常规检查(图 13-1)。在没有 CT 设备的医院,可选择鼻窦 X 线检查。

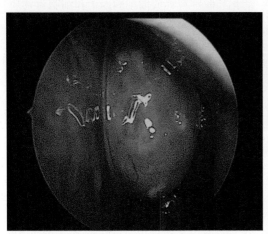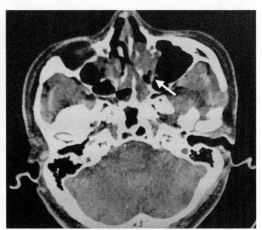

图 13-1　左侧鼻息肉

【并发症】　鼻息肉与下列疾病密切相关。

1. 支气管哮喘　鼻息肉患者中 20%~30% 伴有哮喘或哮喘病史。此类患者同时伴有阿司匹林耐受不良,则为阿司匹林耐受不良三联征(aspirin intolerance triad)或 Widal 三联征。

2. 鼻-鼻窦炎和增生性鼻窦病(hyperplastic sinus disease,HSD)　息肉致窦口阻塞,易导致鼻窦炎的发生。窦黏膜水肿增厚,如继发感染,可有化脓性炎症。

3. 分泌性中耳炎　息肉突入鼻咽部压迫咽鼓管咽口,或并发鼻窦炎时炎性刺激,使咽鼓管咽口黏膜肿胀,均可导致咽鼓管功能障碍,发生分泌性中耳炎。

【诊断】　本病根据病史、症状、鼻内镜检查及影像学检查即可诊断。鼻息肉分为单发型和多发型,前者只有一体部和细长根蒂,鼻内其他部位黏膜大多正常,术后不易复发。多发型者常可见数个息肉体部,根蒂不清,鼻黏膜广泛水肿增生,并波及鼻窦黏膜,增生性水肿肥厚,并发增生性鼻窦病,既往称为鼻息肉病(nasal polyposis),其具有六个特点:①常为多发性鼻息肉,术后复发率高,患者多有 2~3 次以上鼻息肉手术史;②全身或鼻腔局部应用皮质类固醇药物治疗有效;③鼻内镜检查双侧鼻鼻窦黏膜有广泛炎症反应

和息肉样病变,并与正常黏膜无明显分界线;④组织学以嗜酸性粒细胞浸润为主;⑤鼻窦 CT 扫描显示多发性鼻窦炎或全组鼻窦炎,鼻窦 CT 扫描对判断病变范围有重要意义;⑥常伴有支气管哮喘、阿司匹林耐受不良、囊性纤维变性、不动纤毛综合征、变应性真菌性鼻窦炎等疾病。

【鉴别诊断】　鼻息肉需与以下疾病相鉴别。

1. 上颌窦后鼻孔息肉　原发于上颌窦,以细长茎蒂经上颌窦自然孔突出向后滑向后鼻孔,并可突入鼻咽部。病因不明,可能系上颌窦窦壁囊肿增大所致。

2. 鼻腔内翻性乳头状瘤　好发于 40 岁以上患者,单侧鼻腔多见,以单侧鼻塞伴涕中带血为主要症状。外形如多发性鼻息肉,但表面粗糙不平,呈颗粒状或乳头状,色灰白或淡红,质脆,易出血,易复发,可恶变,病理学检查可明确诊断。

3. 鼻咽纤维血管瘤　常发生于青春期男性,有鼻塞、反复鼻出血史,肿瘤原发于鼻咽部,圆形或分叶状,粉红色,活动度小,中等硬度,触之易出血,诊断依据术后病理学检查。

4. 鼻腔恶性肿瘤　中年以上有单侧进行性鼻

塞、反复少量鼻出血或有血性脓涕、面颊疼痛或麻木、单侧上颌磨牙疼痛或松动、剧烈偏头痛等症状，检查见一侧鼻腔菜花样新生物，表面破溃，质脆易出血，活检明确诊断。

5. 鼻脑膜脑膨出　发生于新生儿或幼儿。肿块多位于鼻腔顶部、嗅裂或鼻中隔的后上部。表面光滑、触之柔软，有弹性，不能移动，为单一肿物，无蒂，患儿啼哭或颈静脉压增大时肿物增大。本病少见，如有可疑，可做颅底 CT 或 MRI 检查，以助诊断。不可贸然活检，因易产生脑脊液鼻漏和颅内感染。

【治疗】　鼻息肉发病与多因素有关且易复发，现主张综合治疗(图 13-2)。

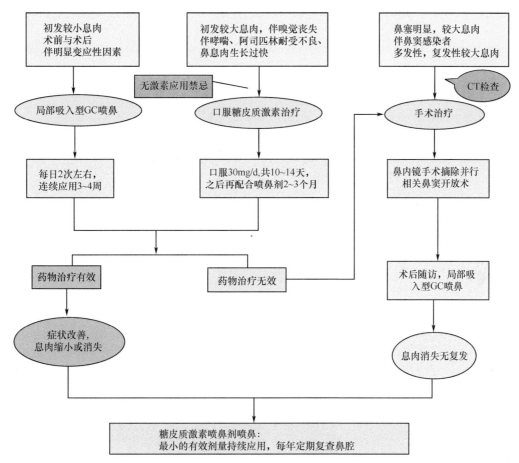

图 13-2　鼻息肉治疗流程示意图

1. 糖皮质激素　有全身和局部两种应用方法，局部糖皮质激素的治疗是药物治疗的一线选择，其可避免糖皮质激素全身应用的不良反应，控制大多数鼻息肉患者的症状，而且配合手术后药物治疗能够减轻鼻息肉的复发。局部糖皮质激素类药物有丙酸倍氯米松、布地奈德、丙酸氟替卡松、糠酸莫米松等。用法：①初发较小息肉或鼻息肉手术前与手术后，或有明显变态反应因素者，可用糖皮质激素喷鼻剂喷鼻，每日 2 次左右，连续应用 3~4 周，可阻止息肉生长甚至消失，并且可改善嗅觉。之后可推荐患者使用最小的有效剂量持续应用。每年定期复查鼻腔，观察治疗效果。②息肉体积较大者或散发性、嗅觉丧失、伴有变态反应或阿司匹林耐受不良或哮喘的患者可全身使用糖皮质激素，其有时可成为手术的替代疗法，但应注意激素使用的禁忌证，尽可能缩短使用时间并逐渐减少用量，直至停药。可口服泼尼松 30mg/天，共 10~14 天，再接用糖皮质激素类喷鼻剂，可连续应用

2~3 个月。

2. 手术治疗　鼻塞明显、鼻息肉伴有鼻窦感染者，药物治疗无效或多发性、复发性大息肉者，可行鼻内镜下手术。如有窦内黏膜突起形成多处息肉应一并去除，但要区分水肿之黏膜，因后者术后经治疗可望恢复正常。术后鼻内应用糖皮质激素控制复发，应注意，手术前 CT 检查是成功治疗的必备步骤，如果出现单侧鼻息肉，活组织检查也是必要的，应定期随访复查，及时清除术腔水肿的小囊泡、肉芽、窦口的粘连，以防息肉复发。伴有支气管哮喘和(或)阿司匹林不耐受的鼻息肉病患者术后复发率高。鼻息肉摘除术后，哮喘可以缓解或至少无明显变化。为避免手术诱发支气管哮喘，患者应尽量在全身麻醉下进行手术。术前一周给予泼尼松 30mg/d 口服，手术当日晨肌内注射地塞米松 10mg，术后仍以口服泼尼松 30mg/d 维持 10~14 天，再改用鼻内糖皮质激素继续应用 4~12 周。

3. 其他治疗　应用抗组胺药、白三烯拮抗剂等治疗鼻息肉的效果有待进一步研究确认。

【预后】　随着鼻内镜手术的发展使鼻息肉复发率降至15%左右。伴有支气管哮喘和(或)阿司匹林耐受不良的鼻息肉患者术后复发率高。鼻息肉摘除术后,哮喘可以缓解。85%的鼻息肉患者在术后20年息肉可能仍然存在,定期随访,综合治疗是一个长期的过程。

案例13-1、案例13-2分析讨论

1. 根据病史、症状及鼻内镜检查所见,案例13-1、案例13-2可能的诊断均为鼻息肉。两者均需进行鼻腔鼻窦CT检查,了解病变范围和累及的鼻窦,做好术前评估。

2. 案例13-2需进一步行变应原检测及肺功能评估。两者均需行鼻内镜鼻窦手术,围手期加强局部和全身糖皮质激素的应用及抗生素的应用。

3. 术后定期随访,防止复发。尤其是案例13-2为多发性复发性鼻息肉,术后定期随访尤为重要。

要点提示

1. 鼻息肉是鼻科常见病,重点掌握单发鼻息肉与多发复发性鼻息肉病的区别。
2. 鼻息肉围手术期的药物治疗非常重要。

(江超武)

第十四章 鼻窦炎性疾病

鼻窦炎(sinusitis)是鼻窦黏膜的化脓性炎症。四对鼻窦均以窦口与鼻腔交通,但窦口均小,不利引流。鼻窦黏膜与鼻腔黏膜相连续,鼻腔炎症常累及鼻窦黏膜,鼻窦炎症亦常伴有鼻腔黏膜炎症,两者发病机制及病理生理过程相同,且相辅相成。因此在诊断、治疗和预后上可视作一个疾病。现代观点常将鼻窦炎称为"鼻-鼻窦炎(rhinosinusitis)"。鼻窦炎为常见鼻病,慢性者居多,以前组鼻窦炎发病率高,其中上颌窦炎最为常见。鼻窦炎可发生于单侧或双侧,可限于某一鼻窦或多个鼻窦。若一侧或两侧全部的鼻窦均发病,则称为"全组鼻窦炎"(pansinusitis)(表14-1)。窦口鼻道复合体的引流和通气障碍是发生鼻窦炎的最重要机制。以该理论为基础的功能性鼻内镜鼻窦手术,就是使窦口及邻近鼻道保持通畅的通气及引流,以达到治愈鼻窦炎的目的。

表 14-1 鼻窦解剖与鼻窦炎发病的关系

	窦腔	窦口	临床意义
上颌窦	最大,底壁常低于鼻腔底,且与第二前磨牙和第1、2磨牙关系密切	窦口小,且位置高,并位于额窦、前组筛窦开口之后	感染机会多,发病率高。牙根感染可引起牙源性上颌窦炎
筛窦	呈蜂房状,自身变异最多,蜂房从4~17个到18~30个不等	窦口小	各蜂房相互沟通感染易扩散
额窦	位置高	窦口低,经鼻额管引流,与前组筛窦毗邻	易受感染
蝶窦	位于各窦之后	单独开口	不易受感染,发病较少
共同点	四对鼻窦均以窦口与鼻腔交通,但窦口均小,不利引流。鼻窦黏膜与鼻腔黏膜相连续,鼻腔炎症常累及鼻窦黏膜		
现代观点	窦口鼻道复合体(OMC)的引流和通气障碍是发生鼻-鼻窦炎的最重要机制。以该理论为基础的功能性鼻内镜鼻窦手术,就是使窦口及邻近鼻道保持通畅的通气及引流,以达到治愈鼻-鼻窦炎的目的		

案例 14-1

患者,男,23岁。因双侧鼻塞、头痛2周,加重伴脓涕3天就诊。患者1周前外出郊游,傍晚返回时,气候突变,遭遇大雨,全身被淋湿。回家后感乏力、头痛、喷嚏、鼻塞、流清涕。自服用感冒药后,症状无明显改善,6天前鼻塞、头痛加重,伴脓涕多。专科检查:双鼻腔黏膜充血、肿胀,双下甲红肿,中鼻道可见黏脓涕。

问题:

1. 根据病史及症状,考虑何诊断?

2. 应进一步做哪些辅助检查帮助诊断和治疗?

3. 明确诊断后应如何处理?

第一节 急性鼻-鼻窦炎

急性鼻-鼻窦炎(acutic rhinosinusitis)多继发于急性鼻炎。其病理改变主要是鼻窦黏膜的急性卡他性炎症或化脓性炎症,严重者可累及骨质,并可引起周围组织和邻近器官的并发症。

【病因】

1. 鼻源性

(1)急性鼻炎:是急性鼻-鼻窦炎最常见的病因。感染经黏膜下淋巴管和(或)经窦口表面传播,擤鼻或喷嚏有促使感染播散的作用。

(2)鼻腔疾病是引起鼻-鼻窦炎的重要原因,如鼻中隔偏曲、鼻息肉、鼻腔异物和肿瘤等,均可致窦口引流受阻,引发鼻窦炎。

2. 邻近器官感染扩散

(1)扁桃体炎、腺样体炎的炎症扩散累及鼻窦。

(2)上颌第二前磨牙或第一、二磨牙根部感染,拔牙时损伤窦壁或将残根推入窦内,均可引起上颌窦炎(图14-1)。

3. 创伤性

(1)鼻窦开放性骨折,感染可经骨折窦壁直接向窦内播散。

(2)气压骤变,如高空飞行迅速上升下降或潜水,窦腔内外压力失衡,引起鼻窦内黏膜损伤,继发感染,称气压创伤性鼻窦炎。

(3)游泳跳水不当或游泳后擤鼻不当,污水进入鼻窦引起感染。

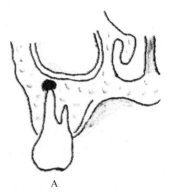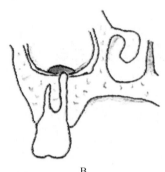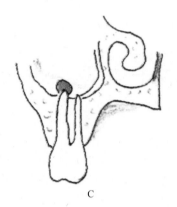

图 14-1 牙根感染引起上颌窦炎

A. 经上颌窦传入；B. 由伸入窦腔的牙根直接感染；C. 黏膜下牙根脓肿

4. 全身性

（1）过度疲劳、受寒受湿、营养不良、维生素缺乏等引起全身抵抗力下降。

（2）特应性体质（atopy）、全身性疾病如贫血、糖尿病、甲状腺功能减低等和急性传染病（流感、麻疹、猩红热）等均可诱发本病。

【致病菌】 多见化脓性球菌，如肺炎链球菌、链球菌、葡萄球菌和卡他球菌。其次为杆菌，如流感杆菌、变形杆菌和大肠杆菌等。在牙源性感染中，厌氧菌较常见。临床常表现为混合感染。

【病理及转归】 病理与急性鼻炎相似。①卡他期：病初鼻窦黏膜短暂贫血，继而血管扩张和充血，上皮肿胀，固有层水肿，多形核白细胞和淋巴细胞浸润，浆液性或黏液性分泌亢进。②化脓期：上述病理改变加重，上皮坏死，纤毛脱落，小血管出血，分泌物转为脓性。

【临床表现】

1. 全身症状 因常继发于上呼吸道感染或急性鼻炎，故原症状持续不愈并加重。可有畏寒、发热、食欲减退、便秘、全身不适等。小儿患者可发生呕吐、腹泻、咳嗽等消化道和呼吸道症状。

2. 局部症状

（1）鼻塞：一侧或双侧持续性鼻塞，伴嗅觉减退。

（2）脓涕：鼻腔内大量脓性或黏脓性涕，难以擤尽。

（3）头痛或局部疼痛：为常见症状。其发生机制是脓性分泌物、细菌毒素和黏膜肿胀刺激和压迫神经末梢所致。由鼻窦炎引起的头痛称鼻源性头痛。一般而言，前组鼻窦炎引起的头痛多在额部和颌面部，后组鼻窦炎的头痛则多位于颅底或枕部。由鼻-鼻窦炎引起的头痛或局部疼痛，因不同的鼻窦亦各有差异（表 14-2）。

【检查和诊断】 诊断要点：由于鼻窦的解剖部位深在、隐蔽，故鼻窦炎的诊断需借助内镜和 X 线、CT 等影像学检查。

表 14-2 各鼻窦炎引起的头痛和疼痛特点

	部位	时间规律
上颌窦	面颊部、眶上额部疼痛，以前者为显	晨起轻，午后重
筛窦	表现多样，有鼻根部和眼内眦胀痛，有额部或枕部及眼球后疼痛	晨起轻，午后重，前组筛窦与急性额窦炎相似，后组筛窦与急性蝶窦炎相似
额窦	前额部周期性疼痛	晨起痛、渐加重，午后减轻，晚间完全消失，次日重复发作
蝶窦	颅底或眼球深处钝痛，亦可有枕部痛	晨起轻，午后重

1. 前鼻镜检查 通过前鼻镜可见鼻腔黏膜充血、肿胀，鼻甲肥大，鼻腔内有黏稠分泌物，如中鼻道有黏脓或脓性物，提示有前组鼻-鼻窦炎。

2. 鼻内镜检查 用 1%～2% 麻黄素和 1%～2% 丁卡因棉片做鼻腔黏膜收缩和麻醉后，取不同视角的鼻内镜检查鼻腔各部。重点观察鼻道和窦口及其附近黏膜的病理改变，如窦口形态、黏膜红肿程度、息肉样变及脓性分泌物来源等，可判断鼻窦炎发生的部位。

3. 影像学检查 鼻窦 CT 扫描，可清楚显示鼻窦黏膜增厚，脓性物积蓄和累及鼻窦范围等，应作为常规检查，在没有 CT 设备的医院，可选择鼻窦 X 线检查。

4. 局部红肿和压痛 急性上颌窦炎可表现为颌面部、下睑红肿和压痛，急性额窦炎可表现有额部红肿及眶内上角压痛和额窦前壁叩痛；急性筛窦炎在鼻根和内眦处可有红肿和压痛。在详细的病史询问加上述检查后，诊断可以确定。

【并发症】 由于诊疗技术的进步和抗生素类药物的广泛应用，因鼻-鼻窦炎症扩散所引起的鼻源性眶内并发症、鼻源性颅内并发症已较少见。

【预防】 增强体质，改善生活和工作环境。预防感冒和其他急性传染病。积极治疗贫血和糖尿病等慢性病。及时合理地治疗急性鼻炎及鼻腔、鼻窦、咽部和牙的各种慢性炎性疾病。

【治疗】 治疗要点:由于窦腔部位深在、隐蔽,加之窦口引流差,窦腔黏膜炎症的消退要比鼻腔黏膜慢。所以对于急性鼻窦炎,一定要保证鼻窦引流通畅,同时使用抗生素一定要足量、足疗程。一般在炎症消退、症状消失后再延续治疗 3 天,以防转为慢性炎症。

1. 控制感染 足量抗生素,及时控制感染,以防并发症或转为慢性。①明确致病菌者应选择敏感的抗生素,未能明确致病菌者可选择广谱抗生素。②对特异性体质者(如变应性鼻炎、哮喘),必要时全身给予抗过敏药。③对邻近感染病变如牙源性上颌窦炎或全身慢性疾病等应针对性治疗。

2. 解除鼻腔鼻窦引流和通气障碍

(1)鼻腔用药:用 1% 麻黄素液或将抗生素或激素加入麻黄素液滴鼻,或用糖皮质激素类鼻喷剂喷鼻。另外,可用生理盐水加抗生素及激素类药液行鼻腔雾化治疗。通过鼻腔用药的抗感染、抗过敏和血管收缩作用,使鼻腔黏膜肿胀消退,鼻腔及窦口引流通畅,通气改善。

(2)上颌窦穿刺冲洗疗法:用于治疗上颌窦炎。此方法同时有助于诊断。但应在全身症状消退和局部炎症基本控制后施行。

治疗原理:由于上颌窦腔大,且窦腔底低,窦口高,不利于分泌物引流。借助特制的穿刺针从下鼻道刺入上颌窦腔,抽出脓液后,用生理盐水进行冲洗至脓液排净,然后再注入抗生素药液。可反复多次,以达到治愈。

上颌窦穿刺冲洗疗法是耳鼻咽喉科医生必须掌握的基本诊治手段。具体操作如下。

1)鼻腔黏膜麻醉:用浸有 1% 麻黄素液加 1%~2% 丁卡因液棉片或棉签分别置入中鼻道(收缩窦口周围黏膜,有利引流)和下鼻道外侧壁,距下鼻甲前端 1~1.5cm 的下鼻甲附着处稍下方,该部位骨壁最薄,易于穿透,是上颌窦穿刺的进针部位。浸药液棉片或棉签换 2~3 次,麻醉时间为 10~15min(图 14-2)。

2)穿刺入窦:在前鼻镜窥视下,将穿刺针尖端引入上述进针部位,针尖斜面朝向下鼻道内侧壁。左手固定患者头部,右手持针向上、向外、向后对眼外眦方向,轻轻旋转刺入上颌窦,针进入窦内时有一"落空感"(图 14-3)。

3)冲洗注药:穿刺针进入窦腔后,拔出针芯,接上注射器,回抽检查有无空气或脓液,以判断针尖端是否确在窦内。若抽吸出脓液,可做细菌培养及药物

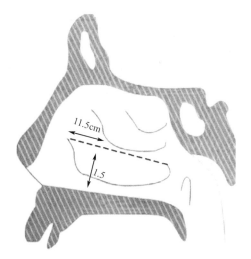

图 14-2 上颌窦穿刺进针部位

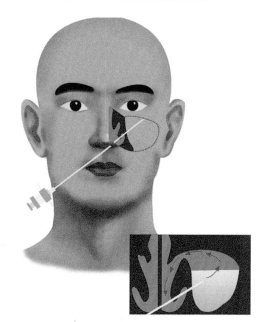

图 14-3 上颌窦穿刺冲洗法

敏感试验。证实针尖端确在窦内后,让患者上身前倾并偏向对侧,双手托住弯盆,张口徐徐呼吸。用一橡皮管连接于穿刺针和注射器之间,缓慢注入温生理盐水以冲洗。如上颌窦内积脓即可随生理盐水一并经窦口自鼻腔冲出。如此连续冲洗,直至冲出液已清为止。视情况注入抗炎药液。放回针芯退出穿刺针。如稍有出血,可用消毒棉条轻塞于下鼻道。手术者应观察冲出脓液的性质、数量及有无恶臭,并详细记录之。根据病情每周穿刺冲洗 1~2 次。为避免反复穿刺,可在穿刺后经针腔送入硅胶管留置于窦腔内,管外端固定于前鼻孔外,以便连续冲洗。上颌窦穿刺术虽是一简单技术,但操作不当时可发生并发症(表 14-3)。

表 14-3　上颌窦穿刺术并发症及操作注意事项

并发症	原因	注意事项
面颊皮下气肿或感染	进针部位偏前,针刺入面颊部软组织所致	①穿刺时要注意进针部位和方向,用力要适中,一有"落空感"即停
眶内气肿或感染	进针方向偏上,用力过猛,致针穿通上颌窦顶壁(即眶底壁)入眶内所致	②在穿刺针进入上颌窦后,必须先用空针管抽吸,如有负压,抽不出空气或分泌物,应考虑穿刺有误,可重新穿刺
翼腭窝感染	针穿通过上颌窦后壁入翼腭窝所致	③在未确定穿刺针在窦腔内时,切不可强行注入冲洗液
空气栓塞	针刺入较大血管,并注入空气所致	④冲洗时应密切观察患者面部和眼球,如患者诉有面部或眶内胀痛,应立即停止操作
		⑤穿刺回吸有血时,切忌注入空气

3. 对症治疗　局部热敷、短波透热或红外线照射等,可促进炎症消退和改善症状。

案例 14-1 分析讨论

1. 患者发病前有受凉、劳累诱因,导致机体抵抗力下降,而引发急性鼻炎。

2. 急性鼻炎未得到有效控制,继发急性鼻窦炎。

3. 在前面检查基础上,进一步行鼻内镜检查和鼻窦 CT 或 X 线检查。检查见双侧中道脓性分泌物,影像学检查提示双上颌窦腔密度增高影。诊断:急性双上颌窦炎。

4. 治疗:①全身应用抗生素,控制感染,直至症状消失后再维持用药 3 天。②鼻腔滴用减充血剂或激素类鼻喷剂,使鼻黏膜肿胀消退,以利引流。

要点提示

1. 鼻窦窦口的引流和通气障碍是发生鼻-鼻窦炎的重要机制。

2. 抗生素类药物治疗要足量、足疗程;同时鼻腔用药,改善鼻腔通气和引流。

思考题

1. 为什么上颌窦炎发病率高?

2. 急性鼻-鼻窦炎的诊断与治疗要点是什么?

第二节　慢性鼻-鼻窦炎

案例 14-2

患者,女,30 岁。反复鼻塞、流脓涕 1 年余,伴嗅觉差,额部、鼻根部闷胀不适。曾服用过"鼻炎片"等药,效果不佳。专科检查:鼻腔黏膜慢性充血肿胀,鼻中隔左偏,嵴突与左下甲相贴,双中鼻道见息肉样物充填。

问题:

1. 根据病史及症状,考虑何诊断?

2. 应做哪些辅助检查,有助诊断和治疗?

3. 明确诊断后如何处理?

慢性鼻-鼻窦炎(chronic rhinosinusitis)多因急性鼻-鼻窦炎反复发作未彻底治愈而迁延所致,可单侧发病或单窦发病,但以双侧发病或多窦发病常见。慢性鼻-鼻窦炎可伴发鼻息肉或不伴发鼻息肉。我国的慢性鼻-鼻窦炎诊断和治疗指南(2012 年)将该病定义为鼻窦与鼻腔黏膜的慢性炎症病程超过 12 周。

【病因】　病因和致病菌与急性鼻-鼻窦炎相似。从现代观点看,变态反应可能是慢性鼻-鼻窦炎的一个重要因素。

【病理】　黏膜病理改变表现为水肿、增厚、血管增生、淋巴细胞和浆细胞浸润、上皮纤毛脱落或鳞状化生及息肉样变,若分泌腺管阻塞,则可发生囊性改变。亦可出现骨质增厚或骨质被吸收,后者可致窦壁骨质疏松或变薄。此外,黏膜亦可发生纤维组织增生而致血管阻塞和腺体萎缩,进而黏膜萎缩。根据不同的病理改变,可分为水肿浸润型、浸润型和浸润纤维型。

【临床表现】

1. 主要症状　①鼻塞:为主要症状,与鼻黏膜肿胀、息肉样变及鼻内分泌物多有关。②流脓涕:为另一主要症状,黏性或黏脓性鼻涕,鼻涕可自前鼻孔流出,也可向后流入鼻咽部,因此患者常诉痰多。牙源性上颌窦炎的鼻涕常有腐臭味。

2. 次要症状　①头面部胀痛:可有可无,如有头痛,亦不如急性鼻-鼻窦炎明显,多为钝痛和闷痛。头痛有一定的固定部位和时间。并伴有鼻部症状,其特点见本章第一节。②嗅觉减退或丧失:多数属暂时性,少数为永久性,乃因鼻黏膜肿胀、肥厚或嗅器变性所致。

全身症状可有可无,轻重不等,如精神不振、易倦、头痛头昏、记忆力减退、注意力不集中等。当出现眶内并发症时,可表现为视力减退或失明(球后视神经炎所致),也有表现其他视功能障碍,如眼球移位、复视和眶尖综合征等。多与后组筛窦和蝶窦炎有关,是炎症累及管段视神经和眶内所致。

【检查】

1. 鼻腔检查　前鼻镜和鼻内镜检查可见:鼻黏膜慢性充血、肿胀或肥厚,中鼻甲肥大或息肉样变,中鼻道变窄、黏膜水肿或有息肉。前组鼻窦炎可见中鼻道積脓,后组鼻窦炎可见嗅裂或鼻腔后段积脓(图14-4)。

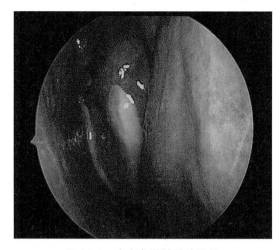

图14-4　右中鼻道脓性分泌物

2. 口腔和咽部检查　怀疑有牙源性感染者,应询问牙部症状及检查患侧上颌第二前磨牙或第一、二磨牙是否存在病变。后组鼻窦炎者咽后壁可见脓液或干痂附着。

3. 影像学检查　鼻窦CT扫描,可显示鼻窦病变范围(单窦或多窦、前组、后组或全组)、鼻窦黏膜病变程度(肥厚、积液或息肉软组织影等)及鼻窦窦腔、窦壁情况。尤其是冠状位鼻窦CT,可直观显示窦口鼻道复合体情况(图14-5)。对指导内镜鼻窦手术有重要价值。另外,鼻窦X线片和断层片对本病诊断有一定参考价值。

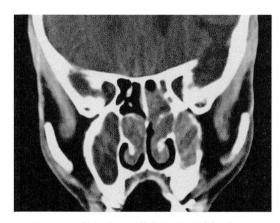

图14-5　鼻窦CT(冠状位)显示双侧上颌窦、筛窦内密度增高影

4. 鼻窦超声波检查　由于超声诊断技术进步,从以前的A超、B超,到现在的超声多普勒及介入超声。超声诊断可作为医学影像诊断中一种有效的辅助诊断方法。鼻窦超声波检查可发现窦内积液、息肉或肿瘤等。

5. 上颌窦穿刺冲洗　可了解窦内脓液的性质、量,有无恶臭等,并行脓液细菌培养和药敏试验,有助药物治疗。

【诊断】　诊断时以上述两种或两种以上相关症状为依据,其中主要症状中的鼻塞、黏性或黏脓性鼻涕必其一。结合鼻内镜检查和(或)鼻窦CT扫描的检查,对慢性鼻-鼻窦炎做出诊断。临床诊断分为两型:①慢性鼻-鼻窦炎不伴鼻息肉;②慢性鼻-鼻窦炎伴有鼻息肉。

【治疗】　治疗特点:由于慢性鼻窦炎的病因复杂,其病程长,病情严重程度不同。应针对病情采取多方式治疗。

1. 抗炎药物

(1) 糖皮质激素:①鼻内糖皮质激素:抗炎、抗水肿作用,疗程不少于12周。②全身糖皮质激素:主要用于慢性鼻-鼻窦炎伴有鼻息肉型,尤其是严重、复发性鼻息肉患者,可短期减量口服。

(2) 大环内酯类药物:有抗炎和免疫调节作用,小剂量(常规剂量1/2)口服,疗程不少于12周。

2. 抗生素　慢性鼻-鼻窦炎急性感染时,可以根据细菌培养和药物敏感试验结果选择敏感的抗菌药物进行治疗,疗程不超过2周。

3. 黏液稀化促排剂　黏液纤毛传输障碍可能是慢性鼻-鼻窦炎的病因之一。应用黏液稀化促排剂,如仙璐贝、标准桃金娘油肠溶胶囊等。有利于恢复纤毛的正常摆动,有助分泌物的稀化和排出,从而促使病变的恢复。

4. 抗过敏药物　在伴有变应性鼻炎和(或)哮喘的患者可应用抗过敏药物,包括口服或鼻用抗组胺药、口服白三烯受体拮抗剂,疗程不少于4周。

5. 中医中药　中药制剂作为治疗慢性鼻-鼻窦炎的辅助方法,可视病情根据辨证施治原则使用。

6. 减充血剂　原则上不推荐使用,鼻塞严重者可短期使用,疗程不超过7天。

7. 鼻腔冲洗　是治疗慢性鼻-鼻窦炎的有效手段,也是鼻内镜手术后常用的辅助治疗方法。

8. 负压置换法　用负压吸引法使药液进入鼻窦。应用于额窦炎、筛窦炎和蝶窦炎,最宜用于慢性全鼻-鼻窦炎者,另对儿童鼻-鼻窦炎者尤为合适(图14-6)。

治疗原理:利用间歇吸引法吸引鼻腔内分泌物和抽出窦内空气,使窦腔内形成负压,覆于窦口平面以上的药液,将经窦开口流入窦腔,反复多次,达到治疗目的。

方法:①患者仰卧于治疗台上,肩与台缘相齐,头尽量向后低垂位,使颏部与外耳道口同在一垂直线上。②用滴管将以0.5%麻黄素滴鼻液为主,并适当配入抗生素,糖皮质激素和α-糜蛋白酶的混合液,滴入治疗侧鼻腔,使药液淹没所有鼻窦开口。③用连接吸引器(负压不超过24kPa或180mmHg)的橄榄头塞入治疗侧前鼻孔,同时指压另一侧鼻翼以封闭该侧前鼻孔,嘱患者均匀地发出"开-开-开"之声,此时软腭将鼻咽与口咽隔离封闭。若患者年幼不能合作时,可嘱其尽量张大口,则软腭亦可将鼻咽封闭。同步开动吸引器,将橄榄头有节奏地急速移去,再塞上,反复行之。当发"开"音时吸引,使鼻腔处于负压,低于鼻窦内压力,于是窦内脓液经窦口排入鼻腔,继而被吸除。当"开"音中断的一瞬间,软腭复位,鼻腔和鼻咽与外界开放,此时鼻腔压力与大气压相等而窦内部却是负压(窦腔内脓液被排出后形成)。④一侧完毕,依同法再施于对侧。术毕患者坐起,吐出口内和鼻腔内药液及分泌物,部分药液仍留于鼻窦内。

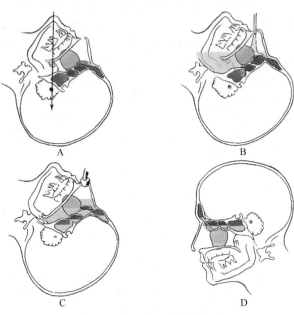

图 14-6 鼻窦负压置换治疗法
A. 体位;B. 滴药;C. 负压;D. 恢复体位

9. 手术治疗

(1)手术适应证:慢性鼻-鼻窦炎有以下情况之一者可手术治疗:①影响窦口鼻道复合体或各鼻窦引流的明显解剖学异常;②影响窦口鼻道复合体或各鼻窦引流的鼻息肉;③经药物治疗症状改善不满意;④出现颅内、眶内等并发症。

(2)鼻腔手术:如鼻中隔偏曲矫正术、泡状中鼻甲手术等。以改善鼻道、窦口通气引流。

(3)功能性内镜鼻窦手术(functional endoscopic sinus surgery,FESS):FESS 是 10 世纪 70 年代以后在传统鼻窦手术方式的基础上建立的崭新的鼻窦外科治疗方法。即通过小范围或局限性手术解除广泛的鼻窦病变,而保留和重建鼻腔、鼻窦功能。

(4)传统的鼻窦手术:如上颌窦根治术(Galdwell-Luc operation,柯陆手术)、鼻内外筛窦切除术、鼻外额窦根治术等。传统鼻窦手术方式大多是切除窦内全部黏膜,有创伤较大和面部留有瘢痕等缺点。现主要用于慢性鼻-鼻窦炎严重病例,或有并发症者。

10. 难治性慢性鼻-鼻窦炎的治疗 难治性慢性鼻-鼻窦炎是指经过规范化的鼻内镜手术和综合治疗3个月以上,病情仍未得到有效控制,术腔持续存在感染和迁延性炎性反应,是临床诊疗中的难点。建议制订个性化的综合治疗方案。

> **案例 14-2 分析讨论**
>
> 1. 患者反复鼻塞,脓涕 1 年余,病程长,且没有经过系统治疗。鼻腔检查有鼻中隔偏曲存在,进一步加重鼻腔引流通气障碍。
>
> 2. 进一步行鼻内镜检查见双鼻中道脓性分泌物,双鼻中道息肉样物堵塞。鼻窦 CT 扫描显示右上颌窦密度增高,鼻中隔左偏,左前组筛窦及上颌窦密度增高。
>
> 3. 诊断:①慢性鼻-鼻窦炎伴有鼻息肉。②鼻中隔偏曲。
>
> 4. 治疗:①鼻腔应用麻黄素液或糖皮质激素类鼻喷剂,改善鼻腔通气和引流。②行双上颌窦穿刺冲洗注药。③如经上述治疗无效,行鼻内镜手术。矫正鼻中隔偏曲,切除双鼻腔息肉组织,扩大上颌窦开口等。④手术后继续鼻腔用药,定期行鼻内镜检查和术腔清理,直至术腔上皮修复。

> **要点提示**
>
> 1. 鼻塞、鼻涕为主要症状;头面部胀痛、嗅觉减退为次要症状。病程>12 周。
>
> 2. 诊断至少两个症状,其中必有一个主要症状;结合鼻内镜检查和鼻窦 CT 检查。
>
> 3. 保守治疗:激素、抗生素、黏液溶解促排剂、抗过敏药物、减充血剂、鼻腔冲洗、负压置换。
>
> 4. 功能性内镜鼻窦手术为慢性鼻-鼻窦炎外科治疗的主要方式。

> **思考题**
>
> 1. 试述窦口鼻道复合体在慢性鼻-鼻窦炎的发病和鼻窦手术中的意义。
>
> 2. 慢性鼻-鼻窦炎的治疗要点是什么?

(江超武　张建国)

第三节　儿童鼻-鼻窦炎

儿童鼻-鼻窦炎(rhinosinusitis in children)是儿童的一种多发病和常见病。儿童鼻-鼻窦炎虽然有成人鼻-鼻窦炎相似的一般特性,但由于儿童鼻腔鼻窦解剖和生理的不同,在病因、症状、诊断及治疗等各个方面,儿童鼻-鼻窦炎皆有其特殊性,所以作为一节学习。

（一）儿童鼻-鼻窦炎的病因及发病特点

（1）发病年龄与鼻窦发育：上颌窦和筛窦较早发育，故小儿出生后就可以罹患上颌窦炎和筛窦炎。额窦和蝶窦一般在3岁后才开始发育，故受累较迟。一般说，5岁以下儿童患鼻窦炎的较少，5~8岁及8岁以上的儿童患鼻窦炎较多。

（2）解剖与生理：儿童鼻窦窦口相对较大，而鼻腔和鼻道相对狭窄，鼻窦发育不全，鼻窦黏膜嫩弱，血管和淋巴管又较丰富，一旦感染易经窦口侵入鼻窦，且鼻窦黏膜反应较剧，肿胀明显，分泌物多，极易阻塞鼻道和窦口引起鼻窦引流和通气障碍。

（3）儿童机体抵抗力和对外界的适应能力均较差，易患感冒、上呼吸道感染和急性传染病，引起鼻腔和鼻窦炎症的机会增多，故发病率高。

（4）儿童的扁桃体和腺样体较肥大，并常有感染，可引发鼻-鼻窦炎。

（5）变态反应是儿童鼻-鼻窦炎发生的一个重要因素。据文献报道，65%的慢性鼻-鼻窦炎与变态反应有关。变态反应常引起鼻腔和鼻窦黏膜水肿，妨碍引流，因而容易发生鼻-鼻窦炎。感染与变态反应之间，常互为因果，形成恶性循环。

（6）儿童在不清洁水中游泳或跳水和易发生鼻腔异物、鼻外伤而继发感染。

（7）儿童鼻-鼻窦炎多为混合感染，致病菌以肺炎链球菌、葡萄球菌最为常见。

（二）儿童鼻-鼻窦炎的临床特点

（1）急性鼻-鼻窦炎：早期症状与急性鼻炎或感冒相似，但全身症状较成人明显。除鼻塞、脓涕多外，可有发热、精神委靡或烦躁不安、呼吸急促、拒食、甚至抽搐等表现。年龄小的患儿还常有一些特殊症状，如咳嗽和胃肠症状。因为这些儿童不会擤鼻涕，黏脓性鼻涕常经后鼻孔流入气管、支气管内，引起咳嗽。夜间更为明显，有时会突然咳嗽惊醒。如将黏脓性涕咽下，会引起食欲不振、恶心呕吐和腹泻等胃肠症状。

（2）慢性鼻-鼻窦炎：在儿童症状差别很大。常见症状是鼻塞、黏脓涕多和咳嗽。感染重的，常表现为不爱活动，精神委靡不振，容易疲劳和记忆力差。有些慢性感染性鼻-鼻窦炎的儿童，由于长期食欲不振、恶心、呕吐和腹泻，可发生继发性贫血和身体衰弱。有些患儿，由于长期鼻塞和用口呼吸，久之会影响面部发育，如上唇厚短上翻、硬腭上拱显著、牙齿排列不齐等。严重者，亦可影响患儿身体和智力的发育。

（3）并发症：抗生素的广泛应用已使并发症明显减少，但儿童因身体未发育完善和抵抗力低，发生并发症的倾向仍高于成人。

（三）儿童鼻-鼻窦炎诊断特点

（1）对于5岁以下患儿，因不能述说病情，检查又不合作，诊断主要依据病史分析和细致检查。若感冒持续1周，脓涕不减甚至增多及症状加重者，应考虑合并鼻窦炎。在儿童如有反复上呼吸道感染、咳嗽、痰多，应考虑有鼻窦感染可能。

（2）专科检查：前鼻镜检查：鼻腔内大量黏脓涕，鼻黏膜肿胀。急性者可能出现感染鼻窦的邻近软组织红肿、压痛。慢性者鼻前庭常有结痂，上唇及鼻翼附着处皮肤可能有脱皮或皲裂，皆为脓性分泌物刺激皮肤所致。

（3）影像学检查：在儿童因鼻窦处于发育阶段，窦腔较小，而窦腔黏膜相对较厚。不论鼻窦X线片或CT扫描，异常的影像学结果可见于正常儿童或患儿。所以影像学检查常应用于手术前的评估，一般情况下不推荐使用。

（四）治疗

一般说，儿童的组织恢复力比较强，病期也比较短，只要诊断明确、积极治疗，大多数儿童鼻-鼻窦炎可获痊愈。

治疗原则：以非手术治疗为主，合理使用抗生素，控制感染。改善鼻腔通气和引流，防止并发症。

（1）抗感染治疗：全身应用足量抗生素，尽快控制感染。最常用的抗生素是青霉素，如对青霉素过敏，或治疗3天后症状不减轻者，则可改用大环内酯类、头孢类等。抗生素应用必须足量，且疗程要足够。一般是7~10天为一疗程，或在体温恢复正常、局部症状改善后继续用药2~3天，以免因治疗不彻底而转为慢性。鼻腔应用减充血剂和糖皮质激素，以利鼻腔和鼻窦通气引流。

（2）变态反应治疗：在儿童时期，变态反应与鼻窦炎关系密切，两者常互为因果。需重视抗变态反应治疗。

（3）支持治疗：在儿童鼻-鼻窦炎康复过程中是很重要的一环。加强营养，增强抵抗力。每日保证足够的蛋白质和维生素类等的摄入，维生素A、维生素C的补充，对病变黏膜组织恢复有重要作用。

（4）鼻窦负压置换治疗：对慢性鼻-鼻窦炎者，除鼻腔用药外，鼻窦负压置换治疗是一重要方法（见本章第二节）。对患慢性上颌窦炎的较大儿童，可考虑行上颌窦穿刺冲洗疗法。

（5）手术：对伴有并发症，有明确的鼻息肉形成且保守治疗无效者，可考虑内镜鼻窦手术，手术原则是手术范围尽量小，最大可能保留黏膜、骨膜和骨质。但对儿童施行任何鼻-鼻窦炎的根治术都是不适宜的。

（江超武）

第四节　真菌性鼻-鼻窦炎

　真菌性鼻-鼻窦炎（fungal rhinosinusitis）是临床上常见的一种特异性感染性疾病，由真菌感染导致。真菌感染不仅存在于鼻腔及鼻窦黏膜表面，也可侵及黏膜及骨组织内，甚至向周围组织器官扩散，引起严重的临床症状。近年来由于抗生素、糖皮质激素及免疫抑制剂的广泛使用，慢性消耗性疾病的增多，以及环境的恶化等因素，真菌性鼻-鼻窦炎的发病率呈上升趋势。本病以上颌窦发病率最高，且以单侧发病为多，其次为筛窦和额窦，单发于蝶窦者很少见。

【致病因素】

　1. 病原菌　常见的致病菌有曲霉菌（Aspergillus）、念珠菌（Monilia）、鼻孢子菌（Rhinosporidium）、毛霉菌（Mucoraceae）和申克孢子丝菌（Sporotria Schenck）等。临床上曲霉菌感染最常见，占 80% 以上。致病的曲霉菌主要有烟色曲霉菌（A. fumigatus）和黑色曲霉菌（A. nigrae），以前者最常见，感染可由一种曲霉菌引起，也可由两种或两种以上曲霉菌引起。念珠菌是真菌中最常见的机会致病菌，常寄生于人体的皮肤、口腔、上呼吸道、阴道和肠黏膜等处，机体免疫力低下时容易出现念珠菌感染。毛霉菌感染较少见，但相当险恶，因为其可能侵入动脉弹性内膜层，形成血栓，继发缺血性血栓及出血性坏死，死亡率较高。

　2. 引起机体免疫功能降低的因素　研究认为低免疫功能、低氧、低 pH 血症及高血糖环境（三低一高）是真菌生存的合适条件。长期不规范的使用抗生素、皮质类固醇激素、抗肿瘤药物和免疫抑制剂等药物，可造成免疫功能改变。一些慢性消耗性疾病，如糖尿病、白血病、恶性肿瘤、艾滋病或器官移植的患者，会出现免疫功能低下，有利于真菌感染。

　3. 局部因素　鼻腔鼻窦的解剖结构存在异常时，通气引流受阻，造成局部低氧，有利于真菌生长。包括中鼻道狭窄、中鼻甲反向弯曲、局部的慢性炎症和水肿、窦腔的分泌物潴积、同侧上列牙齿的病变等，均可诱发真菌性鼻-鼻窦炎。

　4. 其他因素　具有变态反应体质的患者，真菌作为变应原，致使鼻腔鼻窦黏膜出现由 IgE 介导的 I 型和 III 型变态反应。另外，长期处于潮湿工作环境，或从事接触土壤、花盆及家禽的工作人员易罹患。

【分型】　真菌性鼻-鼻窦炎以病理学为依据分为两大类型：真菌感染局限于鼻窦黏膜表面者为非侵袭型真菌性鼻-鼻窦炎（noninvasive fungal rhinosinusitis，NIFRS）；感染侵犯鼻窦黏膜和骨壁，甚至侵犯眼眶、颅底和翼腭窝等周围组织结构者为侵袭型真菌性鼻-鼻窦炎（invasive fungal rhinosinusitis，IFRS）。非侵袭型者分为真菌球（fungus ball，FB）和变应性真菌性鼻-鼻窦炎（allergic fungal rhinosinusitis，AFRS）；侵袭型者则分为急性侵袭性真菌性鼻-鼻窦炎（acute invasive fungal rhinosinusitis，AIFRS）和慢性侵袭性真菌性鼻-鼻窦炎（chronic invasive fungal rhinosinusitis，CIFRS）。

【病理】

　1. 真菌球　鼻窦黏膜水肿或增生，真菌定植于鼻窦腔，大量菌丝反复缠绕、压缩成球，形成如肉芽肿样、干酪样或坏死样物团块，呈暗褐或灰黑色。鼻窦内病变不断增大可压迫窦壁骨质变薄或吸收，镜下病变组织内可见大量真菌菌丝、孢子、退变的白细胞和上皮细胞。

　2. 变应性真菌性鼻-鼻窦炎　鼻窦黏膜增生、肥厚，可见大量炎性细胞渗出，窦内病变为坚硬、易碎或黏稠如湿泥状物,黄绿色或棕色。镜下特征表现为无定形淡嗜酸性或淡嗜碱性变应性黏蛋白,以及在其中散布大量的嗜酸细胞、夏科-莱登结晶和真菌菌丝。

3. 急性侵袭性真菌性鼻-真窦炎 真菌侵犯鼻窦黏膜和骨质、浸润血管而致组织迅速坏死,病程一般在4周以内。窦内病变表现为坏死样组织、干酪样物或肉芽样物,并有大量黏稠分泌物,或血性分泌物。镜下可见大量真菌菌丝侵入黏膜、血管、神经及骨质。病变早期波及鼻腔外侧壁,甚至上颌窦前壁、上壁和下壁,累及面部、眼眶和硬腭,后期破坏鼻腔顶壁、筛窦顶壁或蝶窦壁,侵犯颅内,并经血液循环侵犯肝、脾、肺等脏器。

4. 慢性侵袭性真菌性鼻-鼻窦炎 上述病理改变进展缓慢,早期真菌侵犯多限制在鼻窦腔内、黏膜和骨壁,后期侵犯周围结构和组织。此型又依据其鼻窦内病变的大体特征可分为非肉芽肿型和肉芽肿型。非肉芽肿型病程较长,一般在4周以上,病理表现为组织坏死、慢性炎性渗出,真菌菌丝侵入鼻窦黏膜及其周围组织。肉芽肿型病理表现为真菌菌丝被肉芽肿包绕,并伴有巨细胞、淋巴细胞浸润;菌丝较表浅、局限地侵入鼻窦黏膜,并不侵入血管和骨质。

【临床表现】

1. 真菌球 临床上最为多见,病变常为单侧鼻窦,以上颌窦发病率最高,其次为蝶窦、筛窦,额窦罕见。患者常为老人,女性多于男性,通常无免疫功能异常。临床表现与普通的慢性鼻-鼻窦炎相似,亦可不表现任何症状,仅在鼻窦影像学检查时发现。常见的症状有单侧鼻塞、流脓涕,或有恶臭等。真菌球发展较大者,可有面部隆起和疼痛(压迫眶下神经)。鼻窦CT显示单窦不均匀密度增高,70%可见高密度钙化斑或点,可有窦壁膨隆或吸收(图14-7)。

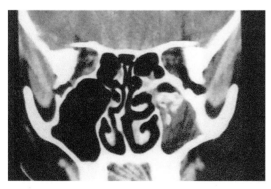

图14-7 真菌性鼻-鼻窦炎CT,左上颌窦内不均匀密度增高伴钙化斑

2. 变应性真菌性鼻-鼻窦炎 多发生于有变应性体质的青年人,常伴鼻息肉、支气管哮喘,或为长期反复发作的全组鼻-鼻窦炎或鼻息肉,或有鼻窦手术病史的患者。本病多发生在额窦、筛窦和上颌窦,发病隐匿,进展缓慢,多累及一侧多窦。临床表现与慢性鼻-鼻窦炎、鼻息肉相似,常表现为鼻塞、黏涕、鼻部疼痛等,病变在鼻窦内扩展性发展,可出现眶侧或颌面部缓慢进展的隆起,严重时引起眼球突出、移位,进而眼球活动受限、复视、上睑下垂、视力减退或失明。鼻窦CT显示病变中央高密度的变应性黏蛋白影(较均匀的毛玻璃状或极不规则的线状,有星状分布的钙化点),骨窗表现更明显。鼻窦MRI显示病变中央低信号、周边强信号。

3. 急性侵袭性真菌性鼻-鼻窦炎 本型起病急,病变进展快,病情重,病死率甚高,达90%以上。多见于免疫功能低下或缺陷者,如糖尿病酮症酸中毒、器官移植、长期应用糖皮质激素或抗肿瘤药物或广谱抗生素,放疗及艾滋病患者。临床表现为发热、剧烈头痛、眶周及面颊部肿胀、眼球突出、视力减退或眶尖综合征等表现,可迅速累及眼眶、颅内和面部、口腔、肝、脾、肺等组织器官,若不及时诊治,可在数日内死亡。检查:鼻腔黏膜充血干燥、鼻腔结构破坏、鼻中隔或硬腭穿孔、大量黑色坏死结痂、结膜充血、眼球突出等。鼻窦CT显示累及鼻腔和多个鼻窦,广泛的骨壁破坏,侵犯面部、眼眶、颅底或翼腭窝。

4. 慢性侵袭性真菌性鼻-鼻窦炎 本病起病隐匿,进展缓慢,早期病变可局限于鼻窦,与非侵袭性真菌性鼻-鼻窦炎临床表现相似;后期病变侵犯其他部位时,出现相应部位的症状,与急性侵袭性真菌性鼻-鼻窦炎的临床表现相似,只是发展缓慢,病程较长,常在4周以上。

【诊断与鉴别诊断】 根据病史、临床表现、影像学检查多可诊断,病理学检查仍是确诊的最可靠的依据。

【治疗】

1. 手术治疗 真菌球、变应性真菌性鼻-鼻窦炎、病变较轻的慢性侵袭性真菌性鼻-鼻窦炎一般均可采用鼻内镜手术,术中彻底清除病灶及病变组织,保留正常黏膜和骨壁,创造鼻窦宽敞的通气和引流。病情严重、病变范围广者,可采用柯-陆手术(Caldwell-Luc operation)、鼻侧切开术(lateral rhinotomy)或与鼻内镜手术结合等术式。病变累及颅内时可采用颅面联合术式。

2. 药物治疗 真菌球手术后不需应用药物治疗。变应性真菌性鼻-鼻窦炎手术后必须应用糖皮质激素治疗,常用口服泼尼松同时应用类固醇鼻内喷雾。有报道称以对患者致病的真菌浸液进行免疫治疗,可减少术后激素的用量和变应性真菌性鼻窦炎的复发率。急性侵袭性真菌性鼻-鼻窦炎术后必须用抗真菌药物,常用伊曲康唑(itraconazole)和两性霉素B(amphotericin B);术后应用两性霉素B灌洗术腔,对控制复发有一定的作用。

3. 其他治疗 治疗原发病,增强抵抗力,恢复免疫功能,改善全身情况。

案例 14-3 分析讨论

　　本案例为糖尿病患者,一直未能有效地控制血糖而发病。根据病史、体检及辅助检查应高度怀疑慢性侵袭型鼻腔鼻窦真菌病的可能。在患者血糖得以控制的情况下,手术尽早施行。鼻内镜手术在治疗鼻-鼻窦真菌病中具有独特优势。本案例患者行鼻内镜手术清除病变,并在术后坚持内镜下清理病灶,收到良好效果。

要点提示

　　1. 分非侵袭型和侵袭型两型。非侵袭型:真菌球和变应性。侵袭型:急性侵袭性和慢性侵袭性。

　　2. 根据临床表现及 CT 等辅助检查结合病理学真菌细胞是否侵入鼻窦黏膜和骨质做出准确诊断及分型。

　　3. 治疗以鼻内镜手术应作为首选。不同临床类型用药原则不同。

思考题

　　1. 真菌性鼻-鼻窦炎有几种类型? 其临床表现如何?

　　2. 真菌性鼻-鼻窦炎的治疗原则是什么?

（任何贤）

第十五章 鼻源性并发症

鼻腔及鼻窦的炎性病变可蔓延至附近组织或器官,引起各种并发症,如中耳炎、扁桃体炎、喉炎、气管和支气管炎等。影响咽鼓管、中耳、呼吸道及消化道等部位的生理功能。由于鼻腔及鼻窦与眼眶、颅脑毗邻,炎症扩散可引起鼻源性眶内和颅内并发症。自抗生素问世和广泛应用以来,发生率已显著减少。尤其是鼻源性颅内并发症远较耳源性颅内并发症少见。但无论是鼻源性眶内并发症或是颅内并发症,一旦发生,其后果十分严重,本章做重点介绍。

第一节 鼻源性眶内并发症

案例 15-1

患者,男,45岁。因"双眼肿痛伴头痛、高热4天"入院。鼻内镜检查:双鼻腔中鼻道肿胀,有脓液流出,鼻咽部有大量脓性分泌物,双眼睑红肿,有脓性分泌物,眼球明显突出、眼球运动受限、视力下降、球结膜水肿和眶深部及头部疼痛。体温 39.1℃,白细胞 $13.93×10^9/L$。

问题:

1. 该患者初步诊断为何疾病?
2. 需要哪些检查为进一步诊治提供参考?
3. 拟采用哪些治疗方案?

鼻窦与眼眶解剖关系极为密切,是鼻-鼻窦炎引起眶内感染的基础与途径。眼眶为鼻窦骨壁,如眼眶的顶、内壁及其底壁,均为鼻窦所包绕。各鼻窦与眶壁紧密相接,且有直接相通的孔道,有血管穿越其间(图 15-1)。

鼻窦感染引发眶内并发症的机制是:①感染窦内细菌和脓液通过解剖途径累及眶内;②鼻窦外伤或手术损伤相邻眶壁;③机体免疫力降低。

按疾病发生和演变的过程,鼻源性眶内并发症有5种类型:①眶内炎性水肿;②眶壁骨膜下脓肿;③眶内蜂窝织炎;④眶内脓肿;⑤球后视神经炎。此外,眶内并发症亦可由海绵窦血栓性静脉炎进而发展为颅内并发症(脑膜炎)。

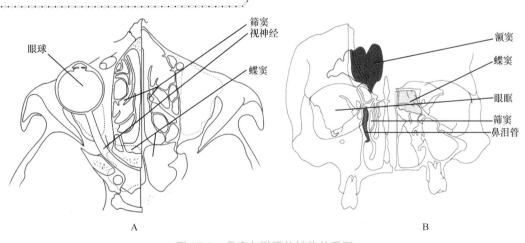

图 15-1 鼻窦与眼眶的结构关系图

1. 眶内炎性水肿(orbital inflammatory edema)又称眶骨壁骨炎和骨膜炎,是最轻的并发症。首发症状是眼睑水肿和轻压痛。筛窦炎引起者水肿始于内眦。上颌窦炎引起者始于下睑。无眼球运动受限、眼球突出、移位及视力减退等症状。

2. 眶壁骨膜下脓肿(subperiosteal orbital abscess)在上述骨壁骨炎基础上进一步加重形成。若脓肿已形成,除眼睑红肿、压痛外,常使眼球移位,其移位方向和程度视感染的来源、脓肿的部位和大小而定,如筛窦炎引起者眼球向外移位等。后组鼻-鼻窦炎引起者则以表现深部眶组织炎症的症状为主,如视力减退、眼球突出和眼球运动障碍等,眼睑症状多不明显。因蝶窦炎引起者可波及视神经孔和眶上裂,引起眶尖综合征。即眶周皮肤感觉障碍、上睑下垂、眼球固定(眼肌麻痹所致)、复视甚至失明等。本并发症一般有较重的全身症状,若及时治疗,可使之局限在骨膜下而治愈，或穿透眶隔膜自眼睑溃破，脓液引流而治愈。若患者抵抗力低下或未及时治疗，脓肿可穿破骨膜扩展至眶内引起眶内蜂窝织炎，后果严重。

3. **眶内蜂窝织炎和眶内脓肿** 是最严重的鼻源性眶内并发症。局部表现为眼球明显突出、眼球运动受限、视力锐减、球结膜水肿和眶深部剧痛。全身症状较重，可出现高热和白细胞增多。若炎症侵入眼球，则发生全眼球炎，视力丧失。炎症若沿眶内静脉向后发展则可引起海绵窦血栓性静脉炎和脑膜炎。

4. **球后视神经炎** 蝶窦或后组筛窦的炎性病变，如鼻-鼻窦炎、黏液囊肿或脓囊肿，可引起球后段或管段视神经炎。蝶窦和后组筛窦外侧壁参与构成眶尖内侧壁和视神经管的内侧壁，此壁菲薄，甚至缺如是蝶窦或后组筛窦炎性病变累及视神经的解剖学基础。骨管段视神经发炎肿胀易被坚硬骨管压迫受束，是视神经炎视力不容易恢复的重要原因之一，临床表现为视力下降、甚至失明。鼻-鼻窦炎除个别外，一般不引起眶尖综合征。若是黏液囊肿或脓囊肿，则可能引起眶尖综合征。

【诊断】 根据慢性或急性发作的鼻-鼻窦炎病史、症状和体征，包括鼻窦影像学检查，以及眼部症状和体征，不难做出诊断。应注意小儿急性筛窦炎所致的眶内并发症须与急性泪囊炎鉴别。球后视神经炎临床表现为单纯视力下降或失明，常先后求诊于眼科，鼻-鼻窦炎常被忽视。因此，无明确原因、反复发作、或常规药物治疗无效的球后视神经炎，应考虑鼻源性球后视神经炎可能，及时的鼻窦 CT 扫描有助诊断。

【治疗】

（1）眶骨壁骨炎和骨膜炎的治疗，主要积极治疗急性鼻-鼻窦炎。足量、有效的抗生素及加强鼻-鼻窦炎通气引流，多数能治愈。急性鼻-鼻窦炎的迅速缓解可使本并发症随之消退。

（2）眶壁骨膜下脓肿一经形成，应先切开引流，同时加强全身抗生素治疗，包括足量、有效的抗生素、激素治疗，促进鼻窦通气引流，待感染控制视鼻窦情况必要时行相应鼻窦手术。

（3）眶内蜂窝织炎和眶内脓肿的治疗，应及时施行鼻窦手术，同时广泛切开眶骨膜以利引流。同时要加强全身抗生素治疗。

（4）鼻源性球后视神经炎的治疗，应及早施行筛窦和蝶窦开放，重症者须同时行视神经减压术。手术前后全身应用抗生素、糖皮质激素和神经营养药物，以控制感染和减轻视神经水肿，促进视力恢复。

案例 15-1 分析讨论

根据患者双眼肿痛伴头痛、高热的病史。鼻内镜检查：双鼻腔中鼻道肿胀，有脓液流出，鼻咽部有大量脓性分泌物。可考虑为鼻源性眶内并发症，检查发现患者双眼睑红肿，有脓性分泌物、眼球明显突出、眼球运动受限、视力下降、球结膜水肿和眶深部及头部疼痛均提示炎症侵入眼球。体温 39.1℃，白细胞 $13.93×10^9$/L，提示全身症状较重，要警惕向颅内发展的可能性。

初步诊断为鼻源性眶内蜂窝织炎可能。为进一步诊治需行鼻窦、眼眶 CT 检查以明确病情。积极抗生素、糖皮质激素、神经营养治疗，若脓肿形成，尽早行鼻窦开放、眶内脓肿切开引流术。

要点提示

1. 眼眶的顶、内壁及其底壁均为鼻窦包绕是鼻窦炎引起眶内感染的基础与途径。

2. 鼻源性眶内并发症有 5 种类型，眶内蜂窝织炎和眶内脓肿是最严重的并发症。

思考题

如何早期诊断鼻源性眶内并发症？

第二节　鼻源性颅内并发症

案例 15-2

患者，女，50 岁。因"头痛、发热 3 个月"就诊，行 CT 检查发现右蝶窦高密度影，行鼻内镜蝶窦开放术，术中发现为右蝶窦腔内充满真菌团块及脓液。术后 3 天头痛加重，高热，伴恶心呕吐、神志不清。

问题：

1. 根据病史及临床表现分析诊断病情？

2. 还需做哪些相关检查进一步诊治？

3. 请制定下一步治疗方案。

鼻腔和鼻窦与颅底解剖关系密切，是发生鼻源性颅内并发症的基础：①骨壁：鼻腔顶壁（筛板）、筛窦顶壁和额窦后壁参与构成前颅底。②血管：额窦黏膜的静脉与硬脑膜和蛛网膜的静脉相通。额骨板障静脉汇入上矢状窦，蝶骨板障静脉汇入海绵窦。③神经：嗅神经鞘膜是硬脑膜的延续。

鼻源性颅内并发症的机制是：①感染窦内细菌和脓液通过解剖途径累及颅内；②鼻腔与鼻窦的外伤、手术损伤或异物损伤累及颅内；③机体免疫力降低。

随着医疗条件改善和抗生素广泛应用，由鼻-鼻窦炎症引起的颅内并发症已不多见，而由于交通事故高发及鼻窦手术广泛开展，所造成的颅底损伤和继发感染呈上升趋势。

鼻源性颅内并发症按病情程度和感染途径不同可分为:硬脑膜外脓肿、硬脑膜下脓肿、化脓性脑膜炎、脑脓肿、海绵窦血栓性静脉炎等。应注意可能有2～3种颅内并发症同时发生,亦可能合并眶内并发症一起发生(图15-2)。

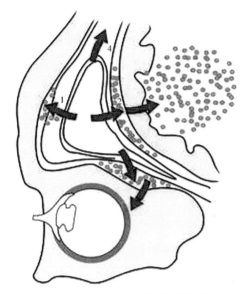

图 15-2 额窦炎的并发症
1. 经前壁扩散形成骨膜下脓肿;2. 经后壁扩散形成硬脑膜外脓肿及脑脓肿;3. 经下壁扩散形成眼眶骨膜下脓肿及眼眶内其他感染;4. 进入额骨内形成骨髓炎

【临床表现】

1. 硬脑膜外脓肿(epidural abscess) 常继发于急性额窦炎和额骨骨髓炎。除原发病症状外,头痛加重,卧位尤剧,伴有呕吐、脉缓等颅内压增高,脑脊液检查一般无异常或仅有反应性蛋白增多。

2. 硬脑膜下脓肿(subdural abscess) 为硬脑膜下腔弥漫性或包裹性积脓。常同时合并有化脓性脑膜炎或其他颅内感染。表现头痛、发热、颅内压增高及脑脊液细胞数和蛋白量增高。本病缺乏特异性症状,故须借助 CT 扫描或 MRI 确诊。

3. 化脓性脑膜炎(purulent meningitis) 若因鼻颅联合外伤,鼻部手术损伤前颅底或在感冒时游泳引起者,一般发病较急。若因鼻-鼻窦炎引起者,一般发病缓慢,症状和体征与其他原因引起的脑膜炎基本相似。

4. 脑脓肿(brain abscess) 多见由额窦炎引起额叶脓肿,蝶窦炎引起颞叶脓肿者则少见。临床表现有头痛、呕吐、视乳头水肿等颅内压增高症状;额叶脓肿视位于不同区域出现相应局部占位性症状,如对侧肢体抽搐或瘫痪、眩晕、运动失调等。CT 扫描对诊断有重要价值。

5. 海绵窦血栓性静脉炎(cavernous sinus throm-bophlebitis) 本病以鼻疖引起者多见,蝶窦炎和鼻源性眶内并发症亦可引起本病。先出现脓毒血症症状,进而出现眼静脉回流受阻症状和第Ⅱ～Ⅵ脑神经麻痹症状。因两侧海绵窦互相交通,晚期可累及对侧。

【治疗】

(1)控制感染:对任何颅内并发症均须给予足量、敏感的,可透过血脑屏障的抗生素。可以几种药物联合应用。并辅以积极的支持治疗。

(2)及时行原发鼻窦病灶的引流或根治手术。

(3)手术治疗:硬脑膜外脓肿者,手术应去除坏死的窦壁直至正常范围,广泛暴露硬脑膜,使脓肿充分引流。硬脑膜下脓肿者须切开硬脑膜彻底排脓并冲洗。脑脓肿者,除积极应用抗生素,降低颅压外,一经证实有包膜形成,应立即手术摘除脓肿。

> **案例 15-2 分析讨论**
>
> 根据患者有头痛、发热病史,CT 发现右蝶窦高密度影及鼻内镜手术发现蝶窦真菌及脓液的病史及体征,可以诊断为蝶窦炎、蝶窦真菌的诊断。患者术后头痛加重、高热伴恶心呕吐,神志不清,说明患者病情加重,高热、恶心呕吐及神志不清,要高度警惕颅内并发症的可能性。患者有蝶窦炎、蝶窦真菌,窦口引流受阻,分泌物压迫窦腔,致窦壁骨质吸收,窦壁骨质变薄或缺损,形成颅内通道;另一感染途径为鼻面部炎症经外鼻静脉至面前静脉,再经内眦静脉至眼上下静脉,最后到达海绵窦,引起窦壁炎症,血栓形成甚至脓肿形成。行血化验检查,了解白细胞总数和中性粒细胞情况,行鼻窦、颅底 CT、头颅 MRI 扫描,了解鼻窦、前颅底、颅内情况,必要时行腰穿脑脊液检查。
>
> 治疗:①积极抗感染:给予足量、广谱、高效,可透过血脑屏障的抗生素。怀疑颅内真菌感染者需全身使用抗真菌治疗。同时给予对症支持治疗。②保持鼻腔通畅引流,抽出鼻腔填塞物,降低颅内压。

> **要点提示**
>
> 1. 鼻腔和鼻窦与颅底关系密切是发生鼻源性颅内并发症的基础。
> 2. 鼻源性颅内并发症可能会有多种类型同时发生,亦可能合并眶内并发症一起发生。

> **思考题**
>
> 为什么头颅外伤易引起鼻源性颅内并发症?

(李书聆)

第十六章 鼻及鼻窦囊肿

第一节 鼻前庭囊肿

案例 16-1

患者，女，39岁，主诉左鼻翼部隆起肿胀1年余于2000年2月12日来我科，不伴有鼻阻、鼻溢液、鼻出血及发热等症状。查体：一般情况好，左侧鼻翼附着处隆起，鼻唇沟变浅，鼻前庭底部丰满，其周围可扪及一直径约2cm的半球形质地柔软并有弹性之肿块，下方达上唇龈沟；鼻腔内未见异常，通气良好；颌下及颈部淋巴结不大，后鼻镜检查无异常。辅助检查：鼻窦CT提示各窦腔未见异常，左侧鼻翼处可见一约2.0cm×1.5cm×1.5cm大小椭圆形密度增高影，边界清晰，血常规及心电图检查均正常。初诊为左鼻前庭囊肿。在局部麻醉下行鼻前庭囊肿开窗术，术后病理证实为囊肿。术后随访3年未见复发。

问题：

1. 鼻前庭囊肿有些什么病因学说？
2. 鼻前庭囊肿诊断依据是什么？
3. 鼻前庭囊肿治疗原则是什么？

鼻前庭囊肿（nasal vestibular cyst）由 Kanal 于1882年首先报道，是发生于鼻前庭底部皮下上颌齿槽突之骨面上的一种非牙源性囊肿，发病年龄以30～50岁为多，女性多见。

【病因】 鼻前庭囊肿的病因不清，其起源有以下4种学说：①潴留囊肿学说：认为系由鼻前庭底部腺体排泄管闭塞而产生分泌物潴留所致，故称为潴留囊肿；②面裂囊肿学说：认为是面部裂隙囊肿中的一种，胚胎颌面突发育融合时，残留上皮组织所致，故亦有将其称之为球颌突囊肿者；③鼻泪管退化不全学说：认为鼻泪管退化过程中，鼻腔底部分残留所致；④鼻软骨炎学说：认为是鼻软骨炎的结果。其中腺体潴留囊肿和面裂囊肿学说比较有说服力，得到了广泛认可。

【病理】 囊肿的囊壁一般由含有弹性纤维和许多网状血管的结缔组织所构成，故坚韧而具有弹性。若并发感染，则囊壁可有炎性细胞浸润。典型的内膜表皮细胞是有纤毛的柱状上皮或立方上皮，但也可因囊肿内容物对囊壁的压力过大而转变为不同类型的上皮，如扁平上皮、柱状上皮、立方上皮等。在囊内膜

的表皮细胞内有丰富的杯状细胞。囊液一般较为透明或半透明，或浑浊如蜂蜜样；多为纯黏液状、血清状或血清黏液状；呈黄色、棕黄色或琥珀色；其中大多不含胆固醇；倘若继发感染则为脓性。囊肿为单个单房性，其外观多呈圆形或椭圆形，大小不一。囊肿缓慢增大，邻近骨质受压吸收，可出现圆形浅盘状凹陷。

【临床表现】 囊肿生长缓慢，早期多无症状；随着囊肿逐渐增大，一侧的鼻翼附着处、鼻前庭内或梨状孔的前外方等处日渐隆起，可有局部胀感或胀痛感；如合并感染则迅速增大，局部疼痛加重，可伴有病侧鼻塞。

【诊断及鉴别诊断】 针对症状进行局部视、触诊，穿刺及X线检查，诊断一般不难。

（1）局部发现一侧鼻前庭外下方，鼻翼附着处或梨状孔前外部隆起，囊肿较大者可使鼻唇沟消失，上唇上部或口前庭等处均有明显膨隆。触诊以戴手套或指套的一手指放在口前庭，另一指放在鼻前庭，行口前庭鼻前庭联合触诊，可触知柔软而有弹性、有波动感、可移动的无痛性半球性囊性肿块。如有感染则可有压痛。

（2）穿刺检查：可抽出透明、半透明或浑浊如蜂蜜样液体，大多无胆固醇结晶。

（3）X线片可见梨状孔底部有一浅淡均匀的局部性阴影，无骨质及上列牙的病变；囊内造影可显示囊肿大小、形状和位置。有时，须注意与鼻部牙源性囊肿鉴别。CT检查可以更清晰地显示囊肿的位置、大小、形状及与周围组织的关系（图16-1）。

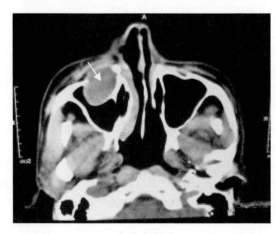

图 16-1 鼻前庭囊肿 CT 表现

【治疗】 手术是鼻前庭囊肿主要治疗方式。鼻

前庭囊肿的传统手术是唇龈沟切口径路摘除。手术也可以借鉴鼻窦黏液囊开窗术经验,采用经鼻腔切口行鼻前庭囊肿揭盖术,术后术腔残余囊肿壁有可能转变为正常或接近正常的呼吸黏膜,不必做有较大创面的根治性切除术,通常也可取得良好的效果。

(严小玲 肖 琪)

第二节 鼻窦囊肿

一、鼻窦黏液性囊肿

鼻窦黏液性囊肿(mucocele)多发生于筛窦,其次为额窦,上颌窦较少,原发生于蝶窦极少,儿童时期因蝶窦尚未发育成熟,窦口与窦腔比例相对较宽,同时因囊肿形成较慢,需数年之久,故 10 以下儿童不患此病。此病多见于青年及中年人,多为单侧,囊肿增大时可累及其他鼻窦。

【病因】 多认为是鼻窦自然开口完全堵塞,窦内分泌物潴留,逐渐形成黏液囊肿。导致窦口阻塞的可能原因有:①鼻腔、鼻窦病变,如鼻中隔偏曲、鼻息肉、肿瘤、肥厚性鼻炎等可致鼻窦开口阻塞;②鼻部外伤后骨痂增生形成致窦口阻塞;③鼻部解剖异常,如筛窦过度发育而伸入额窦底部,形成额筛泡,可致鼻额管狭窄,阻塞窦口;④鼻部手术后,如额窦、筛窦手术后中鼻道被结缔组织所封闭;⑤变态反应致鼻窦黏膜发生变态反应性囊肿致窦口阻塞;⑥鼻窦内黏膜腺体增生致鼻窦口堵塞。鼻窦自然开口阻塞后,窦内分泌物潴留,窦内渗透压升高,致水钠潴留,导致窦内压力进一步升高,进而压迫鼻窦骨壁,骨壁中破骨细胞因前列腺素、甲状旁腺素和淋巴细胞激活因子的作用,导致骨壁破坏。

【病理】 黏液囊肿壁即受压变薄后之鼻窦黏膜,衬覆数量不等的杯状细胞的纤毛柱状上皮、立方上皮或扁平上皮;上皮下纤维组织中有数量不等的慢性炎症细胞浸润。囊内液体呈淡黄、黄绿或棕褐色,多含有胆固醇结晶,如有感染则变为脓囊肿,其破坏性更大,可引起较严重的眶内或颅内并发症。

【临床表现】 黏液囊肿增长缓慢,早期可无任何症状,若鼻窦骨壁有破坏,则发展迅速,视其扩展的方向不同而出现相应的临床症状,若囊肿感染则成为脓囊肿,且有骨质破坏,则更易引起严重并发症。随囊肿增大可有如下表现。

1. 眼部症状 囊肿侵入眼眶后,可致眼球移位、溢泪、复视、头痛、眼痛等。后组筛窦及蝶窦侧壁接近视神经和眶上裂,囊肿压迫可致眼球突出,并可压迫眶尖而致失明、眼肌麻痹、眼部感觉障碍和疼痛等症状。

2. 面部症状 囊肿增大,可致眶顶内眦或面颊等处膨隆。

3. 鼻部症状 囊肿可多次自行溃破,反复鼻溢。筛窦囊肿多致鼻顶部膨隆;蝶窦囊肿可在嗅裂处见到肿物;上颌窦囊肿多先使鼻腔外侧壁向鼻中隔方向移位、硬腭下榻。

4. 脑部症状 囊肿增大压迫附近的颅神经,可出现轻重不等的头痛,蝶窦囊肿可压迫脑垂体,可出现内分泌功能紊乱;压迫脑组织及颅神经可出现恶心、呕吐、眼肌麻痹、视力减弱等。

【诊断及鉴别诊断】 根据头痛和眼部症状在鼻内流出黏液性分泌物后自行缓解病史,在隆起处扪及乒乓球样感,则提示此病。在隆起处,如下鼻道、中鼻道、嗅裂、内眦、面颊等处穿刺抽出黏液,可确诊。X 线片对囊肿的诊断、定位有重要作用。蝶窦囊肿病变复杂,常浸入颅内,需进一步用 CT 检查(图 16-2),

MRI 对于了解病变范围、鉴别诊断等更有价值(图 16-3)。病变应与内眦部皮样囊肿、鼻根部肿瘤、脑膜脑膨出、垂体肿瘤、脑膜瘤及颈动脉体瘤等鉴别。

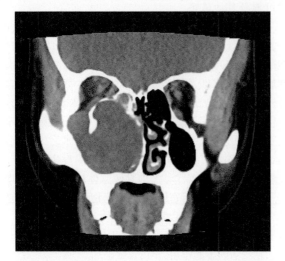

图 16-2　鼻窦 CT 显示右上颌窦黏液囊肿侵入眶内

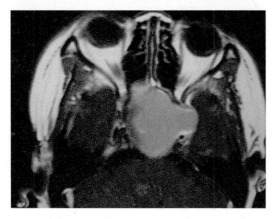

图 16-3　鼻窦 MRI(T₁ 加权)显示蝶窦内中等信号影

【治疗】　治疗原则为通过手术使囊肿与鼻腔有较大通路,以利引流,防止复发。故而手术只需使窦腔与鼻腔建立永久性宽畅通道,即使保留部分囊壁,囊肿也不易复发。根据囊肿所在部位及大小,可选用鼻内或鼻外径路。蝶筛窦囊肿病变位置较深,传统手术治疗如鼻侧切开、经鼻外筛、上颌窦进路、面中部翻揭进路等,手术损伤大,并发较多且遗留面部瘢痕,患者难以接受,与传统手术相比,鼻内镜下袋状化手术治疗鼻窦黏液囊肿具有手术简捷,并发症少,安全性高,视野清晰,出血少,面部无瘢痕等特点,属微创手术,是治疗鼻窦黏液囊肿的理想术式。

二、鼻窦黏膜囊肿

鼻窦黏膜囊肿(mucosa cyst)可发生于任何鼻窦内,但多发生于上颌窦内,多见于上颌窦底部和内壁。

【病因及病理】　鼻窦黏膜囊肿多因黏液腺阻塞,腺体内分泌物潴留所引起,是为分泌型者;另一种可能是由于炎症或变态反应,由毛细血管内渗出的浆液潴留于黏膜下层结缔组织内,逐渐膨大形成囊肿,此类囊肿无明显囊壁上皮,是为非分泌型者,囊内有半透明草黄色或姜黄色易凝结的液体。

【临床表现】　囊肿一般不会很大,患者多无明显症状。偶有头部持续钝痛,部位多在前额部,偶也可表现为间隙性从鼻腔流出黄色液体。

【诊断】　多在上颌窦穿刺或上颌窦 X 线拍片检查时偶然发现。X 线片或 CT 扫描鼻窦内有局限性边缘清楚的半月形阴影等均可拟诊为黏膜囊肿(图 16-4)。有时在上颌窦根治术时,偶然发现囊肿可确诊。但应与上颌窦息肉鉴别,一般囊肿为半圆形,边界清楚,大小不一,多为一侧单发。鼻窦息肉边缘清楚多不整齐,多为一侧多发,另常有鼻窦炎。

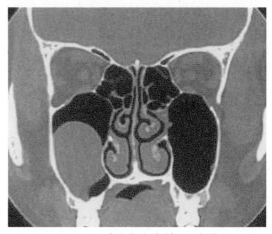

图 16-4　右上颌窦囊肿 CT 表现

【治疗】　对于小囊肿,无症状者宜观察;囊肿在长大到一定程度后可自行破裂,症状亦随之减轻,但可复发;囊肿无明显症状者,可不做处理;若有较重症状者,可经鼻内镜下鼻道开窗术摘除。

> **要点提示**
>
> 1. 鼻窦囊肿发生骨壁破坏的机制　鼻窦自然开口阻塞后,窦内分泌物潴留,窦内渗透压升高,致水钠潴留,导致窦内压力进一步升高,进而压迫鼻窦骨壁,骨壁中破骨细胞因前列腺素、甲状旁腺素和淋巴细胞激活因子的作用,导致骨壁破坏。
>
> 2. 鼻窦黏液囊肿临床表现特点　①眼部症状;②面部症状;③鼻部症状;④脑部症状。
>
> 3. 鼻窦黏液囊肿主要治疗方式　治疗原则为通过手术使囊肿与鼻腔有较大通路,以利引流,防止复发。

> **思考题**
>
> 鼻窦黏液性囊肿袋状化手术治疗原理是什么?

(严小玲　李敏雄)

三、上颌窦牙源性囊肿

上颌窦牙源性囊肿(odontogenic cyst)是指上列牙发育障碍或病变，突入到上颌窦内形成的囊肿，分为含牙囊肿(dentigerous cyst)和牙根囊肿(dental root cyst)。含牙囊肿又称滤泡囊肿，囊肿环绕着未萌出牙的牙冠、并附着于牙颈部，因囊内含牙而得名；发病高峰在10~40岁；男性多于女性。牙根囊肿是发生于成牙组织的囊肿，最常见；多发生在上列切牙、尖牙或上尖牙等牙根的唇面。

【病因及病理】

1. 含牙囊肿　留在牙槽骨中的未萌出牙可刺激造釉细胞，使呈增殖性变并产生分泌物而形成囊肿。牙釉质被包围在囊内，囊壁为纤维组织、上皮为扁平或矮立方上皮。囊液为黄色或棕色液体，含胆固醇结晶或脱落上皮。囊肿虽生长缓慢，但可不断增大，增大的囊肿可压迫骨质而吸收变薄。

2. 牙根囊肿　牙根感染导致牙髓坏死，在牙根尖形成肉芽肿或脓肿，随后上皮细胞长入，形成囊肿内膜，病牙的根尖突入囊肿腔内。囊壁为结缔组织，上皮为鳞状上皮。囊液为黄色浆液性或黏液性，含胆固醇结晶。囊肿继发感染可纤维化。

【临床表现】　囊肿增大时可使患侧面颊部隆起和唇龈部隆起，表面皮肤和唇龈黏膜正常，严重者可出现鼻塞和眼球向上移位。含牙囊肿患者常有一上列牙缺如，多为尖牙、前磨牙或切牙。

【诊断】　根据临床表现及辅助检查诊断不难。

1. 含牙囊肿　鼻窦影像学检查显示患侧上颌窦腔扩大，囊肿阴影内含有牙影。

2. 牙根囊肿　鼻窦影像学检查显示患侧上颌窦内病牙根尖部小圆形囊肿影，周围骨质吸收。

【治疗】

1. 含牙囊肿　采用上颌窦根治术式，将囊肿完全切除，保留上颌窦黏膜。

2. 牙根囊肿　采用上颌窦根治术式切除囊肿。若病牙尚稳固，可行根管根治或根尖切除；否则，应同时拔除病牙。

（陈观贵）

第十七章 鼻及鼻窦肿瘤

第一节 概 述

鼻及鼻窦仅与薄层骨壁与前颅窝相隔、与垂体窝相比邻，同时又与眼眶的上壁、内侧壁及下壁相邻，因此鼻及鼻窦的肿瘤和前颅底肿瘤、眶内肿瘤在临床表现上密切相关，相互影响。病理上鼻及鼻窦有来源于黏膜上皮、腺体、软组织、骨和软骨、神经外胚层组织、淋巴造血细胞和牙源性组织的肿瘤。鼻及鼻窦的良性肿瘤相对比恶性肿瘤少，鼻腔良性肿瘤多于鼻窦良性肿瘤。最常见的是骨瘤、血管瘤、内翻性乳头状瘤，其次为软骨瘤、神经纤维瘤、脑膜瘤、神经鞘瘤、畸胎瘤等。鼻及鼻窦的恶性肿瘤占头颈部恶性肿瘤的20%～50%。鼻腔鼻窦恶性肿瘤中60%来自于上颌窦、20%～30%来自于鼻腔、10%～15%来自于筛窦、1%来自于蝶窦和额窦。最常见的为鳞状细胞癌，大约占80%，其次为腺样囊性癌、腺癌。还有肉瘤、淋巴肿瘤、恶性黑色素瘤等。

第二节 良性肿瘤

一、血 管 瘤

血管瘤（hemangioma）是来源于脉管组织的良性肿瘤，发生于鼻腔的血管瘤多于鼻窦血管瘤，可发生于任何年龄，好发于男性儿童和青少年、育龄期女性，40岁以后男女发病比例相似。最常见于鼻中隔，其次是鼻甲和鼻窦。

【病因】 血管瘤的病因不清，目前认为是与胚胎性残余组织有关的肿瘤，也可能与外伤、感染和内分泌功能紊乱有关。

【病理】 鼻腔鼻窦血管瘤常为局灶性，根据血管的大小在病理上分为毛细血管瘤和海绵状血管瘤。毛细血管瘤由多数分化良好的毛细血管组成，体积小有蒂，呈圆形或卵圆形，色鲜红或暗红，质软有弹性，易出血。海绵状血管瘤由多量的、扩张的、大薄壁血管组成，其间隔以极少量的纤维间质。体积较大，基地广，质软，压之可缩小。常见于上颌窦开口区，呈息肉样突出于中鼻道。肿瘤增大后可压迫窦壁，破坏骨质侵入邻近器官；向外扩展可引起面部的畸形、眼球移位、复视和头痛等。

【临床表现】 患者表现为单侧鼻出血，反复发作，出血量可多可少，伴有渐进性的鼻塞。肿瘤较大

压迫鼻中隔而表现双侧鼻塞；继发感染者鼻腔有臭味、流脓性涕及鼻窦炎的症状。出血多者可引起继发性贫血，严重大出血可引起休克。肿瘤突入后鼻孔可引起咽鼓管阻塞，出现耳鸣、听力下降。肿瘤增大向外扩展可引起面部的畸形、眼球移位、面部肿块、感觉麻木、复视和头痛等。鼻腔检查可发现鲜红或暗红色、质软、有弹性、易出血的肿物，如合并感染在肿物表面可有糜烂坏死。较大者在间接鼻咽镜下可发现鼻咽部有肿物。

【诊断】 根据临床表现、鼻腔检查和影像学检查进行诊断。因可能导致大出血，不主张诊断性的穿刺和活检。CT扫描或MRI检查可显示鼻腔或鼻窦肿块，窦腔扩大，骨质吸收或骨壁破坏。有骨质破坏者应与恶性肿瘤相鉴别。血管造影有助于鉴别。必要时需行上颌窦探查以确诊。

【治疗】 以手术切除为主。根据肿瘤生长的部位、大小及侵犯的范围选择手术方式。可采用鼻内镜手术、柯-陆手术或鼻侧切开术式，彻底切除肿瘤。鼻中隔前下方或下鼻甲的小血管瘤，应包括瘤体和根部的黏膜甚至软骨膜或软骨一并切除，再做创面电凝固，以防复发。若肿瘤较大，侵犯范围较大，为减少术中的出血，术前可选择小剂量的放疗或硬化剂注射；也可在术前3～5天行数字减影血管造影血管栓塞术，栓塞供应肿瘤的血管以减少术中出血。对于外鼻血管瘤现多采用平阳霉素注射术，对瘤体缩小，保持外鼻形状效果良好。

二、乳 头 状 瘤

案例 17-1

患者，女性，46岁，因右鼻阻塞10年，鼻涕带血，头痛4年。于2007年2月26日来耳鼻咽喉科就诊。患者10年前无明显诱因出现右侧鼻塞，呈间歇性，伴嗅觉减退，无鼻痒、喷嚏、流脓涕及头痛等。鼻塞逐渐加重，呈持续性，伴流脓涕，头痛不显。在当地医院诊为"鼻息肉"，在6年内先后2次行"鼻息肉摘除术"。4年前无明显诱因再次出现鼻塞，渐进性加重，伴流清涕，涕中带血，嗅觉消失，头痛及左耳听力下降，头痛多为额部闷痛，无恶心、呕吐及意识障碍，也无耳闷、耳鸣、耳痛及耳溢。患者患病以来无全身传染病

72

接触史,无药物过敏史及遗传病史,饮食及二便正常。体格检查:全身系统检查未发现异常体征。专科检查:左鼻腔内充满粉红色的肿物,表面稍粗糙,鼻腔外侧壁正常结构消失,肿物向前已达前鼻孔鼻前庭处,向后坠入鼻咽部,触之易出血,鼻腔内有脓性和淡血性的分泌物。右侧鼻腔正常。CT片显示"左侧上颌窦、筛窦、额窦和鼻腔内软组织阴影,密度欠均,左上颌窦局部骨质增生"。

问题:

1. 根据临床表现和局部检查,你考虑诊断是什么?

2. 针对患者应该做哪些处理?

乳头状瘤(papilloma)是鼻腔和鼻窦最常见来源于上皮组织的良性肿瘤。有内翻性乳头状瘤(inverted papilloma)、嗜酸性细胞乳头状瘤(oncocytic schniderian papilloma)和外翻性乳头状瘤(fungiform papilloma)。该肿瘤男性多发,为女性的2～5倍。40～70岁多发,儿童很少见。

【病因】 发病原因至今不明。有可能是鼻腔及鼻窦的炎症性疾病影响所致;多数学者认为与人类乳头状瘤病毒(HPV)的感染有关,因实验证实HPV基因组存在于肿瘤中,尤其是HPV-6型和HPV-11型。根据本病具有局部侵蚀破坏力和易复发的临床特点,有些学者认为乳头状瘤是一种真正的上皮组织边缘性肿瘤。

【病理】 乳头状瘤多发生于鼻腔外侧壁和鼻中隔,鼻腔外侧壁的肿瘤可侵犯上颌窦和筛窦,侵入蝶窦和额窦的较少。晚期则不易判断原发部位。

外翻性乳头状瘤:由一些纤维血管为中心的乳头组成,乳头表面附有上皮细胞,其间可见散在的黏液细胞。好发于鼻前庭、鼻中隔的下部,单发,呈乳头样或疣状,灰白或棕灰色,质硬,不透明,基地部较广。

嗜酸性细胞乳头状瘤:可同时具有外生性和内生性的生长模式,上皮多层,由肿胀的高柱状细胞组成,细胞内含有嗜酸性颗粒。好发于一侧鼻腔外侧壁,呈肉样,灰红、棕黄或灰白色,乳头状或息肉样。

内翻性乳头状瘤:几乎全部是由被覆基膜完整的上皮带明显增生构成,这些增生上皮向上皮下间质内呈内生性生长,上皮常为多层,由鳞状上皮或混合有黏液细胞的纤毛柱状上皮构成。好发于鼻腔中鼻甲区域,大多数原发自鼻腔,然后扩展入鼻窦,内翻性乳头状瘤有明显的局部侵袭性,晚期难以准确判断其原发部位。瘤体呈粉红色或灰白色;半透明;软到中等硬;有蒂或广基。息肉样生长方式,伴表面呈细乳头样改变。具有多发性生长、易复发和恶变的特点。

【临床表现】 多为单侧发病,表现为一侧鼻塞,呈渐进性加重,反复的鼻出血,流黏脓涕,或有血性鼻涕,嗅觉下降,面部麻木,溢泪。若肿瘤较大向前可达前鼻孔,向后可通过后鼻孔坠入鼻咽部、咽部,使软腭下塌,发音不清或吞咽障碍;如侵犯眶内可出现眼球突出、眼肌麻痹和视力下降;如侵入颅内可出现头痛。鼻腔内检查见肿瘤外观呈息肉样,瘤体大小不一,呈红色、粉红色或灰白色,表面不平,基底宽或有蒂,质地柔软或坚硬,触之易出血(图17-1)。

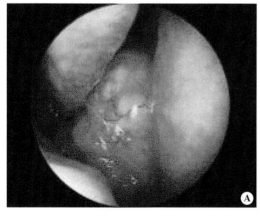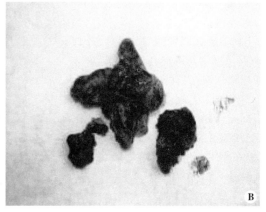

图17-1 鼻腔内翻性乳头状瘤
A. 鼻内镜下所见鼻腔肿块;B. 大体标本外观呈息肉样

【诊断】 根据病史和鼻腔检查诊断并不困难。鼻窦X线片和CT扫描显示鼻窦软组织密度影,窦腔扩大,可有窦壁骨质破坏(图17-2)。临床上本病常被误诊为鼻息肉。因此,因鼻息肉而行手术的患者,术后应常规将切除物送病理检查。临床上如果发现单侧息肉样肿物应怀疑本病,应进行活检确诊。MRI对明确肿瘤的范围和手术方式的选择作用很大。

【治疗】 鼻及鼻窦乳头状瘤治疗的原则是手术切除。由于该肿瘤有无限生长的潜力,易复发,易癌

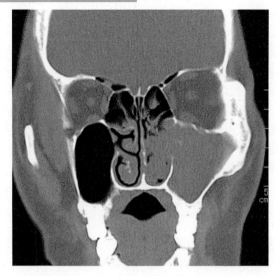

图 17-2 鼻窦内翻性乳头状瘤 CT 表现

变,手术需彻底切除肿瘤和病变的黏膜。根据肿瘤的大小、范围采用不同的术式。如肿瘤体积小,用鼻内镜手术开放鼻窦切除肿瘤。如肿瘤体积大、范围广、侵犯邻近结构则需行鼻侧切开术或颅面联合径路。术中对瘤体根部的骨膜及部分骨质应采用钻磨等方法彻底切除,切除不彻底是术后复发的根本因素。因手术后易复发且有癌变可能,患者术后的定期随访是早期发现复发或恶变的重要手段。

案例 17-1 分析讨论
1. 患者为左侧渐进性鼻塞,流血性涕,嗅觉减退至最终消失。
2. 鼻腔内充满息肉样粉红色肿物,前达鼻前庭,后达鼻咽部,表面粗糙触之易出血。
3. 曾在当地医院 2 次行"鼻息肉"摘除术。
4. CT 扫描鼻腔及上颌窦、筛窦、额窦内软组织阴影,上颌窦局部骨质增生。
5. 临床诊断:内翻性乳头状瘤。
6. 因患者不愿接受鼻侧切开术,考虑到上颌窦局部无骨质的破坏,故在鼻内镜下切除肿瘤。彻底开放上颌窦和筛窦并清除肿瘤,术中见额窦为阻塞性的炎症。术后切除组织病理学检查为"内翻性乳头状瘤"。

要点提示
1. 临床表现为单侧鼻塞,伴流血性涕,鼻腔内有息肉样粉红色,触之易出血的肿物应高度怀疑"内翻性乳头状瘤"。
2. 内翻性乳头状瘤有无限生长的潜力,易复发,易恶变。
3. 影像学检查有助于了解病变的范围、大小及手术方式的选择。

4. 内翻性乳头状瘤的确诊依赖组织病理学的检查。
5. 鼻及鼻窦乳头状瘤治疗的原则是手术切除。

思考题
1. 鼻腔内翻性乳头状瘤的临床表现有哪些?
2. 鼻腔内翻性乳头状瘤主要的病理特点是什么?手术的原则是什么?

三、骨 瘤

骨瘤(osteomas)可发生于任何年龄,但年轻成人尤为多见,男女之比为 2∶1。发生于额窦最多,其次为筛窦和上颌窦,发生于鼻腔较少。

【病因】 病因不明。可能由骨膜的"胚胎残余"发生,故多见于额骨(膜内成骨)和筛骨(软骨内成骨);另外认为外伤、炎症的刺激引起鼻窦、窦壁骨膜增生所致,因为 50% 的额窦骨瘤有额窦外伤史。

【病理】 骨瘤可以单发或多发,位于骨的中央或表面,有蒂或无蒂,呈圆形或卵圆形,表面覆盖正常黏膜。病理学组织可分为三型:①密质型:质硬,较小,多有蒂,生长较慢,多见于额窦。②松质型:质松软,广基,体积大,生长快,有时中心可液化成囊肿;表面为较坚硬的骨囊,常见于筛窦。③混合型:外硬内松,常见于额窦。

【临床表现】 骨瘤生长缓慢,早期多无自觉症状,常于鼻窦或头颅 X 线检查时偶然发现。骨瘤增大阻塞窦口,影响鼻旁窦的引流,导致鼻窦感染或黏液囊肿形成,可出现鼻塞、流涕、头痛;大的额窦骨瘤可引起额部疼痛,感觉异常,甚至是鼻面部的畸形。骨瘤增大,可侵入邻近器官。突入眼眶可致眼球移位、突出、视力下降、复视。侵入颅内,可出现颅内组织受压症状,如头痛、恶性、呕吐等,甚至可引起化脓性脑膜炎的反复发作。

【诊断】 较大的骨瘤有前额部或内眦部隆起。X 线片或 CT 可显示圆形或卵圆形高密度阴影。并可判断骨瘤的部位、大小和范围。临床上要与外生性骨疣进行鉴别。

【治疗】 骨瘤小且无症状者可定期观察,并用 X 线片及 CT 扫描定期复查,而不急于手术。骨瘤较大且有症状者则应及时手术。手术径路根据骨瘤的部位、大小和侵犯范围而定。一般采用鼻外额窦开放术、鼻侧切开术和鼻外筛窦切除术。如骨瘤侵入颅内,可采用颅面联合手术进路,开放前颅窝,这样能彻底切除骨瘤。

四、脑　膜　瘤

脑膜瘤(meningioma)是来源于蛛网膜细胞巢的良性肿瘤,好发于颅内,向下可侵入鼻腔和鼻窦。原发于颅外的脑膜瘤非常罕见,可发生于任何年龄,女性略多见。

【病因】　病因不清。鼻腔及鼻窦内的脑膜瘤可能是颅内脑膜瘤的发展或颅外转移,也可能来源于颅外异位的蛛网膜细胞或胚胎。

【病理】　鼻腔鼻窦脑膜瘤可表现多种不同的组织学形态,常见的特征性的改变为小叶状的细胞排列成旋涡状,细胞边界不清,核淡染,染色质细,核内假包涵体和沙粒体常见。

【临床表现】　由于脑膜瘤发展较为缓慢,早期无症状。肿瘤长大后侵入鼻腔,引起鼻塞、鼻出血、流脓涕、嗅觉障碍和头痛;肿瘤侵入眶内,引起眼球突出、视力下降;侵蚀面部骨质出现面部的畸形。鼻腔内检查可见圆形肿物,表面光滑,呈粉红色或灰白色,质韧如橡皮,有包膜。

【诊断】　本病的诊断依赖于临床表现、鼻腔和影像学检查。X线片可见有边缘的致密阴影和骨肥厚。CT扫描和增强显示前颅底圆形或椭圆形高密度区,密度均匀增高,有钙化区,边界清楚,肿瘤附近有低密度带。MRI能清晰地显示肿瘤的大小、范围及与血管的关系。确诊依靠组织病理学的检查。

【治疗】　手术切除是唯一的治疗方法。局限于鼻腔鼻窦的肿瘤,可采用鼻内镜下手术或鼻侧切开术切除肿瘤。体积大、范围广的肿瘤可采用颅面联合径路脑膜瘤切除术。放疗易复发和恶变,化疗效果不好。

第三节　恶　性　肿　瘤

案例 17-2

患者,男性,42岁,因左侧反复鼻塞、流脓涕2个月,于2007年2月来耳鼻咽喉科就诊。患者2月前无明显诱因出现左侧鼻塞,鼻塞从间歇性逐渐转为持续性,伴流脓性鼻涕及轻度的嗅觉减退,无涕中带血、鼻出血、头痛、面部麻木、流泪、耳鸣及听力减退等。在当地医院就诊,接诊医师发现左鼻腔内有新生物,而取组织行病理学检查为"黏膜慢性炎,部分呈乳头状瘤样增生"。因当地无手术条件而转入我科。体格检查:专科检查:右侧鼻腔正常,左侧鼻腔内有表面不光滑的粉红色新生物,充满了鼻腔,质地脆,触之易出血,靠近鼻腔顶部的肿物呈菜花样,肿物的界限不清,但下鼻甲前端尚属正常,后鼻孔镜检查可见粉红色肿物阻塞了左侧的后鼻孔。CT片(图17-3)显示左侧鼻腔、上颌窦、筛窦、蝶窦内软组织阴影,上颌窦骨质有破坏。
问题:

1. 根据该患者的临床表现,你应做出何诊断?

2. 根据该患者的病变范围,你应考虑的治疗方法和原则是什么?

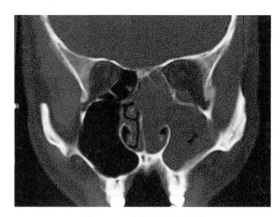

图 17-3　案例的 CT 图像

鼻及鼻窦的恶性肿瘤中,原发于鼻腔的肿瘤50%来自于鼻腔外侧壁,其次为鼻中隔,后鼻孔和鼻底部很少见。原发于鼻窦的肿瘤77%来自于上颌窦、22%来自于筛窦、1%来自于额窦和蝶窦。鼻及鼻窦恶性肿瘤晚期侵犯破坏邻近的解剖结构,则难于辨别肿瘤的原发部位。

【病因】　鼻及鼻窦恶性肿瘤的发生可能与下列因素有关。

1. 接触致癌物质　在手工业制造中接触铬、镍的工人;长期职业暴露于木屑尤其是硬木屑的工人患鼻窦癌的危险因素增高。其他的致癌物还包括食物和灰尘中的黄曲霉菌素、甲醛和二氯乙烯硫化物等。

2. 接触放射性物质　接受过放疗的患者或暴露于钨和钍者,罹患肉瘤和腺鳞癌的危险性增高。

3. 慢性鼻窦炎长期炎症的刺激　鼻及鼻窦恶性肿瘤的患者多伴有长期慢性上颌窦炎、筛窦炎或者额窦及蝶窦炎症的病史。长期炎症的刺激可导致鼻及鼻窦黏膜上皮的异常增生。

4. 良性肿瘤或鼻息肉的恶变　如内翻性乳头状瘤本来就有易复发和恶变的特点。鼻息肉反复多次的手术,也有恶变的危险。

【病理】　鼻腔和鼻窦恶性肿瘤最常见的是鳞状细胞癌,大约占80%,其次是腺样囊性癌、腺癌、恶性淋巴瘤、肉瘤、基地细胞癌、恶性黑色素瘤等。有报道近几年鼻腔和鼻窦恶性淋巴瘤和恶性黑色素瘤的病例数增多。常见的鳞状细胞癌来源于黏膜上皮,有明显的鳞状细胞角化,肿瘤细胞常相互衔接以片状镶嵌排列,肿瘤可以巢状、块状、小簇或单个细胞存在。

【临床表现】　鼻腔鼻窦恶性肿瘤的临床表现与原发部位和侵犯的范围相关。

1. 鼻腔恶性肿瘤　早期为单侧鼻塞,由间歇性向持续性发展,伴有血性涕或鼻出血,可有溢泪、头面部麻木感、头痛和嗅觉减退,继发感染可出现脓血性鼻涕。晚期肿瘤侵犯邻近结构则表现为鼻窦恶性肿瘤的症状。

2. 鼻窦恶性肿瘤

(1) 上颌窦恶性肿瘤:上颌窦的恶性肿瘤临床最为常见,其治疗和预后与肿瘤的发生部位密切相关。Öhngren 提出自下颌角和同侧内眦之间做一假想平面,再于同侧的瞳孔中心做一假想的垂直平面,这两个假想平面将上颌窦腔分为四个象限。原发于前内上象限的肿瘤易侵入筛窦、眼眶和颅内;后外上象限的肿瘤常破坏后壁,侵入翼腭窝,也可破坏翼腭窝顶或侵入颞下窝而侵犯颅中窝。早期肿瘤较小,局限于窦腔的某一部位,多无明显的自觉症状,随着肿瘤的发展则出现以下症状。

1) 鼻部:单侧鼻塞,伴有脓血性涕或反复的鼻出血,可有嗅觉的减退或消失。

2) 口腔:上颌牙齿麻木、酸痛、松动或脱落,可为肿瘤的早期症状。肿瘤侵入翼腭窝及颞下窝,出现张口困难;肿瘤破坏上颌窦底部,出现硬腭隆起;晚期肿瘤累及咀嚼肌或翼肌可出现牙关紧闭。

3) 眼部:肿瘤压迫或侵入眼眶,可出现流泪、眼球突出、复视或视力减退。

4) 面颊部:肿瘤压迫出现面部麻木、胀痛;肿瘤破坏骨质进入面部软组织,可出现面部肿胀、隆起、畸形。

5) 耳部:肿瘤向鼻咽部侵犯,阻塞咽鼓管咽口,可出现耳闷、耳鸣、听力减退等分泌性中耳炎的症状。

6) 颈部包块:肿瘤沿淋巴结转移,可在同侧颌下区、颈侧出现包块。

7) 头部:头痛,肿瘤侵入颅底,可出现剧烈头痛;肿瘤侵犯颅神经,可出现相应的颅神经的症状。

8) 远处转移:可出现肺、肝、骨、胃肠道转移的相应症状。

(2) 筛窦恶性肿瘤:早期肿瘤局限于筛房内多无症状。肿瘤侵入鼻腔时,可出现鼻塞、血性鼻涕、头痛和嗅觉障碍。肿瘤向外侵入眼眶,可出现眼球突出、移位和复视。肿瘤向后侵入球后、眶尖,则出现动眼神经麻痹,上睑下垂,视力减退或失明。肿瘤向前发展,内眦部隆起。肿瘤向上发展,破坏筛顶、硬脑膜或进入颅内,可有剧烈头痛。肿瘤侵犯颅底,可出现颅神经受累的表现,最常见是第Ⅱ、Ⅲ和Ⅳ颅神经。常有颈淋巴结的转移。

(3) 额窦恶性肿瘤:原发者少见,早期多无症状,直至肿瘤破坏骨质、侵入皮下、鼻腔、眶内出现额部头痛、鼻出血、额部和眶内上缘隆起、眼球移位和复视才就诊。晚期肿瘤侵入颅前窝,可出现剧烈头痛、有脑膜刺激症状和颅内感染的症状。

(4) 蝶窦恶性肿瘤:原发者罕见。早期无症状。患者一般有头痛,常在枕部或眶后疼痛,若肿瘤破坏蝶鞍侵入颅中窝可有第Ⅲ、Ⅳ、Ⅴ、Ⅵ颅神经受累症状。出现视野缩小、眼球运动障碍、视力减退或失明。肿瘤向下侵入鼻咽部,可出现鼻咽部顶后壁隆起、饱满。鼻腔、鼻咽、上颌窦、筛窦及脑垂体的恶性肿瘤也可累及蝶窦。CT 扫描和 MRI 有助于明确肿瘤的来源和侵及的范围。

【诊断】　鼻腔鼻窦恶性肿瘤的早期症状不明显,诊断较难。单侧鼻塞、淡血性黏涕、流泪和鼻出血可能是肿瘤早期的表现,要有高度的警惕性,以避免误诊。对怀疑有鼻腔鼻窦恶性肿瘤者,应做以下详细的检查。

1. 前、后鼻镜检查　可见鼻腔内肿物呈菜花样,基底广,表面常有坏死组织或溃疡,触之易出血。有时浅面为息肉样物阻塞,使用鼻腔减充血剂后方能见到其后的菜花样肿物。如未见肿物,应注意鼻腔外侧壁有无内移、中鼻道或嗅裂有无血迹、息肉或新生物。后鼻孔镜检查了解后鼻孔、鼻咽部、咽鼓管咽口的情况。

2. 鼻内镜检查　鼻内镜可清楚观察肿瘤发生的部位、大小、形状及中鼻道、嗅裂、鼻窦开口的情况。对怀疑有上颌窦恶性肿瘤者,可经下鼻道用套管针穿刺,插入鼻内镜直接观察病变,同时还可取细胞涂片进行病理学检查。

3. 头颈部检查　包括检查眼眶周围有无肿块、眼底视网膜静脉有无阻塞、口腔内硬腭部有无肿块或溃疡、牙齿有无松动或死髓牙、中耳鼓室有无积液、颌下或沿颈静脉走向有无肿大的淋巴结。头颈部检查可帮助判断肿瘤的大小和范围。

4. 影像学检查　鼻窦 X 线摄片有助诊断。CT 扫描或 MRI 检查,可明确肿瘤的大小、范围及颅内是否受累。PET-CT(正电子发射计算机断层显像)可反映各组织间生化代谢的差异,通过局部血流量、氧代谢率和葡萄糖代谢区别肿瘤组织和正常组织,是肿瘤早期诊断、肿瘤定位、了解肿瘤残留、复发和转移的重要检查手段。

5. 病理学检查及细胞涂片　最终的确诊依赖肿瘤组织取材或鼻窦穿刺细胞涂片的组织病理学检查。鼻腔内有肿瘤的可直接从鼻腔取材活检。鼻窦内肿瘤可经穿刺抽吸细胞涂片。必要时需重复采取标本,进行病理检查。对高度怀疑恶性肿瘤而临床上诊断困难者,可行鼻窦探查术,术中结合冷冻切片检查有助确诊。

【治疗】　根据肿瘤的性质、发生的部位、大小及范围、患者的全身情况选择治疗方法。主要的治疗方法有手术、放疗和化疗三种。临床多采用综合治疗法。

1. 手术治疗 是多数鼻腔鼻窦恶性肿瘤首选的治疗手段,尤其是早期肿瘤范围较局限者。术式的选择根据肿瘤切除的范围而定。对于单纯手术难于达到根治性切除者,术前或术后须配合放疗或化疗以提高疗效。

(1)上颌窦恶性肿瘤:视肿瘤的范围可选择鼻内镜下切除术、Denker 手术、鼻侧切开术、上颌骨部分切除术或全切除术,必要时加眶内容摘除术。有颈淋巴结转移者加颈淋巴结清扫术。

(2)筛窦恶性肿瘤:可行鼻外进路筛窦切除术,肿瘤侵犯前颅窝底可采用颅面联合进路手术。

(3)额窦恶性肿瘤:可行鼻外进路额窦手术,术中将肿瘤连同窦腔黏膜全部切除。必要时可切除额窦各壁,尽可能行前额整形修复手术,以保持面容。

(4)蝶窦恶性肿瘤:可采用鼻侧切开术,经筛窦进入蝶窦,尽量切除肿瘤。蝶窦恶性肿瘤应以放疗为主,手术切除为辅。局限于蝶窦内的小肿瘤也可经鼻内镜下切除

2. 放射治疗 单纯根治性的放疗适用于对放射线敏感的恶性肿瘤,如肉瘤。对晚期患者无法进行手术根治者,可行单纯姑息性放射治疗。对术后复发和不能耐受手术的患者,也可行放疗,但疗效不理想。手术前或手术后放疗,疗效较好。术前适量放疗可使肿瘤缩小、周围血管与淋巴管闭塞,减少术中机械性播散的机会。要注意的是术前放疗切勿过量,以免引起术后愈合不良、放射性骨坏死和咬肌纤维化等并发症,使面部畸形,口腔功能严重受损。术前可采用60钴或直线加速器进行放疗。总量控制在 5000~6000rad/5~6 周为宜。放疗后 6 周进行手术切除,此时肿瘤的退变达最大程度,放射反应在正常组织内消退,也不会引起正常组织的继发性变性。术后放疗,对于术后安全缘残留的活跃细胞及手术难以达到并已转移的淋巴管和淋巴结,有补充治疗作用。对晚期肿瘤病人,已失去手术机会者,放疗可以延长其生命。

3. 化学治疗 化疗主要作为辅助治疗或用于肿瘤的姑息治疗,如不愿接受手术或手术切除有困难,以及手术或放疗后复发的患者。化疗与手术、放疗结合,作为综合治疗的方法。

目前对于肿瘤范围较广、侵犯周围邻近结构的患者,可先行血管造影,寻找到肿瘤的供应血管后灌注入卡铂(TDP)和阿霉素(ADM),随即用明胶海绵栓塞,5~7 天后再施行手术。血管的栓塞加上局部高浓度化疗药物的作用,可使肿瘤的瘤体明显缩小,有利益手术的进行。甚至在鼻内镜下就可切除肿瘤。术后再补充放疗。这样既避免了根治性手术带来的面部畸形,又可提高治疗的效果。

【预后】 鼻腔鼻窦恶性肿瘤由于解剖部位特殊,既不易早期发现诊断,手术亦难于切除干净,预后较差。治疗后 5 年生存率在 20%~60% 之间。最近结果显示通过联合手术、放疗和化疗可以达到较好的治疗效果。

案例 17-2 分析讨论
1. 患者左侧鼻腔阻塞 2 个月,由间歇性向持续性发展,但无鼻出血或流血性鼻涕。
2. 检查鼻腔内充满表面不光滑的、菜花样的新生物,质地脆,触之易出血,界限不清,范围广。
3. CT 扫描显示左侧鼻腔、上颌窦、筛窦、蝶窦内软组织阴影,上颌窦骨质有破坏。
4. 表面麻醉鼻内镜下取左侧新生物行组织病理学检查为"腺鳞癌伴有神经内分泌分化"。
5. 该患者由于肿瘤界限不清,骨质有破坏,我们采用 DSA 技术,行双侧颈动脉插管造影,证实肿瘤主要由左颌内动脉的翼腭动脉供血,即用卡铂 300mg、吡柔比星 30mg 灌注入左颌内动脉内,随即用明胶海绵颗粒和明胶海绵条栓塞左颌内动脉。栓塞术后 7 天,鼻内镜检查见肿瘤明显缩小,大约有 3cm×3.5cm 大小,根部位于下鼻甲后端,上颌窦内侧壁骨质已破坏缺失,鼻腔顶部正常结构显露。全身麻醉后在鼻内镜下切除残余的肿瘤,开放蝶窦,内为脓性分泌物。鼻内镜手术后一周,给予放射治疗并定期随访。

要点提示
1. 初始的症状不典型。
2. 前、后鼻镜及鼻内镜的检查可观察到肿瘤的部位、大小及鼻窦开口的情况,以利于进一步的诊断和治疗。
3. 确诊依赖于肿瘤组织活检及鼻窦穿刺细胞涂片病理学检查。
4. CT、MRI 的检查有助于明确肿瘤的大小、范围及侵犯周围的情况,PET-CT 可区别肿瘤组织与正常组织,是肿瘤早期诊断、肿瘤定位及了解肿瘤是否有残留和复发的一个重要检测手段。

思考题
1. 鼻及鼻窦恶性肿瘤有哪些主要的临床表现?
2. 鼻及鼻窦恶性肿瘤的治疗原则是什么?

附 鼻腔鼻窦癌的 TNM 分类

国际抗癌学会(UICC)TNM 分类标准(2002)第六版方案如下:

本分类只用于癌。应有组织病理学证实。

1. 解剖划分

鼻腔

鼻中隔　鼻底　鼻侧壁　鼻前庭

上颌窦和筛窦

2. TNM 临床分类

T——原发肿瘤

TX 原发肿瘤不能被估计

T0 没有原发肿瘤的证据

Tis 原位癌

（1）上颌窦

T1　肿瘤被局限在鼻窦黏膜，无骨质破坏

T2　肿瘤造成骨质破坏，除了扩散到上颌窦的窦后壁和蝶骨翼，还可扩散到硬腭和中鼻道

T3　肿瘤侵犯以下任何部位：上颌窦后壁骨质、黏膜下组织、眼眶底或中壁、翼腭窝和筛窦

T4a　肿瘤侵犯以下任何部位：眼眶前部的组成部分、面颊皮肤、蝶骨翼、颞下窝、筛板、蝶窦和额窦

T4b　肿瘤侵犯以下任何部位：眶尖、硬脑膜、脑、颅中窝、除了三叉神经上颌窦分支以外的颅神经、鼻咽和斜坡

（2）鼻腔和筛窦

T1　肿瘤被局限在鼻腔或鼻窦的一处，有或无骨质侵犯

T2　肿瘤扩散到一个部位的两处，或者扩散到鼻腔筛窦复合体的邻近部位，有或无骨质的侵犯

T3　肿瘤扩散到眼眶的底或中壁、上颌窦、筛板和腭

T4a　肿瘤扩散到以下任何部位：眼眶前的成分、鼻及面颊的皮肤、前颅窝的微小浸润、蝶骨翼、蝶窦和额窦

T4b　肿瘤扩散到以下任何部位：眶尖、硬脑膜、脑、颅中窝、除 V2 外的颅神经、鼻咽和肼胝体

N——区域淋巴结转移

NX　局部淋巴结不能被估计

N0　无淋巴结转移

N1　转移到身体同侧的一个淋巴结，最大直径≤3cm

N2　被区分为 N2a、N2b、N2c，见下文

N2a　转移到身体同侧的一个淋巴结，3cm<最大径≤6cm

N2b　转移到身体同侧多个淋巴结，但最大径≤6cm

N2c　转移到双侧或对侧的淋巴结，但最大径≤6cm

N3　转移到一个淋巴结，最大径>6cm

注：中线淋巴结被认为同侧淋巴结

M——远处转移

MX　不能估计远处转移

M0　无远处转移

M1　有远处转移

3. 组织学病理分级

G——组织病理学分级

G1　高分化

G2　中分化

G3　低分化

4. 分期

0 期　TisN0M0

1 期　T1N0M0

2 期　T2N0M0

3 期　T1N1M0，T2N1M0，T3 N0～1M0

4 期 A　T4N0～1M0

4 期 B　T 任何 N2M0，T 任何 N3M0

4 期 C　T 任何 N 任何 M1

第四节　恶性淋巴瘤

鼻腔和鼻窦的原发性非霍奇金淋巴瘤（non-Hodgkin lymphoma）是指发生于该部位淋巴细胞的肿瘤。近几年的报道认为恶性淋巴瘤是鼻腔和鼻窦继鳞状细胞癌之后第二位常见的恶性肿瘤。发生在鼻腔的恶性淋巴瘤最常见的类型是鼻型结外 NK/T 细胞淋巴瘤，发生在鼻窦的恶性淋巴瘤最常见为弥漫性大 B 细胞淋巴瘤。鼻腔和鼻窦的恶性淋巴瘤主要见于成年人，男性多见。

【病因】　病因不清。可能与以下因素有关。

1. 病毒感染　恶性淋巴瘤与 EB 病毒感染有关。研究发现应用聚合酶链反应（PCR）在恶性淋巴瘤中检测到 EB 病毒基因组。但这些患者血清中并未出现抗 EB 病毒壳抗原抗体 IgA 水平的升高。

2. 自身免疫　免疫抑制导致恶性淋巴瘤的发病危险增高，如长期服用免疫抑制剂的各种移植手术者。

【病理】　大部分鼻型结外 NK/T 细胞淋巴瘤是活化的 NK 细胞肿瘤，有一些是细胞毒性 T 细胞肿瘤。弥漫性大 B 细胞淋巴瘤是成熟的 B 细胞性肿瘤，处于生发中心分化阶段。镜下为组织细胞、浆细胞、嗜酸性细胞、非典型淋巴细胞和其他炎性细胞互相渗透混合在一起。NK/T 是淋巴瘤细胞弥漫浸润黏膜，伴有黏膜腺体的分离和破坏，广泛的凝固性坏死、散在的凋亡小体和溃疡形成，血管中心性血管破坏和纤维蛋白样物沉积于血管壁。弥漫性大 B 细胞淋巴瘤是黏膜间质有密集弥漫的大或中等大的淋巴细胞浸润，血管浸润少见。

【临床表现】　发生在鼻腔的恶性淋巴瘤具有局部破坏性，侵犯鼻道和上颌窦，并可累及牙槽骨、硬腭、眼眶和鼻咽部。发生在鼻窦的恶性淋巴瘤常有骨破坏，并浸润到眼眶、腭、鼻腔、鼻咽、颊部的软组织和颞下窝。发病初期表现为鼻腔阻塞、流血性涕、鼻出

血。逐渐鼻塞加重,流脓血性涕,鼻部疼痛和鼻部肿胀或脸部肿胀。进一步面部中线结构破坏,鼻中隔或上腭穿孔,有坏死的组织脱落。延伸到眼眶、颅底可造成眼球突出、视力受损和颅神经受损的症状。发病初期一般无全身症状,晚期出现发热、出虚汗、食欲下降,局部淋巴结侵犯和远处转移。甚至恶病质、全身衰竭死亡。鼻腔检查可见鼻中隔、鼻腔黏膜弥漫性肿胀或形成肉芽,表面有溃疡及坏死物。重者可见鼻中隔及硬腭穿孔,鼻外部肿胀、畸形。

【诊断】　根据病史、临床表现、鼻腔检查、影响学检查、病理学检查做出诊断。

1. 病理诊断　组织病理学检查是确诊的依据。因为结外 NK/T 细胞淋巴瘤有大量的炎性细胞浸润,有可能被误诊为感染性的炎症,需经过反复取材活检。免疫组化染色可明确诊断。

2. 影响学检查　CT 扫描可见鼻腔鼻窦内肿物、边缘不清,骨质破坏,肿物向硬腭、眼眶、鼻咽部、颅底侵犯。

【治疗】　鼻腔鼻窦恶性淋巴瘤以放疗和(或)全身化疗为主。辅助支持疗法。放疗采用⁶⁰钴连续放射,总计量在 5000~6000rad 为较好。化疗目前多采用环磷酰胺、表柔比星、长春新碱和泼尼松联合的方法。局部用过氧化氢或生理盐水冲洗鼻腔,复方薄荷油滴鼻,保持鼻腔的清洁。全身给以补液、输血、适当应用抗生素控制继发性感染。

【预后】　鼻腔鼻窦的恶性淋巴瘤的预后与临床分期有关,早期患者预后较好,而晚期的患者预后较差。因此早期诊断、早期治疗非常重要。

(李书聆　陈观贵　田慎之)

第十八章 鼻内镜外科学

鼻内镜外科学（Nasal Endoscopic Surgery，NES）是指在光学系统和监视系统支持下，借助鼻内镜及其特殊手术器械，经鼻腔进路施行鼻腔、鼻窦、鼻眼、鼻颅底区域手术的外科技术。

第一节 历史沿革

由于鼻腔与鼻窦的解剖结构复杂而精细，为狭窄的管腔、间隙和空洞构成，孔小洞深，单纯肉眼观察不能满足检查需要，国内外学者便寻求借助某种器械或装置的帮助，来深入到这些洞隙中，更直观和准确地诊治疾病。

1901年，德国鼻科医生Hirshman对膀胱镜进行了改良，首创经齿槽对鼻腔和鼻窦行内镜检查，开创了医学史中使用鼻内镜之先河。1925年，美国鼻科学者Maltz成功地应用经Wolf公司改善了光学性能的内镜，经下鼻道和犬齿窝对上颌窦进行了观察，创造了鼻窦镜（sinuscopy）一词并提倡推广应用鼻内镜。20世纪70年代后期奥地利学者Messeklinger通过30余年的实践和研究，创建了内镜鼻窦检查、诊断和手术技术，被认为是首创针对鼻腔外侧壁进行系统内镜诊断方法的人。他著成《鼻内镜检查》（*Endoscopy of Nose*）一书，为现代鼻内镜外科学的发展奠定了坚实的理论基础。之后，他的学生Stammberger和美国学者Kennedy进一步推动了内镜鼻窦手术技术的发展，1986年，Kennedy在文献中提出了功能性内镜鼻窦手术的概念（functional endoscopic sinus surgery，FESS）。1993年7月，在美国新泽西州的普林斯顿召开的国际鼻窦疾病研讨会，交流了鼻窦疾病的命名、分期和治疗方面的研究进展，并就上述三个方面建立统一的标准。随着近年鼻内镜外科技术的完善，功能性内镜鼻窦手术（FESS）又向鼻内镜外科进行转化。近年来出现了新的术式：鼻窦球囊扩张术（balloon sinuplasty），将扩张球囊在鼻内镜及光纤引导下插入鼻窦通道，利用球囊的膨胀使鼻窦引流通道扩张，并可以反复冲洗窦腔，达到治疗的目的，该手术的最大优势是操作简单，扩张鼻窦开口成功率高，并发症或不良反应极少，长期的疗效有待更深入的研究（图18-1）。

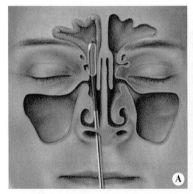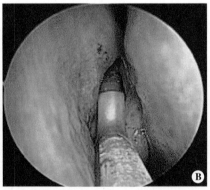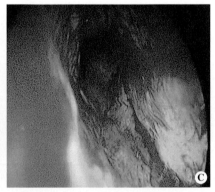

图18-1 鼻窦球囊扩张术
A. 扩张球囊插入额窦口模式图；B. 扩张球囊插入额窦；C. 扩张后的额窦引流通道

我国鼻内镜技术起步较晚，但发展迅速。20世纪80年代初期鼻内镜在我国主要应用于鼻部疾病的诊断工作，建立了鼻内镜诊断技术，90年代初开展内镜鼻窦手术，1997年11月在海口全国鼻科学术会议上，制定我国慢性鼻-鼻窦炎的诊断、分期和疗效评定标准，标志着我国的鼻内镜外科的发展上了一个新的台阶。近10年来，鼻内镜手术技术已成功地延伸并应用到鼻颅底、鼻眼和鼻咽等区域。我国学者在借鉴国外经验的基础上，结合我国的发病特点进行了大量的基础研究和临床实践，建立了我国鼻内镜微创外科学的系统理论和技术，与临床医学发展相适应的鼻内镜外科技术、动力系统、电视摄录系统及计算机多媒体技术相结合（图18-2、图18-3、图18-4），作为现代鼻外科技术的代表被广泛应用在耳鼻咽喉头颈外科日常临床工作中，形成我国鼻内镜外科学的系统理论。

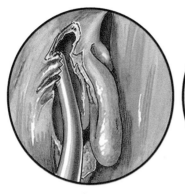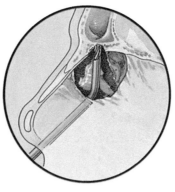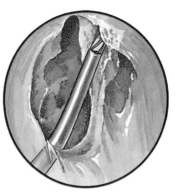

图 18-2　动力系统下鼻内镜手术

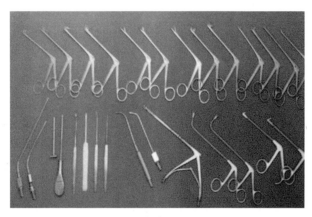

图 18-3　鼻内镜手术器械

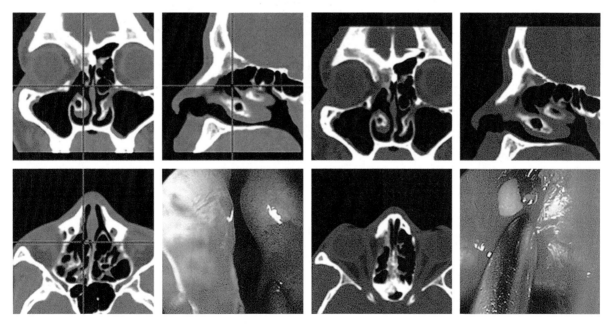

图 18-4　影像导航引导下鼻内镜手术

第二节　基本原理

　　奥地利学者 Messeklinger 第一个系统地阐述内镜鼻窦手术的基本原理和方法，认为慢性鼻-鼻窦炎的发生与窦口鼻道复合体病变所导致的鼻窦引流口阻塞有关，因此清除病变、开放阻塞的窦口、恢复鼻腔、鼻窦的通气引流功能后，病变的黏膜可逐渐恢复正常，遭到破坏的黏液纤毛清除功能和腺体功能也可得到恢复，从而实现治愈慢性鼻-鼻窦炎的目的。这从根本上改变了已往所认为的鼻窦黏膜的病变状态是不可逆的观念，奠定了 FESS 的理论基础。

　　Stammberger 和 Kennedy 继承和发展了上述理论，

提出及阐明了功能性内镜鼻窦手术的概念(functional endoscopic sinus surgery,FESS)。FESS 最基本出发点是:在彻底清除不可逆病变的基础上,以重建鼻腔、鼻窦通气和引流作为改善和恢复鼻腔、鼻窦黏膜形态和生理功能的基本条件为目的来治愈鼻-鼻窦炎,并依靠鼻腔、鼻窦自身生理功能的恢复抵御外界致病因子的侵袭来防止病变的复发(图 18-5)。

近年来,功能性鼻内镜手术向鼻内镜外科转化,但保护正常结构和功能的理念贯穿手术始终。现代鼻内镜外科的内涵是微创,即以最小损伤为代价,祛除病灶,保留或重建符合生理功能需要的结构(图 18-6)。

鼻内镜手术利用多角度鼻内镜,在良好的光学照明和电视监视下,可获得清晰的全方位术野。术者利用特殊的手术器械能精细操作,手术创伤小,时间短,患者痛苦轻,术后恢复快。对某些颅底和眶区疾病,免除开颅或颜面部切口,而且疗效提高,如脑脊液鼻漏修补、垂体瘤切除、视神经减压、泪囊鼻腔开放等微创手术,保护了正常结构,有利于保留功能,恢复较快,

疗效明显优于传统进路的手术。

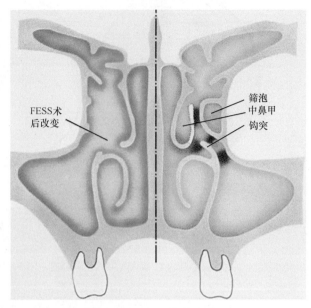

图 18-5　FESS 的基本原理

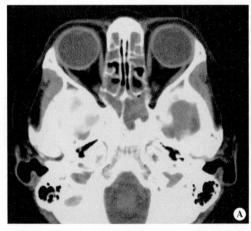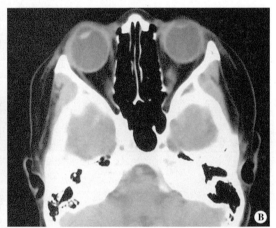

图 18-6　FESS 手术前后 CT 对照
A. 术前鼻窦 CT 提示双侧全组鼻窦炎;B. 术后 3 个月复查鼻窦 CT,显示双侧鼻窦引流通畅,炎症消失

第三节　基本手术方式

传统的鼻内镜鼻窦手术是鼻内镜外科技术的基础,只有熟练掌握传统的鼻镜鼻窦手术技巧,才能更好地发挥鼻内镜手术的优势,延伸和发展鼻内镜外科技术。鼻内镜鼻窦手术有两种基本术式。

一、Messeklinger 术式

由奥地利鼻科学者 Messeklinger 首先提出,该术式特点是方向由前向后开放鼻窦,是最常用的术式。其基本程序是先切除钩突,钩突的完整切除是保证上颌窦口扩大的关键,进而由前向后开放开放前组筛

窦、开放上颌窦、开放后组筛窦、开放蝶窦、开放额窦,此过程为全组鼻窦开放术。根据患者的病情可完成其过程的一步两步,也可根据手术进程的实际需要调整某些步骤的前后顺序(图 18-7)。

二、Wigand 术式

该术式特点是方向由后向前法鼻窦开放手术。其基本程序是首先切除中鼻甲后 1/2,显露蝶窦前壁区域,显露蝶窦口,咬除蝶窦前壁,扩大蝶窦自然口,然后沿颅底及眶纸板由后向前开放后组筛窦和前组筛窦,最后开放额窦口和切除钩突扩大上颌窦自然口(图 18-8)。

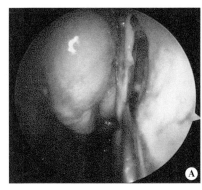
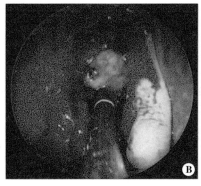
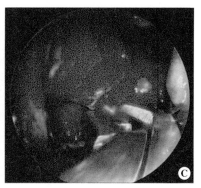

图 18-7　Messeklinger 术式
A. 切除钩突;B. 咬除筛泡,开放前筛;C. 扩大上颌窦自然口

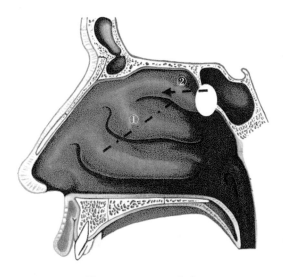

图 18-8　wigand 术式
①先先切除中鼻甲后 1/2,显露蝶窦口;②扩大蝶窦口
后,然后沿颅底及眶纸板由后向前开放各鼻窦

此术式多适用于后组鼻窦病变。若孤立性蝶窦炎,多可采用经嗅沟在距后鼻孔上方约 1.5cm 处寻找蝶窦自然口扩大,以减少对中鼻甲的损伤。鼻内镜鼻窦手术主要用于治疗鼻窦病变,其中最多用于慢性鼻-鼻窦炎和(或)鼻息肉。由于鼻窦病变的性质、部位和范围的不同,故对于一些较局限的病变或单窦病变,并不是每个患者都需完成上述基本术式的全部步骤,也可根据手术进程的需要来调整手术顺序及方法,如单纯钩突息肉、单纯性上颌窦炎、局限在前组筛窦炎和单纯性蝶窦炎等,只需行单纯钩突切除术、上颌窦自然口扩大术、前组筛窦开放术和单纯蝶窦开放术等。但上述小范围手术仍然是 Messeklinger 术式和 Wigand 术式的一部分。因此,Messeklinger 术式和 Wigand 术式是鼻内镜外科医师的基本功。

第四节　技术延伸

随着鼻内镜技术的日臻成熟与完善,现代鼻内镜外科技术在我国得到了蓬勃发展,其应用领域也在不断地扩大,应用范围已突破了鼻腔与鼻窦的解剖界限,向眼眶部、颅底区域、咽部延伸。在一定程度上改进了眼科和颅底外科的治疗手段,推动了学科整体的进一步发展。

鼻内镜外科技术包括以下几个部分。

(1) 内镜下鼻腔手术:鼻内镜下处理鼻出血、鼻中隔偏曲矫正、鼻中隔穿孔修补术、鼻腔异物取出、鼻息肉切除、鼻腔内翻性乳头状瘤及其他局限性良性占位病变切除、后鼻孔闭锁修复、筛前神经切断、翼管神经切断等。

(2) 内镜下鼻窦手术:内镜下鼻窦开放术、鼻窦囊肿摘除术等。

(3) 内镜下鼻眼相关外科手术:鼻内镜下泪囊鼻腔造口术、眶减压术、视神经管减压术、眶内血肿清除术、眶内血管瘤切除术等(图 18-9)。

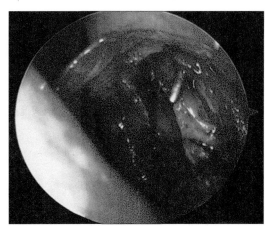

图 18-9　泪囊鼻腔造口

(4) 内镜下鼻颅底相关外科手术:脑膜脑膨出的手术治疗、脑脊液鼻漏修补术、垂体瘤切除术、脊索瘤切除术、鼻腔颅底交界的良性肿瘤或囊肿的切除等。

(5) 内镜下鼻咽部手术:鼻咽纤维血管瘤切除术及腺样体切除术等。

第五节　鼻内镜手术并发症

鼻解剖结构复杂，与周围器官关系密切且错综复杂，以及它们本身解剖形态的多种变异和气化，使得鼻内镜手术成为技术含量大，存在风险的手术。例如，与它相邻的解剖有：前颅凹、筛板、颈内动脉、海绵窦、眼眶和眶内容、视神经及诸多的大动脉（眼动脉、蝶腭动脉、颈内动脉）等。熟知解剖和术前反复的研究 CT 片，熟悉各解剖结构及其相互关系乃是避免手术并发症之根本。

在鼻内镜手术过程中，手术视野多变而狭小，加上颇为常见的解剖变异使得外科标志难以辨认。另外，手术者的视野被限制在黏膜表面，医生不能观看到黏膜下的结构和病变，给手术带来诸多盲目的风险。如果术前未能充分的了解和估计到患者解剖变异的情况，手术中就很可能引起并发症。

【相关因素】

1. 解剖因素　①正常解剖薄弱部位：鼻腔顶、筛窦顶、鼻腔顶筛窦顶交界处等。②解剖变异：沟突与纸样板相连，纸样板缺如，Haller 气房（眶下气房），Onodi 气房（蝶上筛房），大筛房等。③再次手术：解剖变化，骨质硬化。

2. 手术者因素　理论知识缺乏，基本技术不熟练，存在侥幸心理。

3. 器械因素　影像不清晰，手术器械不合适。

4. 其他因素　术前准备不充分，出血多，麻醉不满意。

【并发症分类】　按部位分：①颅内并发症；②眼部并发症：如眼眶骨膜气肿、纸板和眶骨膜完全性损伤、结膜下出血或血肿、眼球运动障碍、视神经损伤等；③鼻腔并发症：如鼻出血、术后鼻腔粘连等；④全身并发症。按严重程度分：通常可以划分成一般性的和严重性的两类。

1. 颅内并发症

（1）蛛网膜下腔出血：术后患者头痛，畏光，或者患者有蛛网膜下隙出血的迹象，应当立即做头颅 CT 扫描，如果发现患者确有蛛网膜下隙出血，需进一步做脑血管造影寻找出血的确切部位。颅内血肿的直接原因多是颈内动脉或大脑前动脉损伤后破裂出血，可采取介入治疗。

（2）脑脊液漏：是 FESS 中严重的并发症之一，常常因为操作时粗心大意穿透硬脑膜而发生，个别可同时存在气脑。发生的部位大多在筛板的垂直板、筛骨凹、前颅凹、蝶鞍、或颅底的其他部位。CT 扫描特别是矢状位 CT 合成可以清楚显示脑脊液漏的部位，如果结合磁共振更有助于定位、定性、确定漏口的大小和范围。术中确定损伤筛顶，有脑脊液鼻漏应术中积极进行修补，避免事态发展。

（3）脑损伤：气体脑损伤是最危险的并发症，CT 通过可以确诊。一旦发生应神经外科专科处理。

（4）颅内感染：鼻腔鼻窦细菌逆行感染至颅内，导致脑膜炎等，甚至脑脓肿（图 18-10）。

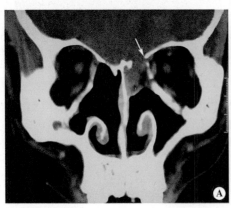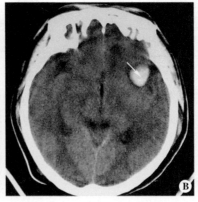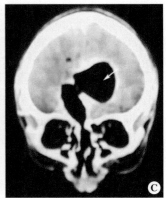

图 18-10　颅内并发症

A. 脑脊液鼻漏；B. 脑脓肿；C. 气脑

2. 眶及眶周并发症

（1）眶内损伤及血肿：最常发生，轻者一般可以顺利恢复，不留后遗症，重者可以遗留严重的眼部功能障碍甚至失明。眶内血肿通常是损伤眶筋膜，并有眶内出血，将形成眼睑淤斑"熊猫眼"（图18-11）、眶内血肿、眼球突出、眼球运动障碍（图18-12）、复视、眶周皮下气肿、眶内感染，并导致视神经炎引起视力障碍甚至失明等。早期症状一旦出现，应立即抽出术腔内全部填塞物，给予利尿剂、缩瞳剂、激素等药物治疗，必要时采取眶减压术。眼球运动障碍最多见于损伤内直肌或眶内血肿压迫所致，肌肉直接损伤保守治疗无效时须择期手术矫正。

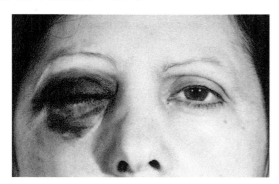

图 18-11　右眶周淤斑、肿胀，"熊猫眼"征

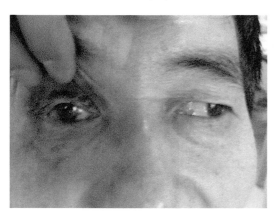

图 18-12　右眼内展运动受限

（2）视神经损伤：如果在做后组筛窦、蝶窦手术时损伤了视神经管的骨壁，可能导致术后暂时性的视力障碍甚至永久性的视力障碍。创伤引起视神经的供血障碍，也可以导致失明。术后视力损害的病例，CT检查可以观察到眶壁损伤、眶内异常阴影、眶内组织移位和受压迫的程度（图18-13）。出现上述情况所致的视力障碍应使用激素、扩血管药、神经营养药等药物治疗。检查确立是否有视神经的损伤、视力恢复的可能性和是否需要立即手术探查减压。

（3）鼻泪管损伤：多数发生在上颌窦中鼻道开放术时，向前扩大上颌窦的开口时。损伤鼻泪管的膜部有可能自愈或者因自发性的在中鼻道形成瘘管而缓解，如果鼻泪管狭窄或者全闭锁通常是由于手术中切

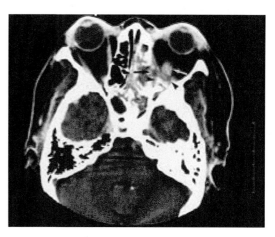

图 18-13　鼻内镜术后眶尖神经损伤，眶尖蜂窝织炎

断了鼻泪管所至。CT表现为鼻泪管骨壁缺如。保守治疗无效可行泪囊鼻腔开窗术。

3. 鼻内并发症　包括鼻出血、鼻腔粘连、窦口闭锁。手术中损伤筛前动脉可以引起比较剧烈的出血。筛前动脉的近心端缩回眼眶，可以引起眶内血肿。鼻腔粘连最常见中鼻甲前端与外侧壁及下鼻甲与鼻中隔间的粘连。多因鼻腔狭窄、黏膜损伤、术中保留组织太多，尤其是中鼻甲术后黏膜反应性肿胀时，易使创伤黏膜相接触而致粘连，粘连部位在嗅裂或中鼻道内。窦口闭锁主要原因为手术损伤、病变黏膜范围广泛、中鼻甲前端与鼻腔外侧壁或鼻中隔贴近等。与手术中窦口开放不全及术中病变清除不彻底等有关。粘连最易发生于术后2~8周。

4. 全身并发症　发生率极低，包括感染中毒性休克综合征、哮喘发作、恶性高热、局麻或全麻导致的心律失常及死亡等。

【预防】　为了避免并发症的产生，要求术者：

（1）必须熟练掌握鼻腔、鼻窦与周围邻近组织的解剖关系。熟悉术中易出现并发症的高危解剖区域，包括前筛区、后筛区及蝶窦外侧壁，发生在前筛区的并发症最多见。前筛区毗邻的重要且易损伤的结构包括筛前动脉、筛板及眶纸板等；后筛区则应注意后筛外侧壁及外上部毗邻的视神经骨管；蝶窦外侧壁则要熟悉视神经和颈内动脉的解剖毗邻关系。

（2）术前必须仔细阅读鼻窦CT片，以了解病变范围及鼻窦的解剖情况。内镜手术前CT检查，可以清楚显示鼻窦病变程度和范围外，还可以提示视神经或颈内动脉骨管突入蝶、筛窦的程度，有无骨壁的部分或全部缺失，以及筛窦骨间隔厚度异常，及时发现先天缺陷。更为重要的是寻找对手术有价值的解剖参考标志，对有效预防和避免出现并发症发挥重要参考作用。

（3）落实减少并发症的措施应注意：①经医师培训，熟练掌握内镜下的手术操作技巧，要了解鼻内镜各种不同类型手术的操作方法；应有必要的尸头解剖

和手术训练方可开展临床工作。②最大限度减少出血,采取综合措施控制和减少术中出血,术前酌情使用抗生素、激素及促凝血药物;注意术中正确使用肾上腺素,可有效减少出血;术中控制性降压。③熟悉各种手术器械的性能及作用;如有可能,应用术中导航设备。④认真坚持术后定期随访观察 3~6 个月,直至创面上皮愈合,黏膜肿胀消退,窦口持久通畅,并及时解除术腔不同部位的粘连或窦口闭塞,以及治疗残余病变。

> **案例 18-1 分析讨论**
>
> 1. 根据患者在鼻窦手术中,术中出血较多,鼻内镜手术术中出血可能会影响术中手术视野的清晰影响术者对鼻腔结构的辨识,并发症发

生率增高。该患者术后出现左眼疼痛、眼球突出、左眼球运动受限。要高度怀疑鼻内镜术后眶内并发症的可能。

2. 为进一步诊治应立即行 CT 检查,了解前颅底骨质损伤情况。术后 CT 检查:发现左侧眶尖感染的表现,左后筛窦骨质缺损,内直肌增粗,左筛窦弥漫性炎。

3. 应立即抽出鼻腔填塞;积极抗感染:给予足量、广谱、高效抗生素;激素、利尿剂处理,必要时可进行眶减压术。

(李书聆　陈观贵　张建国)

第三篇 咽 科 学

第十九章 咽的应用解剖学及生理学

第一节 咽的应用解剖学

咽位于颈椎前方,上起颅底,下达第6颈椎平面,长约12cm,为前后扁平,上宽下窄,略呈漏斗形的肌膜管,是呼吸和消化的共同通道。在环状软骨下缘水平与食管相接,咽前面通鼻腔、口腔和喉腔,后壁借疏松的结缔组织与椎前筋膜相邻,两侧有颈部的大血管和神经通过。

一、咽的分部

咽部可分为鼻咽、口咽和喉咽三部(图19-1)。

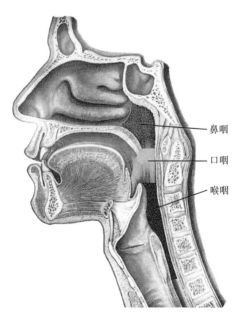

图 19-1 咽的分部

(一) 鼻咽(nasopharynx)

鼻咽,为咽的上部,位于颅底和软腭之间。其顶壁由蝶骨体及枕骨底部构成,呈穹隆状。顶部与后壁交界处有呈小叶状排列的淋巴组织团块,名为腺样体。前方以后鼻孔为界与鼻腔相通。后壁相当于第1、2颈椎。下方与口咽相通,在吞咽时,因软腭上提与咽后壁接触,鼻咽与口咽暂时完全隔开。两侧壁有

咽鼓管的开口,称咽鼓管咽口,在下鼻甲水平,其位于距下鼻甲后端约1cm,距咽后壁约1.5cm处。咽鼓管咽口后上方有一隆起,称咽鼓管圆枕,圆枕后上方有一凹陷区,称咽隐窝,是鼻咽癌的好发部位,此咽隐窝近颅底的破裂孔,鼻咽恶性肿瘤常循此途径侵入颅内。咽鼓管周围有丰富的淋巴组织,称咽鼓管扁桃体。

(二) 口咽(oropharynx)

口咽也称中咽(mesopharynx)位于口腔后方,介于软腭水平与会厌上缘平面之间,一般称咽部即指此区。前方经咽峡与口腔相通。所谓咽峡,即指上由腭垂(悬雍垂)和软腭游离缘,下由舌背及两侧腭舌弓和腭咽弓围成的环形狭窄部分。腭舌弓和腭咽弓之间为扁桃体窝,腭扁桃体即位于其中(图19-2)。在每侧腭咽弓的后方有纵行条状淋巴组织,名咽侧索。咽后壁黏膜下有散在的淋巴滤泡。

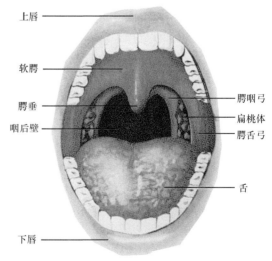

图 19-2 口咽部

口腔顶盖称腭。前2/3为硬腭,由上颌骨腭突和腭骨水平部构成其支架。后1/3为软腭,组成软腭的肌肉有腭帆张肌、腭帆提肌、腭舌肌、腭咽肌、腭垂肌等。口腔下方是舌和口底部。舌由肌肉群组成,舌背表面粗糙,覆盖复层扁平上皮,与舌肌紧密相连。后端有盲孔,为胚胎甲状舌管咽端的遗迹。舌后1/3即

舌根,上面有淋巴组织团块,称舌根扁桃体。舌下面的黏膜结缔组织突出于中央,并向下移行于口底构成舌系带,其两侧有颌下腺开口处。偶见舌系带过短,舌伸展受阻而影响构语。

(三) 喉咽(laryngopharynx)

喉咽也称下咽(hypopaarynx),位于会厌上缘水平与环状软骨下缘平面之间部分。前方通喉前庭,下端在环状软骨下缘平面连接食管,该处有环咽肌环绕。该肌实为咽下缩肌最大部分的横行纤维所形成。在会厌前方,舌会厌外侧襞和舌会厌正中襞之间,左右各有一会厌谷,异物常停留于此处。在两侧杓会厌襞的外下方各有一梨状窝,喉上神经内支经此窝入喉并分布于其黏膜之下。两侧梨状窝之间,环状软骨板之后称环后隙,其下方即为食管入口(图19-3)。

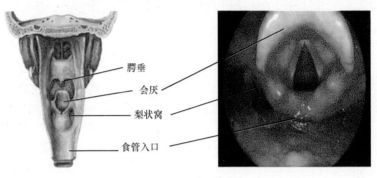

膊垂
会厌
梨状窝
食管入口

图 19-3 喉咽部

二、咽壁的构造

(一) 分层

咽壁从内到外分为4层,即黏膜层、纤维层、肌肉层和外膜层。

1. 黏膜层 鼻咽的黏膜与鼻腔及咽鼓管黏膜相连续,其表层为假复层纤毛柱状上皮,固有层中含混合腺。口咽及喉咽的黏膜上皮为复层扁平上皮,黏膜下层有黏液腺,不断分泌液体,使咽部黏膜得以湿润。上皮层之下尚有大量淋巴组织,聚集参与组成咽淋巴环的内环。

2. 纤维层 位于黏膜层与肌肉层之间,为纤维组织构成,上方附丽于枕骨底部及颞骨岩部,上厚下薄,在咽壁中线之部分特别坚韧,形成咽缝,为咽缩肌的附着处。

3. 肌肉层 按其功能的不同,可分为三组。①咽缩肌组:有咽上缩肌、咽中缩肌和咽下缩肌,此3肌由下而上呈叠瓦状排列。各咽缩肌收缩时,咽腔缩小,将食物压入食管。②提咽肌组:主要为茎突咽肌、腭咽肌等。提咽肌收缩时可使咽喉上举,协助完成吞咽动作。③腭帆肌组:包括腭帆提肌、腭帆张肌、腭咽肌、腭舌肌和腭垂肌等。具有缩小咽峡、关闭鼻咽、暂时分隔鼻咽与口咽的作用。

4. 外膜层 覆盖于咽缩肌之外,上薄下厚,系颊咽筋膜的延续。

(二) 筋膜间隙

充填于颈部各器官之间的结缔组织统称为深筋膜,各层筋膜之间可以形成筋膜间隙。颈部的器官、血管、神经、淋巴结和淋巴管等均受筋膜包裹并沿筋膜间隙走行。由于这些间隙的存在,在吞咽动作及颈部活动时,软组织才能协调一致,获得正常的生理功能。同时,由于筋膜间隙的分隔,在疾病发展一定时期,既可将病变限制于同一间隙之内,但又为病变在同一间隙内的扩散提供了途径。咽部的众多间隙中较重要的有咽后隙及咽旁隙(图19-4)。

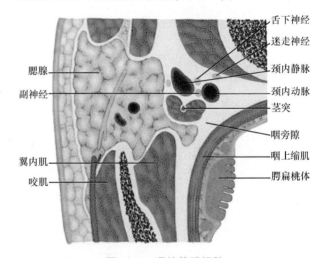

舌下神经
迷走神经
颈内静脉
颈内动脉
茎突
咽旁隙
咽上缩肌
腭扁桃体

腮腺
副神经
翼内肌
咬肌

图 19-4 咽的筋膜间隙

1. 咽后隙 位于椎前筋膜与颊咽筋膜之间,上起颅底,下达第1、2胸椎平面,两侧以薄层筋膜与咽旁隙相隔,中间有咽缝将其分为左右两部分。隙内有疏松的结缔组织和淋巴组织。在新生儿,含有8~10个淋巴结,于3~8岁时逐渐萎缩消失,但也有存留2或3个者。腭扁桃体、口腔、鼻腔后部、鼻咽部、咽鼓管及鼓室等处的淋巴引流于此。因此,这些部位的炎症可引起咽后淋巴结感染化脓,形成脓肿,称咽后脓肿。脓肿多偏于一侧,多见于小儿。

2. **咽旁隙**　位于咽后隙的两侧,左右各一,形如锥体,底向上,尖向下。上界为颅底,下至舌骨大角处,内侧以颊咽筋膜及咽缩肌与扁桃体相隔,外壁为下颌骨升支、翼内肌和腮腺包囊的深面,后壁为椎前筋膜。茎突及其附近肌肉将此隙分为前后两部。前隙较小,内侧与腭扁桃体毗邻,扁桃体炎症可扩散至此间隙;后隙较大,有颈内动脉、颈内静脉、舌咽神经、迷走神经、舌下神经、副神经及交感神经干等穿过,内有颈深淋巴结上群,咽部感染可向此间隙蔓延。

三、咽的淋巴组织

脊椎动物的内环境是通过皮肤和黏膜与外界相互联系的,同皮肤相比黏膜的机械保护功能很差,但长期进化过程中形成的黏膜相关淋巴组织为机体提供了较为完善的保护。咽部黏膜下有丰富的淋巴组织,聚集成团者称为扁桃体,分散者称为淋巴滤泡和淋巴索,这些淋巴组织在咽黏膜下经淋巴管彼此连通呈环状排列,称为咽淋巴环(Waldeyer's ring)。腺样体、腭扁桃体、舌扁桃体、咽鼓管扁桃体、咽侧索及咽后壁淋巴滤泡构成内环。内环淋巴并流向颈部淋巴结,颈部淋巴结又彼此相互交通,形成外环。主要由咽后淋巴结、下颌角淋巴结、颌下淋巴结及颏下淋巴结组成(图19-5)。了解咽淋巴环的联系,对咽部疾病的诊断、治疗和预后具有重要意义。临床上,若咽部的感染或肿瘤不能为内环的淋巴组织所局限,可扩散或转移至相应的外环淋巴结。

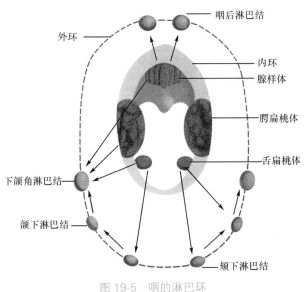

图 19-5　咽的淋巴环

（一）腭扁桃体

腭扁桃体俗称扁桃体(tonsil),位于口咽两侧由腭舌弓和腭咽弓围成的扁桃体窝内,呈卵圆形,系由淋巴组织和上皮紧密结合构成的淋巴上皮器官,左右各一,为咽淋巴组织中体积最大者。6岁以前发育较快,青春期后开始萎缩,老年则仅存少量淋巴组织。

1. **结构**　扁桃体除内侧面外,其余部分均由结缔组织所形成的被膜所包裹,被膜外有少许疏松的结缔组织与其外侧的咽上缩肌相隔,中间为一潜在间隙,称扁桃体周围隙。腭扁桃体大体可分为内侧和外侧两部。腭扁桃体内侧游离面覆盖鳞状上皮的黏膜,黏膜上皮向腭扁桃体实质内陷入,形成6~20个隐窝。隐窝呈分支状盲管,深浅不一,易为细菌、病毒存留繁殖,形成感染病灶。扁桃体隐窝的意义在于极大地增加了扁桃体的表面积,扁桃体隐窝展开后的黏膜面积为咽部黏膜面积的7倍,一方面增加了扁桃体俘获抗原的能力,另一方面也使扁桃体感染的机会大增。腭扁桃体上下均有黏膜皱襞连接,上端称半月襞,连于腭舌弓与腭咽弓相交处,下端称三角襞,由腭舌弓延伸覆盖腭扁桃体前下部。腭扁桃体内主要由淋巴组织构成,内含许多结缔组织网、淋巴滤泡和滤泡间组织。结缔组织来自扁桃体包膜,形成支架,或称小梁。在小梁之间有许多淋巴滤泡,滤泡中有生发中心,细胞多呈丝状分裂,滤泡间组织为发育期不同的淋巴细胞(图19-6)。

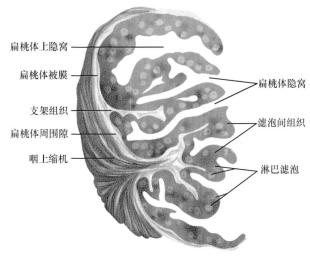

图 19-6　腭扁桃体冠状剖面图

2. **扁桃体的血管和神经**

（1）扁桃体的动脉:有5支,均来自颈外动脉的分支。①腭降动脉,为上颌动脉的分支,分布于腭扁桃体上端及软腭;②腭升动脉,来自面动脉;③面动脉之扁桃体支;④咽升动脉扁桃体支,以上4支均分布于腭扁桃体及腭舌弓、腭咽弓;⑤舌背动脉,来自舌动脉,分布于腭扁桃体下端(图19-7)。

（2）扁桃体的静脉:腭扁桃体包膜外有一静脉丛,将静脉血流入咽静脉及舌静脉,最后汇入颈内静脉。

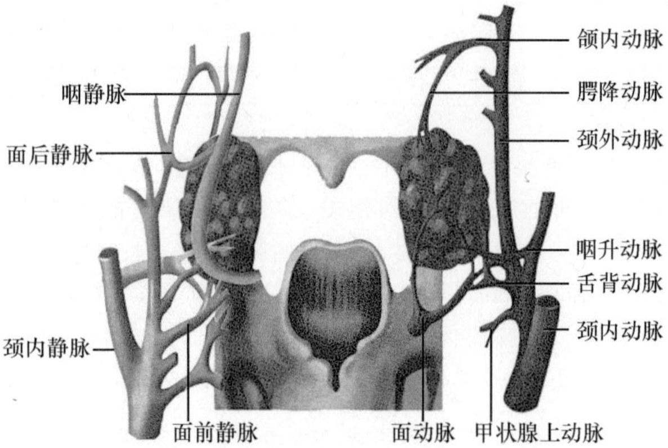

图 19-7　咽及扁桃体的血管分布

（3）扁桃体的神经：由咽丛、三叉神经第 2 支（上颌神经）及舌咽神经的分支分布。

（二）腺样体

腺样体（adenoid）又称咽扁桃体（pharyngeal tonsil），是位于鼻咽顶与后壁交界处的淋巴组织，形如半个剥了皮的橘子，为复层柱状纤毛上皮所覆盖，表面不平，有 5 或 6 条纵行裂沟，易存留细菌。居正中之沟裂最深，此处有时可发现胚胎残余的憩室状凹陷，称咽囊。腺样体出生后即有，6~7 岁时最大，此后逐渐萎缩。由于婴幼儿的鼻咽腔狭窄，过度增生的腺样体有可能大部分或全部堵塞后鼻孔，导致鼻塞，患儿会出现张口呼吸的症状；若压迫咽鼓管咽口，可导致分泌性中耳炎的发生，进而影响听力，需手术切除。咽扁桃体与咽壁间无结缔组织及被膜，故不易彻底手术切除。若将咽壁组织损伤多，产生瘢痕挛缩，引起鼻咽狭窄或闭锁。

（三）咽侧索

咽侧索（lateral pharyngeal bands）是咽部两侧壁的索条状淋巴组织，位于腭咽弓后方，由口咽部向上延至鼻咽部与咽隐窝淋巴组织相连。

（四）舌扁桃体

舌扁桃体（lingual tonsil）位于舌根部黏膜下，呈表面凹凸不平颗粒状，含有丰富的黏液腺，有短而细的隐窝，周围散在淋巴滤泡，形成舌扁桃体。通常儿童时期摘除了腭扁桃体者，成年时舌扁桃体会代偿性增生。

四、咽的血管、神经及淋巴

1. 动脉　来自咽升动脉的咽支、面动脉的腭升动脉和扁桃体动脉、舌动脉的舌背支及腭降动脉，均为颈外动脉的分支。

2. 静脉　经咽静脉丛与翼丛相通，汇入面静脉和颈内静脉。

3. 神经　咽的感觉神经和运动神经来自由舌咽神经、迷走神经咽支及交感神经构成的咽神经丛，鼻咽上部的感觉由来自三叉神经的上颌支所司。

4. 淋巴　咽部淋巴均流入颈深淋巴结。鼻咽部淋巴先汇入咽后淋巴结，尔后汇入颈深淋巴结上群；口咽部淋巴主要汇入下颌淋巴结；喉咽部淋巴管穿过甲状舌骨膜，继而汇入颈内静脉附近的颈深淋巴结中群。

第二节　咽的生理学

咽为吞咽和呼吸的交叉通道，除吞咽、呼吸等复杂动作外，尚有共鸣、防御及调节中耳气压等功能。

1. 吞咽功能　食物进入口腔经牙齿磨切，并由下颌、唇、颊及舌的协调作用，进行咀嚼，然后送向咽部。在进入咽部前，可称为吞咽的自然阶段，此时对不愿意咽下的东西可以吐出。当食物进入咽部，吞咽即为反射活动阶段，表现为软腭上抬，暂时关闭鼻咽；舌根抬高，咽缩肌相继收缩，喉头上提，声门紧闭，食物团块越过会厌，经梨状窝向下移动，进入食管。

2. 呼吸功能　鼻咽、口咽为呼吸通道。咽黏膜内或黏膜下含有丰富的腺体，使吸入的空气经过咽部时继续得到调温、湿润及清洁，但弱于鼻腔的类似作用。

3. 语言形成　咽可以根据发音的需要而改变其形状，产生共鸣，可以增强发声效果，使声音清晰、和谐悦耳并由软腭、口、舌、唇、齿等协同作用，构成各种语音。

4. 防御和保护功能　来自鼻、鼻窦和咽鼓管的分泌物，可经咽的反射作用而吐出，或吞下由胃酸将其中微生物消灭。此外，咽肌的反射活动，对人体具有保护作用。在吞咽或呕吐时，避免食物或呕吐物反流到鼻腔或吸入气管，如果有异物误入咽腔，也可借咽肌收缩而阻止其下行，并引起恶心、呕吐，排出异物。

5. 调节中耳气压功能　咽部不断的吞咽动作，可使咽鼓管咽口经常获得开放机会，使中耳内气压与外界大气压保持平衡，以维持中耳正常的传导功能，这是保持正常听力的重要因素之一。

6. 扁桃体的免疫功能　人类的扁桃体是哺乳动物中最发达的，扁桃体位于呼吸和消化道的门户，在儿童期是个非常活跃的免疫器官。它含有各个发育阶段的淋巴细胞，包括 B 细胞、T 细胞、浆细胞、吞噬细胞，并产生各种免疫球蛋白（IgG、IgA、IgM、IgE）和溶菌酶，所以既具有主要的体液免疫作用，也有一定的细胞免疫作用。腺样体也是个免疫器官，但作用较小。扁桃体在出生时无生发中心，随着年龄增长，特别是到 3~5 岁时，由于接触外界变应原的机会越来越多，扁桃体显著增大，故在儿童早年，扁桃体的肥大应该是正常生理现象,可能是免疫活动的征象。青春期以后,这些活动有减退倾向,扁桃体中淋巴细胞的凋亡数量明显增加,扁桃体组织本身也可以逐渐缩小,免疫功能逐渐减退。

思考题
1. 咽的分部及重要结构。
2. 咽的生理。
3. 扁桃体的动脉血供。

（张　涛）

第二十章 咽的检查

第一节 口咽检查

受检者端坐，放松，自然张口，用压舌板轻压舌前2/3处，观察口咽黏膜有无充血、溃疡或新生物；软腭有无下塌或裂开，运动是否对称；悬雍垂是否过长、分叉；双侧扁桃体、腭咽、舌弓有无充血、水肿及溃疡；扁桃体表面有无瘢痕、隐窝口是否有脓栓或干酪样物；咽后壁有无淋巴滤泡增生、萎缩、肿胀和隆起(图20-1)。

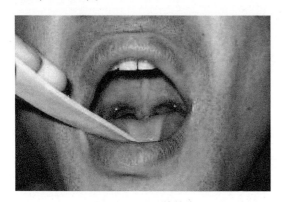

图 20-1 口咽的检查

第二节 鼻咽检查

后鼻镜(posterior rhinoscopy)检查法用于检查鼻咽及后鼻孔。检查时受检者正坐、头略前倾，将鼻咽镜镜面加温，并在自己手背触试不烫方可使用。检查者左手用压舌板压下舌背，同时嘱患者用鼻呼吸，右手持鼻咽镜绕过悬雍垂，放置于软腭后下与咽后壁之间，通过镜面进行检查。注意勿碰及咽后壁及舌根，以免恶心影响检查。检查时需将镜面左右转动和水平移动，以便观察鼻咽全貌。应注意观察软腭背面、鼻中隔后缘、后鼻孔、各鼻道及鼻甲后部、鼻咽顶壁、咽鼓管咽口、咽鼓管隆突及咽隐窝。特别注意鼻咽黏膜有无充血、粗糙、出血、溃疡、新生物及两侧鼻咽腔是否对称，以便早期发现病变。对咽部过于敏感、检查不能合作者，可用1%丁卡因行表面麻醉后再检查。对鼻咽部暴露困难者，可用软腭拉钩、细导尿管或塑料管将软腭拉起检查(图20-2)。

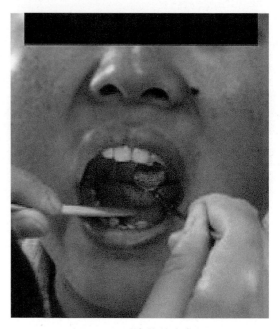

图 20-2 后鼻镜检查鼻咽

第三节 喉咽检查

间接喉镜检查(indirect laryngoscopy)是最常用而简便的喉及喉咽部检查法。患者端坐，头微后仰，张口、伸舌，检查者用消毒纱布包住患者舌前端，用拇指与中指将舌轻轻固定于门齿外，食指抵于上列牙齿，此时不可过度用力牵拉以免损伤舌底。右手持经加温后的间接喉镜沿患者舌背进入，镜面与舌背平行，但不与舌背接触，当镜背抵达悬雍垂时，转镜面成45°，轻轻以镜背向后上推压悬雍垂根部，首先看到的是舌根、舌扁桃体、会厌谷、喉咽后壁、喉咽侧壁、会厌舌面游离缘，前后轻微移动镜面即可见杓状软骨及两侧梨状窝等处。然后嘱患者发较长"依"声，使会厌上举，此时可看到会厌喉面、杓会厌襞、杓间区、室带及声带与其闭合情况。正常情况下，发"依"声时，声带内收向中线靠拢，深吸气时，声带分别向两侧外展，此时可通过声门窥见声门下区或部分气管环。应注意此镜面之影像为倒像，与喉部真实解剖位置前后颠倒，但左右侧不变。检查时应注意有无充血、肿胀、增生、溃疡，两侧是否对称，有无声带运动障碍；喉室及声门下区有无肿物,梨状窝有无唾液潴留,杓间区有无溃疡或肉芽等。在正常情况下,喉及喉咽左右两侧对称,梨状窝无积液,黏膜呈淡红色,声带呈白色条状。间接喉镜检查有时可因舌背高拱、咽反射过于敏感、会厌不能上举等原因,不能暴露喉腔,可对患者加强解释和训练,使能较好配合,或于咽部喷少量1%丁卡因表面麻醉后,让受检者自己拉舌,检查者左手持喉镜,右手持会厌拉钩或弯喉滴管、弯卷棉子等物将会厌拉起,暴露喉腔检查(图20-3)。

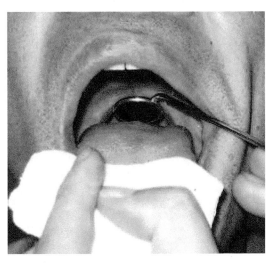

图20-3 间接喉镜检查法

第四节 咽部影像学检查

咽部分为鼻咽、口咽和喉咽部,是呼吸和消化的共同通道。颈侧位和颅底位X线照片可显示含气咽腔及咽壁情况,咽部X线检查主要用于诊断咽部脓肿和肿瘤,但软组织分辨率差,其诊断价值受到影响;而CT和MRI可进一步观察肿瘤向黏膜下和咽旁间隙的侵犯,提供肿瘤诊断分期的依据。

(王雪峰 严小玲)

第二十一章 咽的症状学

咽部疾病的症状,主要由咽部疾病所引起,也可由咽部邻近器官或组织病变所致或为全身疾病的局部表现。咽部疾病的主要症状有咽痛、咽感觉异常、吞咽困难、声音异常及胃酸反流等。

第一节 咽 痛

咽痛(pharyngalgia)为咽部常见的症状,多因局部感染或为全身疾病在咽部的表现。咽是极为敏感的器官,其感觉神经纤维来自舌咽神经、三叉神经、副神经及迷走神经。其中,鼻咽部和口咽部的痛觉,系由舌咽神经咽支、三叉神经上颌支及蝶腭神经的分支、副神经和颈交感神经节的分支等所组成的咽丛支配的。喉咽部的痛觉由迷走神经的分支喉上神经所支配。口腔的痛觉主要由三叉神经分支所支配。食管的感觉由迷走神经和交感神经支配。

1. **可引起咽痛的咽部疾病** 急性咽炎、急性扁桃体炎、扁桃体周围脓肿、咽后脓肿、咽旁脓肿等急性炎症;咽白喉、樊尚咽峡炎、咽真菌病、咽结核等特异性炎症;猩红热、麻疹、水痘等急性传染病;咽肿瘤、外伤、热灼伤或化学腐蚀伤、咽异物、咽或声门上部肿瘤等。

2. **引起咽痛的咽邻近及全身疾病** 智齿冠周炎、口底蜂窝织炎、翼下颌间隙感染等口腔疾病;鼻部疾病,其疼痛不严重,常因鼻炎、鼻窦炎所致的鼻阻塞,使患者张口呼吸或鼻分泌物后流刺激咽部,常致咽部干痛;喉结核、喉癌、急性会厌炎或会厌脓肿等喉部疾病;颈动脉鞘炎、颈部纤维组织炎、颈淋巴结炎、颈椎病等颈部疾病;食管异物,外伤性食管炎、食管化学腐蚀伤等食管疾病;急性白血病、粒性白细胞缺乏症等血液疾病;麻疹、猩红热、水痘、流行性脑膜炎、伤寒等急性传染病;舌咽神经痛、茎突综合征等。

第二节 吞咽困难

吞咽困难(dysphagia)是指正常吞咽功能发生障碍,其程度视病变的性质和轻重而不同,轻者仅感吞咽不畅,重者可滴水难进,口涎外流。短期的或轻度的吞咽困难,对身体无明显影响,而长期严重的吞咽困难,将使患者营养不良而极度消瘦、疲乏无力等。

吞咽困难的原因有以下几类。

1. **功能障碍性** 因喉咽部疼痛不敢吞咽而引起,吞咽困难与疼痛程度呈正相关,咽痛愈烈,吞咽困难愈严重,如扁桃体周围脓肿、咽后脓肿、口底蜂窝织炎、急性会厌炎等。

2. **梗阻性** 咽部或食管狭窄、肿瘤、异物等妨碍食物下行而导致的吞咽困难。中年以上患者发生吞咽困难,并逐渐加重,应先考虑食管癌;儿童突然发生吞咽困难,应考虑食管异物;其他如食管瘢痕狭窄、纵隔肿瘤压迫致食管狭窄、食管异物、环后癌等均可引起吞咽困难。

3. **麻痹性** 由中枢性病变或周围性神经病变引起的咽肌麻痹或咽部和软腭感觉丧失或吞咽神经、肌肉失调等引起的吞咽困难,如假性球麻痹、锥体外系损害、脊髓空洞症、多发性肌炎、颅底肿瘤等。

4. **其他** 如癔症,无器质性病发现;因情绪激动而诱发吞咽困难,并反复发作,应考虑贲门失弛缓症。

第三节 咽异常感觉

患者咽部有如异物、烧灼、干燥、瘙痒、紧缩、闭塞、憋胀、压迫等异常感觉,称咽异物感(paraesthesia pharyngis),中医称为梅核气。患者常用力"吭""咯"或频频做吞咽动作以减缓不适感。多在吞咽动作时明显,尤其在空咽唾液时有明显的异物感,吞咽食物时反而不明显。

1. **咽部及其周围组织的器质性病变** 慢性咽炎、咽部角化症、扁桃体炎、悬雍垂过长、肿瘤、慢性化脓性鼻窦炎、血管神经性喉水肿、咽食管憩室、反流性咽喉炎、反流性食管炎、慢性肝胆病、甲状腺功能亢进或减退、消化不良、烟酒过度、更年期综合征等,均可引起咽异常感。

2. **功能性因素** 属于神经官能症的一种表现,可持续或间歇存在,多与精神因素有关。

第四节 饮食反流

饮食反流(regurgitation of food)是一种饮食不能顺利通过咽部到食管而反流到口腔、鼻咽和鼻腔,是吞咽困难的一种表现或伴随症状。常见于软腭瘫痪、腭裂、重症肌无力及咽后壁脓肿、肿瘤等。

第五节 声音异常

咽腔是发声的共鸣腔,腭与舌是协助发声的重要器官,当咽部结构与功能异常时,所发出的声音或是含糊不清(语言清晰度差),或是音质和特色与原来不同

（音色改变），表现为口齿不清和音色改变，称为声音异常（heterophonia）。唇、齿、舌、腭有病变或缺陷时，使某些语音发音困难或不能，导致口齿不清。软腭运动失调也会引起口齿不清，如软腭瘫痪、腭裂、咽部手术术后导致软腭过短等患者，发音时不能闭合鼻咽，出现开放性鼻音；当腺样体肥大、后鼻孔息肉、鼻咽部肿瘤等阻塞共鸣腔时，出现闭塞性鼻音。咽部共鸣腔内有较大隆起病变时，如脓肿、肿瘤、舌根部异位甲状腺等，发音缺乏共鸣，说话时如口内含物，吐字不清。

第六节 打 鼾

打鼾（snoring）是指睡眠时咽部软腭下缘、悬雍垂、舌根等组织随呼吸气流急速颤动而产生的节律性异常响亮的呼吸声，即称鼾声。打鼾与肥胖、饮酒、上呼吸道阻塞有关，严重者可发展为睡眠呼吸暂停低通气综合征。按病因分类：中枢性病变，如脑软化症、延髓灰质炎等；阻塞性病变，如腺样体肥大、鼻息肉、舌体肥大、小颌畸形等。两者兼有的为混合性。

（王雪峰 严小玲）

第二十二章 咽部的外伤及先天性疾病

第一节 咽外伤、咽异物

【病因】 咽部的外伤一般情况下包括两大类：一是咽部的烧灼伤，另外最常见的就是咽部异物。前者多由于热灼伤，包括火焰、热蒸汽、热饮食等，以及化学灼伤，包括强酸、强碱等化学物质等。咽部异物的种类甚多，有矿物、化学物品、动物、植物等，常见发生的原因有下列情况：①饮食不慎，仓促进食，牙齿不全，将肉骨、鱼刺、果核等咽下；②儿童玩耍嬉闹，将硬币、别针、小钉、小玩具、笔帽等放入口内，不慎咽下；③昏迷患者，睡眠或酒醉时发生误咽，将口含物或义齿咽下；④患者企图自杀，有意将较大尖锐的异物咽下，如小水果刀、小剪刀、钥匙等。异物可停留于咽部成为咽异物，如咽下进入食管，可造成食管异物。

鼻咽部异物，常发生在呕吐、呛咳时误将呕吐物、药片等挤入鼻咽部，或鼻咽部手术填塞物遗留，或是在取喉咽及食管异物时口内脱落，进入鼻咽部。口咽及喉咽部异物，多是经口进入的细长尖锐异物，常刺入扁桃体、咽侧壁、舌根或会厌谷等处；较大的异物咽下常在梨状窝存留；偶见尖锐异物刺透黏膜进入黏膜下层，埋于咽部黏膜下，成为"埋藏性异物"，常引起继发感染，甚至形成脓肿（图 22-1）。

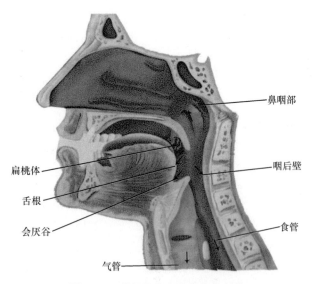

图 22-1　咽部异物容易停落的部位

【临床表现】 不同情况导致的咽部烧灼伤的临床表现主要包括：口腔、咽喉疼痛，吞咽痛；流涎、咳嗽、发音障碍、喘鸣；呼吸困难：伤后 1h 出现者占

50%、2~4h 者占 11%、最迟为伤后 7h。一般伤后 4~10h 呼吸困难最为严重，少数伤后 20~24h 才达到高峰。呼吸困难好转时间一般为伤后 11~16h。另外很可能出现全身倦怠，精神不振，体温升高，中毒症状。

咽部异物最常见的症状是有咽部异物感，吞咽困难，局部疼痛，多呈刺痛，部位比较固定而持续，吞咽时或推动喉部时症状加重。鼻咽部异物常见有鼻阻塞症状，异物存留过久常有腥臭味。若咽部黏膜下有"埋藏性异物"，可有急性炎症症状，如"埋藏性异物"属金属异物（如不锈钢针、屑），亦可长期埋藏而无任何症状。

【诊断】 咽部外伤的诊断主要根据病史，一般情况下成人患者就诊时都会主诉明确的病史。经细心的口咽视诊或做间接喉镜、鼻咽镜检查，一般都较容易确诊，而儿童患者则需要更加仔细地向发病时在场的监护人了解病情，如果儿童有流涎或不愿意进食的情况则咽部有异物的可能性很大。咽部烧灼伤需要进一步了解病因、创伤范围和深度。

咽部异物如经一般检查未能发现异物，而异物属不透 X 线的异物时，可采用 X 线拍片，CT 扫描检查确诊定位，并进行纤维鼻咽喉镜检查。

【治疗】 咽部烧灼伤的一般处理包括：抗生素冰块含化，4% 硼酸水含漱，黏膜破溃局部应用碘甘油治疗，3~4h 内可应用中和剂，碱类应用食醋、橘汁、牛奶等，酸类应用氢氧化铝、牛奶、肥皂水。当灼伤出现Ⅲ度及以上呼吸困难应随时气管切开。

口咽部的异物，大部分可在压舌板显露下用镊子或异物钳取出；部位较深，如位于舌根、会厌谷、梨状窝、咽侧壁等处的异物，可用 1% 丁卡因液黏膜表面麻醉后，在间接喉镜下用异物钳取出或使用纤维鼻咽喉镜取出异物。鼻咽部的异物，经检查确诊定位后，做好充分麻醉，牵开软腭，可在间接鼻咽镜下，用后鼻孔弯钳取出，或用纤维鼻咽喉镜取出。穿入咽壁黏膜下层的"埋藏性异物"，因日久并发咽后或咽旁脓肿者，需经口或颈侧切开排脓，将异物取出。

第二节 咽部先天性疾病

一、先天性鼻咽部狭窄及闭锁

一般认为是颊咽膜的未完全破裂而造成先天性鼻咽部狭窄，若颊咽膜未破裂则造成先天性鼻咽部闭锁,通常和后鼻孔闭锁同时存在。

【临床表现】 表现为新生儿鼻塞、呼吸困难、发绀及哺乳时加重等鼻腔完全堵塞的症状,检查咽部可见软腭后缘与咽后壁之间有一层薄膜相连,表面光滑,触之软。

【诊断】 以棉花毛放鼻孔前无气流吹动。用血管收缩剂收敛鼻腔黏膜后,用细导尿管或细探子自鼻腔插入咽部受阻。鼻腔碘油造影或鼻内镜检查可确定狭窄及闭锁的位置。

【治疗措施】 在新生儿出现呼吸困难后即应考虑此病,因新生儿经口呼吸能力有限,故口腔置入扩张器首先建立可靠的经口通气道。对于先天性后鼻孔闭锁只有择期手术治疗。对薄膜性闭锁可用金属扩张子自鼻腔插入,穿通闭锁膜,扩大孔洞,留置扩张器3~6个月。还可用等离子低温消融、激光手术等方法切开闭锁膜。

二、舌甲状腺

在甲状腺发生过程中,如因甲状腺原基位置异常、甲状舌管下降过程发生障碍、甲状舌管内残留的甲状腺原基异常发育、甲状腺侧叶延迟下降不与腺中央部结合,则将发生异位甲状腺。异位甲状腺可发生于鼻咽部、食管内、舌根部、舌内、舌下、喉前、食管上段、喉咽或口咽后壁之后,或在第一气管环与环状软骨一段的喉气管内,而以位于舌盲孔处的舌甲状腺较为多见。

异位甲状腺可分为副甲状腺和迷走甲状腺两类。前者为额外腺体,在正常位置上另有甲状腺组织;后者为全部甲状腺发生异位,在颈前正常位置上不另有甲状腺组织存在。如施行手术将迷走甲状腺全部切除,则将招致甲状腺功能不全,发生黏液水肿,甚至有因此引起死亡的病例报告,不可不慎。舌甲状腺有可能为副甲状腺,也可能为迷走甲状腺,本病可见各种年龄,以女性成人较多。

【症状】 早期常无症状,或仅有咽异物感及刺激性咳嗽,如出现下述症状,则常是在月经期、妊娠或分娩期,因肿块迅速肿大而症状加重。

1. 咽下困难 初起表现为吞咽不畅,随肿块长大而逐渐出现咽下困难。

2. 发声障碍 语言含混不清或呈鼻音。

3. 呼吸困难 视患者年龄及肿块大小而定。新生儿有因此病发生窒息者。

4. 咽痛出血 由于局部刺激可能出现肿块的感染和出血。

【检查及诊断】

(1) 典型者肿块位于舌盲孔与会厌之间的舌根中线上,与会厌无粘连,基底甚广,半圆形隆起,也可呈结节状,表面为正常黏膜所覆盖,色红,血管分布多

寡不等,质实而有弹性,但无波动或压痛,压之也不变色。与舌组织界限分明,易辨认。穿刺时可有血液抽出,并易引起感染,活检也易引起感染及出血,故一般不做,如欲确诊非做活检不可者,可切开包膜取组织以供检查,以便缝合止血。一般依靠典型的临床症状及检查所见,已可做出诊断。

(2) 基础代谢率变化不显著。

(3) 核医学显像(SPECT/CT)对鉴别头颈部有功能的异位甲状腺具有很高的价值,兼可测定在颈部正常位置上有无甲状腺存在。缺点在于无法发现无功能或功能较低的甲状腺组织,需要结合其他方法明确诊断,包括甲状腺彩超、MR、CT等。如无此类设备,可通过颈部切口,或通过气管切开的切口,来确定颈部有无甲状腺存在。

诊断中应和舌根血管瘤(色紫,可压缩,压之变色由红变白)、舌根囊肿(有波动感,可抽出液体)、纤维瘤(质坚实)、混合瘤、脂肪瘤、腺瘤及梅毒瘤相鉴别。

【治疗】

(1) 肿块甚小而未引起明显症状者可无须治疗。

(2) 非手术疗法:适应于迷走甲状腺或患者情况不宜手术者。放射性同位素碘[131]治疗,鱼肝油酸钠瘤内注射,肿瘤电凝固术,均可取得一定效果。基础代谢率较低者,可服碘剂及甲状腺浸膏,基础代谢率正常或较高者,可仅予以碘剂。

(3) 手术疗法:术前须注意以下各项:①通过放射性同位素碘[131]测定或手术探查,证实颈前确有正常甲状腺存在者,方可施行舌甲状腺全切除术,否则只能作部分切除术以解决阻塞问题,或将部分切下的甲状腺移植于附近组织内。②测定基础代谢率,以便术前术后进行适当治疗。③有时甲状旁腺也附着于舌甲状腺上,如一并切除,将发生甲状旁腺切除后的手足抽搐,事前须有所准备。④舌甲状腺如有癌变时,即使颈前没有正常甲状腺存在,也应施行手术全部切除。一般癌变机会很少,无须进行预防性舌甲状腺切除。

手术途径,目前多数学者采取经口腔途径、舌骨上咽正中切开术或咽侧切开术以切除舌甲状腺。经口腔途径者损伤较小。麻醉方法多采用全身麻醉。有明显呼吸困难,或肿瘤甚大,施行全麻有困难者,须先行气管切开术,再由气管套管给予麻醉。术前须妥善填塞下咽部,以防血液流入下呼吸道。现将经口腔途径舌甲状腺切除术简介如下:以粗丝线在舌的两侧贯通缝合一针,线头牵出口外,助手持以固定,使舌根充分暴露。如拟作囊内切除或部分切除术,则在舌甲状腺根部折返1cm,做一1~2cm的纵行切口,切开黏膜,分离舌内肌肉以暴露舌甲状腺包膜。再沿包膜稍加钝性分离,然后切开包膜,以锐匙将甲状腺组织自包膜内加以部分或全部刮除。此时出血较剧,可用肾上腺素棉片压迫止血。此法优点在于不致损伤可能

附着于舌甲状腺包膜外的甲状旁腺,术后无发生手足抽搐之虑。如拟连同包膜一并切除时,则在舌甲状腺两侧边缘的舌根黏膜上做弧形切口,从此处用钝性分离法,沿包膜周围将舌甲状腺及其包膜与舌根肌肉分离,将其完整切除。术后妥善止血,以可吸收线缝合肌层,使不留死腔,黏膜切口可以丝线或可吸收线缝合。如肿瘤较大,手术损伤较重,估计术后有发生喉水肿的可能,可施行预防性气管切开术。

三、先天性舌根囊肿

【概述】 先天性舌根囊肿,是一少见病。囊肿位于舌盲孔处,为甲状舌管上端发育异常(囊肿样变)所致。

【临床表现】 如发生于成人,症状如舌甲状腺。新生儿则可发生哺乳困难,吸气性喘鸣,间歇性呼吸困难,有发绀,甚至窒息。病儿发声不畅,似有物梗于咽部,但置之俯卧,上述症状可稍缓解。

【诊断】 主要根据病史和相关检查。检查时,可见舌根正中线上有一半圆形半透明隆起,质软而有波动,穿刺抽吸可得确诊。囊肿位于舌根深部、表面隆起不显著者,会厌可被推压,封闭喉的入口,严重的引起呼吸困难。

【治疗措施】 一般口咽检查不易发现囊肿,在成人,囊肿小且无症状者可暂不处理。囊肿大而包膜厚者,可行手术加以切除,或将囊肿包膜的游离面切除后,以化学药物或电灼法,烧灼基底部上皮;对新生儿呼吸困难严重者,可先行穿刺或切开法排出囊液,然后将包膜的顶部,切除椭圆形一块。必要时行气管切开术。

(张 涛)

第二十三章 咽 炎

第一节 急性咽炎

案例 23-1

患者,男,59 岁。因"左侧咽痛 3 天"入院。3 天前受凉后出现咽痛,未予特殊诊治。3 天来咽痛持续加重,伴颈部活动受限,发热,遂收入院。查体:T38.5℃,咽急性充血,双侧扁桃体I度大,未见明显脓点。左侧咽侧壁及双侧咽后壁轻度膨隆。颈部肌肉稍僵硬,有较弥漫压痛,以左侧颌下最为明显,无明显波动感。血常规检查:白细胞总数 18.5×10⁹/L。颈部 CT 扫描示:双侧咽旁间隙、咽后间隙弥漫性肿胀、广泛积气,上纵隔有积气。加强抗感染治疗,继续行胸部 CT 扫描,见左侧胸腔积液。转入胸外科,行胸膜腔穿刺、冲洗,继续全身抗感染治疗,1 个月后症状消失,复查 CT 基本正常,予以出院。

问题:

1. 患者初发病是什么? 后来累及了哪些部位? 完整诊断是什么?

2. 诊治急性咽炎时应注意哪些问题?

急性咽炎(acute pharyngitis)是咽部黏膜、黏膜下组织及淋巴组织的急性炎症。炎症可以波及整个咽部,也可限于鼻咽、口咽、喉咽的一部分,可原发于咽部,亦可继发于急性鼻炎、急性扁桃体炎之后,秋冬春三季较多见。

【病因】

1. 病毒感染 是主要原因。以柯萨奇病毒、腺病毒、副流感病毒引起者多见,鼻病毒及流感病毒次之,病毒多通过飞沫和亲密接触而传染。

2. 细菌感染 以链球菌和葡萄球菌为主,其中以 A 组乙型链球菌引起者症状较重,占 20%～30%,这是目前认为最重要的感染菌株,若细菌或毒素进入血液,有发生远处器官化脓性病变的可能,称急性脓毒性咽炎,近年来也有淋球菌感染者。

3. 物理化学因素 如高温、粉尘、烟雾、烟酒、刺激性气体等。

4. 某些急性传染病的前驱症状 幼儿急性传染病的早期常有急性咽炎的症状,如麻疹、猩红热、流感等。

常见诱因为全身抵抗力下降,如疲劳、体质虚弱、受凉、素日有全身慢性疾病,或有鼻和咽部慢性炎性疾病者。

【病理】 咽部黏膜下血管及黏液腺周围有中性粒细胞及淋巴细胞浸润,黏膜充血、肿胀、血管扩张、有浆液渗出,咽部淋巴滤泡肿大,如病情进一步发展,淋巴滤泡可化脓,颈部淋巴结常肿大。

【临床表现】 起病较急,可继发于急性鼻炎之后。初起时咽部干燥、灼热,继之出现咽痛,空咽比进食时咽痛更为明显,疼痛可放射至两侧耳部及颈部,重者有时头部转动也感困难。全身症状一般较轻,但因年龄、免疫力及病毒、细菌毒力不同而程度不一,可有发热、头痛、食欲不振和四肢酸痛等。如为脓毒性咽炎,局部及全身症状较重。如无并发症,病程一般在 1 周左右。

【检查】 病毒感染者,咽部黏膜呈弥漫性充血、色鲜红,腭弓、腭垂水肿,咽后壁淋巴滤泡和咽侧索红肿,软腭及扁桃体亦充血(图 23-1)。感染重者,炎症向下蔓延可累及会厌,发生水肿。细菌感染者,咽后壁淋巴滤泡红肿,中央可见黄白色点状渗出物。颌下淋巴结肿大伴有压痛。

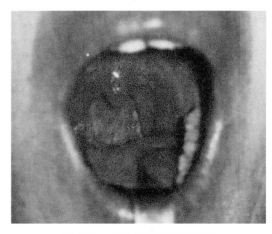

图 23-1 急性咽炎的咽部表现

化验检查,细菌感染者,白细胞总数可增高,并有中性粒细胞增高;病毒感染者,白细胞总数可正常,但淋巴细胞分类多增高。

【诊断】 根据发病急、咽部疼痛、咽部黏膜弥漫性充血、色鲜红,即可考虑诊断。在儿童应注意是否为急性传染病,如麻疹、猩红热、流感和百日咳等的前驱症状或伴发症状,并应与疱疹性咽炎鉴别。此外,如在口腔、咽部、扁桃体出现溃烂坏死,应行血液学及全身检查,以排除血液病及全身疾病。

【并发症】 并发症较多,由直接蔓延或经淋巴和血循环感染。经咽部直接蔓延到附近组织致中耳炎、鼻-鼻窦炎、会厌炎、喉炎、咽部间隙感染、气管支气管炎及肺炎。若致病菌及毒素侵入血循环,则可引起急性肾炎、风湿热、败血症等全身并发症。

【治疗】

1. 一般治疗 应隔离患者、注意休息、多饮水、进清淡流质饮食、通便、对症治疗。

2. 全身症状轻或无全身症状者 可选择局部治疗,如复方硼砂溶液含漱,含服度米芬喉片、溶菌酶含片、华素片及银黄含片等,每日4~6片;或用抗病毒、抗菌作用的药物局部喷涂,可用2%碘甘油涂抹咽后壁,有助炎症消退,或局部激素雾化吸入。

3. 感染较重全身症状较明显者 考虑病毒感染时,可加用抗病毒药物。考虑为细菌感染者,可应用抗生素,多首选青霉素及头孢类。对于脓毒性咽炎,要给予足量、敏感的抗生素,治疗要彻底。

4. 中医中药 畏寒重、发热轻、无汗、可用麻黄汤内服。发热重、畏寒轻、多为外感风热,宜疏风解表、清热解毒、用银翘散加减,亦可用六神丸内服。

5. 单剂量地塞米松辅助治疗 在没有激素应用禁忌证的情况下,患者症状较明显者,在应用抗生素的同时,可用地塞米松10mg治疗。对于急性咽炎患者减轻疼痛、改善症状非常明显,对细菌感染引起的急性咽炎更为有效。

> **案例23-1 分析讨论**
> 　　患者因"咽痛3天"来诊。查体见咽急性充血,符合急性咽炎的表现。但仔细检查发现咽侧壁及后壁膨隆,颈部活动受限,颌下肿胀压痛,均不符合急性咽炎典型表现,CT检查提示咽旁及咽后间隙受累,并继发纵隔及胸腔感染。经相应积极治疗后治愈。

> **要点提示**
> 　　1. 急性咽炎以病毒感染为主,A组乙型链球菌是最重要的感染菌株,症状较重。
> 　　2. 细菌性可继发临近组织器官感染或自身免疫性损害。

> **思考题**
> 　　1. 急性咽炎与之引起的远隔器官疾病的关系是什么?
> 　　2. 如何诊断和预防并发症?

（吴海莺　曹守明）

第二节　慢性咽炎

> **案例23-2**
> 　　患者,女,52岁。因"咽部不适3年余"来诊。患者3年余前开始逐渐出现咽部干燥、异物感,无明显咽痛、咳嗽、咳痰、呼吸及吞咽困难。曾服用中成药,有一定疗效。沟通中发现患者有明显焦虑、恐癌心理。绝经4年。咽部及喉镜检查见咽喉部慢性充血,黏膜稍薄,未见新生物及异常分泌物。诊断为"慢性咽炎"。予以心理疏导、盐水含漱咽部、补充维生素等治疗,随访症状有好转。
> **问题：**
> 　　1. 患者咽部不适与绝经有关系吗?
> 　　2. 应排除哪些相关疾病?

慢性咽炎(chronic pharyngitis)是咽部黏膜、黏膜下组织、淋巴组织及黏液腺的慢性炎症,常为上呼吸道慢性炎症及变应性疾病的一部分。本病多见于成年人,病程长,症状易反复发作,不易治愈。

【病因】

1. 局部因素

（1）急性咽炎反复发作转为慢性。

（2）咽部长期受邻近器官炎性分泌物的刺激,如慢性鼻炎、鼻-鼻窦炎、变应性鼻炎、鼻咽炎、慢性扁桃体炎等。

（3）各种鼻病长期张口呼吸,引起黏膜过度干燥而导致慢性咽炎。

（4）长期烟酒嗜好、嗜食辛辣食物或受粉尘、有害气体的刺激,均可引起本病。

（5）职业用声者,如教师、歌唱演员、服务员及其他职业讲话多者。

（6）病原微生物感染,在部分慢性咽炎患者咽分泌物中出现细菌学异常或病原体感染,提示病原微生物感染在慢性咽炎的发病中仍起着不容忽视的作用。少数慢性咽炎因淋球菌感染引起。

2. 全身因素 多种慢性病,如呼吸道变应性疾病、慢性支气管炎、支气管哮喘、肝肾疾病、心血管疾病、贫血、消化不良、便秘等都可引发本病。另外,内分泌紊乱、自主神经功能失调、维生素缺乏及免疫功能紊乱、反流因素等均与本病有关。

【病理】可分以下四类。

1. 慢性单纯性咽炎(chronic simple pharyngitis)较多见,病变主要在黏膜层,表现为咽黏膜慢性充血,其血管周围有较多的淋巴细胞浸润,黏膜及黏膜下结缔组织及淋巴组织增生,黏液腺肥大,分泌亢进,黏液分泌增多。

2. 慢性肥厚性咽炎（chronic hypertrophic pharyngitis）　又称慢性颗粒性咽炎及咽侧索炎，较多见，咽黏膜慢性充血增厚，黏膜及黏膜下有广泛的结缔组织及淋巴组织增生，形成咽后壁颗粒状的隆起，咽侧索淋巴组织增生，呈条索状改变明显，黏液并发腺管可有感染。

3. 萎缩性咽炎与干燥性咽炎（atrophic pharyngitis and pharyngitis sicca）　临床相对少一些，常由萎缩性鼻炎蔓延而来，也可以是慢性咽炎的晚期表现，主要病理变化为黏膜萎缩、变薄、腺体分泌减少。

4. 慢性变应性咽炎　是以 T 淋巴细胞、嗜酸性粒细胞浸润为主要特征的变态反应性炎症，咽黏膜水肿，血管扩张，腺细胞增生，肥大细胞在黏膜表层乃至上皮细胞间增生。

【临床表现】　一般无明显的全身症状，主要是咽部有各种不适感，如异物感、发胀、干燥感、痒感、堵塞感和轻微的疼痛及刺激性咳嗽等。咽侧索红肿的患者咽痛比较明显。由于咽后壁常有较黏稠的分泌物刺激，常在晨起时出现较频繁的刺激性咳嗽，严重时可引起作呕，咳嗽时可有少量藕粉样分泌物咳出。萎缩性咽炎患者自觉咽干明显，有时可咳出带臭味的干性痰块，上述症状因人而异，轻重不一，易反复发作。有变应性因素者咽部除有异物感外，而紧缩感、肿胀感、痒、干咳症状较明显。往往伴鼻和喉变态反应性症状。

【检查】　慢性单纯性和肥厚性咽炎患者咽反射均较敏感，张口压舌检查时易作呕。

1. 慢性单纯性咽炎　黏膜弥漫性充血，血管扩张，呈暗红色，咽后壁可见散在的淋巴滤泡，常有少许黏稠分泌物附着，部分患者腭垂增粗、水肿下垂，有时与舌根接触。

2. 慢性肥厚性咽炎　黏膜充血肥厚，血管扩张成网状，腭弓及软腭边缘呈肥厚现象，咽腔似较狭小。咽后壁有较多颗粒状隆起的淋巴滤泡，可散在分布或融合成片，咽侧索亦充血肥厚。

3. 萎缩性咽炎与干燥性咽炎　患者咽腔扩大，黏膜干燥，萎缩变薄，色发白、发亮。严重者，咽部运动时黏膜出现皱纹，咽后壁隐约可见颈椎椎体轮廓，黏膜表面常附有片状深灰色或棕褐色干痂。鼻腔、喉部亦常有类似病变。

4. 慢性变应性咽炎　咽部黏膜广泛性水肿，水样分泌物增多，黏膜颜色偏淡，咽后壁淋巴滤泡增生，可有舌体肥大，腭垂水肿。皮肤过敏原试验、总 IgE 和血清特异性 IgE 检测、食物过敏原试验等可出现阳性反应。

【诊断】　本病要详细询问病史及治疗情况，应排除鼻、咽、喉、食管、胃和颈部的隐匿性病变，注意舌扁桃体是否增生肿大。根据情况排除茎突综合征、翼钩综合征、药物的不良反应、结缔组织疾病，这些病变有与慢性咽炎相似的症状，因此，应做全面仔细的检查，以免误诊，经过比较详细的检查后，最后确定慢性咽炎的诊断。

【治疗】

1. 一般治疗　要戒除烟酒、避免刺激性食物和接触粉尘及有害气体、纠正便秘和消化不良，治疗全身慢性疾病以增强机体抵抗力，对本病的防治甚为重要。

2. 病因治疗　积极治疗各种可能相关的疾病，如牙齿、鼻咽部、扁桃体的慢性炎症，根据部分慢性咽炎患者咽分泌物中出现细菌学异常或病原体感染的情况采用针对性的抗生素配合治疗，可以观察效果。考虑为变应性咽炎者，要尽量避免接触过敏原，全身应用抗组胺药，效果较明显。

3. 中医中药　中医认为慢性咽炎系阴虚火旺，虚火上扰，以致咽喉失养。治宜滋阴生津，清热润肺；如玄参、麦冬、生地黄、金银花、射干、甘草煎服。亦可用双花、麦冬、胖大海，开水冲泡代茶饮。

4. 局部治疗

（1）慢性单纯性咽炎：常用复方硼砂溶液、呋喃西林液、2% 硼酸液、3% 盐水含漱，或含化复方草珊瑚含片、银黄含片、碘喉片及六神丸等。

（2）慢性肥厚性咽炎：除用上述方法治疗外，要把咽后壁淋巴滤泡分次用化学药物（如 10%～20% 硝酸银溶液），或等离子、冷冻、激光等方法去掉。如伴有舌根淋巴滤泡增生，可同时处理。咽异物感症状部分患者消失。处理范围不宜过大过深，以防形成瘢痕日后咽部干燥，咽黏膜萎缩，会加重异物感。

（3）萎缩性咽炎与干燥性咽炎：治疗可用小剂量碘剂（2% 碘甘油）或链霉素甘油涂布于咽后壁黏膜上，可促进腺体分泌，雾化治疗亦能减轻干燥症状。胎盘组织液咽后壁分点注射有一定疗效，每 2～3 天注射 1 次，每次 2ml，分 3～4 点注射，可连续注射 10 次。

（4）慢性变应性咽炎：局部应用糖皮质激素，用布地奈德（雷诺考特）或丙酸氟替卡松（辅舒良）；2 次/日，直接喷入咽部，持续 1 个月，症状控制后改为 1 次/日，持续 6 个月。症状复发后可重复用药。

> **案例 23-2 分析讨论**
> 患者绝经期后出现咽部干燥、异物感，咽喉部慢性充血，黏膜薄，符合慢性咽炎改变。慢性咽炎患者多伴有明显的焦虑情绪和恐癌心理。要注意排除头颈部、消化道相关疾病。治疗上注意疏导患者情绪，必要时请心理医生协助。同时给予对症治疗，有一定疗效。

（吴海莺　曹守明）

第三节　反流性咽喉炎

案例 23-3

患者，男，44 岁。因"咽异物感 3 个月"来诊。患者表现为咽部分泌物附着感，声嘶、咳嗽，经常做清嗓动作，服用抗生素及中药无效。喉镜检查见咽喉部无明显充血、异常分泌物及新生物。双侧声带平整，活动好。双侧披裂黏膜色淡，明显水肿。诊断为：反流性咽喉炎。建议患者调整生活方式，避免刺激性饮料、食物，饭后保持立位，并予奥美拉唑、多潘立酮口服 3 个月后复查，症状明显减轻，嘱继续服药。

问题：

1. 请问这位患者诊断的要点是什么？
2. 这位患者还有可能患有哪些疾病？

反流性咽喉炎（laryngo-pharyngeal reflux，LPR）是指胃内容物反流至食管上括约肌以上部位，引起一系列症状和体征的总称。LPR 的症状首先被消化内科医师所关注，他们把这种主要表现为咽异物感、咳嗽、声嘶等咽喉部症状，且和胃食管反流性疾病有关的疾病称之为"非典型胃食管反流性疾病"。虽然二者的发病都和胃食管反流性疾病有关，但 LPR 和胃食管反流性疾病有很多方面的不同。

【病因】　尚不明确。目前认为与食管上、下括约肌功能失调，不良的生活方式，如饭后立即平卧、进食刺激性食物、酸性饮料等有关。

【发病机制】

1. 解剖学基础　①食管是长管性肌性器官，上段和下段的内环行肌增厚，形成了食管的上、下括约肌。食管下括约肌处形成 10~30mmHg 的高压带，以防止胃内容物反流。当食管下括约肌功能失衡时，引起胃内容物反流至食管，食管黏膜持续暴露在酸性液体中引起仰卧位的胃食管反流性疾病，而当食管上括约肌功能失调时则引起间歇性的酸暴露的直立位反流性咽喉部疾病。②咽喉部组织黏膜同食管不同，自身保护能力差，咽喉部黏膜上皮比较薄弱，对化学刺激适应性差，容易引起损伤。③食管具有内环肌和外环肌保护，咽喉部缺少食管的蠕动功能来清除停留在其中的胃酸和胃蛋白酶；它也缺少食管能产生重碳酸盐、黏膜屏障的功能，这也可能是促成 LPR 发生的一个重要因素。

2. 胃酸和胃蛋白酶　咽喉黏膜对酸更为敏感，pH 为 5 时即可发生了病理改变。胃内的酸性物质与咽喉部黏膜直接接触并引起组织损伤，食管远端酸反流刺激通过迷走反射可引起清嗓动作或咳嗽，最终导致咽喉部病变和症状。胃蛋白酶是一种在胃中分泌的胃酸激活酶，也是反流内容物的成分，在 pH<3 时

酶的活性最强，它和胃酸一起作用比胃酸单独的作用更能引起黏膜的破坏损伤。

【临床表现】　反流性咽喉炎的临床表现特异性不明显，以前多作为慢性咽喉炎诊治。

1. 咽部症状　咽干，咽异物感，吞咽食物、水或药片不利，痰多或鼻涕倒流，持续清嗓等。

2. 喉部症状　声嘶或发音障碍，慢性咳嗽，特别是饭后或躺下后咳嗽，呼吸不畅或反复窒息发作等。

3. 胃、食管症状　胸骨后烧灼感、胸痛、胃痛等。其中声嘶、咽异物感、慢性咳嗽最常见。

【辅助检查】

1. 喉镜检查　咽喉反流患者在喉镜下有一些特定表现，如杓间水肿、假声带沟、环后区水肿红斑、声带后段息肉或溃疡、喉室变浅或消失、咽部卵石样改变、弥漫性喉炎、肉芽肿、声门下狭窄、环杓关节僵硬等。但目前尚缺乏公认的可用于明确诊断的特异性镜下表现。

2. pH 监测和阻抗监测　可活动多通道腔内阻抗和 pH 监测设备可以对两个金属电极之间不同的流动物质（气体、液体、团块）的阻抗变化及 pH 监测结合，能对酸反流、非酸反流、液体、气体等有一个完整的描述，较为客观真实地记录。

3. 嗓音学分析　咽喉反流的患者常有声嘶、间断的发音困难或发音易倦等，因为炎症和声带水肿增加了声带的质量，张力减低，僵硬度增加，患者声音质量和发音功能受限，嗓音学参数可有异常。

【诊断】　目前诊断 LPR 主要是根据病史、体征及相关辅助检查。如有以下症状之一或多个，并持续 1 个月以上的声嘶、咽异物感、清喉动作、慢性咳嗽等，应考虑本病的可能。质子泵抑制剂的经验性治疗对诊断有一定帮助，但对抑酸治疗无反应的患者，不能就此认为不存在 LPR。反流症状指数（RSI）评分≥13，支持诊断（表 23-1）。

表 23-1　反流症状指数量表（reflux scale index，RSI）

过去几个月里哪些症状困扰你	0＝无症状				5＝非常严重	
声嘶或发音障碍	0	1	2	3	4	5
持续清嗓	0	1	2	3	4	5
痰过多或鼻涕倒流	0	1	2	3	4	5
吞咽食物、水或药片不利	0	1	2	3	4	5
饭后或躺下后咳嗽	0	1	2	3	4	5
呼吸不畅或反复窒息发作	0	1	2	3	4	5
烦人的咳嗽	0	1	2	3	4	5
咽喉异物感	0	1	2	3	4	5
烧灼感、胸痛、胃痛	0	1	2	3	4	5

【鉴别诊断】

1. 慢性咽喉炎　咽喉部充血较弥漫，RSI 评分多

低于 13 分,质子泵抑制剂治疗无效。

2. 胃食管反流　咽喉反流必然伴有胃食管反流,但后者反流物仅限于食管内,不进入咽喉部。从症状上来看,咽喉反流常发生于白天,站立或坐位,常以发音困难、声嘶、清嗓、咽异物感、长期咳嗽、喉部分泌物多、吞咽不畅感等为主要症状,纤维喉镜有相应的杓区及声带的特异表现,和上食管括约肌功能不良有关,而胃食管反流常发生于夜间平卧时,以反酸、胃灼热、胸痛、吞咽困难等为主要不适,胃镜可见食管炎、胃食管疝、Barrett 食管等相应表现,主要与下食管括约肌功能异常有关。

【治疗】

1. 改善生活饮食习惯　一般认为睡前 3~4h 内不能进食;饭后至少 2h 后才可入睡;平躺时床头需垫高 20cm,正常的枕头垫高对防止反流没有效果;小份量平衡饮食,少食多餐,进食高蛋白、高纤维、低脂肪食品;避免乙醇、烟、咖啡因、巧克力、可乐等刺激性饮食;体重超重者最好减肥;释放压力,避免应用影响食管括约肌和食管动力的药物。

2. 药物治疗　目前药物治疗主要是用于中和胃酸的抗酸药,抑制胃酸分泌的 PPI、H_2 受体阻滞剂及一些促进胃动力药和胃黏膜保护剂。PPI 是目前抑制胃酸分泌最有效的药物,减少了反流性胃酸对咽喉黏膜的损伤。用药最少 3 个月以上,最好坚持 6 个月以上。

3. 外科手术　最佳适应证是患者有高容量液体反流伴食管下括约肌功能不全,常见的术式包括腹腔镜下完全胃底折叠术和部分胃底折叠术,目的是为了恢复食管下括约肌的功能,但是手术疗效尚不尽人意。咽喉部的病变如声带息肉和声带小结、声带肉芽肿、喉狭窄在经过充分的药物治疗效果欠佳后,可考虑手术治疗摘除,术后一般需配合药物治疗。

案例 23-3 分析讨论

　　患者以"咽异物感 3 个月"来诊。表现为咽部分泌物附着感,声嘶、咳嗽,经常做清嗓动作,按慢性咽喉炎治疗无效。喉镜检查见喉腔后段黏膜色淡,明显水肿。该表现多考虑反流引起,予以质子泵抑制剂及胃肠动力药治疗有效,支持诊断。应用足疗程。

要点提示

　　1. 声嘶、咽喉异物感、慢性咳嗽为 LPR 主要表现。

　　2. 喉镜和 RSI 评分可作为辅助诊断方法。

　　3. 质子泵抑制剂同时具有诊断和治疗作用。

(吴海莺　曹守明　张建国)

第四节　咽喉角化症

案例 23-4

　　患者,女,55 岁。因"右侧肢体无力 3 天"入住神经内科。入院查体时发现左侧扁桃体 1~2 个白色"脓点",从而诊断为"急性化脓性扁桃体炎"。予以内科诊断及治疗的同时给予抗感染治疗。1 周后复查咽部,原"扁桃体脓点"无明显变化。遂请耳鼻喉科会诊。检查见双侧扁桃体Ⅱ度大,上极可见 2 个白色小点样物。以棉签轻拭,较硬,不易拭去,以镊子钳夹后可去除。去除后有少许出血,自止。1 周后复查未见特殊异常。

咽角化症(keratosis of pharynx)为咽部淋巴组织的异常角化,多发生于腭扁桃体和舌扁桃体,发生于咽扁桃体、咽后壁及咽侧索者较少。喉角化症(karatosis of larynx)为喉部黏膜淋巴组织异常角化堆积形成的病变,虽属于良性病变,但是具有恶变的倾向,被列为喉的癌前病变之一,文献报道恶变率为 19%。

【病因】　病因未明,多见于青中年女性,尤其在精神抑郁者多见,可能与精神因素有关。也有人认为可能与口腔、鼻窦及咽喉部慢性炎性刺激有关。正常情况下咽喉部黏膜可机械性阻挡异物、微生物进入深层组织,形成天然生理屏障,黏膜中存在免疫球蛋白,可特异性结合抗原形成免疫复合物,形成一层保护屏障。当上皮内的淋巴细胞反复受到抗原刺激时产生增殖反应,异常增生角化,衰老的表层细胞及黏附其上的细菌也不易脱落,且与其底膜紧密粘连形成感染灶,并刺激咽喉部形成角化病变,也有认为是一种纤毛菌感染。

【病理】　主要病理变化为局部鳞状上皮角化亢进,堆积成白色小的三角锥形或圆锥形突起,周围黏膜有炎症反应,而黏膜下层正常,可伴有异形上皮。

【临床表现】　可全无症状,也可表现为咽喉部异物感、发痒、干燥、刺痛、不适感及声音嘶哑等症状,发生于舌扁桃体者常因会厌受刺激而觉喉中发痒或咽喉部刺痛感且精神因素可加重上述症状。

【检查】　常规口咽部检查见局部病变黏膜慢性充血,在扁桃体隐窝口有乳白色、尖头及一些碎片状角化物,呈笋样突出,角化物常较坚硬,与组织粘连较紧,不易拔除,其周围有一较红的充血区,若强行拔除角化物则常留一出血创面,但角化物易再生。喉部黏膜充血,表面有白色斑点状锥形隆起,周围有充血区,易脱落,易再生,治疗依病情而定(图 23-2)。

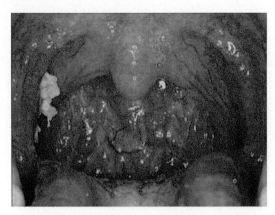

图 23-2　扁桃体角化症的角化物

【诊断】　本病诊断主要根据患者的症状及扁桃体咽喉检查所见,结合发病年龄和性别可做出诊断,病理活检确诊。

【治疗】

(1) 视角化程度而定,轻者若无明显症状,不需治疗,可向患者解释清楚以清除其疑虑,嘱忌烟酒,避免对咽喉部黏膜的刺激,同时加强锻炼改善其全身健康。

(2) 对角化较重或一般治疗无效者,可予激光、冷冻及微波治疗去除角化物。

(3) 如患者自觉症状较重,病变又仅局限于腭扁桃体或扁桃体成为炎性病灶时则可行扁桃体切除。

(4) 喉角化轻症者,可不处理。戒烟酒、避免慢性不良刺激。角化重者,可行支撑喉镜下喉显微手术,清除病变或采用激光等辅助手段。

> **案例 23-4 分析讨论**
>
> 　　患者因内科情况入院,常规检查咽部时发现扁桃体"脓点",从而诊断为"化脓性扁桃体炎"。经抗感染治疗无效,经专科医生局部探查发现该"脓点"不易拭去,反而较坚硬,加之患者无明显咽痛、发热、血常规升高,故不符合扁桃体炎,而应该是扁桃体角化症,经去除角化物后该"脓点"即告消失,亦未复出现。

> **要点提示**
>
> 　　1. 咽部异物感、发痒、干燥及刺痛等非特异性症状。
>
> 　　2. 扁桃体隐窝可见乳白色、尖头坚硬角化物,不易拔除。
>
> 　　3. 有一定的恶变倾向。

(吴海莺　曹守明)

第二十四章　腺样体疾病

第一节　急性腺样体炎

急性腺样体炎为儿童常见的疾病,以3~10岁为多见,男女无差别。成年人的腺样体多已退化、消失,极少患急性腺样体炎,多表现为鼻咽炎。

【病因】　其病因与急性扁桃体炎相同,但腺样体炎常继发于急性鼻炎,初期多为病毒感染,后继之以细菌感染。常见的病因包括:感冒、疲劳、受凉、便秘、过度干燥的环境或变态反应等。

【临床表现】　病儿常突发高热,体温可达40℃。鼻咽部隐痛、头痛、全身不适。鼻塞严重,用口呼吸,如并发咽炎,则有吞咽。若炎症波及咽鼓管,可有轻微耳痛、耳内闷胀、听力减退等;感染严重者,可引起急性化脓性中耳炎。

【检查】　使用小儿型纤维鼻咽镜或鼻内镜检查,可见腺样体充血肿大,表面覆有渗出物。鼻腔和口咽有不同程度的急性炎症,咽后壁有分泌物附着。

【治疗】　患儿应卧床休息,多饮水,对症治疗,及时使用退热剂;症状较重者选用足量抗生素,以控制感染,防止并发症的发生。局部使用0.5%麻黄素滴鼻液滴鼻。鼻咽部白喉虽然极少见,如果鼻咽部出现脓点还是应该做细菌培养以排除之。

第二节　腺样体肥大

案例24-1

　　患者,男,7岁。因"鼻塞、睡眠打鼾2年"就诊。患者于2年前无明显诱因出现鼻塞,初为间歇性,后逐渐呈持续性,伴流白黏涕。伴睡眠打鼾,偶有呼吸暂停,常有磨牙、遗尿,伴双耳闷。专科检查:①患儿张口呼吸,牙列不齐,上切牙突出,唇厚,缺乏表情,硬腭高而窄,咽黏膜慢性充血,双侧扁桃体肿大,无充血及脓栓。②外鼻无畸形,鼻黏膜充血,双下鼻甲肿大,鼻道少许黏涕。③触诊:鼻咽顶后壁可扪及柔软团块状物。④鼻咽CT显示:腺样体肥大。⑤鼻内镜检查:鼻咽顶后壁可见增生肥大的腺样体。诊断为腺样体肥大。入院后在全麻下行腺样体切除术,术后抗炎、止血及对症治疗,3天后治愈出院。

问题:

1. 腺样体肥大的好发年龄?
2. 何为腺样体面容?

腺样体又称咽扁桃体,也曾称为增殖体。正常情况下6~7岁时发育最大,但到10岁以后开始萎缩。由于鼻咽部炎症的反复刺激,腺样体发生病理性增生,而引起相应的症状,称腺样体肥大。此病最多见于儿童,邻近器官的炎症刺激,反复上呼吸道感染及不良的生活条件、变态反应体质、营养和内分泌因素,都可能诱发此病,常与慢性扁桃体炎合并存在。

【病因】　鼻咽部及其毗邻部位或腺样体自身炎症的反复刺激,使腺样体发生病理性增生。

【临床表现】　腺样体肥大的主要症状为鼻塞。由于肥大的腺样体堵塞后鼻孔,患者长期张口呼吸,致使面骨发育发生障碍,上颌骨变长,腭骨高拱,牙列不齐,上切牙突出,咬合不良,上唇厚、翘起,鼻翼萎缩,鼻孔狭窄,鼻唇沟平展,精神委靡,面容呆板,反应迟钝,出现所谓"腺样体面容"。腺样体肥大常并发鼻-鼻窦炎,有鼻塞及流鼻涕症状。说话时带闭塞性鼻音,睡觉时可发出鼾声。

因分泌物向下流并刺激呼吸道黏膜,常引起咽、喉及下呼吸道黏膜炎症,并发气管炎。

肥大的腺样体可阻塞咽鼓管咽口,或反复发炎而并发分泌性中耳炎,导致听力减退和耳鸣,是儿童患分泌性中耳炎的主要原因之一。

腺样体肥大对儿童发育有不良影响,主要表现为全身发育及营养状况较差,并有睡眠不足、打鼾、夜惊、磨牙、遗尿、消瘦、低热、贫血、性情烦躁、记忆力减退、注意力不集中等症状。此外,长期呼吸道阻塞,肺换气不足,将引起患儿肺动脉高压和肺源性心脏病,重者可导致右心衰竭。对心理发育的影响除智力差外,还会产生自卑退缩等心理,性格倔强怪异。

【检查】　有上述"腺样体面容"患儿应考虑本病。患儿张口呼吸,口咽检查可见硬腭高而窄,常伴有腭扁桃体肥大。患儿有鼻阻塞症状,前鼻孔镜检查可见鼻腔内有黏性或黏脓性分泌物。对鼻甲大不易检查者,可充分收缩鼻黏膜后进行检查,可经前鼻孔看到鼻咽部红色块状隆起。对能合作的儿童可进行鼻咽镜检查,可见鼻咽顶部和后壁表面有纵行裂隙的分叶状淋巴组织团块,似半个剥去外皮的橘子,纵沟中常有分泌物,肥大显著的腺样体可充满鼻咽腔。也可用纤维鼻咽镜、鼻内镜检查(图24-1)。对患儿可用手指触诊,可触及鼻咽顶部有柔软的块状增生物。鼻咽部侧位X线拍片、CT可协助诊断(图24-2)。

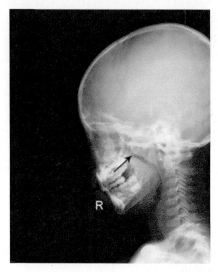

图 24-1　鼻内镜检查,腺样体肥大

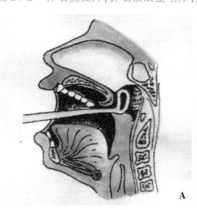

图 24-2　鼻咽侧位片,鼻咽顶后壁增厚,提示腺样体肥大

【治疗】　预防感冒,治疗邻近器官炎症。若症状重,影响呼吸,伴有鼻炎、鼻-鼻窦炎、咽炎、扁桃体炎、气管炎、支气管炎或分泌性中耳炎久治不愈,以及已有"腺样体面容"或影响小儿发育者,应施行手术切除。手术时一般常同肥大的腭扁桃体一并切除。但是扁桃体肥大不明显,也无明确的手术指征者,可单独切除腺样体。腺样体肥大症状重、年龄在 4 岁以上者,宜及早手术切除。

手术时应注意下列情况,有下列情况者为手术禁忌证:①腺样体及邻近器官有急性炎症时;②造血系统疾病及凝血机制障碍者;③急性传染病的病后恢复期;④有腭裂畸形者;⑤肺结核活动期等情况不宜手术。

腺样体切除术:一般采用全身麻醉,经口全麻插管。传统的手术方法是将腺样体切除器或刮除器沿咽后壁放入鼻咽部,将腺样体完全刮除(图 24-3A)。近年来新的手术方式逐渐出现,2000 年后电动吸割器切除腺样体逐渐代替了传统的刮除手术,该术式的优点是切割准确,极少损伤咽鼓管口(图 24-3B)。之后又出现了低温等离子手术消融器切除腺样体,优点是手术极少出血(图 24-3C)。现在的腺样体手术都是在鼻内镜的指示下完成,使手术更加精确,极少并发症。由于腺样体没有扁桃体类似的被膜,故在切除腺样体是切记切除过深,伤及深部的椎前筋膜,或鼻中隔后端黏膜导致后鼻孔狭窄等并发症。

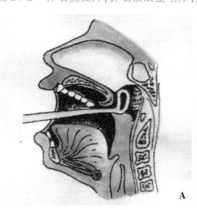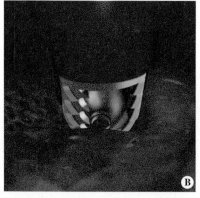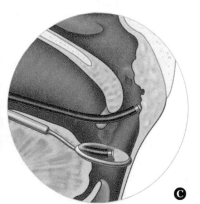

图 24-3　腺样体切除术的各种术式
A. 传统的刮除术;B. 电动吸割切除术;C. 低温等离子消融术

病例 24-1 分析讨论

腺样体正常情况下 6~7 岁时发育最大,但到 10 岁以后开始萎缩。有下述症状和体征的患儿应考虑腺样体肥大:长期张口呼吸,致使面骨发育发生障碍,上颌骨变长,腭骨高拱,牙列不齐,上切牙突出,咬合不良,上唇厚、翘起,鼻翼萎缩,鼻孔狭窄,鼻唇沟平展,精神委靡,面容呆板,反应迟

钝。该病的治疗主要以腺样体切除手术为主。

思考题

1. 腺样体肥大的诊断要点。
2. 腺样体切除术的手术适应证。

(张　涛)

第二十五章 扁桃体炎

第一节 急性扁桃体炎

案例 25-1

患者，男性，25岁。因"发热"、咽痛4天，吞咽困难、呼吸急促2天"入院"。患者自述4天前受凉后出现发热，自测体温达39.5℃，于当地医院静脉滴注阿奇霉素0.5g，无效，伴有耳闷鼻塞、关节疼痛。近一天来咽喉疼痛剧烈，不敢吞咽，且向耳部放射，并出现呼吸急促等症状。体格检查：体温40.1℃，呼吸29次/分，脉搏112次/分，血压100/70mmHg；急性病容，面颊赤红；咽部充血、扁桃体Ⅱ度肿大、表面可见点状脓性分泌物，腭咽弓和腭舌弓未见隆起，颈部淋巴结多数肿大、压痛。血常规检查：白细胞总数11.0×10⁹/L，中性粒细胞0.75，淋巴细胞0.20。

问题：

1. 此病还需和哪些疾病鉴别，还需做何种检查？

2. 如何解释关节疼痛，该如何进一步检查？

3. 抗生素无效，治疗上该做如何调整？

急性扁桃体炎（acute tonsillitis）是腭扁桃体的急性炎症。多发生于青少年，季节变化时易犯，可反复发作，甚至作为病灶导致其他并发症。该病通过飞沫或直接接触传染，在集体生活的人群中可暴发流行。主要致病菌为乙型溶血性链球菌、非溶血性链球菌、葡萄球菌、肺炎链球菌、流感杆菌，以及腺病毒或鼻病毒、单纯疱疹病毒等也可以引起本病。细菌和病毒混合感染不少见。近年还发现有厌氧菌感染者，革兰阴性杆菌的感染有上升趋势。在寒冷、潮湿、过度疲劳等致身体抵抗力下降时，病原体活化致病。

【临床表现】 急性单纯性扁桃体炎：炎症局限于扁桃体黏膜表面，实质无明显炎症，因此症状较轻。表现有咽痛、低热、轻度疲乏无力。检查可见扁桃体充血、肿胀。

急性化脓性扁桃体炎：病变起始于扁桃体隐窝，继而发展到实质，表现为隐窝内充满由脱落上皮、纤维蛋白、脓细胞和细菌组成的分泌物，滤泡化脓形成的小脓肿。发病急，局部和全身在症状明显比急性单纯性扁桃体炎重。咽痛剧烈，不敢吞咽，且向耳部放射，引起耳痛。颈上深淋巴结肿大。全身表现有发冷、发热，抽搐，甚至昏迷。检查可见扁桃体Ⅱ度肿大，陷窝有白色脓点，甚至形成脓膜，此膜易于擦掉，不留创面。实质内淋巴滤泡化脓，在黏膜下形成多数小脓肿，破溃后在黏膜表面形成白膜（图25-1）。

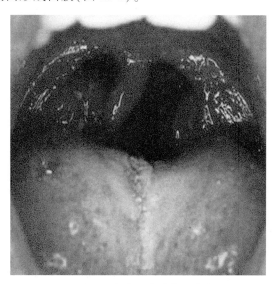

图 25-1 急性化脓性扁桃体炎

【鉴别诊断】

1. 病毒型咽炎 病毒型咽炎其病原体种类很多，以疱疹病毒较多见，另外有腺病毒、冠状病毒、合胞病毒等。该病起病急，先在咽和口腔黏膜、扁桃体和口角等处出现针尖大小的疱疹，呈圆形或椭圆形，孤立或丛集在一起，很快破裂形成浅溃疡，表面覆盖有淡黄色假膜，周围黏膜呈鲜红色，伴有畏寒、发热、咽部灼热疼痛（图25-2）。婴幼儿哭闹不安，拒饮食，颌下淋巴结肿大并有压痛。

2. 真菌型咽炎 多见于念珠菌感染，急性伪膜型念珠菌病又叫鹅口疮，好发于新生儿、小婴儿，特别是长期使用抗生素或激素的患者。鹅口疮可发生于口腔的任何部位，以扁桃体、舌、颊、软腭、口底等处多见。首先有黏膜充血、水肿，口内有灼热、干燥、刺激等症状。经过1~2天，黏膜上出现散在白色斑点，状如凝乳，呈半黏附性略微高起。随后，小点逐渐融合扩大，成为形状不同的斑片。最后斑片又相互融合。经过数日，白色斑块的色泽，转为微黄，日久则可变成黄褐。白色斑片与黏膜粘连，不易剥离，若强行撕脱，则暴露出血创面，但不久又被新生的斑片所覆盖（图25-3）。患者有口干、烧灼感及轻微疼痛。有时可出

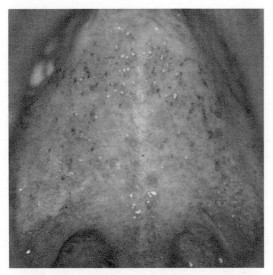

图 25-2　病毒引起的软腭黏膜斑疹样改变

现患儿烦躁拒食、啼哭不安等情况,一般全身反应不明显,部分患者可有体温升高。如果治疗不及时病变可向口腔后部蔓延至咽、气管、食管。引起食管念珠菌病和肺部的念珠菌感染,同时出现吞咽困难。少数病例病菌可进入血液循环,成为白色念珠菌败血症,病情危重,可用 2%~4% 碳酸氢钠液擦洗口腔,每日3~4次。幼儿局部涂0.1%甲紫,每日2~3次。

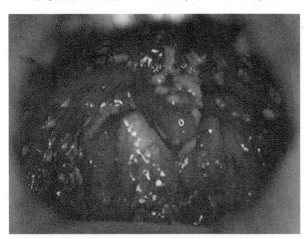

图 25-3　真菌型咽炎的咽部表现

3.白喉型咽炎　分局限型和中毒型。咽白喉有明显中毒症状,表现为面色苍白、精神委靡,中等度发热,咽部伪膜呈灰白色,扩及扁桃体以外,伪膜为固膜性,不易擦去,强行擦去,其下创面易于出血(图 25-4)。涂片可找到白喉杆菌。而急性扁桃体炎表现为寒战、高热、急性病容,精神较佳。伪膜局限于扁桃体上,易拭去,不留创面。

4.樊尚咽峡炎　厌氧梭形杆菌及螺旋体共同引起的溃疡膜性炎症。病变先发生在一侧扁桃体或牙龈,早期多为一侧口臭、吞咽困难、全身不适、头疼、关节痛。全身症状比急性扁桃体炎轻。伪膜特点:伪膜

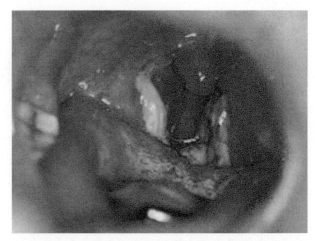

图 25-4　白喉型咽炎的咽部表现

周围组织充血,伪膜下有溃疡,继续发展,伪膜可延伸到整个咽腔,膜易脱落,膜下溃疡易出血(图 25-5)。取伪膜涂片可找到梭形杆菌和螺旋体,确定诊断。

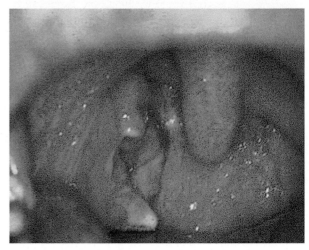

图 25-5　樊尚咽峡炎的咽部改变

5.血液病型咽部改变

(1)单核细胞增多症:咽痛一般不重,扁桃体肿大,伪膜少见。但全身症状较重,急性病容,高热、头疼,全身淋巴结肿大,肝脾肿大。血中异常淋巴细胞和单核细胞可占5%以上,血清嗜异性凝集试验(+)。

(2)白血病:病起有不规则发热,早期出现全身性出血,衰弱。咽腔、扁桃体表面有灰白色伪膜,并有溃疡、坏死,全身表现较重,全身淋巴结肿大。白细胞增多,以原始白细胞和幼稚白细胞为主。

6.猩红热　乙型溶血性链球菌 A 组所引起的急性传染病。通过空气飞沫传播。发病急,24h 内出现皮疹,开始在耳后、颈部和上胸部,很快遍布全身,表现为点状充血性皮疹,2~3天内退尽,一周后开始脱屑。扁桃体上有点状渗出,口腔黏膜出现黏膜疹,有典型的“杨梅舌”,细菌培养有乙型溶血性链球菌(图25-6)。

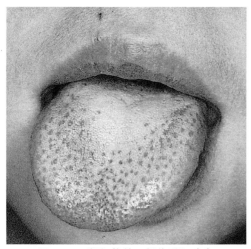

图 25-6 猩红热的"杨梅舌"改变

【并发症】

（1）全身并发症有风湿热、心肌炎、急性肾炎等。发病机制可能与扁桃体在乙型溶血性链球菌感染后引起机体的变态反应有关。

（2）局部并发症：有扁桃体周围炎和脓肿、咽旁脓肿、急性中耳炎、急性颈淋巴结炎，严重者可以引起颈深部脓肿，并有可能沿颈深筋膜导致纵隔感染等。

【治疗】

（1）抗生素治疗：首选青霉素类、头孢类抗生素。适当加用抗病毒药物。有发热可对症处理。

（2）局部治疗：保持口腔卫生，用复方硼砂洗剂漱口。本病有一定传染性，要适当隔离。

（3）复发性扁桃体炎待急性炎症完全消退至少 4 周后可以考虑行扁桃体切除术。

案例 25-1 分析讨论

　　病例特点为青年男性，急性发作性咽疼 4 天，伴有吞咽、呼吸困难 2 天入院。同时有耳闷、鼻塞及关节疼痛等症状。体检发现扁桃体Ⅱ度肿大，表面脓性分泌物，血常规白细胞升高。据症状、体查可以拟诊为急性化脓性扁桃体炎。需要和咽白喉、猩红热等疾病鉴别：乙型溶血性链球菌培养，全身是否发现皮疹可以进一步鉴别诊断；同时注意排除急性风湿性关节炎。当地医院用阿奇霉素无效，可以改用青霉素类抗生素或头孢类。

要点提示

　　1. 主要致病菌为乙型溶血性链球菌。
　　2. 诊断特别注意全身和局部并发症。
　　3. 治疗上青霉素类、头孢类抗生素为首选。

思考题

　　如何用乙型溶血性链球菌感染来解释急性化脓性扁桃体炎临床症状和并发症？

第二节 慢性扁桃体炎

慢性扁桃体炎（chronic tonsillitis）多由急性扁桃体炎反复发作或患者全身健康状态欠佳，加之腭扁桃体隐窝引流不畅，窝内细菌、病毒滋生感染而演变为扁桃体腺窝或扁桃体实质发生慢性炎症，是临床上最常见的咽部疾病之一。

【病因】

（1）多数为急性扁桃体炎反复发作而转变为慢性。

（2）某些传染病如猩红热、流感、麻疹等感染后可并发慢性扁桃体炎。

（3）邻近病灶如鼻腔和鼻窦感染可伴发本病。

（4）病原菌为甲型或乙型溶血性链球菌、葡萄球菌等。

【病理】 慢性扁桃体炎主要病变在扁桃体隐窝内。急性扁桃体时，隐窝内上皮溃疡、坏死、脱落或增厚，上皮细胞、白细胞、细菌、渗出物等混合而成干酪样物，向隐窝口排出。开口受阻，隐窝扩张形成小囊肿、小脓肿。细菌及炎性渗出物集聚其中，细菌与扁桃体长期接触，引起复合的感染-变态反应，导致反复的慢性炎症。

【临床表现】

1. 常有急性发作病史 平时一般无症状，有时有咽异物感、不适感、痒感或烧灼感、干燥、疼痛，刺激性咳嗽等。扁桃体过度肥大可引起呼吸不畅、鼾声、言语含糊不清，进食缓慢等症状。因经常有分泌物被咽下，引起刺激性胃肠不适。扁桃体隐窝细菌毒素被吸收，引起全身反应，头痛、乏力、低热等。

2. 检查 舌腭弓充血，扁桃体慢性充血，儿童青年多属增生肥大，成人多已缩小。表面可见瘢痕、凹凸不平，与周围组织粘连。隐窝口可见黄白色干酪样点状物，用压舌板挤压舌腭弓，扁桃体隐窝有分泌物或干酪样物挤出。颌下淋巴结或颈上深淋巴结肿大。

【并发症】 慢性扁桃体炎的并发症可以分为局部和全身性。

1. 局部并发症 多由于邻近器官的感染，炎症蔓延至邻近器官可引起咽鼓管炎、中耳炎、咽炎、喉炎，局部淋巴结炎和支气管炎等。

2. 全身并发症 较多且机制复杂，多由于扁桃体隐窝内的细菌和毒素引发免疫反应，而产生各种并发症，如肾炎、风湿性关节炎、心脏病、长期低热等。病灶性扁桃体炎的确定主要根据扁桃体炎与并发症的相关病史，化验检查如红细胞沉降率、抗链球菌溶血素"O"、血清黏蛋白、心电图等有参考价值。

【诊断】 急性扁桃体炎反复发作病史结合体征可作诊断，扁桃体大小不是诊断依据。

【鉴别诊断】

1. 扁桃体角化症 扁桃体隐窝口和咽部其他部位有黄白色角状物，较硬不易拭去。症状轻微，仅有咽异物感等。

2. 症状性扁桃体肥大 全身性疾病伴随的扁桃体肥大，甚至是首发症状。如白血病可表现双侧扁桃体肿大。化验检查周围血常规和骨髓象有助明确诊断。

3. 扁桃体肿瘤 单侧扁桃体肿大或溃疡等异常表现，有可能是肿瘤。如为恶性，发展迅速，并可能伴有颈淋巴结肿大，病理检查可以确诊（图25-7）。

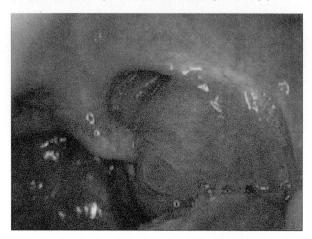

图 25-7 扁桃体肿瘤的单侧扁桃体肿大

【治疗】 主要为手术切除扁桃体（tonsillectomy）。扁桃体是咽部重要的免疫器官，其切除手术对免疫功能的影响还有争议。目前的研究表明，扁桃体对5岁以内的儿童的局部免疫有着重要的作用，应掌握扁桃体切除适应证。也有研究表明，虽然儿童的扁桃体切除后可以导致咽部的分泌型IgA减少，但并没有导致其上呼吸道感染的发病率增加。随着年龄的增加扁桃体的局部免疫功能逐渐退化，8岁以上儿童和成人的扁桃体免疫功能逐渐减退，故不必过多考虑其局部免疫作用。

第三节 扁桃体切除术

【适应证】 有以下任何一种情况即可行扁桃体切除手术。

（1）慢性扁桃体炎反复急性发作（一年内至少发生7次，或过去两年每年都会至少发生5次，或之前3年每年至少发生3次）或并发过扁桃体周围脓肿。

（2）扁桃体过度肥大引起吞咽、发音和呼吸障碍者。

（3）扁桃体良性肿瘤及恶性肿瘤早期。

（4）扁桃体角化症保守治疗无效可以考虑手术。

（5）扁桃体炎症肿大引起咽腔狭窄导致鼾症或阻塞性睡眠呼吸暂停。

（6）病灶性扁桃体炎。作为病灶引起其他器官疾病，待其病情稳定后可施行扁桃体切除术。

【禁忌证】 上呼吸道感染或扁桃体急性炎症期，因为急性炎症期是手术易引起炎症扩散及出血。但扁桃体周围脓肿是一例外。在抗生素控制下，经脓肿切开引流后，可做扁桃体切除术，且手术变得容易。

（1）严重的心、肝、肾疾病或凝血机制障碍。

（2）体弱者要慎重。

（3）妇女月经期或妊娠期。

【术前准备】

（1）询问病史，掌握适应证和禁忌证。

（2）化验检查：包括血、尿常规，肝、肾功能等生化检查。

（3）术前必要时给予抗生素。

（4）术前6h禁食，成人术前0.5h可皮下注射阿托0.5h，以减少口腔唾液分泌。

【手术方法】 扁桃体切除手术可能是人类最早实施的外科手术，早在2000前就有记载。20世纪20年代手术刀方法和器械基本定型。麻醉在早期多使用表麻或局麻，但现在有条件的情况下尽量采用全麻插管，确保手术安全和减轻患者手术的痛苦。手术的方法主要包括：剥离法和挤切法。早期的挤切法在表面麻醉或者无麻醉下实施，用挤切刀将扁桃体从下级开始把扁桃体挤压套入挤切刀环，然后收紧刀柄，迅速旋转拽拉，切除扁桃体。此法简单、快速，在数秒钟内完成。但易造成损伤，或留有残体。对小儿造成精神创伤，故已少用。

目前临床常规使用的是剥离法（图25-8），但手术的方式有所改进，特别是低温等离子手术器械的出现和不断改进，手术变得越来越安全，出血很少。剥离法的基本步骤如下。

（1）麻醉：局麻或全麻。

（2）患者张口，自然均匀呼吸，用压舌板压舌前2/3，镰状刀在舌腭弓黏膜移行皱襞外约2mm处，切开黏膜剥离暴露扁桃体上极，然后在被膜外把扁桃体剥离至下极，用圈套器圈套，绞断并切除扁桃体。最后用棉球或纱布压迫止血。如有小血管出血，应用结扎或双极电凝止血。

【术后处理】

（1）术后半坐位，密切观察伤口有无出血。全麻者平卧头低、偏向一侧。6h后可进冷流食，2~3天后进常温、半流食、软食。10天左右可进普食。

（2）术后感染：术后2~3天可有38℃以下的体温，谓"手术热"，超过38℃，则是炎症表现，应予以处理。局部伤口手术后6h扁桃体窝开始形成伪膜，24h完全形成，覆盖创面，起保护作用。如果伪膜变黑或污秽，说明有感染。伪膜1周开始脱落，伤口愈合。

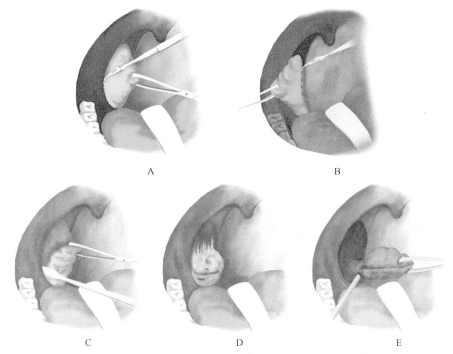

图 25-8 剥离法扁桃体摘除术

A. 切开腭舌弓黏膜;B. 切开腭咽弓黏膜;C. 剥离扁桃体;D. 剥离扁桃体至下极根部;E. 用铁线圈套切除扁桃体

(3) 伤口疼痛:24h 内疼痛明显吞咽时加重,可放射到耳部,引起耳痛。颈部冰袋冷敷或口含冰块可止痛、止血。1 周左右疼痛逐渐消退。推荐术后止痛药治疗。

(4) 口腔清洁:术后第 2 天起,用复方硼砂漱剂漱口,保持口腔卫生,注意尽量减少刺激创面。

(5) 病灶性扁桃体炎:术后继续用抗生素外,还要注意因手术激惹而引起原发病发作,需仔细观察。推荐术后单剂量激素使用。

【术后并发症】

(1) 术后出血:出血分原发性和继发性两种,原发性出血是在术后 24h 内发生,主要是术中止血不彻底,或术中麻药中所加肾上腺素引起的后继血管扩张作用所致。继发性出血是在术后 24h 后,由于感染或机械性损伤,造成伪膜脱落所致。部分出血发生于术后 7 天左右,多由于感染所致。处理:小量出血用肾上腺素棉球或纱布球压迫,或局部注射含肾上腺素的 1% 普鲁卡因或利多卡因。如有血管破裂,应予结扎或电凝止血,必要时行介入栓塞治疗。失血过多,应输液、输血。有休克时应抢救休克。

(2) 伤口感染:术后 3~4 天咽痛逐渐加重,扁桃体窝伪膜污秽或无膜生长,腭咽弓、腭舌弓肿胀明显,重者有体温升高是感染的征象。处理:用广谱抗生素控制感染,加强口腔护理,用 1% 过氧化氢溶液或复方硼砂液漱口,可很快控制感染。

(3) 肺部并发症:多由于误吸血或分泌物引起吸入性肺炎、肺脓肿、肺不张等。治疗:用足量广谱抗生素,必要时行支气管镜检查。吸出分泌物、血或异物。

(4) 创面瘢痕形成:创面瘢痕过多,影响口腔运动,对歌唱家、教师等职业的患者尤为重要。因此,术后 1 周左右,鼓励患者做适当的口腔运动,如咀嚼、吞咽、张口,有意识的读书、说话,以预防瘢痕形成。

(张 涛)

第二十六章 咽部脓肿

第一节 扁桃体周围脓肿

扁桃体周围脓肿(peritonsillar abscess)是指发生在扁桃体周围间隙内的化脓性炎症。初起为蜂窝织炎,称为扁桃体周围炎,继之加重形成脓肿。多见于青壮年。中医称之为喉痈。

【病因】 本病常继发于急性扁桃体炎。常见的致病菌有金黄色葡萄球菌、乙型溶血性链球菌属、甲型草绿色链球菌和厌氧菌属等。

【病理】 由于扁桃体隐窝,特别是扁桃体上隐窝的炎症,加之隐窝口阻塞,其中的细菌或炎性产物破坏上皮组织,向深部侵犯,穿透扁桃体被膜,进入扁桃体周围隙。

【临床表现】 初起同急性扁桃体炎症状,全身症状明显,3~4日后,发热仍持续或加重,一侧咽痛加剧,吞咽时尤甚,疼痛常向同侧耳部或牙齿放射。再经2~3日后,疼痛更剧,吞咽困难,唾液在口内潴留,甚至外溢。患者头偏向病侧以缓解疼痛,颈项呈假性僵直;口微张,流涎,言语含糊不清。喝水时,常向鼻腔反流。严重者因翼内肌受累而有张口困难。同侧下颌角淋巴结肿大。全身乏力、纳差、肌肉酸痛、便秘等。

【检查】 患者呈急性病容,早期可见一侧腭舌弓显著充血。若局部明显隆起,甚至张口困难,触之有波动感时,提示脓肿已形成。属前上型者,病侧腭舌弓及软腭红肿突出,腭垂水肿,偏向对侧,腭舌弓上方隆起,扁桃体被遮盖且被推向后下方。后上型者,腭咽弓红肿呈圆柱状,扁桃体被推向前下方。

【诊断】 根据病史及体征,诊断不难,超声诊断有助于鉴别扁桃体周围炎和扁桃体周围脓肿;穿刺抽脓可确定诊断。

【鉴别诊断】

1. 咽旁脓肿 系咽旁隙的化脓性炎症,脓肿发生在咽侧至同侧颈外下颌角处,伴有疼痛;病侧扁桃体和咽侧壁被推向对侧。

2. 智齿冠周炎 常发生于阻生的下颌智齿周围,检查可见牙冠上覆盖肿胀的组织,可有溃疡和化脓,炎症可波及腭舌弓,但扁桃体及腭垂一般不受累。

【并发症】 炎症扩散到咽旁隙,可发生咽旁脓肿;向下蔓延,发生喉炎及喉水肿,可出现相应症状。

【治疗】

1. 脓肿形成前 按急性扁桃体炎处理,选用足量有效的抗生素及适量的糖皮质激素控制炎症。

2. 脓肿形成后

(1) 穿刺抽脓:1%~2%丁卡因表面麻醉后,于脓肿最隆起处刺入。进针有突破感表明进入脓腔,即可抽出脓液。进针不可太深,以免刺伤咽旁隙大血管。

(2) 切开排脓:切开部位:①前上型者,可在穿刺获脓处,或选择最隆起和最软化处切开;也可按常规定位:从腭垂根部作一假想水平线,从腭舌弓游离缘下端(与舌根交接处)做一假想垂直线,二线交点稍外即为切口处(图26-1)。切开黏膜及浅层组织后,用长弯钳向后外方顺肌纤维走向撑开软组织,进入脓腔,充分排脓。②后上型者,则在腭咽弓处切开排脓。次日复查,必要时可再次撑开排脓。

(3) 扁桃体切除术:确诊后,在抗生素的有效控制下,施行病侧的扁桃体切除。具有排脓彻底,恢复快,且无复发的优点。对多次脓肿发作者,应在炎症消退2周后,将扁桃体切除。

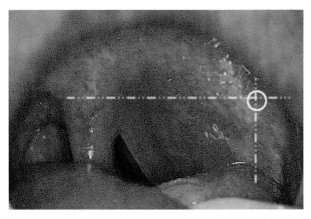

图 26-1　扁桃体脓肿切开位置

案例 26-1 分析讨论

扁桃体周围脓肿常继发于急性化脓性扁桃体炎，根据病史及检查容易诊断。急性扁桃体炎时，如病变未局限，可于病程第 3~5 天进展为扁桃体周围炎，此时脓肿尚未形成，局部穿刺抽脓往往劳而无功。

要点提示

1. 分前上型和后上型。
2. 一侧咽痛、吞咽疼痛、扁桃体周围肿胀为主要表现。
3. 一般脓肿在起病 4 天后形成。
4. 穿刺抽脓和切开排脓是诊断和治疗扁桃体周围脓肿的关键。

思考题

1. 试述扁桃体周围脓肿的诊断要点。
2. 试述扁桃体周围脓肿的治疗措施。

第二节　咽后脓肿

案例 26-2

患儿，男，3 岁。主因"发热 3 天，哭闹、拒食、声嘶、呼吸困难 1 天"入院。3 天前无明显诱因出现发热，最高时体温 39.4℃。给予小儿退热、抗感染治疗体温可暂时降低。1 天前患儿开始哭闹、拒食、声嘶、呼吸困难、体温 39.8℃。体格检查：急性病容，哭声含糊，吸气性喉鸣，"三凹征"明显，咽部黏膜充血明显，咽后壁隆起，以右侧为著。X 线颈正侧位片及胸片提示：咽后右侧椎前软组织明显肿胀，厚约 3cm，上自鼻咽下部，于第 2 颈椎水平见液平面，下界平第 6 颈椎。

拟诊："咽后脓肿"。即取仰卧垂头位行咽后脓肿切开排脓，见脓液涌出，约 40ml。术后给予抗感染、抗感染治疗，症状改善。之后每天用血管钳扩张切口排脓，3 天后无脓。一周后症状消失，复查咽部切口愈合无隆起，X 线基本正常，痊愈出院。

问题：
1. 如何确诊咽后脓肿？
2. 咽后脓肿的并发症有哪些？

咽后脓肿（retropharyngeal abscess）是指发生在咽后隙的化脓性炎症，按发病机制分为急性和慢性两种。

【病因及病理】

1. 急性型　多见于 3 岁以下婴幼儿。致病菌与扁桃体周围脓肿相似。近年来随着有效抗生素的普遍使用，急性咽后脓肿的发病率已明显下降。口、咽、鼻腔及鼻窦的感染可引起咽后淋巴结炎症，或者咽部异物、外伤，或邻近组织炎症扩散进入咽后隙，可发展为化脓性蜂窝织炎，最后形成脓肿。因双侧咽后隙不相通，脓肿多位于一侧。

2. 慢性型　多见于成人，由咽后隙淋巴结结核或颈椎结核形成的寒性脓肿。

【临床表现】

1. 急性型　起病较急、畏寒、高热、流涎、吞咽困难、拒食、吸奶时啼哭和呛逆、烦躁不安，说话或啼哭含糊不清，似口中含物。常有呼吸困难，其程度视脓肿大小而定，入睡时加重，可有鼾声。如脓肿压迫喉入口处或并发喉部炎症，则吸气性呼吸困难更为明显。

2. 慢性型　多数伴有结核病的全身表现，起病缓慢，病程较长，颈椎结核压迫颈部神经，可出现颈痛症状。无咽痛，随着脓肿的增大，患者逐渐出现咽部阻塞感。

【检查】　急性型患者呈急性病容，患侧或双侧颈淋巴结肿大、压痛。咽后壁一侧隆起，黏膜充血，较大的脓肿可将病侧的腭咽弓和软腭向前推移（图 26-2）。外伤或异物引起的咽后脓肿多在喉咽部，须借助喉镜检查方能发现。颈椎结核引起的脓肿，多位于咽后壁的中央，黏膜色泽较淡。

检查操作应轻柔，随时警惕脓肿破裂。如发生意外，立即将患儿头部朝下，防止脓液流入气管，发生窒息或引起吸入性肺炎。

急性型血常规多明显升高，慢性型者可无变化。

颈侧 X 线片检查，可发现颈椎前的软组织隆起（图 26-3）。若为颈椎结核引起者，可发现有骨质破坏征象（图 26-4）。CT 可清晰显示大血管及与周围组织关系，更有助于诊断。

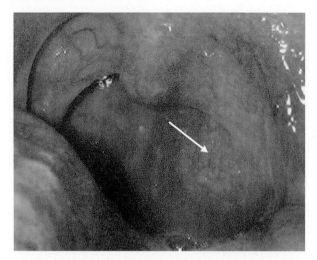

图 26-2 左侧咽后脓肿,咽后壁一侧隆起

【诊断】 根据典型的病史、症状及检查所见,诊断不难。幼儿出现上述症状,应首先想到本病。

【并发症】

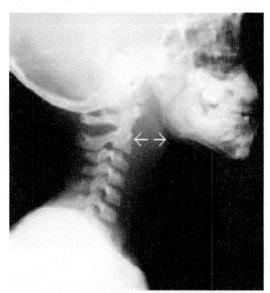

图 26-3 X 线检查显示颈椎前的软组织隆起

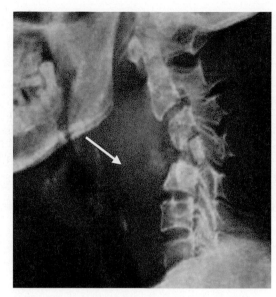

图 26-4 X 线检查显示颈椎结核伴咽后冷脓肿

1. **窒息与肺部感染** 脓肿较大,可压迫喉腔或并发喉水肿,发生呼吸困难;脓肿破裂,脓液涌入下呼吸道,可引起吸入性肺炎,甚至窒息死亡。

2. **咽旁脓肿** 咽后脓肿可破入咽旁隙,引起咽旁脓肿。

3. **出血** 脓肿可侵蚀颈部大血管,引发致命性大出血。

【治疗】

1. **急性型咽后脓肿** 一经确诊,应及早施行切开排脓。取仰卧垂头位,用直接喉镜或麻醉喉镜将舌根压向口底,暴露口咽后壁,看清脓肿部位后,以长粗穿刺针抽脓,然后于脓肿底部用尖刀片做一纵形切口(图 26-5),并用长血管钳撑开切口,吸尽脓液;若切开时脓液大量涌出来不及抽吸,应将患者转身俯卧,吐出脓液;必要时,须行气管切开术。

术后需使用足量广谱抗生素控制感染。引流不畅者应每日撑开切口排脓,排尽脓液,直至痊愈。

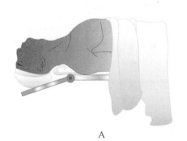
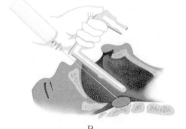
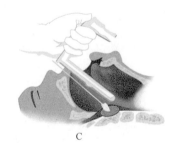

图 26-5 急性型咽后脓肿的手术治疗
A. 患者取仰卧头低位;B. 穿刺;C. 切开排脓

少数基层医院,若因设备条件所限不能施行手术,可采用反复穿刺抽脓治疗,有些病例也能痊愈。

2. **结核性咽后脓肿** 给予抗结核治疗,可经口腔行咽后脓肿穿刺抽脓,脓腔内注入 0.25g 链霉素液,但不可在咽部切开。并发颈椎结核者,宜由骨科医师在治疗颈椎结核的同时,取颈外切口排脓。

案例 26-2 分析讨论

急性型咽后脓肿常见于 3 岁以内的幼儿,根据病史体征及辅助检查,可明确诊断。颈、胸部正侧位片,尤其是 CT 扫描能了解脓腔大小及范围,气管受压情况,有无纵隔脓肿等并发症,还可鉴别结核性病变。咽部检查时患儿往往不合作,因此操作需轻柔,否则脓肿破裂,脓液呛入气管可致窒息。患儿入院后,取仰卧垂头位,用直接喉镜暴露咽后壁,于最隆起处穿刺抽出脓液,切开脓腔,充分排脓,直至无脓液为止。同时予以抗感染治疗后痊愈。

要点提示

1. 咽后脓肿分急性型和慢性型两种。
2. 急性型,多见于 3 岁以下婴幼儿的咽后隙化脓性淋巴结炎;慢性型,多由颈椎结核形成的寒性脓肿所致。
3. 急性型咽部肿胀偏一侧,而慢性型居中。
4. 急性型应及时切开排脓,慢性型抗结核专科治疗。

思考题

1. 试述咽后脓肿急性型的病因和治疗。
2. 试述咽后脓肿慢性型的病因和治疗。

第三节 咽旁脓肿

案例 26-3:

患者,男,53 岁。因"异物刺伤咽部 4 天"入院。患者 4 天前与家人口角,将一镊子自行推入咽部。4 天来左侧咽痛进行性加重。查体:体温 38.8℃,急性痛苦病容,张口受限,言语含糊,心肺腹无特殊异常。浅表静脉多处针扎瘢痕。仔细追问病史患者有多年吸毒史。检查:左侧颌下区明显肿胀、压痛。咽部黏膜充血,左侧咽侧壁明显隆起,将左扁桃体和腭舌弓推向中线。血常规:白细胞总数 $23.5 \times 10^9/L$,中性粒细胞 0.88。CT 扫描见左侧咽旁间隙显著肿胀,有条状高密度影。诊断为:左咽旁间隙异物并脓肿形成。即在全麻下行颈侧切开,自咽旁间隙排出大量脓液,找到并取出异物,放置引流。术后予以抗感染治疗。患者术后 2 天毒瘾发作,自行逃离医院。离院 3 天后因高热、纵隔感染再次来到急诊科就诊。后因感染性休克、呼吸衰竭死亡。

问题:

1. 引起咽旁脓肿的病因有哪些?
2. 咽旁脓肿的并发症有哪些?

咽旁脓肿(parapharyngeal abscess)为咽旁隙的化脓性炎症,早期为蜂窝织炎,继而形成脓肿。

【病因】 致病菌多为溶血性链球菌,其次为金黄色葡萄球菌、肺炎链球菌等。导致咽旁隙感染的原因主要有以下几种。

1. 邻近组织或器官的化脓性炎症 如急性扁桃体炎、急性咽炎及颈椎、乳突等部位的急性感染;扁桃体周脓肿、咽后脓肿等直接溃破或蔓延至咽旁隙。

2. 咽部外伤及异物 医源性的操作损伤如扁桃体切除、拔牙、局部注射、内镜检查损伤咽壁均可导致咽旁隙感染;咽壁的异物刺伤、外伤也可引起本病。

3. 经血流和淋巴系感染 邻近器官或组织的感染,可经血行和淋巴系累及咽旁隙,引发本病。

【临床表现】

1. 全身症状 患者可有畏寒、高热、头痛、乏力及食欲不振等;病情严重时,呈衰竭状态。

2. 局部症状 主要表现为咽痛及颈侧剧烈疼痛、吞咽障碍、言语不清。茎突前隙感染累及翼内肌时,则出现张口困难。肿胀压迫呼吸道可出现呼吸困难。

【检查】 急性重病容,颈部僵直;患侧颌下区及下颌角后方肿胀,触诊坚硬并有压痛。严重时肿胀范围可上达腮腺,下沿胸锁乳突肌延伸,前达颈前中线,后至项部。脓肿形成后,局部可变软并有波动感。病侧扁桃体及咽侧壁突向咽中线,但扁桃体本身无明显病变。

【诊断】 根据患者的症状和体征,一般诊断不难。但因脓肿位于深部,颈外触诊不易摸到波动感,不能以此为诊断咽旁脓肿的依据。颈部 B 超或 CT 可发现脓肿形成(图 26-6)。亦可在 B 超引导下局部穿刺抽脓以明确诊断。

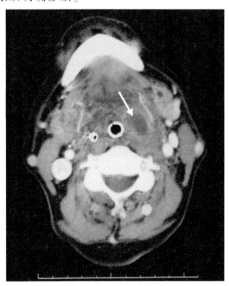

图 26-6 CT 显示咽旁脓肿

【鉴别诊断】　本病须与扁桃体周脓肿、咽后脓肿及咽旁肿瘤等相鉴别。

【并发症】

（1）向周围扩展可导致咽后脓肿、喉水肿、纵隔炎等。

（2）颈动脉鞘感染可导致颈内动脉壁糜烂，引发致命性大出血；若侵犯颈内静脉，可发生血栓性静脉炎或脓毒血症、败血症。

【治疗】

（1）脓肿形成前给予足量敏感的抗生素和适量的糖皮质激素等药物治疗。

（2）脓肿形成后须切开排脓。①颈外径路：脓肿位置较深或颈部肿胀明显者，在局麻下，以下颌角为中点，在胸锁乳突肌前缘作一纵切口，用血管钳钝性分离软组织进入脓腔。排脓后，置入引流条，切口部分缝合。②经口径路：脓肿明显突向咽侧壁，且无血管搏动者，于咽侧壁最突出部分做一垂直切口，约2cm长，然后用血管钳钝性分离到脓腔，引流脓液。

案例 26-3 分析讨论

患者有明确咽部异物损伤史，体格检查及血化验提示急性感染，CT 证实咽旁间隙异物并感染。经颈侧入路排脓及取出异物后，引流要尤其注意引流条对咽旁间隙大血管的磨损，加之感染侵蚀，可能会导致大出血。患者系特殊人群，无家属陪护，毒瘾发作后自行离院，缺乏后续治疗，终致感染加重、扩散，不治身亡。

要点提示

1. 病因：邻近组织或器官炎症；咽部外伤及异物；经血流和淋巴系感染。

2. 注意与扁桃体周脓肿、咽后脓肿、咽旁脓肿鉴别。

3. 脓肿形成前：抗生素和糖皮质激素治疗。脓肿形成后：切开排脓。

（吴海莺）

第二十七章　咽的神经和精神性疾病

咽的神经支配来自咽丛。咽丛由迷走、舌咽、副神经及颈交感干的分支等诸多神经构成，有运动神经和感觉神经。因此，咽的神经障碍往往是感觉性障碍和运动性障碍二者混合出现。并可同时发生邻近组织的功能障碍，如常伴有喉、胸锁乳突肌和斜方肌的感觉障碍和运动障碍，有时还伴有面神经和舌下神经功能异常。

第一节　运动性障碍

咽的运动性障碍分为瘫痪和痉挛两种情况，前者包括软腭瘫痪和咽缩肌瘫痪，分述如下。

一、软腭瘫痪

软腭瘫痪是咽部瘫痪中较为常见的一种，发生原因可为中枢性或周围性，可以单独或合并其他神经瘫痪出现。中枢病变引起者，常见于各种原因引起的延髓病变，如肿瘤、出血或血栓形成、炎性病变、脊髓空洞症、梅毒等。每伴有同侧的唇、舌和喉肌瘫痪。周围性病变者则以多发性神经炎较多见，故常伴有感觉性障碍，多见于白喉之后，位于颈静脉孔附近的病变如原发性肿瘤、血肿、转移性淋巴结的压迫等引起的软腭瘫痪，常合并出现第IX、X等脑神经的麻痹（颈静脉孔综合征）。

【临床表现】　单侧软腭瘫痪可无临床症状，双侧者症状明显。由于软腭不能上举，鼻咽不能闭合，患者说话出现开放性鼻音；吞咽时，食物易逆行进入鼻腔，偶可经咽鼓管流入中耳；患者不能作吸吮、吹哨或鼓气等动作。

【检查】　若一侧软腭瘫痪则悬雍垂偏向健侧；发声时，悬雍垂和软腭向健侧移动，患侧不能上举。若双侧瘫痪，则软腭松弛下垂，不能运动。若影响咽鼓管功能，可出现中耳的症状和体征。如同时有咽缩肌瘫痪，则在梨状窝有唾液或食物潴留。

【诊断】　软腭瘫痪的诊断不难，但须找到其致病原因，应请相关科室协同诊断。

【治疗】　针对病因治疗。对周围性瘫痪者可用抗胆碱酯酶剂（氢溴酸加兰他敏）或神经兴奋剂（士的宁）及维生素 B_1 治疗。针刺疗法可能有一定疗效，常用穴位有风池、大椎、少商、廉泉、天枢、曲池等。

二、咽缩肌瘫痪

咽缩肌瘫痪极少单独出现，常与食管入口、食管和其他肌群的瘫痪同时出现。引起咽缩肌瘫痪的原因大多与引起软腭瘫痪的相同。此外，该病常常出现在流行性脊髓灰质炎之后。

【临床表现】　单侧咽缩肌瘫痪表现为吞咽不畅，梗阻感，尤以进食流质饮食时明显，易发生呛咳。双侧咽缩肌瘫痪者，可出现明显的吞咽困难，甚至完全不能吞咽。此种吞咽障碍与喉咽部炎性或不完全机械性阻塞引起者不同，前者起初出现流质下咽困难，常发生逆流，而固体食物则能吞咽。若合并有喉部感觉或运动功能障碍，则易将食物误吸入下呼吸道，导致吸入性气管炎、支气管炎或肺炎。

【检查】　单侧咽缩肌瘫痪，表现为患侧咽后壁幕布样下垂，并拉向健侧；双侧瘫痪，则见咽后壁黏膜上的皱襞消失，触诊舌根或咽壁时，咽反射消失；口咽及梨状窝有大量唾液潴留。

【诊断】　根据病史及检查可诊断此病，但须找到致病原因，且应行纤维喉镜和影像学检查，以排除喉咽部器质性病变。

【治疗】　对该病的治疗应包括如下两个方面。

1. 病因治疗　对周围性麻痹的患者，需应用改善微循环和营养神经的药物，如尼膜同、吡乙酰胺、维生素 B_6 和维生素 B_{12} 等，促进神经恢复。

2. 防止发生呼吸道并发症　食物宜做成黏稠糊状，并帮助吸出潴留在咽部的分泌物。病情严重者应以鼻饲法或胃造瘘术以供给营养。

【预后】　咽缩肌瘫痪的预后与其病因有关，较单纯软腭瘫痪差。严重的咽缩肌瘫痪而有吞咽障碍者，常因并发吸入性肺炎而危及生命。

三、咽肌痉挛

咽肌痉挛（pharyngismus）大多原因不明。患慢性咽炎、长期烟酒过度、理化因素刺激和鼻分泌物长期刺激咽部等均可引发咽肌痉挛。引起咽肌瘫痪的病因常导致咽肌痉挛的发生，而痉挛又常为瘫痪的先兆。

【临床表现】　有两种类型：即强直性咽肌痉挛和节律性咽肌痉挛。前者常发生于狂犬病、破伤风、癫痫、脑膜炎和癔症等,严重者伴有牙关紧闭、张口困难等症状,轻者有吞咽障碍、咽喉不适、干呕等;后者常在患者不知不觉中出现,软腭和咽肌发生规律性的或不规律性的收缩运动,每分钟可达60~100次以上,与脉搏、呼吸无关,并在入睡和麻醉后也不停止,发作时,患者和他人都能听到咯咯声响,即所谓他觉性耳鸣。

【检查】　常规的咽、喉部检查,不易发现咽肌痉挛。

【诊断】　须结合病史和临床症状方能诊断本病。行 X 线钡剂透视或许可发现因痉挛引起的吞咽困难,纤维喉镜或纤维食管镜检查可排除器质性病变引起的阻塞。

【治疗】　耐心向患者讲明病情,解除其思想顾虑,减轻其精神负担。进食无刺激性的食物,并缓慢进食。根据不同的病因和病情选用不同的药物治疗,可用镇静解痉药物,如氯丙嗪、苯巴比妥钠、地西泮等;病情较重者,可用肌肉松弛剂,如筒箭毒碱、司可林等;癔病患者可采用暗示或精神疗法。若为器质性病变导致的咽肌痉挛则应针对病因进行治疗。针刺疗法可能有一定疗效,可选用廉泉、人迎、天突、太冲、合谷等穴位。

第二节　感觉性障碍

咽部感觉障碍多为全身其他疾病引起,且常与运动性障碍同时出现,若单独出现,多为功能性障碍。发生原因有中枢性和周围性两类。中枢病变者,多因脑干和延髓的病变引起,如肿瘤、出血或血栓形成、多发性硬化、延髓性瘫痪、脊髓空洞症、脑炎等。周围性者可由颈动脉孔周围病变累及第Ⅸ、Ⅹ和Ⅺ颅神经而引起,或由流感和白喉后神经炎所致。

一、咽感觉减退或缺失

咽部感觉减退或缺失常与喉部的感觉、运动性障碍同时出现。

【临床表现】　口咽部的感觉缺失,患者多无明显症状,若感觉完全丧失时,咬破舌头或颊黏膜而无痛觉,故常有口腔黏膜糜烂。若累及下咽或喉部,进食或饮水时常被误咽入气管,引起反呛和咳嗽,并可发生吸入性气管、支气管炎和肺炎。

【检查】　检查咽部时,用压舌板试触腭咽弓或咽后壁,咽反射功能明显减退或消失。若喉部受累,触诊喉部时,喉的反射性痉挛消失。

【诊断】　本病根据症状和检查较易诊断。判明病因则须与神经科医师协同检查。

【治疗】　针对病因治疗。功能性疾病引起者,可酌情应用钙剂、维生素类药物,喉部理疗等。

二、舌咽神经痛

舌咽神经痛(glossopharyngeal neuralgia)为一侧咽部、舌根部及扁桃体区发作性疼痛。

【临床表现】　多见于老年人,痛起突然,为针刺样剧痛,可放射到同侧舌和耳深部,持续数秒至数十秒,伴有唾液分泌增加。说话、吞咽、触摸患侧咽壁及下颌角均可诱发。以 1% 丁卡因麻醉咽部可减轻或制止发作。

【诊断】　须排除由该区的炎症、茎突过长、咽喉结核、鼻咽和喉咽恶性肿瘤等疾病导致的疼痛。

【治疗】　应用镇痛剂、镇静剂、表面麻醉剂喷雾均可减轻疼痛和缓解发作。局部普鲁卡因封闭有较快的疗效。口服卡马西平、苯妥英钠等也有止痛效果。对于发作频繁或症状剧烈,保守治疗无效者,可通过颅外或颅内途径切断舌咽神经,但手术创伤大,极少应用。

三、咽异感症

> **案例 27-1**
>
> 患者,女性,48 岁,咽部异物感 2 月就诊。2 个月前感觉有异物滞留于咽部,未在意。之后咽部一直有异物感存在,咳不出,咽不下,不伴咽痛,不影响进食,且位置不固定,有时在左侧,有时在右侧。曾以慢性咽炎用抗生素和中药治疗,有效,但反复发作,时好时坏,于情绪低落、心情不好时加重。发病以来,患者思想负担重,睡眠差,饮食尚可。查体:一般状况好,咽部黏膜无明显充血,扁桃体不大,咽后壁无淋巴滤泡增生。颈部触诊见甲状腺不大,淋巴结不大。纤维鼻咽喉镜检查见:鼻咽部正常,会厌、梨状窝、杓间区、双侧室带、声带等均正常。食道钡剂透视未见器质性病变。诊断为咽异感症,经耐心的解释,消除其心理负担,并给予逍遥丸、谷维素、维生素类等药物治疗,患者病情明显好转,但 1 个月后复发。
>
> 问题:
> 1. 咽异感症的病因有哪些?
> 2. 咽异感症应与哪些疾病鉴别?

咽异感症(abnormal sensation of throat)常泛指除疼痛以外的各种咽部异常感觉。祖国医学称之为“梅核气”。

【病因】产生咽异感症的病因极为复杂,许多有关的生理和病理变化还有待进一步探讨,通常认为与下列因素有关。

1. **咽部疾病**　各种类型的炎症,扁桃体及会厌病变等。

2. **咽邻近器官的疾病**　茎突过长,甲状软骨上角过长,咽侧间隙和颈部肿块。喉部疾病(如慢性喉炎、喉部良性肿瘤和恶性肿瘤)、口腔疾病等。

3. **远处器官的疾病**　消化道疾病,心血管系统疾病,肺部疾病,膈疝等。

4. **全身因素**　严重的缺铁性贫血,自主神经功能失调,长期慢性刺激(如烟、酒、粉尘和化学药物),更年期内分泌失调等。

5. **精神因素和功能性疾病**　咽喉、气管、食管无器质性疾病,主要由大脑功能失调所引起的咽部功能障碍。

【临床表现】　本症临床常见,30～40岁女性较多。患者感到咽部或颈部中线有团块阻塞感、烧灼感、痒感、紧迫感、粘着感等。位置常在咽中线上或偏于一侧,多在环状软骨或甲状软骨水平,其次在胸骨上区,较少在舌骨水平,吞咽饮食无碍。病程较长的患者,常常伴有焦虑、急躁和紧张等精神症状,其中以恐癌症较多见。

【检查】

1. **排除器质性病变**　对咽异感患者,首先应考虑器质性因素,以免误诊和漏诊。

2. **仔细检查咽部**　观察有无黏膜充血、肿胀、萎缩、淋巴组织增生、瘢痕或肿瘤等,还应注意咽黏膜皱褶之间的微小黏膜糜烂、鼻咽顶部的咽囊开口、咽隐窝内的粘连、黏膜下型鼻咽癌、扁桃体实质内的病变等。除视诊外,触诊亦很重要。可采用下列方法进行:①咽部触诊;②颈部触诊;③咽颈部联合触诊。

3. **邻近器官及全身检查**　应对鼻、眼、耳及颈部等处进行检查。必要时,还应进行纤维喉镜、纤维食管镜或胃镜、胸部 X 线透视或照片、颈椎照片、X 线食管吞钡透视或照片、颈部及甲状腺 B 超检查等。

【诊断】　根据症状和检查的全部资料进行综合分析后方可做出诊断。诊断中注意区分器质性因素和功能性因素;区分全身因素和局部因素。

【治疗】

1. **病因治疗**　针对各种病因进行治疗。

2. **心理治疗**　排除器质性病变后,针对患者的精神因素如"恐癌症"等,耐心解释,消除其心理负担。

3. **对症治疗**

(1) 避免烟、酒、粉尘等,服用镇静剂。

(2) 颈部穴位封闭法,可取穴廉泉、双侧人迎,或加取阿是穴进行封闭。

(3) 中医中药

1) 可用以下二法:①舒肝理肺、开郁化痰法。选三花汤加减;②行气开郁,降逆化痰法。选半夏厚朴汤加减。

2) 中成药:可用以下中成药,如金嗓散结丸、金嗓利咽丸、健民咽喉片等,以减轻症状。

3) 针刺疗法:可取廉泉、天突、人迎、阿是等穴位。或在颈前中线或沿两侧甲状软骨后缘找出敏感点,进行针刺。

案例 27-1 分析讨论

此类患者自觉症状很严重,反复发作,迁延时间较长,常常伴有焦虑、急躁和紧张等精神症状。只有认真仔细检查,除外器质性病变后方可诊断此病。在治疗时,由于致病因素较多且复杂,单靠药物治疗往往不能奏效,或不能彻底治愈,需结合患者的情况,耐心解释,使患者确信没有器质性病变,经过自身调节,往往会有比较明显的效果。本例患者诊断明确,治疗有效,但反复发作,说明她的病因未能彻底消除,因此,对一些症状比较顽固的患者可以用中医中药进行调理,或求助于心理医师。

(任何贤)

第二十八章 咽部肿瘤

咽部肿瘤占头颈部肿瘤的一半以上,按解剖部位可分为鼻咽部肿瘤、口咽部肿瘤及喉咽部肿瘤。从病理学上又分为良性肿瘤和恶性肿瘤,良性肿瘤以鼻咽部纤维血管瘤、口咽部乳头状瘤、纤维瘤、混合瘤及血管瘤等多见,恶性肿瘤以鼻咽癌、扁桃体癌为常见,喉咽癌发病有上升趋势,因其较难早期发现,预后差,研究及治疗逐渐受到重视。恶性肿瘤主要以鳞状细胞癌为主。下面介绍咽部较为常见的几种肿瘤。

第一节 良性肿瘤

一、鼻咽纤维血管瘤

案例 28-1

患者,男,15岁。因反复右侧鼻出血伴进行性鼻塞3年,加重1个月余入院。患者3年来无明显诱因反复出现右侧鼻腔出血,每次出血量约100ml,每次均在外院行鼻腔填塞止血及全身用止血药治疗后出血逐渐停止。近1个月出血次数明显增多,鼻塞加重,来院求治。体格检查:轻度贫血貌,全身浅表淋巴结无肿大。鼻咽顶部偏右侧见粉红色分叶状新生物,表面较光滑,见扩张血管纹,右侧软腭下塌,肿物前端自后鼻孔突入右侧鼻腔。右鼻腔后端偏下见粉红色肿块,前端轻度糜烂,附着少量陈旧性血迹,右侧中鼻道内见大量脓性分泌物,鼻中隔稍向左侧偏,鼻腔通气差。增强CT扫描(图28-1)示鼻咽部偏右侧新生物,向右侧后鼻孔、鼻腔扩展,咽旁间隙清晰,翼肌群正常,颅底骨质无破坏,肿块密度均匀。CT值41.6HU,增强后CT值76.2HU。

初步诊断:鼻咽纤维血管瘤。入院后行数字减影血管造影(DSA)并行右侧鼻咽部血管瘤栓塞术,2天后在气管内全麻下行鼻咽部纤维血管瘤切除术。术中见肿瘤呈分叶状,基底较广,位于鼻咽顶后壁偏右侧,侵入右侧鼻腔,肿块表面光滑、质地硬、活动差、易出血。手术完整切除肿瘤,术腔以碘仿纱条填塞压迫。术中出血约800ml,输同型红细胞悬液400ml。术后病理诊断:鼻咽纤维血管瘤。术后给予抗生素预防感染及止血药物治疗5天,创口愈合良好。术后随访3年,肿瘤无复发。

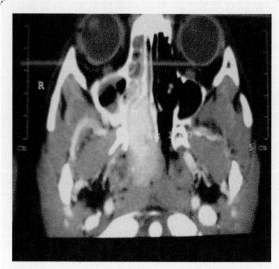

图 28-1 CT(增强)显示鼻咽部偏右侧新生物

鼻咽纤维血管瘤(nasopharyngeal fibroangioma)又名"男性青春期出血性鼻咽血管纤维瘤",是鼻咽部最常见的良性肿瘤,占头颈部肿瘤的0.05%~0.5%。病理上虽属良性,但临床经过凶险,本病常发生于14~25岁男性,极少见于女性,一般在25岁以后可能停止生长。

【病因】 病因尚不明确。目前有性激素依赖学说、可勃起生殖组织异位学说和第一鳃弓动脉残留学说等,也有认为是先天性血管畸形导致。

【病理生理】 肿瘤起源于蝶骨体、枕骨基底部及上颌结节翼突内侧的骨膜。肿瘤无包膜,质硬,有粘连。瘤体表面覆以正常黏膜,可向邻近组织扩张生长,通过解剖孔裂侵入鼻腔、鼻窦、眼眶及翼腭窝,极少情况下还可经蝶骨和鼻腔顶侵入颅内。镜下观肿瘤主要由增生的血管及纤维结缔组织组成。典型的鼻咽纤维血管瘤主要由丰富的胶原纤维和由多核成纤维细胞形成的网状组织所组成,其中分布大量无收缩能力的血管,受损伤后易发生大出血。本病属良性肿瘤,也有极少数病例多次复发后恶变的报道。

【临床表现】 本病临床经过极为凶险,大出血、颅内侵犯导致处理极为困难,有以下表现。

1. 出血 常为患者的首诊症状,多表现为反复鼻腔和口腔大量出血,颜色鲜红。患者可有不同程度的贫血。但有文献报道31%的病例无出血表现。

2. 鼻塞 肿瘤堵塞后鼻孔可致鼻塞,初为单侧,肿瘤体积增大阻塞双侧后鼻孔时可致双侧鼻塞。常伴流涕、闭塞性鼻音、嗅觉减退等症状。

3. 堵塞及压迫症状 肿瘤压迫阻塞咽鼓管咽口时可致耳鸣、耳闷感和听力下降。压迫三叉神经可导致三叉神经痛。侵入眶内,可致眼球移位、运动受限。压迫视神经可出现视力障碍。侵入翼腭窝或颞下窝可致面颊部或颞部隆起。侵入颅内可致头痛及颅神经功能障碍。

【检查】

1. 鼻腔检查 通过前鼻镜或鼻内镜可见一侧或双侧鼻腔有阻塞性炎症表现,鼻腔后部粉红色肿瘤,伴或不伴出血征象。

2. 鼻咽部检查 通过间接鼻咽镜或内镜可见鼻咽部圆形或分叶状粉红色肿瘤,表面光滑,表面有血管纹。有时可见肿瘤侵入鼻腔或推压软腭突出于口咽(图28-2)。

3. 触诊 用手指触诊可触及肿块基底部,瘤体活动度小,质地硬,血管成分较多者,也可能较软。该检查方法有导致出血危险,尽量避免采用。

4. 影像学检查 增强CT扫描和MR血管成像(MRA)能显示瘤体位置、大小、形态,可帮助了解肿瘤范围、有无骨质破坏及与周围结构之间的关系。

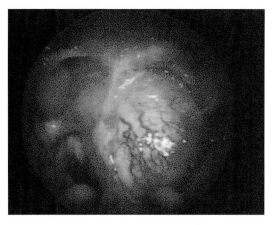

图28-2 鼻咽纤维血管瘤的鼻咽镜检查

5. 数字减影血管造影(DSA) 可显示肿瘤的供血血管,在术前行血管栓塞,减少肿瘤血供。肿瘤血供主要来自上颌动脉,较大瘤体可有面动脉腭升支、咽升动脉等供血,侵入颅内后,颈动脉系统的细小分支也可参与供血。DSA检查应行双侧颈内外动脉及椎动脉造影,以全面了解肿瘤血供情况,为手术及栓塞治疗提供依据(图28-3)。

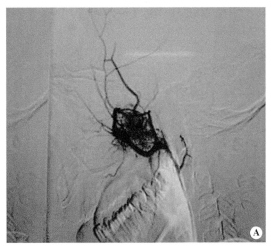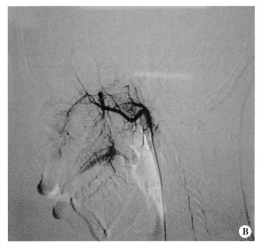

图28-3 鼻咽纤维血管瘤DSA供瘤血管栓塞术
A. 栓塞前;B. 栓塞后肿瘤血管明显减少

【诊断】 本病的诊断主要根据患者的症状及检查结果,结合发病年龄和性别。由于肿瘤活检极易引起难治性大出血,术前应尽量避免活检。本病需与后鼻孔出血性息肉、腺样体肥大,以及鼻咽部恶性肿瘤、脊索瘤等鉴别。确诊依赖于术后病理检查。

分期:目前有多种鼻咽纤维血管瘤的分期系统,其中1996年Radkowski的分期系统应用较广泛。Ⅰa期:肿瘤局限在鼻咽腔及鼻腔;Ⅰb期:累及1个或1个以上的鼻窦;Ⅱa期:肿瘤累及翼腭窝;Ⅱb期:翼腭窝肿瘤很大,伴或不伴眼眶骨壁破坏;Ⅱc期:肿瘤累及颞下窝及翼板破坏;Ⅲa期:肿瘤侵犯颅底,未侵入颅内;Ⅲb期:肿瘤侵入颅内,伴或不伴海绵窦受累。

【治疗】 以手术切除肿瘤为主,术前可行颈外动脉结扎、数字减影下供瘤血管栓塞、术中行控制性低血压可减少手术出血量。

根据肿瘤的范围和部位,结合临床分期,可采取不同的手术入路。鼻内镜手术最佳适应证是Radkowski分期Ⅰa到Ⅱb期的肿瘤。对于Ⅲ期肿瘤,一般考虑颅鼻联合或颅面联合手术径路。此外,还有经硬腭径路、经上颌窦径路、经鼻侧切径路、经颞下窝径路和LeFort Ⅰ型截骨术等。对于多次手术后反复复发,且存在颅内海绵窦侵犯等病例,手术风险较大,可考虑放疗。

要点提示

1. 青年男性好发。

2. 反复多量鼻出血为主要表现，可伴有鼻塞及周围压迫症状。

3. 诊断依据是病史和影像学检查，一般怀疑该病不行活检。

4. 手术是主要的治疗方法。

思考题

1. 鼻咽纤维血管瘤的好发人群有何特点？

2. 如何诊断鼻咽纤维血管瘤病例？

3. 鼻咽纤维血管瘤的治疗原则是什么？

二、口咽及喉咽良性肿瘤

口咽部及喉咽部良性肿瘤种类繁多，较常见的良性肿瘤有：乳头状瘤、纤维瘤、脂肪瘤、潴留囊肿、混合瘤、血管瘤、腺瘤等。

1. 乳头状瘤　为咽部最常见的良性肿瘤。病因可能为人乳头状瘤病毒（HPV）感染。常发生于腭垂、软腭、腭舌弓、腭咽弓及扁桃体黏膜表面。表面呈颗粒状，形若桑葚，色白或淡红，常多个聚集，广基者多见，单个带蒂者较少见。多无明显症状，常在检查时发现。治疗可将其切除并激光灼烧基底部防止复发。位于扁桃体表面者可连同扁桃体一并切除。

2. 纤维瘤　为咽部较常见的良性肿瘤。发生部位和乳头状瘤相似，瘤体多呈圆形突起，表面光滑，覆有正常之黏膜，触之较硬，可有广基和带蒂者。肿瘤小时可无症状，肿瘤逐渐增大时常妨碍言语和吞咽，甚至引起呼吸障碍。治疗以切除肿瘤为主。

3. 潴留囊肿　常生长于软腭、咽后壁、咽侧壁、会厌谷及会厌游离缘。呈圆或椭圆形，色灰黄，质软，大小不等。常无症状，多在检查或偶然发现。囊肿小者可不治疗或以激光烧灼破坏，肿瘤大者可剥离切除，尽量完整切除不残留囊壁以防复发。

4. 血管瘤　常发生于咽后壁及侧壁，为紫红色不规则的肿块。患者常感咽部不适或异物感。常有出血现象。可用冷冻、硬化剂注射、介入、电凝固术、放射及手术治疗。

【临床表现】　口咽部及喉咽部良性肿瘤生长缓慢，较局限，无特异的临床表现。肿瘤早期较小时多无自觉症状或症状轻微，常于体格检查或检查咽部其他疾病时发现。随着肿瘤逐渐增大，可出现咽部不适、异物感等表现，随着肿瘤的增大，还可出现吞咽困难、发音及呼吸障碍。

【检查及诊断】　间接喉镜、直接喉镜、电子喉镜检查可直接看清病变部位、大小、范围等，必要时，在咽喉镜或纤维喉镜下取活检，病理学检查可以确诊。X线、CT、MRI等影像学检查有助于诊断。

【治疗】　瘤体较小时，可采用激光、电凝、冷冻等治疗；瘤体较大时，须采用手术治疗，主要为局部病变切除，通常采用经口进路、支撑喉镜下手术等。肿瘤较大累及咽旁间隙或颈部时，应在气管插管全麻下采用经颈侧进路或颞下窝进路。

第二节　恶性肿瘤

一、鼻　咽　癌

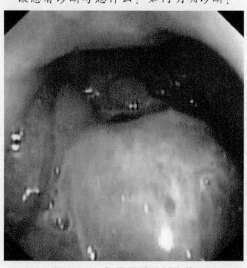

图28-4　鼻咽顶后壁新生物

鼻咽癌(nasopharyngeal carcinoma)是指原发于鼻咽部黏膜和腺体上皮的恶性肿瘤,鼻咽癌发病率占耳鼻咽喉恶性肿瘤之首,约占全身恶性肿瘤的30%,约占头颈部恶性肿瘤的78%。最常见于我国南方(如广东、广西和湖南等省)和东南亚的一些国家,因此过去又俗称其为"广东瘤"("Canton tumor")。在广东则以珠江和西江流域的广州、佛山和肇庆地区为高。好发于40~50岁,男性发病约为女性的2~2.5倍。但目前鼻咽癌的发病已呈现出北移和逐趋年轻化的特点。

【病因】　目前认为鼻咽癌的发生主要与遗传、EB病毒及环境三种因素密切相关,是三种因素长期共同作用的结果。

1. 遗传因素　鼻咽癌有明显的种族易感性和家族聚集性。鼻咽癌主要见于我国南方人,这类人群即使移居国外低发区,其后代仍保持高发病率的倾向;大约10%的鼻咽癌患者有癌家族史,特别是鼻咽癌家族史。研究表明,人类白细胞抗原(HLA)、染色体异常、代谢酶基因及肿瘤相关易感基因的多态性与鼻咽癌发生发展密切相关。

2. EB病毒　鼻咽癌患者血清中含有EB病毒相关的各种高滴度抗体而且与病情和预后有关;鼻咽癌细胞中存在EB病毒的核酸并且呈单克隆性;同时,在多数鼻咽癌标本中可检出具有转化活性的EB病毒潜伏膜蛋白(LMP1),尤其是LMP1的致瘤性基本被肯定。但目前仍不能确定EB病毒就是鼻咽癌的病因,只能说二者关系越来越密切。

3. 环境因素　我国鼻咽癌高发区居民多有喜好进食腌制食品的习惯,摄入的亚硝酸盐含量高,可诱发鼻咽癌的发生。此外,还发现某些微量元素、环境中的灰尘、吸烟和化学燃料,以及家庭中的某些草木、蚊香燃烧的烟雾、粤语发音等因素有关。

【病理】　鼻咽癌好发于鼻咽部咽隐窝和顶后壁,大体病灶可呈结节型、溃疡型、菜花型和浸润型四种形态。一般可分为鳞癌、黏液表皮样癌、鳞腺癌和腺癌等。WHO 2005年将鼻咽癌病理组织类型分为非角化性癌(未分化型或分化型)、角化性鳞状细胞癌和基底细胞样鳞状细胞癌,其中未分化型非角化性癌最为常见,约占非角化性癌的70%。而在治疗后复发的鼻咽癌中,角化性、分化型非角化性癌的比例升高。

【临床表现】　鼻咽癌由于发病部位隐匿,早期症状不明显和缺乏特异性,临床表现多样化。因此,容易延误诊断,所以必须提高警惕,重视临床症状,才能早发现、早治疗。常见症状如下。

1. 鼻部症状　鼻咽癌早期即有易出血倾向,常见为晨起吸鼻后,吐出的痰中带血或擤出带血的鼻涕,可时有时无,因此常被误以为一般的鼻出血而多不引起患者的重视。及至出血明显时,病变常已进入晚期。瘤体如位于后鼻孔附近或增大后,可阻塞后鼻孔而引起鼻塞。早期可为一侧,晚期则双侧均可出现鼻塞,易误诊为鼻炎。

2. 耳部症状　肿瘤堵塞或侵犯咽鼓管咽口时,可引起该侧耳鸣、耳堵塞感及听力下降,可伴有顽固性鼓室积液,因此,常可误诊为分泌性中耳炎。这种情况尤其多见于肿瘤原发于咽隐窝者。

3. 颈部淋巴结肿大　早期即可出现,以颈部淋巴结肿大为首发症状者占60%。主要发生在位于上颈部的颈深上淋巴结群(图28-5)。开始为单侧,继之发展为双侧,并可向颈中、下段蔓延。肿大的淋巴结一般无痛,质较硬,活动度差,迅速增大、固定和融合。因此,常可误诊为结核性淋巴结炎或淋巴瘤。

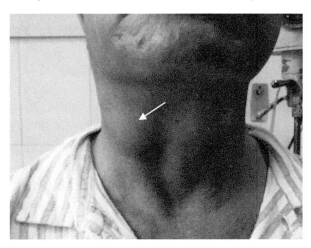

图28-5　鼻咽癌伴右颈淋巴结转移

4. 头痛　早期症状轻而部位不确定,当头痛剧烈而位置固定时,往往提示肿瘤已侵犯颅底或向颅内蔓延。应注意与一般的神经痛鉴别。

5. 脑神经症状　鼻咽癌引起的颅神经损害复杂多样。肿瘤常沿颈内动脉管或破裂孔向颅内蔓延,一般先侵犯第Ⅴ及第Ⅵ颅脑神经,继而可累及第Ⅳ、Ⅲ及Ⅱ脑神经。这时除头痛加重外,还可出现相应的脑神经受损表现,如复视、面部麻木、眼睑下垂、视物模糊,甚至眼球固定或失明等。肿瘤也可通过直接侵犯咽旁间隙或肿大的颈深部淋巴结压迫穿出颅底的第Ⅸ、Ⅹ、Ⅺ和Ⅻ脑神经,导致出现软腭麻痹、吞咽困难、声嘶、反呛和伸舌偏斜等球麻痹表现。

6. 远处转移　鼻咽癌容易发生远处转移,常见的转移部位有骨、肺和肝等,常有多处同时发生转移性病变。这时患者可出现顽固性的咳嗽、胸痛、腰痛和肝区疼痛、黄疸等。

【检查】

1. 鼻咽部检查　这项检查很重要,对可疑病例千万不要因怕麻烦而忽略。对因咽反射敏感而导致间接鼻咽镜检查失败的患者,必要时可采用鼻内镜、电子鼻咽镜或纤维鼻咽镜进行检查,这些检查还有助于发现早期的微小病变。咽隐窝和顶后壁是鼻咽癌的高发部位,应重点观察。早期病变不明显,可仅见黏膜局部充血、糜烂或粗糙不平,或仅有小结节和肉芽样突起,触之易出血。晚期肿瘤增大时可呈现为结节型、溃疡型、菜花型和浸润型的表现。尤其应注意浸润型,因其仅表现为病变局部黏膜隆起或一侧咽隐窝较饱满而表面黏膜光滑,常常导致漏诊。采用窄带成像技术的内镜系统,可提高诊断的敏感性和活检的准确率。

2. 颈部触诊　应双侧对称地进行,重点检查上颈部特别是下颌角后下方的区域,注意有无触及质硬、活动度差或不活动、无痛性的肿大淋巴结。

3. EB病毒血清学检查　EB病毒的血清学检查可作为鼻咽癌诊断和判断治疗后是否复发的辅助指标。现已在临床上开展的有EB病毒壳抗原免疫球蛋白A(EBVCA-IgA)、EB病毒核抗原免疫球蛋白A(EBNA-IgA)、EB病毒DNA定量检测、鼻咽癌相关表达产物检测和基因芯片等。

4. 影像学检查　鼻咽、颈部的CT或MRI检查(图28-6)有助于了解肿瘤的侵犯范围及颅底骨质的破坏情况。胸片、腹部B超及放射性核素全身骨扫描可以了解有无远处转移灶。PET(positron emission computed tomography)显像技术对原发病灶及转移灶可从功能方面做出早期诊断,更准确了解有无远处转移灶。

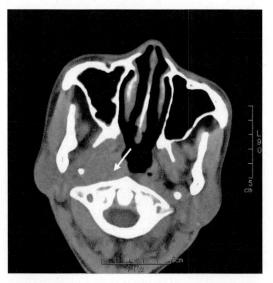

图28-6　鼻咽癌CT表现,右咽隐窝饱满,咽旁组织间隙消失

【诊断】　凡有耳、鼻症状,持续2周以上,特别是原籍我国南方(尤其是广东)或东南亚居民伴有单侧头痛或颈侧上方有淋巴结肿大者,都应仔细检查鼻咽部。特别要注意鼻咽部易出血的黏膜小颗粒或小斑块,必要时咬取活检。同时还可进行EB病毒血清学和影像学等必要的检查,以助明确诊断。病理确诊后,为了了解是否存在转移病灶,还应进行放射性核素全身骨扫描、胸部X线、肝B型超声、PET-CT等检

查,以便对患者的病情有一个全面的了解,有助于进行临床分期,为治疗方案的制定提供参考。必须要注意的是,对于部分黏膜下型的病例,往往需要多次活检才能获得阳性结果。因此,对于可疑的患者,应注意密切随访。对有颈部淋巴结肿大而高度怀疑鼻咽癌的患者,应重点检查鼻咽部,不要轻易行颈部的淋巴结活检,以免促进肿瘤细胞的扩散。

附　鼻咽癌TNM分期(美国癌症分期联合委员会AJCC,2010,第七版)

TNM临床分类

T:原发癌

Tx:原发肿瘤不能确定

T0:无原发肿瘤之证据

Tis:原位癌

T1　肿瘤局限在鼻咽,或肿瘤侵犯口咽和(或)鼻腔但不伴有咽旁间隙侵犯*

T2　肿瘤侵犯咽旁间隙*

T3　肿瘤侵犯颅底骨质和(或)鼻窦

T4　肿瘤侵犯颅内和(或)颅神经、下咽、眼眶或颞下窝/咀嚼肌间隙

*:咽旁间隙侵犯是指肿瘤向后外侧方向浸润。

N:区域淋巴结转移

鼻咽癌,尤其是未分化型,区域淋巴结转移途径的规律和对预后的影响不同于其他头颈部黏膜癌,使用一个不同的N分级系统。

Nx　区域淋巴结不能评估

N0　无区域淋巴结转移

N1　单侧颈淋巴结转移,最大直径≤6cm,淋巴结位于锁骨上窝以上部位,和(或)单侧或双侧咽后淋巴结转移,最大直径≤6cm*

N2　双侧颈淋巴结转移,最大直径≤6cm,淋巴结位于锁骨上窝以上部位*

N3　淋巴结*最大径>6cm和(或)锁骨上窝转移

N3a　淋巴结最大径>6cm

N3b　锁骨上窝转移**

*:中线淋巴结认为是同侧淋巴结。

**:锁骨上区或上窝部位与鼻咽癌的分期有关,这个三角区域的定义,包括三点:①胸骨锁骨连接处的上缘;②锁骨外侧端(肩峰端)的上缘;③颈肩连接处。要指出的是这包括了脚侧的Ⅳ区和Ⅴ区部分。伴有锁骨上窝的淋巴结(包括部分或全部)都被认为是N3b。

M:远处转移

Mx:远处转移不确定

M0:无远处转移

M1:有远处转移

分期

0期　　　TisN0M0

Ⅰ期　　　T1N0M0

Ⅱ期　　　T1N1M0

T2N0M0

T2N1M0

Ⅲ期　T1N2M0

T2N2M0

T3N0M0

T3N1M0

T3N2M0

Ⅳ_A期　T4N0M0

T4N1M0

T4N2M0

Ⅳ_B期　T任何N3M0

Ⅳ_C期　T任何N任何M1

【治疗】　采用以放射治疗为主,化疗、手术为辅的综合治疗。

1. 放射治疗　由于绝大多数鼻咽癌属于未分化型非角化性癌,对放射治疗敏感,所以治疗上首选放疗。近年来采用放疗新技术包括有:腔内近距离放疗、伽马刀治疗、三维适形放疗、适形强调放疗等,这些方法增加靶区的局部放射剂量,减少周围正常组织的放射损伤。

2. 化疗　主要用于有颈淋巴转移及中、晚期病例。放疗后未能控制及复发者,所以是一种辅助性或姑息性的治疗,临床上常常是和放疗联合应用。

3. 手术治疗　非主要治疗方法,其手术适应证:①足量放疗后鼻咽部的残余病灶或短期内的复发灶,病灶相对局限者;②足量放疗后颈部淋巴结的残余肿块;③分化高的鼻咽恶性肿瘤,如角化性鳞癌、腺癌,病灶局限者。

4. 靶向治疗、免疫治疗,可作为辅助治疗方法。

【预后】　鼻咽癌的预后与年龄、病理类型、临床分期等有着密切的关系。Ⅰ期5年生存率约90%,Ⅱ期5年生存率约75%,Ⅲ期5年生存率约50%,Ⅳ期5年生存率约20%。

案例28-2分析讨论

该患者有痰血、耳闷塞感、听力下降等症状,查体发现颈部淋巴结肿大及鼻咽新生物,诊断考虑鼻咽癌可能性大,为明确诊断,需行活检并病理检查明确诊断。因此,对于顽固的分泌性中耳炎,需警惕鼻咽癌可能。该患者随后EBVCA-IgA、EBNA-IgA检查均阳性,病理诊断为鼻咽未分化非角化性癌。

要点提示

1. 好发部位为咽隐窝、顶后壁。
2. 遗传、EB病毒及环境为主要病因。
3. 常见症状鼻部、耳部、颈部和颅神经症状。
4. 诊断依据病史、检查、CT及活检。
5. 放疗为主的综合治疗。

思考题

1. 鼻咽癌好发于哪些人群?有哪些地域特点?
2. 鼻咽癌常见的早期症状有哪些?
3. 哪里是鼻咽癌好发部位及其颈部淋巴结转移的常见部位?
4. 要获得一个完整的鼻咽癌诊断应包括哪些方面的检查?
5. 鼻咽癌的主要治疗方法是什么?

二、扁桃体恶性肿瘤

案例28-3

患者,女,81岁。咽部右侧异物感、疼痛4个月。检查见:右扁桃体呈肿块样增大,糜烂,表面不光滑,累及软腭、下咽、咽侧软组织,全身无异常。右侧颌区触及肿大淋巴结,质硬不活动,无压痛。外院病理活检为右扁桃体鳞癌。放弃治疗。

扁桃体恶性肿瘤(carcinoma of tonsil)为口咽部常见恶性肿瘤,占头颈部肿瘤3%~10%,占口咽癌的2/3。好发年龄50~70岁男性发病率高于女性。

【病因】　其病因尚不明确,可能与长期炎症刺激、吸烟、饮酒及扁桃体角化症、白斑病等癌前病变等因素有关。近期研究表明,扁桃体癌的发生与人乳头状瘤病毒(HPV)感染相关,扁桃体癌HPV感染率达25.2%,HPV阳性的扁桃体鳞癌对放疗、化疗有较高的敏感性,疗效较HPV阴性者好。

【病理】　扁桃体有多种组织类型,其表面被覆鳞状上皮,其内为淋巴组织,可发生相应的恶性肿瘤。扁桃体癌发生率较高,包括鳞癌、淋巴上皮癌、未分化癌、腺癌;肉瘤发病率次之,包括淋巴肉瘤、网织细胞肉瘤、横纹肌肉瘤等;其他恶性肿瘤如恶性淋巴瘤、恶性血管内皮瘤、恶性黑色素瘤等。

【临床表现】

1. 症状　扁桃体恶性肿瘤早期症状不典型,常为咽部不适、异物感。一侧自发性咽痛,吞咽时明显,可放射至同侧耳部。肿瘤增大可阻塞咽腔或侵犯软腭、舌根等影响吞咽动作。肿瘤侵犯软腭、舌根等可导致言语含糊。肿瘤表面溃破可有少量出血。肿瘤易侵犯邻近结构,如磨牙后区域、软腭、舌根、咽侧、咽后壁等,晚期则可累及咽缩肌、咽旁间隙、硬腭、下颌骨等。扁桃体容易发生颈部淋巴结转移,转移率为30%~80%,最常转移至Ⅱ区淋巴结。

2. 体征　一侧扁桃体明显肿大,表面溃疡不光滑或呈结节状隆起,质地硬,触之易出血。可累及腭舌弓、舌根等邻近组织。可有同侧颈深上组淋巴结或中组淋巴结肿大(图 28-7)。

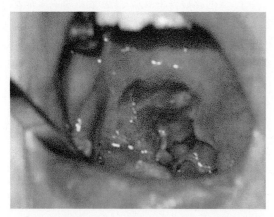

图 28-7　右扁桃体癌,右侧扁桃体肿大及黏膜溃疡

【辅助检查】

1. 纤维或电子喉镜检查　有助于进一步明确肿瘤的原发部位、肿瘤侵犯的范围。

2. 影像学检查　如 CT 和 MRI 可了解肿瘤大小、侵犯范围及与周围结构的关系。

【诊断】　对于中年以上出现单侧扁桃体肿大、表面溃疡,尤其是火山口样溃疡,质地硬、不活动,伴同侧颈深上段或中段淋巴结肿大的病例应高度怀疑扁桃体恶性肿瘤。少数病例一侧扁桃体肿大充血,表面光滑,颈部无肿大淋巴结,需与扁桃体炎症鉴别。确诊依靠组织病理活检。影像学检查能为临床分期提供依据。

附　美国癌症联合委员会(AJCC)咽部肿瘤 TNM 分期系统(2010 年　第七版)

TNM 分类:

T　原发肿瘤

Tx　原发肿瘤不能评

T0　无原发肿瘤证据

Tis　原位癌

T1　肿瘤最大径≤2cm

T2　2cm<肿瘤最大径≤4cm

T3　肿瘤最大径>4cm,或侵犯会厌的舌面

T4a　中等晚期局部疾病

　　肿瘤侵犯喉、舌的外部肌肉、翼内肌、硬腭或下颌骨*

T4b　非常晚期局部疾病

　　肿瘤侵犯翼外肌、翼板、鼻咽侧壁、或颅底或包绕颈动脉

*注释:舌根或会厌谷的原发肿瘤侵犯至会厌舌面黏膜并不意味着侵犯喉。

N　区域淋巴结转移

N0　无区域淋巴结转移

N1　同侧单个淋巴结转移,最大直径≤3cm

N2

N2a　同侧单个淋巴结转移,3cm<最大直径≤6cm

N2b　同侧多个淋巴结转移,最大直径≤6cm

N2c　双侧或对侧淋巴结转移,最大直径≤6cm

N3　转移淋巴结最大直径>6cm

M　远处转移

Mx　远处转移无法评估

M0　无远处转移

M1　有远处转移

分期:

0 期　Tis N0 M0

Ⅰ期　T1N0M0

Ⅱ期　T2N0M0

Ⅲ期　T3N0M0

　　　T1N1M0

　　　T2N1M0

　　　T3N1M0

ⅣA期　T4aN0M0

　　　T4aN1M0

　　　T1N2M0

　　　T2N2M0

　　　T3N2M0

　　　T4aN2M0

ⅣB期　T4bN 任何 M0

　　　T 任何 N3M0

ⅣC期　T 任何 N 任何 M1

【治疗】　扁桃体恶性肿瘤的治疗须根据病变范围和病理类型采取不同的措施。放射治疗是主要的治疗手段,尤其是对放射线敏感的恶性淋巴瘤、未分化癌或手术难以切除的病变范围较广的高分化鳞癌,同时配合化疗和免疫治疗。手术则常常作为早期范围较小及放化疗失败的挽救治疗手段。一般而言,Ⅰ、Ⅱ期病变可单纯放疗或手术治疗,生存率相当,Ⅲ、Ⅳ期患者应采用综合治疗,如放疗加手术,或手术加放疗。

【预后】　扁桃体癌早期病变预后较好,有报道经放疗后Ⅰ期病变 5 年生存率达 100%,Ⅱ期 5 年生存率达 80% 左右。N₁病变患者经放疗后也可取得较好的治疗效果。晚期患者总的 5 年生存率 20%~60%,因此,强调与手术的综合治疗。

> **案例 28-3 分析讨论**
>
> 　　本例患者为老年女性,咽部异物感病史,短期内出现疼痛伴吞咽困难。右扁桃体呈肿块样增大,糜烂,表面不光滑,累及软腭、下咽、咽侧软组织。同侧下颌角下方淋巴结转移。通过活检明确为扁桃体癌。

要点提示

1. 扁桃体恶性肿瘤的常见病理类型包括：癌、肉瘤、淋巴瘤。

2. 诊断本病的主要依据和主要的辅助检查。一侧扁桃体明显肿大，表面不光滑，质地硬，活动差，中部见深溃疡，触之易出血应警惕，确诊依靠病理检查。

3. 扁桃体恶性肿瘤的治疗方法为手术、放疗、化疗。

思考题

扁桃体恶性肿瘤的主要临床表现是什么？其诊断主要依据什么？

三、喉咽恶性肿瘤

案例 28-4

患者男性，56岁，因咽部异物感半年，右咽痛2周来诊。无吞咽困难，无声嘶。电子喉镜检查：右侧梨状窝新生物，表面糜烂，累及右披裂；双侧声带光滑，活动正常（图28-8）。双颈部未见淋巴结肿大。食管吞钡造影提示右侧梨状窝变形、结构不清，食管正常。

问题：

该患者诊断考虑什么？如何确诊？

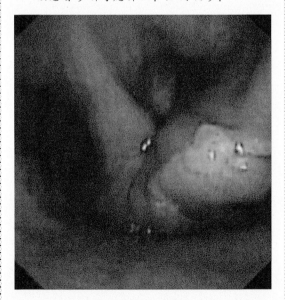

图 28-8 电子喉镜检查，右侧梨状窝新生物

喉咽癌（下咽癌）（hypopharyngeal carcinoma）是原发于下咽区的恶性肿瘤，以鳞状细胞癌为主。近年有增多的趋势，据统计发病占头颈部恶性肿瘤的1.4% ~

5.0%，年发病率0.17~0.8/10万。高发年龄为50~70岁，多见于男性。按发病部位分为梨状窝癌（占70%~85%），喉咽后壁癌次之，环后癌较少，女性以环后癌多见。喉咽癌早期症状不典型，出现症状就诊时多为晚期，约有半数以上的患者治疗时发现颈淋巴结转移，预后差。

【病因】

1. 吸烟、饮酒等慢性刺激 导致头颈部肿瘤已成共识，在下咽癌中，饮酒的相关性要高于吸烟。

2. 营养因素 有文献报道多发生于低血红蛋白性贫血的中年妇女易患环后癌。

3. 遗传因素 到目前为止还未找到与下咽癌发病相关的特异敏感基因，但部分患者呈现家族性头颈部恶性肿瘤聚集发病。

4. 病毒感染 人乳头状瘤病毒感染可引起头颈部鳞状细胞癌。

【病理生理】 以鳞状细胞癌占绝大多数，占97%，腺癌、肉瘤、淋巴瘤少见。下咽鳞癌一般分化较差，以浸润型生长为主，易侵犯临近组织器官如喉、颈段食管、气管、甲状腺甚至口咽舌根等。下咽癌易出现转移，一般半数以上的患者早期出现颈部淋巴结转移，有报道以Ⅱ、Ⅲ区颈部淋巴结为多见，其次为Ⅳ区。转移淋巴结越大，发生癌淋巴结扩散的机会也越大。血行转移主要转移到骨、肝、肺等。

【临床表现】 早期症状不典型，仅仅表现为咽部异物感、喉部轻压迫感等非特异性表现，常常当做慢性咽炎、咽易感症治疗。一旦出现下列症状，表示病程已到中晚期。

1. 吞咽困难 肿瘤累及梨状窝尖、食管入口等部位所致。随肿瘤增大，吞咽困难逐渐加重，由进普食到流食，严重时最后滴水不能进。

2. 咽喉疼痛 肿瘤破溃或继发感染或侵及喉部软骨时可出现疼痛，甚至剧痛，吞咽更明显并可向耳部放射。

3. 声音嘶哑 当肿瘤累及环杓关节、喉返神经及声带时可出现，这时需和喉部恶性肿瘤鉴别。

4. 咳嗽与呛咳 多因肿瘤累及喉部引起声带瘫痪，出现误吸而引起，严重时有呼吸困难。

5. 转移症状 颈部淋巴结转移非常常见，有时成为就诊的首发症状。肿大淋巴结质硬，无痛，多为单侧，亦可是双侧。晚期出现骨、肝、肺等远处转移。晚期患者还可有贫血、消瘦等恶病质表现；肿瘤侵犯颈部大血管还可导致严重的出血。

【检查】 最简单常用的检查方法是间接喉镜检查。还可以采用专用器械检查如纤维喉镜、电子喉镜、支撑喉镜等检查活检。常见于梨状窝肿块，可为正常黏膜覆盖，肿瘤生长很快，可以破溃出血，形成溃疡、菜花样，累及周围结构后很难判断原发部位。

【诊断】 早期诊断很困难。因此，对于年龄大于40岁,咽部不适、异物感、咽痛、声嘶等出现两周者,需到有条件的医院做进一步详细检查。间接喉镜、纤维或电子喉镜应列为常规检查,可明确肿瘤部位及环杓关节活动情况。影像学检查(CT、MR)可了解病变部位、肿瘤侵犯范围、软骨破坏情况、颈淋巴结转移情况,采用增强手段,确定肿瘤血供及与颈部大血管的关系。食管吞钡造影检查、食管镜及胃镜检查可了解食管受累情况。结合影像学、喉镜检查可大大提高临床分期的准确性。最后确诊依靠病理检查。对高度怀疑远处转移者可用PET-CT检查。

【治疗】 倡导综合治疗。首选手术治疗,辅以术前或术后化学治疗或放射治疗,单一治疗目前少用,效果不佳,现主张联合治疗。最常用联合为手术加术后放疗。手术方法应依据肿瘤部位、大小、侵犯范围等而定。手术入路有经颈前途径、经颈侧途径。常用修复皮瓣有胸大肌皮瓣、三角肌皮瓣、胸锁乳突肌皮瓣、颈阔肌皮瓣、局部黏膜瓣等。肿瘤单纯位于下咽部者,可全切肿瘤,局部黏膜瓣修复;累及喉部者,可行全喉或半喉切除加下咽部肿瘤切除,局部皮瓣、肌皮瓣、黏膜瓣修复下咽部,目前多行保留喉功能的下咽癌切除术;累及颈段食管,估计缺损在胸廓上口平面以下者,可行咽胃吻合或结肠或游离空肠代食管;合并颈淋巴结转移者,同时行颈清扫术。

【预后】 下咽癌是上呼吸道、消化道恶性程度最高的肿瘤之一,临床统计5年生存率在25%~40%。预后差的原因主要是位置隐蔽,症状出现较晚,易发生淋巴结转移。

案例28-4分析讨论

患者为中年男性,平时仅有咽异物感等非特异性表现,出现咽痛后检查才发现梨状窝新生物,临床上经常出现类似的情况,因此,不少患者及至发现时,肿瘤已达晚期。确诊需依靠病理活检,该患者活检结果证实为右侧梨状窝中分化鳞癌。

要点提示

1. 早期表现无特异性,早期发现比较困难,易发颈部淋巴结转移。

2. 下咽癌诊断:间接喉镜、纤维喉镜及影像学检查,确诊靠病理。

3. 治疗以手术为主综合治疗,预后较差。

思考题

下咽癌有哪些临床类型?有哪些临床表现?如何诊断下咽癌?治疗上首选何治疗手段?

(王挥戈 秦杰升)

第二十九章 阻塞性睡眠呼吸暂停低通气综合征

第一节 阻塞性睡眠呼吸暂停低通气综合征

阻塞性睡眠呼吸暂停低通气综合征(obstructive sleep apnea-hyponea syndrome, OSAHS)是指睡眠时反复上气道塌陷、阻塞引起的呼吸暂停和通气不足,伴有打鼾、睡眠结构紊乱、频繁发生血氧饱和度下降、白天嗜睡等症状。

OSAHS 可发现在任何年龄阶段,与肥胖、糖尿病、脑血管疾病和冠心病等的发病率相当,30~70 岁的男性中甚至高达 25%,同时是这些疾病加重、难治的原因。OSAHS 对社会危害极大,OSAHS 患者易疲乏因此更易出现意外事故,患有 OSAHS 的司机车祸发生率是正常人的 3~7 倍,并占恶性交通事故的 80%。

案例 29-1

患者,男性,46 岁,夜间睡眠时打鼾、憋气 8 年,近 2 年发生车祸 5 次入院。患者 8 年前体重开始增加,并出现夜间睡眠时打鼾,常夜间憋醒,家属发现患者睡眠时有呼吸暂停。近 2 年来,发生汽车追尾 4 次,被追尾一次。晨起头痛,咽干,咽异物感,性生活冷淡。其父亲肥胖、OSAHS 患者。体格检查:身高 1.73m,体重 90kg,血压 145/95mmHg。双下鼻甲肥大,悬雍垂粗大,腭咽弓、腭舌弓肥厚,扁桃体Ⅲ度肥大,咽腔狭小。

问题:

1. 该患者主要诊断为何种疾病?
2. 为明确诊断还需要做哪些检查?
3. 如何进行治疗?

【相关术语定义】 睡眠呼吸暂停(SA):睡眠过程中口鼻呼吸气流消失或明显减弱(较基线幅度下降≥90%),持续时间≥10s。

阻塞性睡眠呼吸暂停(OSA):是指口鼻气流消失,胸腹式呼吸仍然存在。系因上气道阻塞而出现呼吸暂停,但是中枢神经系统呼吸驱动功能正常,继续发出呼吸运动指令兴奋呼吸肌,因此胸腹式呼吸运动仍存在。

中枢性睡眠呼吸暂停(CSA):是指口鼻气流同胸腹式呼吸同时消失。是由中枢神经系统功能失常引起,中枢神经不能发出有效地指令,呼吸运动消失,口鼻气流停止。

混合性睡眠呼吸暂停(MSA):是指 1 次呼吸暂停过程中,开始口鼻气流和胸腹式呼吸同时消失,数秒或数十秒后出现胸腹式呼吸运动,仍无口鼻气流。即在 1 次呼吸暂停过程中,先出现中枢性呼吸暂停,后出现阻塞性呼吸暂停。

低通气(hyponea):睡眠过程中口鼻气流较基线水平降低≥30%并伴有 SaO_2 下降≥4%,持续时间≥10s;或者是口鼻气流较基线水平降低≥50%并伴有 SaO_2 下降≥3%,持续时间≥10s。

呼吸努力相关微觉醒(RERA):未达到呼吸暂停或低通气标准,但有时间≥10s 的异常呼吸努力并伴有相关微觉醒。当出现睡眠片段时,RERA 仍然具有临床意义。

呼吸暂停低通气指数(apnea hypopnea index, AHI):平均每小时呼吸暂停与低通气次数之和。

呼吸紊乱指数(respiratory disturbance index, RDI):平均每小时呼吸暂停、低通气和呼吸努力相关微觉醒事件次数之和。

睡眠呼吸暂停分阻塞性(obstructive)、中枢性(central)和混合性(mixed)三型。

阻塞性睡眠呼吸暂停和低通气是指成人每晚 7h 的睡眠过程中呼吸暂停和低通气反复发作 30 次以上,或睡眠呼吸暂停和低通气指数(apnea-hypopnea index, AHI,即平均每小时呼吸暂停和低通气的指数)大于 5 次/h。

【病因】

1. 上呼吸道狭窄 上呼吸道任何解剖部位的狭窄,都可导致阻塞性睡眠呼吸暂停,但一般以口咽部的狭窄对 OSAHS 的产生影响最大(图 29-1)。

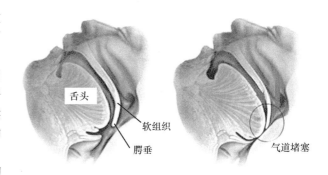

舌头
软组织
腭垂
气道堵塞

正常呼吸　　　　　　呼吸暂停

图 29-1　正常呼吸通道与睡眠呼吸暂停患者的呼吸通道

（1）鼻部疾病：前鼻孔狭窄或闭锁、鼻中隔偏曲、肥厚性鼻炎、鼻息肉、鼻腔良、恶性肿瘤等。

（2）咽部疾病：鼻咽、口咽及喉咽任何一个部位的狭窄均可导致 OSAHS，如鼻咽炎、腺样体肥大、鼻咽部狭窄或闭锁、扁桃体肥大、悬雍垂肥大或过长、咽部肿瘤、会厌囊肿或肿瘤等。

（3）口腔疾病：主要为舌的病变，如巨舌症、舌根异位甲状腺、舌肿瘤、继发于黏液水肿的舌体肥大。

（4）颌面部先天性畸形：主要有下颌后缩、小颌畸形造成固有口腔减小，无法容纳舌体而发生舌后坠。

2. 上气道扩张肌肌张力异常　主要表现为颏舌肌、咽侧壁肌肉及软腭肌肉张力异常，上气道扩张肌张力降低是 OSAHS 患者气道反复塌陷的重要原因。随年龄增长，组织肌肉松弛、肌张力减退，导致咽壁松弛塌陷而内移引起阻塞。

3. 呼吸中枢调节功能异常　主要表现为睡眠过程中呼吸驱动力降低及对高 CO_2、高 pH 及低 O_2 的反应阈值提高，此功能的异常可为原发，也可继发于长期睡眠呼吸暂停和（或）低通气而导致的睡眠低氧血症。

4. 全身性疾病　甲状腺功能减退引起黏液性水肿、肢端肥大症所致的舌体肥大、女性绝经期后内分泌失调及肥胖症等。肥胖者舌体肥厚、软腭、悬雍垂和咽壁有过多的脂肪沉积，易致气道阻塞。另外，遗传因素可使 OSAHS 的发生概率增加 2～4 倍。

【病理生理】

（1）睡眠呼吸暂停频繁发作，导致动脉血氧分压下降，血二氧化碳分压上升，PH 下降，发生呼吸性酸中毒，出现气促、发绀、烦躁不安等症状，严重者发生呼吸骤停。血氧饱和度下降刺激交感神经兴奋，儿茶酚胺分泌增高，小动脉收缩，肺循环和体循环压力上升，导致高血压和心率失常形成，心脏长期负担过重，易导致心力衰竭。心率失常是睡眠中猝死的主要原因。血氧饱和度下降还可以导致促红细胞生成素升高，血色素升高、红细胞升高、血小板活性升高、纤溶活性下降，诱发冠心病、脑血栓等。血氧饱和度下降还可以导致肾功能损害，夜尿增加，还可能出现蛋白尿。

（2）夜间反复觉醒可导致睡眠结构紊乱，睡眠有效率降低，从而导致患者白天嗜睡、乏力、记忆力减退、自主神经功能紊乱、出现性格改变或行为异常。

（3）咽腔负压值增高可导致胸腔负压值增高，影响心脏功能，又可导致反流性食管炎。

（4）OSAHS 患者往往血清瘦素水平高，瘦素水平升高表现为一种代偿性反应，而高瘦素水平可影响到呼吸中枢功能，直接引起呼吸暂停。另外，OSAHS 患者长期缺氧和睡眠结构紊乱可造成机体免疫功能下降。

【临床表现】

1. 症状　睡眠中打鼾，伴有反复呼吸暂停，随着年龄和体重的增加，鼾声可逐渐增加；同时鼾声呈间歇性，出现反复的呼吸节律紊乱和呼吸暂停的现象，严重者可有夜间憋醒。多数患者睡眠打鼾及呼吸暂停症状在仰卧位时加重。

轻者表现为倦怠、乏力，对工作、生活无明显的影响；重者可有不可抑制的嗜睡，在驾驶甚至谈话过程中出现入睡现象，患者入睡快，睡眠时间延长，但睡后精神体力无明显恢复。

还可伴有记忆力减退，注意力不集中，工作效率低，反应迟钝等。晨起头痛，咽干，咽异物感，可有血压升高。部分重症患者可出现夜尿次数增多，性功能减退甚至遗尿。烦躁、易怒或抑郁等性格改变一般见于病程较长的患者。合并并发症者出现相应症状，如夜间心绞痛等。

2. 体征　患者较肥胖或明显肥胖，颈围短粗。部分患者有明显的上、下颌骨发育不全；部分患者外鼻窄小，水平直视可见向上翘起的鼻孔，同时伴有上唇翘起。还可发现其他上气道狭窄的因素，如口咽腔狭窄，可见扁桃体肥大、软腭组织肥厚、悬雍垂过长肥厚、舌根或（和）舌体肥厚、舌根淋巴组织增生、咽侧索肥厚等；部分患者还可见腺样体肥大、鼻中隔偏曲、鼻甲肥大、鼻息肉等。

早期的腭扁桃体大小分度将扁桃体分为 3 度。随着人们对鼾症和阻塞性睡眠呼吸暂停综合征认识的逐渐深入，发现腭扁桃体的大小与打鼾关系密切，为能更好地量化扁桃体大小，充分反映扁桃体分度与鼾症的关系，Friedman 将腭扁桃体的大小分为 5 个类型，0 度：无扁桃体；1 度扁桃体位于扁桃体窝内；2 度扁桃体超出腭舌咽弓；3 度扁桃体超出腭舌咽弓，但未及中线；4 度扁桃体及中线。

【诊断】

1. 定性诊断　多导睡眠图（polysomnogram，PSG）被认为是诊断 OSAHS 的实验室金标准，但确诊 OSAHS 需结合临床症状。多导睡眠监测除了心电监护和肺功能测试外，还包括眼电图、脑电图、肌电图、血氧饱和度等。通过分析以上记录，可以了解患者睡眠期机体的变化，确定睡眠呼吸暂停的性质（分型）和程度等。

诊断标准：主要根据病史、体征和 PSG 监测结果。临床有典型的夜间睡眠打鼾伴呼吸暂停、日间嗜睡（Epworth 嗜睡量表评分≥9 分）（表 29-1）等症状，查体可见上气道任何部位的狭窄及阻塞，AHI≥5 次/h 者可诊断 OSAHS；对于日间嗜睡不明显（ESS 评分＜9 分）者，AHI≥10 次/h 或 AHI≥5/h，存在认知功能障碍、高血压、冠心病、脑血管疾病、糖尿病和失眠等 1 项或 1 项以上 OSAHS 合并症也可确立诊断。

OSAHS 病情分度：应当充分考虑临床症状、合并症情况、AHI 及夜间 SaO_2 等实验室指标,根据 AHI 和夜间 SaO_2 将 OSAHS 分为轻、中、重度,其中以 AHI 作为主要判断标准,夜间最低 SaO_2 作为参考(表 29-2)。

表 29-1　Epworth 嗜睡量表(Epworth sleepiness scale,ESS)

在以下情况有无瞌睡的可能性	不(0)很少(1)有时(2)经常(3)
坐着阅读时	
看电视时	
在公共场所坐着不动时(如在剧场或开会)	
长时间坐车时中间不休息(超过1h)	
坐着与人谈话时	
饭后休息时(未饮酒时)	
开车等红绿灯时	
下午静卧休息时	

表 29-2　OSAHS 分级

程度	睡眠呼吸暂停低通气指数(次/h)	最低血氧饱和度(%)
轻度	5~15	85~90
中度	>15~30	80~85
重度	>30	<80

2. 阻塞平面的定位诊断

(1)纤维鼻咽喉镜辅以 Müller 检查法:可以评估 OSAHS 上气道阻塞部位和分析可能的病因。纤维鼻咽喉镜可观察上气道各部位的截面积及引起狭窄的结构。Müller 试验是在患者在清醒状态下做平静呼吸和捏鼻闭口用力吸气时,分别观察软腭和舌根后移、咽侧壁向咽腔塌陷及会厌向喉内移动、缩小或遮盖喉入口的情况。两者结合检查是目前评估上气道阻塞部位常用的方法。

(2)上气道持续压力测定:是目前最准确的定位诊断方法,该方法是将含有微型压力传感器的导管自鼻腔经咽腔一直放入食管内,该导管表面的压力传感器分别位于上气道的不同部位,正常吸气时导管上的全部传感器均显示一致的负压变化,当上气道某一处发生阻塞时,阻塞平面以上的压力传感器将不显示压力变化,据此可判定上气道的阻塞部位。

(3)上气道影像学检查,CT、MRI 可对上气道进行二维和三维的观察、测量,更好地了解上气道的形态和结构特点。头颅 X 线测量,用于评估骨性气道狭窄。

阻塞部位分型:

Ⅰ型:狭窄部位在鼻咽以上(鼻咽、鼻腔)。

Ⅱ型:狭窄部位在口咽部(腭和扁桃体水平)。

Ⅲ型:狭窄部位在下咽部(舌根、会厌水平)。

Ⅳ型:以上部位均有狭窄或有两个以上部位狭窄。

【治疗】

1. 非手术治疗　由于 OSAHS 患者多有白天嗜睡,注意力难以集中,故不宜从事驾驶、高空作业等有潜在危险的工作,以免发生意外。

(1)病因治疗:纠正引起 OSAHS 或使之加重的基础疾病,如应用甲状腺素治疗甲状腺功能减低等。

(2)一般性治疗:包括减肥、控制饮食和体重、戒烟、戒酒、适量运动,避免过度劳累,慎用镇静催眠药物及其他可引起或加重 OSAHS 的药物,调整睡眠姿势,尽量采用侧卧位睡眠,可减少舌根后坠,减轻呼吸暂停症状。

(3)应用口器治疗:睡眠时佩戴特定口内装置,使舌根前移,以扩大舌根后气道。适用于单纯鼾症及轻中度的 OSAHS 患者,特别是有下颌后缩者。对于不能耐受 CPAP、不能手术或手术效果不佳者可以试用,也可作为 CPAP 治疗的补充治疗。禁忌证:重度颞下颌关节炎或功能障碍,严重牙周病,严重牙列缺失者不宜使用。

(4)无创气道正压通气治疗(noninvasive positive airway pressure,CPAP):是成人 OSAHS 患者的常用治疗方法。包括普通及智能型 CPAP(Auto CPAP)通气和双水平气道正压(BiPAP)通气,以 CPAP 最为常用,CO_2 潴留明显者建议使用 BiPAP。其原理是通过一定压力的机械通气,使患者的上气道保持开放状态,保证睡眠过程中呼吸通畅。

适应证:①中、重度 OSAHS 患者(AHI>15 次/h);②轻度 OSAHS(AHI 5~15 次/h)患者但症状明显(如白天嗜睡、认知障碍、抑郁等),合并或并发心脑血管疾病和糖尿病等;③经过其他治疗(如 UPPP 手术、口腔矫正器等)后仍存在的 OSA;④OSAHS 合并慢性阻塞性肺病(COPD)者,即"重叠综合征";⑤OSAHS 患者的围手术期治疗。以下情况应慎用:①胸部 X 线或 CT 检查发现肺大疱;②气胸或纵隔气肿;③血压明显

狭窄。

降低(血压低于 90/60 mmHg),或休克时;④急性心肌梗死患者血流动力学指标不稳定者;⑤脑脊液漏、颅脑外伤或颅内积气;⑥急性中耳炎、鼻炎、鼻窦炎感染未控制时;⑦青光眼。

(5)药物:目前尚无疗效确切的药物。

(6)合并症的治疗:对于并发症及合并症应给予相应治疗。

2. 手术治疗 是治疗 OSAHS 的手段之一。根据上气道阻塞部位和阻塞程度不同,可选择不同的术式,以最大程度消除上气道阻塞因素。可选用的手术方式包括悬雍垂腭咽成形术(uvulopalatopharyngoplasty,UPPP)及其改良术、下颌骨前徙颏前徙术及颌面部前徙加舌骨肌切断悬吊术等,其中以保留腭垂的腭咽成形术应用较为广泛。术后可增加咽腔左右及前后间隙,以减少睡眠时上气道的阻力。这类手术仅适合于上气道口咽部阻塞(包括咽部黏膜组织肥厚、咽腔狭小、悬雍垂肥大、软腭过低、扁桃体肥大)并且 AHI<20 次/h 者;肥胖者及 AHI>20 次/h 者均不适用。对于某些非肥胖而口咽部阻塞明显的重度 OSAHS 患者,可以考虑在应用 CPAP 治疗 1~2 个月,其夜间呼吸暂停及低氧已基本纠正的情况下试行 UPPP 手术治疗。术前和术中严密监测,术后必须定期随访,如手术失败,应使用 CPAP 治疗。

低温等离子治疗的基本原理是低温消融(temperature-controlled radiofrequency,TCRF),即利用低温等离子射频的能量,以较低的温度(40~70℃)来进行组织的切除,从而减轻组织的损伤,并能大大减轻病人的痛苦和缩短康复的周期。

气管切开术(tracheotomy)是传统上治疗重度 OSAHS 最有效的手术。适合重症 OSAHS 患者,特别是合并较严重心脑肺并发症,有严重缺氧表现,体胖、颈粗短、舌根肥厚后坠的患者。也可以作为 UPPP 的前期手术,以防止窒息的发生。由于气管切开术后易引发肺部感染及患者有发声障碍,使其应用受到限制。

减重手术:减肥对伴有肥胖的 OSAHS 患者来说是理想的治疗方法,伴有重度 OSAHS 的肥胖患者必要时可考虑行胃肠道减肥手术,可以达到长期、稳定的减肥效果,且可以改善 OSAHS 病情。目前应用较多的术式包括胃内球囊、腹腔镜下胃绑扎术、胃旁路术、腹腔镜胃袖状切除术、胰胆分流等。

神经肌肉电刺激:包括直接刺激颏舌肌及刺激舌下神经,均可改善 OSAS 患者上气道阻塞,增大最大吸气气流,减少睡眠呼吸暂停事件的发生率,但亦有诱发觉醒、感染等副作用可能。目前研究缺乏对电刺激长期疗效的评估,尚未广泛用于临床,其与 CPAP 疗效的比较亦缺乏实验数据,其确切适应证及长期疗效仍有待进一步研究。

案例 29-1 治疗

1. 控制饮食,戒酒,适量运动,辅以中医药疗法,减轻体重。

2. 可以于术前用 CPAP 治疗,增加手术的安全性。

3. 悬雍垂腭咽成形术,低温等离子射频消融术等。

4. 紧急情况下应先行气管切开术。

5. 择期行鼻中隔矫正术。

疗效评定标准:

(1)随访时间:6 个月和 1 年以上,必须有 PSG 测定结果。

(2)疗效评定标准见表 29-3。

表 29-3 疗效评定标准

疗效评定	AHI(次/h)	LSaO₂(%)	临床症状
治愈	<5	>90	基本消失
显效	<20 和降低≥50%		明显好转
有效	降低≥25%		减轻
无效	降低<25%		无明显变化

要点提示

1. 分为阻塞性、中枢性和混合性三型,阻塞性最常见。

2. 睡眠打鼾和白天困倦嗜睡是最主要的临床表现。

3. 根据 AHI 分轻 5~15;中>15~30;重>30 三度。

4. CPAP、手术为主要治疗手段。应掌握好手术适应证。

思考题

1. 简述 OSAHS 的常见病因和临床表现?

2. 如何诊断 OSAHS,其分度标准是什么?

3. OSAHS 的治疗原则?

第二节　儿童阻塞性睡眠呼吸暂停低通气综合征

【概述】 儿童阻塞性睡眠呼吸暂停低通气综合征(OSAHS)是指由于睡眠过程中频繁的部分或全部上气道阻塞,扰乱睡眠过程中的正常通气和睡眠结构而引起的一系列病理生理变化,是一种潜在危害健康的,对儿童智力和生长发育有很大影响的睡眠呼吸障碍性疾病。儿童阻塞性睡眠呼吸暂停低通气综合征从病理生理、临床表现、诊断及治疗等方面与成人 OSAHS 有显著不同。目前已经引起国内外学者和临床工作者的广泛关注。

儿童 OSAHS 可以发生在从新生儿到青春期的各个年龄段,2~6 岁为发病的高峰期。儿童的发病率为 1%~3%,男女发病率大致相同。

【病因】

1. 上呼吸道狭窄或堵塞

(1)腺样体和扁桃体肥大是最常见的病因。在 2~6 岁的年龄段儿童的腺样体和扁桃体体积最大,而且和上呼吸道的大小相比处于相对最大。

(2)颅面部畸形也是一个重要因素。颅面综合征类型不同,阻塞平面也不同。如在 Down 综合征中有上呼吸道狭窄伴慢性呼吸道感染,还有巨舌症、肌张力低下。在 Craniosynostosis 综合征中,由于颅底和上颌骨发育不全导致鼻和鼻咽气道的阻塞。小颌畸形的综合征都有下咽水平的阻塞,软骨发育不全可出现颅底畸形。

(3)还有一些疾病可以引起 OSAHS,如前鼻孔狭窄或闭锁、鼻中隔偏曲、鼻窦炎、过敏性鼻炎、巨舌症、哮喘、喉软化症、喉气管新生物和气管狭窄等。

2. 上气道肌张力异常　研究表明儿童 OSAHS 患者存在上气道神经肌肉控制障碍。上气道平滑肌的功能下降或消失时,上呼吸道会出现张力消失并且塌陷引起阻塞。有神经肌肉疾病的患儿全身肌张力减低,亦可导致 OSAHS。

3. 其他因素　包括肥胖、哮喘、上呼吸道感染、内分泌代谢障碍,如甲状腺功能减退、糖尿病等及一些神经系统性疾病,如重症肌无力、脑炎和先天的疾病如 Down 综合征、Crounz 综合征等。

【病理生理】

1. 儿童 OSAHS 睡眠呼吸紊乱　以阻塞性低通气伴间歇性呼吸暂停发作为主,夜间睡眠中反复的上气道梗阻呼吸暂停可引起夜间低氧及高碳酸血症。儿童各系统处于生长发育阶段,新陈代谢旺盛,需氧量相对较大,神经系统发育尚未成熟。缺氧和高碳酸血症发作频繁或持续时间过长可导致神经调节功能失衡,血管活性物质释放,血流动力学和微循环改变,最终组织器官缺血缺氧,出现多系统损害。临床上表现为遗尿、食欲下降、记忆力减退、行为异常、语言缺陷,以及相关并发症,如高血压、肺动脉高压、肺心病、夜间心律失常、心力衰竭等。

2. 睡眠结构的改变　在 OSAS 儿童表现不如成人突出,睡眠结构紊乱较轻,睡眠片断不明显,仅存在睡眠不安。患儿可出现快速动眼睡眠期(rapid eye movement,REM)减少,睡眠有效率降低,导致上课注意力不集中,学习成绩下降。此外,REM 期减少、低氧、高碳酸血症等因素可能影响生长激素的分泌,或使组织器官对生长激素反应性降低,从而导致患儿身材矮小,体重偏低,发育延迟。

【临床表现】

1. 症状　睡眠打鼾、张口呼吸、憋气、反复惊醒、遗尿、多汗、多动等,偶可发生白天嗜睡。病情较重者可发生认知缺陷,记忆力下降,学习困难,行为异常,生长发育迟缓、高血压,肺动脉高压,右心衰竭及其他心血管疾病。

2. 体征　患儿身材矮小,体重偏低,发育延迟或有胸廓发育畸形。扁桃体肥大和(或)腺样体肥大口咽腔狭小。鼻咽部和口咽部粘脓性分泌物明显增多。还可发现其他上气道狭窄的因素。部分患儿长期张口呼吸导致明显的"腺样体面容",表现为硬腭高拱,牙列不齐,上牙前突,上唇短翘,下唇悬挂,精神委靡,面部缺乏表情。严重的病例可发现与并发症相关的体征,如系统性高血压,第二心音肺动脉成分增强等(表 29-4)。

【诊断】

1. 向患儿及其家长详细询问病史　还要注意询问家族中有无打鼾的情况及家族成员的夜间睡眠情况,以及儿童的监护人对儿童夜间情况的描述,如鼾声与体位的关系,打鼾的频率、睡眠时的肢体运动情况等。

2. 辅助检查　使用鼻咽镜可以清楚地观察到儿童的鼻腔、鼻咽部、软腭、舌根的情况,并且可以直接观察到腺样体的大小及其与后鼻孔的关系。头颅侧位片有助于评价上气道阻塞的程度,特别是腺样体、扁桃体阻塞鼻咽部和口咽部的情况,侧颅 X 线片在评价伴有颅面异常儿童的上气道结构方面很有帮助。部分患儿长期睡眠时呼吸费力,心脏的负荷增大,可以有心电图的改变。

3. 睡眠监测　夜间 PSG 检查是目前诊断睡眠呼吸疾病的标准方法,任何年龄的患儿均可实施。

(1)多导睡眠监测:通过多导睡眠描记仪对 OSAHS 患儿进行整夜连续的睡眠观察和监测,多导睡眠图仍是是诊断儿童 OSAHS 的金标准。但儿童对 PSG 耐受性差,加上监测费用问题,使 PSG 未被广泛应用于儿童。

(2)简略 PSG:夜间血氧饱和度检测能够监测夜间循环缺氧状况。该研究仅限于无其他疾病的 OSAS 患儿,可以用来作为筛查的手段。当结果是阳性时,夜间血氧饱和度检测是相当有用的;而结果为阴性时,需要用 PSG 作鉴别诊断。

(3)小睡 PSG(NapPSG)是一种在白天小睡(<1h)情况下的 PSG 检查。NapPSG 异常可以考虑推荐进行手术治疗,而不必进行完整的 PSG 检查;至于阴性结果,则需要行整夜 PSG 检查进行鉴别。

诊断标准:OSAHS 是指睡眠时口鼻气流停止,但胸腹式呼吸仍然存在。低通气是指睡眠时口鼻气流信号峰值降低 50%,并伴血氧饱和度下降 ≥4% 和(或)觉醒;呼吸事件的时间长度定义为大于或等于 2 个呼吸周期。满足以下两条可以诊断 OSAHS:每夜睡眠过程中阻塞性呼吸暂停指数(obstructive apnea index,OAI)大于 1 次/h 或呼吸暂停低通气指数(apnea hypopnea index,AHI)大于 5 次/h 为异常,最低动脉血氧饱和度(lowest oxygen saturation,LSaO$_2$)低于92%定义为低氧血症(表29-5)。

【治疗】　治疗原则:早诊断、早治疗,采用以手术为主的综合治疗方法,解除上气道梗阻因素,预防和治疗并发症。

1. 非手术治疗

(1)持续气道正压通气治疗(CPAP):对于有外科手术禁忌证、腺样体扁桃体不大、腺样体扁桃体切除后仍然存在 OSAHS 及选择非手术治疗的患者,可以选择 CPAP 治疗。

(2)口腔矫治器:适用于不能手术或不能耐受 CPAP 治疗的轻、中度 OSAHS 患儿。

(3)其他治疗方法:肥胖患儿应减肥;鼻部疾病的治疗。

2. 手术治疗

(1)腺样体、扁桃体切除术:腺样体、扁桃体切除术是儿童 OSAHS 的常用治疗方法。大多数肥胖儿童可通过腺样体、扁桃体切除术得到有效的治疗,术后 PSG 检测结果会有所改善,同时伴随相应症状的消失(表29-6)。

发生术后并发症的高危人群是年龄小于 3 岁、严重的 OSAHS、肺心病、营养不良、病理性肥胖、神经肌肉病、颅面部发育异常的患儿。对此,术前必须进行详细评估,术后则应密切监护。

(2)其他外科治疗包括:悬雍垂腭咽成形术、颅面正颌手术、下鼻甲减融术、严重的病例进行气管切开术。但悬雍垂腭咽成形术、气管切开术等治疗可能影响儿童的生长发育及生活质量,应非常慎重。

表 29-4　儿童与成人 OSAHS 临床特点比较

项目	儿童	成人
性别	男女比例大致相同	男性居多,部分绝经后妇女
发病年龄高峰	2～7 岁学龄前儿童	35～55 岁青壮年
体重	体重正常或肥胖	肥胖居多
主要病因	扁桃体和(或)腺样体肥大	咽腔狭窄、小颌畸形、肥胖等
并发症	白天嗜睡少见,有遗尿、多动、烦躁	多有白天嗜睡,夜尿增多记忆力减退,高血压
手术治疗	多数经扁桃体或(和)腺样体切除可治愈	部分经选择的病例可行腭咽成形术
正压通气治疗	用于少数病例	应用较普遍,多数患者疗效好

表 29-5　儿童 OSAHS 病情程度判断依据

病情程度	AHI 或 OAI(次/h)	LSaO$_2$
轻度	5～10 或 1～5	0.85～0.91
中度	10～20 或 5～10	0.75～0.84
重度	>20 或>10	<0.75

注:AHI:呼吸暂停低通气指数;OAI:阻塞性呼吸暂停指数;LSaO$_2$:最低血氧饱和度。

表 29-6　儿童 OSAHS 疗效评定依据

疗效评价	AHI(次/h)	OAI(次/h)	LSaO$_2$	临床症状
治愈	<5	<1	>0.92	基本消失
显效	降低≥50%	降低≥50%		明显好转
有效	降低≥25%	降低≥25%		减轻
无效	降低<25%	降低<25%		无明显变化甚至加重

注:AHI:呼吸暂停低通气指数;OAI:阻塞性呼吸暂停指数;LSaO$_2$:最低血氧饱和度。

要点提示
1. 症状严重程度与 PSG 检查结果不一致。
2. 多由扁桃体腺样体肥大所致。
3. 切除扁桃体腺样体为主要治疗方法且效果良好。

思考题
儿童 OSAHS 的定义和治疗原则是什么?

(张孝文　严小玲　黄映红)

第四篇 喉 科 学

第三十章 喉的应用解剖学及生理学

第一节 喉的应用解剖学

喉(larynx)为单一不成对器官,居于颈前正中,其上方为舌骨及舌根,下方为气管,前方有颈前带状肌及甲状腺,后方有下咽腔及颈椎。成人喉上下径约5cm,前后径约3.5cm,最大左右径约4cm,其投影高度相当于颈椎 $C_4 \sim C_6$ 水平,由一系列软骨、连接软骨的韧带、黏膜及保证软骨活动的肌肉所组成。喉的会厌软骨构成了防止食物误吸入气管的第一道防线,功能活动正常的声带是我们发出嗓音的物质基础,而喉腔的完整通畅则是我们维持正常呼吸活动的必要保证。

一、喉 软 骨

组成喉的软骨(laryngeal cartilage)从功能上可主要分为两类:一类是支架软骨,另一类是活动软骨。支架软骨是:环状软骨、甲状软骨及会厌软骨,它们均位于颈前正中,单一不成对,维持着喉腔的畅通,在喉生理活动中发挥着必不可少的作用。活动软骨是:杓状软骨。杓状软骨是成对软骨,在发音及吞咽活动中发挥着重要作用。此外,构成喉软骨支架的还有小角软骨、籽状软骨及楔状软骨(图30-1、图30-2)。

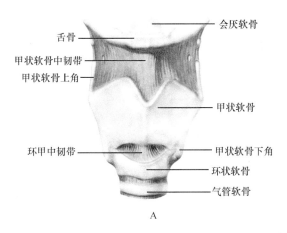

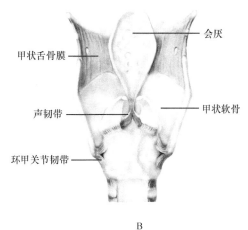

图 30-1 喉结构图
A. 喉正面观;B. 背面观

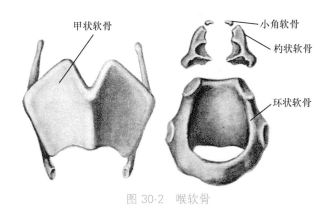

图 30-2 喉软骨

(一) 环状软骨(cricoid cartilage)

环状软骨位于喉最下方,约达 C_6 水平,是所有喉软骨中唯一完整的软骨环。其形似一枚戒指,前部呈环状,称为环状软骨弓,后部呈板状,称为环状软骨板。环状软骨板的宽度约为环状骨弓的四倍,整个环状软骨围成的上口呈卵圆形,呈前低后高状,而环状软骨下口则在同一水平面上。环状软骨的每侧分别有上、下两个关节面,上方关节面位于环状软骨板上缘,与其上的杓状软骨形成环杓关节,下方关节面位于环状软骨侧方相当于环状软骨弓与环状软骨板交界处,该关节面与甲状软骨下角形成环甲关节。环状软骨环的完整性对于维持喉腔的通畅至关重要,外伤或手术若造成其断裂,则可引起喉狭窄。

(二) 甲状软骨(thyroid cartilage)

甲状软骨位于喉正前方,为所有喉软骨中体积最大者。甲状软骨形似一面盾牌,由左、右两块甲状软骨板于颈前正中线相互融合而成,形成一个角在前,开口向后的两面角。这个由左、右甲状软骨板在前正中线上互相融合而形成的前角称为喉结,在成年男性,前角多为90°,而在女性,这个前角多为120°～150°,故成年男性的喉结较女性明显。每侧甲状软骨板外面有一条从后上斜向前下方的骨嵴,称为甲状软骨板斜线,为胸甲肌附着处,甲状软骨板上缘的前正中线区软骨向下凹陷呈"V"形,称为甲状软骨切迹,此切迹常作为颈前正中线的解剖标志。甲状软骨板后缘垂直于地面,该后缘分别向上、下延伸,形成甲状软骨上角及甲状软骨下角。两侧的甲状软骨下角与其下方的环状软骨形成环甲关节,而甲状软骨上角借甲舌侧韧带与舌骨大角相连接。甲状软骨板内面从上到下分别有会厌脚、室带及声带附着。成年以后的甲状软骨板会不同程度的骨化。

(三) 会厌软骨(epiglottic cartilage)

会厌软骨位于喉腔正上方,形似一片"站立的"树叶,其下方的会厌脚借甲会厌韧带附着于甲状软骨前角上1/3与中1/3交界处内面。会厌软骨有前、后两个面,前面紧邻舌根,称为舌面,后面面对喉腔,称为喉面。会厌舌面正中黏膜与舌根之间形成舌会厌皱襞,该皱襞两侧为会厌谷,为异物易存留的一个部位。会厌舌面黏膜下组织较为疏松,炎症时易肿胀而阻塞喉腔。小儿会厌呈卷曲状而不似一典型的树叶状。会厌软骨在吞咽时可向后下盖住喉入口而防止异物进入喉腔。

(四) 杓状软骨(arytenoid cartilage)

杓状软骨左、右成对,位于环状软骨板上方,为唯一可活动软骨。该软骨形似三棱柱状,高度约1.5cm,其基底部与下方的环状软骨板形成环杓关节,该关节使杓状软骨具有侧滑及旋转活动能力。杓状软骨基底部有两个突起,一个突起向前,有声带肌附着,称为声带突,另一个突起向后外侧,有其他喉内肌附着,称为肌突。此外,在杓状软骨顶端有时会出现另外一对小软骨,称为小角软骨,由于其不是恒定出现,故没有临床意义。杓状软骨借其侧滑与旋转活动能力而影响着声门的开、闭,故其在嗓音功能活动中具有重要临床意义。

二、喉的关节、韧带

(一) 喉的关节

总体上来说,喉的关节有三对:环甲关节、环杓关节及杓角关节,其中,杓角关节为杓状软骨顶端与小角软骨之间形成的关节,这一对关节常不恒定出现,或是在成人已经形成了强直关节,故没有临床意义。

1. 环甲关节(cricothyroid joint) 由甲状软骨下角与环状软骨板关节面之间形成,该关节囊外面有三条小韧带加固,其活动范围很有限,主要是使甲状软骨向前下移位,从而拉紧声带。

2. 环杓关节(cricoarytenoid joint) 从嗓音生理学意义上来说,环杓关节是所有喉的关节中最重要的一对关节,由呈凹面的杓状软骨关节面与其下方呈凸面的环状软骨关节面所组成。环杓关节囊非常松弛,目的是方便杓状软骨进行侧滑及绕中轴的旋转运动,环杓后肌的收缩使杓状软骨肌突内收,从而使声带突外展而打开声门,反之,环杓侧肌的收缩使声带突内收,从而使声门关闭。

(二) 喉的韧带及膜(laryngealligament and membrane)

喉的软骨借相互间的膜及韧带相互连接,这种膜及韧带又把喉与毗邻器官及组织相连接为一个有机整体,故从功能上来说,喉的韧带及膜又可分为喉内韧带及喉外韧带(图30-3)。

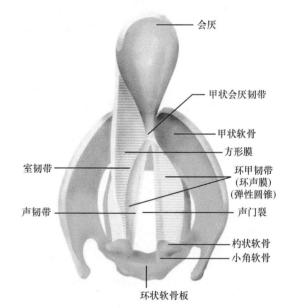

图 30-3 喉的韧带与膜

1. 喉内韧带及膜 主要有环甲膜、甲状会厌韧带及喉弹性膜。

环甲膜(cricothyroid membrane):为连接环状软骨上缘与甲状软骨下缘的较为坚韧的一层纤维膜,其中份增厚称环甲中韧带,两侧较薄称为环甲侧韧带。

甲状会厌韧带(thyroepiglottic ligament):为连接会厌脚末端与甲状软前角后面的纤维韧带。

喉弹性膜(elastic membrane of larynx):为喉腔黏膜下一层增厚的纤维,这层纤维膜局部增厚形成三组韧带将杓状软骨分别与会厌及甲状软骨连接起来,这三对韧带分别是连接会厌侧缘与杓状软骨外侧缘的杓会厌韧带及室韧带及声韧带。

2. **喉外韧带及膜**　其作用是将喉体与上方的舌骨及下方的气管环相连,主要有环气管膜、甲状舌骨膜及舌会厌膜,此外,还有附属的小韧带,舌会厌韧带及咽会厌韧带分别将舌根、咽腔与喉相连接。

三、喉　　肌

喉肌(laryngeal muscle)按功能分为两类:喉内肌及喉外肌。喉内肌的起止均在喉软骨上,直接参与喉的功能活动,喉外肌将喉与颅底、下颌骨、舌骨及胸骨相连,间接参与喉的功能活动。

(一)喉内肌(intrinsic laryngeal muscle)

根据喉内肌的不同功能活动特点将其分为四组,分别是:声门开放肌、声门关闭肌、声带紧张肌及会厌活动肌(图30-4)。

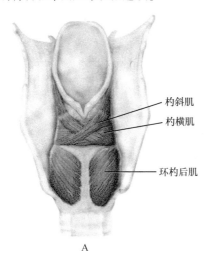

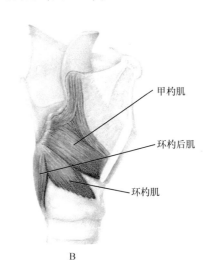

图 30-4　喉内肌
A. 背面观;B. 侧面观

1. **声门开放肌**　环杓后肌(posterior cricoarytenoid muscle)。左右成对,起于环状软骨板背面,止于杓状软骨肌突后内侧。该肌收缩时使肌突向内旋,从而带动声带突向外转,导致声门开放。环杓后肌是喉内肌中唯一一对使声门开放的肌肉,由喉返神经支配。

2. **声门关闭肌**　环杓侧肌及杓间肌。环杓侧肌(lateral cricoarytenoid muscle)左右成对,起于环状软骨弓上缘的后外侧,肌肉斜向后上行走,止于杓状软骨肌突前面,该肌收缩时使杓状软骨声带突内旋,导致声门关闭,其作用与环杓后肌相反。杓间肌(interarytenoid muscle)为不成对肌,由深面的横肌束及浅面的斜肌束构成,起止于双侧杓状软骨背面,该肌收缩时使双侧杓状软骨向内滑行,从而关闭声门。环杓侧肌及杓间肌肉由喉返神经支配。

3. **声带紧张肌**　环甲肌及甲杓肌。环甲肌(cricothyroid muscle)形似宽三角状,左右成对,起于环状软骨弓前面,其肌纤维呈扇形向后上行走,止于甲状软骨板下缘及甲状软骨下角前缘,该肌收缩时使甲状软骨板向前下转动,从而拉紧声带(图30-5)。甲杓肌(thyroarytenoid):左右成对,肌纤维向后行走,止于杓状

软骨声带突,收缩时使声带张力增加。甲杓肌和其他喉内肌协同作用,控制声带过分牵引,保持声带一定的张力,从而精细地调节音调。甲杓肌由喉返神经支配。

4. **会厌活动肌**　甲状会厌肌及杓会厌肌。甲状会厌肌(thyroepiglottic muscle)起于甲状软骨前角后面,止于会厌两侧缘,收缩时会厌向前上转动。杓会厌肌(aryepiglottic muscle)实为甲杓中肌之一束,收缩时会厌向后下转动。甲状会厌肌及杓会厌肌均为喉返神经支配。

(二)喉外肌

喉外肌将喉与颅底、舌骨、胸骨等连接起来,不直接参与喉的功能活动,按其功能将其分为升喉肌组及降喉肌组。升喉肌组:所有升喉肌均起于舌骨或通过其韧带连于舌骨,主要有茎突舌骨肌、二腹肌、下颌舌骨肌、颏舌骨肌及甲状舌骨肌。其作用主要是在吞咽时使喉上提从而有利于会厌下降而关闭喉腔。降喉肌组:主要有胸骨舌骨肌、胸骨甲状肌及肩胛舌骨肌等,其作用主要是使喉体下降。升喉肌及降喉肌虽不直接参与喉的功能活动,但可把喉体调整于一个有利于发音及吞咽的精确具体位置(图30-6)。

图中标注:

杓斜肌
杓横肌
环杓后肌

甲杓肌
环杓后肌
环杓肌

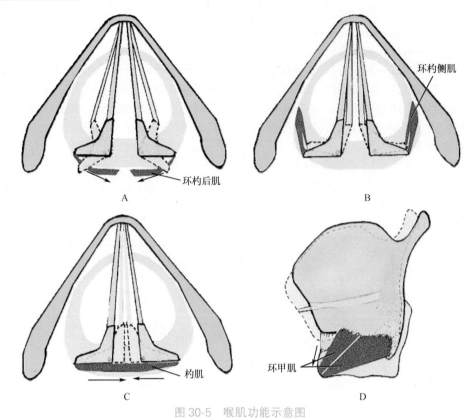

图 30-5　喉肌功能示意图

A. 环杓后肌收缩使声带外展,声门开大;B. 环杓侧肌收缩使声带内收,声门关闭;C. 杓肌收缩使声带内收,声带关闭;
D. 环甲肌及甲杓肌收缩,使声带紧张

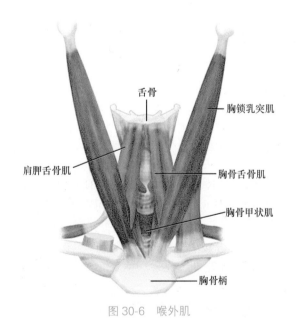

图 30-6　喉外肌

四、喉内部轮廓

（一）喉腔黏膜（laryngeal membrane）

　　整个喉腔表面均由黏膜覆盖,该黏膜向前上与舌黏膜相延伸、向下与气管腔黏膜相连、向后与咽腔黏膜相连。喉腔黏膜呈淡粉红色,大部分为菲薄的纤毛柱状上皮,声带及杓会厌皱襞为复层鳞状上皮。

（二）喉腔（laryngeal cavity）

　　喉的各种软骨、韧带、肌肉及被覆的黏膜上皮围成了喉腔,喉腔向上开口于下咽腔,向下与气管腔相连,略呈一个管状腔,从上到下按解剖及病理特点分为三个区,分别是:声门上区、声门区及声门下区(图 30-7)。

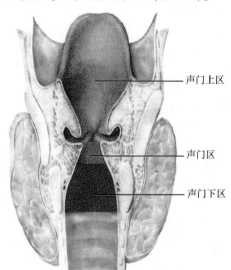

图 30-7　喉腔分区示意图

　　1. 声门上区（supraglottic portion）　为位于声门之上的区域,由两个部分组成,分别是上方的喉前庭及下方的室带、喉室。喉前庭形似漏斗口状,前部由会厌喉面构成,两侧为杓会厌皱襞,后部为杓间区。室带前端起于甲状软骨前角中部的后面,向后止于杓状软骨,表面覆盖黏膜,深层为增厚韧带及肌肉。喉室为介于上方之室带及下方之声带之间的凹陷腔,其深面紧邻甲杓肌及甲状软骨板内膜,表面被覆黏膜。在喉镜下,喉室为介于室带与声带之间的缝隙状小腔。

2. 声门区(glottic portion) 声门区为于左、右两条之间的区域,这个区域呈一个尖端向前的等腰三角形裂隙,其长度在男性为25~30mm,在女性为20~23mm(图30-8)。两条声带位于室带下方,但其游离缘较室带更靠中线。声带上面呈水平状,构成喉室的底,下面则斜向外、下方,与声门下区相连。左、右两条声带在前端呈锐角相接,形成声带前联合,在声带后方,则由双侧杓状软骨声带突及杓(间)肌构成声带后联合。在喉镜下,声带呈珠白色,透过黏膜可见少许纵行纤细的血管。声带黏膜与其深面的声韧带之间,有一个不含血管的疏松组织层,称为Reinke间隙,此间隙的存在有利于声带表面黏膜层的振动,但亦是水肿好发部位。

声带的深面为声门旁间隙,该间隙的外面是甲状软骨板内面,内面为声带肌,下界为弹性圆锥,后界为梨状窝。声门旁间隙在喉癌的发生、发展及术式的选择上

有重要临床意义。

3. 声门下区(infraglottic portion) 声带以下,环状软骨下缘以上区域称为声门下区,形状呈一口在下、底朝上的倒漏斗形,其下界接第一气管环。

五、喉 的 血 管

喉的动脉主要来自喉上动脉、喉下动脉。喉上动脉起源于甲状腺上动脉,与喉上神经内支及喉上静脉伴行穿过甲舌膜进入喉内,供应声门上区喉组织。喉下动脉起源于甲状腺下动脉,与喉返神经伴行在环甲关节后方进入喉内,供应喉下部的区域。喉的静脉与同名动脉伴行,分别汇入甲状腺上下静脉,最终汇入颈内静脉(图30-9)。

六、喉 的 淋 巴

喉的淋巴(laryngeal lymph)在喉内形成淋巴网,分为两个区域:声门上区淋巴及声门下区淋巴。声门上区淋巴网特别丰富,而声门下区淋巴网则相对较细、少,声带游离缘淋巴网最不丰富。喉的淋巴管与喉动脉伴行,其引流为双侧引流,每侧可分出三支淋巴管:一支为喉上淋巴管,主要引流声门上区,汇入二腹肌下方颈内静脉周围的颈深淋巴结;第二支为喉前淋巴管,主要引流声门下区域,汇入前淋巴结,然后,或者汇入气管前淋巴结,或者汇入颈深中淋巴结;第三支为喉后淋巴管,主要引流声门下区域,汇入气管旁淋巴结及喉返神经淋巴结,再汇入颈深下淋巴结。

七、喉 的 神 经

喉神经(laryngeal nerve)分布十分丰富,其神经支配靠两支神经:喉上神经及喉返神经,这两支神经均是迷走神经的分支(图30-9)。

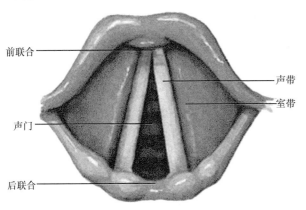

图30-8 声门示意图

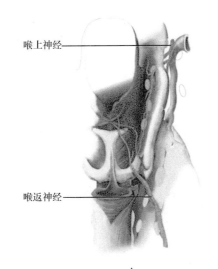

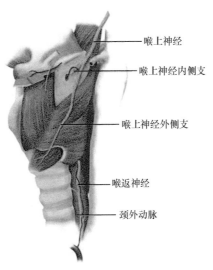

A   B

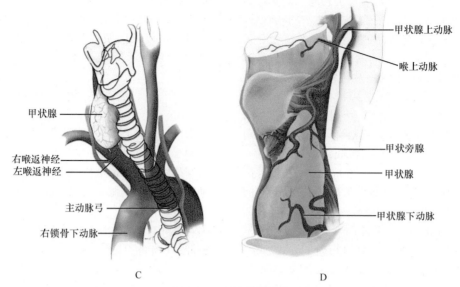

图 30-9 喉的血管神经

1. 喉上神经（superior laryngeal nerve） 以感觉为主的混合神经,起颈静脉下方的迷走神经干,斜向前、向下走行,于舌骨大角水平分为内、外两支。外支沿咽下缩肌表面垂直下降,于甲状软骨板后缘弯曲向前达环状甲肌并支配该肌,部分纤维穿入环甲膜,分布于声门下区黏膜;内支穿入甲舌膜后,司同侧喉腔黏膜感觉。

2. 喉返神经（recurrent laryngeal nerve） 以运动为主的混合神经,其左、右行程不同。左侧喉返神经起源于胸腔的迷走神经干,向后绕到主动脉弓后方后上行于气管食管沟内,再沿左侧甲状腺背面继续上行达喉。右侧喉返神经于颈根部由迷走神经发出,然后绕过右锁骨下动脉,沿右气管食管沟上行达喉。双侧喉返神经在咽下缩肌下缘水平穿入喉腔。支配除环甲肌以外的所有喉内肌的运动,但也有一些感觉司声门下区黏膜的感觉。

八、小儿喉部的解剖特点

小儿由于喉软骨还没有钙化,喉腔内径尚未达到成人宽度,且黏膜下组织又较成人疏松,故发生炎症、过敏反应时组织水肿明显,易引起喉阻塞,小儿急性喉炎与成人急性喉炎相比更易产生吸气性的呼吸困难,临床上应重视。

第二节 喉 的 生 理

喉有四种重要的生理功能:发音功能、呼吸功能、吞咽功能及屏气功能。

1. 发音功能（phonation function） 有关喉发音机制的学说有多种,到目前为止,任何一种单一学说均难以全面解释嗓音的发生、发展及变化规律,下面简介传统的肌弹力学说,以帮助大家概要地理解喉的发音功能:一般认为,肺呼气时气流的振动产生了声音,而这个振动就是由声带产生的。声带 Reinke 间隙的存在为声带表面黏膜的振动创造了有利条件,发音时双侧声带全段同步内收在中线靠拢关闭,当声门下腔的压力高于声门关闭压时,气流冲声门而出振动声带,而当高速气流通过声门时,由于 Bernonlli 效应吸引双侧声带相互在中线靠拢关闭声门,声门下腔的压力又升高,当此压力高于声门关闭压力时,声门又被气流冲开放,如此周而复始,每秒钟内通过声门的气流振动的频率决定了音调的高低。当然,正常嗓音最后的形成,还有赖于咽腔、口腔、鼻腔及口唇的结构及功能正常。

2. 呼吸功能（respiration function） 呼吸活动的正常进行有赖于喉腔的正常开放及管腔结构的完整,尤其是环状软骨的正常完整。中枢神经系统对喉内肌的控制作用又可在呼气及吸气期调整声门裂的宽窄,有利于空气的进出。

3. 吞咽功能（swallow function） 喉在吞咽活动中扮演着重要角色。当吞咽、呕吐及食物反流时,喉腔需及时关闭以防止误吸。喉腔的关闭主要从以下几个方面来实现:升喉肌的作用使喉体上升以利于会厌关闭喉入口,喉内收肌组的作用使室带及声带内收关闭喉腔。

4. 屏气功能（breathholding function） 当需要胸、腹腔一定压力而有助于进行如举重、跳高、咳嗽及排便等活动时,声带内收使声门关闭,呼吸暂停,胸、腹腔内保持一定压力,从而有利于上述活动的完成。

> **思考题**
> 1. 组成喉腔的主要软骨有哪些,它们分别有什么作用?
> 2. 喉的生理功能有哪些?

（欧阳顺林 王金辉）

第三十一章 喉的检查法

第一节 喉的外部检查

喉外部检查包括视诊、触诊和听诊。

1. 视诊 露出颈部,头稍上抬,光线从正面或旁边照射,观察患者喉部外形、轮廓和位置是否正常,有无炎性肿胀、肿瘤、甲状腺肿大和呼吸困难的征象。注意患者说话、吞咽或咳嗽时,喉及气管运动是否正常。如喉部有先天性发育异常,或受肿瘤压迫,喉结偏离中线。恶性肿瘤侵犯喉软骨时,喉外形膨大,皮肤可能红肿或破溃,颈前颈侧都可能出现淋巴结转移。

2. 触诊 沿中线扪查喉面,再用双手同时扪查患者喉部前方及两侧做比较,从颏下起到胸骨上窝止。喉软骨的弹性和硬度,青年人喉软骨较软而弹性强,老年人的软骨逐渐骨化,弹性较差。喉部的活动度和摩擦音,正常喉可稍向两侧活动,吞咽时能上下活动。用手指捏住患者的甲状软骨两侧向左右摆动,即可检查出其活动度,并稍向后压使与颈椎摩擦,以检查其摩擦音。压痛,软骨骨折时有压痛;患会厌炎时,以指压甲舌膜可有压痛;杓部炎症患者,向后压喉抵颈椎前面时可有压痛;环甲关节炎或环杓关节炎、喉结核、急性喉水肿或脓肿、喉上神经痛等都可有压痛。声音震颤,用双手指或掌轻贴于喉外可以感觉到发音或喉鸣时两侧声颤。一侧声带瘫痪或有肿瘤,该侧声颤减弱;喉喘鸣或气管狭窄时声颤明显;带蒂息肉或气管内活动异物等冲击声门也可借触诊感觉出来。

3. 听诊 正常人在甲状软骨两侧可听见柔和而明显的呼吸音,其音调在吸气时较呼气时为高。呼吸阻塞时呼吸音调较高。一般认为,呼气音调升高时可能为气管阻塞,而吸气音调升高时可能是喉部阻塞。

第二节 间接喉镜检查

间接喉镜检查(indirect laryngoscopy)是最常用而简便的喉及喉咽部检查法。患者端坐,头微后仰,张口、伸舌,检查者用消毒纱布包住患者舌前端,用拇指与中指将舌轻轻固定于门齿外,示指抵于上列牙齿,此时不可过度用力牵拉以免损伤舌底。右手持经加温后的间接喉镜沿患者舌背进入,镜面与舌背平行,

但不与舌背接触,当镜背抵达悬雍垂时,转镜面成45°,轻轻以镜背向后上推压悬雍垂根部,首先看到的是舌根,舌扁桃体、会厌谷、喉咽后壁、喉咽侧壁、会厌舌面游离缘,前后轻微移动镜面即可见杓状软骨及两侧梨状窝等处。然后嘱患者发较长"依"声,使会厌上举,此时可看到会厌喉面、杓会厌襞、杓间区、室带及声带与其闭合情况。正常情况下,发"依"声时,声带内收向中线靠拢,深吸气时,声带分别向两侧外展,此时可通过声门窥见声门下区或部分气管环。应注意此镜面之影像为倒像,与喉部真实解剖位置前后颠倒,但左右侧不变。检查时应注意有无充血、肿胀、增生、溃疡、两侧是否对称,有无声带运动障碍;喉室及声门下区有无肿物,梨状窝有无唾液潴留,杓间区有无溃疡或肉芽等。在正常情况下,喉及喉咽左右两侧对称,梨状窝无积液,黏膜呈淡红色,声带呈白色条状。间接喉镜检查有时可因舌背高拱、咽反射过于敏感、会厌不能上举等原因,不能暴露喉腔,可对患者加强解释和训练,使能较好配合,或于咽部喷少量1%丁卡因表面麻醉后,让受检者自己拉舌,检查者左手持喉镜,右手持会厌拉钩或弯喉滴管、弯卷棉子等物将会厌拉起,暴露喉腔检查(图31-1)。

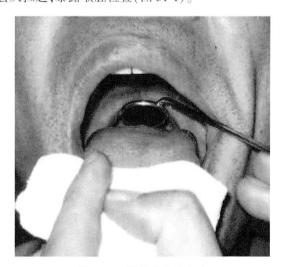

图31-1 间接喉镜检查法

第三节 纤维喉镜和电子喉镜检查

对有喉部疾病症状者首先进行间接喉镜检查,以后按情况进行纤维喉镜或电子喉镜检查。喉影像学

检查如喉后前位、侧位 X 线片可提供喉腔病变部位、形状、大小的资料,而 CT 扫描和 MRI 则能提供喉腔软骨及软组织结构的详细资料。直接喉镜对以上方法不能诊断的患者是必需的,对于喉腔的良性或恶性病变,或对于 X 线或其他检查不能解释的、持续有症状的患者的微小病变,直接喉镜有很大价值。在直接喉镜下直接触诊,可以了解病变的硬度。用甲苯胺蓝组织染色,可以确定癌肿的表面范围及原位癌的部位。被近端正常组织遮盖的、声门下小的病变,以及标准 X 线不能发现的上气道病变,则可用直接喉镜或纤维喉镜检查。

纤维喉镜系利用透光玻璃纤维的可曲性、纤维光束亮度强和可向任何方向导光的特点,制成镜体细而软的喉镜,其外径 3.2 ~ 6mm,长度300mm 以上,远端可向上弯曲 90° ~ 130°,向下弯曲 60° ~ 90°,视角 50°,光源为用卤素灯的冷光源。检查时,经鼻腔导入,通过鼻腔、咽腔到达喉咽,可以对鼻部、咽部及喉部进行观察,还可进行活检、息肉摘除、异物取出等手术。非常适用于咽部敏感,上切牙突出,舌过高等一般间接喉镜检查不能承受者,如牙关紧闭,颈椎强直,短颈等。也用于对鼻咽部及喉部隐蔽的病变或微小的早期喉肿瘤的检查(图 31-2、图 31-3)。

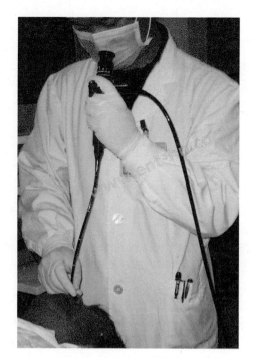

图 31-3 纤维喉镜检查法

第四节 直接喉镜检查

直接喉镜检查(direct laryngoscope)又称喉直达镜检查(图 31-4),系以直接喉镜观察喉腔情况,并可借此施行喉内手术或其他喉部治疗,故有诊断及治疗两种作用。自从纤维喉镜及电子喉镜开展以来,直接喉镜作为一种检查手段其应用范围越来越小。在直接喉镜的基础上,附加支撑架后发展为支撑喉镜(suspension laryngoscope)(图 31-5),并且可以附加特殊设备,如显微镜、激光系统、内镜系统、照相机及摄像系统等,更便于检查、手术治疗及教学,为目前广泛使用的喉部手术器械。患者在黏膜表面麻醉的情况下一般难以耐受,通常需要住院在全身麻醉条件下进行。

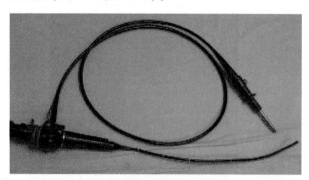

图 31-2 纤维喉镜

电子喉镜是继第一代及第二代光导纤维内镜之后的第三代内镜。电子鼻咽喉镜主要由内镜(endoscopy)、电视信息系统中心(video information system center)和电视监视器(televisio monitor)三个主要部分组成。它的成像主要依赖于镜身前端装备的微型图像传感器(charge coupled device,CCD),CCD 就像一台微型摄像机将图像经过图像处理器处理后,显示在电视监视器的屏幕上。比普通光导纤维内镜的图像清晰,色泽逼真,分辨率更高,而且可供多人同时观看。

适应证:①喉腔检查:一般用于间接喉镜检查不能明确的局部病变。或因会厌短而后倾呈婴儿型,不易上举,或小儿间接喉镜检查不合作;也有声门下区,梨状窝,环后隙等处病变,间接喉镜不易查清者。②喉腔手术:如喉部活检,摘除息肉,根除小肿瘤,取出异物,切除瘢痕组织,扩张喉腔等。③导入支气管镜:做小儿支气管镜时,一般先用直接喉镜暴露声门后,再插入支气管镜。④气管内插管:主要用于抢救喉阻塞患者和作麻醉插管用。⑤做气管内吸引:用于窒息的新生儿,通过直接喉镜清除呼吸道积液并给氧。

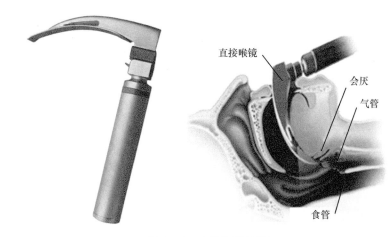

图 31-4　直接喉镜检查

直接喉镜
会厌
气管
食管

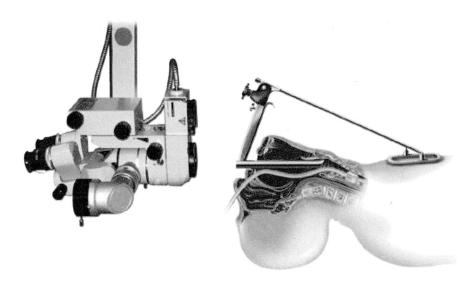

图 31-5　支撑喉镜检查

第五节　动态喉镜检查

动态喉镜(strobolaryngoscope)也称频闪喉镜(videostroboscopy)(图 31-6),人发声时声带的振动是快速、复杂的三维波形运动,用普通肉眼直视或纤维喉镜检查时声带振动仅是一个模糊的影像,而动态喉镜通过把发音的基频通过喉麦克风、声频放大器、差频产生器最后传至弧光灯,弧光灯按同样的频率发射间断的光束,这样不管音调高低(基频大小),闪光的频率始终与声带振动频率一致或保持一定的频率差值,从而使快速振动的声带运动显现成相对变慢的、可视的运动像或静止像,从而观察到声带的振动情况,包括①对称性;②规律性;③振幅;④声门闭合度;⑤声带黏膜波;⑥声带振动的等质性。因此动态喉镜可检查到其他喉镜看不到的黏膜细小病变(放大 3~5倍),加上观察到的声带黏膜的变化,对早期声带癌、声带麻痹、声带息肉、声带小结、声带白斑等有较高的诊断价值。对歌唱者的嗓音评估也有重要意义。它还有模拟高速摄影功能,拍出照片作为永久资料保存,也可以与手术显微镜、支撑喉镜连接进行喉显微手术。

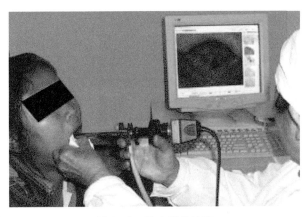

图 31-6　动态喉镜检查

第六节 喉肌电图

肌电图(electromyography)是记录人体神经肌肉活动过程中生物电流变化的专门诊断技术。当神经肌肉发生变性时,肌肉的生物电位活动、神经传导过程、神经和肌肉对电刺激的反应都会发生变化。人类在发音、呼吸及吞咽时,喉部肌肉运动,其生物电位亦发生变化。喉肌电图检查可研究喉肌肉生物电活动,借以判断神经肌肉系统功能状态,有助于了解肌肉神经系统,为临床诊断提供科学依据(图31-7)。

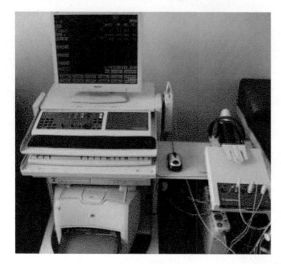

图 31-7 喉肌电图仪

第七节 嗓音及喉空气动力学检查

一、嗓 音 检 查

嗓音分析系统通过对嗓音客观的声学评价来判定嗓音障碍的情况及嘶哑的轻重,嗓音的声学检测是喉功能检查的客观手段。发声是喉的重要功能之一,喉疾病往往出现发声障碍,故嗓音检查一直为喉科医生、言语病理学家所重视。客观嗓音检查已应用于临床,采用电子仪器测量各种参数,如基频(fo)、音强、谐噪比、频率微扰(jitter)、振幅微扰(shimmer)、共振峰、接触率、接触率微扰、接触幂、接触幂微扰等。用这些参数进行分析,可动态观察病变的转归情况,评定治疗效果;判定病变的程度与范围;估计发声障碍的程度与范围;对预后的估计;对部分病例的诊断也起重要指导作用。

二、空气动力学检查

空气动力学检查作为嗓音功能评估的重要组成部分,是通过测量喉作为能量转换器将声门下的空气动力能转换为声能的一系列相关指标,客观评价喉功能。检测项目有:①平均发声气流率(mean phonation flow rate,MFR);②最长声时(maximum phonation time,MPT);③声门下压力(subgiollic pressure,SP);④声门阻力(glottai resistance,GR)等。

第八节 喉的影像学检查

喉部 X 线断层为临床提供了定位诊断的信息,但对喉旁软组织和喉软骨的显示较困难;而 CT 和 MRI 提供了显示喉部这些组织结构三维解剖图像细节的可能性。

1. X 线诊断 颈侧位片上,由于喉部组织结构互相重叠,喉室结构分辨不清;正位喉部体层摄影具有重要的诊断价值。检查方法:自喉结后方 2cm 处开始向后断层,摄取平静呼吸及发"咿"声两种状态断层片,以观察喉内结构及运动状况。喉部断层像上显示喉前庭、真假声带、声门裂和声门下区诸结构。

2. CT 检查 喉部 CT 检查以横断面扫描为主,在声门上区层面可见会厌前方为会厌前间隙,后方为喉前庭,两侧为梨状窝。声门层面喉前庭两侧可见假声带呈带状软组织影;稍下层面为真声带,声带之间为声门裂。当发"咿"声扫描时,可见两侧真声带彼此靠拢,声门裂缩小呈裂隙状。声门下层面可见气管及环绕其后外侧的环状软骨。喉部 CT 主要用于检查喉癌和喉部损伤。

(1)喉癌:CT 上肿瘤呈密度较高的软组织块影,当喉周间隙和会厌前间隙被肿瘤侵犯时,这些间隙中的低密度脂肪影消失。较大肿块造成梨状窝闭塞,气道偏移。杓会厌皱襞受累显示增宽,两侧不对称。肿瘤侵犯喉部软骨,表现为不规则的破坏,但应与正常软骨钙化不全区别。声带受累显示声带增厚、固定,声门裂不对称。颈部淋巴结转移时,颈动脉和静脉周围正常低密度脂肪间隙消失。喉部软组织水肿可类似肿瘤侵犯表现,因此活检后 48h 内不应行喉部 CT 检查。

(2)喉部损伤:喉部损伤病情严重,CT 可安全迅速地进行检查,是喉部损伤的道选检查方法。CT 可查出气道梗死的部位及其程度,鉴别水肿与出血,后者表现为高密度区。喉癌放射治疗后,由于软组织和软骨的坏死和纤维而发生萎缩和气道狭窄。

3. MRI 检查 MRI 对软组织的显示优于 CT,但对喉软骨的显示不如 CT。MRI 在喉部的应用主要是显示肿瘤的大小已经侵犯的范围。例如,喉癌检查,MRI 可提供如下的重要信息:①声带前后联合受侵;②声门上区会厌前间隙、喉周围隙、会厌谷和梨状窝的侵犯;③声带固定的原因;④喉外组织如颈动脉鞘、淋巴结和舌根受侵犯。

(王雪峰 陈观贵 严小玲)

第三十二章 喉的症状学

第一节 声音嘶哑

声音嘶哑(hoarseness)是喉部疾患中最常见的症状,凡是导致气流、声带张力、声带表面光滑度、环杓关节、喉肌及其支配神经等发生病变的任何一个因素,均可影响发音,引起声音嘶哑。声音嘶哑的程度各异,轻度仅有声音变粗,音调变低,严重者声音嘶哑明显,甚至完全失音。声音嘶哑常见原因如下。

1. 支配运动神经受损 ①喉返神经受损:最常见,如甲状腺手术损伤、甲状腺肿瘤、颈段食管癌、纵隔肿瘤、主动脉弓动脉瘤、肺癌等。②迷走神经受损:迷走神经损伤会导致其分支喉返神经的功能障碍,如延髓病变;神经干出颅处颈静脉孔综合征或颅底外伤、颈部外伤等。③喉上神经受损:临床少见,偶尔由外伤等原因引起,使声带张力减弱,音调变低。

2. 喉自身病变 ①先天畸形:如先天性喉蹼、先天性喉囊肿等。②喉部炎症:如急性喉炎、喉水肿、慢性喉炎、喉结核、喉梅毒、喉真菌病等。③喉创伤:挫伤、切割伤、挤压伤、喉内气管插管、剧烈毒气或高热火烟雾气等。④良性病变:喉息肉、乳头状瘤、纤维瘤、血管瘤、神经鞘膜瘤等。⑤恶性肿瘤:以鳞癌最常见,腺癌及肉瘤少见。⑥喉代谢性疾病:如淀粉样变性。

3. 其他 全身性疾病,如甲状腺功能减退、心源性或肾源性水肿、垂体和性腺功能紊乱、颈部放射治疗导致喉水肿、癔症性失音嘶哑等。

要分析症状发生有无诱因、时间的长短、声音嘶哑的程度、是间歇性或持续性并是否加重等,结合患者的性别、年龄、职业及全身检查和喉部检查进行综合分析。男孩在青春期为变声期声音嘶哑,属生理性。中年人以上男性患者凡声嘶超过2周不愈者,应做喉部检查除外喉部恶性肿瘤。

第二节 失音

失音(obmutescence)是指严重声音嘶哑,患者或因失去发音功能;或发音时声门开大,声带不运动又不接触,不能振动发出声音。按症状轻重和性质可分四型:①无语声;②只有耳语;③间歇性不发音;④持续性失音。常见原因如下。

1. 失去发音功能 如气管切开术后,患者长期习惯经套管呼吸、声门下狭窄、全喉摘除术后等,失去

喉功能,无法正常发音。

2. 喉部病变 如严重急性喉炎、嗓音妄用或急性喉外伤后等,声门不能接触或固定在旁中位或中间位,不能发音;喉肌运动障碍,如重症肌无力、声带麻痹;痉挛性失音等,无法正常发音。

3. 精神异常 如功能性失音,又称癔症性失音,有明显精神刺激史和心理创伤。

4. 昏迷或衰弱 患者昏迷丧失意识或体力极度衰弱、贫血、垂危状态,均可出现失音。

第三节 喉鸣

喉鸣(laryngeal stridor)是由于气流通过阻塞狭窄的喉腔引起喉部软组织的振动和空气的涡流而发出的特殊声音。成人和儿童均可发生喉鸣,但因其生理解剖的特点,儿童多见。喉喘鸣可分为吸气性、呼气性及双重性喉鸣三种。喉鸣的响声可轻可重,安静时喉鸣轻,活动或哭闹时加重。喉鸣常见原因有:喉部先天畸形、喉部瘢痕性狭窄、急性炎症、慢性炎症、环杓关节炎、双侧声带麻痹、喉痉挛、喉异物、喉肿瘤等。

第四节 喉痛

喉痛(laryngalgia)为一常见症状。轻者仅发生在说话、吞咽或咳嗽时,重者可以是持续性的,剧烈的疼痛,患者常拒绝饮食,唾液自口中流出。引起喉痛的常见疾病有:喉急性炎症、喉慢性炎症、喉结核、环杓关节炎、喉外伤、喉肿瘤、更年期综合征、神经官能症等。

第五节 吸气性呼吸困难

吸气性呼吸困难(dyspnea expiratory),主要由于口腔、咽部、喉部(声门上、声门、声门下)及颈段气管发生狭窄或阻塞引起。主要表现为气体吸入困难,吸气时间延长,动作加强。吸气时有喘鸣并伴有辅助呼吸肌的运动加强,鼻翼扇动,三凹征等,X线检查肺部显示充气不足。引起吸气性呼吸困难的喉部疾病有以下几类。①喉先天性病变:先天性喉蹼、先天性喉软骨畸形、先天性喉喘鸣等。②喉炎症性疾病:急性喉炎、急性会厌炎、急性喉水肿、喉白喉等。③喉肿瘤:喉乳头状瘤、喉癌、下咽癌等。④其他:喉外伤、外伤后瘢痕狭窄、喉异物、双侧喉返神经麻痹、双侧环杓关节炎、喉痉挛、喉水肿等。

第六节 咯 血

咯血(hemoptysis)系指喉以下的呼吸道血管破裂出血,经口咳出,常先有喉部刺痒,咳出为鲜血或随痰咳出混有血迹,咯血量多时,呈泡沫状血自口和(或)鼻喷出,若遇较大血块阻塞,可发生窒息。咯血与呕血不同,后者来自上消化道,常先有腹部不适,继而呕吐,吐出暗红色物并混有食物和黏液,呈酸性,有柏油便。咯血发生的机制,是由于血管壁破坏出血,血管内压力增高,如心脏病,肺动脉内压力增高,血液外溢;凝血功能障碍出血;病原体或代谢产物使血管壁通透性增加,血细胞可自扩张的微血管内皮细胞间隙进入肺泡咳出。咯血的原因:①喉部疾病:恶性肿瘤、结核、血管瘤、异物、急性炎症。②下呼吸道疾病:支气管炎、支气管扩张症、恶性肿瘤、结核、心血管疾病等。

(王雪峰 严小玲)

第三十三章 喉的先天性疾病

第一节 先天性喉蹼

出生后在喉声门上区、声门区或声门下区出现一层厚薄不一的结缔组织膜叫先天性喉蹼（congenital laryngeal web），其具体发病原因不详，可能与遗传及喉腔发育不全有关。发生于声门上区的喉蹼称为声门上蹼，多见于两侧室带之间，发生于两侧声带之间的喉蹼称为声门间蹼，发生于声门下区的喉蹼称为声门下蹼。声门间蹼最多见，其次为声门下蹼，声门下蹼较少见。胚胎第8周时，杓间的封闭上皮开始吸收，若喉腔内组织吸收不全，形成先天性喉蹼，若基本没有吸收，则形成先天性喉闭锁。因组织吸收过程自后向前，因此以声门前部喉蹼较多见，少数出现于声门后段。极少数患者可发现喉腔前、后部分均有蹼膜，仅膜中间留一小孔，称为喉膈，蹼若将喉腔完全阻塞，称为先天性喉闭锁。

【临床表现】 喉蹼的临床表现随蹼的大小不一而不一，婴幼儿症状与成人症状亦有差异。大的喉蹼常导致喉阻塞及严重的吸气性呼吸困难，患儿无哭声，若不及时抢救，可因窒息而死亡；中、小程度的喉蹼常出现声音嘶哑、哭声弱及不同程度的吸气性呼吸困难；成人喉蹼常无明显症状，可出现不同程度声嘶，不经喉镜检查常难以发现疾病。

【诊断】 早期诊断，以防引起患儿窒息。电子喉镜检查时，可见喉腔内有白色、粉红色蹼状膜，多位于两侧声带之间，声带外展时，蹼平整，声带内收时，蹼可向上或下皱缩呈团块状（图33-1）。

【治疗】 喉蹼小而无明显症状时，可不治疗。蹼较大而引起明显声嘶或呼吸困难时，可在支撑喉镜下行激光切除手术。对于先天性喉闭锁患儿，应立即在直接喉镜下插入婴儿型硬管支气管镜，吸出气管、支气管内分泌物，以防患儿窒息。

第二节 先天性喉软骨畸形

1. 先天性喉软骨畸形（malformation of laryngeal cartilage） 可表现为会厌分叉或两裂、分蹼过大及会厌过小。会厌分叉表现为会厌上端部分裂开，成为一不完整叶状会厌，若完全裂开则称为会厌两裂；会厌过大多表现为会厌体积增大伴会厌软骨过度柔软，吸气时会厌常被吸入喉入口而引起喉鸣或呼吸困难；会厌过小时会厌可呈一小圆球状而不能在吞咽时盖住

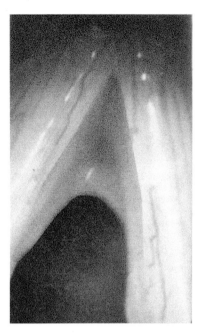

图33-1 声门间喉蹼

喉入口，引起呛咳。会厌分叉一般无明显临床症状，多在体检时发现，不需治疗。会厌两裂而引起喉鸣或呼吸困难时，可在喉镜下行会厌部分切除术。会厌过大常可引起呼吸困难或喉鸣，可行会厌部分切除术。会厌过小一般不产生明显临床症状，可不治疗。

2. 甲状软骨异常（abmormity of thyroid cartilage） 可表现为先天性甲状软骨部分缺如、甲状软骨裂或甲状软骨软化，这种甲状软骨异常可导致吸气期软骨塌陷、喉腔狭窄，引起喉鸣及吸气性呼吸困难，症状严重者需行气管切开术。

3. 环状软骨异常（abmormity of cricoid cartilage） 环状软骨为喉软骨中唯一完整的软骨环，对保持喉腔通畅至关重要。胚胎第8周时，环状软骨左右两部分在中线处互相融合，如融合不良，留有裂隙，则形成先天性喉裂。另一种情况是环状软骨先天性增生或未形成环，可引起喉阻塞甚至窒息，应行气管切开术。

4. 杓状软骨异位（abnormal position of arytenoid cartilage） 可表现为单侧或双侧的杓状软骨向前移位，导致声带松弛，临床上常出现声嘶症状，重者可引起呼吸困难。先天性杓状软骨异位治疗比较困难，出现呼吸困难时，应先行气管切开术，待后期再行杓状软骨移位术。

第三节　先天性喉喘鸣

先天性喉喘鸣(congenital laryngeal stridor)是指婴儿出生后因喉部组织软弱松弛，吸气时喉组织塌陷、喉腔狭窄而引起的吸气期的喉鸣，可由会厌卷曲、喉组织软弱、会厌大而软或杓状软骨脱垂引起。

【临床表现】　婴儿出生后即出现吸气期喉鸣及胸骨上窝、肋间窝、锁骨上窝凹陷("三凹"征)，喉鸣声响大小不一，症状可为间隙性或持续性，睡眠或安静时无症状，哭闹时症状明显，但哭声及咳嗽声正常，无声音嘶哑现象。症状严重者可出现呼吸困难及发绀等症状。

【诊断】　详细询问病史，根据出生后即出现吸气性喉鸣、"三凹"征，无声音嘶哑，哭声正常可做出初步诊断，直接喉镜下挑起会厌后喉鸣消失，则可确诊。

【治疗】　症状不严重的，可不治疗，仅需对患儿加强营养如补充钙剂和维生素 A、D 等，预防感冒及上呼吸道感染，通常患儿长至 3 岁时，随着喉的发育，症状多可自行缓解。吸入性呼吸困难明显者，需行气管切开术。

（欧阳顺林　王金辉）

第三十四章 喉外伤

喉外伤(injuries of the larynx)是指喉部遭受外力或理化因素作用引起的喉部组织结构损坏,导致声嘶、呼吸困难、吞咽困难或疼痛、出血等一系列临床症状。喉外伤分为喉外部外伤和喉内部外伤,喉外部外伤是喉部遭受暴力直接损伤,根据有无皮肤软组织破裂分为闭合性喉外伤和开放性喉外伤,如自缢、扼伤、拳击等引起的喉钝挫伤,大多是闭合性喉外伤。火器、利器等引起的喉部贯穿伤是开放性喉外伤,后果一般都很严重。喉内部外伤主要是由于灼热气体、酸碱或气管插管等直接对喉内部黏膜引起的损伤。

第一节 闭合性喉外伤

闭合性喉外伤是指颈部皮肤无伤口与喉腔贯通的外伤。根据有无软骨支架的损伤可分为两大类,一类仅有喉软组织钝挫伤和黏膜的撕裂伤,大多可以保守治疗;一类是伴有喉软骨支架的损伤,一般都需要手术治疗。

一、喉软组织钝挫伤、黏膜撕裂伤

【临床表现】 喉部疼痛,以吞咽时更明显,可放射到耳部。由于喉黏膜水肿、黏膜下出血、黏膜撕裂、常有声嘶及咯血现象,如并有环杓关节脱位,声嘶更明显及持续。随着喉内组织肿胀加重,受伤后数小时,呼吸困难可逐渐明显。

【检查】

(1) 颈部检查:颈部软组织肿胀、淤血,如喉黏膜撕裂伤严重者可发生局限性皮下气肿,严重者气肿可波及颜面、颌下、胸部等部位。

(2) 间接喉镜或光纤喉镜检查:喉黏膜水肿、黏膜下血肿或黏膜撕裂;杓会厌襞移位、声门狭窄或变形等;声带活动受限或固定;喉腔变形或结构欠清等。

(3) 喉部X线片(颈侧位片)、CT检查:对排除喉支架骨折、环杓关节脱位、手术方案的制订等有较大的价值(图34-1)。

【治疗】

1. 喉软组织钝挫伤和黏膜的撕裂伤 大多可以保守治疗,但要严密观察呼吸情况,做好气管切开准备。令患者安静、少言、进食流质、禁食或鼻饲流质。早期应用抗生素和糖皮质激素,尤其是大剂量的糖皮质激素使用可减轻黏膜水肿,减轻呼吸困难尤为重

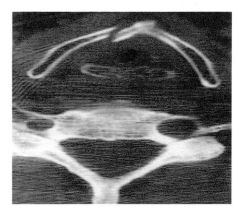

图34-1 甲状软骨骨折的CT图像

要,有时可以免除气管切开。

2. 外科处理 包括气管切开及手术探查。

(1) 气管切开:对有以下情况者应即行气管切开。①伤后即出现呼吸困难或呼吸困难呈进行性加重;保守治疗无效。②喉黏膜较大范围撕裂伤、持续性大量咯血者。

(2) 手术探查:喉裂开后,将撕裂的黏膜缝合,或将黏膜下血肿刮除,尽量保留黏膜完整,内置喉模2周,以防止喉狭窄。

二、喉软骨支架骨折

喉软骨支架骨折所受的外来暴力较喉黏膜挫伤及裂伤要大得多,是严重的喉外伤。闭合性喉外伤以甲状软骨、环状软骨骨折多见,而顿挫挤压伤引起喉气管断裂分离常见于多发性的损伤中。多同时伴有喉黏膜撕裂伤。

【临床表现】

1. 皮下气肿 喉内黏膜撕裂,气体进入颈部皮下,并可扩展到全颈、颌下、面颌或纵隔等。

2. 咯血 轻者可痰中带血,重者出现较大量的咯血,频频咳嗽使皮下气肿加重。

3. 呼吸困难 喉软骨骨折,特别是环状软骨骨折,使喉腔失去正常的支撑而变形,加上喉黏膜水肿、血肿及出血等因素而出现喉阻塞。

4. 声嘶 喉软骨骨折或关节脱位使声带位置发生改变;喉黏膜水肿或血肿、黏膜撕裂致声带形态改变;喉返神经麻痹或环杓关节脱位使声带活动受限或固定,而出现声音质量改变。

5. 疼痛 说话或吞咽时疼痛明显,疼痛有的向耳部放射。

6. 吞咽困难 患者可因疼痛而产生吞咽困难,但应注意并发食管损伤。

【检查】

1. 颈部肿痛、皮下淤血及皮下气肿 皮下气肿的始发位置可为损伤的部位提供参考依据。闭合性喉气管损伤时,皮下气肿进展很快。

2. 颈部检查 喉体正常轮廓不清,甲状软骨扁平,环状软骨弓消失,可扪及错位的软骨。在气管离断时,由于舌骨上肌群的牵拉,可使喉体上移。

3. 喉腔检查 情况允许可以行间接喉镜或纤维喉镜检查,外伤时喉腔形态有黏膜暗红水肿、黏膜下血肿、黏膜裂伤、声门变形、声带活动受限或固定、喉软骨暴露等征象。

4. 辅助检查 X线片和CT是非损伤性检查,是选择治疗方法的重要依据。它有助于查明喉软骨的破坏程度、环杓关节运动情况及内镜难以发现的喉内软组织改变。

5. 其他 注意并发颈部钝挫伤或颌面部骨折、颈椎骨折及胸部损伤等。

【治疗】

(1)迅速建立有效呼吸通道,防止窒息。

(2)软骨骨折复位及修复:喉软骨骨折的整复应尽早进行,在致伤后2h内采取妥善的治疗措施,对预防并发症,保存喉功能甚为重要。可行喉裂开软骨复位固定术。

第二节 开放性喉外伤

开放性喉外伤是指颈部皮肤、软组织有伤口与喉腔相通的喉外伤。累及喉软骨、软骨间筋膜及喉黏膜。常见的原因有切伤和刺伤、爆炸裂伤、勒伤及撞击伤等。受伤部位常发生于甲状软骨、甲状舌骨膜、环甲膜及气管,而环状软骨则较少见,伴有甲状腺损伤亦不少。

【临床表现】 开放性喉外伤的临床表现因创口的深浅、范围而异。

1. 出血 严重的出血常是损伤喉动脉、面动脉舌下支、甲状腺动脉或甲状腺组织,如颈部动脉受伤大出血易出现休克、死亡。若静脉被切断、破裂,出血较多,且可形成气栓。若大血管损伤者,可有血伴呼吸而喷出。

2. 皮下气肿 皮肤伤口与喉伤口不在同一位置,咳嗽时空气由喉裂口进入颈部软组织而造成皮下气肿,可扩展到面、胸、腹部。

3. 呼吸困难 由于喉软骨骨折、喉腔变形、伤口组织塌陷或黏膜肿胀;血液流入下呼吸道内;气管外伤或气胸等而引起呼吸困难。

4. 声嘶或失声 声带损伤或喉返神经、环杓关节脱位或喉腔开放引起声嘶或失声。

5. 吞咽困难 因外伤后咽、喉痛使吞咽障碍,喉咽、梨状窝或食管受累而出现吞咽困难。

6. 颈部伤口 伤口形态与致伤原因有关,刀伤时伤口大,整齐,常为单一伤口。尖锐器伤皮肤伤口小,伤口深及常有多个,有严重皮下气肿。铁丝、电线等勒伤,伤口细小,仅有皮肤少许渗血。枪伤一般为贯通伤,颈部伤口小局限。爆炸伤伤口边缘不整,常有异物停留于组织内。

【检查】

1. 出血量及活动性出血的来源 应诊时首先用有效的方法止住活动性出血,并根据血液的性状、出血的动态和预计出血量等初步判断可能损伤的组织。只有做好良好的照明及抢救准备,才能探测伤口。一般说来,颈部大动脉受伤,多在现场死亡。患者能送来院急诊,说明还有抢救机会。

2. 伤口的位置及范围 明确伤口的位置及喉气管的关系,检查伤口与气道相通是否顺畅,如有组织层覆盖或不完全覆盖,会加重皮下气肿。

3. 全身状况 包括患者的生命体征,如呼吸、脉搏、血压等。

4. 辅助检查 在病情许可下,喉CT检查、内镜检查,确定有无合并食管损伤、喉咽损伤、甲状腺及颈部大血管等损伤。

【治疗】

1. 首先要采取急救措施 包括止血、抗休克及维持呼吸道通畅,三大措施一般依哪个症状最为紧要最先实行,有时情况紧急时三个步骤几乎同时进行。

(1)止血及抗休克:寻找到出血的血管,立即钳夹或结扎血管,如暂时未找到,填塞压迫是简单有效的止血方法,待患者情况好转或在有条件的地方再行血管结扎手术,如出现休克症状,应尽快输液、输血(多为失血性)及强心治疗。

(2)维持呼吸道通畅:清除喉腔和气管内的血液,自伤口处插入气管插管或带气囊的气管套管,并打胀气囊,防止血液流入下呼吸道。必要时应行环甲膜切开或气管切开。

2. 进一步的手术治疗

(1)清创:清洗消毒伤口,修剪坏死残破组织,探查取出异物。

(2)喉损伤的处理:根据受伤部位、性质及范围,需采取不同的处理方法,主要包括缝合修复喉腔黏膜、软骨膜,缝合固定喉软骨支架,喉腔内放置喉模,一般需放置3~6个月。

(3)插胃管,鼻饲流质饮食。

(4)常规注射破伤风抗毒素,抗炎及支持治疗。

思考题

试述开放性喉外伤的处理原则。

第三节　喉烫伤及烧灼伤

喉烫伤及烧灼伤常伴发于头颈部和呼吸道的烫伤和烧灼伤,近年来随着喉激光手术的开展,有报道发生喉内燃爆的病例,值得重视。

【病因】

(1) 吸入高温的烟尘、气体、热蒸汽等,如火灾时,常合并头颈部烧伤。

(2) 误咽强酸、强碱等化学腐蚀剂,常合并咽、食管的烧伤。

(3) 喉激光手术时,操作不慎导致激光点燃氧气,发生燃爆,常可导致咽、气管的烧伤。

(4) 战争时吸入毒气、芥子气等有毒气体。

【临床表现】　临床上常根据合并下呼吸道损伤程度将喉烫伤及烧灼伤分为轻、中、重三型,以利于判断伤情和指导治疗。

1. 轻型　损伤在声门以上水平,患者有声嘶、咽喉疼痛、吞咽疼痛等症状,可同时有口、鼻部的烧伤。

2. 中型　损伤在气管隆突水平以上,此时除了有轻型的临床表现之外,还有咳嗽、咳血性痰、气急等表现。

3. 重型　损伤达支气管、肺泡,除有中型的临床表现外,咳嗽、咳血性痰、气急等表现得更加剧烈,感染后,很快出现咳大量脓痰。

【诊断】

(1) 一般都有明确的病史可作为诊断依据。

(2) 检查可见口、咽、喉部的皮肤、黏膜烧伤表现,情况允许时可行纤维支气管镜检查,结合临床表现可确定烧伤的程度(图34-2)。

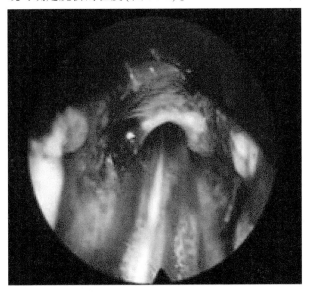

图34-2　咽喉部酸性液体烧灼伤

【治疗】

1. 轻型　抗感染和抗水肿治疗为主,可联合应用抗生素和糖皮质激素,全身给药和雾化吸入同时进行,同时清洁口腔。

2. 中型　除了轻型的治疗外,密切监视呼吸情况,随时做好气管切开的准备。

3. 重型　除了中型的治疗外,可大剂量应用糖皮质激素,同时要注意全身情况,如肺水肿、肺部感染、水电解质平衡等,可请呼吸内科协同治疗。

(欧阳顺林　褚玉敏)

第四节　气管内插管喉损伤

气管内插管麻醉术是各类外科手术常用的,其具有对气道管理方便、安全性高等优点,使得它成为临床应用最广的麻醉方法。为此,气管内插管时的喉损伤的发生率也随之增加。损伤表现主要有两类:喉气管黏膜擦伤、裂伤造成喉内溃疡、肉芽肿(图34-3)和环杓关节脱位(图34-4)。

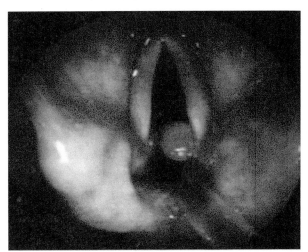

图34-3　气管插管后右声带肉芽肿形成

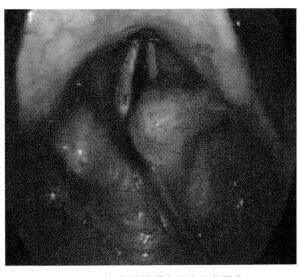

图34-4　气管插管后右环杓关节脱位

【病因及病理】

（1）导管压迫：选择导管过粗，声门裂被导管撑大咽后壁、喉腔后部及气管前壁内表面三处受压点，易受伤处首先是声带突部位，其次是气管前壁，因此，临床上发现较常见该两处有溃疡或肉芽。

（2）喉部损伤：患者体胖，颈粗短，喉腔暴露不良，插管时麻醉喉镜深入过深，上提时喉镜用力不当，损伤环后区及强力推动环杓关节。

（3）患者清醒状态或喉痉挛时强行插管。

（4）插管停留时间过长。

（5）术中频繁改变患者头位或患者常有吞咽、呕吐、咳嗽，增加导管与黏膜的摩擦，引起喉黏膜损伤。

【治疗】

1. **喉溃疡、肉芽**　早期溃疡时应用抗炎、雾化吸入、禁声休息都可治愈，如形成肉芽，可在纤维喉镜或支撑喉镜下摘除，用激光烧灼其基底面，但手术后极易复发。目前多主张采用激素、质子泵阻滞剂治疗。

2. **环杓关节脱位**　需尽早行环杓关节拨动复位术，可在间接喉镜或支撑喉镜下进行。

（欧阳顺林　褚玉敏）

第三十五章 喉的急性炎症性疾病

第一节 急性会厌炎

案例35-1

某女,43岁,突发咽喉疼痛伴发热1天。患者一天前无明显诱因出现咽喉疼痛,曾自服某中成药治疗,效果不佳,咽喉疼痛迅速加重,几乎不能吞咽,且出现呼吸不顺畅感,遂来我院急诊。体查:T 38.2℃,P 80次/分,R 22次/分,BP120/70mmHg;急重病容,全身心肺等检查未见明显异常。专科情况:发声含糊,口内似含物,吸气性呼吸困难及喉鸣,可见轻度吸气期三四征。口咽黏膜稍红,双扁桃体不大,未见化脓征。间接喉镜检查见会厌充血肿大呈球状,声门区窥不见。

问题:
1. 该患者你首先应该考虑什么病?有哪些诊断依据?
2. 该病的处理原则有什么?

急性会厌炎(acute epiglottitis)是一种以声门上区会厌为主的急性炎症,又称急性声门上喉炎(acute supraglottitis)。主要表现为会厌及杓会厌襞的急性水肿伴有蜂窝织炎性改变,可形成会厌脓肿(abscess of epiglottis)。因会厌的静脉血流均通过会厌根部,故会厌根部如受到炎性浸润的压迫,使静脉回流受阻,会厌将迅速发生剧烈水肿,且不易消退。炎症累及声带者少见。急性会厌炎是喉科急重症之一,病情发展极快,如不及时治疗,死亡率甚高。成人及儿童均可发病,近年来,成人患者有增加趋势。全年均可发病,以早春、秋末发病者为多。单纯急性会厌炎多见于成人,治疗及时,一般均可痊愈。

【病因】

1. **感染** 为此病最常见的病因。常见细菌是流感嗜血杆菌、葡萄球菌、链球菌、肺炎双球菌、奈瑟卡他球菌等。亦可与病毒混合感染。

2. **变态反应** 全身性变态反应亦可引起会厌、杓会厌襞的高度水肿而发病。

3. **外伤** 异物损伤,刺激性有害气体,刺激性饮料和食物,放射线损伤等都可引起会厌黏膜的炎性病变。

4. **邻近器官的急性炎症** 如急性扁桃体炎、咽炎、口底炎、鼻炎等蔓延而侵及会厌部。亦可继发于急性传染病之后。

5. **会厌囊肿或新生物继发感染亦可引起此病**

【病理】
会厌舌面及其侧缘构会厌襞的黏膜较松弛,其炎症常从此开始,引起会厌高度充血肿胀,可使其增厚到正常的6~7倍。炎症渐延及杓状软骨或室带,严重者其炎症可向咽侧邻接组织及颈前软组织蔓延,但声带及声门下区则少被侵及,此为其病理特征。

【临床表现】
起病急骤,病史很少有超过6~12h者,多数患者入睡时尚正常,于半夜突感咽喉剧痛或呼吸梗阻而惊醒,病情进展非常迅速。主要表现为全身中毒症状、吞咽困难及呼吸困难三类症状。在幼儿,常甚危重。

1. **全身症状** 重症者有寒战、高热、全身不适、食欲减退、全身酸痛。在小儿可迅速发生衰竭。

2. **吞咽困难** 发生很快。重者饮水呛咳、张口流涎。轻者自觉有物塞于咽部。偶可发生张口困难。

3. **呼吸困难** 以吸气性呼吸困难为主,伴有高音调吸气性哮鸣及呼气性鼾声。在小儿及成人的暴发型者病情发展极快,可迅速引起窒息。因声带常不受累,故一般无声嘶,或仅发声含糊不清。

4. **咽喉疼痛** 除婴幼儿不能诉疼痛外,多数患者有咽喉疼痛,吞咽时加剧。但咽部黏膜的色泽尚正常,须注意。

【检查】
患者呈急性病容,常有呼吸困难症状。咽部检查见咽部黏膜无明显病变。在幼儿而会厌较高者,有时仅用压舌板压下舌根,即可看见会厌红肿甚剧。

在成人及较大儿童,用间接喉镜检查,可见会厌黏膜充血、肿胀(尤以舌面为甚),或水肿如球,多以一侧为重(图35-1)。有时一侧小角结节、杓会厌襞、会厌谷或口咽部也见受累。偶见伴有溃疡。如已形成会厌脓肿,则见局部隆起,其上有黄色脓点、脓头或溢脓小瘘。炎症累及会厌喉面者极少见。一旦累及,则呼吸困难更为严重。声带及声门下区因会厌不能上举而难窥见。少儿不能行间接喉镜检查,可行颈侧位片或直接喉镜检查,可有助于诊断。可出现颈淋巴结肿大伴压痛。颈部偶可发生肿胀。

【诊断和鉴别诊断】
根据病史、症状及检查所见,一般均可明确诊断。凡遇有急性咽喉疼痛、吞咽时加重、呼吸困难的患者,口咽部检查无特殊病变发现,或口咽部虽有炎症但不足以解释其严重症状者,

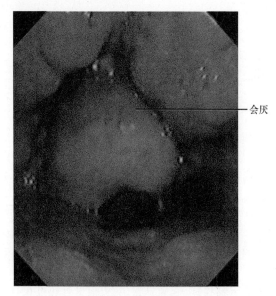

————会厌

图 35-1　急性会厌炎

应注意到急性会厌炎,必须做间接喉镜检查,以防漏诊。本病应与单纯喉水肿、喉白喉、急性喉气管支气管炎、喉异物相鉴别。

【治疗】　治疗应以保持呼吸道通畅及抗感染为原则。一般应将患者收住医院观察治疗。

1. 控制炎症

(1) 抗生素的应用:可选用青霉素类抗生素、头孢菌素类抗生素等静脉滴注。

(2) 激素的应用:激素有治疗和预防会厌、杓会厌襞等水肿的作用,同时又有非特异性抗炎、抗过敏、抗休克等作用。故激素与抗生素联合应用,可获得良好的效果。一般成人甲强龙用量为 40~80mg/次,地塞米松用量为 10~20mg/次,静脉滴注。

(3) 切开排脓术:如局部有脓肿形成时应进行切开排脓术,有利于迅速控制感染,并可减少抗生素药物的用量,减轻毒血症,缩短病程。如感染病灶尚未局限时,不可过早进行切开,以免炎症扩散。切开排脓手术时婴幼儿不用任何麻醉,成人用 1% 丁卡因进行咽喉部表面麻醉。全身麻醉过去认为系绝对禁忌,但近年来因麻醉技术的进步及新的麻醉药物的应用,对精神过度紧张及牙关紧闭患者亦可应用。

2. 保持呼吸道通畅

(1) 氧气吸入:对神志清醒有轻度呼吸困难者,以每分钟 2~3L 的流量及 30% 的浓度给氧比较合适。如病情严重,缺氧明显,有Ⅱ度以上呼吸困难者,应适当增加每分钟的氧气流量及浓度。必须严密观察病情变化。

(2) 气管切开术:经保守治疗无效,尤其是大剂量的糖皮质激素冲击治疗无效时,应及时行气管切开术。

（欧阳顺林　卢　川）

第二节　急性喉炎

急性喉炎(acute laryngitis)是指喉黏膜及声带的急性炎症。为呼吸道常见急性感染性疾病之一,约占耳鼻咽喉科疾病的 1%~2%,常继发于急性上呼吸道感染。此病多发于冬春两季。

【病因】

1. 感染　一般认为多发于伤风感冒后,先有病毒入侵,继发细菌感染。常见细菌有金黄色葡萄球菌、溶血性链球菌、肺炎双球菌、流感杆菌、卡他球菌等,烟酒过多、受凉、疲劳致机体抵抗力降低时,易诱发本病。

2. 职业因素　使用嗓音较多的教师、演员、售货员等,如发声不当或用嗓过度,声带急性炎症的发病率常较高。吸入过多的生产性粉尘,有害气体(如氯、氨、硫酸、硝酸等),亦可引起喉部黏膜的急性炎症。

3. 外伤　异物或检查器械损伤喉部黏膜,也可继发急性喉炎。

【病理】　初起为喉黏膜充血,有多形核白细胞浸润,组织内渗出液积聚形成水肿。炎症继续发展,渗出液可变成脓性分泌物或结成伪膜。上皮若有损伤和脱落,也可形成溃疡。炎症消退后上述病理变化可恢复正常。若未得到及时治疗,则有圆形细胞浸润,逐渐形成纤维变性,变成永久性病变,且范围不仅限于黏膜层,也能侵及喉内肌层。故积极治疗急性喉炎是防止其转为慢性的关键。

【临床表现】

1. 声嘶　是急性喉炎的主要症状,轻者发声时音质失去圆润和清亮,音调变低、变粗,重者发声嘶哑,更甚者仅能作耳语,或完全失声。

2. 喉痛 患者感喉部不适、干燥、异物感,喉部及气管前有轻微疼痛,发声时喉痛加重。

3. 咳嗽有痰 因喉黏膜发炎时分泌物增多,常有咳嗽,起初干咳无痰,至晚期则有黏脓性分泌物,因较稠厚,常不易咳出,黏附于声带表面而加重声嘶。

4. 全身症状 成人一般全身中毒症状较轻。儿童重者可有发热、畏寒、疲倦、食欲不振等全身症状。因急性喉炎可为急性鼻炎或急性咽炎的下行感染,故常有鼻部、咽部的炎性症状。

【检查】 间接喉镜检查可见喉黏膜的表现随炎症发展时期不同而有所不同,但其特点为双侧对称,呈弥漫性。黏膜红肿常首先出现在会厌及声带,逐渐发展至室带及声门下腔(图35-2)。早期声带表面呈淡红色,有充血的血管纹,逐渐变成暗红色,边缘圆钝成梭形。喉部黏膜早期发干,稍晚有黏液分泌物附着于声带表面,声嘶较重;分泌物咳出后,声嘶减轻。鼻腔、咽部也常有急性炎症表现,需同时检查。

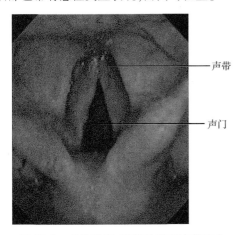

图35-2 急性喉炎,喉部黏膜及声带充血

【诊断和鉴别诊断】 根据患者症状及喉镜检查所见,诊断不难。在鉴别诊断上须与喉结核、喉白喉相鉴别。喉白喉极少发生于成人,对可疑病例可借喉部涂片检查及细菌培养明确诊断。

【治疗】

1. 控制用声 充分的声带休息有时候比药物治疗更有效;尽量不发音或少发音,须防止以耳语代替平常的发音,因耳语不能达到使声带休息的目的。同时充足的睡眠和禁烟酒也很重要。

2. 药物治疗 用抗生素类药物口服或注射,及时控制炎症,声带充血肿胀显著者加用类固醇激素。

3. 雾化吸入 早期黏膜干燥,可用雾化吸入,每6h 1次,每次15min。加入雾化的药物以抗生素、类固醇激素、糜蛋白酶等为常用。

(欧阳顺林 卢 川)

第三节 小儿急性喉炎

小儿急性喉炎(acute laryngitis in children)多见于6个月~3岁的婴幼儿。发病率较成人低,但易并发喉阻塞。其原因在于:①小儿喉腔较小,黏膜一有肿胀,易致声门裂阻塞。②喉软骨柔软,黏膜与黏膜下层附着不紧密,罹患炎症时肿胀较显著。③喉黏膜下淋巴组织及腺体组织丰富,容易发生黏膜下浸润而使喉腔变窄。④小儿咳嗽功能较差,气管及喉部分泌物不易排出。⑤小儿对感染的抵抗力及免疫力不如成人,故炎症反应较重。⑥小儿神经系统较不稳定,容易发生喉痉挛;痉挛除可引起喉阻塞外,又促使充血加剧,喉腔更加狭小。

【病因】常继发于急性上呼吸道感染。大多数由病毒引起,最易分离的是副流感病毒,占2/3。另外尚有腺病毒、流感病毒、麻疹病毒等。病毒由空气传染,入侵之后,为细菌感染提供了条件,使寄生于上呼吸道的细菌继发感染。小儿急性喉炎亦可为流行性感冒、肺炎、麻疹、水痘、百日咳、猩红热等急性传染病的前驱疾病。

【病理】 喉黏膜弥漫性充血,有圆细胞及多形核白细胞浸润,黏膜下水肿,以杓状软骨、室带和弹性圆锥为著,声门下区组织肿胀。由于炎症反应,晚期分泌物增多,渐变为脓性。

【临床表现】 起病较急,多有发热、声嘶、咳嗽等。早期以喉痉挛为主,声嘶多不严重,表现为阵发性犬吠样咳嗽或呼吸困难,继之有黏稠痰液咳出,屡次发作后可能出现持续性喉阻塞症状,如哮吼性咳嗽,吸气性喘鸣。严重者,吸气时有锁骨上窝、胸骨上窝及上腹部显著凹陷,面色发绀或烦躁不安。呼吸频率变慢,10~15次/分,晚期则呼吸变快而表浅。如不及时治疗,进一步发展,则面色苍白、呼吸无力、呼吸循环衰竭、昏迷、抽搐,甚至死亡。

【检查】 直接喉镜检查,见喉黏膜充血、肿胀。声门下区因黏膜红肿,常在声带之下呈梭形条束状。声带则常只有轻度充血,声门常附有黏脓性分泌物。直接喉镜检查时须特别慎重,避免患儿剧烈挣扎,以防诱发喉痉挛,重症者需待症状改善后行之。

【诊断和鉴别诊断】 根据其特有症状如:声嘶、喉喘鸣、犬吠样咳嗽声、吸气性呼吸困难,诊断即可成立。必要时可行直接喉镜检查。应与呼吸道异物、喉白喉、喉痉挛相鉴别。

1. 呼吸道异物 多有异物吸入史,呈阵发性呛咳,伴吸气性呼吸困难,气管内活动性异物尚可闻及拍击声。对不透X线的异物,行X线片可明确诊断。

2. 喉白喉 起病较缓,全身中毒症状较重,咽喉部检查可见片状灰白色白膜,不易擦去。强剥易出血。颈部淋巴结有时肿大,呈"牛颈"状。涂片和培养可找到白喉杆菌。

3. 喉痉挛 常见于较小婴儿。吸气期喉喘鸣,声调尖而细,发作时间较短,症状可骤然消失,无声嘶。

4. 其他 反复发作的小儿急性喉炎应排除喉先天性疾病和喉乳头状瘤等。

【治疗】 本病可危及生命,一旦诊断需立即采取有效措施尽早解除患儿的呼吸困难。尽量使患儿安静休息,减少哭闹,以免加重呼吸困难。

1. 药物治疗 小儿的急性喉炎绝大多数可以用药物治疗控制症状,包括有喉阻塞症状者。早期、足量、适当的抗生素治疗必不可少,青霉素和头孢类抗生素一般可作为首选,青霉素过敏者可选用阿奇霉素、罗红霉素等大环内酯类抗生素。大剂量激素冲击治疗对缓解喉阻塞症状尤其重要,常可免除气管切开术之苦,有时可为救命之举。常用地塞米松肌内注射5~10mg,最高剂量有时候可用至20mg。甲强龙具有起效快、体内清除迅速、全身副作用少、撤药反应少等优点,可以用静脉推注、静脉滴注或肌内注射等方式给药,紧急时以静脉推注为佳,常用量为30mg/kg。

2. 气管切开术 重度喉阻塞经药物治疗后喉阻塞症状未缓解者,应及时做气管插管或气管切开术。

3. 支持疗法 注意患儿的全身营养与电解质平衡,保护心肌功能,避免发生急性心力衰竭。

(欧阳顺林 卢 川)

第四节 小儿急性喉气管支气管炎

急性喉气管支气管炎(acute laryngotracheobronchitis)为喉、气管及支气管黏膜的急性弥漫性炎症。多发生于3岁以下小儿。男性多于女性,男性约占70%,女性约占30%,常见于冬、春季节。与流感流行有较密切的关系,病情发展多急骤,病死率较高。

按其主要病理变化,本病分为急性阻塞性喉气管炎及急性纤维蛋白性喉气管支气管炎两类,二者之间的过渡形式亦颇为常见。

【病因】 本病倾向于由多种因素引起。

(1)局部或全身抵抗力降低,病毒感染,继而细菌侵入,引起喉气管支气管炎。本病多发生于流感流行期,故许多学者认为与流感病毒有关。通过血清学和死亡病例的病理组织学研究,认为与甲型、乙型和亚洲甲型流感病毒及 V 型腺病毒关系较密切。继发细菌感染常见细菌为溶血性链球菌、金黄色葡萄球菌、肺炎双球菌、流行性感冒杆菌等。

(2)季节变换、气候突变、大声哭闹、讲话过多、吸入较多粉尘,或因患麻疹、流感、百日咳等并发喉气管支气管炎。

【病理】 炎症常开始于声门下区的疏松组织

中,由此向下呼吸道发展。自声带以下,喉、气管、支气管黏膜呈急性弥漫性充血、肿胀,在重症病例,黏膜上皮糜烂,或形成溃疡而大面积脱落。黏膜下层发生蜂窝织炎性、化脓性或坏死性改变。起初,分泌物为浆液性,量多;继转为黏液性、黏脓性以至脓性,有时为血性,由稀而稠,甚至如糊状或粘胶状,极难咳出,甚至难以通过气管切开口处咳出或吸出。

基于小儿喉部及下呼吸道的解剖学特点,当喉、气管及支气管同时罹病时,症状较之成人更为严重。气管的直径在新生儿为 4~5.5mm(成人为 15~20mm),幼儿每公斤体重的呼吸区面积仅为成人的1/3 左右,故当气管、支气管黏膜稍有肿胀,管腔为炎性渗出物或肿胀的黏膜所阻塞时,即可发生严重的呼吸困难。

【临床表现】

1. 轻型 起病较缓,常在完全健康或先有轻度感冒症状的情况下,患儿于夜间熟睡中突然惊醒,出现吸气性呼吸困难及喘鸣,伴有发绀、烦躁不安等喉痉挛症状,经安慰或做拍背等一般处理后,症状逐渐消失,但每至夜间又发生同样症状。患儿一般情况好,如有发热也不甚高。多为喉气管黏膜的一般炎性水肿性病变。治疗得当,易获痊愈。

急性喉气管支气管炎之所以常在夜间发病,可能与入睡后,黏液聚于声门裂,引起喉痉挛有关。急性喉气管支气管炎时,常伴有急性或亚急性鼻咽炎,夜间潴留于鼻咽部的黏液下流入喉,也可引起喉痉挛。

2. 重型 可由轻型发展而来,也可以重型起病,表现为高热,咳嗽声音不畅,有时如犬吠声,发声稍嘶哑,持续性渐进性吸气性呼吸困难及喘鸣,可出现发绀。病变向下发展,呼吸困难及喘鸣渐过渡为呼气性,即渐呈混合型呼吸困难及喘鸣。呼吸频率始慢而深,继浅表加速。病儿因缺氧烦躁不安。病情发展,出现明显中毒症状,肤色灰白及出现心循环系统受损症状。肺部并发病也多见。

3. 暴发型 发展极快,除呼吸困难外,早期出现中毒症状,如面色灰白、咳嗽反射消失、失水、虚脱,以及循环系统或中枢神经系统症状,可于数小时或一日内死亡。

【诊断和鉴别诊断】 根据上述症状,尤当高热传染病之后,患儿先出现喉阻塞症状,继出现下呼吸道阻塞症状者,表示病变已向深部发展。X 线肺部透视,有时可见因下呼吸道阻塞引起的肺不张或肺气肿,易误诊为支气管肺炎。咽部检查不一定见有急性炎症。直接喉镜或支气管镜检查,可见自声门裂以下,黏膜弥漫充血、肿胀,以声门下区最剧,正常的气管软骨环不可见。在气管支气管内可见多量黏稠分泌物。必须注意,内镜检查对病儿并非毫无危险(如使呼吸困难加重,引起反射性突然死亡等),故通常多在诊断确有困难或进行抢救时用之。须与下呼吸道异物、先天性喉喘鸣、喉痉挛等相鉴别。

【治疗】　对轻型者,治疗措施同儿童急性喉炎,但须密切观察,以防突变。对重症病例,治疗重点须放在维持呼吸道通畅、抗炎、消肿及支持疗法上,并密切注意和处理中毒症状。治疗中禁用吗啡、阿托品类药物。使用镇静剂时也须慎重,以免因呼吸困难的症状表面上暂得好转,误认病情已有缓解,反因严重缺氧,发生循环呼吸衰竭以致引起死亡。最好与儿科医生共同商治。

1. 药物治疗　立即静脉滴入足量抗生素及糖皮质激素,一般多用地塞米松静脉滴注或肌内注射,开始剂量宜大,呼吸困难改善后逐渐减量,至症状消失后停药。

2. 气管切开术　对喉阻塞或下呼吸道阻塞严重者须行气管切开术,并通过气管切开口滴药及吸引,以清除下呼吸道的黏稠分泌物。对中毒症状比较明显的病例,尤须早期考虑施行气管切开术。

3. 支持疗法　除呼吸道阻塞外,失水、酸中毒、电解质紊乱,肺部并发症及心循环系统衰竭等均为引起死亡的可能因素,必须予以注意。病室内宜保持一定湿度和温度(相对湿度 90%,温度 22~24℃)。

(欧阳顺林　郭明明)

第三十六章 喉的慢性炎症性疾病

第一节 慢性喉炎

慢性喉炎（chronic laryngitis）是喉部黏膜的慢性非特异性炎症，由非特殊性病毒、细菌感染或用声不当引起，炎症可波及黏膜下层及喉内肌。临床上将其分为慢性单纯性喉炎（chronic simple laryngitis）、慢性肥厚性喉炎（chronic hypertrophic laryngitis）、慢性萎缩性喉炎（chronic atrophic laryngitis）。

【病因】慢性喉炎多见于成人，男性多于女性。慢性喉炎的确切病因未明，一般认为与一些持续性刺激喉部的因素有关。

1. 用声过度发声不当　慢性喉炎常见于用声较多的教师、歌手、商店营业员、市场叫卖的小贩等，因长时间讲话或在噪声大的环境下大声讲话可引起喉黏膜上皮下渗出、黏膜上皮增生或血管充血、出血。

2. 长期吸入有害气体或粉尘　如长期吸烟，在粉尘、高温或有刺激化学物品环境下工作。

3. 鼻腔、鼻窦和咽部慢性炎症　其机制是鼻阻塞时用口呼吸，外界空气未经鼻腔处理直接刺激喉部黏膜；炎性分泌物下行散布感染和刺激喉部。

4. 急性喉炎长期反复发作或迁延不愈　多继发于病毒性呼吸道感染，少数伴细菌感染。

5. 下呼吸道慢性炎症　原因为脓性分泌物与喉部黏膜直接接触。慢性喉炎常与慢性气管炎、支气管炎合并存在。

6. 其他　如心、肾疾病、糖尿病、血管扩张剂、饮酒等使喉部血管长期扩张，喉黏膜下出血、水肿或淤血，也易导致慢性喉炎的发生。近年来，有病毒、衣原体、支原体等与咽喉部炎症和肿瘤相关的报道。

【病理】　慢性喉炎的病理主要表现为黏膜弥漫性充血、毛细血管扩张、淋巴细胞浸润、间质水肿及腺体分泌增加，此时为慢性单纯性喉炎。若病变发展为纤维组织增生、玻璃样变性、腺体萎缩、黏膜呼吸上皮出现鳞状上皮化生及组织结构增厚时称慢性肥厚性喉炎。若喉黏膜纤维变性、血管减少、腺体萎缩或消失、纤毛上皮化生为鳞状上皮、黏膜萎缩、发干，甚至引起喉内肌萎缩，此时称萎缩性喉炎。

【临床表现】

1. 声音嘶哑　是慢性喉炎最常见和最主要的症状，但程度不一。患者说话时音调低沉、不能持久发响声。患者晨起时症状较轻，活动、讲话多后声嘶加重；也有患者晨起时症状较重，活动增加、清痰后声嘶好转。

2. 喉部不适感　喉部常有异物感、干燥感、刺痛或烧灼感。患者常有干咳、讲话前清一下喉咙的习惯动作。

3. 喉部分泌物增加　多黏痰，咳出后声音嘶哑缓解。

4. 咳嗽　萎缩性喉炎的患者常因痂皮或稠痰而出现痉挛性咳嗽，可咳出血丝痰或痂皮。

喉镜检查所见：

1. 慢性单纯性喉炎　喉黏膜弥漫充血，有时有轻度肿胀，声带由珠白色变为粉红色，边缘变钝，发声时声带运动软弱，振动不协调。声带表面有扩张的小血管，有时可见黏痰，并在两侧声带之间形成黏液丝（图36-1）。

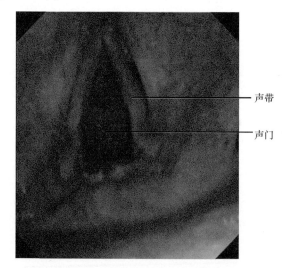

　　　　　　　　　　　　　　　　　— 声带

　　　　　　　　　　　　　　　　　— 声门

图 36-1　慢性单纯性喉炎

2. 慢性肥厚性喉炎　喉部黏膜肥厚，以杓间、室带肥厚多见，肥厚的室带可遮盖部分声带，或两侧室带前部互相靠在一起，间接喉镜下常看不到声带前部。声带肥厚、边缘变钝可呈棒状，严重时两侧声带前部互相靠在一起，声门不能完全打开。发声时常颈部增粗及颈静脉怒张（图36-2）。

3. 萎缩性喉炎　喉黏膜变薄、干燥，严重者喉黏膜表面有黑褐色痂皮，痂皮下黏膜干燥发亮有如涂蜡状，可有浅表糜烂。喉内肌、声带萎缩，致声带内收不全或声门闭合不全，形成声门闭合时有长三角形或梭形裂隙。发声漏气、费力，不能持久。鼻、咽部可有类似表现。

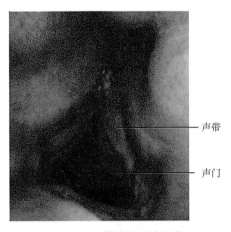

图 36-2 慢性肥厚性喉炎

【诊断】 根据喉部长期不适及声嘶病史,结合喉镜所见可做出诊断。但需与喉肿瘤、喉结核、喉梅毒、喉硬结病及癔症性失声鉴别。慢性肥厚性喉炎尤其需要和早期喉癌鉴别;接触性内镜作为一种新的微创的辅助检查方法,对喉病变特别是喉癌及早期病变的诊断和动态随访有较大的价值。

【治疗】

1. 去除病因 有效充分的声带休息比任何药物和物理治疗都有效,急性发作期禁声,职业用声者进行正确发声方法的训练。去除刺激因素,如烟酒、辛辣食品等,在粉尘环境下工作时应做好防护,积极治疗鼻、咽及下呼吸道感染。保持充足的睡眠。高度注意咽喉反流性疾病问题,给予防治。

2. 雾化吸入 常用药物为糜蛋白酶、庆大霉素、地塞米松等。

3. 中成药 可选用养阴生津之方剂。

第二节 声带小结

声带小结(vocal nodules)又称为歌唱者小结、教师小结。声带小结是慢性喉炎的一种类型,典型的声带小结为双侧声带前、中 1/3 交界处对称性结节状隆起。

【病因】 此病多见于职业用声或用声过度的人,如歌唱演员、教师及喜欢喊叫的儿童,故目前认为长期用声过度或用声不当是本病的重要原因。慢性喉炎的各种病因均可引起声带小结。

【病理】 声带前 2/3 是膜部,后 1/3 是软骨部(即杓状软骨),膜部的中点即声带前、中 1/3 交界处,该处在发声时振幅最大,用声过度或用声不当会导致该处任克间隙(Reinke 间隙)水肿或血肿,经机化、上皮增生形成小结。声带小结按其发展过程可分为三个阶段:早期其基质为水肿状,可有血管增生、扩张及出血,表面为正常的鳞状上皮,外观柔软而带红色似小息肉,其病理改变和息肉相似;中期基质有纤维化及透明变性,表面仍为正常鳞状上皮,此时小结的外观较坚实;晚期的小结基质和中期相似,但表面上皮

有增厚及角化,也可有棘细胞层增厚和不全角化,故外观色苍白。声带小结有的在黏膜下层有小细胞浸润,炎症可深入到声带肌层。有认为病程较短者声带小结和声带息肉组织学表现无统计学差异;病程较长者,声带小结上皮异常角化及基膜增厚较明显,声带息肉基膜则较薄或仅有轻度增生,同时有明显的水肿、血管扩张及血管增生;声带损伤后病理修复的不同阶段产生了声带小结和声带息肉,声带小结和息肉有着相同和不同的组织学表现和临床表现。

【临床表现】 声带小结主要症状为声嘶、发声易疲倦,声音嘶哑的程度不一,且与小结的大小不一定呈正比关系。一般早期程度较轻,发高音时出现声嘶,用声多时易疲劳且不能持久,时好时坏,呈间歇性。以后逐渐加重,声嘶呈间歇性发展,直到出现持续性声嘶,由沙(多数音破裂)到哑(明显漏气),发低音时亦出现声嘶。

【检查】 喉镜下见双侧声带前中 1/3 交界处有对称性结节状隆起,双侧可不对称、大小不一。病程短的早期小结呈粉红色柔软息肉状,病程长者,则呈白色结节状小的隆起,表面光滑。发声时两侧的小结互相紧贴在一起而妨碍两声带的并拢,使声门不能完全闭合(图 36-3)。

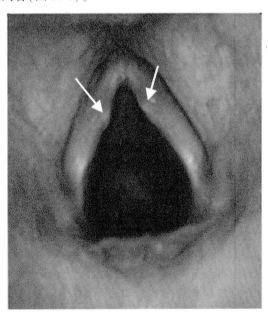

图 36-3 声带小结

【诊断】 主要依据较长时间的声嘶症状,喉镜检查见双侧声带前、中 1/3 交界处有对称性结节状隆起。

【治疗】

1. 禁声 早期声带小结通过禁声,让声带充分休息,可自行消失。儿童的声带小结也可能在青春发育期自行消失。若禁声 3~4 周声带小结未见明显变小或消失者,应采用其他的治疗方法,因声带肌长期不活动反而对发声不利。

2. 嗓音训练 发声训练,戒烟酒、辛辣刺激食物。

3. 手术　经保守治疗无效者可在表麻下经电子喉镜或纤维喉镜行声带小结切除,也可在全麻支撑喉镜下行喉显微手术将小结切除,手术时绝不能多切,否则会损伤声带组织,声嘶加重。近年来多采用微瓣技术,减少损伤,加快恢复。术后应禁声2周,并用抗生素及糖皮质激素雾化吸入。

第三节　声带息肉

案例 36-1

某女,28岁,公交车售票员,反复声嘶3年加重1年余。患者3年前因用声过度出现声音嘶哑,晨起时较轻,午后声嘶明显,经药物治疗和休息声嘶能稍好转,但易反复。近1年来觉声嘶加重,发高音时不能,有漏气感,曾服用中成药治疗,效果不佳,遂来我院门诊。体查:间接喉镜下见右侧声带前中1/3处可见一充血、表面光滑、带蒂新生物,约绿豆大小,随呼吸气流上下活动,双侧声带活动正常,闭合不能,声门裂留隙。颈部淋巴结未扪及肿大。

问题:

　　1. 该病的初步诊断你考虑是什么?诊断依据是什么?

　　2. 试述该病的治疗方案。

声带息肉(polyp of vocal cord)多好发于一侧声带的前、中1/3交界处边缘,为半透明、淡黄白色或粉红色表面光滑的肿物,多为单侧,也可为双侧,是常见的引起声音嘶哑的疾病之一。有将声带息肉分为局限性声带息肉和弥漫性声带息肉病两型。

【病因】　声带息肉多为发声不当或过度发声所致,也可为一次强烈发声之后所引起。所以本病多见于职业用声或过度用声的患者。也常继发于上呼吸道感染。吸烟、内分泌紊乱、变态反应也与本病有关。

【病理】　本病主要的病理改变是声带的任克间隙(Reinke间隙)发生局限性水肿,血管增生扩张或出血,表面覆盖正常的鳞状上皮,形成淡黄白色或粉红色的椭圆形肿物,病程长的息肉其内有明显的纤维组织增生或玻璃样变性。弥漫性声带息肉病的声带膜部边缘出现弥漫性水肿样组织,整个声带游离缘肿胀,Reinke间隙显著增宽、充满黏液性物质。

【临床表现】　声嘶是声带息肉的主要症状,一般时间较长、程度较重,其程度和息肉大小及部位有关,通常息肉大者声嘶重,反之声嘶小。息肉长在声带游离缘处声嘶明显,长在声带上表面对发声的影响小,广基大息肉夹于两声带之间可引起失声。患者的音调低沉单调,声带息肉大者可以堵塞声门引起吸气性喉喘鸣和呼吸困难。

【检查】　喉镜检查可见一侧声带前、中1/3附近有半透明、淡黄白色或粉红色的肿物,位于声带边缘、声带边缘上或声门下,表面光滑,可带蒂、也可广基,带蒂的息肉有时随呼吸上下运动。弥漫性声带息肉病则出现整个声带弥漫性息肉样变,两侧声带膜部边缘有水肿样肿块,大的可悬垂于声门下,可堵塞声门前部(图36-4)。

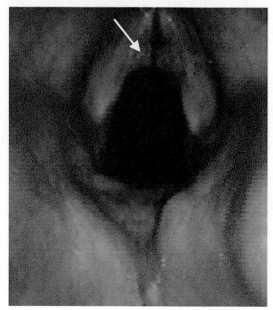

图 36-4　双侧声带息肉

【诊断】　根据症状和喉镜检查都可以初步诊断,确诊需要手术切除病理检查确诊。

【治疗】　大多数声带息肉需手术切除,手术方法有多种,可视具体情况而定,有间接喉镜下切除法、电子喉镜或纤维喉镜下切除法、支撑喉镜下切除术、直接喉镜下切除术。动力切割系统也已经应用到声带息肉的手术中。手术要注意双侧声带前部黏膜不能同时损伤,否则可造成声带粘连。

案例 36-1 分析讨论

患者有长期过度用声史,声嘶反复发作,同时间接喉镜检查见表面肿物,声带活动好,可考虑为声带良性肿物,息肉可能性大,可手术切除,送病理确诊。

要点提示

　　1. 声带息肉需要和喉部的良、恶性肿瘤等鉴别,病理检查确诊。

　　2. 药物保守治疗一般无效,需手术治疗。

思考题

　　试述声带息肉的病理和临床表现。

(欧阳顺林　卢　川)

第三十七章 喉的神经及精神性疾病

第一节 喉感觉神经性疾病

喉部单纯的感觉神经性障碍较少见,常伴有运动性障碍。喉感觉神经性疾病有感觉过敏、感觉异常、感觉减退和感觉缺失两种。

一、喉感觉过敏、感觉异常

喉感觉过敏为喉黏膜对普通刺激特别敏感,虽平时的食物与唾液等触及喉部时,亦常引起呛咳及喉痉挛。喉感觉异常是喉部发生不正常感觉,如刺痛、瘙痒、烧灼、干燥或异物感等异常感觉。

【病因】 多因急、慢性喉炎,长期嗜烟酒,耳、鼻、咽、牙部疾病通过迷走神经的反射作用所致。也常见于神经衰弱、癔症、绝经期妇女等,亦可发生于多用喉的歌唱家、教师、售票员等。

【临床表现】 自觉喉内不适、发痒、灼痛、异物感,多以咳嗽、吐痰或吞咽动作试图清除分泌物。

喉镜检查:没有明显的异常,但应注意梨状窝有无积液,环状软骨后方有无病灶,排除环后区、喉咽部肿瘤。

【治疗】 首先仔细检查,排除器质性病变。消除患者顾虑,查明病因,针对病因治疗。亦可酌情局部电感应疗法,作为暗示治疗。

二、喉感觉减退或消失

喉感觉减退或消失为喉上神经病变所致,常伴有喉肌瘫痪。可分中枢和周围性两种。

【病因】

1. 中枢性疾病 如脑出血、脑肿瘤等。
2. 周围性疾病 如铅中毒、外伤、颅底肿瘤、白喉等传染性疾病引起的神经炎。

【临床表现】 单侧感觉减退或消失可没有症状。双侧者,饮食时失去反射作用,易误呛入喉、气管。

【检查】 喉镜检查时,用探针触及喉黏膜,可发现喉黏膜反应减退或消失。

【治疗】 轻者进行吞咽锻炼,少进流质饮食,多用糊状黏稠状食物;重者鼻饲饮食;其次针对病因治疗。亦可试用感应电疗法,促进喉部感觉恢复。

第二节 喉运动神经性疾病

> ### 案例 37-1
>
> 患者,男性,59 岁。不明原因声嘶 1 个月余,并有经常性咳嗽。患者有长期吸烟史。电子喉镜检查:咽稍充血,咽后壁淋巴滤泡增生,下咽及喉未见肿物,会厌无水肿。双侧声带稍充血,右声带运动正常,左声带固定于旁正中位,声门下未见明显异常(图 37-1)。
>
>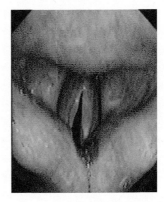
>
> 图 37-1 左声带固定于旁正中位
>
> 问题:
> 1. 该患者诊断为何种疾病?
> 2. 该患者应进行哪些鉴别诊断?

支配喉肌的运动神经受损,引起声带运动障碍,称为声带麻痹(paralysis of vocal cord)或称喉麻痹,是一种临床表现,而不是一个独立的疾病。喉上神经支配环甲肌,单独发生瘫痪者少见。喉返神经病支配除环甲肌以外的喉内各肌,当其受压或受损时,外展肌最早受累,其次为声带张肌,最后为内收肌麻痹,因此当喉的运动神经(喉返神经)受到损害时,可出现声带外展、内收或肌张力松弛三种类型的麻痹。由于左侧喉返神经行程较长,故临床上左侧声带麻痹多见。

【病因】 按神经遭受损害的部位不同,可分为中枢性和周围性两种,其中以周围性多见。

1. 中枢性 两侧大脑皮质之喉运动中枢有神经束与两侧疑核相连系,故每侧肌肉均接受来自两侧大脑皮层的冲动,因而皮质病变引起的喉麻痹,临床上极为少见。可见于脑出血、基底动脉瘤、颅后窝炎症、延髓及脑桥部肿瘤和脑外伤等。

2. 周围性 凡病变主要发生在喉返神经或迷走神经离开颈静脉孔以后至分出喉返神经之前的任何部位,所引起的喉麻痹,均属周围性。颅底骨折、甲状腺手术、颈部及喉部各种外伤、喉部、颈部或颅底良恶性肿瘤压迫、纵隔或食管转移性肿瘤、鼻咽癌侵犯颅底、肺尖部结核性粘连、心包炎、周围神经炎等均可引起声带麻痹。

【临床表现】 根据损伤的喉运动神经不同分为喉返神经麻痹、喉上神经麻痹和混合型喉麻痹三型,声带位置及声门裂大小由相应的功能肌肉负责(图37-2)。

1. 喉返神经麻痹 最为常见,多为单侧麻痹,又以左侧声带麻痹多见。

(1) 单侧不完全麻痹:主要为声带外展障碍,症状多不显著。间接喉镜下见一侧声带居旁正中位,吸气时不能外展,发音时声带可闭合。

(2) 单侧完全性麻痹:患侧声带外展及内收功能均消失。检查见声带固定于旁正中位,杓状软骨前倾,患侧声带较健侧低,发音时声带不能闭合,发音嘶哑无力。

(3) 双侧不完全性麻痹:少见,多因甲状腺手术或喉外伤所致。两侧声带均不能外展而居于旁正中位,发音时声门可闭合,声门呈小裂隙状,患者平静时可无明显症状,但在体力活动时常感呼吸困难,一旦有上呼吸道感染,可出现严重呼吸困难,引起喉阻塞。

(4) 双侧完全性麻痹:两侧声带居旁正中位,既不能闭合,也不能外展,发音嘶哑无力,一般呼吸正常,但食物、唾液易误吸入下呼吸道,引起呛咳。

(5) 双侧声带内收性麻痹:多见于功能性失音,发音时声带不能内收,但咳嗽有声。

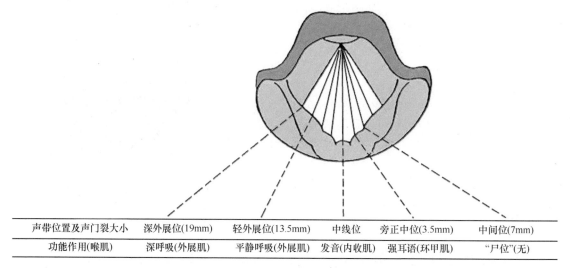

声带位置及声门裂大小	深外展位(19mm)	轻外展位(13.5mm)	中线位	旁正中位(3.5mm)	中间位(7mm)
功能作用(喉肌)	深呼吸(外展肌)	平静呼吸(外展肌)	发音(内收肌)	强耳语(环甲肌)	"尸位"(无)

图37-2 正常及各种喉麻痹时声带位置

2. 喉上神经麻痹 因声带张力丧失,不能发高音,声音粗而弱,声时缩短。一侧麻痹时,健侧环甲肌正常收缩,使环状软骨前缘向同侧旋转;其后缘向对侧旋转,故喉镜下见声门偏斜,前连合偏向健侧,后连合偏向病侧,声带皱缩,边缘呈波浪形,但外展、内收仍正常。双侧喉上神经麻痹者,喉黏膜感觉丧失,易发生吸入性肺炎。

3. 混合型喉麻痹 喉上神经和喉返神经全部麻痹,声音嘶哑明显。喉镜检查见声带居于中间位。后可由健侧代偿,发音改善,若为不完全麻痹,病侧声带也可位于旁正中位。

【治疗】 声带麻痹应查出病因,然后针对其原因进行治疗。其次为恢复和改善喉功能。

1. 单侧病变 发声、呼吸无明显障碍者,常可用下列辅助治疗。药物治疗:神经营养药、糖皮质激素及扩血管药物等;理疗:红外线、紫外线、超短波或电刺激等;发声训练:杓状软骨拨动术。如长时间仍不能代偿,发音不良者,而病人要求改善发音时,可在病侧声带中部黏膜下注射填充物,常用有特氟隆(teflon)、可溶性胶原纤维、脂肪等,使声带变宽,向中线靠拢。也可行 I 型甲状软骨成形术,使声带内移,改善发音。

2. 双侧病变 双侧外展麻痹,声带固定于正中位,有呼吸困难者,须行气管切开术。也可行喉神经再支配术。经半年左右局部及全身治疗无效时,可行杓状软骨切除术及声带外展移位固定术等,使声门开大,改善呼吸功能。

　　根据电子喉镜检查，左声带固定于旁中位，诊断左声带完全性麻痹，但关键应进一步确定病因，是什么原因引起左侧喉运动神经麻痹？该患者咽、喉、颈部未见明显异常。患者亦没有颅内症状，故不考虑中枢性喉麻痹，但患者有长期吸烟史故应排外肺部疾病，可行胸部 X 片或 CT 检查，是否有肺、纵隔肿瘤及心血管疾患。后经 CT 检查考虑为肺癌，纤支镜活检确诊为左肺中心性鳞状细胞癌。

第三节　喉痉挛

　　喉痉挛（laryngeal spasm）系喉内肌痉挛性疾病，成人及儿童均可发病，儿童尤多见于 2~3 岁婴幼儿，两者的病因各有不同。

　　【病因】　儿童喉痉挛多发生于体弱、营养不良及佝偻病患儿，尤其多见于人工哺乳儿，可能与血钙含量过低，以及受惊、便秘、肠道寄生虫、腺样体肥大、呼吸道或消化道疾病等因素亦有关。成人喉痉挛与局部炎性或异物刺激及神经系统疾病等有关。

　　【临床表现】　儿童常表现为夜间发作性吸气性呼吸困难及喉喘鸣，患儿惊恐不安，出冷汗，面发绀，似窒息，但症状消失也快，常在深吸气后症状消失。其发作时间短，每次持续时间一般为数秒或 1~2min，但可反复发作，发作时及发作后均无声嘶、发热等，喉镜检查多无异常。成人突然出现短暂的呼吸困难伴声嘶失语或呛咳样咳嗽，喉镜检查可见双侧声带处于内收位。呼吸困难多在深吸气后缓解，但症状可复发。

　　【诊断】
　　（1）多为体弱、营养不良或患佝偻病患儿，可有受凉、受惊等诱因。
　　（2）常在夜间突发吸气性呼吸困难，伴吸气性喘鸣，面色发绀，手足躁扰，惊恐不安，似将窒息。
　　（3）症状骤然发生，骤然消失，每次持续时间一般为数秒或 1~2min。可反复发作，于呼吸最困难时做一次深呼吸后骤然消失。发作时及发作后均无声嘶、发热等，呈吸气性呼吸困难及喉喘鸣。

　　【鉴别诊断】
　　1. 呼吸道异物　有异物吸入史或异物接触史，伴突发高声呛咳、声嘶、气急等症状。X 线检查有助诊断。
　　2. 喉白喉　有流行病史，犬吠样咳嗽，声嘶或失声，全身中毒症状严重。喉镜检查可见灰白色膜，伪膜涂片或培养找到白喉杆菌可确诊。

　　【治疗】　发作时松解衣服，冷敷脸部。小儿发病，可撬开口，让患儿做深呼吸，给氧。发作间期补充钙剂及维生素 D、鱼肝油等。腺样体及扁桃体肥大者，及早予以切除。成人发作时保持镇静，闭口用鼻深呼吸，常做一次深呼吸后骤然消失。

　　【注意事项】
　　（1）预防感冒，去除诱发因素。
　　（2）多晒太阳，调理饮食。补充含维生素 A 和维生素 D 丰富的食物如胡萝卜、鸡蛋、动物肝脏等。

第四节　功能性失声

　　患者，女性，45 岁，突然不能说话 5 天。患者父亲代诉，1 周前因丈夫和两个儿子在一次突发事件中不慎身亡，悲伤过度后不能说话，只能打手势和眼神交流。喉镜检查：声带处于轻外展位，无明显充血水肿，于深吸气时更外展，嘱患者发音时，声带可稍内收但不能达到中线位，声门有从前至后的裂隙或声带在刚一靠拢的瞬间又复外展。
　　问题：
　　1. 该患者诊断为何疾病？
　　2. 该患者应进行哪些鉴别诊断？
　　3. 该患者声嘶如何治疗？

　　功能性失声又称癔症性失声（hysterical aphonia），是由于明显的心理因素引起的暂时性发声障碍，女性多见。

　　【病因】　一般与情绪激动或精神刺激有关，如生活压力大、内心紧张，或过分悲哀、恐惧、抑郁、紧张等，医源性因素也可引起功能性失音。

　　【临床表现】　突然的发声障碍，但很少完全失声，而咳嗽、哭笑声正常，呼吸亦正常。
　　发声能力可骤然恢复正常，在某种情况下又突然复发；有时伴有不同程度的精神症状，如精神不振、淡漠。部分患者可有近期精神刺激因素。喉镜检查见吸气时声带能外展，发"衣"时声带不能内收闭合。患者咳嗽或发笑时，声带可向中线靠拢。

　　【诊断】　根据病史及检查，一般不难诊断。但应排除器质性疾病。未经细致的检查，不可轻易做出癔症性失声的诊断。

　　【治疗】　仔细询问病情，了解发病原因，消除患者顾虑，建立治愈的信心。治疗可采用暗示治疗，如采用颈前注射生理盐水等同时配合语言暗示等方法。对有明显精神因素者，应及时给予心理治疗。

案例 37-2 分析讨论

　　该患者发病前有精神刺激,突发性声音嘶哑。喉镜检查:声带未见明显出血、水肿及肿物,声带可运动,处于轻度外展位,于深吸气时更外展,但咳嗽或发笑时能内收,初步考虑为功能性失声,但治疗前应排除心、肺及其他器质性病变。

治疗:行纤维喉镜检查及暗示治疗,检查时嘱患者咳嗽,并发"衣"音,当患者发出音时,诱导患者数 1~10 的数字,患者声音立即恢复如常,交流自如。随访一个月,一切发音正常。

要点提示

　　1. 单侧喉返神经麻痹常见,左侧多于右侧。发音嘶哑无力为特征性表现。

　　2. 双侧喉返神经麻痹发音基本正常,可伴有吸气性呼吸困难、喉鸣及三凹征。

思考题

　　1. 单侧喉返神经不完全性麻痹的声带活动障碍有何特点?

　　2. 功能性失声的主要治疗方法是什么?

（欧阳顺林　郭明明）

第三十八章　喉部肿瘤

第一节　喉良性肿瘤

喉部良性肿瘤是指发生于喉部的具有良性特点的真性肿瘤。肿瘤由成熟的和高度分化的细胞构成,病理学上可分为上皮性和非上皮性两类,一般不向邻近组织浸润或转移他处。肿瘤大多生长缓慢,呈隐袭性症状,如不彻底切除,有复发倾向。上皮性肿瘤以喉乳头状瘤最多见,非上皮性肿瘤有神经纤维瘤、血管瘤、纤维瘤等。

案例 38-1

患者,男,37岁,以"进行性声音嘶哑1年"为主诉于2002年9月入院。1年前无明显诱因音哑,呈持续性、渐进性加重,近1个月来有轻度吸气性呼吸困难,活动时加重,并伴有咳嗽。体查:T 37.6℃,P 90次/分,R 24次/分,纤维喉镜示:左声带中后1/3可见新生物,约1.2cm×0.8cm大小,突出于黏膜表面,呈乳突状,颜色苍白,周围组织正常。声门裂变小,声带内收、外展功能正常(图38-1)。活组织病理检查诊断为喉乳头状瘤。在全麻下行显微支撑喉镜下以 CO_2 激光切除肿瘤,术后病理结果为喉乳头状瘤,局部恶变,原位癌。随访4年,未见复发。

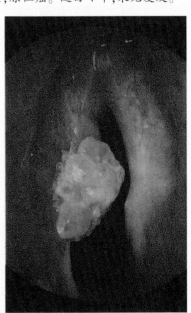

图38-1　左声带喉乳头状瘤

问题:

1. 喉乳头状瘤的临床表现及治疗原则。

2. 对上述病例,若在查体中发现左声带固定,你将如何诊断和治疗?

一、喉乳头状瘤

喉乳头瘤(papilloma of larynx)是喉部最常见的一种良性肿瘤,约占70%。男女发病率无明显差别,可发生于任何年龄,但以10岁以下儿童多见,成人患者则容易发生癌变。

【病因】　通常认为本病系病毒感染所致,主要是人类乳头状瘤病毒(human papillomavirus, HPV)。近来研究表明HPV-6、HPV-11和HPV-18是引起喉乳头状瘤的主要类型。喉的慢性炎症及内分泌失调等也与喉乳头状瘤的发病有关。此外,在患有尖锐湿疣的母亲分娩的婴儿中发现喉乳头状瘤,提示本病可能通过分娩传染。

【病理】　喉乳头状瘤的病理与发生于身体其他部位的相同,是由复层鳞状上皮聚集而成的上皮瘤,包含有结缔组织及血管组成的核心。其特征为上皮异常角化,大部分角化不全,常为局灶性,棘细胞增生是其特点,基膜正常。

【临床表现】　乳头状瘤在临床上分成儿童型和成人型。儿童型喉乳头状瘤可发生于儿童期任何年龄,其中80%发病于7岁以前,更集中于4岁以下,男女发病比例相仿。大多为多发性,极少恶变,易于复发。部分病例在青春期后自行消退,也有的带病进入成人期。成人型喉乳头状瘤发病年龄多在40岁左右,男性多于女性,多为单发,较易恶变。

本病好发部位依次为声带、会厌、室带及声门下区,也可侵及口咽、气管等部位。常见的症状为进行性声嘶,严重者可以失音。较大的肿瘤尤其发生在儿童可引起喉鸣及呼吸困难。因肿瘤进展缓慢,长期持续性呼吸困难可发生漏斗胸及红细胞增多。有严重喉阻塞者,需行气管切开术。喉镜检查:肿瘤突出于黏膜表面,单发或多发,有蒂或无蒂,颜色苍白、淡红或暗红,表面凹凸不平,呈乳头状或菜花状,大小不一。成人型乳头状瘤经多次摘除而复发者,要注意有恶变的可能。

【治疗】 根据患者年龄、肿瘤的大小、部位、类型、范围及复发情况综合考虑治疗方案。目前,显微支撑喉镜下将喉乳头状瘤切除或 CO_2 激光切除乳头状瘤为常用的手术方法。但儿童患者极易复发,常需反复多次手术摘除,治疗极为棘手。对有呼吸困难的儿童患者,为避免肿瘤向声门下及气管内蔓延,应尽可能将肿瘤切除,使呼吸道通畅,尽量避免气管切开。成人复发者必要时可行喉裂开手术,术中须注意避免损伤正常黏膜,以防止喉乳头状瘤复发、播散和发生喉狭窄。儿童患者则不宜采用喉裂开的手术途径。另外,采用鸦胆子油或15%足叶脂乙醇,涂于肿瘤上或手术切除的创面上,对肿瘤治疗和抑制复发也有效果。

案例38-1分析讨论

　　该患者持续性、进行性音哑1年,说明病变在不断地加重或发展,有Ⅱ度阻塞性呼吸困难的表现,是因为肿瘤增大导致;颈部未触及淋巴结考虑恶性病变局限在声带或为良性病变;局部检查见肿瘤呈菜花状,隆起于表面,颜色苍白,周围组织正常,因此,临床诊断应考虑为喉乳头状瘤;术前病理检查是必要的;选择显微支撑喉镜下以 CO_2 激光切除肿瘤是正确的;喉乳头状瘤作为癌前期病变通过术后病理结果得到证实,因此,术中要尽量切除肿瘤组织,勿残留,防止复发和种植性转移,术后应定期复查。

要点提示

　　1. 发病率较高,儿童易复发,成人易恶变。
　　2. 与病毒感染有关,儿童可通过分娩传染,HPV-6、HPV-11 和 HPV-18 是致瘤的主要类型。
　　3. 儿童型反复多次不损伤喉结构的肿瘤切除(CO_2 激光辅助)是当前治疗的主要方法。

二、喉血管瘤

　　喉血管瘤(hemangioma of larynx)少见,发生于婴幼儿相对较多,且危险性较大。喉血管瘤位于黏膜下,一般无包膜,按病理形态分为两种类型:①毛细血管瘤,该类型肿瘤由大片分化成熟、排列密集的毛细血管组成,间有少量结缔组织,毛细血管由单层内皮细胞、基膜及散在的外皮细胞构成,临床较多见。②海绵状血管瘤,由大小不等、相互吻合、扩张的血窦组成,形同海绵或蜂窝,窦腔内含有血液,血窦间为薄层纤维间隔,多发生于婴幼儿。1982年,Mulliken 根据血管内皮细胞的生物学、病理组织学特点和临床表现方面的不同特点,将传统意义上的血管瘤分为血管瘤和血管畸形两大类,从此引起了对血管瘤的认识和

治疗上的根本性改变,目前这一分类标准已逐渐被认同、接受。

　　成人喉血管瘤多发生于声门区或声门上区,常累及梨状窝,常见的症状有声嘶、咳嗽、咯血等。肿瘤呈肉芽肿样、结节样、息肉样,有蒂或无蒂,色红或略紫,大小不定(图38-2)。声门下区血管瘤多见于婴幼儿,症状隐蔽,多无声嘶,有时在哭闹时出现阵发性呼吸困难。检查可见声门下区暗红色肿物,哭闹时增大。一旦瘤体破裂,可因出血堵塞气道而窒息死亡,可在显微支撑喉镜下进行激光或冷冻手术治疗,局部注射平阳霉素也有一定效果。普萘洛尔(心得安)、激素用于婴儿型血管瘤的治疗,效果显著,方法简单,避免了手术,逐渐被接受。

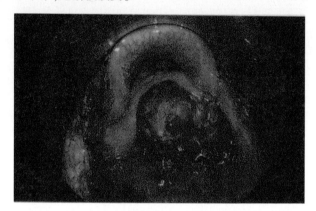

图38-2　喉血管瘤

三、喉软骨瘤

　　喉软骨瘤较少见,发病年龄在40～60岁,常见部位在环状软骨后部,其次为甲状软骨及杓状软骨。肿瘤有包膜,质地如软骨,少数可发生黏液变性而变软。瘤细胞在组织学表现为近似成熟的透明软骨细胞,很少恶变。肿瘤向喉内生长可影响声带运动,造成声嘶甚至呼吸困难;若向喉外生长,表现为喉外肿块,随吞咽移动。检查见肿瘤多呈半圆形,表面光滑,基底宽,质硬。喉部 X 线检查及 CT 检查有助于诊断。喉软骨瘤以手术治疗为主。

四、喉神经纤维瘤

　　喉神经纤维瘤(neurofibroma of larynx)并不常见,多单独发生,也可伴发于全身性神经纤维瘤病。好发于女性,起源于神经鞘,呈圆形、椭圆形或梭形,表面光滑,质韧,有包膜。肿瘤组织由细长的梭形细胞构成,在较密集的细胞中可见成束的细胞核,彼此平行,呈栅状排列。早期症状为喉部膨胀感及异物感,随着肿瘤增大,出现声嘶及咳嗽,甚至可出现呼吸困难。肿瘤多发生在杓会厌皱襞,也可见于室带,为圆形坚

实有包膜的肿块。免疫组化表现为 S-100 及 DSE 阳性反应有助于与纤维瘤进行鉴别。喉神经纤维瘤的治疗以手术切除为主。

五、喉 纤 维 瘤

喉纤维瘤(fibroma of larynx)较罕见,系起源于结缔组织的肿瘤,由分化成熟的成纤维细胞、纤维细胞和胶原纤维组成,呈编织状排列。发生在声带前中部、室带、喉室及声门下。瘤体大小不一,小者如米粒,大者可阻塞呼吸道。主要症状视病变部位及肿瘤大小而定,引起声嘶或喉部异物感较多,严重者也可引起呼吸困难,肿瘤呈结节状或息肉样,表面光滑,质地致密而坚实,无包膜,界限不清。采用手术治疗,小者可在间接喉镜或支撑喉镜下摘除,大者行喉裂开术摘除。

> 思考题
>   1. 喉乳头状瘤恶变的治疗原则。
>   2. 对儿童喉乳头状瘤的治疗要注意哪些问题?

(王雪峰)

第二节　喉恶性肿瘤

一、喉　　癌

> 案例 38-2
>   患者,男,65 岁,以"渐进性呼吸困难 9 个月,声音嘶哑 3 个月,气管切开后 1 周"为主诉于 2003 年 4 月入院。吸烟史 30 余年。查体:喉体运动尚好,气管居中,左颈深上淋巴结肿大,约 4.0cm×3.0cm 大小,质地中等,活动度较差。纤维喉镜检查:肿瘤主体位于声门下,声门下几乎为肿物所占据,肿物呈菜花样,约 2.0cm×1.5cm 大小,左声带运动受限,前联合受累。喉 CT:声门下肿物,呈软组织密度肿块,堵塞喉腔通气道,与左声带融为一体,甲状软骨板未见破坏。病理检查:中分化鳞癌。全麻下行选择性颈淋巴结清扫,喉全切除术(图38-3)。术后 10 个月颈前造瘘口肿瘤复发,扩大范围切除,转移皮瓣修复。术后 19 个月因直肠、肛门转移死亡。
> 问题:
>   1. 喉癌为哪一型? TNM 分期如何?
>   2. 引起声音嘶哑的可能原因有哪些?

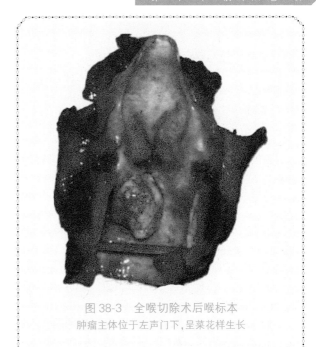

图 38-3　全喉切除术后喉标本
肿瘤主体位于左声门下,呈菜花样生长

喉癌(carcinoma of larynx)是喉部最常见的恶性肿瘤。随着工业化的发展,近年来喉癌的发病率呈上升趋势。在我国,喉癌的发病率有很大的地区差异,东北地区发病率最高,占全身恶性肿瘤的 5.7%~7.6%,占耳鼻咽喉恶性肿瘤的 7.9%~35%。喉癌多发生在 50~70 岁之间,患者以男性居多,据国外资料统计男女性别之比为 6∶1~30∶1,1986 年我国上海市喉癌发病率男女性别之比为 6.75∶1,辽宁省为 1.97∶1。发病率城市高于农村,空气环境污染重的重工业城市高于污染轻的轻工业城市。喉癌的不同临床分型,其发病率也有地区差异,世界多数地区的声门癌的发病率最高,声门上癌次之,声门下癌最少,但是在意大利米兰、芬兰的赫尔辛基及我国辽宁省都是以声门上癌为主,声门癌次之。

【病因】　喉癌的病因迄今尚未完全明了,目前认为与下列因素有关。

1. 遗传因素　分子生物学研究表明,喉癌肿瘤细胞的染色体变化复杂,染色体的缺失、重排、易位、杂合丢失等与其发生发展有关。

2. 吸烟　吸烟者喉癌发病率高于不吸烟者。近年来女性喉癌患者增加,可能与女性吸烟人数增加有关。目前研究表明,烟草燃烧时产生烟草焦油,其中有致癌物质苯芘。此外,烟草可使呼吸道纤毛运动减弱或停止,黏液的黏性增加,黏膜充血水肿,上皮增生肥厚和鳞状化生,成为喉癌的发生基础。

3. 饮酒　有增强致癌的作用。酒精会损伤黏膜上皮,可使核黄素缺乏,影响免疫球蛋白的合成,免疫功能受到抑制,可导致癌变。

4. 职业与空气环境因素　长期大量接触并吸入工业粉尘或废气,如石棉、芥子气、镍等,喉癌发病率明显上升。

5. 病毒感染　近来研究认为，EB 病毒抗原、HPV 的部分亚型可能与喉癌的发生、发展有关。

6. 喉癌前期病变　喉白斑病、喉角化症、成人型慢性肥厚性喉炎及成人型乳头状瘤为喉癌前期病变。

7. 性激素　实验证明，雌激素能抑制喉癌生长，睾酮可促进体外培养的喉癌细胞株的生长，表明体内性激素的代谢与喉癌的发病可能有关；作为肿瘤标志物的性激素受体可能与喉癌发病有关。

【病理】　喉部恶性肿瘤中以鳞癌最为多见，占喉部恶性肿瘤的 93% ~ 99%，其余分别为未分化癌、腺癌、纤维肉瘤、恶性纤维组织细胞瘤、淋巴系统恶性肿瘤等。在鳞状细胞癌中，细胞分化较好。

依据喉腔解剖分区，将喉癌分为声门上癌、声门癌和声门下癌。依据大体形态分为菜花型、结节型、溃疡性和包块型。

【TNM 分期】　根据肿瘤的生长和扩散程度，按国际抗癌协会（UICC 2002 年）公布的 TNM 分期修订方案，分区分期如下。

1. 解剖分区

（1）声门上区：分两个亚区①喉上部（包括边缘区）：上部（舌骨上）会厌（包括会厌尖、舌面和喉面）、杓会厌皱襞、杓会厌皱襞喉面、杓状软骨。②声门上部（不包括喉上部）：下部（舌骨下）会厌喉面、室带、喉室。

（2）声门区：声带、前连合、后连合。

（3）声门下区。

2. T 分级　T 原发肿瘤。

（1）声门上区：Tis = 原位癌；T1 = 肿瘤局限于声门上区的一个亚区，声带运动正常；T2 = 肿瘤侵犯声门上区一个以上的邻近亚区或侵及声门区或声门上以外区域的黏膜（如舌根、会厌谷、梨状窝内侧壁），声带未固定；T3 = 肿瘤局限在喉内，伴声带固定和（或）侵犯下列任何部位：环后区，会厌前间隙，舌根深部；T4 = 肿瘤侵犯超出甲状软骨，和（或）扩展至喉外其他组织，如气管，颈部软组织，甲状腺，和（或）食管。

（2）声门区：Tis = 原位癌；T1 = 肿瘤局限于声带（可侵犯前连合或后连合），声带运动正常；T1a = 肿瘤局限于一侧声带；T1b = 双侧声带受累；T2 = 肿瘤向声门下和（或）声门上侵犯，和（或）伴声带运动受累。T3 = 肿瘤局限在喉，伴声带固定；T4 = 肿瘤侵犯甲状软骨，和（或）扩展至喉外其他组织，如气管，颈部软组织、甲状腺、咽部。

（3）声门下区：Tis = 原位癌；T1 = 肿瘤局限于声门下区，声带运动正常；T2 = 肿瘤侵及声带，声带运动正常或受限；T3 = 肿瘤局限在喉，伴声带固定；T4 = 肿瘤累及环状软骨或甲状软骨，和（或）侵犯喉外组织，如气管、颈部软组织、甲状腺、食管。

3. N 分级　N0 = 局部淋巴结无明显转移；Nl = 同侧单个淋巴结转移，最大直径 ≤3cm；N2 = 同侧单个淋巴结转移，最大直径 >3cm，≤6cm，或同侧有多个淋巴结转移，其中最大直径 ≤6cm 者；N2a = 同侧单个淋巴结转移，直径 >3cm，≤6cm；N2b = 同侧多个淋巴结转移，最大直径 ≤6cm 者；N2c = 两侧或对侧淋巴结转移，其中最大直径 ≤6cm；N3 = 转移淋巴结中最大者直径 >6cm；Nx = 局部转移淋巴结无法分级。

4. M 分级及分期见鼻腔及鼻窦恶性肿瘤的 TNM 分期方案

5. 患者全身情况（H）　H_0 = 正常活动；H_1 = 带病但可自理；H_2 = 50% 以上时间可自理，需护理；H_3 = 50% 以下时间可自理，需护理；H_4 = 卧床不起，需护理。

【临床表现】　根据肿瘤发生部位、症状和体征各有不同，分述如下（图 38-4）：

1. 声门上癌（supraglottic carcinoma）　早期症状常不明显，常仅有咽喉部异物感或不适感，发声多无改变，当癌肿向下侵犯声带时才出现声嘶。如癌肿起始于会厌喉面，早期间接喉镜检查不一定能及时发现，当癌肿长大到一定程度才能被发现。继续生长增大阻塞气道，可产生吸气性呼吸困难。若表面出现溃烂，可出现口臭、咯血，如喉软骨受到侵犯，可引起吞咽痛和放射性耳痛。易发生颈深上淋巴结转移。

2. 声带癌（glottic carcinoma）　早期症状为声嘶，发展较慢。随着肿瘤增大，声嘶会逐渐加重，甚至失声。如肿瘤进一步增大，阻塞声门，可引起呼吸困难。早期声带癌可见声带有局限性隆起或增厚，表面往往粗糙不平，肿瘤逐渐增大，可见到明显的乳头状或菜花状肿块。如声带运动发生障碍或固定，表明声门旁间隙中的喉内肌受到侵犯。不易发生颈淋巴结转移。

3. 声门下癌（subglottic carcinoma）　因位置因隐蔽，早期症状不明显，常规检查不易发现，出现症状较晚，如向上侵犯声带可出现声嘶，阻塞声门下腔出现呼吸困难。可向气管前或气管旁淋巴结转移。

4. 跨声门癌（transglottic carcinoma）　作为第四型喉癌，UICC 尚未确认，其原发部位在喉室，早期不易发现，仅有声嘶等症状，病变继续发展可出现呼吸困难。病理特点是肿瘤以跨过喉室的形式侵犯声带、室带，在黏膜下浸润扩展，易侵及声门旁间隙及甲状软骨，易发生颈淋巴结转移。

【检查】　在间接喉镜或纤维喉镜下，详细检查声带、室带、杓区、杓会厌皱襞、梨状窝、声门下及会厌的喉面、舌面、会厌谷，并注意观察声带运动情况，必要时可用特制的小拉钩将室带拉开，检查喉室内的情况。同时检查喉外以了解甲状软骨翼板、环甲膜及甲状舌骨膜处有无膨隆及触痛，判断上述部位有无肿瘤侵犯，还要仔细触摸有无颈部淋巴结肿大。

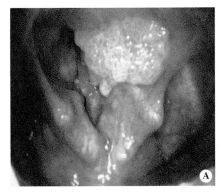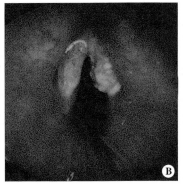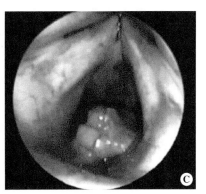

图 38-4　各型喉癌的纤维喉镜检查表现
A. 声门上癌；B. 声带癌；C. 声门下癌

【诊断及鉴别诊断】　凡年龄超过 40 岁，声音嘶哑或咽部不适、异物感的，要详细检查，以免漏诊，必要时进行喉镜检查。根据临床症状、体征、检查等不难诊断，活组织检查是确定诊断的重要依据。通过 X 线摄片、喉部 CT、MRI 和 PET-CT 检查，可进一步了解肿瘤的大小、范围、周围组织的关系及转移情况（图 38-5）。

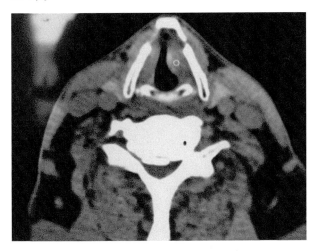

图 38-5　喉部 CT 显示右侧声带肿块

喉癌须和下列疾病鉴别：

1. **喉结核**　主要症状是声嘶和喉痛。发音低沉，喉痛剧烈，检查可见喉黏膜苍白水肿，有小溃疡，常覆有黏脓性分泌物。肺部 X 线检查常发现有进行性肺结核，痰结核杆菌检查有助于鉴别诊断，活检是重要的鉴别依据。此外喉结核也可与喉癌同时存在，应予以注意。

2. **喉乳头状瘤**　病程长，可单发也可多发，可有蒂也可广基。因喉乳头状瘤仅发生在黏膜表层，即使病变范围较广，也无声带运动障碍。依据病理诊断可确诊。

3. **喉梅毒**　症状为声嘶、咳嗽，有时还可出现喉痉挛或喉狭窄的症状。患者多不觉喉痛。喉镜检查可见喉前部有梅毒瘤、溃疡、喉黏膜肿胀。此种病人还有梅毒所引起的身体其他部位的临床表现。血清学检查及喉部活检可以确诊。

【治疗】　喉癌的治疗经历了一个多世纪的探索，治疗理念从治疗方法为中心趋向于以患者为中心的转化。进展期喉癌手术治疗的致残率较高，严重影响患者的生存质量，近年来喉癌治疗观点更多指向喉功能保留、生存质量改善。诱导化疗系指根治性手术或根治性放疗前进行的化疗。通过诱导化疗力图在根治治疗前抑制肿瘤细胞活性，使肿瘤缩小，并减少远处微小转移。治疗原则是在提高局部肿瘤控制率和患者生存率的同时，最大可能地保全器官和功能，并降低治疗并发症，提高患者的生存质量。治疗方法有手术、放疗、化疗及免疫治疗等，目前仍以手术和放疗为主。

1. **手术治疗**　手术常是喉癌的首选治疗方法。原则是彻底切除肿瘤的前提下，尽量保留或重建喉的功能。依据切除范围可分为部分喉切除术、全喉切除术。

（1）部分喉切除术。①支撑喉镜下 CO_2 激光手术：用于早期声门癌和早期声门上癌的治疗。②声带切除术：适应于局限于一侧声带，Tis 和 T1a 的声门癌，未累及前联合或声带突，声带运动正常者。③垂直半喉切除术：适应于肿瘤局限在一侧声带，T2 病变，肿瘤向声门下和（或）声门上侵犯，和（或）伴声带运动受累。④额侧部分喉切除术：即扩大垂直半喉切除术，适应于肿瘤位于在一侧声带，侵及前联合达对侧声带前端，病变不超过声门下前部 1.0cm，未侵及杓状软骨，声带运动正常。⑤声门上水平部分喉切除术：适应于声门上癌，肿瘤局限于会厌、室带或杓会厌皱襞，未累及前联合、喉室或杓状软骨。切除范围为会厌、室带、喉室、杓会厌皱襞、会厌前间隙及其对应的甲状软骨板上半部或部分舌根组织。若有淋巴结转移，同期行颈淋巴结清扫术。⑥水平垂直部分喉切除术：即 3/4 喉切除术，适应于声门上癌侵及声门，而一侧喉室、声带、杓会厌皱襞及杓状软骨正常者。⑦喉次全及近全喉切除术：有 Tucker 术、Pearson 术等。

（2）全喉切除术：适用于无法行部分喉切除手术的 T_3、T_4 期喉癌、原发声门下癌、部分喉切除术后或放疗后复发或下咽癌侵及喉而无法保留喉功能者。

全喉切除术手术步骤：①体位：平卧垫肩，头后仰。②切口：可用正中垂直切口或"T"形切口，上起舌骨，下到第二气管环。也可采用"U"形切口，切口下端平环状软骨下缘稍下方，切口两臂位于胸锁乳突肌前缘，上端相当于舌骨平面。③分离皮瓣：切开皮肤、皮下组织、颈浅筋膜、颈阔肌，自下向上，直达舌骨上缘。④切断带状肌和甲状腺峡部：将胸骨舌骨肌、甲状舌骨肌、肩胛舌骨肌在舌骨下处切断，切除舌骨体。胸骨甲状肌在甲状软骨斜线下切断，暴露甲状软骨。切断并结扎甲状腺峡部，将甲状腺两叶稍向两侧分离，暴露气管上段。⑤游离喉体：切断并结扎两侧下咽缩肌，剪断两侧甲状软骨上角，结扎两侧喉上血管及环甲动脉，剥离两侧梨状窝黏膜。⑥切除喉体：自下向上先在环状软骨下缘切开环气管韧带，于第 1～2 气管环处离断气管，向上分离环状软骨板的黏膜及喉后壁，于杓状软骨后上方进入咽腔，沿杓会厌皱襞将梨状窝黏膜剪开至会厌谷黏膜，于舌骨上切断喉。⑦关闭喉咽腔：将喉咽腔边缘的黏膜修理整齐，对合黏膜缝合。⑧缝合切口：颈部两侧分别置橡皮引流条作引流，缝合切口。⑨气管造瘘：将气管断端缝合固定在皮肤上，通过气管断端口放入全喉切除后专用的气管套管。

术后并发症预防和治疗：①咽瘘：咽瘘是全喉或部分喉切除术后常见的并发症。发生咽瘘的常见原因有切口感染、喉咽黏膜缝合不当；术前放疗造成局部血供差、营养不良等。防止咽瘘发生首先是控制感染，加强营养，负压引流避免死腔，另外，喉咽黏膜要缝合适当，要黏膜对位、针距适宜。这些措施均有助于减少咽瘘发生。一旦发生咽瘘，应继续鼻饲，减少或禁止患者吞咽。同时应加强抗感染措施，改善患者营养。一般咽漏多能自行愈合。较大的瘘口可择期皮瓣修补。②气管造瘘口狭窄：气管黏膜与颈部皮肤愈合不良，瘢痕增生；或气管造瘘口较小，造成远期气管口变窄。因此，术后应保持气管口周围清洁，及时更换敷料，防治感染；术中气管造瘘口足够大，缝合时皮肤和气管口黏膜对合良好；术后带管时间 6 个月以上，此时瘢痕收缩已停止，可避免气管口狭窄。

（3）颈部淋巴结转移的处理：颈淋巴结转移的处理是喉癌治疗中的一个重要问题。不同类型的喉癌其颈部转移情况各不相同，处理原则也不同。①声门区淋巴管分布稀少，癌细胞分化程度也较好，故声门癌发生转移较少。有颈淋巴结转移者，在切除喉部肿瘤同时行颈清扫。②声门上区淋巴分布丰富，因此声门上喉癌颈淋巴结转移率高，为 50%～62%。如治疗前已确定有颈淋巴结转移，通常在切除喉部肿瘤同时行颈清扫。对治疗前未发现颈部有转移淋巴结即 N0 患者是否行颈清扫还有争议。目前，主张术中行颈深

上组淋巴结探查，冷冻切片检查阳性者行患侧颈清扫，阴性者，进行随访，一旦发现有颈淋巴结转移，再进行颈清扫。③声门下区淋巴分布较丰富，肿瘤常转移至气管前或气管旁淋巴结，须术中探查明确。

（4）喉全切除术后发音功能重建：喉全切除后失去发音功能，导致术后生存质量下降，因此，恢复发音功能，尤为重要。

1）喉全切除术发音功能重建几种常用方法：①气管食管发音重建术：基本原理是气管与食管之间建一条肌黏膜瓣或插入发音钮的人工通道，让气管的气流进入食管，通过口腔的协调作用而成语音。如喉全切除发音管成形术、Komorn 手术、Blom-SIgEr 及 Provox 发音钮等。②气管（环）咽吻合术：如 Arslan 手术，环状软骨直接与下咽吻合，多有误咽发生。③食管发音：患者经过训练将空气吸入食管，使食管储存一定的空气，在气体未进入胃之前借助胸压力，从食管冲出，经共鸣和口、舌等协调运动构成语言。④人工喉和电子喉：人工喉是呼出的气流从气管造瘘口进入空心管后冲击橡皮膜使之振动而发出声音。操作简单，但其语音单调，为一种不悦耳的机械性声音；电子喉是接触在颌下颈侧组织表面皮肤上，通过音频振荡器，将声音传入口腔，构成语音。使用方便，声时较长，连贯性尚好，但声音无高低强弱，音色不自然。

2）发音重建术疗效评价：发音效果评判标准将发音效果分为以下 4 级。Ⅰ级：讲话清楚，音量大，音质好，相距 5m 能对话；Ⅱ级：讲话清楚，音量略小，音质满意，相距 3m 能对话；Ⅲ级：声音嘶哑，音量小，相距 0.5m 能对话；Ⅳ级：不能发音。

影响发音重建术疗效的近期和远期因素与手术方法、感染、环咽肌和咽缩肌痉挛、发声训练、发音钮结构质量等有关。

2. 放射治疗　放疗是喉癌的重要治疗手段之一。①根治性治疗：声带膜部的 Tis、T1a、T1b 病变，部分早期声门上癌、拒绝手术者、全身条件差，不能进行手术者也适用于放射治疗。总剂量为 60～70Gy，在 6～8 周内完成。②辅助综合治疗：肿瘤超出常规切除范围，如侵犯会厌谷、梨状窝、气管或有颈淋巴结转移等。术前通常在 4 周内照射 40～50Gy，间隔 2～4 周后进行手术。③姑息性治疗。

3. 其他疗法　尚有化学疗法、激素疗法、生物疗法、靶向治疗等。

案例 38-2 分析讨论

　　该患有重度吸烟史，渐进性呼吸困难 9 个月和声嘶 3 个月，说明临床表现阻塞为首发症状，其次发生声嘶，提示喉声门下肿瘤的可能；气管切开说明喉阻塞病情较重；体格检查特别是纤维喉镜的检查证实声门下肿瘤，病理检查已明确诊

断为喉癌;辅助检查明确侵及范围和程度,对手术术式的选择有重要参考价值;突破被膜与周围组织粘连的颈淋巴结转移按照治疗原则行改良根治性颈清扫术,从上述检查结果看,具备全喉切除术的手术适应证。术后随访造瘘口复发,要及时切除复发癌。转移至直肠、肛门是致死原因。

要点提示

1. 多为鳞癌,分声门上型、声门型、声门下型及跨声门型四型。

2. 发病率声门型>声门上型>声门下型。

3. 声门型早期声嘶,不易转移。声门上型、声门下型早期症状常不明显,易转移。声门下型极易误诊。

4. 手术为首选,切除病变前提下尽可能地保留喉功能,有条件应行发音重建。

思考题

1. 试述声门上水平喉切除术的解剖学理论基础。

2. 思考一下该患造瘘口肿瘤复发的因素有哪些?

3. 试述声门癌浸润特点及肿瘤发展方式。

二、其他类型的喉恶性肿瘤

1. 疣状癌 又称 Ackerman 瘤,是一种非转移性的高分化鳞状细胞癌,以外生性、疣状缓慢生长和边缘推压为特征,多见于高龄患者,常发生于口腔,其次为喉部,多位于声带。临床表现与喉鳞状细胞癌类似,以反应性淋巴结增大为其特点。检查可见边界清楚的广基疣状肿瘤,质地较硬,病理可见肿瘤由分化良好的角化性鳞状上皮和纤维血管中心构成,少有核分裂象。典型的疣状癌通过外科手术治疗,预后较好、须注意的是部分疣状癌混合有传统的鳞状细胞癌,成为杂交瘤具有转移的潜能。

2. 乳头状鳞状细胞癌 多认为与成人型喉乳头状瘤有关,以外生乳头状生长和预后良好为特点,声嘶和呼吸困难是其最常见的症状。

3. 基底样鳞状细胞癌 是一类以侵袭性、进展性为特点的鳞状细胞癌,常与腺样囊性癌相混淆,多见于高龄男性患者,常发生于声门上区,表现为颈部包块、声嘶、吞咽困难、疼痛等。检查可见中央溃疡的肿块,伴有黏膜下结节。镜下见基底细胞与鳞状细胞两种成分。预后不佳。

4. 其他混合型鳞状细胞癌 亚型包括梭形细胞癌、腺鳞癌等。

5. 喉上皮源性来源的恶性肿瘤 包括黏液表皮样癌、腺样囊性癌、类癌等。

6. 软骨肉瘤 是喉部最为常见的非上皮源性恶性肿瘤,主要来自骨化的透明软骨,常累及环状软骨、甲状软骨,表现为声嘶及呼吸困难等,软骨肉瘤的术前病理较难获得,CT、MRI 有一定诊断意义。相对于其他部位的软骨肉瘤生长较缓慢,且可早期发现,通过手术预后较好,喉的骨肉瘤较为罕见,多来自喉的软骨组织,而非支架组织,预后较差。

7. 非霍奇金淋巴瘤 临床较罕见,多发生于声门上区,大多数原发的喉部非霍奇金淋巴瘤为 B 细胞淋巴瘤,尤其是弥漫性大 B 细胞淋巴瘤和 MALT 型结外边缘区 B 细胞淋巴瘤。

8. 其他喉间叶来源的恶性肿瘤 包括纤维肉瘤、恶性纤维组织细胞瘤、脂肪肉瘤、平滑肌肉瘤、横纹肌肉瘤等。

(王雪峰)

第三十九章 喉的其他疾病

第一节 喉囊肿

案例 39-1

患者女,36岁,以"间歇性声嘶"1年于1999年3月入院。1年前因"感冒"而声嘶。此后常反复发作,多于咳嗽、提重物时加重,休息后可自行缓解。近1个月来声嘶程度加重,有时伴有吸气性呼吸困难及吸气性喉喘鸣。检查颈部未见异常,纤维喉镜见左侧室带前端膨出,左侧声带前半部被遮盖,患者吸气时缩小,用力鼓气时膨出增大(图39-1)。喉CT可见左室带向喉内膨出,中间为含气的空腔。在全麻下,显微支撑喉镜下,以CO_2激光切除,术后音哑明显好转,呼吸困难等症状消失,随访2年4个月无复发。

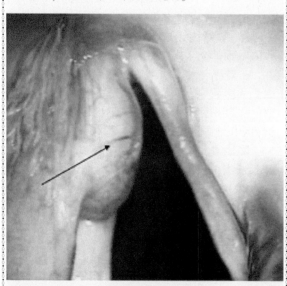

图 39-1 左侧室带前端膨出,表面光滑

问题:

1. 喉囊肿分哪几型,各有何不同的临床表现?

2. 喉囊肿的治疗原则。

喉囊肿(laryngeal cyst)分喉气囊肿与黏液囊肿。

一、喉气囊肿

喉气囊肿(laryngocele)又名喉膨出、喉憩室,为喉室小囊的病理性扩张,内含气体。

【病因】 喉气囊肿形成的先天性及后天性病因如下:①喉室小囊起自喉室的前端,位于甲状软骨与会厌软骨根部之间。婴幼儿喉室小囊较大,一般为6~8mm,少数可达10~15mm。若小囊先天性异常扩张,可形成先天性喉气囊肿。②喉室小囊先天性发育异常,加之长期用力屏气,喉内压增高,如慢性咳嗽、吹号、吹玻璃、举重等,使喉室小囊内压力增大,逐渐扩张所致。③喉室小囊口水肿狭窄,形成单向性活瓣,进气后不易逸出,使小囊扩大,形成喉气囊肿。

【临床表现及诊断】 临床表现为间歇性声嘶、呼吸不畅与喘鸣,分喉内、喉外和混合3型。①喉内型:自喉室突出,可使室带推向内上,遮盖声带;也有自杓会厌皱襞突起,推向喉腔。囊肿小者多无症状,较大者,可出现呼吸。若有感染,则有疼痛。喉镜检查可见一侧室带膨出,遮盖同侧声带,可阻塞部分声门,其体积随呼吸而改变,吸气时缩小,用力鼓气时增大。②喉外型:囊肿自喉室小囊向上穿过甲状舌骨膜喉上神经和血管处,主要表现为颈部肿块。其主要症状为颈部有一圆形囊性肿物,部位相当于胸锁乳突肌前缘与舌骨之间,每当咳嗽、屏气或用力时,肿块变大,手压后又可缩小。③混合型:喉内和颈部皆有气囊肿隆起,于甲状舌骨膜处有峡相连。具有以上两型的症状。喉气囊肿时大时小,用手挤压可缩小,穿刺有气体,即可诊断。

【鉴别诊断】

1. 先天性喉黏液囊肿 多见于婴幼儿,是喉室小囊膨胀扩大并充满黏液所致,不与喉腔相通。临床症状随囊肿大小、生长部位不同而异,常见为喉喘鸣,主要表现是吸气性喉喘鸣,可在伸头时减轻或消失,偶有吞咽困难。婴儿常有营养不良,颈部X线常表现为喉内肿块。

2. 喉室脱垂 与喉内型相鉴别。喉室脱垂多为喉室黏膜炎性水肿或肥厚,自喉室脱出,不随呼吸而改变。

【治疗】 多主张手术切除,喉内型较小者,可在内镜下或喉裂开切除;对较大的喉内、喉外及混合型,采取颈外径路,从囊肿的峡部向根部追踪进行钝性分离,结扎切除。

二、喉黏液囊肿

喉黏液囊肿(mucocele of larynx)多由炎症刺激引起黏膜下黏液腺管阻塞所形成,少数因发育期黏液腺管阻塞后腺腔扩张,黏液潴留所致。

【临床表现】　小者多无症状,偶在喉镜检查时发现,少数病例有异物感;大者可有咽喉阻塞感。继发感染时,有喉痛。若涉及声门则有声嘶或咳嗽,甚至呼吸困难,尤其新生儿或婴儿先天性囊肿,位于喉室者,常表现为呼吸困难与喘鸣,哭声微弱含混。

喉黏液囊肿最常见的部位是会厌舌面。喉镜检查见呈半球形,表面光滑,微黄或淡红色,穿刺可吸出乳白或褐色液体。

【治疗】　在喉镜下将囊壁大部分咬除,或用激光汽化其囊壁以防复发。

第二节　喉白斑病

喉白斑病(leukoplakia of the larynx)为喉黏膜上皮状角化增生,形成白色斑块,多发生于声带,被认为是癌前病变,其癌变率在 3%~5%。本病好发中年男性。

【病因】　一般认为与吸烟、饮酒、用声不当有关,慢性炎症及微量元素或维生素缺乏等也有关。

【病理生理】　主要病理变化为喉黏膜上皮细胞不同程度的鳞状上皮增生,棘层增厚,伴有表层细胞角化亢进或角化不全,上皮下有炎性变化,但基膜完整。若上皮基底部细胞无异型性,则诊断为单纯白斑;若上皮基底部细胞出现异型性,则为不典型增生,又可分轻、中、重三级:不典型增生占上皮层的下 1/3 为轻度;占上皮层的下 2/3 为中度;超过上皮层的下 2/3 为重度。

【临床表现】　最突出的症状为声音嘶哑,病程跨度很大,一般几个月,病变部位主要位于声带,多发生于声带前 2/3,双侧发病多于单侧。其发病年龄和性别特征与喉癌相似,男性占绝大多数,年龄在 50~70 岁之间。

【检查】　喉部检查:声带慢性充血,可见声带表面或其边缘有一层微突发白斑片,边界清楚,不易拭去,声带、会厌均无明显异常,临床诊断为声带黏膜白斑(图 39-2)。

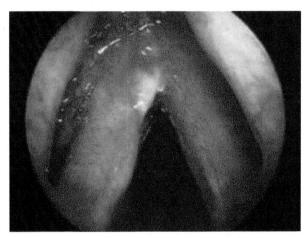

图 39-2　声带白斑

【诊断】　可依据病史、喉镜检查得出初步诊断。最后诊断依靠病理检查。

【治疗】　轻症者,应避免对喉部的过度刺激,服用维生素 A;严重者可行手术治疗。行支撑喉镜下显微声带黏膜剥皮术,主要优点是术野清晰,操作方便及手术精确性好;也可行喉裂开声带黏膜剥皮术;辅助应用CO_2激光;也有学者认为维甲酸在治疗喉白斑病过程中有一定的疗效,维甲酸不仅可以刺激新的上皮细胞增生,而且还具有角质溶解作用,严重干扰上皮角化过程。另外,在病变早期进行积极的中西医药物干预也是一种治疗喉白斑病的有效方法。作为癌前病变应定期随访。

要点提示

1. 表现为声嘶,声带上有白色斑块样物,本病属癌前期病变。

2. 病理变化为鳞状上皮增生,棘层增厚,表层细胞角化不全或角化亢进。

3. 初步诊断依据临床表现,确诊依病理检查。

思考题

喉部白斑的临床表现及诊断依据?

(严小玲 肖 琪)

第三节 喉淀粉样变

案例39-3

患者男,47岁。声嘶、喉异物感,偶尔感进食梗阻2年余,曾2次行喉活检未确诊。喉镜显示,左侧声带、喉室不规则新生物,累及前联合,声带闭合不佳(图39-3)。喉部增强CT:喉室层面,左侧喉内结构偏前见一软组织结节,约1.8cm×2.3cm大小,CT值70HU,内部未见钙化,边缘清楚而不规则,表面有小结节突向喉气道。病变累及左喉旁间隙,前分跨中线,喉软骨无受侵征象,局部淋巴结不肿大(图39-4)。全麻下行手术切除。病理学所见:肉眼见左侧声带及前联合处结节状肿物,约1.5cm×2.2cm大小,表面光滑,切面灰白,实性,质中,边界欠清。

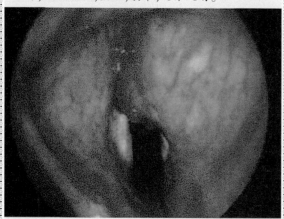

图39-3 左侧声带喉室不规则新生物

镜下:上皮下结缔组织广泛呈淡伊红毛玻璃样无结构物质沉积,黏膜上皮无明显病变,区域黏膜下少量慢性炎细胞浸润。病变刚果红染色阳性。

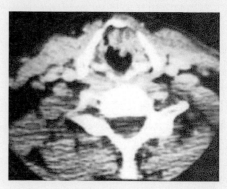

图39-4 喉CT左侧喉内见一软组织结节

淀粉样变性是指由于病理性蛋白物质,在组织和器官的细胞间沉积而导致的一类疾病的总称。该病很少累及头颈部和呼吸道,但是发生在此区域的病变主要集中在喉部。有文献报道发生于口咽部、扁桃体、腭部、小涎腺及鼻旁窦腔等部位的淀粉样变,但较少见,本文重点介绍喉部淀粉样变。

喉淀粉样变(amyloidosis of the larynx)又称喉淀粉样瘤(amyloid tumor)、喉淀粉样病,是喉组织内有淀粉样物质沉着的一种疾病。常继发于长期慢性化脓性疾病及结核病等。

【病因】 淀粉样变的发生原因和机制目前尚未完全阐明,主要有两种意见:一种认为淀粉样变性与机体蛋白代谢失调有关,由于全身蛋白代谢障碍,致淀粉样物在全身各器官沉积,而产生全身性淀粉样变性。局部淀粉样变性,是由于某种原因形成局部代谢障碍,致淀粉样物沉积于局部的结果。第二种意见认为局部淀粉样变性,是当某一器官慢性炎症时,由于人体组织长期慢性炎症而引起的一种自身免疫过程,即在长期抗原刺激,免疫调节紊乱,血液循环和淋巴循环发生阻滞,局部蛋白代谢紊乱和球蛋白聚积所致;免疫球蛋白进入细胞外腔,产生不溶性纤维蛋白沉着,为一种复合疾病。可能和喉部的慢性炎症,局部血和淋巴循环、蛋白质代谢紊乱和组织退行性变有关。

【病理】 淀粉样变性按其病理形态有局限肿块和广泛浸润两种类型,前一类型可单独发生于喉部,病变多侵及喉前庭、室带及声门下区。后一类型喉部病变可为呼吸道或全身性淀粉样变性的表现之一。

活检时病变组织有一定的硬度,肉眼下均匀、半透明,无结构外观,无包膜,致密,大小不定。在苏木精-伊红染色及光学显微镜下,呈无细胞、相同性质、均匀、红色,片或团状分布的弥漫于细胞外间质,或者网格状分布,通常分布在血管、黏液腺周围的平滑肌、结缔组织处,具有吸附能力,易沉积血管壁外层,以血管为中心向周围侵袭,具有使病变部位潜在出血的倾向。偏光显微镜下呈双折光和绿荧光的特殊形态表现。用刚果红染色是最经典、最具特异性的组化试验。免疫组化研究,淀粉样变物含补体、γ-球蛋白、脂蛋白和纤维蛋白原,说明病变部位曾经是免疫复合物沉积的反应部位。淀粉样物的形成有两个基本要素:①蛋白成分主要是 β_2-微球蛋白,其产生与相关疾病有关。②淀粉样 P 成分,淀粉样蛋白与结缔组织中 P 成分相遇形成淀粉样原纤维,并沿网状纤维或胶原纤维周围沉淀,逐渐堆积成团块。

【临床表现】 喉淀粉样变性发病年龄多在 40~70 岁之间,男略多于女。临床表现依据病变部位、形态及范围而异。本病可发生于喉的不同部位。最常累及声门上区,而以室带受累最多,病变呈多灶性。常发部位依次为喉室、假声带、杓会厌皱襞及声门下区。

本病病程较长,病程发展缓慢,本组最长者 6 年,最短者 1 年,临床上无特征性表现,主要症状为缓慢进行性声嘶,病变范围广泛者除声嘶加重外,还可出现呼吸困难、咽干、喘鸣、呼吸困难和吞咽困难等,其他少见症状为咳嗽、咯血及咽部不适等。

【检查】 检查发现一侧声带、喉室、室带或会厌及杓状软骨或声门下或对侧声带广泛性病变。病变呈结节状突起或弥漫性黏膜下隆起,表面光滑呈暗红色或淡红色,无溃疡坏死。CT 表现为软组织密度肿物,内见不同程度钙化。

【诊断】 目前诊断本病主要依靠病理学检查。影像学检查如常规喉部侧位摄片,喉部 X 线体层摄片,喉 CT 扫描,MRI 和内镜检查等有助于明确病变的形态和病变范围,但很难与喉癌做鉴别,定性诊断还需依靠喉镜取活组织检查。

对淀粉样变性的诊断,仅凭肉眼观察很难与其他新生物鉴别,病理学检查是重要的。大多数淀粉样变与刚果红有特殊亲和力,显橘红色,但 pH 可影响其结果,因此并非可靠。确诊时,须排除全身的原发或者继发性病变,还需检查血常规、红细胞沉降率、骨髓象、血浆蛋白电泳、肝功能、尿常规、尿本周蛋白、肾功能和心电图等。最近,用^{99m}Tc 放射核素扫描,可显示全身侵犯范围和病变的进展。

【鉴别诊断】 本病在临床上与喉癌的鉴别要点是:发展慢,以年计,一般情况较好,不引起声带固定,不论病变多么广泛不伴有颈淋巴结转移。

【治疗】 本病治疗目标有二:①保证有足够的呼吸通道;②改善或恢复发音质量。本病一经诊断以手术切除为主要治疗手段,根据病变的范围选择不同的手术方式,病变范围较局限者,可在纤维喉镜或支撑喉镜下切除病变,如治疗不及时发展到晚期,可发生喉气管纤维化狭窄。基底广者可行喉裂开术。病变范围较广泛,且出现呼吸困难者,需先行气管切开,然后在全麻下经喉裂开行病变切除,以彻底切除病变为原则,防止术后复发。

近年来,采用 CO_2 激光治疗喉淀粉样变获得明显效果。治疗的目的是切除病变并尽可能保证发声的质量。因能减轻黏膜及黏膜下层的炎性反应,减少出血,并对直径 0.5mm 的血管有较好的凝血功能,组织愈合快等特点,对喉部病变广泛的病例尤为适用。特别是声门区的淀粉样变,用 CO_2 激光治疗能减少瘢痕,从而保证了发音功能。

案例 39-3 分析讨论
1. 临床表现:声嘶、咳嗽、喉不适,严重者出现呼吸困难。
2. 影像学检查:CT 表现为软组织密度肿物,内见不同程度钙化。

要点提示
1. 临床症状以反复发作性声音嘶哑。
2. 影像学检查:多以喉部肿块为其主要表现,且病变范围多较广泛,部分可发生钙化,CT 扫描表现密度较常见肿瘤高。
3. 本病仅靠影像学检查难与喉癌鉴别,定性诊断有赖于喉镜取活组织病理检查。

(严小玲 肖 琪)

第四十章　喉狭窄及喉阻塞

第一节　喉　狭　窄

喉狭窄（stricture of larynx）是指喉部由创伤或病变等原因引起肉芽及纤维组织过度增生，最后瘢痕形成，使喉腔变窄甚至闭锁，导致呼吸及发音功能障碍的一种后遗症疾病。临床并不少见，有逐年增加倾向，常合并有气管狭窄等病变。

【病因】

1. **创伤**　以喉外伤为最常见。另外，喉气管插管损伤、喉部手术、高位气管切开、异物长期存留合并感染、化学腐蚀伤、喉部放疗损伤等也是导致喉气管狭窄的重要原因。

2. **炎症**　如梅毒、结核、麻风、白喉、伤寒、喉硬结病、Wegener肉芽肿等特异性炎症，化脓性喉软骨膜炎及软骨炎等非特异性炎症呈瘢痕愈合后导致喉狭窄。

3. **其他**　常为慢性声门下区狭窄，自体免疫性甲状腺炎及一些原因不明的病变，如弹性圆锥病变。

【病理生理】　喉黏膜是喉软骨的重要防御细菌侵入的屏障，也是血液供应的主要来源，一旦这一屏障遭受破坏，导致细菌感染，发生软骨膜炎或软骨炎，随着炎性渗出、肉芽组织生长及纤维组织增生，最后瘢痕组织形成，同时，软骨坏死，进一步破坏了软骨支架，使喉腔或管腔变窄甚至完全闭锁。喉外伤时，不仅喉软骨支架被破坏，还伴有喉内黏膜撕裂或缺失，如不适当处理，在一周或10天内可产生肉芽和纤维组织增生，炎症或其他喉内病变及内部损伤也使喉腔内的黏膜受损或发生坏死脱落，导致上述病理变化。根据狭窄病变的部位不同，可分为：声门上区狭窄，多见于喉部化学烧伤及车祸造成颈部外伤的患者；声门区狭窄，最常见的是由直达喉镜检查或声带手术使双侧声带前连合部分的黏膜缺失后形成声带前部的蹼状粘连；声门下区狭窄，包括气管狭窄，为喉狭窄中最常见的一种类型。

【临床表现】

1. **呼吸困难**　根据狭窄的程度不同，呼吸困难症状轻重不等，平时轻，活动时加重。上呼吸道感染时，呼吸困难加重，甚至可出现窒息。有些患者在喉狭窄发生前就已做气管切开，主要表现为堵管后呼吸困难而不能拔除气管套管。

2. **喉鸣**　吸气时气流通过狭窄的喉腔可出现喘鸣，睡眠时喘鸣加重。如患者已做气管切开，虽不出现喘鸣，但常有刺激性咳嗽。

3. **声嘶或失音**　声门狭窄，瘢痕粘连或有声带麻痹时，表现为声嘶、声弱或失音。声门下区及气管的严重狭窄或闭锁时，由于气道不通而不能发音。

4. **其他**　如咳痰困难，分泌物积存可引起阵发性咳嗽，甚至进食呛咳等。

【诊断】　视诊与扪诊常发现外伤或感染的瘢痕，软骨的缺损或变形。由于气管切开术引起的狭窄，多可发现气管切口位置过高等。喉镜检查可见狭窄的喉腔呈裂缝或不规则的孔隙，狭窄区有束带状、皱襞状或膜状的瘢痕组织，或盖住声门，或在前连合形成蹼状粘连，也可位于声门以下。结合病史，根据呼吸困难、声音嘶哑、喉喘鸣等症状，或气管切开后堵管出现呼吸困难而不能拔管，做出诊断并不困难。准确地估计狭窄的部位、程度和范围对制订治疗方案有重要的参考价值。喉狭窄的诊断主要是了解狭窄的部位与性质，通过间接喉镜、直接喉镜、纤维喉镜及CT、MRI等检查，可了解喉结构、喉狭窄的具体部位、形状与程度。

【治疗】　喉气管狭窄的治疗是一个比较复杂的问题，需根据患者的年龄、病因和狭窄的部位、范围和程度，以及声带活动的情况等制订治疗方案。许多患者在治疗前已做气管切开，有些需在治疗时先行气管切开，在治疗过程中以气管切开维持呼吸。

狭窄较轻，尚未形成瘢痕组织的早期肉芽，可在内镜下，利用激光对狭窄部位进行气化和扩张。对重症狭窄，采用开放性外科手术，手术原则是扩大狭窄部位的周缘以开放喉腔、切除狭窄的瘢痕组织、尽可能扩大喉腔、并在喉内放置"T"形管的手术方法。"T"形管一般需要留置6~10个月，待其创面上皮化，取出扩张子。另外，喉气管成形术、气管端端吻合术与甲状软骨气管吻合术等也用于治疗气管喉狭窄。安放镍钛记忆合金支架可使狭窄的喉气管迅速扩张，明显地改善呼吸困难，适宜于声门下狭窄和气管狭窄的治疗（图40-1）。小儿瘢痕性喉气管狭窄的治疗方法与成人不同，选择保守治疗或开放性手术或"T"形管放置术，要依具体情况，谨慎处理。

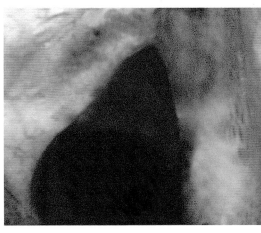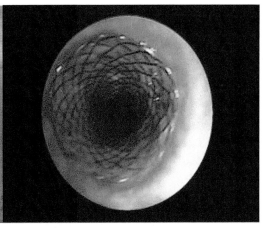

图 40-1 声门下及气管上端环形狭窄镍钛记忆合金支架扩张

第二节 喉 阻 塞

案例 40-1

　　患者,女,42 岁,呼吸困难 3 年于 2004 年 5 月入院。该患于 3 年前行甲状腺手术治疗,术后即发生吸气性呼吸困难,行气管切开后缓解,偶有呛咳。检查:颈前带管,堵管后有二度吸气性呼吸困难、吸气性喉鸣和吸气时三四征。堵管说话困难,声音嘶哑无力。喉镜检查见双侧声带固定于旁中位,边缘松弛,声门裂约 3.0mm(图 40-2)。在支撑喉镜下,以 CO_2 激光行一侧的杓状软骨切除手术,使声门裂达 7.0mm,术后 12 天拔除气管套管,随访 1 年零 8 个月,呼吸正常,发音效果满意。

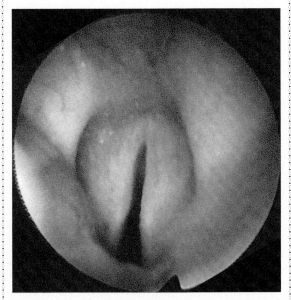

图 40-2 双侧声带固定于旁中位,声门裂约 3mm

问题:

　　1. 甲状腺手术若损伤单侧或双侧喉返神经各有何不同的症状及体征?

　　2. 喉阻塞引起的呼吸困难分几度,其主要的临床表现是什么?

【概述】 因喉部或其周围邻近组织病变的影响,使喉部通道出现狭窄梗阻,而发生程度不同的呼吸困难,甚至窒息,称为喉阻塞(laryngeal obstruction)。由于小儿具有喉腔较小、黏膜下组织疏松、喉部气流途径弯曲及喉部神经易受刺激而痉挛等解剖、生理特点,故发生喉阻塞的机会较成人为多。喉阻塞为一临床症状,并非一种独立的疾病。但是,因喉阻塞而造成机体组织细胞的氧气交换障碍,病情多危急而严重,如不及时进行正确治疗与处理,可导致窒息死亡。

【病因】

　　1. 炎症 如儿童急性喉炎、急性会厌炎和急性喉气管支气管炎等,均为引起喉阻塞的常见原因。喉脓肿、喉软骨膜炎、重症急性喉炎等严重感染;喉结核、麻风、梅毒等喉部特种感染;口底蜂窝织炎、咽旁间隙感染、咽后壁脓肿、下颌下淋巴结炎、下颌下脓肿等喉部邻近组织的急性炎性也可引起喉阻塞。

　　2. 外伤 烧灼伤、异物伤、器械伤、切伤、挫伤、挤压伤及化学腐蚀伤等。外伤早期及中期,由于喉软骨的骨折、移位或喉黏膜肿胀,喉腔变窄,阻碍呼吸;在外伤后期,可因瘢痕粘连或挛缩,致使喉狭窄及喉阻塞。

　　3. 异物 喉内异物刺激可引起反射性喉痉挛、水肿,出现吸气性呼吸困难;小儿食管上段较大的嵌顿性异物可直接压迫气管膜性后壁,引起气道狭窄而发生吸气性呼吸困难。

　　4. 肿瘤 喉乳头状瘤、喉咽肿瘤、喉癌或甲状腺肿瘤等。可因肿瘤较大、广泛浸润、喉返神经受累、继发感染等原因致声带瘫痪,使喉气道变窄,引起喉阻塞。

5. **喉水肿** 成人喉水肿多发生在声门上区,儿童则多见于声门下区。喉部炎症、外伤、异物、变态反应及血管神经性水肿等,都可使声门上区或声门下区喉黏膜水肿。双侧根治性颈清扫术、喉部放疗、喉气管插管或支气管镜检查等医源性喉水肿;甲状腺功能减退、严重心、肾疾病致静脉回流障碍时,亦能引起喉水肿;血管紧张素转换酶抑制剂等药物可通过引起血管神经性水肿导致喉阻塞。

6. **双侧声带瘫痪** 炎症、外伤、肿瘤等各种原因引起的双侧声带外展瘫痪。两侧声带旁中位固定,发音时声带仍可闭合,但吸气时声带不能外展。

7. **喉部畸形** 如先天性喉蹼、喉喘鸣、喉软骨畸形、喉瘢痕狭窄等。

8. **喉痉挛** 破伤风、水与电解质平衡紊乱、刺激性气体或化学药物接触到喉黏膜等,都可使喉部运动神经受刺激而诱发。麻醉不充分、插管不当等因素,可引起喉痉挛。

【**病理生理**】 喉阻塞对机体的影响,取决于喉阻塞引起缺氧的发生速度、程度、持续时间和机体的代谢状态。根据喉阻塞发生的速度,可分为急性喉阻塞和慢性喉阻塞,两者分别引起急性和慢性缺氧。根据病因分类,喉阻塞引起的缺氧属乏氧性缺氧,又称呼吸性缺氧。其主要病理变化为肺泡通气量减少,肺泡二氧化碳分压升高,肺泡氧分压降低,结果血液通过肺摄取的氧减少,动脉血氧含量和血氧分压降低,继而使机体发生一系列变化。表现为:二氧化碳分压升高可直接刺激中枢神经系统,使呼吸频率加快,引起精神错乱、头痛、倦怠,严重时呼吸中枢兴奋性降低,呼吸运动减弱,呼吸节律不整,甚至呼吸中枢麻痹,呼吸停止。严重缺氧可使冠状循环障碍,心肌细胞氧供不足,心肌收缩力减弱,心律不齐,甚至发生心室颤动;与此同时,脑、肺循环,细胞代谢均出现不同程度病理变化。特别是大脑皮质对缺氧的耐受性很低,对缺氧的损害特别敏感。急性缺氧,初期表现为兴奋多语,有欣快感,判断力降低,精细运动失调;若缺氧加重或时间延长,则由兴奋转为抑制,反应迟钝,表情淡漠,嗜睡,甚至意识丧失,惊厥;最后因呼吸和心血管中枢麻痹,而导致呼吸、心跳停止。

【**临床表现**】

1. **吸气性呼吸困难** 是喉阻塞的主要症状。声门区是喉部最狭窄处,由两侧略向上倾斜的声带边缘形成的裂隙构成。吸气时气流将声带斜面向内、向下推压,两侧声带游离缘向中线区彼此相互靠拢,同时启动的声带外展运动使声门开大,故不会出现吸气性呼吸困难;声带的内下面较倾斜,声门下区下宽上窄,呼气时气流将声带向上、向外冲开,声门略为变宽,故呼气相对较易。当喉部黏膜因充血肿胀等原因时,声门变窄,吸气时气流向内、下方的推压力则使已经变

窄的声门更为狭窄,以致气流进入困难,吸气时间延长,吸气困难。患者吸气越急,用力越大,声门就越狭窄。呼气时气流易将两侧声带向上、向外推开,使声门开大,故呼气困难远较吸气时为轻(图40-3)。吸气性呼吸困难的特征是吸气期常较呼气期延长,但呼气时间无明显延长,呼吸频率一般变化不大或略减慢,其幅度加深,但换气量却不增加。因此,在喉阻塞初期,呼吸次数并不加快,但当呼吸困难继续发展,病情恶化,呼吸频率变快,幅度变浅,脉搏加速,并有面色苍白或发绀等严重的呼吸性酸中毒和缺氧症状,导致呼吸循环衰竭。

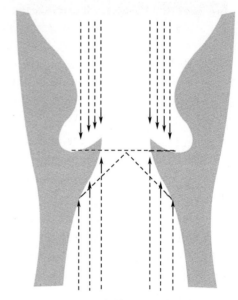

图40-3 吸气性呼吸困难示意图

2. **吸气性喉鸣** 吸入的气流通过变窄的声门区时冲击声带,使之下倾,致声门更窄,气流与声门摩擦产生振动和涡流,发出尖锐的独特喉鸣音。呼气时双侧声带仍可自然冲开,声门变大,故喉鸣音消失或减弱。喉阻塞程度与喉鸣声大小呈正相关。

3. **吸气性软组织凹陷** 为克服呼吸道阻力,胸腹部肌肉代偿性加强运动,以助呼吸;同时胸腔负压增加,因此在胸骨上窝、锁骨上窝、肋间隙及剑突下等处的胸廓周围软组织出现吸气性凹陷,临床根据观察凹陷的部位,习称为三凹征或四凹征。其凹陷程度,因呼吸困难的轻重不同而异。儿童肌张力相对较弱,除胸廓等处周围软组织吸气性凹陷比成人更为明显以外,上腹部亦可发生吸气性凹陷。

4. **声音嘶哑** 喉阻塞患者常有不同程度的声音嘶哑。

5. **缺氧症状** 重症喉阻塞或阻塞时间过久,可出现缺氧症状,初期为烦躁不安,难以入睡,当发生唇甲发绀或面色苍白、肢端厥冷、脉搏细速、心律失常及血压下降等心力衰竭、循环不良现象时,应认为是严重缺氧的晚期表现。

【检查】　根据病情轻重，将喉阻塞引起的呼吸困难分为四度。

一度:安静时无呼吸困难表现。活动或哭闹时有轻度呼吸困难，轻度吸气性喉鸣和三凹征。

二度:安静时有轻度吸气性呼吸困难、吸气性喉鸣和三凹征，活动时加重，但不影响睡眠和进食，无烦躁不安等缺氧症状。脉搏尚正常。

三度:吸气性呼吸困难明显，明显的吸气性喉鸣和三凹征，并出现缺氧症状，如烦躁不安、不易入睡、不愿进食、脉搏增快等现象。

四度:呼吸极度困难。出现坐卧不安，手足乱动，出冷汗，面色苍白或发绀，定向力丧失，心律不齐，脉搏细数，昏迷、大小便失禁等，若不及时抢救，可因窒息致呼吸、心跳停止而死亡。

【诊断】　根据病史、症状和体征，即可对喉阻塞做出诊断，对呼吸困难程度做出准确地判断，更重要的是明确病因。若病情较轻，可行喉镜检查，明确喉部病变情况及声门大小，必要时可做喉部 X 线摄片、CT 或 MRI 检查，以了解声门下区及声门周围区域病变情况，若呼吸困难严重，应先解除喉阻塞，然后再做病因学检查，以免加重呼吸困难。喉阻塞应与下列类型的呼吸困难相鉴别。

1. 呼气性呼吸困难　临床特征为呼气期延长，呼气运动显著增强，吸气运动略有加强。呼吸动作由被动运动转变为主动运动，呼吸速率减慢，常伴有呼气期哮鸣声，无声嘶，但发音低沉微弱。无吸气性软组织凹陷现象。多见于阻塞性疾病，如支气管哮喘、肺气肿等。

2. 混合性呼吸困难　主要表现为吸气和呼气同时增强，吸气与呼气均困难，呼吸浅表而速率加快，一般无声嘶和吸气性软组织凹陷。如以吸气性呼吸困难为主的，则可能稍有三凹征。除上呼吸道有病变者外，呼吸时一般不伴发明显声音。肺部听诊可闻呼吸音粗糙、哮鸣音或支气管音。多见于气管中段或下段阻塞性病。

【治疗】　对喉阻塞的治疗宜早不宜晚，其首要问题是尽快解除呼吸困难，使呼吸恢复通畅。根据病因及呼吸困难的程度，采用相应的药物或手术治疗。

一度:明确病因，针对不同病因进行积极治疗，一般可不做气管切开术。如为急性会厌炎、喉白喉等喉部炎性疾病引起，应给予足量有效的抗生素和激素，控制炎性肿胀，解除喉阻塞，多数患者的喉阻塞症状可望在 24h 内得到控制。如为喉部异物引起，应迅速予以取除。若为咽后壁脓肿，应及早行切开排脓。

二度:积极治疗病因，一般炎性疾病，先用激素及抗生素治疗，大多数可避免气管切开手术。若为异物，应立即取出。对于病因不明或病因一时难以去除，如喉肿瘤、喉外伤、喉部瘢痕狭窄和双侧声带麻痹等，应考虑做气管切开术。

三度:由炎症引起的喉阻塞，在严密观察呼吸变化的情况下，先试用药物治疗，并积极做好气管切开的准备。若经药物治疗未见好转，或喉阻塞时间较长，全身情况较差，应及早手术，以免窒息或心力衰竭。对于肿瘤等引起的喉阻塞，立即气管切开，解除呼吸困难，再予相应的病因治疗。

四度:立即行气管切开术，进行抢救，病情十分危急时，可先行环甲膜切开(穿刺)后再行气管切开。

对于确由喉肿瘤引起，病变范围广泛，须行喉全切除者，在条件容许情况下，应尽量在气管切开的同期行喉全切除手术，以减少日后造瘘口肿瘤复发。

【预后】　喉阻塞的预后取决于能否早诊断、早治疗，一经诊断，应积极争取时间，根据病情轻重，及时治疗与抢救，可使患者转危为安。否则，如贻误了治疗与抢救时机，可使病情加重，以至造成患者死亡。

案例 40-1 分析讨论

　　患者在甲状腺手术后即刻发生呼吸困难，声音嘶哑无力，说话费力，偶有呛咳，检查见双侧声带固定于旁中位，边缘松弛，声门裂约 3.0mm，表明手术损伤了双侧喉返神经，是导致喉阻塞的直接病因。因此，在积极治疗喉阻塞，解除呼吸困难的同时，要针对病因进行治疗。目前，治疗双侧声带麻痹导致的喉阻塞，常有杓状软骨切除术、CO_2 激光杓状软骨切除术、声带外展术、声带切除术和神经移植术等。手术既要解除呼吸困难，又要恢复患者的正常发音功能，二者能否达到完美的统一，即手术成功与否与患者的病情、手术术式的选择、术者的经验及熟练程度等有关。

要点提示

1. 呼吸困难分度

一度:安静时无活动时有轻度呼吸困难、吸气性喉鸣和三凹征。

二度:安静时有轻度吸气性呼吸困难、吸气性喉鸣和三凹征，活动时加重。

三度:明显的吸气性呼吸困难、吸气性喉鸣和三凹征，并出现缺氧症状。

四度:极度呼吸困难。面色苍白或发绀，心律不齐，昏迷。若不及时抢救可致死亡。

2. 气管切开时机

一度:病因治疗，一般可不做气管切开术。

二度:病因治疗，大多数可避免气管切开手术。

三度:炎症先试用药物治疗，严密观察呼吸变化，做好气管切开的准备。短时间不能去除病因的立即气管切开。

四度:立即行气管切开术或先行环甲膜切开(穿刺)后再行气管切开。

思考题

1. 双侧喉返神经麻痹致呼吸困难的患者,目前有哪些治疗方法?

2. 由喉部占位性病变引起的渐进性呼吸困难达三度,紧急气管切开后,可能会引起暂时性呼吸抑制,导致呼吸停止,请从病理生理学角度加以分析。

(王雪峰　张建国)

第四十一章 气管切开术及气管插管术

第一节 气管切开术

气管切开术(tracheotomy)是切开颈段气管前壁、并插入气管套管、使患者直接经套管呼吸的急救手术,用以暂时或长久重建气道、保障自主或人工呼吸通畅,配合相关手术或治疗各种原发疾病。

【应用解剖】 颈段气管位于颈前正中,位置较浅,含7~8个软骨环,气管软骨呈不完整的环形、马蹄形或C形,软骨环在前,占气管周径2/3,其缺口向后,为纤维结缔组织和平滑肌构成的膜性组织封闭,占周径1/3,是为气管后壁,与食管前壁相接。气管切开通常在2~4环处正中垂直切开2个气管环。颈段气管前面的组织层次有浅至深分别为皮肤、皮下组织、浅筋膜(含颈阔肌)、颈前带状肌、甲状腺峡部和气管前筋膜。颈前诸肌借深筋膜在中线(白线)连接,沿中线分离肌群,可使手术限于中线,易于显露气管,并避免损伤与气管毗邻的大血管神经和甲状腺等重要结构。

安全三角区:颈总动脉和颈内静脉位于颈段气管两旁、胸锁乳突肌的深部。在环状软骨水平、上述血管上部离气管稍远,下部则逐渐接近气管,在胸骨上窝靠拢颈部中线,形成一个以下方的胸骨上窝为顶、两侧胸锁乳突肌前缘为边、舌骨水平为底的等腰三角形,是为安全三角区。胸骨上窝下面即无名动脉和左无名静脉跨过气管。因此,越偏离气管、越往下就越不安全,操作时务必紧靠中线,不要离开安全三角区,不要偏下(图41-1)。

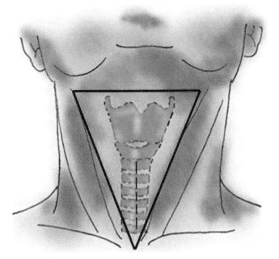

图41-1 颈前安全三角区示意图

【适应证】 掌握气管切开术的时机和适应证极为重要,事关抢救生命,减少死亡,减少各种并发症。

(1)各种原因引起的喉阻塞及口咽、喉咽阻塞,而病因不能在短时间内及时解除者,如炎症、外伤、肿瘤、双侧声带外展麻痹等。

(2)各种原因引起的下呼吸道分泌物阻塞,如中风后、颅脑外伤手术后等引起的昏迷,胸腹部大手术后身体衰弱,咳嗽无力,呼吸道烧伤等。

(3)咽部、喉部和颌面颈部等重大手术的术中术后的麻醉和呼吸管理,防止血液流入下呼吸道,防止上呼吸道阻塞而行预防性气管切开术。

【术前准备】

1. 检查患者 如时间和病情允许可先行经部胸部正侧位X线片,以了解气管及与毗邻结构关系,以选择何种手术方式,了解手术的难度,以做到心中有数,如难度很大,可以先行气管插管术再行气管切开。

2. 手术器械用品的准备 准备好氧气、吸引器、照明灯、气管切开包、气管套管,带套囊的外套管须事先检查套囊有否漏气,必要时准备麻醉喉镜或直接喉镜、气管导管、支气管镜,以及表麻药、局麻药、润滑剂等急救药物用品。

3. 气管套管的选择 有各种材料造成的气管套管,传统有银质材料,后来有不锈钢和钛合金等,新型材料有硅胶及其他塑料。非金属套管的优点之一,就是适合需要局部放射治疗者戴用,放疗时不须临时取出套管,安全方便。非金属套管通常配制有气囊,充气后可消除外管与气管壁之间的间隙,避免漏气,可防止气体逸入气管旁组织产生气肿,也便于连接呼吸机行辅助呼吸(图41-2)。

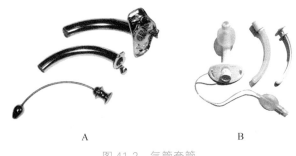

图41-2 气管套管
A. 金属气管套管;B. 带气囊的硅胶气管套管

套管规格:术前根据年龄和性别不同选择不同规格(管腔内径和长度按不同年龄制定,弯度一般相当于圆周 1/4 的弧度)的气管套管。表 41-1 所列为常用气管套管规格和适应年龄,可供参考。

表 41-1　常用气管套管规格和适应年龄

直径×长度(mm)	适用年龄
4.0×40	1~5 个月
4.5×45	1 岁
5.5×55	2 岁
6.0×60	3~5 岁
7.0×65	6~12 岁
8.0×70	13~18 岁
9.0×75	成年女性
10.0×80	成年男性
12.0×80	成年男性

【手术方法】　气管切开术有多种方法方式,供不同情况下应用,基本术式为常规气管切开术。如按气管切开部位的高低,以甲状腺峡部为参照物,又可分高位(切口在峡部上方)气管切开术、中位(切口在峡部水平)气管切开术和低位(切口在峡部下方)气管切开术。还有紧急气管切开术、经皮扩张气管切开术、快速气管切开术、气管造口术、永久性气管切开术等多种术式。下面介绍常规(标准)气管切开术(图 41-3)。

1. 体位　仰卧,垫肩,仰头。头颈保持正中位,鼻梁、颏、气管保持在中线,以保证容易找到气管并正确切开,避免损伤大血管。最好有专人负责保持头位,尤其对躁动患者。既要充分显露颈段气管,也不要过度后仰、加重呼吸困难。仰卧或要切开气管时,再去枕和垫肩。不能平卧者可半坐卧位或坐位。

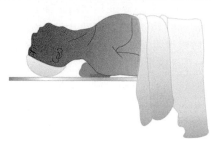 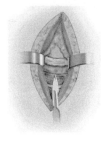 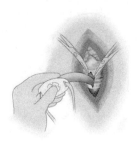

A　　　　　　　　　B　　　　　　　　　C

图 41-3　气管切开术
A. 体位:仰卧,垫肩,仰头;B. 暴露并切开气管 3~4 环;C. 插入套管并固定

2. 麻醉　多用局部浸润麻醉。常用 1% 利多卡因每 10ml 加 0.1% 肾上腺素 1~2 滴。紧急者免消毒铺巾和麻醉,无知觉者免麻醉。小儿清醒者,如条件许可,用基础麻醉,或气管插管浅全麻。

3. 切口　有纵切口和横切口。横切口,自环状软骨下两横指处切开,切口与皮纹平行,优点是术后瘢痕不明显;正中纵切口,自环状软骨下缘至胸骨上窝;优点是操作方便,缺点是术后颈部瘢痕明显。术者用手指摸清甲状软骨和环状软骨的位置,左手拇指和第三、第四指固定环状软骨、按住气管两侧,拉紧皮肤,并推开颈侧大血管,左手示指以甲状软骨切迹作为中线标志,辨别气管的部位,右手持刀自环状软骨下缘至胸骨上窝,正中切开气管前皮肤。

4. 分离舌骨下肌群　切开皮肤、皮下组织和颈阔肌后,用剪刀和血管钳沿白线(中线)分离胸骨舌骨肌、胸骨甲状肌。遇到颈前静脉可拉开,横行小血管可结扎。用拉钩向两侧拉开组织,也可用组织钳或血管钳钳住切口组织置于两旁、代替拉钩显露术野,两侧用力要均匀,不要偏向一边,以免慌乱中把气管拉到一边压迫了通气、又把侧旁的组织和颈总动脉误当中线组织,尤其在小儿。操作和术野显露要紧靠中线,随时用手指定位气管,不要偏离,不要分离太宽太

深,以免找不到气管或误伤食管、甲状腺、胸腺、胸膜顶和大血管神经,或引起术后组织气肿。

5. 显露气管　颈段气管 2~4 环前有甲状腺峡部。峡部前后均有薄膜包绕(共同膜),其上部附着于环状软骨下缘,附着较紧;其下部附着于气管前,附着较松。如峡部较薄较窄,可稍分离下缘,用甲状腺拉钩将其拉高,如峡部较宽较厚,可将其分离、钳夹、剪断、缝扎,即可清楚显露气管软骨环。注意显露和切开气管时,须尽量少剥离气管前软组织,尽量少分离气管前筋膜,以免损伤气管前壁的血液供应,减少感染坏死的机会,减少皮下气肿、纵隔气肿及气胸的机会。

6. 切开气管　确认气管,先用装有适量表麻药的注射器穿入气管回抽有气证实在气管内、再注入 0.5~2.0ml 1% 利多卡因,以免切开气管后引起剧咳。之后,在气管环之间用弯刀或尖刀自下而上正中挑开 2 个气管环(多为 3~4 环),在小儿,切开第 3 气管环及其上下膜部即可。一般气管切开即有痰液喷涌而出,马上吸除,并撑开切口,保证呼吸通畅。气管切口不能高于第 1 气管环,不能低于第 5 气管环(小儿不低于第 4 环),气管切口长度不能超过两环。刀片不宜插入过深,以免损伤食管前壁。

7. 插入套管并固定　用气管撑开器或弯血管钳

撑开气管切口,顺势插入已备好的规格适合的带管芯外套管,并即时取出管芯,并确认外套管已插入气管内。管口有痰咳出,或用棉片、纱条置于管口上方见其随呼吸飘动,用吸痰导管插进套管吸除下呼吸道分泌物。如确认套管不在气管内,即刻取出套管,重行检查和插入,以免窒息。套管固定、呼吸通畅后,套管管芯系好在颈旁或床边备用。

8. 切口处理　气管套管安置完毕,呼吸顺畅后,妥善止血,撤除术野器械用物。皮肤消毒,于切口上端适当全层缝1~2针,下端一般不需要缝合,以免将套管往气管上外推移。缝扎不宜过密过紧,以免妨碍切口引流和漏出气体逸入组织内形成气肿,以及不利于调换套管。切口周围垫1~2层干纱块,纱块上部正中作倒"Y"形切开,从套管底板下方往上套在切口周围。

最后检查套管在位,呼吸通畅,病情稳定,方可结束手术。

【术后处理】

(1) 术后护理须由训练有素和有经验的护士负责。术后观察要积极和仔细,及时发现和处理问题。小儿尤其要注意观察和处理问题。室内配备随时可用的急救设备,如气管切开包等,必要时给氧及人工辅助呼吸。

(2) 气管切开后外界空气未经鼻腔加温加湿而直接吸进下呼吸道,因此要求室内温度维持在20~24℃,相对湿度维持在60%~80%左右。如空气干燥,可给予生理盐水,必要时加入消炎和抗炎药物超声雾化吸入,或经套管滴入,再不然可权宜用两层大片湿纱布盖在套管口,以湿化下呼吸道。如吸入空气不做湿化和加温处理,难免下呼吸道分泌物干结成痂,影响黏膜纤毛运动,使分泌物难以排出而积聚堵塞,加重呼吸困难。

3. 保持下呼吸道通畅　气管切开后须随时吸除气管套管内和下呼吸道积聚的痰液,以防下呼吸道分泌物黏稠、干结阻塞。应注意鼓励患者咳出痰液,忌用可待因等镇咳药及阿托品类药。

4. 定期经套管给药　滴入药液,或经超声雾化吸入,以稀化痰液,便于咳出或吸出,尤其下呼吸道痰液黏稠和有感染者。药物可用α-糜蛋白酶4000U溶于10~20ml生理盐水中,或用2%碳酸氢钠溶液。有感染者加入抗生素溶液,必要时加入适量皮质激素,如地塞米松。局部用药常用配方:庆大霉素4万U,α-糜蛋白酶4000U,地塞米松5mg,生理盐水10~20ml。小儿药量酌减。气管内滴药每天4~6次,可多至每小时一次滴入1ml,超声雾化吸入每天1~2次。

5. 清洗内管　气管套管的内管每4~6h无菌操作取出清洗消毒一次,痰多时2~3h一次,病情平稳后可8h一次。主要目的是保持套管通畅,也有防感染作用。新型的硅胶材料制的气管套管无内管,应更加注意多吸痰,套管内滴药,以防结痂,必要时定期更换套管。

6. 更换套管或重插管　术后48h内无特殊需要切勿更换。术后套管通畅,呼吸平顺者,短时间内不需更换外管,特别是切开的7~10天内内尚未形成窦道,不必更换外管,以免重新插入困难,出现窒息危险。套管意外脱出者,则须即刻重插管。更换或重插外套管应在设备齐全的急救室或手术室进行,最少有急救设备在旁。按常规气管切开术做好准备和方式进行,需要有经验者和助手执行,尤其是气管切开5天内,尚未形成窦道,更不可大意,以防止意外。

7. 堵管和拔管　喉阻塞或下呼吸道阻塞已解除,或气管切开的其他原因已消除,大手术后患者清醒,呼吸通气量及咳嗽吞咽等反射恢复正常,呼吸功能不全者恢复自主呼吸、血氧饱和度正常,全身情况好转稳定,即应拔管,久留无益。拔管前先行堵管,即用安全可靠的塞子(橡皮、软木、胶布等)堵塞气管套管口24~48h,如果活动或睡眠时均气道通畅、呼吸平稳,即可拔管;如有呼吸困难,随时撤除堵管塞子。开始堵管和拔管时,均宜白天进行,以便观察;并且预先准备好气管切开包和相关急救设备,随时准备重新插入气管套管。

【并发症】　气管切开术可出现各种并发症,其发生率与多种因素相关。主要与下列因素有关:如手术类型方法,紧急气管切开术者病情危急、手术仓促,其并发症发生率较常规气管切开术多;原发病病情;患者年龄;戴管时间(戴管时间越长,并发症越多);术者因素等。

气管切开术引起的并发症,最常见者是创口出血、皮下气肿、纵隔气肿、气胸、拔管困难等。少见的并发症有纵隔炎、肺不张、喉返神经瘫痪、气栓等。其轻者影响创口愈合,重者危及生命。

1. 创口出血　常见。多见于手术中损伤血管,如误伤颈前静脉等血管或甲状腺峡部,止血不彻底所致,需尽快找到出血血管,妥善结扎止血。如果出血与凝血机制缺陷有关(如尿毒症、血液病),则甚棘手,较难止血,需加强相关治疗。有时由于带管时间过长或创口感染,导致套管损伤颈部软组织或气管壁可引起继发性出血。气管前壁损伤、溃破,进而损伤无名动脉或静脉致管壁糜烂溃破引起致命的严重出血,血管一旦破裂,常在几分钟内导致死亡。此种情况少见但须警惕。一旦发生大出血,第一,如气管套囊未充气者即刻充气,并吸出吸进气管的血液,以保证呼吸通畅。第二,马上压迫出血部位,寻找受损血管、缝合破口,或结扎出血部位的远、近两端。来得及者即送手术室抢救。输血、输液及其他急救措施同时进行。因其预后凶险,抢救成功者少。

2. 皮下气肿、纵隔气肿　气管切开术后,呼吸时气体逸入气管切口旁皮下疏松软组织和筋膜间隙,即可产生皮下气肿。也可由纵隔气肿沿气管、颈深筋膜间隙和大血管鞘向上蔓延至颈部皮下组织。气管切口过长、气管切口旁软组织暴露过多，或者术中和术后剧烈咳嗽和挣扎及随后的深吸气，使胸腔正负压剧烈变动，气体出、入时进入软组织机会均增多。皮下气肿轻者本身不需处理，避免剧烈咳嗽和挣扎，一般6~8天逐渐完全吸收。气肿重者须拆除缝线、开放切口，以利引流和避免继续加重。注意观察，常规胸部X线检查，及早发现纵隔气肿或气胸，做相应治疗。纵隔气肿病因与皮下气肿基本相同，纵隔气肿量少者无明显症状，可自行吸收，无须治疗。重者首先保证呼吸道通畅，其次输氧。气肿严重有纵隔压迫症状、已影响呼吸和循环者，应施行纵隔减压术。

3. 气胸 是气管切开术的严重并发症。少见，易发于小儿，多由于小儿胸膜顶位置较高，术中损伤所致。严重者休克、昏迷，可致死。处理原则是保证呼吸通畅、吸氧。气胸量多特别时张力性气胸时应立刻抽除积气，或做闭合引流术，将胸腔气体引出。

4. 气管食管瘘 手术切开气管时刀尖刺入过深，或在咳嗽或头部过度后仰（颈椎向前凸起使气管后壁前移）时切开气管、而误伤或切穿气管后壁和食管前壁所致，或长期带管套管远端位置偏后、反复压迫摩擦气管后壁，或气管套囊充气不均或过度，压迫气管后壁引起溃疡、坏死、穿孔。瘘孔小者，可暂停经口饮食，改为鼻饲和静脉输液，预防感染，可望自行愈合。瘘孔大者，需手术修补。

5. 堵管困难和拔管困难 幼儿的喉部和气管通道狭小，尤其易发生堵管困难和拔管困难。堵管困难和拔管困难者需仔细检查寻找原因，经病因处理后，多能堵管和拔管。部分小儿复发性喉乳头状瘤，患儿多次手术未能根治，而且并发喉狭窄，多不能堵管和拔管，而需长期带管生活。

其他的并发症还有肺部感染、窒息、呼吸骤停、心跳骤停、急性肺水肿、喉气管狭窄和套管断裂脱落等。

第二节 气管插管术

气管插管术（trachea intubation）是紧急解除上呼吸道阻塞、吸除下呼吸道分泌物以保证呼吸道通畅和进行辅助呼吸的有效急救方法。在紧急或困难的气管切开术前，气管插管术可作为其先导，使气管切开变得从容不迫和简易。气管插管术更多的是全身麻醉手术中进行呼吸管理、保证术中术后气道通畅所必用的基本方法。

在现代临床医学实践中，气管插管术的应用比气管切开术广泛得多，普遍应用于临床各科的全麻手术和危重患者的呼吸、循环复苏抢救。耳鼻咽喉科医生不但要熟练掌握气管切开术，也应熟知气管插管术，熟练掌握其中的明视经口气管插管术。

【适应证】

（1）急性上呼吸道阻塞，如某些喉阻塞、新生儿呼吸困难、喉部急性炎症、喉外伤、喉水肿、喉及气管受压等。但喉肿瘤、喉异物不宜。

（2）下呼吸道分泌物阻塞。

（3）全身麻醉手术中和术后气道管理。

（4）对呼吸功能不全者实施辅助呼吸。

（5）困难气管切开术的先导。

【术前准备】

1. 术前检查 检查患者的颈部活动度、张口度、牙齿松动情况及鼻腔、口腔情况，以估计手术难易度和选择何种进路（经口或经鼻），备氧及气管切开包等各种抢救措施。

2. 器械准备 包括气管导管、麻醉喉镜和呼吸机，预计插管困难者还要准备困难插管设备和纤维支气管镜（经纤维支气管镜引导下插管）。选择大小合适的气管导管。

3. 术前麻醉用药 用1%丁卡因或2%利多卡因做咽喉气管黏膜表面麻醉（2%~4%利多卡因喷雾后1min起效），或全身麻醉。术前可用镇静剂和阿托品。危急时不麻醉。

【方法】 管插管术根据插管途径可分为经口腔气管插管术和经鼻腔气管插管术。根据插管前的麻醉方法可分为：全麻诱导气管插管术、清醒气管插管术和半清醒气管插管术。根据插管时是否显露声门可分为直接喉镜明视插管术、纤维喉镜引导插管术和盲探气管插管术。

1. 经口气管插管术 患者取仰卧、垫肩、头后仰位。用纱块垫上门牙。右手拇指、示指和中指提起下颌、开口。左手握麻醉喉镜沿右侧口角送入口腔、顺舌面下滑、见到悬雍垂。经咽峡下方达舌根部并轻提喉镜，见到会厌游离缘，继续推进、越过会厌游离缘达其喉面，然后上提喉镜、挑起会厌，显露声门。如未完全显露声门，可请助手按压喉结、协助显露声门。右手以握毛笔姿势执气管导管，斜口端对准声门裂轻巧地插入，确认导管在气管内正确部位并固定（图41-4）。

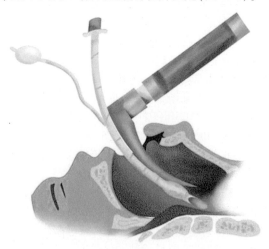

图41-4 经口气管插管术

2. 经鼻气管插管术　插管前先作鼻腔黏膜收缩和表面麻醉,导管前端涂润滑剂;右手执导管以与面部垂直方向从前鼻孔插入、沿鼻底向后推进、出后鼻孔,达鼻咽部和口咽部,导管达上述距离后,左手把持喉镜显露声门,明视下继续将导管推进、越过会厌喉面、滑进声门。如有困难,可用插管钳经口夹持导管,将其前端推送入声门。该法不妨碍吞咽和经口的手术操作,容易固定。但操作难度较大,有时易导致鼻出血,影响操作。

【并发症】　主要是插管所引起的内部创伤,其中喉内部伤较多见,也较重要。喉内部伤的发生率高低不等,因事后是否有喉部检查及各自标准不同。喉内部伤有 3 类:①溃疡及伪膜形成;②肉芽肿;③环杓关节脱位与声带瘫痪。有时偶尔也会出现严重并发症甚至危及生命,如气管插管应激反应、未及时发现的气道阻塞(导管阻塞、脱出、咽喉气管阻塞)等。

第三节　环甲膜切开术

环甲膜切开术(cricothyrotomy)是当患者呼吸困难极为严重,面临窒息危险,或现场无气管插管器械和气管切开器械时,即刻直接切开环甲膜,以解除呼吸道阻塞,挽救生命的一种暂时性急救方法。

环甲膜(cricothyroid membrane)是喉的一部分,位于上面的甲状软骨下缘和下面的环状软骨弓上缘之间。环甲膜位置表浅,前方就是单薄的皮肤和皮下组织,无重要的血管神经。环甲膜后方即是喉腔的声门下区。喉腔黏膜由上皮层和固有层组成,固有层的一部分是喉弹性膜,喉弹性膜的下部即喉弹性圆锥,喉弹性圆锥的前部的、可伸缩的、裸露在两侧环甲肌之

间的部分,就是环甲膜。环甲膜中央增厚而坚韧的部分称为环甲中韧带(median cricothyroid ligament),属喉内韧带,为环甲膜切开术入喉之处。在成人,环甲膜上下径 9mm,左右径 30mm。小儿特别是幼儿期的喉部软骨柔软,表面标志不够突出清楚,喉腔及声门均较窄小,声门下区黏膜下组织疏松,炎症时易发生水肿,引起喉阻塞,环甲膜切开或穿刺术中易受损伤引起水肿、感染和瘢痕狭窄,故一般不宜做环甲膜切开术或穿刺术。

【手术方法】　以左手拇指和中指固定甲状软骨和环状软骨,在甲状软骨和环状软骨之间做 3~4cm 长皮肤横切口,用示指摸清环甲间隙,将环甲膜横行切开 1cm,直通喉腔,用血管钳撑开切口,顺势置入适合的通气管(硅胶管、橡皮管或塑料管,应急救命之时现有金属套管也无不可)并固定管子,检查并保持呼吸通畅(图 41-5)。目前有环甲膜穿刺专用产品,方便于紧急抢救并可以接气囊或呼吸机(图 41-6)。

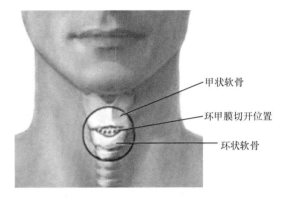

图 41-5　环甲膜切开位置

甲状软骨
环甲膜切开位置
环状软骨

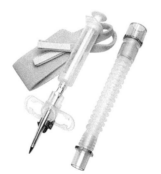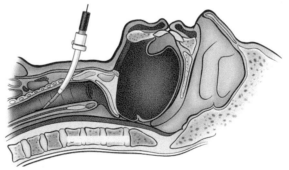

图 41-6　环甲膜穿刺术

【注意事项】

(1) 通气管一般不能长时间停留,当呼吸困难解除或缓解后,应随即或尽快另行常规气管切开术或气管插管术。

(2) 更为紧急之时,做环甲膜穿刺术。用左手拇指和中指固定甲状软骨和环状软骨,用示指摸清环甲膜部位。右手用身边可得到的尽量大号码的注射针头直接从环甲膜中央垂直经皮穿刺进入声门下区,即

有气体或痰液喷射而出。可加做两三个针头穿刺,增加有效通气。如有环甲膜穿刺器更好。急症现场也可用身边的小刀切开环甲膜,也可缓解呼吸困难,为进一步的抢救赢得时间。但穿刺时不宜用力过猛,以免损伤喉腔后壁。

(欧阳顺林　郭明明)

第四十二章　临床音声学

人的发声器官具有复杂的功能,主要是发声和言语。临床音声学是一门研究发声和言语障碍病因、临床表现及防治方法的科学。

第一节　音声障碍

【发声器官及病因】　发声器官包括动力器官,振动器官,共鸣器官和吐字器官。任何一个或几个部位的器质性或功能性疾病均可导致音声障碍。发声障碍多与用声过度和用声不当有关,因此,发声障碍多见于教师、演员、销售员等经常用声的工作人员。全身健康状况欠佳可为诱因。功能性发声障碍,常与神经类型、心理状态、情绪等因素有关。器质性发音障碍可由炎症、外伤、肿瘤、神经肌肉系统异常或先天发育异常所致。

1. **动力器官**　即呼吸器官,包括肺、胸廓及有关的呼吸肌群。其主要功能是提供声音产生及维持的气流动力。如有重症肌无力,慢性阻塞性肺气肿的桶状胸,肺结核的扁平胸患者,则出现声音低弱等。

2. **振动器官**　主要的振动器官是喉,其振动体为声带,靠呼出的气流冲击和振动闭合的声带而发出声音。声音具有 3 个主要因素,即音强、音调和音色。音强(intensity)指声音的强弱,取决于声带振动的幅度,并与声门下气流压有关。声门下压高,声带振幅大,音强大,声音则响;反之声音就弱。音调(pitch)指声音的高低,取决于声带振动的频率,而其频率与声带长度、厚度、紧张度有关。声带短、薄而紧张者,振动次数多,音调高;反之则音调低。音色(timbre)指声音的品质,因人而异,取决于人声泛音的多少和强弱。如用声过度导致声带充血水肿,声带小结,声带息肉,还有声门癌,喉返神经麻痹患者,出现音调音色反常。

3. **共鸣器官**　发声时参与共鸣的器官有鼻腔、鼻窦、咽腔、喉腔、口腔、胸腔等。其作用为使微弱音量、单调之喉原音变成和谐、圆润、丰满的声音,并赋予声音独特个性。软腭与后鼻孔闭锁,鼻窦炎患者则出现音色反常。

4. **构音器官**　主要通过唇、舌、齿、腭及颊,变化口腔和咽腔形状或容积,发出元音和辅音。发音时气流不受阻碍,根据张口大小、唇的圆扁及舌位的前后、高低,形成不同的元音。气流在吐字器官受到阻力而发出辅音。

【临床表现】　有音强,音调及音质三方面的反常。

1. **音强反常**　正常的声响强度调整范围有上下20dB 的变化。

(1) 功能过强性嗓音障碍(hyper-functional voice disorders):发出的声音尖、弱、不悦耳,是由于声带及共鸣腔肌肉过度收缩,使声带张力太大,声门关闭过紧,共鸣腔变小所致。如发声时过于紧张、方法不当或唱歌时选择音域不恰当等。

(2) 功能减弱性嗓音障碍(hypo-functional voice disorders):发出的声音如吹风样呼气声,声音嘶哑和漏气、低弱、发声不能持久、易疲劳。由于喉肌张力减退、声带松弛所致。检查可见声带闭合不全,如双侧减弱,发声时声门裂呈梭形或三角形裂隙,单侧减退时呈弓形裂隙。多见于各种原因引起的喉麻痹、发声方法不当或喉内肌肌炎后肌纤维萎缩导致的喉肌张力下降收缩无力。

2. **音调反常**　正常的语调,女性约为 256Hz,男性约为 128Hz。语调的高低虽然人有个体差异,但如语调超过或低于正常人一个音阶(8 度音调)以上,属音调反常。男性青春期变声障碍为高频反常,又称"男声女调",是由于性激素分泌不足或受精神因素等影响,变声期音调不降,带着童声进入成年期。低频反常较少见,女性用男性激素治疗疾病后,可出现语调过低。

3. **音质反常**(abnormal timbre)　喉部病变引起的音质反常表现为发出的声音沙哑、嘶哑、粗糙及失声等。共鸣腔病变所致的音质变化表现为开放性鼻音和闭塞鼻音。

(1) 室带性发声障碍:为发声时室带内收参与发音而出现嗓音异常。较常见的病因为代偿性室带内收,如声带运动障碍、手术切除声带后、慢性喉炎等可致室带代偿内收或代偿性肥厚。表现为语声沉闷、沙哑、粗糙、音调低沉、发声费力,易疲劳。喉镜检查可见发音时室带内收,向中线靠拢,部分或全部遮盖声带。

(2) 痉挛性发音障碍:为喉肌张力障碍而致喉部发声运动紊乱引起的发音困难。分为两型:一型是内收型,较常见,其特征为发声时声带过度内收或闭合过紧,出现发声频繁中断、失去连贯性、声音震颤、挤压感,发声疲劳;另一型为外展型,较少见,表现为发音时声带外展,发音频繁中断及暂时性漏气。发声时常伴有颈面部肌肉痉挛,并呈种种面部怪像,或表现颈静脉怒张。耳语、歌唱、哭笑时发音往往正常。喉肌电图检查可见喉肌异常肌电活动。

【检查】

1. 一般检查

(1) 喉部检查:间接喉镜及纤维喉镜检查,了解声带的色泽、形态、运动和声门闭合状况。检查时应分别观察呼吸时及发声时的声带情况。

(2) 共鸣器官检查:包括鼻腔、鼻窦、咽腔、口腔的检查,有无水肿、炎症及肿瘤等。

2. 发声功能检查

(1) 声时测定:声时也称时值,是深吸气后能持续发声的最长时间,可以推测受检者喉部调节功能及发声的持续能力。

(2) 气流率测定:以每秒钟经声门呼出之气流量(ml)除以声时(s)所得的值为气流率。正常时认为气流率小于200ml/s。声带有病变时,由于声时缩短,气流率高于正常人。

(3) 发声频率范围测定:通过发声频率检查装置,可测试声音的频率范围。一般选单元音进行测试。声带有病变时,发声功能减退,致最低频率提高,最高频率降低,发声频率范围变窄。

(4) 喉动态镜检查:主要用于了解声带振动状况。由于喉动态镜具有与声带振动频率一致并同步的光源,检查时可观察声带振动方式、幅度、黏膜波、对称性、周期性及闭合状况等。正常情况下,发低音时,声带振动速度慢、振幅大。发高音时,振动速度快,振幅小。正常两侧声带振动时声带黏膜波同步对称。

(5) 喉肌电描记法:是利用肌电描记器将声带肌、环甲肌等喉内肌活动时所产生的肌电流引导出来,加以放大并将其电位变化记录下来而形成的描记图。它是一种测试喉肌肌电活动的检查法,主要用于喉肌功能评定及鉴别神经源性或肌源性的喉麻痹(图37-1)。

(6) 声学测试:应用声图仪、频谱仪或计算机等仪器,将声波转换成电波后,可对声音的频率、强度及谐波成分、噪声进行分析,客观地评估嗓音质量,供诊断及疗效比较时参考。

3. 影像学检查　平静呼吸及发声时喉部影像学检查可用于嗓音病变的研究。X线喉侧位片、胸部正侧位片、食管钡透及喉CT、MRI等检查,有助于音声障碍病因的查找和鉴别诊断。

【治疗】　发音障碍的病因较复杂,目前常用的治疗方法如下。

1. 发音休息　声带因炎症或手术后引起反应性充血、肿胀时,应禁声或少说话,使声带休息,以利炎症消退。

2. 音声训练

(1) 对于喉肌功能过强如女声男调,男性青春期变声异常致语调高尖者,应引导在发声时使喉肌放松,语调降低。采用发声咀嚼法或叹息哈欠法,可有助于改善发声。

(2) 对于喉肌功能弱者,练习屏气动作,使声带紧闭;或采用挤压甲状软骨板法,使声带内收。经过反复练习,有助于增加声带张力。

(3) 对于音质反常者,进行呼吸训练,调节呼吸及发音,改胸式呼吸为胸腹式混合呼吸,控制呼气能力,使呼气慢而均匀,呼气期延长。

3. 药物及物理治疗

(1) 雾化吸入与理疗:用抗生素或加用激素进行雾化吸入,以利声带消肿、早期声带息肉、小结的消退。超短波理疗等物理疗法,能改善局部组织的血供,有加速炎症吸收、消退水肿功效。

(2) 药物离子透入疗法:借助直流电的电解作用,将各种药物如:激素、抗生素、钙离子等直接透入喉部,以提高药物的疗效。

(3) 脉冲噪音治疗法:将脉冲仪发出的脉冲波能传递到喉肌,从而使喉内肌协调震颤,改善局部血循环,达到消炎消肿的目的。

(4) 激光治疗:主要有YAG激光、He-Ne激光及CO_2激光几种,各有优缺点。

(5) 肉毒素A喉内肌注射:治疗痉挛性发音障碍或其他方法治疗无效的接触性肉芽肿。主要作用于肌肉运动终板,阻滞乙酰胆碱释放,产生暂时性神经肌肉阻断作用,降低喉肌张力。

4. 手术治疗　良性增生性病变,经药物治疗未能消退者,可行嗓音显微外科手术切除,手术时应避免损伤正常声带。癌前病变及早期声门癌也可行嗓音显微外科手术、CO_2激光声带手术或声带切除术。晚期喉癌患者可行重建发音功能的喉部分切除或喉全切除术,后者术后食管发音、人工喉及各类喉发音管重建发音等方法最终获得“新声”。声带内收障碍导致发音异常者,可用声带注射、声带内移术、I型甲状软骨成形术,以缩小声带间缝隙,改善发声;男声女调可行III型甲状软骨成形术,使声带张力下降,降低音调;女声男调可行IV甲状软骨成形术,增强声带张力,提高音调;室带性发音障碍可切除室带肥厚部分;痉挛性发音障碍可行局部肉毒素A喉内肌注射、选择性喉返神经切断术等。

5. 重视嗓音保健　增强体质,预防呼吸道感染,忌烟酒,避免辛辣等刺激性食物;避免大声叫嚷,滥用嗓音;女性月经期注意声带休息;重视青春期变声的嗓音保健。

6. 精神心理治疗　功能性发音障碍的患者进行嗓音及言语矫治的同时应配合心理治疗。

第二节　言语障碍

语言(language)是用声音、姿势、动作、表情、图画等符号作为代码的系统。言语(speech)是口说的语言。以语音为代码的言语是人类最常用于交流的工具。眼、耳等感觉器官接受外界各种事物后,传递至大脑,经言语中枢、神经系统和舌、腭、咽、唇、齿等言语器官的配合协调,最终形成言语。

正常言语的形成须具备5个基本解剖生理条件:①听觉、视觉功能良好;②完善的言语中枢:习惯用右手者,言语中枢在左侧大脑颞叶,惯用左手者,则在右侧颞叶;③与言语有关的神经联络通路通畅;④小脑的协调功能良好;⑤声带、舌、腭、唇、齿等言语器官正常。如形成言语的任何一个环节有病变时,均可引起言语障碍。此外,言语的正常与否,还与精神、情绪、习惯、训练及环境条件等有关。

【分类及临床表现】

1. 言语缺陷

(1) 学语滞迟:小儿言语发育的年龄可有个体差异,一般指2岁时仍不会任何言语者,可列入学语滞迟。常见的病因有听力障碍、大脑发育不全、智力低下、脑外伤、言语器官结构异常,表现为表达能力低于同龄儿童,或所用词汇与其年龄不相适应。重者则不会讲话。

(2) 发声困难:是构音器缺陷或支配发音运动的神经系统功能障碍所致的言语问题。多有中枢运动神经系统功能障碍或周围性肌肉病变,如小脑病变、脊髓空洞症、重症肌无力时,舌、软腭等言语器官的肌肉发生痉挛、瘫痪或共济失调而引起。表现为言语含糊不清、讲话费力、缓慢,发不出或发不好某些音,但无语句结构或用词方面的缺陷。

(3) 言语困难:系对言语的组成、表达及理解有障碍的病态,常伴有定向力丧失、进食困难及大小便失禁等。多发于脑血管意外、颅脑外伤、脑炎后遗症、脑肿瘤等。以言语表达能力缺陷为主者,表现为不能用单词或语句表达自己的意愿。接受能力障碍为主者,常表现为不理解别人的言语。

(4) 失语症:是由大脑病变引起的言语功能障碍。脑脓肿、脑血栓、脑肿瘤疾病,如侵犯大脑颞叶言语中枢时,则引起失语症。有言语表达障碍,不能说出想说的话,用手势表达意愿者,为运动性失语。说话能力正常,但不能记忆起有关的词语,不能理解别人说话的意义,是为感觉性失语。对有关的或特定的人、物和事的名称或其相互关系不能准确而恰当地说出者,是为命名性失语。

2. 语音缺陷

(1) 构音困难:由于腭裂、舌体肥大、舌系带过短、咬合不佳、腭咽闭合不全、软腭麻痹、听力障碍、不良发声习惯等可引起语音不清,吐字不准。

(2) 口吃:是言语节律异常,多发生于儿童言语发育时期。病因不明,可能与大脑对言语器官的支配不协调,不正确的模仿、遗传等因素有关。常表现为首字难发、语句中断或语词重复,致说话不流畅。

【治疗】　针对病因,采取相应的治疗措施。

(1) 因听力障碍致病者,应尽早进行声阻抗测试、耳声发射检测及听性脑干诱发电位等检查。根据病因及听力减退的程度,积极治疗,提高听力,并加强言语训练。

(2) 及时治疗腭裂、唇裂等言语器官疾病,以便尽早进行言语训练。

(3) 言语训练:对于学语迟缓、口吃、脑血管意外遗留的言语障碍,应加强言语训练。训练要有耐心,持之以恒,并克服紧张情绪,树立信心,敢于与人交谈,增加实践机会。

(欧阳顺林　王金辉)

第五篇　气管食管科学

第四十三章　气管、支气管及食管的应用解剖学及生理学

第一节　气管、支气管的应用解剖学

气管、支气管为界于喉与肺之间的通气道,按照其功能及气管的干、支与再分支,依次分为气管、支气管、叶支气管、段支气管、细支气管、末端支气管、呼吸细支气管、肺泡管、肺泡囊及肺泡。

一、气管的应用解剖学

气管(trachea)在第6~7颈椎水平始于喉的环状软骨下缘,在第4~5胸椎水平,分为左、右主支气管,分叉处形成矢状位的气管隆嵴(carina of trachea),是支气管镜检查的重要解剖标志。气管全长10~12cm,自切牙至气管杈分叉处平均长25~27cm,左右径2.0~2.5cm,前后径1.5~2.0cm,男性长度及管径均大于女性。

气管下端分叉部位的高低与年龄有关,婴儿在第3胸椎水平处分叉,6岁以后在第4胸椎水平,10~12岁以后即在相当于成人的部位。根据气管所在部位及周围关系,分为颈段及胸段气管。

1. 颈段气管　居颈前正中,位置较表浅。第一气管环以环气管韧带连接于环状软骨下缘,颈段平均有7~8个气管环。前面为舌骨下肌群及甲状腺峡部,峡部于颈前越过第2~4气管环。甲状腺峡部的上方,有双侧甲状腺上动脉的吻合支;峡的下方,在气管前间隙内,有甲状腺下静脉丛,常为气管切开术中出血的原因。气管前淋巴结和胸腺(幼儿位于第5~6气管环前)位于颈段的前面。颈段气管的两侧为甲状腺侧叶及颈部大血管,喉返神经上行于气管食管沟内,位于其后外侧。颈段气管的后壁为膜壁,较坚实,与食管前壁紧贴,遇吸入性呼吸困难时,吸气期气管后壁向前凸,在紧急气管切开时,有可能误伤食管壁,造成气管食管瘘。

2. 胸段气管　颈段气管沿颈正中线下行至胸骨上窝以下移行为胸段气管,走行稍向右偏斜入纵隔,平均有10~14个气管环。前面为胸骨,气管前筋膜与胸骨之间的间隙内有颈静脉弓横过。成年人的无名动脉横过气管的前面,两者间仅隔较薄的结缔组织,邻近第9~12气管环;在儿童无名动脉于胸骨上缘平面横过气管。颈段气管前面偏左邻近主动脉,越向左侧则与主动脉弓越接近。左侧颈动脉起点,左锁骨下动脉及左侧喉返神经,均走行于气管左侧。胸段气管右侧与上腔静脉、奇静脉及右侧迷走神经邻近。

二、支气管的应用解剖学

成人气管下端在4~5胸椎水平处分为左右主支气管,两主支气管间夹角为60°~85°(图43-1)。

1. 右主支气管　平均长2.5~3cm,占6~8个气管环,管腔直径1.4~2.3cm,与气管成20°~25°交角,约在第5胸椎下缘进入肺门分为上、中、下三个肺叶支气管。

(1) 上叶支气管:与右支气管约成90°角,开口处多数低于气管隆嵴0.5~1.0cm,少数与气管隆嵴相平或高0.5~1.0cm。距上叶支气管开口1.0~1.25cm处又分为尖、后和前三个段支气管。

(2) 中叶支气管:距上叶开口1.0~1.5cm,开口在前壁,距开口1.0~1.5cm处又分为内、外侧段支气管。一般为水平位开口,少数则为上下位开口。中叶支气管的异常很少见,偶有不由右支气管分出,而由上叶支气管分出,这种异常上叶支气管开口部位都较正常为低。

(3) 下叶支气管:为右主支气管的延续,开口于中叶支气管后下方,又分为上、内侧底、前底、外侧底、后底五个段支。上段支开口于下叶支气管后壁或略偏外侧壁。在上段支开口下方约1.5cm处内壁为内侧底段支的开口,再向下0.5cm处分为前底段支、外侧底段支和后底段支,前底段支开口在前外侧壁,其下1~2cm处为外侧底段支和后底段支的开口。

2. 左主支气管　左主支气管细而长,长约5cm,与气管成40°~45°角,有9~12个气管环,直径1.0~1.5cm,位于主动脉弓的下方,食管、胸淋巴管和胸主动脉的前面,在第6胸椎处进入肺门,分为上下两叶支气管(图43-1)。

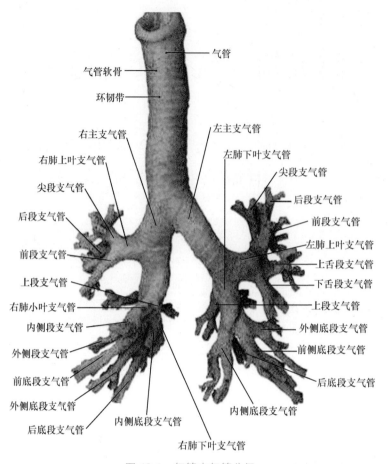

气管

气管软骨

环韧带

右主支气管

右肺上叶支气管

尖段支气管

后段支气管

前段支气管

上段支气管

右肺小叶支气管

内侧段支气管

外侧段支气管

前底段支气管

外侧底段支气管

后底段支气管

内侧底段支气管

右肺下叶支气管

左主支气管

左肺下叶支气管

尖段支气管

后段支气管

前段支气管

左肺上叶支气管

上舌段支气管

下舌段支气管

上段支气管

外侧底段支气管

前侧底段支气管

后底段支气管

内侧底段支气管

图 43-1 气管支气管分级

（1）上叶支气管：左上叶支气管开口在左支气管前外侧壁，相当于 8 点钟至 2 点钟的部位，距气管隆凸约 5.0cm。距开口 0.1～1.5cm 处，上叶支气管又分为尖后、尖下、前、上舌、下舌五个段支气管。

（2）下叶支气管：始于左肺上叶支气管开口内侧，向下、外、后侧走行，分为上、内侧底、前底、外侧底、后底五个段支。

三、气管支气管的结构

气管为管腔脏器，管壁由软骨环、弹性纤维、结缔组织、平滑肌及含有腺体的黏膜共同组成。

1. 软骨环　气管具有 12～20 个不完整的透明软骨环，"U"字形透明软骨环位于前壁和侧壁，缺口向后。宽 3～4mm，厚 1mm，占气管周径的前 2/3，位于外层与黏膜下层之间；软骨环的外面较平且光滑，内面微隆，边缘较锐，多数软骨环呈单独的平行排列，少数有分叉或环与环之间相互连接（第 1、2 环常见）。各软骨环之间由排列紧密的结缔组织即环状韧带互相连接。气管最下一个软骨环，由于左右支气管在此分出，此环在管腔内形成一个由下向上的矢状突起，即气管隆嵴，临床惯称隆凸，稍偏向左，致左支气管较右支气管细。

支气管亦以软骨环为支架，分至细支气管以后，软骨环逐渐变小，数目亦逐渐减少，软骨呈不规则块状排列于管壁，在 1mm 直径以下的细支气管已无软骨存在，没有软骨环的细支气管靠肺的弹性保持通畅。

2. 膜壁　气管后壁缺软骨环处由平滑肌及纤维组织构成，连接于每个软骨环两后端之间。膜壁较坚实呈扁平状，有利于位于其后方食管的扩张。

3. 管壁的结构　由内向外分为黏膜、黏膜下、纤维软骨环及外膜。

（1）黏膜层：为假复层柱状纤毛上皮，内含许多杯状细胞，其厚度个体间有差异。固有膜为疏松的结缔组织，含有胶原纤维及丰富的弹性纤维，均按气管的长轴排列成束，以维持管道的张力。固有膜内有血管、淋巴管及浆细胞，深部形成弹性膜与黏膜下层分隔。至细支气管以后，黏膜上皮由层层细胞逐渐变为单层细胞，杯状细胞亦逐渐减少，直至消失。

（2）黏膜下层：为疏松的纤维结缔组织，内含脂肪、浆液腺、黏液腺，腺导管排泄口在黏膜表层。腺体分泌浆液与黏液，以维持管腔的湿润，有利于清除管内有害颗粒，且具有免疫等保护功能。

（3）肌纤维软骨环层：软骨环包埋于此层。肌层为内环形外纵行的平滑肌束，与纤维结缔组织交织，使气管壁具有张力和舒缩性,吸气时管腔稍伸长、扩张,呼气时缩短变窄。纤维与肌层之间有血管、淋巴、神经,呈网状分布,亦含腺体。

(4)外膜层:为疏松的结缔组织,与纵隔的组织相联系,可见广泛的神经血管网。

四、气管支气管的血液供应、神经分布及淋巴引流

1. 动脉

(1)甲状腺动脉:甲状腺上动脉,偶有小分支至气管的上端;甲状腺下动脉,在行向甲状腺的途中,发出数小支营养气管;甲状腺最下动脉,偶有小分支至气管的下部。

(2)支气管动脉:左侧支大都由胸主动脉分出,都为两支;右侧支约半数起自后肋间动脉,都为一支。动脉沿支气管后壁走行,在管壁的肌层与黏膜下形成毛细血管丛,有时与肺动脉相通连,每个肺叶可接受一支以上的支气管动脉的分支。

(3)肺动脉:分布至各叶支气管和肺。

2. 静脉

(1)气管周围的静脉:分布成丛,汇成一支后回流入甲状腺下静脉。

(2)支气管静脉:一般每侧两支静脉。血液由肺回流至支气管静脉,右侧支气管静脉汇入奇静脉,左侧汇入左上肋间静脉或副半奇静脉,有的直接入肺静脉。

(3)肺静脉:各肺段静脉结合而成上下肺静脉进入左心房,但也有罕见的各支肺静脉集合成单一大支进入左心房。

3. 神经分布

(1)喉返神经:上行于双侧气管食管沟时,沿途分小支至气管壁。

(2)迷走神经和交感神经:肺和支气管的神经,由交感和副交感神经相互协调。副交感神经纤维来自迷走神经。迷走神经司理支气管肌的收缩。如切断迷走神经则发生支气管扩张。交感神经司理支气管的扩张,如切断交感神经则发生支气管收缩。

4. 淋巴引流　气管的淋巴引流至气管旁和气管前淋巴结。支气管内淋巴引流,由黏膜内淋巴丛通过肌层而进入纤维层的外层淋巴丛,最后达支气管周围淋巴结。

(1)气管前淋巴结:位于气管颈部的前外侧,包在气管前筋膜内之脂肪组织中,向下与上纵隔前部的气管前淋巴结相连续,接受气管、甲状腺及喉前淋巴结的输出淋巴管。气管前淋巴结的输出淋巴管注入气管旁、颈静脉淋巴结或上纵隔淋巴结。

(2)气管旁淋巴结:位于气管的两侧,借淋巴管联结成链,沿喉返神经排列,接受食管、气管、咽、喉及甲状腺的集合淋巴管,输出淋巴管参与组成支气管纵隔淋巴干,然后注入胸导管或右淋巴导管,双侧均有一部分与颈深下淋巴结相通。

(3)气管支气管淋巴结:位于气管下部及左、右支气管周围接受双肺、心脏、食管的淋巴管。输出管入支气管上淋巴结及气管旁淋巴结。

第二节　食管的应用解剖学

一、食管及其周围结构

食管(esophagus)是消化道的最上部分,为一富有伸缩性的管状结构,上接的喉咽部,起自环状软骨的下缘,相当于第6颈椎平面,下端止于胃的贲门,相当于第10或11胸椎体的左侧。

1. 食管的长度及内径　初生儿食管上端在第4或第5颈椎,下端在第9胸椎旁,长为8~10cm,一年后增加至12cm,到5岁时约16cm,5~15岁这段时间内食管长得比较慢,15岁时长约19cm。成人男性食管长为21~30cm,平均为24.9cm,也有人计算为24~28cm;成人女性食管长为20~27cm,平均为23.3cm。

2. 食管的走向　食管并不是一个单纯的直管,大部分的食管接近脊椎,自上至下呈三个弯曲,但也因脊椎和横膈的变动而改变其方向。下颈部和上胸部食管稍向左偏,然后再向右,相当于第4胸椎移行至正中线,到第7胸椎处食管又再度向左前方弯曲,绕过降主动脉,穿过横膈裂孔而达胃。食管进入胸腔时为向后下的方向,与气管平行并与胸椎的弯度相同。

3. 食管生理学狭窄　食管的狭窄和压迹食管全长有三处狭窄。第一处狭窄位于食管的起始处,距切牙16cm,第二处在食管与左主支气管的交叉处,距切牙约23cm~25cm,第三处在食管穿膈处,距切牙约40cm(图43-2)。上述三个狭窄常是食管损伤、炎症和肿瘤的好发部位,异物也易在此滞留。

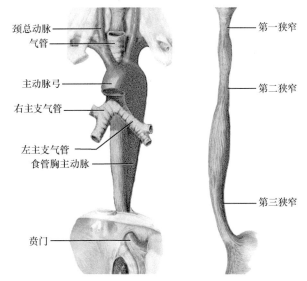

图43-2　食管的毗邻及生理性狭窄

4. 食管的分段 食管可分为四个部分即颈部、胸部、横膈部及腹部。颈部食管:由环状软骨的结节开始到第一胸椎下缘平面,正与锁骨内端相对,一般长 5~6cm,其前方为气管,只有疏松的结缔组织与肌纤维将二者隔开,易被分离。手术时颈部食管易从左侧暴露,右侧喉返神经比左侧更接近食管壁,因此易被损伤。

胸部食管:由第 1 胸椎到横膈,长为 16~18cm,上部有主动脉弓,在其前方被压成为一个狭窄处,左支气管在其下方也成一个压迹。脊椎前筋膜层与食管周围的结缔组织之间有疏松的蜂窝组织,食管穿孔后并发的食管周围炎或脓肿可以通过上述间隙,向上下扩展。在主动脉弓上部的食管左侧靠近胸膜、胸导管、左锁骨下动脉及左喉返神经,由于与后者有长距离的接触,食管上端癌发展至腔外易并发左侧声带瘫痪。主动脉弓在其左,食管上部除有压迹外也稍推向右侧。横膈部食管:食管通过横膈裂孔逐渐缩小,约在胸椎前 2cm,在人体正中线偏左约 1cm,约在第 10 或 11 胸椎平面。横膈部食管有 2~2.5cm 长。此部无括约肌存在,与环咽肌的括约作用完全不同,其括约作用可能是横膈肌或食管的细薄纤维所产生。

二、食管壁的构造

食管壁有四层即黏膜层、黏膜下层、肌层和外膜层。

1. 黏膜层 食管黏膜有纵行皱襞,在胎儿皱襞更为明显。食管黏膜厚为 500~800μm,分为三层即上皮层、固有膜层和黏膜肌层。上皮属于复层扁平上皮。

2. 黏膜下层 是一个相当疏松、易活动的弹性结缔组织层,细胞显著减少,有少数分散的脂肪细胞,并有食管腺体,腺体周围又有淋巴细胞的浸润。弹性纤维在此层为纵行排列,使食管有扩大的能力。

3. 肌层 包括内环状肌和外纵行肌。纵行肌分为两束,上端附着于环状软骨后面的两侧,向下平行,但不结合,分散于食管后壁,中间只有一狭小间隙,在下咽缩肌下方 3.5~3.8cm 处,两侧肌束合并,以后即均匀地分布于整个食管壁,有时有少数肌肉纤维由这肌层中脱出,分散在食管和左胸膜或左支气管之间。在两束纵行肌上端之间有一三角形裂孔,裂孔上边为环咽肌,下边两侧为纵行肌束,内有内环行肌层,此三角区称之为环咽肌下三角(Laimer 三角)。在环咽肌上缘及二侧下咽缩肌的斜行肌纤维间,也有一肌纤维的薄弱区,呈三角间隙,称环咽肌上三角(Killian 三角)。上述三角区为一潜伏性抵抗力软弱区,为食管憩室发病原因之一。

内环行肌层是一完整肌层,上方与下咽缩肌相接,下方与胃的同一肌层相连,厚为 1.0~4.4mm,比纵行肌约厚一倍。纵行和环形两肌层之间有结缔组织相隔。

肌层内包括平滑肌和横纹肌,横纹肌在食管上端,平滑肌在食管中部以下。

4. 外膜层 为纵隔结缔组织的凝集,在这层中有大量弹力组织和疏松的蜂窝组织,但无浆膜存在,因此,进行食管缝合时最感困难。

三、食管的神经

1. 交感神经 上下颈交感神经节供应食管上部。上颈结节纤维来自第 1、2、3、4 颈神经;下颈结节纤维主要来源于第 7、8 颈神经;胸部食管由第 4 和第 5 胸结节和大部分的大小内脏神经纤维一般不分布至食管下端,而大内脏神经则有细支达于食管下端和胃连结处;腹部食管神经由两侧腹腔丛的数支纤维所支配,另有少数神经纤维由左胃和下横膈动脉周围的交感神经丛分出两支,分布于食管下端。

2. 副交感神经 两侧迷走神经在解剖和功能上与食管有密切关系,迷走神经达于肺门后形成肺丛,然后在左、右肺门后方继续分为数支成为复杂的食管前后神经丛。左侧迷走神经比右侧略小,经过食管前面,与右侧迷走神经的分支相连而成为食管前神经丛。右侧迷走神经向后走行,与左侧的分支相连成为食管后神经丛,前后两丛的神经纤维分布于大部分的食管下 1/2,最后两侧迷走神经紧贴于食管壁,继续向下走行,右侧在食管后,左侧在食管前,穿过横膈。食管除由迷走神经的本身及其神经丛所供应外,还间接由喉返神经的几个分支所供给,尤其是由左侧喉返神经。此外,食管中部尚有肺交感神经丛的多数纤维所供给。迷走神经在横膈的上面有多种变异,但在横膈下至胃处则是相当一致的。食管上端环咽肌和部分下咽缩肌是由咽丛的分支及喉返神经的内支所支配。

四、食管的血管和淋巴系

(1) 食管上 1/3 段由甲状腺下动脉(锁骨下动脉的甲状颈干分支)和锁骨下动脉直接分出的一对小支所供给。静脉回流通过甲状腺下静脉。颈段食管的淋巴引流到颈内静脉分布的淋巴结及气管旁淋巴结。

(2) 食管中 1/3 段的血液供给主要由胸主动脉的直接分支支配。静脉回流通过表面的静脉丛到左侧的半奇静脉和右侧的奇静脉,两者汇入上腔静脉。淋巴引流到气管支气管和后纵隔淋巴结。

(3) 食管下 1/3 由腹主动脉的分支胃左动脉支配。静脉回流通过胃左静脉回流到门静脉,最后汇入下腔静脉。淋巴引流到伴随胃左血管的淋巴结和腹腔淋巴结。

第三节　气管、支气管生理学

临床上将呼吸道分为上呼吸道和下呼吸道。鼻、咽、喉为上呼吸道;气管、支气管及其在肺内的分支为下呼吸道。呼吸道是沟通肺泡与外界空气,用以维持机体生命的呼吸管道。生理功能如下。

1. 通气功能　气管、支气管结构最重要的特点之一是当呼吸时胸内压改变仍能维持呼吸道通畅。主要是因气管、支气管,甚至小至 2mm 直径的小支气管,有足够的软骨环,在中度压力改变时仍能保持其原形。气管和大支气管有平滑肌围绕,肌肉收缩主要是维持呼吸道通畅。气体经气管支气管进出肺是由于外界空气与肺泡气之间存在着压力差的缘故。

平静呼吸时,呼气运动不是由呼气肌收缩所引起,而是因膈肌和肋间外肌舒张,肺依靠本身的回缩力量而回位,并牵引胸廓缩小,肺容积减小,肺内压升高,高于大气压,肺内气便顺此压差流出肺,产生呼气。所以,平静呼吸时,呼气是被动的。用力呼气时,呼气肌才参与收缩。

(1) 呼吸时气管支气管的改变:气管支气管的直径大小和长短的伸缩与呼吸运动度和呼吸气流的阻力有关。吸气时,胸廓的前后、左右径和上下径增大,因而气管支气管随之伸长和管腔口径增宽;呼气时,胸廓的前后、左右和上下径减小,气管支气管也因而缩短,其管腔口径也缩小。用力呼吸时更明显。

(2) 呼吸运动的调节:呼吸运动虽可随意使其变慢、加快或暂时停止,但通常都属于自主性,由呼吸中枢控制,不需要有意识地参加。呼吸运动除受呼吸中枢的控制和调节外,呼吸还受各种反射的调节,如主动脉弓、颈动脉窦和颈动脉体内的感受器等也起到调节呼吸的作用。主动脉弓和颈动脉窦的感受器主要是一种对压迫敏感的感受器,动脉压升高抑制呼吸,动脉压减低则呼吸增加。静脉压与呼吸的关系与以上相反。颈动脉体内的感受器主要是化学感受器,血中二氧化碳过多或缺氧都可刺激颈动脉体而使呼吸增加。

气管、支气管也有调节呼吸的功能。吸气时肺扩张,可以反射性的使吸气停止,转为呼气。这种反射的感受器主要分布在支气管和细支气管平滑肌内。在吸气过程中,当肺内气量达到一定容积时,感受器兴奋,冲动增加,冲动沿迷走神经传入纤维传到延髓,抑制吸气中枢,促使吸气向呼气转化,发生呼气。呼气时肺缩小,对牵张感受器的刺激减弱,解除了对吸气中枢的抑制,吸气中枢再次兴奋,于是又开始另一个新的呼吸周期。因此,气管、支气管在调节呼吸中也有一定的作用。

2. 清洁功能　气管支气管黏膜上皮是假复层柱状纤毛柱状上皮。纤毛在气管支气管黏膜表面之分泌液层中呈有规律、有节奏的摆动,摆动的方向是向喉部,摆动的速度为 160~1500 次/min。气管支气管黏膜内含有较多杯状细胞和浆液腺。这些腺体的分泌液在气管支气管黏膜表面形成黏液纤毛传输系统。随空气吸入的微生物、颗粒沉积在黏液层上,然后借黏膜上皮纤毛运动将黏液及黏着的微生物和颗粒排至较大支气管,最后经咳嗽排出。气管支气管分泌液中含有许多种非特异性抗微生物物质,如溶菌酶、补体、干扰素等。所以,气管支气管黏膜具有保护机体的防御作用。

肺泡的防御机制主要靠肺泡液及肺泡内巨噬细胞对吸入微生物及颗粒进行清除与解毒。当吸入空气中的微生物及尘粒进入肺内时,巨噬细胞立即聚集到微生物或尘粒侵入之部位,将它们包围和吞噬,向吞噬体内释放水解酶,分解和消化所吞噬之物,转移至终末细支气管,最后借助于支气管黏膜上皮的纤毛运动排出下呼吸道。

3. 防御咳嗽功能　咳嗽的功能主要是排出吸入之异物和气管支气管内过多之分泌物,特别是在分泌物过于黏稠,黏液-纤毛运动无效时作用大。气管支气管、直至终末小支气管黏膜下,特别是声门下和气管隆突,有丰富的传入神经纤维末梢感受器,对机械刺激敏感,而二级以下部位的感受器,对化学刺激敏感。

咳嗽反射机制是气管支气管感受器受刺激后,兴奋沿迷走神经传入延髓,然后经传出神经至声门和呼吸肌等处。咳嗽有清洁、保护和维持气管支气管通畅的作用,但长期而频繁的咳嗽则对机体不利。

小儿和老年人的咳嗽反射功能差,咳嗽力弱,易发生支气管分泌物滞留,引起支气管分泌物梗阻性呼吸困难。在这种情况下,给氧治疗是无效的,最有效的治疗方法是支气管镜下抽吸气管支气管内滞留之分泌物和支气管镜下进行支气管灌洗术。

4. 免疫功能　气管支气管内有丰富的淋巴组织。气管支气管周围淋巴结接受肺的大部分淋巴回流。在大、中支气管黏膜下分布着许多成群的淋巴小结,尤其支气管分叉处较多。此外,尚有弥散的淋巴细胞和淋巴管。这些淋巴组织起着对吸入尘粒滤器作用。淋巴组织内的淋巴细胞还可对抗原物引起特异性免疫反应。

气管支气管分泌液中含有各种免疫球蛋白,所以气管支气管还有良好的体液免疫功能。气管支气管分泌液中 IgA 含量远比血清中高,绝大部分 IgA 是由气管支气管黏膜上皮下的浆细胞合成,称作分泌性 IgA(SIgA),是呼吸道分泌中主要免疫球蛋白。具有凝集抗原颗粒,阻止微生物在气管支气管表面附着和侵入,并能抑制细菌生长和中和外毒素,是防御气管支气管病毒感染最主要的免疫球蛋白。

新生儿呼吸道几乎没有 SIgA,因此,婴幼儿容易发生呼吸道感染性疾病。呼吸道分泌物的 IgG 能中和细菌外毒素、病毒,在补体参与下能溶解或杀死革兰阴性杆菌。

气管支气管的生理功能是很复杂的,对维护机体生命很重要,熟悉气管支气管生理功能,对临床预防和治疗气管支气管疾病是非常有益的。

第四节　食管生理学

食管虽为消化道的一部分,但不吸收食物,也不分泌消化酶,只是食物的通道。但食管与胃肠、心血管及呼吸系统之间有相当复杂的关系,目前还有很多未知的方面。

一、食管的运动

1. 非进食期的运动　在非进食期,食管上括约肌处于关闭状态,咽腔的空气不能进入食管。非进食期,食管内压接近胸内压,故临床上往往以测定食管内压间接推测胸内压。食管内压随呼吸波动在 $-2.0 \sim 0.7kPa$($-15 \sim +5mmHg$)之间,吸气时下降,呼气时上升。

2. 进食期的运动　吞咽的开始是一种随意运动,将食团从口腔送入胃内的动作称为吞咽。将吞咽动作分为三期。

(1) 口咽部期:食物经咀嚼后,由舌送入咽部接触到触发区,引起一系列复杂的反射。食团靠舌和口腔底部的运动集中在口腔中,经舌尖上举、下颌舌骨肌和茎突舌骨肌收缩,舌根向后运动,将食团推入咽部。这些运动是随意运动。食团进入咽腔时刺激咽部感受器,神经冲动通过舌下神经、第V脑神经的第二支和喉上神经而达于咽下运动中枢所在的第四脑室底,引起舌根部和咽缩肌的收缩,推进食团进入食管。

(2) 食管期:当食团刺激咽喉部时,通过神经反射使食管上括约肌反射性扩张,食管内压下降至大气压以下,继之,食管上括约肌收缩,产生食管原发性蠕动,是推动食团的主要力量,在收缩波之前为一舒张波。一个收缩波可使 $4 \sim 8cm$ 长的食管腔关闭。进食液体时,食管壁处于持续舒张状态,食物以自身重力进入胃内。此外,在此期,食管的运动除由吞咽引起的原发性蠕动外,可见另一种由食团扩张引起的继发性蠕动,其和口咽期咽下反射无关,主要在食管上端,相当于主动脉的部位开始。继发性蠕动可发生在食管的各段,但在骨髓肌部分的阈值比平滑肌高。平滑肌部分的继发性蠕动可以通过局部反射完成,不需要中枢神经参与。继发性蠕动的生理意义在于可以加强原发性蠕动的推动力;清除吞咽或胃内容反流后食管内的残留物。

(3) 贲门胃期:食管下括约肌的静息压比胃底部高,以致胃内容物在正常情况下不会反流到食管内。食管括约肌的运动受反射性调节。吞咽开始后 $2 \sim 3s$,食管下括约肌反射性舒张,食团依其重力作用很快通过食管中段,在食管下括约肌处稍微延搁后进入胃内。

二、食管的生理状态和反射

食管的运动调节与分泌吞咽是复杂的反射活动,口腔期是在大脑皮质的参与下进行的随意运动。咽期是在延髓水平以上完成的反射活动,其感受器分布于舌根、咽峡、软腭及咽后壁等处的黏膜。传入神经为三叉神经,舌咽神经及迷走神经吞咽中枢在延髓,其冲动通过三叉神经、面神经、迷走神经、舌下神经传到与吞咽有关的肌肉。

迷走神经不但与正常的咽下和食管的其他反射有关,同时还管制食管的分泌。迷走神经的纤维分布到食管的黏液腺上,迷走神经受刺激后食管分泌增加。食管在生理上也是一个排泄管,口腔、鼻腔、喉和气管的分泌物经食管而至胃,在胃内被胃液所消化,细菌则被消灭。

(郭明坤　欧阳顺林)

第四十四章　气管、支气管及食管的内镜检查

第一节　支气管镜检查

支气管镜(bronchoscopy)是对气管、支气管内病变进行检查和治疗的一种诊疗设备。它有两种类型:一种是由金属空心硬管制成,可以窥察各肺叶支气管。临床常用于进行气管、支气管异物取出。另一种是光导纤维支气管镜(fibroptic bronchoscope),管身细、柔软、可弯曲,照明充分,图像清晰,可导入各肺段支气管内,对诊断支气管病变,特别是早期肺癌等,较硬管更为方便,患者痛苦少,效果好(图44-1)。

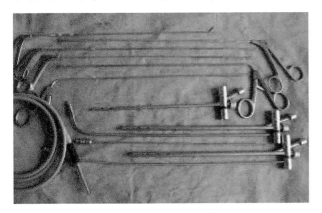

图44-1　硬管支气管镜

1. 适应证　原因不明的慢性咳嗽、呼吸困难、脓痰、血痰、胸疼,怀疑气管、肺支气管病变时均需支气管镜检;怀疑有肺癌、肺结核、异物或支气管阻塞的患者;需吸出分泌物做细菌学或细胞学检查,或采取活组织标本做病理检查;通过支气管镜进行支气管吸引、灌洗等治疗;紧急气管切开术前先插入支气管镜,使其变成常规气管切开。纤维支气管镜的适应证与硬管支气管镜基本相同,但临床应用比硬管镜更加范围广泛,因纤维支气管镜使用方便、操作简单、患者痛苦小、效果也明显提高,所以临床上已基本代替硬管支气管镜。

2. 禁忌证　上、下呼吸道急性炎症和活动性肺结核,近期大量咯血,心肺功能显著不良,血压过高,体质过度虚弱,主动脉瘤及颈椎病、头颈不能后仰者,不适合做硬管支气管镜,但适合做纤维支气管镜。

3. 支气管镜检查在呼吸道疾病中的应用

(1) 支气管炎性病变:在临床常见,但很少需要做支气管镜检,除非病情持续加重或诊断不明。小儿急性喉气管支气管炎常发生在流感、麻疹等急性传染

病过程中,免疫力降低,喉支气管黏膜呈弥漫性急性充血,腺体分泌增多,渗出物呈稠厚脓性,可有膜状纤维蛋白,形成干痂和伪膜。由于炎症深入下呼吸道,分泌物结成痂块不易咳出,易阻塞支气管或细支气管引起呼吸困难,甚至窒息。此时应下支气管,以去除干痂和吸出脓液。对细支气管炎,因其是周围性阻塞,不适进行支气管镜或插管。细菌性炎症一般不需支气管镜,只有X线检查和早晨痰培养不能明确诊断,或大量黏稠分泌物完全阻塞支气管,导致肺段、肺叶或整个肺的不张,这时就必须通过支气管镜把分泌物吸出。较大的支气管可硬管支气管镜下用大的吸引管吸出,但较小的支气管要用可弯的纤维支气管镜吸出。

(2) 支气管扩张:一种中小支气管不可逆的扩张,是严重或复发性感染的终末结果。临床分为先天性和继发性。临床特征为咳嗽、脓痰、反复咯血、反复同一部位肺部感染,晚期可并发肺纤维化、肺气肿、肺心病等。纤维支气管镜可做局部支气管造影,以明确出血或阻塞的部位,取痰标本做细菌培养或细胞学检查。治疗如用药物和体位引流效果不满意,可经纤维支气管镜吸痰并可滴入抗生素、化痰药等。

(3) 肺脓肿:由多种病原菌感染产生的肺部化脓性炎症,组织坏死、破坏、液化而形成。按病程分为急性和慢性;按发生途径分为吸入性、血源性、继发性。临床特征为高热、畏寒、咳嗽,继而咳出大量脓痰和脓臭痰。X线显示含液平面的空腔。纤维支气管镜能了解阻塞原因及部位、取活检和毛刷涂片行细胞学检查、吸取分泌物做细菌培养等,均有助于诊断和鉴别诊断。肺脓肿治疗原则是应用抗菌药物及体位引流排出脓液。经硬管支气管镜把导管插入脓腔冲洗,疗效较高,但患者比较痛苦,且仍需在X线下进行是其缺点。经纤维支气管镜插入病变所在支气管,将脓液吸净后,将纤维支气管镜顶端嵌入支气管内,用生理盐水或甲硝唑液冲洗,直至灌洗至清亮为止。再注入黏液溶解剂及抗生素,每周一次,4~5次可痊愈。对急慢性肺脓肿均有很高疗效。

(4) 气管支气管结核:肺结核的一种并发症,多并发于空洞型、浸润型、血行播散及干酪性肺炎,X线片征象一般是间接的,表现为支气管阻塞或阻塞所致相应肺段或肺叶的变化。因此单靠X线片的表现,不能确定气管支气管结核的诊断。凡疑为气管支气管结核者,皆应行硬管或纤维支气管镜检,并取分泌物

做细菌培养或取活检做病理检查。但活动肺结核、剧烈进展的肺结核和近期咯血者为相对禁忌。治疗除采用全身和局部药物治疗外,支气管镜下的治疗也很重要。患气管支气管结核者,若有肺不张或张力性空洞、局限性肺气肿时,应及时行支气管镜检以查明原因,并将积存的黏稠分泌物或干酪样物质吸除或去除;若有增生肉芽组织使管腔狭窄,应予咬除,以恢复支气管的通畅和引流。小儿支气管淋巴结核破溃支气管时,应立即去除积存于支气管内的干酪性物质,以挽救生命。

(5)气管支气管和肺部肿瘤:良性肿瘤可通过开放的支气管镜切除,带蒂的肿瘤最适合内镜下切除。乳头状瘤、纤维瘤、肉芽肿、脂肪瘤和血管瘤都适合用此法切除。广基或血管性病变则需激光切除或开胸切除。有些支气管内的淀粉样变可经支气管镜下姑息切除。对于阻塞支气管的良性肿瘤可经支气管镜部分切除以改善通气。怀疑支气管恶性肿瘤是支气管镜检最重要的适应证。气管、主支气管、肺段、某些亚肺段的病变可经支气管镜用大的钳子取活检,能有效地获得大块活检组织。纤维支气管镜对支气管肺癌的诊断有重要作用。因其视野范围广特别是在上叶肺,光亮度强,可看清微小病变,在透视引导下能达到周围型病灶部位,并可采取活体组织或细胞学涂片检查。在镜下可见菜花样、结节样肿物、黏膜浸润和溃疡,也可见到气管叉受压隆起、隆突增宽或移位、支气管变形和木僵、支气管口溢血等间接征象。在镜下取活检做病理检查或用支气管刷直达病变区刷拭标本做脱落细胞学检查。肺影像荧光内镜系统可在镜下直接观察病灶区的荧光改变,正常组织显青绿色荧光,肿瘤组织显黄色或橙色荧光,经刷片或活检即可确诊。该系统可发现上皮发育不良或原位癌,可用于肺癌高危人群的检测。支气管镜在肺气管支气管恶性肿瘤治疗中的作用很小。晚期肺癌由于纵隔淋巴结转移压迫气道,或气道腔内生长造成气管或支气管梗阻。腔内肿瘤可内镜下行肿块剜除术、激光烧灼、冷冻、电刀切除等。腔外压迫时,置入支气管内支架即可解除症状。

第二节　食管镜检查

食管镜(esophagoscopy)用于对食管内病变进行检查和治疗。与支气管镜一样,食管镜亦有硬管和软管两种类型。硬管食管镜目前多应用椭圆或扁圆形管食管镜(图 44-2)。光导纤维食管镜(fibroptic esophagoscope)镜体软,可弯曲,光照度强,视野广,能观察细微病变,诊断率高,患者痛苦小,不受脊椎畸形限制,操作较为方便,但做治疗及取异物较困难。

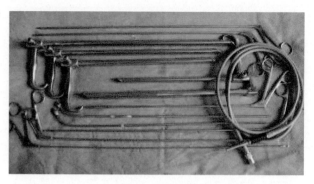

图 44-2　硬管食管镜

1. 适应证　几乎所有不能解释症状和体征的食管和纵隔疾病都是食管镜检的适应证。特别适应于吞咽困难、吞咽痛、咽喉食管异物感、声带麻痹、胸骨后痛、呕血、持续性反流和呕吐及腐蚀剂咽下。也适应于寻找在有其他气道、消化道鳞状细胞时的食管第二原发癌和寻找颈部转移淋巴结时食管的原发癌灶。食管镜检对 X 线检查有内源或外源性食管异常、食管动力异常或食管改变时也有诊断价值。

食管镜下治疗的适应证:食管镜下取异物是最主要的适应证。其他还有失弛缓症、憩室和各种原因引起的狭窄。为维持食管癌的营养,可插入各种类型的中空管或扩张管。

2. 禁忌证　凝血机制障碍、外伤或自发性近期食管穿孔、颈椎强直是硬管食管镜的禁忌证,但可做纤维食管镜检查,牙关紧闭妨碍硬管食管镜检,但可用经鼻细管检查。上消化道出血开始 12~24h,用全上消化道镜检查的诊断准确性很高,但必须要生命体征平稳、补充血容量后进行。如果出血持续,食管镜检只为配合手术、在全麻下进行。

3. 食管镜检查在食管疾病中的应用

(1)急慢性食管炎和消化性溃疡:可以经食管镜检查获得诊断,并与早期食管癌鉴别。溃疡出血时可在食管镜下进行处理或用气囊压迫。

(2)食管失弛缓症:是食管上端环咽肌和下端贲门括约肌动力障碍,引起失弛缓,是原发于食管、食管外或迷走神经、中枢神经核的神经源性疾病。原因不明。早期症状为吞咽不畅与吞咽梗阻,饭后疼痛,多发生在胸骨后,反胃,使食管中食物呕出。除影像学检查、食管测压法外,食管镜检是重要诊断方法。早期食管变化多限食管下 1/3 或 1/2 部,在扩张的食管腔内,可看到比正常人较大的玫瑰花结裂,呼吸运动时,裂孔大小改变不明显。黏膜变为白色,呈苔状,表面粗糙。晚期黏膜增厚,食管壁变长,扩张而出现许多皱褶。治疗:对黏膜没有明显病变的轻型,可在食管镜直视下用各种扩张器进行扩张。但痛苦较大,效果不理想,最后常需采用手术治疗。

(3)食管憩室:常见于食管上端环咽肌上方,其次在食管中部和横膈上部。根据发病原因，可分为先天性、内压性和牵引性。发病较慢，早期仅有不适感、咽腔内分泌物增多；食管憩室增大后有食物进入囊内的感觉，常反吐食物。如食管憩室被存留的食物扩大，可压迫食管，发生咽下困难，典型症状为反胃，吐出多量未经消化有腐臭的食物。X线照片可见有囊状阴影。食管镜检对诊断意义不大，但若能见到食管憩室开口，即可诊断。

（4）食管静脉曲张症：是由于门静脉阻塞，使食管静脉内压增高所致，多由肝脏疾病所引起。主要症状为吐血。X线片可见典型阴影，但对早期病例很难做出正确诊断。食管镜可以确诊，镜下可见曲张静脉，有时表面有糜烂或溃疡。急性出血时可在食管镜下填塞氧化纤维素压迫止血，也可用气囊压迫止血。食管镜下硬化剂注入曲张静脉内，有减少出血的可能性。

（5）腐蚀性食管炎：是腐蚀剂造成的食管损伤和炎症。腐蚀剂有酸、碱两类。碱性腐蚀剂有强烈的吸水性、脂肪皂化和蛋白溶解作用，液化坏死可深入食管全层，容易造成穿孔和瘢痕狭窄。酸性腐蚀剂通常引起干性凝固性坏死，病变比较浅在。应在误服腐蚀剂后24h内全麻下食管镜，以明确是否有食管烧伤，如无烧伤则可经口进食，如有烧伤，则应中止检查，以免食管穿孔。2~3周后应再做一次食管镜，了解黏膜愈合和可能的狭窄形成。6周时再做一次食管镜，如发现有狭窄形成，则应保留鼻饲管或咽一条细线，防食管腔闭锁，并开始进行扩张术。

（6）食管破裂和穿孔：病因有食管镜检、食管扩张、盲目插鼻饲管或胃管等机械性损伤；食管外伤、溃疡、肿瘤等病理性穿孔；气压性破裂及自发性穿孔。特殊检查有胸部X线和食管碘油造影，在怀疑食管破裂而X线检查阴性时应进行食管镜检。

（7）食管肿瘤：食管良性肿瘤很少，以平滑肌瘤占大多数，其他如息肉、乳头状瘤、纤维瘤、脂肪瘤等。X线钡餐造影和食管镜检查可以确诊，后者还可进行活检，做病理诊断。小的良性肿瘤可通过食管镜钳取，并做电灼处理。食管恶性肿瘤主要为食管癌，在我国是高发恶性肿瘤之一。早期很少出现症状，待癌肿逐渐长大后，开始出现进行性吞咽困难，疼痛表示癌瘤已累及胸膜，已非早期症状，晚期多出现反流和消瘦。X线检查是食道癌诊断的重要方法之一。食管镜检查纤维食道镜检查已成为食管癌诊断的重要方法。根据镜下所见，采取活检，可以明确诊断和确定癌瘤的性质，为治疗提供必要的依据。食管切除术是唯一的根治方法。晚期食管梗阻不能进食时，可以考虑在食管镜下在梗阻部位置放扩张管，以暂时解决营养问题。

（陈观贵）

第四十五章 气管、食管的症状学

第一节 气管、支气管的症状学

气管、支气管疾病常有以下主要症状：

1. 咳嗽 通常是气管、支气管疾病出现最早和最常见的症状。发病较急的刺激性干咳，常是急性气管、支气管炎的早期症状。突发性的剧烈阵咳，可由吸入异物或刺激性气体引起。咳嗽伴有吸气性喘鸣常提示气管、支气管异物、狭窄或有新生物阻塞。咳嗽伴有呼气性哮鸣音，常提示支气管痉挛，多见于支气管哮喘症。持久性咳嗽，晨起及平卧时加重，多为慢性气管、支气管炎表现。长期咳嗽久治不愈时，需做进一步检查，以明确诊断。

2. 咳痰 不同疾病痰液的性质不同，对诊断有一定参考价值。气管、支气管病变早期多为泡沫状痰；慢性支气管炎常有黏脓痰；急性呼吸道感染可有脓性痰；大量咳脓痰多见于支气管扩张或肺脓肿的患者；痰液有臭味，多为厌氧菌感染所致；痰中带血应考虑结核或肿瘤的可能，应做胸部 X 线或 CT 扫描检查，必要时行支气管镜检查。

3. 咯血 由气管、支气管、肺出血而咳出血称为咯血。量少则痰中带血，多则可整口咳出。咯血可见于呼吸道疾病，如急、慢性炎症，结核，肿瘤，支气管扩张，肺脓肿及异物等。气管、支气管疾病引起咯血的特征是常先有咳嗽而后咯血。其他一些疾病如心血管疾病、血液病等也可引起咯血，应详细询问病史，全面检查，以确定诊断。

4. 喘鸣和哮鸣 气管、支气管炎性水肿、异物或肿瘤均可使管腔变窄，呼吸时空气通过狭窄的气道可发生喘鸣音。支气管痉挛可产生哮鸣音，出现在呼气期，常见于支气管哮喘、哮喘性支气管炎或气管、支气管异物等疾病。

5. 呼吸困难 气管、支气管因炎症、肿瘤、异物、分泌物潴留等原因使其管腔变窄或阻塞时。呼吸道的阻力增加，患者常用力呼吸以克服阻力，增加气体交换，而表现为呼吸困难，轻者感呼吸不畅，重者可窒息。根据气管、支气管病变部位及程度不同，临床上可表现为吸气性、呼气性或混合性呼吸困难。

6. 胸痛 急性气管支气管炎时，可有胸骨后烧灼感或刺痛，咳嗽时加重。肺部炎症或肿瘤侵及胸膜或肋骨时，胸痛较明显。长时间剧烈咳嗽，肋间肌强制性收缩也可致胸痛。

第二节 食管的症状学

食管疾病引起的症状主要如下。

1. 吞咽困难 为食管疾病常见症状之一，轻重程度不同，轻者仅有吞咽时梗阻感，进食无明显障碍，多见于食管炎症或痉挛等，也可能是食管癌的早期症状。重者出现咽下困难，初为咽干咽食物困难，逐渐加重则流质也不能咽下。如突然起病，可能有较大的异物嵌顿或合并感染。病程较长而进行性加重者，可能为食管癌，或食管腐蚀伤后并发食管狭窄所致。吞咽困难还可由口、咽、食管周围病变及神经系统疾病引起，原因不明时应做进一步检查，如食管 X 线钡剂检查或食管镜检查等。

2. 吞咽疼痛 疼痛位置常因病变不同而异。食管炎症、溃疡、腐蚀伤均可出现胸骨后疼痛，吞咽时加重。食管入口处异物嵌顿或合并感染时，疼痛常位于颈根部或胸骨上窝附近。食管癌患者也可出现吞咽疼痛，早期多为间歇性，晚期呈持续性，侵及邻近组织时疼痛加剧，应进一步检查，明确诊断。

3. 呕血 常见于食管肿瘤、尖锐异物、外伤、食管静脉曲张等疾病。

（陈观贵）

第四十六章 气管、支气管异物

案例 46-1

患儿男性,2 岁,因误吸入花生米后呼吸困难 1h 于 2002 年 3 月 5 日入院。入院前 1h,患儿进食花生时不幸摔倒,当即出现剧烈呛咳,面色青紫,急到门诊就诊入院治疗。查体:明显的吸气性呼吸困难,吸气性三四征显著,嘴唇发绀。颈部听诊闻及拍击声,双肺呼吸音对等,有明显的哮鸣音。辅助检查:胸部 X 线摄片未见异常,血常规及心电图检查正常。入院诊断为:①气管异物;②喉阻塞Ⅲ度。在签订手术同意书后,全麻下行支气管镜检查及异物取出术,术中在气管中段取出半颗花生米(图 46-1),术后给予抗生素、糖皮质激素、吸氧等治疗。术后 3 天痊愈出院。

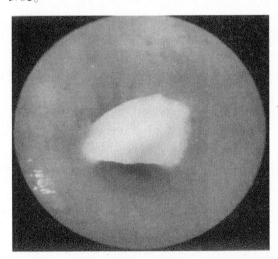

图 46-1 气管异物(花生米)

问题:
1. 气管、支气管异物的临床表现及分期?
2. 气管、支气管异物如何诊断?
3. 气管、支气管异物的治疗原则是什么?

【病因】 气管、支气管异物多发生于小儿的主要原因是:小儿磨牙未萌出,咀嚼功能不完善和喉的保护功能不健全,不易咀嚼硬食物,如西瓜子、花生米、豆类等易误入气管内,更多的原因是小儿吃食物或口内含有小物品时,哭笑、打闹或跌倒,将口内含物吸入气管、支气管内。成年人多是由外伤、昏迷,或咽、口腔、喉手术时所引起,也有由于工作疏忽大意,如工作时口内含铁钉、图钉、大头针等,不慎吸入气管、支气管内。

【异物种类】 气管、支气管异物种类很多,可分植物性、金属性、动物性和化学制品四大类。3 岁以下呛入的 95% 以上是植物性异物(如瓜子、花生等);学龄儿童及成人呛入的大多是特殊类型的异物如:金属性异物(大头针、图钉、注射针头等),动物性异物(鱼刺、骨片等),化学制品(塑料笔帽、义齿、口哨糖、气球等)。气管、支气管异物种类常因地区、生活习惯、饮食及年龄不同而不同。近些年来化学制品异物渐增多。

【停留的部位】 异物在气管内,称为气管异物;异物进入支气管内,称为支气管异物。右支气管异物较左侧多,其原因有:①右支气管内腔较大,与气管所成角度较小而较直,异物易进入。②气管隆突部位偏左。③右侧肺呼吸量较大,吸入的力量也较大。一般异物都停留在气管或支气管内,很少进入段支气管。少数较小的异物可停留在段支气管内。

【病理】 不同性质的异物所引起的病理反应不同。花生、豆类等植物性异物,因含有游离脂酸,对气管、支气管黏膜刺激性大,常引起急性弥漫性炎性反应,黏膜充血、肿胀、分泌物增多,称为"植物性气管支气管炎",患者年龄越小,炎性反应越重。一般金属类异物刺激性小,所引起病理反应较轻。异物存留时间越长,引起的病理变化越多、越严重,炎性肉芽反应 1 周时即可出现,越是刺激性强、表面粗糙不平的异物,危害性越大。异物不完全性阻塞引起肺气肿,完全性阻塞则引起肺不张。病程长可引起化脓性气管支气管炎、肺炎、肺脓肿、支气管扩张症等。

【临床表现】
气管、支气管异物的临床表现分为四期。

1. 异物进入期 异物经过声门进入气管、支气管时立即引起剧烈呛咳,憋气,甚至窒息。

2. 安静期 异物停留在气管或支气管内,一段时间可无症状。安静期的长短,主要根据异物的性质和阻塞情况。刺激性小、光滑和无感染的异物,在小支气管内可存留数年或数十年无明显症状或只有轻微咳嗽而被忽略。刺激性大、粗糙不平或活动的异物无症状期短。

3. 炎症期 由于异物的刺激和感染,引起气管、支气管炎症,分泌物增多,咳嗽加重,各种呼吸道症状再度发生和出现高热。此期症状出现的早晚和程度的轻重,与患者年龄、异物性质、感染情况有关。年龄幼小、异物刺激性大、感染情况严重的,此期症状出现早,情况也较严重。

4. 并发症期　异物性质不同、所在部位不同、阻塞程度不同和感染情况不同,所引起的并发症是多种多样的。两侧主支气管皆有异物,并将两管腔完全阻塞,可立即引起窒息死亡。一侧支气管完全阻塞,可并发一侧肺不张。支气管部分阻塞,吸气时支气管腔扩大,气体可经异物与支气管壁之间空隙吸入肺内,呼气时气体呼不出,异物成活瓣作用,因而并发阻塞性肺气肿。由于缺氧,肺循环阻力增加,可并发心力衰竭。异物多不清洁而常并发感染,如气管炎、支气管炎、肺炎、肺脓肿、支气管扩张等。

气管、支气管异物的症状及并发症并不完全相同,各有特点。

1. 气管异物　异物经喉进入气管,立即引起剧烈呛咳、反射性喉痉挛而出现憋气、面色青紫。异物较大,特别是嵌顿于声门下者,可立即发生窒息死亡;异物若较小,若贴附于气管壁,症状可暂时缓解;异物如在气管内随呼吸气流上下活动,引起阵发性咳嗽,颈部听诊,可闻及异物拍击声;异物不完全阻塞气管,双肺可听到哮鸣音。

2. 支气管异物　早期症状与气管异物相似。异物停留于支气管后,咳嗽减轻;植物性异物,脂酸刺激引起支气管黏膜炎症,可引起咳嗽、痰多、喘鸣及发热等症状,双侧支气管异物可出现呼吸困难;肺部听诊患侧呼吸音减低或消失。

【诊断】

1. 病史　异物吸入史是诊断的重要依据。异物吸入史清楚,症状典型,容易明确诊断,但幼儿不能清楚诉说异物吸入史,又无他人见到发生异物情况,诊断就比较困难,尤其是症状不典型者,诊断更困难。对有呼吸道症状小儿又久治不愈者,应怀疑有异物的可能,应仔细询问有无异物吸入史和最初发病的可能原因和情况。

2. 症状　气管异物或支气管异物,初发时皆有剧烈呛咳、憋气、不同程度的呼吸困难等典型症状。气管异物,异物大者,主要是呼吸困难;异物小者,主要症状是咳嗽;异物轻而滑,如花生米等,在气管内随呼吸气流上下活动,在颈部声门下可听到异物拍击声,即可明确诊断。一侧支气管异物主要症状是咳嗽、听诊一侧呼吸音低。

3. 检查　影像学检查包括X线透视、X线胸片、CT扫描等。金属异物或密度较高骨质异物临床常用的是X线透视和X线胸片,可发现异物影像而明确诊断。可透光异物临床诊断首选胸部CT(图46-2)。X线诊断多根据间接征象,如纵隔摆动、阻塞性肺气肿、阻塞性肺不张或肺炎,诊断准确率低。

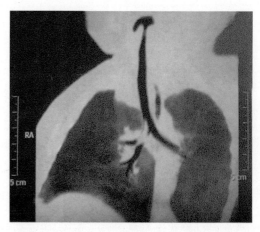

图46-2　支气管异物CT影像

4. 支气管镜检查　是明确诊断气管、支气管异物的最可靠方法。无论已诊断为气管或支气管异物,高度怀疑是异物或怀疑可能有异物,及为了排除异物,皆应进行支气管镜检查。

【治疗】　气管、支气管异物的危险性很大,有危及生命的可能,应及时诊断,尽早行异物取出术,以防止窒息及其他并发症的发生。如有呼吸困难,应立即手术,伴有高热、心力衰竭等情况,应给予适当的处理后,及时手术取出异物。临床上需注意易发生危险状况的患者:心力衰竭、气胸、纵隔气肿、哮喘(易出现气管痉挛)、已经多次手术未能取出的患者。

1. 术前准备　抗炎、会诊、器械、麻醉、体位,充分评估患者来院时的状态,异物的种类和形态,影像学检查确定异物的部位。

2. 麻醉　小儿气管、支气管异物目前一般主张全身麻醉,难取的气管异物可先局部麻醉尽量吸出分泌物和脓血。成人可采用表面麻醉。整个麻醉期间,麻醉医师必须与手术医师密切联系和合作。注意麻醉各种监测,特别是心电图、血氧饱和度的监测。有条件的医院可采用高频喷射通气给氧。

3. 直接喉镜下取异物　适用于气管内活动的异物或已经出现呼吸衰竭的患者。用直接喉镜或前连合喉镜将声门暴露清楚,然后将鳄鱼嘴异物钳伸入气管内取异物。此法的优点是手术时间短,患儿痛苦小,对喉创伤少。

4. 硬支气管镜下取异物　传统的手术方法,并发症的发生率高,成人多采用直接插入法,小儿一般经麻醉喉镜暴露声门后插入,首先检查健侧支气管。对较大而硬难以通过声门的异物,可行气管切开,自气管切开口取出。

5. Hopkins 潜窥镜系统　具有明视下钳取异物的优越性,采用冷光源,亮度强,视野角大,定位方便。套管钳中空部分可插入潜窥镜,解决了异物窥视问题,较传统硬支气管镜的半盲目手术操作,手术的安全性和成功率明显提高,具有显著优越性(图46-3)。

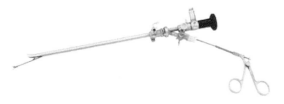

图 46-3　Hopkins 潜窥镜

6. 纤维支气管镜或电子纤维支气管镜下取异物　较细支气管小的异物或张口困难、颈椎有病者可应用。

7. 开胸取异物　支气管或分段支气管内嵌顿的异物,或经过各种方法不能取出者,可行开胸手术取出异物。

8. 术后处理　手术后应密切观察病情,酌情给予抗生素及糖皮质激素,以控制感染,并防止喉水肿发生。如有其他并发症,应进行相应的处理,必要时请儿科协助处理。

【预防】　外源性气管、支气管异物是可以预防的。医务工作者,特别是耳鼻咽喉科工作者,应多向广大群众宣传预防气管、支气管异物的知识,大力宣传:

(1)避免给 5 岁以下小儿吃整个的瓜子、花生、豆类等食物和能放入口、鼻内的小玩具。

(2)教育小儿吃食物或口内含有物品时,不要嬉笑、哭闹或跑跳。

(3)告诉小儿不要口含物玩耍。小儿口内若有异物,应劝说或诱导其吐出,切不可急于从其口内用手指挖取或打骂。

(4)加强昏迷、抽搐患者的护理,防止脱落牙齿或呕吐物吸入下呼吸道。

(5)成年人工作时不要把铁钉、缝衣针、大头针含于口内。

(6)在口腔、咽部或喉部进行手术,要预防器械或组织坠入气管、支气管。

思考题

1. 气管、支气管异物的临床表现?
2. 气管、支气管异物如何诊断和治疗?

(郭明坤　欧阳顺林)

第四十七章 食管异物

患者,男,45 岁。因"误吞义齿 1 天"入院。自诉颈部、胸骨后疼痛,梗阻感,吞咽困难。外院两次行食管镜手术失败。查体:神志清楚,痛苦面容,体位自由,颈部压痛明显。咽部黏膜光滑。间接喉镜:会厌、双侧梨状窝结构对称,黏膜无充血、水肿,喉内未见异常。食管透视照片显示:胸段食管上段见呈冠状位蝶形金属异物影,两端钢丝已凸出食管外约 0.9cm,呈水平位。入院诊断:食管上段异物(义齿)并穿孔。术前急诊常规辅助检查无异常,考虑异物大,且穿透食管壁,取出有困难,请胸外科会诊后,备血 400ml,先行全麻下食管镜检+异物取出术。全麻后术中用 30cm 硬管食管镜插入 17cm 左右时见食管壁充血、肿胀、有钡棉、分泌物多,清除后见义齿冠状位嵌顿于食管内,拨动时见上端两根钢丝穿透食管壁,钳夹义齿将左上方钢丝退到食管内,约 1cm 长,则右上方钢丝不能退出食管壁,反复几次均不能使义齿钩松脱,无法取出义齿,退出食管镜。请胸外科讨论,立即开胸手术。行左后侧切口,第 6 肋间进胸,见异物上、下两对钢丝穿过食管壁使异物固定。切开食管左侧壁,见异物长约 3cm,钳住异物旋转使义齿钢丝退出食管壁取出异物,缝合食管切口,生理盐水冲洗,插胃管关闭胸腔。术后第 10 天,无呼吸困难,双肺呼吸音清晰,食管造影示无食管瘘,进流质,拔胃管,患者出院。出院后随诊饮食正常,无吞咽、呼吸困难及出血。

问题:

1. 食管异物常见的并发症有哪些?
2. 食管异物好发于食管的什么部位?

【病因】 食管异物(foreign bodies in the esophagus)的发生与年龄、性别、饮食习惯、精神状态及食管疾病等诸多因素有关。多见于老人及儿童。老人因牙齿脱落或使用义齿,咀嚼功能差,口内感觉欠灵敏,食管口较松弛,易误吞异物;儿童多因口含玩物误吞引起;成人也有因嬉闹、轻生而吞较大物品,或进食不当、神志不清,吞入较大或带刺物品引起。此外,食管本身疾病,如食管狭窄或食管癌,也是食管异物常见原因之一。

异物种类众多,以动物性最常见,如鱼刺、鸡骨、肉块等;其次为金属类,如硬币、针、钉等;此外,还有化学合成类及植物类,如义齿、塑料瓶盖、枣核等。

异物停留部位,最常见嵌于食管入口,其次为食管中段第二狭窄处,发生于下段者较少见。

【临床表现】 常与异物性质、大小、形状及停留的部位和时间,以及有无继发感染等有关。

1. 吞咽困难 异物嵌顿于环后隙及食管入口时,吞咽困难明显。轻者可进食半流质或流质,重者可能饮水也感困难。小儿患者常伴有流涎症状。

2. 吞咽疼痛 异物较小或较圆钝时,疼痛不明显或仅有梗阻感。尖锐的异物或继发感染时疼痛多较重。异物位于食管上段,疼痛部位多在颈根部或胸骨上窝处;异物位于食管中段时,常表现有胸骨后疼痛并可放射到背部。

3. 呼吸道症状 异物较大向前压迫气管后壁,或异物位置较高部分未进入食管压迫喉部时,尤其在幼小儿童,可出现呼吸困难,甚至有窒息致死的可能。应及时处理,以保持呼吸道通畅。

【诊断】

1. 详细询问病史 异物史对诊断十分重要,大多数患者可直接或间接询问出误吞或自服异物史,结合吞咽困难及吞咽疼痛等症状,一般诊断无困难,但应详细了解异物的性质、形状、大小、异物停留时间及有无其他症状,以供治疗时参考。某些神志不清或精神不正常的患者可能得不到准确异物史,如症状明显,应进一步检查。

2. 间接喉镜检查 异物位于食管上段,尤其有吞咽困难患者,有时可见梨状窝积液

3. X 线检查 X 线可显影的异物,可拍颈、胸正侧位片定位(图 47-1);不显影的异物,应行食管钡剂检查,骨刺类需吞服少许钡棉,以确定异物是否存在及所在部位(图 47-2)。

4. 食管镜检查 有异物史并有吞咽困难或吞咽疼痛等症状,但 X 线检查不能确诊,药物治疗症状改善不明显,应考虑行食管镜检查,以明确诊断,如发现异物,及时取出。

【并发症】 多因未及时就诊,或因异物存在继续进食引起。

1. 食管穿孔或损伤性食管炎 尖锐而硬的异物,可随吞咽活动刺破食管壁而致食管穿孔;粗糙及嵌顿的异物,除直接损伤食管黏膜外,潴留的食物及唾液有利于细菌的生长繁殖,使食管壁发生感染、坏死、溃疡等。

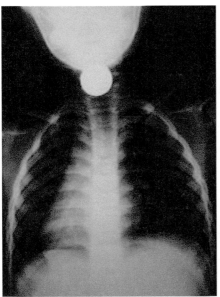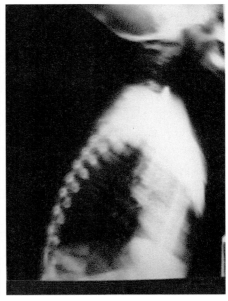

图 47-1 食管异物(硬币)X 线表现

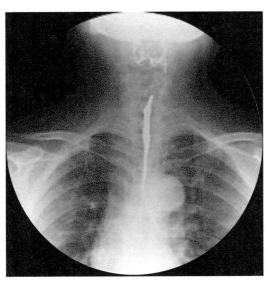

图 47-2 食管异物(鱼刺)吞钡棉检查显示挂棉征

2. 颈部皮下气肿或纵隔气肿 食管穿孔后,咽下的空气经穿孔外溢,潜入颈部皮下组织或纵隔内形成气肿。

3. 食管周围炎及颈间隙感染或纵隔炎 损伤性食管炎感染可向深部扩散,或食管穿孔扩散到食管周围引起食管周围炎,重者形成食管周围脓肿。穿孔位于颈段食管时,感染可沿颈部筋膜间隙扩散形成咽后或咽侧脓肿。胸段食管穿孔,可发生纵隔炎,形成纵隔脓肿,严重时伴有发热等全身症状。

4. 大血管破溃 食管中段尖锐的异物可直接刺破食管壁及主动脉弓或锁骨下动脉等大血管,引起致命性出血。感染也可累及血管,致其破裂出血。主要表现为大量呕血或便血。一旦发生,治疗困难,死亡率高,应积极抢救。

5. 气管食管瘘 异物嵌顿压迫食管前壁致管壁坏死,再累及气管、支气管时,形成气管食管瘘,可导致肺部反复感染。

【治疗】 已确定诊断或高度怀疑食管异物时,应尽早行食管镜检查,发现异物及时取出(图 47-3)。

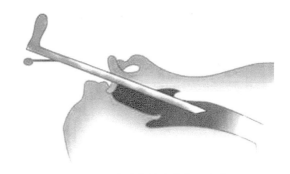

图 47-3 食管镜检查异物取出术

1. 异物取出的方法

(1) 经硬质食管镜取异物:是最常用的方法。

根据异物的大小、形状、部位、患者的年龄,选择适当大小的食管镜及适合的异物钳,估计异物较容易取出时,可采用黏膜表面麻醉;估计异物取出较困难时,最好采用全身麻醉。食管镜插入窥见异物后,要查清异物与食管壁的关系。如遇尖锐异物刺入食管壁时,钳夹住异物使其退出管壁,再将异物长轴转至与食管纵轴平行后取出。有人用直接喉镜代替食管镜取位于食管入口的异物。因直接喉镜较粗短,容易抬起环状软骨而暴露食管入口,便于异物取出。对于小儿需注意不要过度抬高环状软骨,以免引起呼吸困难。

(2) 经纤维食管镜或电子食管镜取异物:较小而细的异物可采用。一般在黏膜表面麻醉下手术。

（3）Foley 管法：利用前端带有隐形气囊的体腔引流管，插入未被异物完全堵塞的食管内，隐形气囊越过异物后，向气囊内注入空气，使其充涨，充满食管腔，向上退出时将异物带出。适用于外形规则，表面平滑的异物。

（4）颈侧切开或开胸手术取异物：巨大异物如义齿，特别是带钩义齿，如嵌顿不易取出时，不应强行拉取，以免发生致命并发症。必要时，应行颈侧进路或开胸手术取出异物。

2. 一般治疗 术前术后应进行补液及全身支持治疗。局部感染时，应给予足量抗生素治疗。术后应禁食 1~2 天。疑有穿孔者，应行胃管鼻饲饮食。

3. 并发症的处理 出现食管周围脓肿或咽后壁脓肿，应行颈侧切开引流。食管穿孔、纵隔脓肿时，应请胸外科医师协助处理。

【预防】 应注意以下几点：

（1）进食不宜过于匆忙，尤其吃带有骨刺类的食物时，不宜饭菜同口而咽，要仔细咀嚼将骨刺吐出，以防误咽。

（2）老年人佩戴义齿或牙托者，进食尤应当心，不要进黏性强的食物，牙齿有损坏或容易脱落时，应及时修整，睡觉前应取下。全麻或昏迷的患者，如有义齿，应及时取下。

（3）教育儿童纠正将硬币及玩具等放在口内玩耍的不良习惯。

（4）误咽异物后，切忌强行用吞咽饭团、馒头、韭菜等方法企图将异物推下，以免加重损伤，出现并发症，并增加手术难度，应立即就医及时取出异物。

案例 47-1 分析讨论

食管异物的诊断比较容易，X 线检查可以确定异物是否存在及所在部位。一旦确诊应尽早取出，以减少并发症的发生。取异物时应考虑到可能引起的严重并发症，在手术过程中要精心操作，不能强拉硬拽，尽量减少异物对食管的损伤，必要时请相关科室协助。本例食管异物巨大，较为罕见，食管镜下不能松解异物上端将其顺利取出，强行牵拉可能致食管损伤、出血及其他严重的并发症，故采用全麻下开胸取出异物。

要点提示

1. 食管异物往往有明确的病史，典型的症状为吞咽时疼痛或吞咽困难。

2. X 线检查可以确定异物是否存在及所在部位，在食管异物的诊断和治疗中有重要的作用。X 线检查没有阳性发现但临床表现明显仍要考虑异物存在的可能。

3. 食管异物能引起严重的并发症，应足够重视。

4. 已明确诊断或高度怀疑食管异物时，应尽早行食管镜检查，及时取出。

思考题

1. 如何确诊食管异物？
2. 试述食管异物的临床表现。

（郭明坤 欧阳顺林）

第四十八章　食管腐蚀伤

食管腐蚀伤(caustic injuries of esophagus)是指误吞或有意吞服腐蚀剂引起的食管损害。若处理不当,可引起食管穿孔、食管瘢痕狭窄或食管闭锁。

常见腐蚀剂有酸性和碱性两类。强酸类如硫酸、盐酸、硝酸等;碱性类如氢氧化钠(火碱、灰水)、氢氧化钾、碳酸氢钠(食用或清洁用碱)等。

【病理】　病变程度与腐蚀剂的性质、浓度、剂量和停留时间有关。碱性腐蚀剂有强烈的吸水性,并有脂肪皂化、蛋白质溶解作用,引起组织液化坏死,穿透力强,重者可破坏食管全层。酸性腐蚀剂易引起局部黏膜干性坏死,穿透力较弱,但高浓度的强酸腐蚀剂,也可引起严重损伤。

食管腐蚀伤按其损伤程度分为三度:

一度(轻型):病变局限于黏膜层。黏膜表层充血肿胀,上皮坏死脱落。创面愈合后不留瘢痕狭窄。

二度(中度):病变累及肌层。局部溃疡形成,表面有渗出或伪膜形成,后期常形成瘢痕而致食管狭窄。

三度(重度):食管壁全层受损,并累及食管周围组织,可能发生食管穿孔及纵隔炎等并发症。

【临床表现】

1. 急性期　为1~2周。

(1) 局部症状:

1) 疼痛:腐蚀剂吞入后,可立即出现口、咽、胸骨后或背部疼痛。

2) 吞咽困难:主要因惧怕疼痛不敢吞咽,常伴有唾液外溢、恶心等。

3) 声嘶及呼吸困难:当腐蚀剂浸及喉部,出现喉部黏膜水肿时,可表现声嘶及喉梗阻症状。

(2) 全身症状:病情严重者可出现全身中毒症状,表现有发热、脱水、昏睡或休克等症状。

2. 缓解期　发病1~2周后,全身症状逐渐好转,创面逐渐愈合,疼痛及吞咽困难缓解,饮食逐渐恢复正常,轻症者2~3周可愈合。

3. 狭窄期　病变累及肌层者,经3~4周或更长一些时间,缓解期过后,由于局部结缔组织增生,继之瘢痕收缩而致食管狭窄,再度出现吞咽困难,逐渐加重。轻者可进流质,重者滴水不进,出现脱水及营养不良等全身症状。

【检查及诊断】　根据吞服腐蚀剂病史及典型症状,诊断多无困难,但要详细了解腐蚀剂的性质、浓度、剂量及吞服时间。

1. 急症患者　应检查口唇及口腔、咽部黏膜是否有充血、肿胀、黏膜脱落、溃疡及假膜形成等。可酌情行间接喉镜检查,了解喉咽及喉部情况。

2. X线检查　如疑有并发症时,可行X线胸、腹透视及拍片或CT扫描检查。食管钡剂X线检查或碘油拍片一般应于急性期过后进行,可了解病变性质、部位与程度。但疑有食管穿孔者忌用或慎用。对估计可能发生食管狭窄的患者,如第一次检查结果为阴性,2~3个月内应定期复查。

3. 食管镜检查　是直接观察食管内受损情况的重要方法。应在适当时机进行,一般在受伤2周后进行第一次检查,过早有引起穿孔的可能。纤维食管镜较硬质食管镜更为安全。

【治疗】

1. 急性期

(1) 应用中和剂:应在受伤后立即服用,超过几小时后,中和剂已不起作用。碱性腐蚀剂,可用食醋、2%乙酸、橘汁或柠檬汁漱口或分次少量服用。酸性腐蚀剂,可用氢氧化铝凝胶或氧化镁乳剂中和,然后再服用牛奶、蛋清、植物油等。禁用苏打水中和,以免产生大量二氧化碳,有致穿孔危险。

(2) 抗生素的应用:尽早给予足量广谱抗生素以防止感染。

(3) 糖皮质激素的应用:可减少创伤反应,并有抗休克、消除水肿、抑制成纤维肉芽组织的形成、防止瘢痕狭窄的作用。但应严格掌握适应证及用药剂量,用量过大,可使感染扩散,并有可能导致食管穿孔。因此,对于严重腐蚀伤,疑有食管穿孔者,不宜使用。

(4) 气管切开术:喉阻塞症状明显时,应行气管切开术,以保持呼吸道通畅。

(5) 全身治疗:给予止痛、镇静、抗休克治疗。根据病情给予静脉输液或输血,及时纠正电解质紊乱和血容量不足。病情稍有稳定,可小心插入胃管鼻饲,留置一定时间,既可维持营养,又起到维持管腔的作用。

2. 缓解期

(1) 根据病情轻重使用抗生素及糖皮质激素数周,逐渐减量至停用。

(2) 急性期过后,可做食管钡剂X线检查及食管镜检查,了解食管损伤情况。必要时定期复查,以早期发现有无食管狭窄,及时处理。

3. 瘢痕期　对已发生食管瘢痕狭窄的患者,可采用以下治疗方法。

（1）食管镜下探条扩张术：适用于狭窄较轻、范围较局限者。探条有金属和硅胶等几种。在食管镜直视下，插入直径适当大小探条，由小到大逐渐扩张。一般每周扩张一次，以达到能较顺利进食。

（2）吞线扩张术：有顺行、逆行或循环扩张法，多用后两种方法。适用于多处狭窄或狭窄段较长者。首先行胃造瘘术，逆行方法是经口吞下带有金属小珠的粗丝线，从胃瘘口取出，然后连接一大小适当的梭形扩张子，再将口腔一端丝线向上拉，使扩张子逆行由胃进入食管，通过狭窄处进入口腔；循环方法是将丝线两端与扩张子两端相连，形成环状，逆行拉入口腔后再拉胃造瘘一端，使扩张子下行再经食管狭窄处回到胃内，可反复循环扩张，每周2~3次，逐渐增大扩张子，对食管狭窄有一定疗效。

（3）金属钛或记忆合金支架扩张术。

（4）外科手术治疗：严重狭窄，上述方法多效果不佳，应采用手术治疗。根据病情可采用狭窄段切除食管端端吻合术、结肠代食管术、游离空肠段移植代食管术、食管胃吻合术、皮管食管成形术等。

【预防】 食管腐蚀伤是可以预防的。应加强对强酸或碱性等腐蚀剂的存放管理，容器上要有醒目的标记，最好专人管理，上锁存放。家庭用的腐蚀性物质，一定放在儿童接触不到的地方，以防意外。

> 要点提示
> 1. 常见腐蚀剂有酸性和碱性两类。
> 2. 食管腐蚀伤按其损伤程度分为三度。
> 3. 食管腐蚀伤在临床上分为急性期、缓解期、狭窄期三期。
> 4. 食管腐蚀伤治疗主要为抢救生命，预防狭窄形成。

> 思考题
> 1. 试述食管腐蚀伤各期的临床表现。
> 2. 试述食管腐蚀伤急性期的治疗方法。

（欧阳顺林 褚玉敏）

第四十九章　颈段食管癌

食管癌（cancer of esophagus）是严重威胁人类健康的最常见的恶性肿瘤之一，我国每年约有25万新患者产生。北方多于南方，男性多于女性，40岁以上最为多见。北方食管癌普查结果发病率为7.11/10万，特别是河南林县、山西阳城县等地区，食管癌成为全部癌瘤死亡病例的首位。颈段食管为环状软骨至第2胸椎段食管，长5~8cm。

【病因】　食管癌高发区的饮水、粮食和蔬菜中的钼、锰、铁、氟、溴、氯、锌、钾、钠、磷、碘的含量均偏低，粮食中亚硝胺的检出率比低发区高，真菌污染率也高。动物实验已证实亚硝胺可诱发食管癌。某些真菌能促进亚硝胺及其前体的形成。此外，慢性刺激、炎症与创伤（如食物过硬、过热、进食过快、长期饮烈性酒、口腔不洁或龋齿等），食物中缺乏维生素A、B、C或食物中动物性蛋白质、新鲜蔬菜和水果少，以及遗传因素等均可能与食管癌的发生有关。

【病理】　以鳞状细胞癌为常见，约占84.6%；腺癌约占12.4%；未分化癌、基底细胞癌、黏液癌及腺棘皮癌少见。

早期食管癌病灶很小，局限于食管黏膜内，癌肿长大，逐渐累及食管全周，可突入腔内，还可穿透食管壁，侵入纵隔或心包。

晚期食管癌依据病理形态可分为四型：①髓质型，食管呈管状肥厚，癌肿浸润食管壁各层及全周，恶性程度高，切面灰白色如脑髓；②缩窄型又称硬化型，癌肿环形生长，造成管腔狭窄，常较早出现阻塞；③蕈伞型，癌肿向腔内生长，边缘明显，突出如蘑菇；④溃疡型，癌肿形成凹陷的溃疡，深入肌层，阻塞程度较轻。

【临床表现】　早期无明显症状，但有的患者可有咽下食物哽噎感、异物感、吞咽不适、疼痛感。随着病情的进展，患者的典型症状为进行性吞咽困难，先为食物难咽，继而半流质、最后连水也难以咽下；若侵犯喉返神经，可发生声音嘶哑。

体格检查时应特别注意锁骨上淋巴结有无癌转移，肝脏有无肿块和有无腹水、胸腔积液等体征。

【诊断】　详细询问病史，年龄超过40岁以上，有吞咽哽噎感的患者，应做食管钡剂造影检查，颈部增强CT和MR有助于了解病变范围及淋巴结转移情况，食管镜检查可活检确诊。

【鉴别诊断】　应与贲门失弛缓症、食管炎、食管中段牵引型憩室及食管良性肿瘤等疾病进行鉴别。

【治疗】　颈段食管癌应强调早发现、早诊断、早治疗。治疗方法有手术、放射治疗、化学疗法、免疫疗法等。手术治疗的适应证为：全身情况可耐受手术，无远处转移，无食管外侵犯，肿瘤切除后需利用游离空肠、结肠，胃上提等重建食管，术后须加放疗，不宜手术者亦可姑息性放、化疗。

> **要点提示**
>
> 1. 食管癌病理类型以鳞状细胞癌为常见。
> 2. 早期食管癌病灶很小，局限于食管黏膜内。晚期食管癌依据病理形态可分为四型：髓质型、缩窄型（又称硬化型）、蕈伞型和溃疡型。
> 3. 食管癌的早期诊断非常重要，主诉为咽异物感的患者，凡超过40岁者，一定要详细询问病史，认真做好相关检查，以免漏诊。
> 4. 电子食管镜能清楚地显示早期的病变，甚至是癌前病变，因此对高危组人群，怀疑有食管癌时应作为常规的检查手段。
> 5. 食管癌的手术治疗是目前国际上唯一推荐可行的治疗方法。早期病例术后5年生存率达90%。

> **思考题**
>
> 试述颈段食管癌的临床表现主要有哪些？

（欧阳顺林　郭明明）

第六篇　耳　科　学

第五十章　耳的应用解剖学及生理学

第一节　耳的应用解剖学

耳是司听觉及平衡的外周器官。按解剖部位可分为外耳、中耳、内耳三部分。外耳包括耳郭及外耳道。中耳包括鼓室、鼓窦、乳突及咽鼓管。内耳分骨迷路及膜迷路，膜迷路藏于骨迷路内，分为耳蜗、前庭及半规管。中耳及内耳皆位于颞骨内(图50-1)。

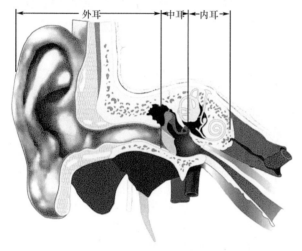

图 50-1　耳解剖图

一、颞　骨

颞骨(temporal bone)为一复合骨块,由鳞部、鼓部、乳突部、岩部和茎突所组成。外耳道骨部、中耳、内耳和内耳道均包含在颞骨内。耳部手术主要在颞骨内、外进行。因此熟悉颞骨各个面的解剖标志,对手术的进行十分重要(图50-2)。

1. 鳞部(squamous portion)前接蝶骨大翼,上为顶骨,后为乳突,内连岩部。形如鳞片状,内有脑膜中动脉沟,颞骨鳞部外侧面稍凸而光滑,有颞肌附着。外有颞中动脉沟,并有颧突向前延伸形成颧弓,故可把颧骨视为颞骨结构之一。颧骨后根下方为下颌窝,下颌窝后上缘为耳门位置的重要参考标志之一。颞骨后根的上缘经外耳门上方向后延长称为颞线。颞线之下,骨性外耳道的后上缘处有一小棘状突起,为道

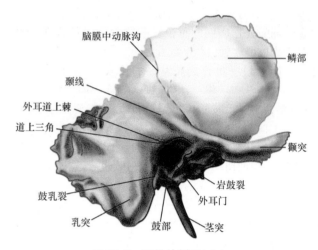

图 50-2　颞骨外侧面(右)

上棘(suprameatal spine)。棘的后方,外耳道后壁向上延伸与颞线相交所形成的表面粗糙、稍凹陷的一三角区域,称为道上三角区(suprameatal triangle),又称筛区(cribriform area)。道上棘及筛区是乳突手术时指示鼓窦位置的重要标志,正常成人鼓窦位于筛区内侧 10~15mm 处,新生儿鼓窦位于外耳道正上方,距骨皮质仅 2~4mm。

2. 鼓部(tympanic portion)　为一弯曲的"U"形骨板,位于鳞部下方,乳突前方和岩部外侧,构成外耳道前壁、下壁和部分后壁。其前上有鳞鼓裂(squamotympanic fissure)与鳞部相连,后方有鼓乳裂(tympanomastoid fissure)与乳突部相毗邻,内侧为岩鼓裂(petrotympanic fissure)和岩部相连。岩鼓裂位于下颌窝中的鼓室前壁,长约2mm,鼓索神经自此穿出,并有颌内动脉之鼓室支自此进入鼓室。鼓部的前下形成下颌凹后壁。鼓部内侧端有一小沟,称鼓沟(tympanic sulcus),为鼓膜附着处。鼓部外侧端与鳞部形成鳞鼓裂,此处骨膜有带状结缔组织深入骨缝中,手术剥离常较困难,需用刀切开。鼓部后上缘与乳突部形成鼓乳裂,为乳突根治术的重要标志。

3. 乳突部(mastoid portion)　为耳后一尖部向下的骨性锥形突起。乳突外骨面粗糙,有枕肌、胸锁乳突肌等附着。其后方近枕突缝处有乳突孔(mastoid

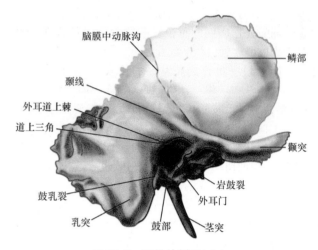

图中标注：脑膜中动脉沟、颞线、外耳道上棘、道上三角、鼓乳裂、乳突、鳞部、颧突、岩鼓裂、外耳门、鼓部、茎突

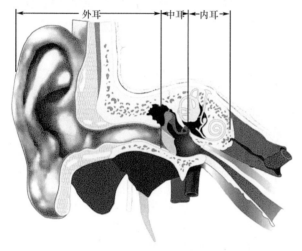

图中标注：外耳、中耳、内耳

foramen),乳突导血管穿过此孔使耳后静脉或枕静脉与乙状窦相通。乳突尖部的内侧面有一深沟称乳突切迹(mastoid notch),为二腹肌后腹的附着点。乳突腔内的尖部可见与其外面二腹肌沟相对应的弧形隆起,称二腹肌嵴。此二腹肌嵴的解剖意义在于此嵴中点的垂直切面与骨性外耳道后壁的交界线即为面神经垂直部的投影。在此交接线的外方去除外耳道骨性后壁为安全区。乳突内侧面形成后颅窝的一部分,为小脑所处位置。有一弯曲的乙状沟,为乙状窦所处位置。乙状沟的深浅、宽窄及其骨壁的厚薄因乳突气房发育程度不同而异。正常人乙状窦前壁距外耳道后壁约为14mm,但有2%～5%的人乙状沟前壁前移与外耳道后壁融合,约有8.7%的人乙状沟骨壁凸入乳突腔,乳突手术时易损伤乙状窦造成出血。术前仔细阅读X线、CT片,可知有无乙状窦前移(图50-3)。

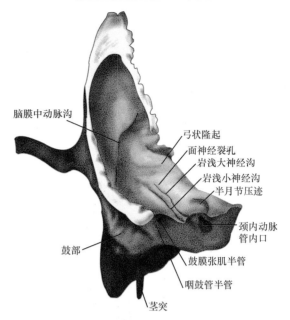

图 50-4　岩部前面观

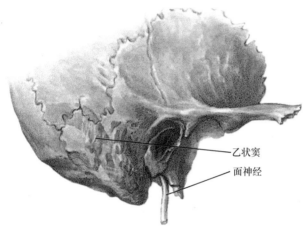

图 50-3　乙状窦体表投影

4. 岩部(petrous portion)　呈三面锥体,位于颅底,嵌于蝶骨和枕骨间,又称岩锥(petrous pyramid)。岩部后面组成颅后窝前壁和乳突部内侧面相连。上方有岩上沟,容纳来自侧窦汇入海绵窦的岩上窦,并有小脑幕附着。下缘前部有岩下沟,容纳来自海绵窦汇入颈静脉球的岩下窦。近中央为内耳门,通内耳道。内耳门的后下方,有一被骨板遮盖的裂隙,为前庭水管(vestibular aqueduct)外口,是内淋巴囊所在处(图50-4)。

内耳门(内耳道口)(internal acoustic porus)是位于岩部内的骨性盲管,多呈椭圆形,平均长约10mm,垂直径平均5.9mm。内耳道与岩部的倾斜度颇不一致。内耳道上、下及前壁光滑,后壁微凹。内耳道底以薄骨片构成前庭及耳蜗内侧壁的大部分。内耳道有脑膜铺贴,面神经、中间神经、耳蜗神经、前庭神经及内听动脉位于其中。面神经位于内耳道前上方,耳蜗神经居前下方,前庭上神经居后上方,前庭下神经居后下方,小脑前下动脉、内听动脉及弓下动脉居面神经与听神经之间(图50-5)。

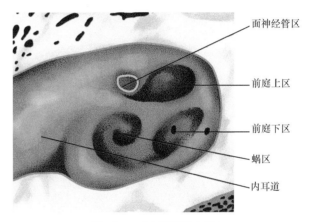

图 50-5　内耳道底(右侧)

5. 茎突(styloid process)　为长约2.5cm的较细的棒状骨,自乳突根部向前内、前下方突出,远端有茎突诸肌及韧带附着。茎突和乳突间有茎乳孔,面神经由此孔出颞骨。茎突过长或方向弯曲,可引起咽部疼痛。

要点提示

1. 颞骨由鳞部、鼓部、乳突部、岩部和茎突五个部分组成。

2. 筛区:外耳道后上棘(道上棘)后方的三角区为筛区,其深部为鼓窦。

3. 内耳道内容位置关系:面神经前上,耳蜗神经前下,前庭上神经后上,前庭下神经后下。

二、外　耳

外耳(external ear)包括耳郭和外耳道。外耳道起源于第一鳃沟,外胚层上皮向深部扩展成原始外耳道。围成外耳门的是第一鳃弓的后缘和第二鳃弓的前缘,从这两个鳃弓产生耳郭。

1. 耳郭(acuricle) 人的耳郭虽较某些低等哺乳动物的小并且多数不能活动,但仍有收集声波的功能。双侧耳郭协同集声对判断声源方向有帮助。其表面凹凸不平呈喇叭形,故有其自身的滤波特性,可随声波的入射角不同而改传入声的特性。耳郭由弹力软骨外覆皮肤构成,借结缔组织、肌肉及皮肤附着于头颅两侧,并与之形成约30°夹角。后面较平整而稍隆起,前面凸凹不平。耳郭前面的表面标志有:耳轮、耳轮脚、耳郭结节、三角窝、耳甲庭、耳甲腔、耳屏、对耳屏和屏间切迹等。对耳屏下方没有软骨的部分为耳垂(图50-6、图50-7)。

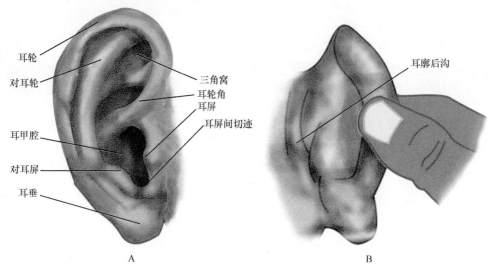

图 50-6 耳郭(右)
A. 耳郭正面表面标志;B. 耳郭背面

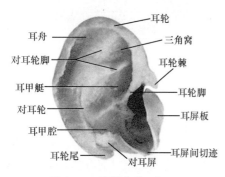

图 50-7 耳郭软骨(右)

耳郭的血液供应来自颈外动脉的颞浅动脉、耳后动脉和枕动脉(图50-8)。

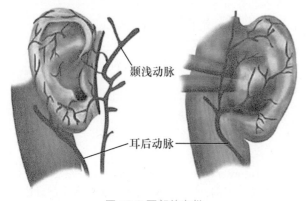

图 50-8 耳郭的血供

2. 外耳道(external acoustic meatus) 为一个一端封闭的管腔,由耳甲腔到鼓膜,系长为25~35mm的稍弯曲管道,外1/3为软骨部,内2/3为骨部。两部交界处管腔最窄称峡部。新生儿外耳道只有软骨部,骨部以后逐渐生长。

外耳道的皮肤较薄,与软骨膜和骨膜粘连较紧,所以当外耳道皮肤炎症肿胀时,疼痛较剧。软骨部皮肤含有类似汗腺构造的耵聍腺,能分泌耵聍,并富有毛囊和皮脂腺。

外耳道血管及神经分布如下。

外耳道的血液供应有颞浅动脉、耳后动脉及上颌动脉耳深支。颞浅动脉居耳轮脚前,切开皮肤后,易找到该动脉。

外耳的感觉神经分布较丰富,来自三叉神经、迷走神经、面神经、舌咽神经的分支和来自颈丛的耳大神经和枕小神经。三叉神经下颌支的耳颞神经有3~4个耳前分支,分布于耳郭前面及外耳道前壁的皮肤,故牙痛的疼痛可传至外耳道。迷走神经耳支从鼓乳裂穿出分两支,分布于耳郭后面及外耳道后及底壁,故外耳道皮肤受刺激时,可引起反射性咳嗽。面神经出茎乳孔后,分出一耳支,沿耳后沟上行,并分为前后两支,分布于耳郭后面及耳郭前面上部皮肤。在中耳及乳突手术时,充分浸润麻醉上述各神经支,可获得良好的无痛效果(图50-9)。

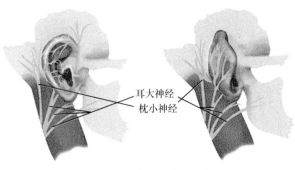

图 50-9 外耳的神经分布

外耳的淋巴引流至耳郭周围淋巴结。耳郭前的淋巴流入耳前淋巴结与腮腺淋巴结,耳郭后的淋巴结流入耳后淋巴结,耳郭下部及外耳道下壁的淋巴流入耳下淋巴结、颈浅淋巴结及颈深淋巴结上群(图 50-10)。

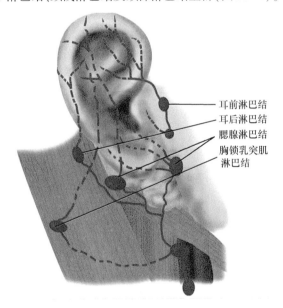

图 50-10 外耳淋巴引流

> 要点提示
> 1. 外耳由耳郭、外耳道组成。
> 2. 外耳道软骨部皮肤含有耵聍腺、毛囊和皮脂腺。

三、中 耳

中耳(middle ear)介于外耳与内耳之间,包括鼓室、咽鼓管、鼓窦、乳突等四个重要部分,是人体含气腔之一,中耳是声波传导的主要部分,结构虽小,但极为重要。鼓室和咽鼓管直接来源于第一咽囊(内胚层),鼓窦是由上鼓室(鼓室上隐窝)向背侧扩展而形成,乳突气房是由鼓窦发展而来。

(一)鼓室

鼓室(tympaniccavity)为颞骨内不规则的含气腔,介于鼓膜与内耳外侧壁间。向前经咽鼓管与鼻咽腔相通,向后借鼓窦口与鼓窦及乳突气房相通。鼓室上下径约 14mm,前后径约 11mm,内外径为 2~6mm,最窄处为鼓膜脐附近。鼓室容积为 1~2ml。鼓室以鼓膜紧张部上缘及下缘平面分为上鼓室(epitympanum)、中鼓室(mesotympanum)及下鼓室(hypotympanum)。鼓室内含听小骨、肌肉、韧带、神经及血管。鼓室黏膜甚薄,血运丰富,覆盖鼓室骨壁、鼓膜内面及上述内容物表面,形成许多皱襞和小隐窝,隐窝开口皆向鼓室。

1. 鼓室壁 鼓室为一不规则腔隙,可分为六个壁(图 50-11)。①上壁是盖壁,名鼓室盖(tegmen tympani),为一分隔鼓室与颅中窝的薄骨板。因此鼓室炎症可侵入颅内。②下壁为颈静脉壁,是分隔鼓室和颈静脉窝的薄层骨板。③前壁为颈动脉壁,上方有鼓膜张肌半管口,下方有咽鼓管鼓室口。前壁下部以极薄的骨板与颈内动脉相隔。④后壁为乳突壁,上部有鼓窦的开口,由此向后连于乳突气房。开口稍下方有一锥形突起,叫锥隆起,内藏镫骨肌。⑤外侧壁大部分是鼓膜壁,鼓膜上方是颞骨鳞部骨质围成的鼓室上隐窝。⑥内侧壁是内耳的外壁,也叫迷路壁。此壁的中部隆凸,叫鼓岬(promontory),是耳蜗底周所在处;其表面有鼓室神经丛。岬的后上方有卵圆形的孔洞,称前庭窗(vestibular window),也称卵圆窗(oval window),为镫骨板及其环韧带所封闭,通向内耳的前庭。前后径约 3.2mm,上下径约 1.8mm。鼓岬的后下方有圆形的孔,称蜗窗(cochlear window),又名圆窗(round window)。圆窗为一厚为 0.5~1mm 的膜封闭,称第二鼓膜,通向耳蜗的鼓阶。圆窗膜略呈水平,朝向后下,60%~90% 与鼓膜垂直,其前后径约 2.2mm,内外径约 1.5mm。在前庭窗的后上方有弓形隆起,称面神经管凸。管内有面神经通过。面神经管凸的骨壁甚薄,甚或缺如,在中耳炎症或施行中耳内手术时易侵及面神经。在面神经管突的后上有外半规管隆突。

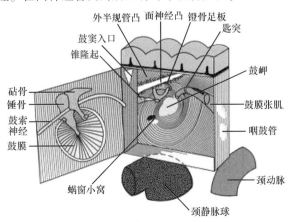

图 50-11 鼓室的六壁

2. 鼓膜(tympanic membrane) 位于鼓室和外耳道之间,高约9mm、宽约8mm、厚约0.1mm,为椭圆形半透明薄膜,组成鼓室外侧壁的大部分。鼓膜呈浅漏斗形,其最凹处相当于锤骨柄尖端,称鼓膜脐(umbo)。沿锤骨柄向前上有一点状突起名为锤凸,即锤骨短突隆起的部位。在脐与锤凸之间,有一白色条纹,称锤纹,为锤骨柄透过鼓膜表面的映影。自短突向前、后有两个横行的皱襞,附着于鼓切迹的两端,为鼓膜前、后皱襞,也可以此二皱襞为界,将鼓膜分为松弛部(pars flaccid)及紧张部(pars tensa),紧张部呈半透明珠白色,松弛部呈淡红色。鼓膜与外耳道前及前下壁成45~55°角,与后壁侧呈钝角。鼓膜由三层组织组成,外为上皮层,与外耳道皮肤相连;中为较厚的纤维层,含有浅层放射状纤维及深层环行纤维;内层为黏膜层。松弛部无中层。锤骨柄嵌于纤维层与黏膜间。检查鼓膜时,因光反射,其尖始于鼓膜脐向前下呈三角反光区,称光锥(cone of light)。鼓膜依锤骨柄方向及通过鼓膜脐与之垂直的线,分为前上、前下、后上、后下四个象限,鼓膜切开术应位于前下或后下象限(图50-12)。

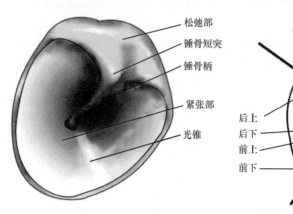

图 50-12　鼓膜的表面标志及鼓膜的4个象限(右)

鼓膜的血运,外层来自颌内动脉耳深支,内层来自颌内动脉鼓前支及耳后动脉的茎乳支,内外层动脉间有吻合支相通。

鼓膜的神经有耳颞神经、迷走神经耳支和舌咽神经鼓室支。

3. 鼓室内容物　包括听骨、肌肉和韧带。

(1)听骨:是人体中最小的一组小骨,由锤骨(malleus)、砧骨(incus)和镫骨(stapes)组成,三者互相以关节连接成听骨链(ossicular chain),介于鼓膜与前庭窗之间,三个听小骨似一曲折的杠杆系统,当声波振动鼓膜时,三个听小骨的连续运动使镫骨底在前庭窗上来回摇动,将声波的振动扩大后传入内耳,另外还有保护内耳的作用(图50-13)。

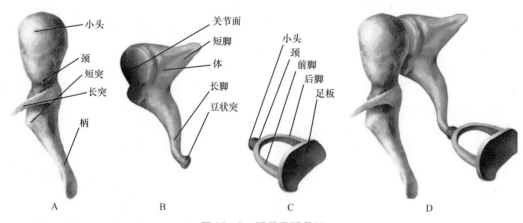

图 50-13　听骨及听骨链
A. 锤骨;B. 砧骨;C. 镫骨;D. 听骨链

锤骨:为听骨中最长者,长约8mm,有头、颈、柄、短突和长突。头部膨大,其后内的关节面与砧骨体前面的关节面形成锤砧关节。头的下方稍细为锤骨颈。颈向下内延续的棒形骨即锤骨柄,柄嵌于鼓膜黏膜层与纤维层间,颈部内侧有鼓膜张肌腱附着。锤骨柄上部有向外侧突起的锤骨短突。锤骨颈前下有向前下伸出的细长锤骨长突,由锤骨前韧带与岩鼓裂相连。锤骨头顶部有锤骨上韧带和鼓室盖相连。

砧骨:砧骨分为体、长突和短突,长突长7mm,短突长5mm,长短二突间形成100°的钝角。体前面与锤骨头形成锤砧关节,短突尖借韧带附着于砧骨窝,长突末端膨大呈豆状突与镫骨头形成砧镫关节。

镫骨:为听骨中最小,高3.5mm。分头、颈、前脚、后脚及足板(foot plate)。头与豆状突形成砧镫关节。颈较短,有镫骨肌腱附着于其后侧。前脚细而较直,后脚稍粗而弯曲,两脚高约2.9mm,两脚内面各有深沟,两脚与底板之间的空隙称闭孔。底板为椭圆形薄骨片,由环状韧带连于前庭窗。

(2) 鼓室肌肉:

1) 鼓膜张肌(tensor tympani muscle):起于咽鼓管骨部,居于鼓膜张肌半骨管内向后行,其肌腱以直角绕匙突经上鼓室腔止于锤骨颈内侧。收缩时牵引锤骨柄向内,增加鼓膜张力。由三叉神经分出的下颌神经小分支支配。

2) 镫骨肌(stapedius muscle):起于锥隆起内,止于镫骨颈后方,收缩时使镫骨底板前缘向外,减少强声引起鼓室隐窝的镫骨振动,有保护内耳少受强声损伤作用。由面神经的分支镫骨肌支支配(图50-14)。

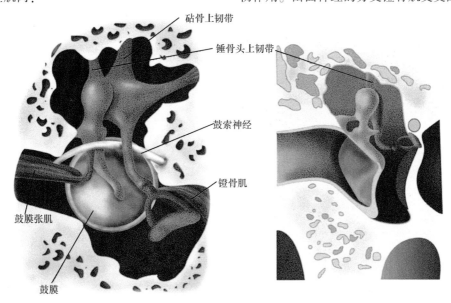

图 50-14　鼓室肌及韧带

(3) 鼓室韧带:有锤前韧带、锤外侧韧带及锤上韧带,使锤骨固定于鼓室。砧后韧带及砧上韧带使砧骨固定于上鼓室后部。镫骨环状韧带使镫骨封闭于前庭窗。锤砧关节及砧镫间亦有韧带使其连接(图50-14)。

4. 鼓室隐窝与间隔　鼓室黏膜形成的黏膜皱襞与鼓室内的听骨、韧带及肌肉一起将鼓室分隔成几个间隙,形成了鼓室隐窝及鼓室间隔。

(1) 鼓室隐窝:是覆盖听骨、韧带的鼓室黏膜形成的黏膜隐窝,常为中耳内隐藏炎症之处(图50-15)。鼓室上隐窝(superior tympanic pouch),或称为鼓膜上隐窝(recessus membranae tympani superior),位于鼓膜松弛部和锤骨颈之间,上界为锤骨外侧韧带,下界为锤骨短突。

后鼓室隐窝,包括鼓室窦和面神经隐窝,为介于前庭窗、圆窗和鼓室后壁的间隙。鼓室窦为锥隆起内侧的隐窝。面神经隐窝为介于砧骨窝、面神经和鼓索神经间的小空隙。隐窝深浅不一,与面神经关系密切,隐藏的病变黏膜,可使中耳炎久治不愈,必须手术刮除,手术中注意勿损伤面神经(图50-16)。

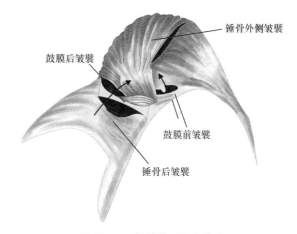

图 50-15　鼓膜前、后、上隐窝
鼓膜去除后的外面观,箭头示三个隐窝的通道

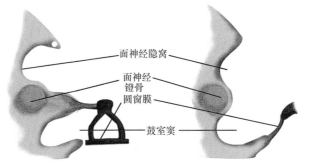

图 50-16　鼓室窦与面神经隐窝

（2）鼓室隔:中上鼓室之间的狭窄通道,即位于鼓室隔的鼓前峡（anterior tympanic isthmus）与鼓后峡（posterior tympanic isthmus）。鼓前峡位于鼓膜张肌腱之后,镫骨及砧骨长脚之前,内侧为骨迷路,外侧为砧骨体。鼓后峡的后界为鼓室后壁及锥隆起,前界为砧骨内侧皱襞,外侧为砧骨短脚及砧骨后韧带,内侧为镫骨肌及其肌腱。由于鼓室隐窝及间隔的存在,致使中、上鼓室间的通路狭小,黏膜肿胀时易被堵塞而导致各种病理变化。另一方面,鼓室隐窝及间隔的存在,可使感染、胆脂瘤等病变暂时被局限（图 50-17）。

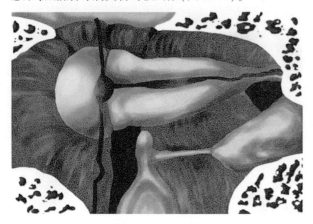

图 50-17 鼓室隔

（二）咽鼓管

咽鼓管（pharyngotympanic tube）起自鼓室前壁,向前、内、下斜行,止于鼻咽侧壁,成人长约 35mm,有骨部与软骨部组成,外 1/3 为骨部,内 2/3 为软骨部,骨与软骨部相接处较狭窄,称咽鼓管峡部,内径为 1~2mm。在静止时,咽鼓管的鼻咽端是闭合的,呈缝隙状,当吞咽、呵欠动作时,软骨部开放,借以调节中耳与外界大气压的平衡,以维持中耳功能。咽鼓管内衬以黏膜,在骨部为假复层纤毛柱状上皮,在软骨部为假复层柱状上皮,内有杯状细胞及黏液腺,纤毛运动之方向朝向鼻咽部,以助中耳分泌物之排出。鼓室口位于鼓室的前壁下部,咽口位于鼻咽侧壁,适在下鼻甲后端的后下方。自鼓口向内、前、下达咽口,故咽鼓管与水平面约成 40°角,小儿咽鼓管相对短而宽,与水平面约成 10°角。成人咽鼓管的鼻咽部开口较鼓室开口约低 2~2.5cm,婴幼儿咽鼓管较平。鼻咽部开口与鼓室开口几乎在同一水平上,婴幼儿咽鼓管较短,管腔内经相对较宽,且狭窄部不明显,这是婴幼儿易患中耳感染的一个原因。此外,小儿咽鼓管周围黏液分泌组织丰富,咽鼓管开闭功能又不健全。7 岁前,仅腭帆张肌具有开张咽鼓管的功能,因此,7 岁前是化脓性和分泌性中耳炎的高发年龄（图 50-18、图 50-19）。

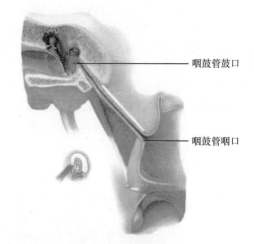

图 50-18 咽鼓管纵切面（右）

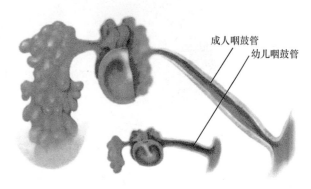

图 50-19 咽鼓管成人幼儿咽鼓管比较（右）

（三）鼓窦

鼓窦（tympanic autrum）为鼓室后上的含气腔,是鼓室与乳突气房间相互交通的枢纽。出生时即有,其变异较大,为乳突手术中应注意的重要标志。新生儿因乳突未发育,其位置较浅较高,居外耳道上方,距骨皮质仅 2~4mm。成人距乳突筛区为 10~15mm,其大小及形状随乳突气化程度而不同,偶有因未发育或幼时炎症而无鼓窦,手术时应注意之。鼓窦通上鼓室有 6mm 圆形口,称鼓窦入口（aditus of autrum）。

（四）乳突

乳突（mastoid process）出生时尚未发育,多在两岁后由鼓窦部向乳突部逐渐发展,六岁左右气房已有较广泛的延伸。最后形成大小不一、形状不一、相互联通的气房（图 50-20）。根据气房发育的程度,乳突可分为气化型、板障型、硬化型和混合型四种类型,气化型约占 80%（图 50-21）。

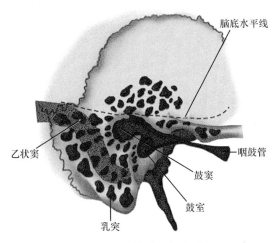

图 50-20 鼓乳突气房群

乙状窦
咽鼓管
鼓窦
鼓室
乳突

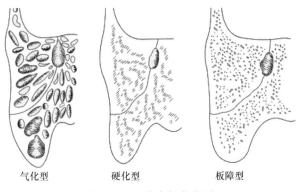

气化型　硬化型　板障型

图 50-21 乳突气化分型

（五）中耳的血运及神经

中耳的动脉有颌内动脉鼓支,经岩鼓裂入鼓室,供应鼓室前部及鼓膜;咽升动脉鼓室支,经鼓室小管到鼓室,供鼓室下部、鼓岬及镫骨前部;耳后动脉茎乳支,经茎乳孔上行,供应鼓窦、鼓膜及乳突,脑膜中动脉鼓室支,供应鼓室内壁和顶壁;颈内动脉颈鼓支,供应鼓室前壁。静脉回流至翼丛和岩上窦(图 50-22)。

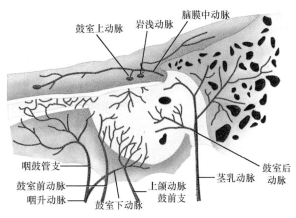

鼓室上动脉　岩浅动脉　脑膜中动脉
咽鼓管支
鼓室前动脉
咽升动脉
鼓室下动脉
上颌动脉鼓前支
鼓室后动脉
茎乳动脉

图 50-22 鼓室的血供

鼓室的神经主要为鼓室神经丛,主司黏膜的感觉。鼓索神经自面神经的垂直段中部分出,约于锥隆起的外侧进入鼓室,经锤骨柄上部和砧骨长脚之间,向前下方有岩鼓裂出鼓室。面神经的水平段、膝部和垂直段与中耳关系紧密(图 50-23)。

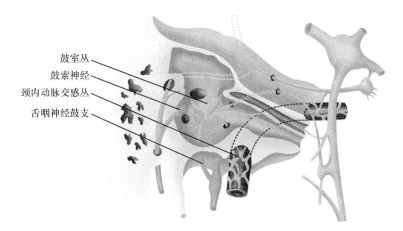

鼓室丛
鼓索神经
颈内动脉交感丛
舌咽神经鼓支

图 50-23 鼓室神经

要点提示

1. 鼓膜的正常标志:前皱襞、后皱襞、锤纹(锤骨柄)、锤凸(锤骨短突)、光锥、鼓脐。

2. 鼓膜分层:分为上皮层、纤维层及黏膜层。纤维层又分为浅层放射状纤维层及深层环行纤维层。

3. 鼓室的六个壁及其重要结构:①上壁为一分隔鼓室与颅中窝的薄骨板。②下壁是分隔鼓室和颈静脉窝的薄层骨板。③前壁为颈动脉壁,前下有咽鼓管鼓口的开口。④后壁上部有鼓窦的开口向后连于乳突小房。开口稍下方有一锥形突起,叫锥隆起,内藏镫骨肌。⑤外侧壁大部分是鼓膜。⑥内侧壁是内耳的外壁。有前庭窗、蜗窗、面神经骨管及外半规管隆突。

4. 鼓室内容:一个神经(面神经)、两个肌肉(镫骨肌、鼓膜张肌)、三个听骨(锤骨、砧骨、镫骨)、六个韧带(锤前韧带、锤外侧韧带、锤上韧带、砧后韧带、砧上韧带、镫骨环状韧带)。

5. 与成人比较小儿咽鼓管的解剖特点:短、平、宽、直。

6. 中耳包括鼓室、咽鼓管、鼓窦、乳突四个部分。

四、内　耳

内耳(inner ear)居颞骨内,结构复杂而精细,又名迷路,内含听觉与位觉感受器。分为骨迷路与膜迷路,骨迷路来自中胚层,膜迷路发源于外胚层。膜迷路与骨迷路之间的腔隙,充满外淋巴液,膜迷路内含内淋巴液,两种淋巴液系统互不相通。又可分为前庭、半规管、耳蜗。

（一）骨迷路

骨迷路(osseous labyrinth)由致密骨质围成,是颞骨岩部骨质中的曲折隧道。骨迷路长约20mm。骨迷路是由致密的骨质构成的内耳骨质包囊,厚2~3mm。分为3层:外层为白色、坚硬、较厚的骨衣骨层,中层为浅黄色的内生软骨层,内层为淡青色的内骨衣骨层(图50-24)。

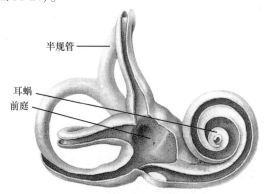

图50-24　骨迷路剖面(右)

骨迷路分为前庭、半规管及耳蜗三部分。

1. 前庭(vestibule)　居耳蜗与半规管间,为不规则椭圆形腔,直径约4mm,内纳椭圆囊和球囊。前下部较窄,与耳蜗前庭阶相通。后上部较宽有骨半规管的5个开口。外壁为鼓室内壁,有前庭窗及圆窗。上壁有面神经迷路段跨越。内壁为内耳道底,上有斜行的前庭嵴,嵴前下方为球囊窝,后方为椭圆囊窝。两窝壁上方及嵴下方皆有许多小孔,有神经纤维通过。嵴的后方中部有前庭小管口,为内淋巴管口。

2. 半规管(semicircular canals)　位于前庭的后上方,每侧有3个半规管,三个半规管的形状大致相同,但各处于一个平面上,这三个平面又互相垂直,分

别称外(水平)半规管、上(垂直)半规管、后(垂直)半规管(lateral, superior and posterior semicircular canals)。每个半规管约占2/3个圆周,内径为0.8~1mm,其一端膨大成内径2mm的壶腹。两侧的水平半规管同时在一个平面上,如果人在直立时头前倾30℃,则此平面正好与地面平行,两侧外半规管在同一平面。前半规管平面与岩部长轴垂直,后半规管平面与岩部长轴平行。前半规管壶腹于前庭后上部通前庭,外半规管壶腹开口位于稍下方,后半规管壶腹开口位于后下,前半规管与后半规管非壶腹端连合成总脚,于前庭后外壁交界处通入前庭,外半规管非壶腹端于内后壁通入前庭(图50-25)。

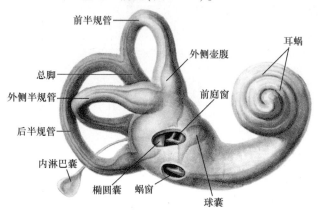

图50-25　骨迷路

3. 耳蜗(cochlea)　位于前庭前方,形似蜗牛壳,尖向外前方近咽鼓管处,底向内后方,构成内耳道底,底部有许多小孔,耳蜗神经穿过进入耳蜗。耳蜗由中央近似锥形的蜗轴(modiolus)和围绕蜗轴2.5~2.75周的骨蜗管(蜗螺旋管)组成。蜗轴有伸入骨蜗管内的骨螺旋板将其分为上、下两部,上部为前庭阶(scala vestibuli),下部为鼓阶(scala typmani),两阶间有膜蜗管相隔,又名中阶(scala media),系膜迷路,在蜗轴尖端借蜗孔(helicotrema)相通。鼓阶借圆窗与鼓室相通,由圆窗膜封闭。前庭阶借前庭窗与鼓室相通,由镫骨底板及环韧带封闭。在圆窗附近有耳蜗导水管内口,外淋巴液经此与蛛网膜下隙相通,蜗管长约30mm(图50-26)。

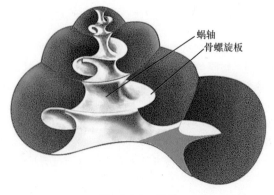

图50-26　蜗轴

（二）膜迷路

膜迷路（membranous labyrinth）由膜管和膜囊组成，有椭圆囊、球囊、膜半规管和蜗管。膜迷路与骨迷路间有细小网状纤维联系，膜迷路仅占骨迷路腔的1/4左右（图50-27、图50-28）。

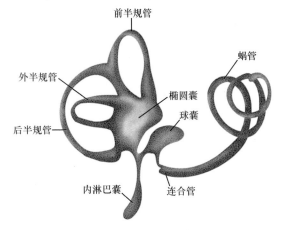

图 50-27　膜迷路的交通

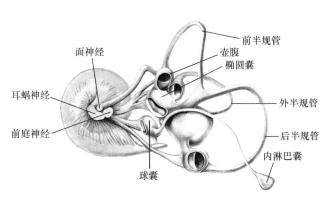

图 50-28　膜迷路

1. 椭圆囊（uticle）　借结缔组织、微血管及前庭神经与骨壁紧密相连，其底部前外侧有增厚的感觉上皮区，称椭圆囊斑，主要感受头在矢状面上的静平衡和直线加速度，影响四肢的屈伸肌的张力。其后壁有5个开口通膜半规管，前壁内侧有椭圆囊球囊管，与内淋巴管相连。

2. 球囊（saccule）　略呈圆形，亦借结缔组织等附着于椭圆囊前方的球囊窝中，其前壁有匙状的球囊斑，与椭圆囊斑互相垂直，司位觉。球囊有一小管与椭圆囊相通，并与椭圆囊球囊管连合成内淋巴管，经前庭小管口入颞骨岩部，向后扩大成内淋巴囊，夹于两层硬脑膜间。目前动物实验证明囊斑还有感知低频声和次声波的刺激。

在椭圆囊和球囊，毛细胞存在于囊斑结构中，其纤毛埋植在耳石膜（otolith membrane）的结构内（图50-29）。耳石膜是一块胶质板，内含耳石（otolith），也称位觉砂，主要由蛋白质和碳酸钙所组成，比重大于内淋巴，因而也有较大的惯性。椭圆囊和球囊的不

同，在于其中囊斑所在的平面和人体的相对关系不一样。人体在直立位时，椭圆囊中囊斑所处平面呈水平，囊斑表面分布的毛细胞顶部朝上，耳石膜在纤毛上方；球囊与此不同，其中囊斑所处平面在人体直立时位置和地面垂直，毛细胞顶部由囊斑表面向水平方向伸出，耳石膜悬在纤毛外侧，与囊斑相平行。仔细检查两个囊斑平面上分布着的各毛细胞顶部静毛和动毛的相对位置关系时，发现这在每一个毛细胞几乎都不相同。毛细胞纤毛的这种配置，使得它们有可能分辨人体在囊斑平面所做的各种方向的直线变速运动。

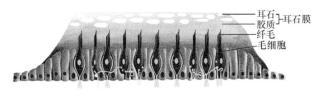

图 50-29　囊斑

3. 膜半规管（membranous semicrcular ducts）　与骨半规管形态一致，但管径较小，约占其管腔的1/4。在壶腹处管壁隆起形成壶腹嵴，嵴与壶腹的长轴相垂直，是位置觉感受器，嵴上的毛细胞能感受旋转运动开始和终止时的刺激。壶腹嵴（crista ampullaris）：局部黏膜增厚呈嵴状突入壶腹内，表面覆以高柱状上皮，内含支持细胞和毛细胞。支持细胞游离面有微绒毛，胞质顶部有分泌颗粒。毛细胞（hair cell）呈烧瓶状，位于嵴顶部的支持细胞之间，顶部有许多静纤毛，静纤毛一侧有一根较长的动纤毛，纤毛伸入圆顶状的壶腹帽内，也称嵴冒（cupula terminalis）。壶腹帽由支持细胞分泌形成，主要为糖蛋白。前庭神经中的传入纤维末梢分布于毛细胞的基部。壶腹嵴感受头部旋转运动开始和终止时的刺激。由于3个半规管互相垂直排列，当头部做任何方向旋转，在其开始和停止时均能导致半规管内淋巴位移，发生壶腹帽的倾倒，从而刺激毛细胞，兴奋通过前庭神经传入脑。

4. 膜蜗管（membanous cochlear duct）　为耳蜗内的膜性管道，其切面呈三角形，有外、上、下3壁：外侧壁为较厚的螺旋韧带，附着于前庭神经嵴与基膜嵴间的螺旋管外侧壁上，上覆有血管丰富的假复层上皮，称血管纹（stria vascularis）；上壁为两层细胞组成的前庭膜（vistibular membrane）；下壁为介于骨螺旋板与基底膜嵴间较厚的结缔组织膜，其上有螺旋器，是听觉感受器末梢装置。耳蜗骨管分成上下两部，上部称前庭阶，下部称鼓阶，两管中充满外淋巴液。前庭阶的一端为前庭窗，鼓阶一端为蜗窗。两部分在蜗顶处的蜗孔相通。在骨质螺旋板近底处有一薄膜，称前庭膜。由前庭膜、基膜和一部分螺旋韧带围成膜蜗管，管中充满内淋巴液（图50-30）。

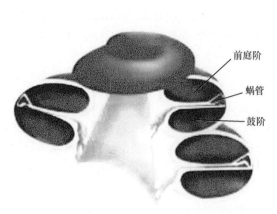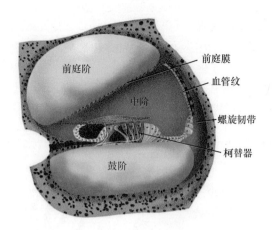

图 50-30　耳蜗横切面

柯替器(Corti′s organ)：又称为螺旋器，位于基膜上，是耳蜗神经的末梢感受器，由支柱细胞和内、外毛细胞及盖膜组成(图 50-31)。毛细胞为声波感受细胞，每个毛细胞均与神经纤维形成突触联系(图 50-32)。毛细胞的上方有盖膜，与毛细胞的纤毛相接触。外界声波通过淋巴液而震动盖膜，盖膜又触动了毛细胞，最后由毛细胞转换成神经冲动经听位神经而传到听觉中枢。

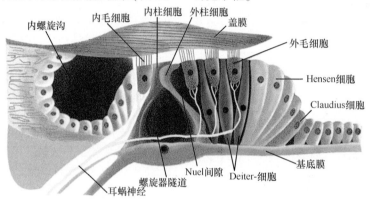

图 50-31　柯替器

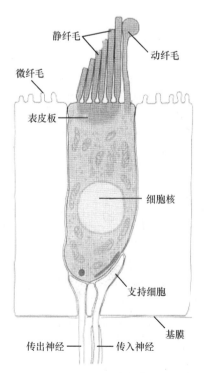

图 50-32　毛细胞

(三) 内耳的血运

颅内部椎动脉自枕骨大孔上方绕至延髓前方偏内侧上行，约在脑桥下缘，两侧椎动脉汇合形成基底动脉。椎动脉的终末部，每侧各分一支，在延髓前方下行，汇合成脊髓前动脉。在延髓的两侧方，每条椎动脉发出分支形成小脑下后动脉，由小脑后下动脉或椎动脉本身左右各发出分支形成脊髓后动脉。内耳的动脉来自小脑前下动脉的迷路动脉(labyrinthine artery)，又称内听动脉。该动脉进入内听道后分为两支：前庭前动脉(anterior vestibular artery)和耳蜗总动脉(common cochlear artery)。前庭前动脉供给上、外半规管和两个囊斑上部，其供血不足可引起前庭症状。耳蜗总动脉又分为前庭耳蜗动脉和螺旋蜗轴动脉，前庭耳蜗动脉再分为前庭后动脉供给后半规管、球囊及椭圆囊下部。半规管还接受耳后动脉之茎乳动脉的分支。静脉有迷路静脉、蜗水管静脉及前庭水管静脉，回流至侧窦或岩上窦及颈内静脉(图 50-33)。

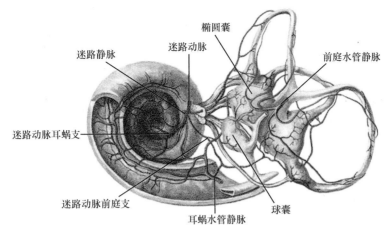

图 50-33　内耳的血供

（四）第Ⅷ对脑神经其传导径路

听神经（acoustic nerve）于延髓和脑桥之间离开脑干，偕同面神经进入内耳道即分为前、后支。前支为蜗神经，后支为前庭神经（图 50-34）。

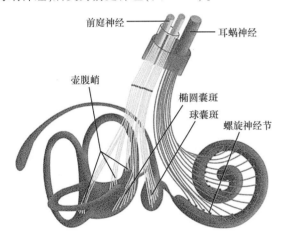

图 50-34　第Ⅷ对脑神经在内耳的分布

1. 蜗神经及其传导径路　耳蜗神经进入蜗轴后分成很多纤维。分布耳蜗基底周和中间周的纤维通过蜗轴周围的螺旋孔达螺旋小管内的螺旋神经节。分布蜗顶的纤维则通过蜗轴的中央管达螺旋神经节。位于蜗轴与骨螺旋板相连处的螺旋神经节（spiral ganglion）由双极细胞组成。双极细胞的中枢突组成蜗神经（cochlear nerve），神经束的外层由来自蜗底周的纤维组成，故传送高频音的冲动；来自蜗顶部的纤维组成蜗神经的中心部。螺旋神经节内双极细胞的周围突穿过骨螺旋板分布于螺旋器的毛细胞。蜗神经分从耳蜗至中枢方向的传入神经和从中枢至耳蜗的传出神经两种，前者又分Ⅰ型神经元和Ⅱ型神经元。传入神经元（约 30 000 根）中 90%～95%（Ⅰ型神经元）直接与内毛细胞形成突触关系，即 15～20 根Ⅰ型神经元与 1 个内毛细胞相连；其余 5%～10%（Ⅱ型神经元）与外毛细胞相连，亦即 1 根Ⅱ型神经元分支

后与 10 个外毛细胞相连。传出神经元（约 1800 根）源于同侧和对侧橄榄复合体，多数支配外毛细胞。

蜗神经的传导径路（图 50-35）：螺旋神经节双极细胞的中枢突经内耳道底的终板形成蜗神经后，经内耳道入颅，终止于延髓与脑桥连接处的蜗神经背核和腹核，为听觉的第 1 级神经元，其胞体位于螺旋神经节。胞体位于蜗神经腹核与背核的第 2 级神经元发出传入纤维至两侧上橄榄体，尚有一部分纤维直接进入外侧丘系，并终止于外侧丘系核。自上橄榄核第 3 级神经元发出传入纤维沿外侧丘系上行而止于下丘，自外侧丘系核第 3 级神经元发出的传入纤维止于内侧膝状体。自下丘核或内侧膝状体核发出传入纤维（第 4 级神经元）经内囊终止于大脑皮质的听区即上颞横回。一侧蜗神经或蜗神经核损坏时，引起同侧全聋。由于第 2、3 级神经元有交叉及不交叉的纤维，来自任何一侧耳部的蜗神经冲动都可传至两侧大脑皮质的听区，故一侧外侧丘系或听皮质的损伤不会导致明显的两侧听力减退。

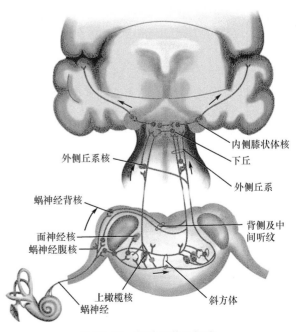

图 50-35　蜗神经传导径路

2. 前庭神经及其传导径路　前庭神经的第 1 级神经元位于内耳道底的前庭神经节(vestibular ganglion)。神经节内双极神经细胞上部细胞的周围突分布于上、外半规管壶腹嵴及椭圆囊斑,下部细胞的周围突分布于后半规管壶腹嵴及球囊斑(图 50-36)。双极细胞的中枢突构成前庭神经,约含 20 000 根神经纤维。

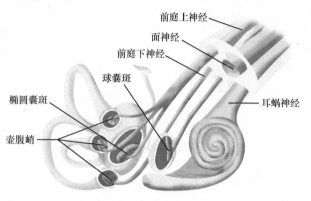

图 50-36　前庭神经的传导

前庭神经的传导径路(图 50-37):前庭神经在蜗神经上方进入脑桥及延髓,大部神经纤维终止于前庭神经核区,小部分纤维越过前庭神经核经绳状体而入小脑。前庭神经核位于脑桥和延髓部分,每侧共有 4 个,即前庭神经上核、外核、内核和下核。上核接受来自壶腹嵴的传入神经纤维,外核与内核主要接受来自椭圆囊斑及壶腹嵴的传入神经纤维,下核接受所有前庭终器的传入神经纤维。前庭神经核发出的第二级神经元有下列传导径路。①前庭脊髓束:前庭神经诸核发出的前庭脊髓纤维内侧束走向脊髓;前庭神经外核还发出下行纤维进入同侧脊髓前束。由于这种联

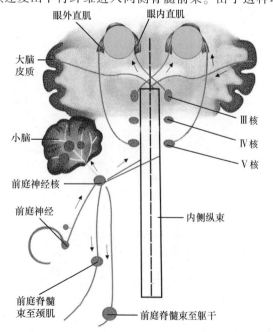

图 50-37　前庭神经传导径路

系,来自前庭的冲动可引起颈部、躯干和四肢肌肉的相应反应。②前庭眼束:前庭神经核发出的纤维达同侧、对侧的动眼神经核、滑车神经核和外展神经核。该联系与眼球的联合运动有关,对临床前庭功能检查有重要意义。③前庭小脑束:前庭神经核与小脑有丰富的联系。小脑接受来自前庭的冲动与本体感觉冲动来维持身体的平衡。④前庭网状束:前庭神经核发出的纤维到网状结构,并与迷走神经运动核、分泌核联系,导致前庭受刺激后自主神经反应,如恶心、呕吐、出冷汗、多涎和面色苍白等。前庭神经到大脑皮质的通路尚未确定,大脑皮质的前庭中枢在颞叶,可能在听皮质附近;或许顶叶尚有前庭代表区。

3. 传出神经系统　听觉皮层中枢发出三支主要下行纤维达丘脑、中脑及脑干,如听觉皮层各区的传出纤维投射到内侧膝状体之上行纤维发出区域,形成短的反馈环。主要听觉皮层区发出纤维投射至双侧下丘中央周围核。

耳蜗传出神经系统:传出神经通路是指下行通路,指将信号转达到外周听觉器官或者低位听觉中枢的路径。耳蜗传出神经元起源于脑干的上橄榄核,受高位听觉中枢的下行纤维的控制。耳蜗传出神经元的胞体与耳蜗腹核的传出纤维相联系,其中大部分纤维下行到耳蜗毛细胞,少部分纤维分布到耳蜗核。按照神经元的起源和路径,将耳蜗传出神经系统分为内侧橄榄耳蜗传出神经系统和外侧橄榄耳蜗传出神经系统。内侧橄榄耳蜗传出神经元的胞体位于上橄榄复合体内侧的上橄榄核,它的大部分纤维于第四脑室交叉到对侧,少部分纤维分布到同侧耳蜗,极少数纤维投射到双侧耳蜗。内橄榄耳蜗神经纤维末梢与外毛细胞的传入纤维形成突触联系。外侧橄榄耳蜗传出神经元则大部分投射到同侧耳蜗,少部分投射到对侧,与内毛细胞的传入纤维形成突触联系。

前庭传出神经系统:哺乳类动物前庭传出神经系统之神经元胞体位于脑干。猴的前庭传出神经系统之神经元约有 200 个,主要位于外展神经核与前庭神经上核之间及面神经降支背侧的区域。它们发出交叉和不交叉纤维双侧投射分布于同侧和对侧前庭末梢器官。传出神经末梢与前庭感觉上皮之 II 型毛细胞直接形成轴-体突触,与呈杯状包绕前庭感觉上皮之 I 型毛细胞的传入神经盏形成轴-树突触。乙酰胆碱被认为是前庭传出神经递质。晚近发现,乙酰胆碱的特异性标记物,胆碱乙酰化酶位于大鼠及人的前庭末梢器官之传出神经末梢。此外,降钙素基因相关肽和丁-氨基丁酸亦被发现位于前庭传出神经末梢,提示:乙酰胆碱和丁-氨基丁酸等均为前庭传出神经系统的神经递质。实验表现,前庭传出神经系统对前庭毛细胞及前庭传入神经的兴奋性有正、负两种影响,其生理意义尚待进一步阐明。

（陈观贵　张建国　翟锦明）

第二节　听觉生理

耳的生理功能一是听觉，二是平衡觉。在人类，耳是完成感受声音功能的唯一器官。平衡觉除了内耳平衡器官起了最重要的作用外，还有视觉系统及本体感觉的参与完成。人之所以能将世间的天籁之声带入我们的心灵，影响我们的情绪和行为，首先是耳接受、传导、感受声音并转化为神经信号，达到听觉中枢感知声音，完成了形成听觉的全过程。

一、声的物理学基础

要想更好地了解耳的生理功能，先要了解一点声音的基本知识。声音是空气分子的振动。物体的振动引起空气分子相应的振动，传入人耳导致鼓膜振动，通过中耳、内耳等一系列听觉器官的共同作用使人听到了声音。并不是所有的空气分子的振动都形成声音，空气分子的振动有一定规律，我们把它描述为"声波"，下面我们对"声波"做一个的阐述。

声波主要是物体振动产生的。把石头扔进平静的水面，会形成一组向四周扩散的水波，这是我们所能见到的比较直观的"波"，空气分子振动形成的声波要复杂一点，它是从声源向四周立体扩散的一组疏密波。空气分子并不是从声源一直跑到您的耳朵，而是在它本来的位置振动，从而引起与它相邻的空气分子随之振动，声音就是这样从声源很快地向外传播的，声音在空气中的传播速度是340m/s。粒子的振动方向与波的运动方向是平行的。波需要通过介质来传播，声波的传播介质是空气分子，所以真空里声音是不能传播的。

二、听觉的一般特性

声音有物理属性和生理属性两种含义。在物理学上它指声波，在生理学上指声波作用于听觉器官所引起的主观感觉。声音的强度是客观的声音能量的大小，当一定强度的声波作用于人耳后所引起的认识声音强弱的感觉称为响度，是主观的。

频率是声音的物理特性。音调是听觉器官受到某一频率的声音刺激后所产生的主观感觉。唱歌时，一首歌曲音调可以唱高一些，也可以唱低一些。高音部的音调高，低音部的音调低，我们把"声音的高低叫做音调"。频率不受声音强度的影响，音调可因强度不同而有差异。当声音在一般强度下，频率与音调关系相互一致，但当强度增加时，低频音调显得更低而高频音调显得更高。在日常生活中所接触到的声音，除极少数是纯音外，绝大部分都是复合音。各种乐器产生的声音是由若干频率和振幅不同的纯音所组成。基音（fundamental tone）物体振动时所发出的频率最低的音，其余为泛音，也就是发音体整段振动。基音决定了音高。泛音（Harmonic overtone）除了发音体整体振动产生的基音外，其 1/2、1/3、1/4 等各部分也是同时振动。泛音的组合决定了特定的音色，并能使人明确地感到基音的响度。乐器和自然界里所有的音都有泛音。音色（tone-color）指音的感觉特性。发音体的振动是由多种谐音组成，其中有基音和泛音，泛音的多寡及泛音之间的相对强度决定了特定的音色。

声阻抗（acoustic impedance）：声被传递过程中，振动能量引起介质分子位移所遇到的阻力。

听阈（hearing threshold）：声音必须达到一定强度才能引起听觉。引起听觉的最小强度称为听阈。也可以说，每个人对各种频率的纯音信号都有一个能感受到的最小强度，这个刚刚能听到的声音强度就是某个人对某种频率声音的听阈。人耳对不同频率声音的听阈各不相同，对 1~4kHz 频率区的声音最敏感。人耳的听阈随着音频不同而有变化，能听到的强度越低，说明听力越好；强度越高听力越差。所以临床上常用听阈的值来代表听力的好坏。听阈是测定听力损失的最基本的测验。听阈的单位用分贝来表示。

听力计零级（audiometric zero）：临床上应用的纯音听力计就是将正常青年人在各频率所听到的听阈平均计算后作为零值，即听力零级，也就是我们所说的听力级。它与声压级之间有一种换算的关系。常用的听力计设计就是以他们的平均听阈作为标准零级。因此，阈值的测定可以反映各种听觉障碍的程度。

研究结果表明人类的听觉范围在 20~20 000Hz 之间。低于 20Hz 叫做次声，高于 20 000Hz 为超声。次声和超声都是人耳听不到的声音。人类的语言交往中常用的语言声多在 500~4000Hz 之间。通过研究表明，人耳在 500Hz 处对语言的接受程度很高，在 1000~2000Hz 处对语言的识别程度最敏感，超过 4000Hz 以上，声音小了听不清，声音大了感到不舒服。所以，目前在国内外都采用 500Hz、1000Hz、2000Hz 作为语言频率区，此范围内的听力损失程度的大小，对语言的可懂度非常重要。目前，国内外都用语言区频率的听阈平均值来代表听力情况，即以上 3 个频率的阈值相加再除以 3 所得的平均值。正常听力者的语言频率范围阈值在 10dB 左右,如果超过 26dB 则考虑为听力下降。声音可以通过气传导和骨传导两个途径将声音传入内耳,正常的生活状态下以气传导为主。

要点提示

1. 听阈:声音必须达到一定强度才能引起听觉。引起听觉的最小强度称为听阈。

2. 听力计零级:正常青年人在各频率所听到的听阈平均计算后作为零值,即听力零级。

3. 语言频率:人类的语言交往中常用的语言声多在 500~4000Hz 之间。一般采用 500Hz、1000Hz、2000Hz 作为语言频率。

三、声音传入内耳的途径

声音经两条途径传入内耳。一是通过耳郭、耳道、鼓膜及听骨链,二是通过颅骨,前者为空气传导,后者为骨传导。

1. 空气传导(air conduction) 空气传导的途径:耳郭收集声波,经外耳道抵达到并振动鼓膜。鼓膜的振动带动听骨链的振动,直接将振动波传入内耳的外淋巴,外淋巴液的振动使得基底膜振动,使毛细胞产生弯曲,引起毛细胞的电活动,产生神经冲动,沿脑干听觉传导路径达大脑颞叶的听觉皮质中枢而产生听觉。淋巴液振动波在耳蜗内的传播一般认为当镫骨底板振动时,圆窗向相反的方向振动,从而内耳的淋巴液产生振动。生理状态下,以空气传导为主。

完整的鼓膜和正常的听骨链,在人类的听觉生理中有重要意义。第一,不仅能使外来的声波不能直接到达圆窗膜,还能使到达圆窗膜的声波与到达卵圆窗的声波的位相之间造成差异,这种位相差能减少声波同时到达两窗对消作用,同时促进耳蜗内淋巴液的流动。一般对消作用可以使听力损失 20dB。第二,鼓膜完整听骨链中断时,鼓室内空气振动对两窗同时增压,对消作用减少了淋巴液的流动,引起听力下降。第三,在鼓膜穿孔的情况下,根据中耳的病变不同,声波进入鼓室,引起空气振动传导两窗时,可能是对消作用、促进作用或圆窗起主导作用。

2. 骨传导(bone conduction) 声音除了通过鼓膜听骨链传入内耳,还可以通过颅骨传到内耳,称为骨导。骨导有主要途径和次要途径。骨导的主要途径是指声波从颅骨传到耳蜗时其主要是使耳蜗壁发生振动,而耳蜗壁振动又可以通过压缩式骨导和移动式骨导两种方式引起内耳感受器的兴奋。

(1)移动式骨导:当声波振动颅骨时,整个头颅包括迷路在内,即作为一个整体而反复来回移动。迷路内的淋巴由于惰性而在来回移动中稍落后于迷路

骨壁,因而耳蜗的淋巴好像水瓶内之水来回地晃动。故当每个移动开始时,淋巴液则向相反的方向移动,因而基膜发生往返的位移,使毛细胞受到刺激而感音。听骨链的惰性在移动式骨导时也起到一定作用。由于听骨链是借前庭窗较松弛地附着于颅骨上,故当颅骨移动时,听骨的活动亦稍落后于迷路骨壁。因而镫骨底板的活动类似通常气导引起的振动。当频率低于 800Hz 的声波振动颅骨时,移动式骨导起主要作用(图 50-38)。

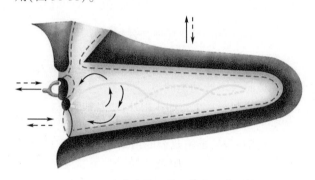

图 50-38 移动式骨导的耳蜗淋巴流动情况

(2)压缩式骨导:当声波振动颅骨并在其疏密时的相对作用下,颅骨包括骨迷路呈周期性的压缩与弹回。在声波密部作用下,迷路骨壁被压缩,但内耳淋巴液的可压缩性很小,故只能向蜗窗或前庭窗移动。前庭阶与鼓阶的容量之比为 5:3,即前庭阶的外淋巴比鼓阶的多,而蜗窗的活动度较前庭窗大 5 倍。故当迷路骨壁被压缩时,则半规管和前庭内的淋巴被压入容量较大的前庭阶,再向鼓阶流动,使蜗窗膜外凸,因而基膜向下移位。迷路骨壁弹回时,淋巴恢复原位,基膜亦随之向上移位。由于声波疏密相的交替作用致使基膜反复振动,因而有效地刺激毛细胞而感音,当频率高于 800Hz 的声波振动颅骨时,压缩式骨导起主要作用(图 50-39)。

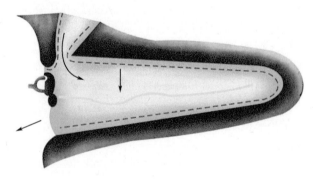

图 50-39 压缩式骨导的耳蜗淋巴流动情况

声波振动颅骨直接传入内耳的上述二种方式,一般是协同进行的。但因频率高低不同,二者所起作用的主次有异。此外,骨导还有一个次要传导途径,是指颅骨接受声波作用而振动,从而将声波传至外耳道、鼓室及四周的空气中,再引起鼓膜振动,继之以正

常气导方式传入内耳,称骨鼓途径。

要点提示
1. 空气传导的途径,生理状态下,以空气传导为主。鼓膜→听骨链→外淋巴液→基底膜→毛细胞电活动→听神经→听觉皮质中枢。
2. 声音直接通过颅骨传到内耳,称为骨传导。主要有压缩式骨导和移动式骨导两种方式。

四、外耳的生理

人的耳郭虽较某些低等哺乳动物的小并且不能活动,但仍可收集声波到外耳道。耳郭形似喇叭可收集声音。双侧耳郭协同集声可以判断声源方向。其表面凹凸不平呈喇叭形,故有其自身的滤波特性,可随声波的入射角不同而改传入声的特性。

外耳道是一根稍弯曲成"S"形的管道,始于耳甲腔底之外耳道口,止于鼓膜,长 2.5~3.5cm。外耳道上皮组织有耳毛和耵聍腺分泌,有抗菌和阻止异物进入的作用,鼓膜在外耳道底可避免外界的直接损伤。同时外耳道为一个一端封闭的管腔,根据物理学原理,这样的管腔可对波长为 4 倍的声波起最佳的共振作用,外耳道的共振点在 4000Hz 处,可使该频率范围的声压提高 10~12dB,即增压作用。

五、中耳的生理

中耳主要的功能是传音声阻抗匹配作用。声波从空气中传入内耳淋巴液,仅有约 0.1% 的声能传入,其余 99.9% 的声能由于空气和水介质密度不同而被反射,相当于丧失约 30dB。因此,必须有一种特殊的传声变压装置,方能使声波有效地传入内耳淋巴液内。中耳的解剖结构就是这样一种传声的变压装置。

1. 鼓膜的生理功能　鼓膜具有集音和扩音作用。在声波冲击鼓膜,鼓膜聚周围振动于中央部,其振动力量增强,经锤骨柄传入,引起听骨链及鼓室内的空气发生振动,再由内耳卵圆窗振动内外淋巴液变为液波,振动基膜,使位于基膜上的螺旋器受到刺激,产生神经冲动经听神经传导至大脑听中枢,而产生听觉(图 50-40)。鼓膜可保护内耳圆窗膜,使之不受音波过分的干扰而损伤。鼓膜也能保护中耳,如果鼓膜破裂穿孔,细菌容易直接侵入中耳腔内而发生中耳炎。鼓膜的功能是接受外界声波,产生震动,向中耳传导。

2. 听骨链的生理功能　听骨为人体中最小的骨,又称为听小骨。锤骨柄和鼓膜紧张部紧紧地连在一起,当鼓膜发生振动,整个听骨链即随之而动。三块听小骨中,任何一块被炎症腐蚀破坏或受到损伤,

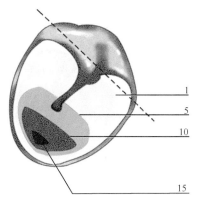

图 50-40　鼓膜振动幅度(每一闭合曲线范围的振幅相等,数字表示振幅的相对值)

都能使传导声音的听骨链中断,致使听力下降。如慢性化脓性中耳炎,由于长期慢性炎症腐蚀破坏听骨链,可造成传导性耳聋。此外,粘连性中耳炎,可导致听小骨粘连,活动性减退而致听力下降。

中耳增压效应主要有以下两个因素:①鼓膜面积和镫骨足板面积的差别。鼓膜振动时,实际发生振动的面积约 55mm^2,而镫骨足板的面积只有 3.2mm^2,如果听骨链传递时总压力不变,则作用于镫骨足板上的压强将增大 55/3.2 = 17 倍。②听骨链的杠杆作用。听骨链作为一个杠杆,将声波震动由鼓膜传至内耳。以听骨链的运动轴心为支点,可将锤骨柄与砧骨长脚视为杠杆的两臂,长臂和短臂之比约为 1.3∶1,即锤骨柄较长,于是短臂一侧的压力将增大为原来的 1.3 倍(图 50-41)。这样算来,整个中耳传递过程的增压效应为 17×1.3 = 22.1 倍,相对于 27dB。若加上鼓膜弧度的杠杆作用,则增益更多。因声阻抗不同,声波从空气到达内耳淋巴液时所递减的能量约 30dB,通过中耳的增压作用得到了补偿。

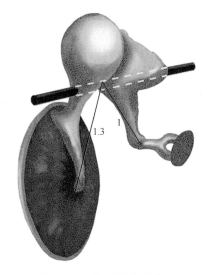

图 50-41　听骨的杠杆作用

在听骨链传声的过程中镫骨的运动形式比较复

杂。在中等强度声音作用时,镫骨底板运动是沿其后脚垂直轴振动。因此底板前部的振动大于后部,使外淋巴液来回振动。当声音强度接近痛阈时,镫骨底板沿其前后轴运动,外淋巴液只在前庭窗附近振动,可避免强声引起的基膜过度振动,保护内耳免受损伤(图50-42)。

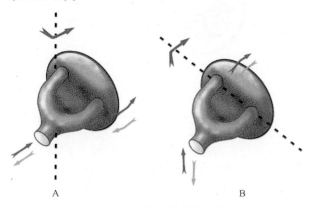

图 50-42　镫骨活动的转轴
A. 中等声强时沿后脚垂直轴振动;B. 高声强时沿前后轴转动

3. 鼓膜张肌和镫骨肌生理　中耳有鼓膜张肌和镫骨肌两个肌肉,鼓膜张肌收缩可使鼓膜向内拉紧,可稍增加鼓膜紧张度和鼓室内压力,镫骨肌收缩可将镫骨向外拉,这两个肌肉的反射性收缩均可减少声波的振幅,以保护内耳免遭损伤。

中耳肌肉在受到外界声刺激或其他刺激时会发生反射性收缩,镫骨肌收缩是靠镫骨肌反射弧完成。但非听觉性因素也可引起中耳肌收缩,包括自发性收缩、身体运动、发音、面肌运动、外耳道受刺激和随意收缩等。

镫骨肌反射弧如下。

两条同侧反射路径:①耳蜗腹侧核→面神经核→同侧面神经→同侧镫骨肌;②耳蜗腹侧核→同侧上橄榄核复合体→面神经核→同侧面神经→同侧镫骨肌。

两条对侧声反射径路:①同侧耳蜗腹侧核→同侧上橄榄核复合体→对侧面神经核→对侧面神经→对侧镫骨肌;②同侧耳蜗腹侧核→交叉到对侧上橄榄核复合体→对侧面神经核→对侧面神经→对侧镫骨肌。

正常健康人的镫骨肌反射阈值为70~80dB,鼓膜张肌的反射阈值一般比镫骨肌反射阈值高15~20dB。

4. 咽鼓管生理功能　正常情况下咽鼓管是中耳腔通往外界的唯一通道,而中耳要维持正常功能必须保持中耳腔压力与外界大气压相等。咽鼓管在一般情况下是关闭的,只在吞咽、打呵欠等情况下才做瞬间开放。平时说话和呼吸时在鼻咽产生的压力变化均不能冲开关闭的咽鼓管。擤鼻所产生的压力能使咽鼓管开放。这种关闭状态可以阻隔鼻咽部的说话和呼吸音的传入中耳,起到防声作用。鼓室与咽鼓管黏膜杯状细胞与黏液腺产生的黏液,可以通过咽鼓管

上皮的纤毛运动,不断地向鼻咽部排除。咽鼓管软骨段黏膜较厚,黏膜下有疏松结缔组织,使黏膜表面产生皱襞具有活瓣作用,对阻止鼻咽部的液体、异物和感染灶进入鼓室有一定作用。

六、内耳的生理功能

内耳又叫作迷路,分为耳蜗、前庭及半规管。19世纪意大利解剖学家柯替发现了耳蜗中的结构,此后即被称之为柯替器。在基膜上有由支柱细胞、外毛细胞和胶状盖膜等构成,是听觉感受器的主要部分。螺旋器外毛细胞的纤毛嵌入盖膜之中,而内毛细胞的纤毛于盖膜之间没有直接接触。

1. 耳蜗的传音感音生理　人的基底膜长度约为31.5mm,但其宽度从耳蜗底周至耳蜗顶周逐渐增宽。在近镫骨处基膜宽度约为0.04mm,近蜗孔处约0.5mm。结果是,低频声音产生的液波使基膜较宽部分的位移振幅最大。相反,高频声音的液波作用于较窄而劲度大的基膜部分使该处的振幅最大(图50-43)。但基膜并不是听觉的感受器,而位于基膜上的螺旋器才是听觉感受器。螺旋器含数排毛细胞和周围的支持细胞。毛细胞顶部的胶状物是盖膜。基膜和盖膜附着于蜗管,并且有一定的活动度。前庭阶和鼓阶内含淋巴液,位于蜗管的两侧。声波在蜗管内的淋巴液造成可传导的行波。

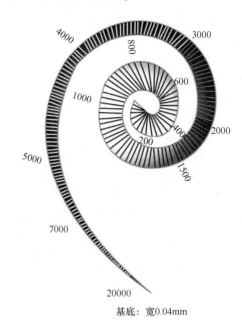

基底: 宽0.04mm

图 50-43　基膜的频率分布

耳蜗放大器的理论:是在"行波学说"和"电池学说"的基础上,引入了外毛细胞电致运动的机制而形成的。目前一般认为耳蜗放大器的工作原理如下:声音通过鼓膜和听骨链的振动引发了基膜行波,使蜗隔的上下振动从蜗底向蜗顶方向传至对声音频率反应

最大的部位。由于基膜和盖膜上下振动的支点不同，因此在柯替器网状板与盖膜之间就出现了剪切运动，使外毛细胞纤毛发生内外方向的摆动而产生感受器电位，后者通过外毛细胞侧膜的马达蛋白（prestin）使外毛细胞发生沿胞体纵轴的伸缩运动，这种运动跟随声音的周期，能够产生足够大的机械力作用在基膜上，使与刺激声频率相应的基膜上最佳反应部位（即基膜行波的波峰）附近的振动得到加强，这样就相当于将声音放大；同时，基膜振动的调谐也能变得非常尖锐。耳蜗放大器的这种工作原理在蜗隔上形成了一个"机械→电→机械"的正反馈环路，能够有效地克服基膜振动的阻尼并使振动增强。耳蜗放大器的工作有明显的频率和强度特性，即仅放大与刺激声频率相应的最佳反应部位附近的基膜振动，而且主要对低强度声有放大作用（可放大 40dB 以上），随刺激声强度增高，放大作用逐渐减弱。这样，耳蜗放大器不仅大大提高了耳蜗对阈值附近声音的感受能力，提高了耳蜗的频率分辨能力，也扩大了耳蜗对声音强度的感受范围（图 50-44）。

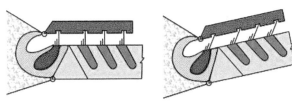

图 50-44　毛细胞纤毛剪切运动

毛细胞转导过程：正的蜗内电位和负的毛细胞内静息电位共同构成跨过毛细胞顶部膜的电压梯度，耳蜗隔部的运动引起毛细胞静纤毛弯曲，后者通过牵引静纤毛之间的横向连接而使静纤毛离子通道开放，离子（主要是 K^+）顺电压梯度进入毛细胞，引起毛细胞去极化，后者引起毛细胞释放化学递质而兴奋听神经纤维。近年来毛细胞膜离子通道的研究进展已揭示，Ca^{2+} 钙离子参与毛细胞部分 K^+ 通道的调控，以及毛细胞神经递质的释放过程。

2. 耳蜗的编码功能　根据毛细胞的位置、形态学及与听神经的连接关系可把外毛细胞与内毛细胞区分开来。约 95% 听神经的传入纤维完全来自内毛细胞。因此，他们把来自内耳的信息传达到脑的有关部位。外毛细胞与剩余的 5% 传入纤维相接触，但他们还接受来自脑内的神经元的绝大部分轴突末端。每根听神经包含 24 000～50 000 根轴突，因动物种类而有所不同。这些轴突将神经冲动簇传递至脑，这些冲动对中枢神经系统为感受环境中的声音所需的全部信息进行编码。在耳蜗和听神经的水平，有着若干机制参与对声音频率和强度的编码。那些需要利用双耳的更复杂的声音参数的编码，如声音的定位或运动则发生在中枢神经系统。我们知道，声波经过耳蜗毛细胞的换能作用转变为神经冲动，成为传递声音的信息。但神经冲动是以全或无形式传布的，单纤维的神经冲动其振幅和与波形都是相对固定的，因此神经冲动的振幅波形不能反映声音的特性，只能依据神经冲动的节律、冲动的时间间隔及发放神经冲动的纤维在耳蜗基膜上的起源部位来传递不同形式的声音信息。我们把神经冲动在听神经纤维上传输时的时间与空间构型称为听觉信息的编码。因为频率和强度是声音的两个重要的参数，因此听觉系统对听觉信息的编码主要包括频率编码和强度编码。

3. 听觉掩蔽（auditory masking）　两个声音同时呈现时，一个声音因受到另一个声音影响而减弱的现象。在日常生活中经常可以遇到声音的掩蔽现象。一个可听声由于其他声音的干扰而使听觉发生困难，前者必须增加强度才能重新听到，这种阈限强度增加的过程和强度增加的量就叫声音的掩蔽效应。要听的声音叫作被掩蔽音，起干扰作用的声音叫掩蔽音，影响掩蔽效果的有频率、强度等因素。

4. 耳声发射　耳科学领域近 20 年来重大的研究进展之一是对耳声发射现象的探讨。耳声发射是在听觉正常者的外耳道记录到的耳蜗生理功能活动的声频能量，一般认为其起源于耳蜗螺旋神经器外毛细胞的主动运动，与外毛细胞的功能状态关系密切，是一个主动的耗能过程，是耳蜗主动力学过程的一个现象，从而说明了耳蜗具有双向换能器的作用。研究证明，外毛细胞整个胞壁中存在肌动蛋白、肌球蛋白等收缩性蛋白，此为外毛细胞主动运动的结构基础。近年发现耳蜗单个外毛细胞的主动运动有缓慢和快速两者运动方式，缓慢运动可能调节基膜的机械特性，而快速运动则使传入的声信号增益，从而增强了对声音的敏感性，并使耳蜗的频率选择（或频率调谐）更加敏锐。给声时基膜的震荡和毛细胞膜电位的非线性反应特征，均为耳蜗主动机制提供佐证。耳声发射目前广泛的应用于临床，帮助了解耳蜗的功能状态。

5. 传出神经对耳蜗功能的调控　耳蜗螺旋器除了传入神经纤维之外还与传出神经纤维相连，受听觉传出系统的调控。支配螺旋器的传出神经纤维来自上橄榄核附近的神经元，称橄榄耳蜗束，主要支配外毛细胞。目前认为橄榄耳蜗束的作用可能在于抑制低、中强度声音刺激产生的传入神经电位，从而使听觉系统对较高强度声音信息的辨别能力得以提高。

6. 耳蜗生物电现象　除细胞内电位以外，在耳蜗尚可以引导出如下四种电位：①蜗内电位：是蜗管内淋巴记录到 +50～+80mV 的静息电位，又称蜗内直流电位。是由血管纹细胞的主动分泌过程所形成，它有赖于血管纹细胞的钠-钾泵的作用。它是毛细胞跨膜电位差的组成成分，在毛细胞转导过程中有重要的意义，哺乳类动物蜗内电位对缺氧敏感。②耳蜗微音电位：基膜振动经柯替器盖膜和表皮板之间的剪切运动,导致毛细胞纤毛交替性弯曲与复位,调制毛细胞顶部膜电阻呈交替性下降和增加,产生交流性质的毛细胞感受器电位。耳蜗微音电位响应速度极快,潜伏期小于0.1ms,无不应期,在人和动物语言频率范围内可重复刺激声的频率。③和电位:是感受器电位。它是在中等或较强声波刺激时,由毛细胞产生的一种直流性质的电位变化。④听神经动作电位:耳蜗换能后所产生的电信号,它的作用是向中枢传递声音信息。从听神经干,或从耳蜗附近(如蜗窗电极)引导出的电位是许多听神经纤维同步排放的电能,通过容积导体传导到电极部位的电位变化,称听神经复合动作电位。对缺氧、代谢抑制剂等药物比较敏感。此四种耳蜗生物电位除蜗内电位以外,后三种皆由声波刺激所引起(图50-45)。

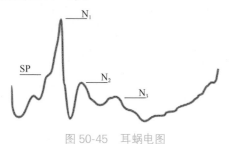

图50-45 耳蜗电图

听觉中枢有关的结构除螺旋神经节及听神经外,尚包括蜗神经核、上橄榄核、斜方体核、外侧丘系核、下丘、内侧膝状体和听觉皮层等。

听觉中枢生物电现象:声刺激引起听觉末梢和中枢神经系统的诱发电位或听性诱发反应。听性诱发反应根据电反应的潜伏期和时程,可分初反应、快反应、中反应、慢反应及迟反应。由于听性诱发电位可客观反映听觉末梢或听觉中枢神经系统的功能状态,已被列为临床听力检查内容。

要点提示

1. 外耳道有抗菌、阻止异物进入、防止损伤的作用。

2. 外耳道对4000Hz的声音有增压作用。

3. 中耳增压效应:①鼓膜面积和卵圆窗膜的面积比55÷3.2=17倍。②听骨链中杠杆比约为1.3∶1。中耳增压效应为17×1.3=22倍。

4. 镫骨肌收缩是靠镫骨肌反射弧完成,该反射对内耳有生理性保护作用。

5. 咽鼓管的生理功能:压力平衡、防声作用、排液作用、活瓣作用。

6. 内耳对声音有主动放大作用。

(陈观贵 张建国 翟锦明)

第三节 平衡生理

前庭系统生理学是研究前庭系统功能及其正常活动规律的科学。人体主要依靠前庭觉、视觉及本体觉组成的"平衡三联"的协调作用来维持平衡。平衡三联中如有一个系统发生障碍,在代偿功能发生后,靠另外两个系统仍能维持平衡,但如有两个系统发生障碍,人体即不能维持平衡。

前庭系统专司平衡,在维持平衡方面最为重要。半规管壶腹嵴感受头的旋转运动,即感受头部角加速度运动刺激;而耳石器感受头部直线加速度运动刺激。重力也属于一种直线加速度运动,当头倾斜时,耳石器可感受头部相对于重力方向的改变。因此,可将所有作用于人体、并可引起前庭平衡反应的外力,分为角加速度运动和直线加速度运动两大类。

视觉感受器主要提供头部相对于环境物体位置的变化及头部相对于周围物体运动的信息。这些信息有助于中枢神经系统确定从耳石器传入的信号是由头部相对于重力方向的倾斜刺激而引发,还是因头部线性运动刺激所产生的。

体感系统通过位于肌腱、关节和内脏的本体感受器,感受身体的位置和运动,以及身体各部位的相对位置和运动。例如,体感信息可帮助中枢神经系统区别头部旋转的信号是头部相对于颈部的运动所刺激而产生,还是由躯体在腰部的弯曲所引起。

1. 前庭毛细胞生理 前庭毛细胞分为Ⅰ型和Ⅱ型两种,Ⅰ型毛细胞呈壶状,颈部以下为神经盏所包围。Ⅱ型毛细胞呈柱状,仅在底部接触神经末梢。前庭感觉上皮的中央部多Ⅰ型细胞,周边部多Ⅱ型细胞。毛细胞的顶面有一根动纤毛和多根静纤毛,动纤毛较长较粗,位于一侧,靠近动纤毛的静纤毛较长,离得远的较短。壶腹嵴毛细胞的纤毛埋于嵴帽内,椭圆囊和球囊毛细胞的纤毛埋于耳石膜中。在头部运动或倾斜过程中,毛细胞纤毛随壶腹嵴帽或耳石膜运动,发生弯曲。若静纤毛向动纤毛方向弯曲,毛细胞胞膜离子通道开放,离子内流入细胞,膜电位的电压发生变化,释放神经递质,后者作用于传入神经末梢,前庭神经纤维发放冲动增加,即产生兴奋。而当静纤毛向相反方向弯曲时,胞膜离子通道关闭,毛细胞发生超极化,前庭神经纤维发放冲动减少,产生抑制。在外半规管壶腹嵴上,动纤毛分布在近椭圆囊的一侧,在两垂直半规管壶腹嵴上,动纤毛则分布在背离椭圆囊的一侧。

2. 半规管的生理 由于3个半规管基本互相垂直,因此能感受三维空间中任一平面的角加速度刺激。每对半规管对其所在平面上的角加速度旋转最敏感,即引起的刺激最大。如角加速度方向与各半规管都不平行,引起的反应将视作用于各半规管的分力而定。

人类日常生活多在平面上活动,因此刺激主要作用于外半规管。刺激壶腹嵴引起的反应有眩晕、眼震、倾倒、颈及肢体张力改变和自主神经系统反应。反应的强弱一般与刺激强度成正相关。

刺激前庭引起的眼震称前庭性眼震,有快、慢相之分。前庭反应中最特殊的是躯体做旋转运动时出现的眼球不随意颤动,称为眼震,常被用来判断前庭功能是否正常。眼震主要由半规管受刺激而引起,而且眼震颤的方向也由于受刺激半规管的不同而不同。当人体头部前倾30°而围绕人体垂直轴旋转时,主要是刺激了两侧水平半规管壶腹嵴内的毛细胞,出现的眼震颤也是水平方向的。如向左旋转,当旋转开始时,由于内淋巴的流动,左侧毛细胞所受刺激增强而右侧所受刺激减弱,这时出现两侧眼球缓慢向右侧移动,这称为眼震颤的慢相;当慢相使眼球移动到两眼裂右侧端而不能再移时,又突然返回到眼裂正中,这称为眼震颤的快相;此后再出现新的慢相和快相,往返不已。当旋转变为匀速旋转时,旋转虽在继续,但由于两侧壶腹嵴所受刺激一样,于是眼球不再震颤而居于眼裂正中。当旋转停止时,内淋巴又由于惯性作用而不能立即停止运动,于是两侧壶腹嵴毛细胞所受刺激又不相同,但情况正好与旋转开始时相反,于是又引起一阵由方向相反的慢相和快相组成的眼震颤。临床和特殊从业人员常进行眼震颤试验以判断前庭功能是否正常。在同样条件下震颤时间过长或过短,说明前庭功能有过敏或减弱。慢相是前庭反射引起的眼运动,与内淋巴流动的方向一致,也与倾倒的方向一致。快相是中枢对眼位的纠正,与慢相相反,快相指向兴奋侧壶腹嵴。眼震主要在受刺激的半规管所围成的面上运动,刺激外半规管引起水平型眼震,刺激前或后半规管引起旋转型眼震。一般倾倒的方向与内淋巴流动方向一致,该侧的肌张力也增强。

内淋巴的流动与诱发性眼震之间的关系可以根据下述三定律推知:①Flouren 定律:诱发性眼震所在的平面与受刺激的半规管的所在平面相同。②Ewald第一定律:外半规管壶腹顶受到刺激时,如内淋巴是向壶腹流动,此时,将产生较强的反应;如为离壶腹流动的,将产生较弱的反应,强弱之比约为 2:1。垂直半规管受到刺激时,则情况与之相反。③Ewald第二定律:眼震快相向着受刺激较强侧的半规管。

3. 椭圆囊斑和球囊斑的生理　椭圆囊和球囊中的囊斑能感受头部位置及其直线加速运动刺激。其主要功能是感受直线加速度,维持人体静态平衡。囊斑平面上有许多毛细胞,毛细胞顶部的纤毛埋植在一种称为耳石膜的胶质板中,位觉砂膜上的耳石由蛋白质与碳酸钙所组成,且其比重大于内淋巴。

静止时耳石受重力作用对毛细胞产生持续而恒定的刺激,神经冲动传入前庭中枢,通过神经反射传至全身随意肌,维持肌张力,保持人体静态平衡。当人体直立时,椭圆囊囊斑处于水平位,毛细胞顶部朝上,位觉砂膜位于纤毛的上方;球囊囊斑则处于垂直位,位觉砂膜悬于纤毛外侧。头向一侧倾斜,耳石膜在重力加速度下则做移位,毛细胞的纤毛随之偏斜,偏斜的程度与倾斜角有关,在直角范围内倾斜角越大,对囊斑的刺激越大。

在加速度作用下,由于惯性作用,耳石膜移动较内淋巴慢,因此两者朝相反方向移动。加速度愈大,耳石膜偏位也愈大,囊斑所受刺激愈强。此外,囊斑平面上的毛细胞,其纤毛排列方向各不相同。这种安排使毛细胞有可能感受到各个方向的直线加速度刺激。当头部位置改变时,位觉砂膜与毛细胞的相对位置发生改变,引起毛细胞顶部膜上纤毛的弯曲变化,从而改变毛细胞的兴奋性,再通过突触传递影响前庭神经的传入冲动,使人感知头部的位置和运动状态。

另外,球囊斑主要感受额状面上的静态平衡和加速度,影响四肢内收肌和外展肌的张力;椭圆囊斑主要感受矢状面上的静态平衡和加速度,影响躯体伸肌和屈肌的张力。在日常生活中囊斑和壶腹嵴往往同时受到刺激,彼此间相互协调,传入的神经冲动在前庭系统中就已有初步的综合加工。传入冲动还可引起人的姿势反射。例如,人突然向前倾倒时位觉砂向后牵拉毛细胞的纤毛,这可反射性地引起背部肌肉的紧张度加强。

4. 前庭传入传出系统　前庭感受器受刺激后,前庭神经节的向心纤维把冲动传入前庭诸核及小脑等神经中枢,这些中枢也有传出纤维又把中枢的信息传给前庭感受器,形成前庭的反馈系统。前庭传出系统主要起抑制末梢感受器的作用,调整传入信号,对机体起到一定的保护作用。前庭系统的反馈与听觉系统的反馈一样,也属于交叉的负反馈,其生理意义在于使传入信号更有效,而当受到强烈刺激时产生抑制性控制,避免引起过于强烈的反应,起到一定保护作用。

前庭皮层中枢的功能是综合分析迷路的神经冲动,感知身体的位置和姿势。初步认为前庭中枢位于颞叶,其确切的联系尚待进一步研究探讨。

综上所述,前庭系统病变发生在前庭核区以下,病理性刺激向上传到前庭神经核,继而影响到所有的传导束,故可以产生全部的前庭异常反应,如眩晕、眼震、平衡失调、呕吐、出汗、面色苍白、错指物位等,称前庭反应协调。病变发生在前庭神经核以上者,因很难使所有的传导束同时都受到影响,故出现一部分前庭异常反应,另一部分前庭反应仍正常,称前庭反应分离。这种现象对前庭系统病变的定位诊断有帮助。

5. 前庭代偿与失代偿　当人或动物的一侧或双侧前庭损伤后可出现头晕、眼震和平衡障碍等症状体征,经过一段时间后这些症状体征可逐渐消失,平衡功能有不同程度恢复,这种现象称为前庭代偿。前庭神经和前庭神经核电位恢复,这种代偿作用的发生与中枢神经系统功能密切相关,是在前庭受损伤后,外周及中枢神经系统重新匹配组合,建立新的平衡过程。前庭代偿产生的快慢与损伤的程度有关,也与动物的种类有关;对于人类而言,还与年龄、体质、注意锻炼与否等有关。年轻人比年老人代偿快、平素体健人在前庭功能突然丧失后,一般约一周可以建立代偿。但是前庭代偿建立后很易再被病理因素打乱称为失代偿。失代偿后仍可再次恢复代偿。

6. 前庭疲劳现象 前庭疲劳(fatigue)和前庭适应(adaptation)现象,两种现象存在的时间均较短。对持续或反复刺激引起前庭反应低下或消失的现象称为前庭疲劳。它是发生在前庭神经或核,是由化学递质的聚集阻止了突触间的传递所致。经短暂休息后可有一定恢复,数分钟至数小时后前庭功能可完全恢复。前庭适应是指长时间刺激引起的前庭反应减弱现象。适应发生在感受器内,当刺激去除后数分钟前庭功能即可恢复到原反应水平。

总之,前庭系统与其他神经系统之间存在着广泛联系,前庭反馈系统涉及多系统,这可能有助于说明为什么头晕或眩晕症状如此常见。前庭系统与其他神经系统,特别是与自主神经系统之间的相互作用不但对运动病的发生而且对"前庭-自主神经系统"疾病的发病机制都有密切关系。而且前庭反馈机制、前庭供血和迷路液循环规律及有关的生物化学和免疫作用等的研究,对航天医学和临床眩晕病的防治都有极其重要的意义。近年的研究表明,内耳可接受抗原刺激,继而产生免疫应答。它具有保护内耳的作用,但如果过分强烈,则可损伤内耳导致自身免疫性内耳疾病。

要点提示

1. Flouren 定律:诱发性眼震所在的平面与受刺激的半规管所在平面相同。

2. Ewald 第一定律:外半规管壶腹顶受到刺激时,内淋巴是向壶腹流动,产生较强的反应;离壶腹流动,将产生较弱的反应。

3. Ewald 第二定律:眼震快相向着受刺激较强侧的半规管。

4. 前庭神经核区以下病变,病理性刺激向上传到前庭神经核,继而影响到所有的传导束,故可以产生全部的前庭异常反应,称前庭反应协调。

5. 病变发生在前庭神经核以上者,因很难使所有的传导束同时都受到影响,故出现一部分前庭异常反应,另一部分前庭反应仍正常,称前庭反应分离。

(陈观贵　张孝文　张建国)

第五十一章 耳 的 检 查

第一节 耳的一般检查

在进行耳的一般检查之前,先要进行相关的病史询问。耳科患者的病史询问主要是对耳聋、眩晕、耳鸣、耳漏、耳痛等症状的询问,如耳聋的程度和时间、眩晕是否是旋转性、耳鸣音调的高低、耳漏时间、性质及气味等。同时还需要询问患者的职业(如是否接触噪声等),用药史(如是否用过耳毒性药物),年龄(是否是老年性聋或先天性聋)等。

一、耳廓和耳周的检查

耳廓和耳周的检查主要以望诊和触诊为主,注意有无异常。

1. 望诊 观察耳廓的形状,大小及位置,注意两侧是否对称,有无畸形、局限性隆起、皮肤红肿等。注意耳后有无脓肿,耳周皮肤有无红、肿、瘘口、瘢痕、赘生物等。外耳道口是否闭锁、狭窄,是否有脓血迹等。

2. 触诊 检查者两手以相等压力触诊两侧乳突尖及鼓窦区,注意有无压痛,耳周淋巴结有否肿大,指压耳屏或牵拉耳廓时是否出现疼痛(外耳道炎时疼痛明显加重)。如有耳后肿块,应注意有无波动感。遇有瘘口,应以探针探查其深度及瘘管走向。

3. 嗅诊 外耳道内有脓液时,要注意脓液是否有臭味;某些疾病的分泌物有特殊臭味,有助于鉴别诊断。例如,胆脂瘤型中耳炎的脓液一般都有特殊的腐臭味,中耳癌等恶性肿瘤的分泌物常有恶臭。

4. 听诊 根据耳聋患者言语的清晰度及语音的高低有助于初步判断耳聋的程度及性质。

神经性聋患者常高声谈话,而传导性聋者常轻声细语。

二、外耳道及鼓膜检查法

受检者侧坐,受检耳朝检查者。检查者坐好后调整光源及额镜,使额镜的反光焦点投照受检目标,并按下述方法进行检查。

1. 徒手检查法 徒手检查法(manoeuvre method)又分双手及单手检查法。

(1)双手检查法:检查者一手将耳廓向后、上、外方轻轻牵拉,使外耳道变直;另一手示指或拇指把耳屏向前推压,使外耳道口扩大,以便观察外耳道及鼓膜(图51-1)。婴幼儿外耳道呈裂隙状,检查时应向后、下牵拉耳廓,并将耳屏向前推移,方可使外耳道变直,外耳道口扩大。

(2)单手检查法:如检查者右手需进行操作(如拭洗脓液、钳取耵聍、异物等),左手牵拉耳廓进行检查。查左耳时,左手从耳廓下方以拇指和中指挟持并牵拉耳廓向后上,示指向前推压耳屏;查右耳时,左手则从耳廓上方以同法牵拉耳廓、推压耳屏(图51-2)。

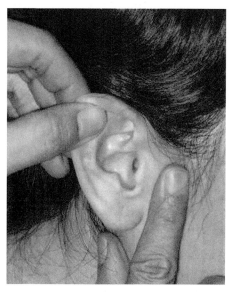

图 51-1 双手检查法

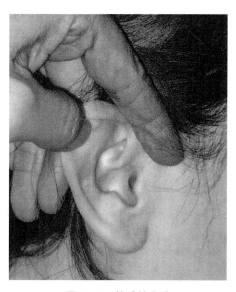

图 51-2 单手检查法

2. 窥耳器检查法 窥耳器(ear speculum)形如漏斗,口径大小不一。检查时,根据外耳道的宽窄选用口径适当的窥耳器,检查方法如下。

(1) 双手检查法:检查右耳时,检查者左手牵拉耳廓使外耳道变直,右手将窥耳器沿外耳道长轴置入外耳道内,使窥耳器前端抵达软骨部即可,注意勿超过软骨部,以免引起疼痛(图51-3)。

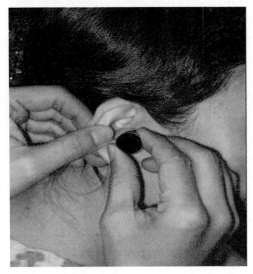

图 51-3 窥耳器检查法

(2) 单手检查法:检查左耳时,左手拇指及示指持窥耳器,先以中指从耳甲艇处将耳廓向后、上方椎移,随后即将窥耳器置于外耳道内。检查右耳时,仍以左手拇指及示指持窥耳器,中指及无名指牵拉耳廓,外耳道变直后随即将窥耳器置入。此法可空出右手,便于操作。

3. 电耳镜检查法 电耳镜(electro-otoscope)是自带光源和放大镜的窥耳器,可以很仔细地观察外耳道和鼓膜,发现肉眼不能察觉的较细微的病变,由于电耳镜便于携带,无需其他光源,尤其适用于卧床患者及婴幼儿及外耳道狭窄等患者,已经越来越成为耳鼻咽喉科医师必不可少的工具了(图51-4)。

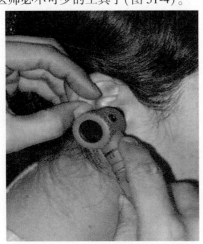

图 51-4 电耳镜检查法

4. 鼓气耳镜检查法 鼓气耳镜(pneumatic otoscope)是在耳镜的一侧开一小孔,用一细橡皮管使小孔与一橡皮球连接;耳镜底部安装一放大镜,借此将底部密封。检查时,将适当大小的鼓气耳镜置于外耳道内,注意使耳镜与外耳道皮肤贴紧,然后通过反复挤压—放松橡皮球,在外耳道内交替产生正、负压,同时观察鼓膜向内、向外的活动度。鼓气耳镜最大的好处是能够观察鼓膜的活动度。鼓室积液或鼓膜穿孔时鼓膜活动度降低或消失,咽鼓管异常开放时鼓膜活动明显增强。鼓气耳镜检查有助于发现细小的、一般耳镜子不能发现的穿孔,通过负压吸引作用还可使一般检查时不能见及的脓液经小的穿孔向外流出。鼓气耳镜亦可自带光源。此外,用鼓气耳镜还能行瘘管试验和 Hennebert 试验(图51-5)。

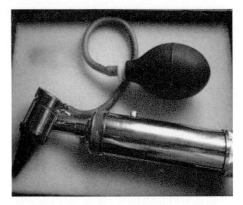

图 51-5 鼓气电耳镜

5. 耳内镜检查法 耳内镜(otoendoscopy)为冷光源硬管内窥镜,直径有 2.7mm、3mm、4mm 等不同规格,角度分 0°、30° 和 70°,镜身长 6cm 或 11cm。耳内镜不但可以窥及中耳结构,诊断耳内疾病,还可用于中耳、内耳(耳蜗鼓阶)及内耳道区耳神经的检查与手术辅助。耳内镜可连接于照相机及电视摄像,可供临床资料记录、教学、科研之用(图51-6)。

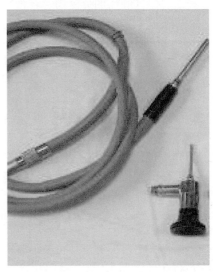

图 51-6 耳内镜

6. 手术显微镜 手术显微镜（operative microscope）焦距 225~300mm，有助于精细地观察鼓膜的各种细微变化，并可双手进行操作。

三、检查操作注意事项

检查外耳道和鼓膜时，首先应注意外耳道内有无耵聍栓塞、异物，外耳道皮肤是否红肿，有无疖肿、新生物、瘘口、狭窄、外耳道骨段后上壁是否有塌陷及胆脂瘤上皮等。如耵聍遮挡视线，应清除之。外耳道有脓液时，须观察其性状和气味，必要时候做脓液细菌培养及药敏试验，并将脓液彻底洗净，拭干，以便窥清鼓膜。往往从一个方向不易窥及鼓膜的全貌，需按需要变换姿势或受检者的头位，或将耳镜的方向向上、下、前、后轻轻移动，方能看到鼓膜的各个部分。在鼓膜各标志中，以光锥最易辨识，初学者可先找到光锥，然后相继观察锤骨柄、短突及前、后皱襞，区分鼓膜的松弛部和紧张部。除鼓膜的各标志外，还应注意鼓膜的色泽、活动度，以及有无穿孔等。鼓膜或中耳病变时，鼓膜皆可出现不同程度的变化，急性炎症时鼓膜充血、肿胀；鼓室内有积液时，鼓膜色泽呈橘红色、琥珀、灰蓝色，透过鼓膜可见液面或气泡。鼓室硬化时常可见鼓膜增厚、萎缩变薄、出现钙化斑。部分耳硬化症活动期患者可在鼓膜后份见鼓岬呈淡红色，为鼓岬黏膜血管增多、扩张充血所致，称为 Schwartz 征。鼓膜如有穿孔，应注意穿孔的位置和大小，鼓室黏膜是否充血、水肿，鼓室内有无肉芽、息肉或胆脂瘤等。

第二节 咽鼓管功能检查法

咽鼓管功能障碍与许多中耳疾病的发生、发展及预后有关；近年来关于咽鼓管异常开放问题越来越受关注，因此，咽鼓管功能检查是耳科检查中的重要内容之一。检查咽鼓管功能的方法很多，且因鼓膜是否穿孔而异。常用的方法如下。

一、鼓膜完整者咽鼓管功能检查法

（一）吞咽试验法

1. 听诊法 嘱受检者作捏鼻含气吞咽动作时，咽鼓管功能正常时受检者常可以自己听到"啪啪"声；检查者将听诊器前端的体件换为橄榄头，置于受试者外耳道口，然后请受检者做吞咽动作。咽鼓管功能正常时，检查者经听诊管可听到轻柔的"嘘嘘"声。

2. 观察鼓膜法 嘱受试者做吞咽动作，此时观察其鼓膜，若鼓膜可随吞咽动作运动，提示功能正常。此法简单易行，无需特殊设备，但较粗糙、准确性稍差。

（二）咽鼓管吹张法

本法可粗略估计咽鼓管是否通畅，亦可作治疗用。

1. 瓦尔萨瓦法 瓦尔萨瓦法（Valsalva test）又称捏鼻闭口鼓气法。受试者捏住鼻翼向内压紧、闭口，同时用力呼气。咽鼓管通畅者，此时呼出的气体经鼻咽部从咽鼓管咽口冲入鼓室，检查者可从听诊管内听到鼓膜的振动声，或可看到鼓膜向外运动，受检者自己亦可以感知气流进入鼓室内；如有鼓膜穿孔，气流可以冲出到外耳道。

2. 波利策法 波利策法（Politzer test）适用于小儿。嘱受试者含一口水，检查者将波氏球（Politzer bag）前端的橄榄头塞于受试者一侧前鼻孔，另侧前鼻孔以手指紧压住。告受试者将水吞下，于吞咽之际（此时软腭上举、鼻咽腔关闭，同时咽鼓管咽口开放），检查者迅速紧压橡皮球，咽鼓管功能正常者，在此瞬间，从球内压入鼻腔的空气可经咽鼓管进入鼓室，检查者可从听诊管内听到鼓膜的振动声，或可看到鼓膜向外运动，受检者自己亦可以感知气流进入鼓室内（图51-7）。目前很多耳鼻咽喉综合治疗台可以提供正压给气，用于咽鼓管吹张（图51-8）。

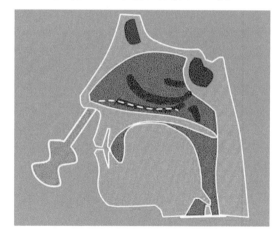

图 51-7 波利策法原理示意图

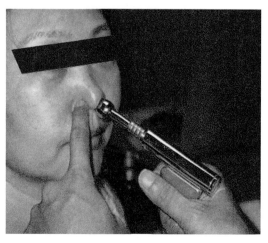

图 51-8 正压给气咽鼓管吹张

3. 导管吹张法　导管吹张法（catheterization）的原理是：通过一根插入咽鼓管咽口的导管，向咽鼓管吹气，同时借助连接于受试耳和检查者耳的听诊管，听诊空气通过咽鼓管时的吹风声，由此来判断咽鼓管的通畅度。咽鼓管导管前端略弯曲，头端开口呈喇叭状（图51-9）。

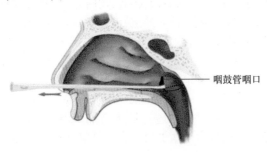

图 51-9　导管吹张法

导管吹张法操作步骤。

（1）清除受试者鼻腔及鼻咽部的分泌物，鼻腔以1%麻黄素和1%丁卡因收缩、麻醉。

（2）通过圆枕定位：操作时检查者手持导管尾端，前端弯曲部朝下，插入前鼻孔，沿鼻底缓缓伸入鼻咽部。当导管前端抵达鼻咽后壁时，将导管向受检侧旋转90°，并向外缓缓退出少许，此时导管前端越过咽鼓管圆枕，落入咽鼓管咽口处，再将导管向外上方旋转约45°，并以左手固定导管，右手将橡皮球对准导管尾端开口吹气数次，同时经听诊管听诊，判断咽鼓管是否通畅。咽鼓管通畅时，可闻及轻柔的吹风样"嘘嘘"声及鼓膜振动声。咽鼓管狭窄时，则发出断续的"吱吱"声或尖锐的吹风声，无鼓膜振动声，或虽有振动声但甚轻微。咽鼓管完全阻塞或闭锁，或导管未插入咽鼓管咽口，则无声音可闻及。鼓室如有积液，可听到水泡声。鼓膜穿孔时，检查者有"空气吹入自己耳内"之感。同时，受检者自己也可以感知上述不同的气流感觉。吹张完毕，将导管前端朝下方旋转，顺势缓缓退出。此法最常用。

（3）通过鼻中隔定位，可有两种方法。①同侧法：经受检耳同侧鼻腔插入导管，导管前端抵达咽后壁后，将导管向对侧旋转90°，缓缓退出至有阻力感时，示已抵达鼻中隔后缘。此时将导管向下、向受检侧旋转180°，其前端即进入咽鼓管咽口。②对侧法：若受检侧因鼻中隔偏曲或鼻甲肥大等原因，导管不易通过时，可从对侧鼻腔插入导管，抵达鼻咽后壁后，向受检侧旋转90°，退出至鼻中隔后缘，再向上旋转45°，同时使前端尽量伸抵受检侧，亦可进入咽鼓管咽口。

注意事项：①导管插入和退出时，动作要轻柔、顺势送进或退出，切忌使用暴力以免损伤鼻腔或咽鼓管口的黏膜；②吹气时用力要适当，用力过猛可致鼓膜穿孔，特别当鼓膜萎缩或者有瘢痕存在时，更应小心；③鼻腔或鼻咽部有脓液、痂皮时，吹张前应清除之。

咽鼓管吹张法的禁忌证：①急性上呼吸道感染；②鼻腔或鼻咽部有脓性分泌物未清除者；③鼻出血；④鼻腔或鼻咽部有肿瘤、异物或溃疡者。

4. 托因比试验　令患者捏鼻吞咽，开始在鼻咽形成正压，接着为负压相。如果咽鼓管在试验期间开放，中耳压力会发生改变，试验为阳性。在托因比试验（Toynbee test）后中耳负压，通常表明良好的咽鼓管功能。

（三）声导抗仪检查法

1. 负压检查法　是用声导抗的气泵压力系统检测吞咽对外耳道压力的影响。检查时将探头置于外耳道内，密封、固定。把压力调节到-200mmH$_2$O，嘱受检者吞咽数次。正常者吞咽数次后压力即趋于正常（约0mmH$_2$O）。若吞咽数次后不能使负压下降到-150mmH$_2$O者，提示咽鼓管通畅不良；若吞咽一次压力即达0mmH$_2$O示咽鼓管异常开放。

2. 其他　比较捏鼻鼓气（Valsalva）法或捏鼻吞咽（Toynbee）法前后的鼓室导抗图，若峰压点与静态时相比移动（>10daPa），说明咽鼓管功能正常，否则为功能不良。

（四）咽鼓管纤维内镜检查法

咽鼓管纤维内镜直径为0.8mm，可经咽鼓管咽口插入咽鼓管内，向咽鼓管吹气而使其软骨段扩张，观察其黏膜病变情况。

二、鼓膜穿孔者咽鼓管功能检查法

（一）鼓室滴药法

通过向鼓室内滴（注）入有味、有色或荧光素类药液，以检查咽鼓管是否通畅。本法尚能了解其排液、自洁能力。检查时受试者仰卧、患耳朝上。滴药种类如下。

1. 有味药液　向外耳道内滴入0.25%氯霉素水溶液等有味液体，鼓膜小穿孔者需按压耳屏数次，然后请受试者做吞咽动作，并注意是否尝到药味并记录其出现的时间。

2. 显色药液　向外耳道内滴入如亚甲蓝等有色无菌药液，用纤维鼻咽镜观察咽鼓管咽口，记录药液从滴入到咽口开始显露药液所需时间。

（二）荧光素试验法

将0.05%荧光素生理盐水1~3ml滴入外耳道内，请受试者做吞咽动做10次，然后坐起，用加滤光器的紫外灯照射咽部，记录黄绿色荧光在咽部出现时间，10min内出现者示咽鼓管通畅。

（三）咽鼓管造影术

将35%碘造影剂滴入外耳道，经鼓膜穿孔流入鼓室。然后在外耳道口经橡皮球打气加压，或让碘液自然流动，通过咽鼓管进入鼻咽部。同时作X线拍片或X线电影录像，可了解咽鼓管的解剖形态、有无狭窄或梗阻及其位置，以及自然排液功能等。

（四）鼓室内镜检查法

用直径2.7 mm 30°或70°斜视角的硬管鼓室内镜可观察咽鼓鼓室口的病变。

（五）声导抗仪检查法

用声导抗仪的气泵压力系统检查咽鼓管平衡正负压的功能，称正、负压平衡试验法（inflation deflation test）。

1. 正压试验　检查时将探头置于外耳道内，密封、固定，向外耳道内持续加压，当正压升至某值而不再上升反开始骤降时，此压力值称开放压，示鼓室内的空气突然冲开咽鼓管软骨段向鼻咽部逸出。当压力降至某值而不再继续下降时，此压力值称关闭压，示咽鼓管软骨段已由其弹性作用而自行关闭。然后请受试者做吞咽动作数次，直至压力降至"0"或不再下降时，记录压力最低点。

2. 负压试验　向外耳道内减压，一般达-200mmH$_2$O时，请受试者做吞咽动作。咽鼓管功能正常者，于每次吞咽时软骨段开放，空气从鼻咽部进入鼓室，负压逐渐变小，直至压力不再因吞咽而改变时。记录所作吞咽动作的次数及最后的压力。

三、咽鼓管异常开放试验

（一）声导抗仪检查法

1. 鼓室导抗图法　当患者正常呼吸或作捏鼻吞咽记录第一次鼓室导抗图，同时在患者抑制呼吸时记录第二次鼓室导抗图。第一条曲线波动呈锯齿状并与呼吸一致或捏鼻多次吞咽后曲线波动大，第二条曲线变光滑，证实咽鼓管异常开放。

2. 声反射衰减方法　使用声反射衰减检查方法，将声刺激强度调到0，记录抑制呼吸、呼吸、用力呼吸曲线图。当咽鼓管正常时，全部曲线图相似；相反，咽鼓管异常开放患者在抑制呼吸时曲线平稳，但在呼吸期间，记录到与呼吸同步的曲线，而且在用力呼吸时波动更大。

（二）内镜

耳内镜检查可有不同程度的随呼吸内外扇动，而且与呼吸的强弱、频率一致。纤维鼻咽镜或鼻内镜检查见咽鼓管口多呈三角形，且宽大、变深。

除了以上咽鼓管功能检查方法外，还有咽鼓管光测法、压力舱检查法、咽鼓管声测法（sonotubometry）、新开展的咽鼓管测压法（tubomanometry，TMM）等。

第三节　听力检查

听力检查（hearing test）的目的是了解听力损失的程度、性质及病变的部位。检查方法甚多，一类是观察被检者对刺激声信号主观判断后作出的反应，称主观测听法（subjective audiometry），如耳语检查、秒表检查、音叉检查、纯音听力计检查、言语测听等，但此法常可因年龄过小、智力低下不能配合检查，或因精神心理状态失常（如伪聋）等多方面因素而影响正确的测听结论。另一类是不需要患者对声刺激做出主观判断反应，可以客观地测定听功能情况，称客观测听法（objective audiometry），其结果较精确可靠，如声导抗测听、听性脑干反应、耳蜗电图、多频稳态等。

随着听力学与电声技术的迅速发展，听力检测的方法也不断创新。听力学检查从音叉检查、纯音测听、声导抗、听性脑干反应发展到耳声发射、多频稳态。在临床中各种听力检查方法应根据不同的目的和要求进行，而且因人而异，不能靠单一的检查法作诊断，必须结合多种必要的听力检查进行全面的分析，排除假象，才能对耳聋及病变部位作出准确可靠的诊断。

一、音叉检查

音叉由铝镁合金制成，由于音叉本身能产生近乎纯音的声波，且检查方法简单，在今天仍然是初步判断耳聋性质的常用简单方法之一，常用的一组C调音叉有五支，分别为 C128Hz、C256Hz、C512Hz、C1024Hz、C2048Hz（图51-10）。有经验的检查者还可以使用音叉初步判定耳聋的性质。检查时注意：①应击动音叉臂的上1/3处；②敲击力量应一致，不可用力过猛或敲击台桌硬物，以免产生泛音；不同频率的音叉应敲击不同质地的物体，使音叉产生最佳震动效果；一般低频音叉敲击软的物体、高频音叉敲击较硬的物体；③检查气导（air conduction，AC）一般采用128Hz和256 Hz音叉检测低频听力，2048 Hz音叉检测高频听力；检查时应把振动的音叉上1/3的双臂平面与外耳道纵轴一致，并同外耳道口同高，距外耳道口1cm左右；④检查骨导（bone conduction，BC）时将音叉柄端放乳突或头颅中线颅骨上，选用256 Hz或512 Hz音叉检测；⑤振动的音叉不可触及周围任何物体。

音叉检查法（tuning fork test）分两种：一是为受测试者检查对各音叉发音之感受程度，借此可测出高、低频听阈缺陷；二是为受测试者检查感音时间的长短，借以明确听力损失的程度。

为了鉴别传导性和感音性疾病，应采用一系列的测试方法。

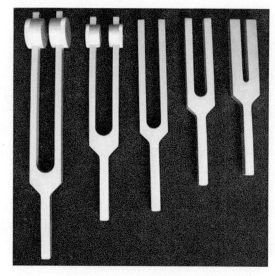

图 51-10　各种频率的音叉

（一）气、骨导比较试验

气、骨导比较试验（任内试验，Rinne test，RT）目的是比较受检查耳气导和骨导的感音时间。听力正常者的气导听力时间大于骨导时间，简称 AC > BC，为 RT 阳性，记为（+）。其时间比大约为 2：1。如果 BC>AC，即为 RT 阴性，记为（－）。如气导与骨导时间相等（AC=BC），则记为 RT（±）。

方法：常用 256 Hz 和 512 Hz 的音叉分别进行测试，先测试骨导，将已振动的音叉的柄置于耳后乳突处（BC），听不到声音时即将音叉的臂放到外耳道口约 1cm 处（AC），如能听到声音，则为 RT（+）；若不能听及，应再敲击音叉，先测试气导听力，待听不到声音时立即将音叉的柄置于耳后乳突处，如能听到，则为 RT（－）。如果差不多同时听不到，则为 RT（±）。

正常人气导比骨导时间长 1~2 倍，为 RT（+）。传导性聋因气导障碍，则骨导比气导长，RT（－）。感音神经性聋气导及骨导时间均较正常短，且听到声音亦弱故为 RT（+）。如为一侧重度感音神经性聋，气导和骨导的声音皆不能听到，患者的骨导基本消失，但振动的声波可通过颅骨传导至对侧健耳感音，以致骨导较气导为长，可导致假阴性。

（二）骨导偏向试验

骨导偏向试验（韦伯试验，Weber test，WT）是同时比较双耳的骨导听力。方法：用 256Hz 或 512Hz 音叉振动后置于头颅中线，如颅顶或前额，让患者比较哪一侧耳听到的声音较响，若两耳听力正常或两耳听力损害性质、程度相同，则感觉声音在正中，是为骨导无偏向，记为（＝）；由于气导有抵消骨导作用，当传导性聋时患耳气导有障碍，不能抵消骨导，以至患耳骨导要比健耳强，而出现声音偏向患耳，记为→患耳；感音神经性聋时则因患耳感音器官有病变，故健耳听到

的声音较强，而出现声音偏向健耳，记为→健耳（图 51-11）。

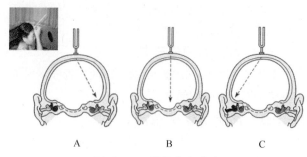

图 51-11　骨导偏向试验
A. 右耳感音神经性聋，骨导偏向左；B. 两耳听力正常，骨导无偏向；C. 右耳传导性耳聋，骨导偏向右

（三）骨导比较试验

骨导比较试验（Schwabach test）是比较受检者与正常人的骨导听力。方法：用 256Hz 或 512Hz 音叉先测正常人骨导，振动后将叉柄置于检查者的耳后乳突处，至听不到声音时移到受检者的乳突处，然后按同法先测受试耳，再测检查者；若受检者骨导听力延长，记为（+），见于传导性聋。受试者骨导听力缩短，记为（－），见于感音性聋。如果差不多相等就以（±）。

通过以上三种的音叉检查所得的结果（表 51-1），对耳聋性质可得出初步的判断。

表 51-1　音叉检查结果的判断

方法	正常	传导性聋	感音性聋	混合性聋
RT	（+）	（－）或（±）	（+）	不定
WT	（＝）	→患耳	→健耳	不定
ST	（±）	（+）	（－）	（－）

（四）盖莱试验

盖莱试验（Gelle test，GT）目的是测定镫骨是否固定。方法是将鼓气耳镜的耳窥器端部放紧在外耳道内，后将振动的 256Hz 或 512Hz 音叉置于乳突部，同时间断地加压和放松耳镜上的气球，并嘱受检者注意辨别声音的改变，当向外耳道内加压时可通过鼓膜与听骨链的向内移动使镫骨底被推向卵圆窗而感觉声音降低，减压时外耳道压力恢复而声音增强，这就产生了相应高低交替的声音变化，为盖莱试验阳性，记为（+），提示镫骨活动正常。如镫骨底已在卵圆窗上固定，听声音就没有高低交替波动的变化，为盖莱试验阴性，记为（－）。如用听力计的骨导耳机代替音叉置于乳突部进行试验，更易被受检者辨别，结果也更为可靠。

二、纯音测听法

使用标准的听力计(audiometer)做听力检查是现代普遍应用的、公认能准确反应听敏度的检查法。测听(audiometry)是通过观察、记录和分析受试者对可控的声刺激的反应来了解听觉系统功能状态的检查技术。进行此项检查必须具备三个条件：①准确而符合标准的纯音听力计；②符合标准的隔音室；③经过严格训练的测试人员并专人操作。最常用于测听的声信号是纯音(pure tone)，纯音信号稳定且容易测量和校准，对纯音的感知只需觉察，而无需认知过程的参与。给声的方法有经压耳式耳机(supranatural earphone)、插入式耳机(insert earphone)、骨导耳机(vibrator)、扬声器(声场测试)。声信号沿着外耳道、中耳传至内耳的为气导(air conduction，AC)，通过振动颅骨传至内耳的为骨导(bone conduction，BC)。由于骨导听觉是声音通过颅骨的振动引起内耳骨迷路和膜迷路振动，没有经中耳的传导，直接作用于耳蜗，从而与气导阈值比较，确定听力损失之类型，骨导听阈反映内耳的功能。临床上应用的听力计应有125Hz、250Hz、500Hz、1000Hz、2000Hz、4000Hz、8000Hz等气导输出和250Hz、500Hz、1000Hz、2000Hz、4000Hz等频率的骨导输出。一般先检测气导，后检测骨导；先检测健耳，再检测患耳，分别测试各频率的听阈。听阈(hearing threshold)为恰能听到声音的最小强度。测定听阈能了解受试耳的听敏度，检查记录的曲线称为听力图(audiogram)。通过听力图可以了解受试者听觉的传导和感音系统的情况。

气导听阈反映受试耳对各测试频率的听敏度，骨导听阈则反映受试耳的耳蜗功能。在分析听力图时，应观察各频率的气导听阈、骨导听阈及两阈值之间的关系，骨导、气导听阈之间的差(气骨间距)反映了外耳、中耳传音结构的问题。根据听力图可分类如下。①传导性听力损失：外耳、中耳病变所致的传音性听力损失的听力学表现为患者的骨导听阈基本正常，气导听阈提高，气骨间距>10dB。②感音神经性听力损失：气导骨导听阈都提高，无气骨间距。③混合性听力损失：气导听阈和骨导听阈都提高，但仍存在着气骨间距。

关于掩蔽：当出现在测试耳的声音强度过大时，此声信号可经颅传至非测试耳的耳蜗，此种现象称声音交叉(crossover)，但声音交叉并不等于出现交叉力(cross hearing)，或称经颅听力(transcranial hearing)、影子听力(shadow hearing)。交叉听力是否产生，主要取决于非测试耳的耳蜗骨导阈值，如测试声强度减去耳间衰减值后，大于骨导听阈，则产生交叉听力。此时，被试者对声信号的反应为非测试耳的反应，得出的"阈"曲线即称为影子听力曲线，其值即为每一频率的刺激声强减去耳间衰减值的dB数，而

非测试耳的真正听阈曲线。为防止发生此种现象，故应对非测试耳进行掩蔽，使该耳蜗的灵敏度降低，对声信号不起反应，从而得出测试耳的正确听阈。一般压耳式耳机传至对侧耳蜗会发生耳间衰减现象，气导耳机的耳间衰减值为40~80dB，所以，在作纯音气导阈测试时，如①测试耳(TE)的气导听阈大于非测试耳(NTE)的气导听阈40dB以上时(耳间衰减值)，或②测试耳的气导听阈大于非测试耳的骨导听阈40dB时(耳间衰减值)则应加掩蔽。骨导听阈测试时，所有测试频率的耳间衰减值最小为0dB，故骨导阈测试时，均应进行掩蔽。常用的掩蔽噪声有宽带(白)噪声和窄带噪声(NB)，掩蔽效应最好的噪声是与测试声相应的临界带宽的窄带噪声。临界带宽噪声对其中心频率纯音起到最有效的掩蔽。掩蔽时应注意避免过度掩蔽或掩蔽不足等现象。

纯音测听(pure tone audiometry)属于主观测听法，它的测试结果准确与否受许多因素的影响，如测试环境、测试者的配合程度、听力计的校准、检查者的操作、外耳道情况等。

三、阈上听功能检查

自从 Dix-Hallpike and Hook(1948 年)发现耳蜗病变患者具有特有的响度重振现象，而蜗后病变患者则很少有重振。因此在辨别有无重振现象的基础上，发展出了多种测听方法。由于这些方法所使用的刺激信号(纯音、噪声或语言)强度都大于听阈，因此曾被笼统地称为阈上听功能检查法或阈上听力测验。阈上听功能检查内容很多，包括双耳交替响度平衡实验、短增量敏感指数测验、音衰试验、自描测听、言语测听等。临床上要求除测定听敏度外，还需要了解听力损失的性质和部位。听阈测试可测知听觉的灵敏度，阈上功能检查主要用于区别耳蜗或蜗后病变。近年来随着听性脑干反应、耳声发射及 CT、MR 等影像学检查在耳科的应用，阈上听功能检查在临床已经很少使用。

四、言语测听

言语(speech)是通过声音进行语言(language)交流。人耳的主要功能在于听懂言语、交流信息。听力有障碍的人，有两种不同的主诉，一是听敏度下降，但只要别人提高说话的强度，就能听清楚；另有一种除了听敏度下降外，言语识别能力也降低，别人提高说话的声音，也只能听到声音而听不清楚，因此需要用言语测听来测试其言语听力。用言语信号作为声刺激来检查受试者对言语的听阈和识别言语的能力是听力学检查中的基本方法之一，这种检查方法就是言语测听法(speech audiometry)。言语测听主要包括：言语识别阈(speech recognition threshold，SRT)，指患

者能正确识别 50% 测试词所需要的最低强度；言语察觉阈（speech detection threshold，SDT）指患者从 3~4 次给声中正确察觉 2 次的声音强度；言语识别率（word recognition sore，WRS）指言语正确识别的百分比。在噪声下检查言语识别阈，对纯音听阈正常但主诉在噪声环境中听力差的患者有临床诊断价值。

言语测听在临床上常用于：①了解言语识别阈与纯音实用听力的匹配情况；②以语言识别率判别有无感音神经性病变；③评价社交能力和是否胜任的程度；④选配和评价助听器等助听装置；⑤比较和观察治疗或训练前后的听力进展情况（如人工耳蜗植入后的听力训练效果评价）等。

临床上我们更加关注患者的言语听力情况，而非纯音或短声。因为言语测听的方法可以直接评估患者的言语识别能力，更能反映实际功能障碍程度。言语测听属于主观测试，也需要检查者的配合，广泛普遍应用还有待开发不同方言的言语测试材料。

五、声导抗测试

声的传播有赖于介质的震动，声波由一种介质传入密度不同的另一种介质时会产生能量的损失。声波在介质的传播中需要克服介质分子位移所遇到的阻力称为声阻抗，被介质接纳的传递的声能叫声导纳，综合以上两者则称为声导抗。到达鼓膜的声能一部分被中耳所对抗，另一部分则通过听骨链传导入耳蜗内。声导抗测试就是通过测量中耳声阻抗的变化，记录后为分析中耳病变提供客观的依据。它不仅可以用来区分中耳病变的不同部位，而且可辅助对听觉神经、脑干及面神经麻痹病变作定位诊断。特别适合于精神病患者、婴幼儿及不合作的受检者，甚至于昏迷患者。这种检查方法不需要严格的隔声设备，仪器灵敏度较高，操作简便，结果客观，有较高的准确性，已经成为临床测听的常规检查方法之一。其主要包括鼓室导抗测试和声反射测试。

（一）鼓室导抗测试

鼓室导抗测试是声导抗测试中重要组成部分，是测量外耳道压力变化过程中的声导抗值。其图形，即为鼓室导抗图，横坐标为外耳道压力（单位 dapa），纵坐标为声导纳（单位 mmho），又叫声顺图。

按 Liden-Jerger 分型，结果分析及临床意义如下（图 51-12）。

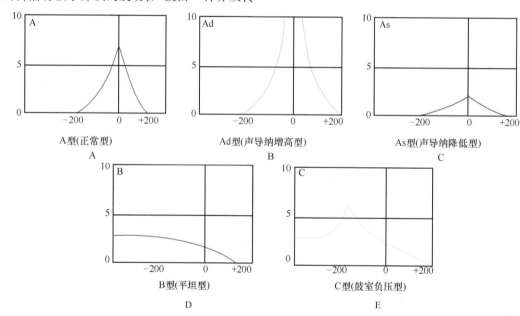

图 51-12　鼓室导抗图分型

1. A 型　正常型，峰压点 0 在附近，±50daPa 范围内，-100daPa 被认为异常。声导抗峰值正常范围，成人 0.3~1.65ml；儿童 0.35~1.4ml。等效耳道容积范围，一般成人为 0.6~1.87ml，儿童为 0.5~1.0ml。A 型图见于具备以下 3 个条件者：①完整的正常鼓膜，运动正常；②有适当的中耳含气腔；③正常的咽鼓管功能。

2. Ad 型　声导纳增高型，振幅高于正常，峰点正常。其见于鼓膜松弛或鼓膜愈合性穿孔，听骨链中断，固定合并鼓膜松弛及咽鼓管异常开放等中耳传音系统活动增高。

3. As 型　声导纳降低型，鼓膜活动度降低，振幅低于正常。其见于耳硬化症、听骨链鼓膜瘢痕粘连、听骨固定和鼓膜明显增厚等中耳传音系统活动受限。

4. B 型　声导抗无变化型或平坦型，改变耳道内气压时鼓膜及中耳系统不活动,劲度明显增高,鼓室内基本无气腔或气腔极小。图形曲线平坦,无峰。见于鼓室积液及鼓膜粘连、鼓室极大肿物、鼓室内肉芽充填、中耳明显粘连,也见于鼓膜穿孔、耵聍栓塞、探头口接触外耳道壁时。

5. C 型 鼓室负压型,峰点位于-100daPa 以下,见于咽鼓管功能不良,鼓室负压。

(二) 镫骨肌声反射

当人耳受到足够强度和时间的刺激声音时,即可引起镫骨肌收缩,称为镫骨肌声反射(acoustic stapedius reflex, ASR)。镫骨肌收缩可改变中耳的声导抗。声导抗测试就是利用这一原理来进行声反射测试。通常检测声反射阈(acoustic reflex thresholds)和声反射衰减(acoustic reflex decay),正常声反射阈比纯音听阈大 70~90dB,如果纯音听阈与声反射阈之差小于 60dB 表示有重振现象,为耳蜗病变的指征。用声反射阈上 10dB 的 500Hz 和 1000Hz 纯音刺激10ms,正常人引起的镫骨肌反射性收缩保持在稳定水平,无衰减现象,蜗后病变者因听适应异常,镫骨肌收缩很快衰减,Jerger 主张以 10ms 内衰减 50% 以上为异常或阳性。

声反射有四条不同反射径路。声反射在临床上应用:同侧和交叉声反射结合对比可有助于发现声反射通路上包括中耳、耳蜗、听神经和脑干等部位的病变;声反射的客观特性可鉴别非器质性聋;用声反射预估听敏度;对面神经疾病定位和预后的评估等。

声导抗检测临床上常规使用226Hz 探查音,小于6 个月的婴幼儿建议使用 1000Hz 探测音,高频探测音对质量因素增加效应比较敏感。近年来新开发的宽频声导抗(wideband acoustic immittance)测试方法能增强对中耳微小病变的鉴别诊断能力,目前在研究方面使用为主,未在临床上广泛应用。

六、电反应测听

听觉诱发电位(auditory evoked potential, AEP),是从耳蜗至听皮层听觉系统中的不同平面,声刺激后诱发的一系列电活动。采用测试系统,通过位于耳部或颅顶的电极所记录的 AEP,了解听功能状态及病变的技术,称为电反应测听,属于客观测听法。常用的按潜伏期分类法,在刺激后 10ms 内出现的为"早期"或"短"潜伏期反应,包括听性脑干反应、耳蜗电图;潜伏期在 15~70ms 之间称为中潜伏期反应,如 40Hz听觉相关电位;刺激 90ms 后出现的成分有"慢"或"长"潜伏期反应,如 P300 等。目前临床上最常用的是听性脑干反应和耳蜗电图。

(一) 听性脑干反应

听性脑干反应(Auditory brainstem response, ABR),属于 AEP 的短潜伏期反应范畴,是记录声刺激后潜伏期 10ms 之内的一系列神经源性电活动(图51-13)。ABR 在 1~10ms 潜伏期内依次出现 Ⅰ、Ⅱ、Ⅲ、Ⅳ、Ⅴ、Ⅵ、Ⅶ个反应波,其中 Ⅰ、Ⅲ、Ⅴ波最明显,出现率较高。通常认为:波 Ⅰ 来自蜗神经;波 Ⅱ 源自耳蜗核;波 Ⅲ 源自上橄榄核,波 Ⅳ 来自外侧丘系,波 Ⅴ源自下丘,波 Ⅵ 自内侧膝状体,波 Ⅶ 来自于听放射。另外也有学者认为波 Ⅰ 自蜗神经近蜗端;波 Ⅱ 源自蜗神经近脑端;波 Ⅲ 源自耳蜗核,波 Ⅳ 来自上橄榄核,波 Ⅴ 源自斜方体。ABR 各波为突触后电位,各波潜伏期除与神经传导速度有关外,还受突触发育程度和传导是否有障碍有关。尽管 ABR 是一种客观反应,但结果需要主观的方式判断。

反应波形的辨认与解析如下。

1. 基本波形的认识 正常 ABR 表现为在刺激后10ms 内出现 7 个正峰。在听阈测定时,波 Ⅴ 的识别极为重要,但在病变的定位诊断上,波 Ⅰ、Ⅲ、Ⅴ 的辨认也很重要,正常耳各波之间,时间间隔约为 1ms。波形中,以波 Ⅴ 最稳定,且振幅最高,在正常人耳,即使在低于 5~10dB 时,也可见波 Ⅴ 出现。

2. 波潜伏期及波间期 通常以刺激声开始至波峰出现时间称为波潜伏期,各波波峰之间的时间间隔为波间期。当刺激声强度降低时,波潜伏期延长,但早期电位受刺激声强度的影响比晚期电位为明显。

Ⅰ~Ⅴ波间期也称脑干传导时间或中枢性传递时间。由于刺激声强度降低,致波 Ⅰ 潜伏期延长比其后成分更为明显,故 Ⅰ~Ⅲ波间期及 Ⅰ~Ⅴ波间期缩短,但较不明显。波潜伏期及波间期,尤其是波间期是判断 ABR 正常与否之重要参数。

3. 耳间差 双耳波潜伏期、波间期、振幅比较,是判断正常与否的另一重要参数。波潜伏期、波间期的耳间差,如超过 0.4ms 则为异常。

4. 其他 判断时应参考不同年龄组参数的正常值范围。

ABR 的临床应用主要如下。

1. 阈值确定 受刺激声种类、听力损失类型、程度的影响。常用的刺激声是短声(click)、短纯音(tone burst)和短音(tone pip)。click 是一种宽带声,能力主要集中在 2~4kHz,只能粗略反映此频率范围的耳蜗功能。近年来使用 CE-Chirp 声用于 ABR 检测,能克服耳蜗行波延迟的不足,使神经更同步化反应,ABR 幅度增加,便于阈值的判定。Tone burst,Tone pip,窄带 CE-chirp 等刺激声诱发的 ABR 可获得具有频率特异性的听阈。

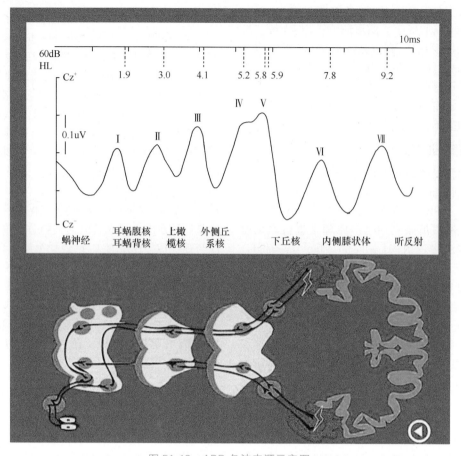

图 51-13　ABR 各波来源示意图

2. 了解听神经至外侧丘系处的神经功能是否完整,确定病变部位　诊断蜗后病变的 ABR 指征有:①波 V 潜伏期延长,比听力损失相同的蜗性疾患者为长,多数学者以波 V 潜伏期大于正常值两个标准差;②两耳波 V 潜伏期差延长;③双侧 I ~ V 波间期差延长;④仅有波 I 或波 I 、波Ⅲ;⑤同侧未引出,对侧上述参数异常;⑥声刺激重复速率增加,V 波潜伏期和波间期异常延长。一般来说波 V 潜伏期延长, I ~ V 波间期差>4.5ms,两耳 V 波潜伏期相差>0.4ms,都可作为诊断蜗后病变的依据。

3. 骨导 ABR　可评价传导性耳聋的耳蜗功能,如耳道闭锁、中耳病变患者,特别是婴幼儿也可通过气、骨导 ABR 阈值来估计骨气导差。

4. 自动 ABR　自动 ABR(automated auditory brainstem response,AABR) 使用特殊的统计学方法量化反应判断可信度,结果自动确定,是客观快速简单的检测方法,可在相对安静的环境下完成,无需专业人员操作,可以检出 1kHz 以上频率范围,听阈>30dB nHL 的听力损失。主要用于新生儿听力筛查,与耳声发射联合应用可提高蜗后病变的诊断阳性率。

5. 堆栈 ABR　堆栈 ABR(stacked ABR) 是一种识别小听神经瘤的新方法。应用衍生带技术,先用短声来激活耳蜗的全部区域,然后利用高通掩蔽技术,把得到的反应分成五个频带,代表这五个频带的 ABR 叫衍生带 ABR,构成了堆栈 ABR。因需要特殊的掩蔽技术,临床上较少使用。

6. 高刺激率 ABR　高刺激率诱发的 ABR 对突触功能障碍极为敏感,而突触效能对缺血更为敏感。故临床上常分别使用刺激重复率为 51.1/s 和 11.1/s(常规 ABR 的刺激率是 21.1/s),一般认为前者刺激率诱发的 ABR I ~ V 波间期较后者延长 0.28ms 以上提示同侧椎-基动脉供血不足。

（二）耳蜗电图

耳蜗电图(electrocochleography,ECochG) 是指记录声刺激后源自耳蜗及听神经的近场电位的方法,属短潜伏期诱发电位的范围。耳蜗电图可记录到三种电位。①复合动作电位(compound action potential,CAP):实际上是数以千计的单个听神经纤维的动作电位总合,主要由一组负波($N_1 \sim N_3$)组成。对短声引出的来自基膜全长的神经动作电位称为全神经动作电位(whole-nerve AP, WN-AP),而用具有频率特性的刺激声所引起的电位,称为复合动作电位(CAP)。②耳蜗微音电位(cochlear microphonics,CM):主要产生于耳蜗基底回的外毛细胞(OHC),占 80% ~ 85%,其次来源于内毛细胞(IHC),占 15%～20%。CM 无潜伏期,无不应期,其幅度呈非线性变化,其非线性特点是由 OHC 决定的。③总和电位(summating potential,SP):为蜗内不同非线性机制的多种成分反应的总和,也有学者认为 SP 主要产生于基膜的非线性振动,一般在声强度较高时,才能诱出 SP(图 51-14)。

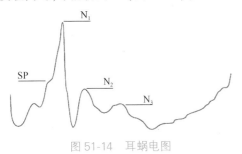

图 51-14 耳蜗电图

ECochG 常用的刺激声是 click 和短音。采用的电极包括:鼓岬电极,有创患者难以接受,但记录反应幅度大;鼓膜电极,电极需送至外耳道鼓环处,反应幅度比鼓岬电极记录的要小,现临床上主要采用这种放置方式;外耳道金箔电极,患者较舒适,但反应幅度小,电极价格昂贵。电极安放良好与否对记录的结果有明显的影响。

ECochG 是临床听力测试法中唯一能了解单耳功能状态之方法,它不需要对非测试耳进行掩蔽以防止交叉听力的发生,可对聋耳进行定性及定位诊断。主用应用:①利用-SP/AP 幅度比值检查梅尼埃病和监测膜迷路积水变化情况,一般将-SP/AP 幅度比值≥0.4 视为异常,也有报道使用-SP/AP 面积比能提高膜迷路积水诊断的阳性率;②部分重度感音神经性聋患者中,ABR 的波 I 不能分辨或记录不出来时,可用 CAP 代替波 I,以计算 ABR 的 I～V 间期,进一步判断是否蜗后病变;③术中蜗神经监测;④CM 作为听神经病的综合诊断等。

七、40Hz 听觉事件相关电位

40Hz 听觉事件相关电位(40Hz auditory event related potential,40Hz AERP),其本质是一种听觉稳态反应(auditory steady state response,ASSR),是指以重复率 40 次/秒的刺激声,在 100ms 扫描时间内引出恒定的 4 个相隔 25ms 的准正弦波。40Hz AERP,由 Galambos 等在 1981 年首次描述,与中潜伏期反应(MLR)有许多相似性,受睡眠、镇静药和全麻药物影响。关于 40Hz AERP 的起源和形成机制目前尚无统一认识,不少学者认为 40Hz AERP 起源于大脑皮质,而且可能不止一个神经起源部分参与了 40Hz AERP 的形成。

40Hz AERP 主要用于对听阈阈值的客观评定,尤其是对 1000Hz 以下的频率的阈值确定更有价值,其平均反应阈 500Hz、1000Hz、2000Hz 为 10dB nHL 左右。主要应用如下。①了解聋哑患儿的残余听力:有助于选配助听器及进行早期言语训练。②中、低频听阈测定:由于短纯音诱发的 40Hz AERP 具有频率特性,可弥补 ABR 不能反映低频听敏度的不足,对 ABR 无反应者,不可草率诊断为全聋,有些患者经过 40Hz AERP 检测,显示有低频听力的存在。③评估客观听力:由于是客观测听,可用于婴幼儿听力检查和纯音测听不能配合的患者。④中枢聋、功能性聋、伪聋的鉴别:由于 40Hz AERP 较耳蜗电图和听性脑干反应来自更高的听觉中枢,当耳蜗电图和听性脑干反应正常,40Hz AERP 引不出时就要考虑中枢聋的可能,如 40Hz AERP 也正常,则提示有功能聋或伪聋的可能。⑤脑干上部病变、中脑及丘脑、颞叶损害,可出现 40Hz AERP 的阈值升高,潜伏期延长,波形缺失或消失的异常改变。将 ABR、40Hz AERP 和交错扬扬格词试验结合测试中枢神经疾病,得出在中脑丘脑病变可引出 ABR,却引不出 40Hz AERP 的结果。

八、耳 声 发 射

耳声发射(otoacoustic emissions,OAE),是由英国科学家 Kemp 首先报道的。耳声发射现象的发现是听力学领域近 30 年来具有划时代意义的重大突破,为耳蜗主动机制的假设提供了直接的证据。

耳声发射是产生于耳蜗,经听骨链传导引起鼓膜振动而在外耳道记录到的声信号,大体是声音传入内耳的逆过程。目前普遍认为 OAE 以机械振动的形式起源于耳蜗,这种振动能量来自外毛细胞的主动运动。

通常按是否由外界刺激所诱发,将 OAE 分为自发性耳声发射(spontaneous OAE,SOAE)和诱发性耳声发射(evoked OAE,EOAE)。在诱发性耳声发射中依据由何种刺激诱发,又进一步分为瞬态诱发耳声发射(transiently evoked OAE,TEOAE),畸变产物耳声发射(distortion product OAE,DPOAE),刺激频率耳声发射(stimulus-frequency OAE,SFOAE)和电诱发耳声发射(electrically EOAE,EEOAE)。较常用的是 DPOAE 和 TEOAE(图 51-15)。

关于耳声发射的性质:①与其他听觉诱发反应不同,OAE 是声信号,非电信号;②OAE 是耳蜗主动机制的副产物,它本身在耳蜗听觉过程中并不起任何生理作用。

耳声发射具有以下几个特点。①非线性,EOAE 的幅值随刺激强度增大而逐渐增大,当刺激声到达一定强度时,EOAE 的幅值趋于饱和。②可重复性,每个个体的 OAE 都具有一定的差异,但每个个体的 OAE 都具有稳定性和可重复性。③频率特异性,当受到两个具有一定频率比关系的纯音(以 f1 和 f2 表示,

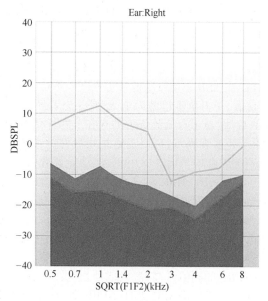

Ear:Right

图 51-15　正常畸变产物耳声发射听力图
图下方阴影为背景噪声,听力曲线大于背景噪声为正常

f1<f2)作用时,耳蜗中产生与原始音有特定频率关系的一系列畸变音,当 2f1-f2,f1:f2=1.22 时,在该处 DPOAE 达到最大值。利用 DPOAE 听力图可以直观地了解各频段外毛细胞的功能状况。④锁相性,OAE 的相位取决于声刺激信号的相位,并跟随其变化而发生相应的变化。

影响 OAE 的因素主要有:①耳蜗的状况,在蜗性聋中,当听力损失>40~50dB,OAE 明显减弱或消失;②外耳道和中耳情况,OAE 的产生和记录不仅有赖于耳蜗外毛细胞,还与外耳、中耳传导结构的功能完整性相关,因此 OAE 在传导性聋时一般很难记录到;③探头适配情况;④环境噪声;⑤软件分析系统。

OAE 的临床应用:由于耳声发射是对耳蜗功能的一种非创伤性的、客观的、灵敏快速的检测手段,较传统的行为测听法、ABR 检查等具有快速、灵敏、无创、节约费用等优点,假阴性率极低,尤其适合大量人群、低概率事件的初步筛选。目前在临床上耳声发射已应用于如下方面。①婴幼儿的听力筛选方法之一。正常新生儿中的先天性聋儿为 1‰~2‰,高危儿中的比例明显高于正常儿。因此世界卫生组织倡导对新生儿进行普遍听力筛查,以便对听力障碍早期发现、早期诊断和早期干预。②对耳蜗性聋的早期定量诊断和动态监测(如药物中毒性聋,噪声性聋,老年性聋及突发性耳聋等)。③耳蜗性聋和蜗后性聋的鉴别诊断(蜗后聋如听神经病、听神经瘤等)。④SOAE 与耳鸣的关系研究。⑤耳蜗传出神经系统功能的监测,耳蜗传出神经系统主要是内侧橄榄耳蜗传出系统(medial olivocochlear system,MOCS),是耳蜗外毛细胞活动调控机制的基础。用 OAE 的传出抑制来检测 MOCS 的功能,可用对侧白噪声(white noise,NB)抑制

前后对 DPOAE 的幅度进行比较。

九、听觉稳态反应

ASSR 是多由周期性调幅(amplitude modulated,AM)、调频(frequency modulated,FM)或混合调幅调频的持续声或刺激频率在 1~200 次的瞬态刺激声(click 或 tone burst 等)诱发的稳态脑电反应,因为反应的相位与刺激声信号相位具有稳定的关系,故又称为"调幅跟随反应"或"包络跟随反应"。而多频稳态反应(multiple frequency steady state responses,MSSR)则是将不同频率的声波作为载波,以不同调制频率分别对载波频率进行调制,调制后的声波同时激活耳蜗基膜上相应的部位产生 ASSR。

关于 ASSR 的起源目前尚无定论,产生部位与调制频率有关。调制频率较低时主要来源于皮质;调制频率较高时,主要由脑干发生器产生。ASSR 的发生当调制信号等于或高出听阈时,耳蜗中相应载波频率区域的毛细胞被兴奋,冲动沿着听觉通路向听觉中枢传递,这种兴奋的发放频率与刺激信号的调制频率一致,脑电图将在原来基础上出现于调制频率同步或跟随其变化的脑电图活动称为锁相现象(phase lock),它构成了 ASSR 基础。

MSSR 是建立在快速傅立叶变换(fast Flourier transformation)原理上,即将任何一个复杂的波分解成多个简单的正弦波,将时域的变化转换为频域的变化。较常用的调制频率为 90Hz 和 40Hz,载波频率为 500Hz、1000Hz、2000Hz 及 4000Hz。测试时电极安放位置同 ABR,结果的判定由电脑自动完成,测试结果类似纯音听阈图的反应阈值图。ASSR 目前的临床应用主要为客观的听力评估,采用 ASSR 估计纯音听阈。近年来使用窄带 CE-Chirp 刺激声进行 ASSR 测试,耳蜗延迟代偿处理后可以产生更好的刺激同步性,反应幅度更高,并能提高低频反应阈与行为听力的相关性;采用多次谐波提高反应的信噪比(signal-to-noise ratio,SNR),较传统 ASSR 检测方法更准确,缩短检测时间。以后 ASSR 可应用于新生儿听力筛查,可开展骨导 ASSR 和声场下 ASSR 测试等。

(刘绮明　丘理子)

第四节　前庭功能检查技术

前庭神经系统是人空间定向、保持身体平衡的重要系统。它与人体其他系统在组织上和功能上有着极其广泛的联系,并相互影响。因此,前庭功能检查不仅与耳科疾病有关,而且和神经内外科、眼科、创伤科等有密切关系。前庭功能检查的目的是了解前庭功能状态,为眩晕患者定位诊断提供有价值的依据,

为确定病因提供信息。前庭功能检查主要包括两大类:前庭脊髓反射系统的平衡功能检查和前庭眼动反射弧的眼震反应。

一、平衡功能检查

平衡功能检查的方法很多,大致上可分为静平衡和动平衡功能检查两类。以下简述常用的方法。

1. 静平衡功能检查法

(1)闭目直立检查法(Romberg test):受试者直立,两脚并拢,两手手指互扣于胸前并向两侧拉紧,观察受试者睁眼及闭眼时躯干有无倾倒。平衡功能正常者无倾倒,为阴性。迷路或小脑病变者出现自发性倾倒。

(2)过指试验:检查者与受试者面对而坐,检查者双手置于前方,伸出双示指。请受试者抬高双手,然后以检查者的两示指为目标,用两示指同时分别碰触。测试时睁眼、闭目各作数次,然后判断结果。正常无论睁眼或闭眼双手能准确接触目标,无过指现象,迷路及小脑病变时出现过指现象。

2. 动平衡功能检查法

(1)踏步实验:在地面上画两个半径为0.5~1m的同心圈,并按每30°画一直线将圆圈分为12等份。受试者蒙上眼睛站立在圆心中,双臂向前平伸,然后以每分钟80~110步的平均速度作原地踏步100次,每次踏步都要将大腿抬平。观察踏步时躯干有无摇晃不定,头和躯干的相对位置有无变化、两手臂的位置有无升降或偏斜。脚步移行的距离。

(2)行走试验:受试者蒙眼,向前和后退走5~10步,观察起步态,并计算起点与终点之间的偏差角。偏差角大于90°者,示两侧前庭功能有显著差异。

3. 姿势描记法 目前一般所用的平衡功能检查法均属于主观判断,无定量指标,姿势描记法(posturography)可取得客观而精确的检查结果。姿势描记法分为静态和动态两种。

(1)静态姿势描记法(static posturography):将人体睁眼和闭眼站立时姿势摆动产生的重心移位信息,通过脚底的压力平板中四周的压力传感器传递到计算机进行分析。通过重心移位是轨迹定量Romberg试验。由于该法不能去除体感信息,提取的前庭功能信息有一定限制,临床价值有限。

(2)动态姿势描记(dynamic posturography)

1)运动协调试验(movementcoordination test,MCT):当平板移动和转动时,检测肢体重力拮抗肌肌电的振幅和潜伏期。

2)感觉组织试验(sensory organization test,SOT):检查时平衡台前竖立一块可调节倾角的视野板,测试睁眼闭眼、平台倾角改变和视野板倾角改变六种条件下的SOT,用以消除踝、髋关节的本体感觉的影响,以

静眼和闭眼方式消除视觉的影响,所提取的信息比较准确地反映了前庭对平衡功能的影响。

(3)步态试验:用于分析主动行走时的平衡功能,受试者脚套两个踏板,板上两个触压开关,并与重力拮抗肌肌电图结合分析。

二、眼 震 检 查

眼球震颤(nystagmus)是眼球的一种不随意的节律性运动,简称眼震。常见的有前庭性眼震、中枢性眼震、眼性眼震和分离性眼震等。按眼震方向可分为水平性、垂直性、旋转性及对角性眼震等。眼震方向经常以联合形式出现,如水平-旋转性、垂直-旋转性。

前庭性眼震由交替出现的慢相(slow component)和快相(quick component)运动组成。慢相为眼球转向前庭兴奋性较低的一侧的缓慢运动,通常是前庭病变或前庭功能障碍侧,但急性期前庭激惹,病变侧兴奋性一过性增加,眼震的慢相朝向健侧。随前庭功能减弱,眼震慢相方向改变。快相是朝向前庭兴奋性较高侧的快速回位运动,为大脑快相中枢的矫正性运动。因快相便于观察,故通常将快相所指方向作为眼震方向。

1. 眼震的一般检查

(1)自发性眼震(spontaneous nystagmus)是一种无须通过任何诱发条件,受试者自身存在的一种眼震。裸眼检查时,检查者站于离受试者正前方40~60cm的位置,请受试者注视检查者的手指,并按上、下、左、右和中间等5个方向移动,观察其眼球运动。检查者注意手指向两侧移动时,不能偏离中线角度的45°~50°,以免引起生理性的眼肌极位性眼震。

按自发眼震的性质不同,可初步鉴别眼震属中枢性、周围性或眼性。

(2)位置性眼震(positional nystagmus)是患者头部处于某一位置时才出现的眼震。最常用的测试位置包括右侧转头坐位、左侧转头坐位、仰卧位、左侧转头仰卧位、右侧转头仰卧位、右侧卧位、左侧卧位,没有颈部疾病患者可增加悬头位垂直、头右转和头左转。注意每次变换位置时应缓慢进行,每一位置至少观察30s。

(3)变位性眼震(positioning nystagmus)是在头位迅速改变过程中或其后短时间内出现的眼震。

1)Dix-Hallpike:受试者取头直端坐位,检查者站在受检右(左)侧,双手扶其头,患者坐位→头向右(左)转45°→仰卧悬头→坐位,主要观察有无后、前半规管BPPV。

2)Roll test:翻滚试验按以下操作:受试者平卧→左侧卧位→平卧→右侧卧位,主要观察有无水平半规管BPPV。

3)垂直悬头位:患者坐位→垂直仰卧悬头→坐

位,可以观察前半规管 BPPV。每次变位时间在 3s 内完成,每次变位后观察 30s~1min,注意眼震潜伏期、性质、方向、强度,如用 ENG/VNG 记录眼震慢像角度速度及持续时间等,应连续观察记录 1min,眼震消失后再变换下一体位。

(4) 转颈试验(neck torsion Test):做位置、变位试验转动头颈有时可以诱发出颈性眼震,这可影响位置、变位试验结果的判定。因此一般应做完位置、变位试验后加做转颈试验。

2. 眼震电图检查法 前庭系统疾患时,主要的体征之一是眼球震颤。通过观察前庭性眼震活动可判断前庭功能是否正常并对前庭系统疾病进行诊断,观察手段从早期的肉眼观察、Frenzel 镜发展、眼震电图(electronystagmograpraphy,ENG),逐步发展为利用红外线技术记录眼震的视频眼震电图(videonystagmography,VNG)(图 51-16)。ENG 是以往最广泛应用

的评估前庭功能的检查法,眼震电图仪不仅能记录临床上所看到的眼震,也能记录肉眼观察不到的细小眼震;还可以记录到黑暗和闭眼时出现的眼震。VNG由计算机硬件和软件、摄像机组件构成。其工作原理是利用安装在密闭眼罩内的红外微型摄像机将眼球的运动摄录下来并输送到计算机,由计算机软件对眼震的各种成分如眼震慢动相、快动相等进行测定、并分析处理(图 51-17)。相对于 ENG 及 Frenzel 镜,VNG 能够获得较上述两种手段无法得到的垂直性眼震及旋转性眼震的信息,而在水平性眼震方面 VNG能得到比 ENG 质量更高的眼震参量。由于应用了红外微型摄像机,患者在暗室里检查,可让被检者不受固视影响。另外,在冷热试验和旋转试验中用较小的刺激量即可观察到眼震,减轻给患者造成恶心、呕吐等不适感,目前临床上 VNG 应用较多。

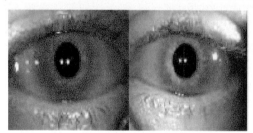
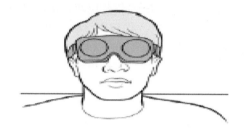

图 51-16　视频眼震电图

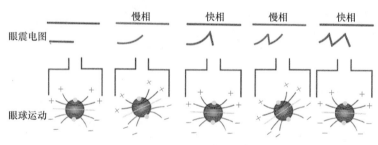

图 51-17　眼震电图原理示意图

定标和进行 ENG/VNG 描记,检查包含四部分:眼动功能评估、自发性眼震和位置性试验、变位试验及冷热试验。临床上眼动功能评估常用的包括扫视试验、凝视试验,平稳视跟踪试验,视动试验记录后评估其临床意义。

ENG/VNG 的基本特征:无论是前庭性眼震、还是视动性眼震,是自发性眼震,还是诱发性眼震,都具有以下基本特征。①有快慢相两种成分,眼震的强度使用慢相角速度表示,通常以快相的方向表示眼震的方向;②是一种动态变化过程;③有关信息不是存在一两个波内,而是寄寓于整个变化过程之中。

3. 前庭眼动系统功能检查(半规管功能检查)

(1) 温度试验(Caloric Test):是整个 ENG/VNG检查中唯一能够检查单侧迷路功能的测试,也是重复性最好的客观测试。

冷热试验:是利用低于或高于正常体温差来刺激迷路。其优点可分别检查每一侧迷路的功能;眼震持续时间长,易于观察。缺点是费时长,检查结果可受许多迷路外因素的影响,而不够精确;有鼓膜穿孔的患者不宜采用冷热水试验,方法和标准如不统一,其结果不能相互比较;只反映水平半规管的功能;只反映 0.002~0.004Hz 半规管低频部分功能,是非生理性刺激。

冷热试验的方法较多,常用的有:①大量刺激法;②微量刺激法;③冷热空气刺激法(50℃和24℃);④冷热水交替试验(44℃和30℃)。常规测试需进行四次灌注,但有研究认为只用冰水、或冷或热两次刺激就足够。

测试结束,比较两侧平均慢相角速度进行分析,可以了解一侧半规管轻瘫(unilateral weakness,UW)和优势偏

向(directional preponderance,DP)(图 51-18)。

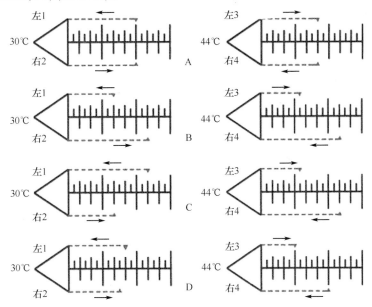

图 51-18　冷热反应图

A. 正常;B. 左侧半规管轻瘫;C. 优势偏向偏左;D. 左侧半规管轻瘫并优势偏向向右

（2）旋转试验:用旋转刺激,与其他刺激相比,因更接近自然刺激和精确量化而可较准确地评估前庭眼动反射功能。转椅检查可以加强外周系统病变和代偿状态的评估;当患者双侧冷热试验结果均低于 10°/s,无法进行冷热试验、因解剖学因素导致双耳结果无法可靠比较时;同时可以监测患者的自然病程、评估某一治疗方法的疗效。检查时受试者端坐在绕垂直轴旋转的转椅上,头可向前、后或一侧倾,这样可以评定水平半规管及垂直半规管的功能,而不像温度试验只能评定水平半规管。转椅主要通过三个参数来测试前庭眼反射,分别为相位、增益和不对称性。

（3）头脉冲试验/甩头试验(head impulse test/head thrust test,HIT):检查者握住患者头部,要求受试者注视检查者的鼻部或前方某一目标,在水平面快速向一侧转动患者头部,在健康人仍能继续注视前面目标;如果患者一侧前庭功能低下,在向患侧快速转头时,必须用以扫视动作重新注视目标。近来开发了 vHIT(video HIT)可以了解三对半规管功能,并提供定量分析。

（4）摇头试验(headshake test)利用中枢速度储存机制,头前倾在水平方向摇动 15s 共 30 次(2Hz),摇头后观察眼震(headshakenystagmus,HSN),如出现 HSN 说明双侧前庭失衡,结果与前庭损害的发生时间和程度相关。

（5）动态视敏度(dynamic visual acuity,DVA):检查者在水平面以 1~2Hz 的速度摇头,同时阅读 Snellen 视力表,如视力下降 1 线认为正常,视力下降 3 线可能存在异常。可以评价单侧或双侧前庭功能低下,也可作为前庭康复训练疗效的重要参考指标。

4. 耳石器功能检查

耳石器功能检查(otolith function testing)如下所述。

（1）球囊功能检查(saccular evaluation):前庭肌源性诱发电位(cervical vestibular evoked myogenic potentials,VEMP)是肌源性电位,可使用强声、骨导和直流电等刺激。临床上用于诊断 Tullio 现象、前半规管裂综合征、前庭神经内淋巴积水、听神经瘤及一些神经退行性病变等。

颈性前庭肌源性诱发电位(cervical VEMP,cVEMP)的产生可能是刺激球囊,通过前庭脊髓束在颈运动神经元内产生抑制性的突触后电位,一般正常情况在 13ms 附近出现一正波称 P13,随后在 23ms 附近出现一负波称为 N23,反映的是同侧球囊及前庭下神经功能状态(图 51-19)。以声刺激为例,其传导通路为:球囊斑→前庭下神经→前庭神经核(脑干)→内侧前庭脊髓束→副神经→同侧胸锁乳突肌。

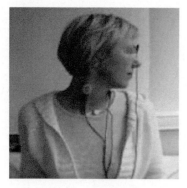
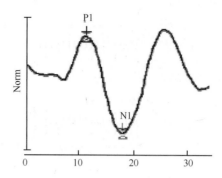

图 51-19　颈性前庭肌源性诱发电位

（2）椭圆囊功能检查（utricular evaluation）

1）目前大部分研究认为眼性前庭诱发肌源性电位（ocular VEMP，oVEMP）来源于椭圆囊，经前庭上神经传入，投射至对侧眼下斜肌，反映同侧椭圆囊及前庭上神经功能状态。正常人高强度刺激下在 10ms 附近出现一负波称 N10，随后在 16ms 附近出现一正波称 P16（图 51-20）。声刺激传导通路为：椭圆囊斑→前庭上神经→前庭神经核（脑干）→交叉前庭眼束（内侧纵束）→对侧动眼神经核→对侧眼下斜肌。

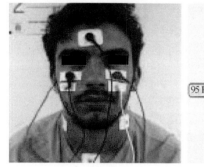
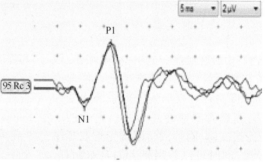

图 51-20　眼性前庭肌源性诱发电位

2）主观垂直视觉（subjective visual vertical，SVV）主要针对椭圆囊病变的一种主观检查。椭圆囊一侧病变后可出现眼球扭转反应，外周前庭病变 SVV 偏斜一般向患侧，偏斜程度取决于是否在急性期和病变的范围，SVV 的角度随时间的推移发生变化，可用于代偿的评价，但不能用于评价双侧椭圆囊功能缺陷。

第五节　耳的影像学检查

一、耳部 X 线检查法

颞骨的 X 线拍片检查是耳部疾病的传统检查方法，可对某些疾病的诊断如胆脂瘤型中耳炎提供参考。随着 CT 的普及应用，目前 X 线片已有被取代之势。

颞骨岩乳突部 X 线拍片的常用投照位置如下。

1. 乳突侧斜位　伦氏（Runstrom）位。用以显示鼓室、鼓窦入口、鼓窦及乳突气房，尚可观察乙状窦板、下颌关节突等。

2. 岩部轴位　亦称麦氏（Mayer）位。主要显示外耳道、上鼓室、鼓窦、鼓窦入口、乳突等。

3. 岩部斜位　又称斯氏（Stenven）位。主要用于观察内耳道、内耳迷路、岩尖等病变。

4. 颞骨额枕位　亦称汤氏位（Town）。可观察岩尖、内耳道、及内耳。

二、颞骨 CT 扫描颞骨

CT 扫描可以很清楚的显示颞骨的各个细微结构，如听小骨、内听道、半规管等微小结构，而且可以显示其中的异常软组织影和颞骨的周围组织如颅内等，因此对中耳各种炎症或肿瘤疾病、对明确病变性质和范围都有极高的诊断价值。

颞骨 CT 扫描一般采取冠状位和水平位，扫描层厚 2mm。颞骨冠状位和水平位 CT 扫描一般以耳蜗、前庭和乳突三个层面为代表。冠状面则与听管线（耳道口与同侧眶上缘的连线）相垂直，从外耳道口前缘开始，自前而后逐层扫描。冠状位片特别是单侧放大骨扫描，对中耳结构可以很好的显示。水平位扫描以外耳道口上缘与眶上缘顶点的连线为基线，由下而上逐层扫描，对内耳和内听道显示清晰。结合冠状位和水平位扫描可以对耳部疾病的诊断可以提供清楚可靠的参考，并对手术有重要的参考价值（图 51-21）。

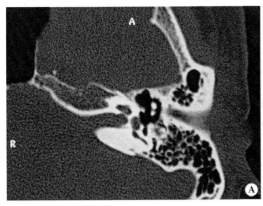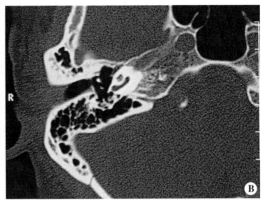

图 51-21 颞骨水平位 CT 扫描

A. 前庭层面；B. 耳蜗层面

三、磁共振成像

磁共振成像（magnetic resonance imaging，MRI）对软组织有较高的分辨率，对听神经瘤早期诊断价值较高。数字减影血管造影（digtal subtraction angiography，DSA）对耳部的血管源性肿瘤在诊断和治疗上都有较高的价值。

（刘绮明　丘理子）

第五十二章 耳的症状学

第一节 耳 痛

耳痛(otalgia)为一常见症状,一般有跳痛、压迫性胀痛、针刺样痛、刀割样痛、撕裂痛、牵拉痛等。疼痛可以呈阵发性、间歇性或持续性。依据病因分类如下。

1. 原发性疾病

(1) 外耳:耳廓软骨膜炎、耳廓冻伤、外耳道异物、外耳道疖、外伤、急性弥漫性外耳道炎、坏死性外耳道炎。

(2) 中耳:鼓膜外伤、大疱性鼓膜炎、急性化脓性中耳炎、气压创伤性中耳炎、中耳癌。

2. 继发性耳痛

(1) 下颌关节及其附近组织疾病:如下颌关节炎、腮腺炎等,通过耳颞神经引起耳痛。

(2) 耳周淋巴结炎:颈部转移瘤等,刺激耳大、枕小神经引起耳痛。

(3) 口腔和鼻部疾病:鼻窦炎、上颌窦肿瘤、龋齿、牙周炎、舌前2/3溃疡和肿瘤、口底肿瘤等,均可通过三叉神经耳颞支引起反射性耳痛。

(4) 咽部疾病:扁桃体术后、咽部肿瘤、咽部脓肿、咽部溃疡等,舌咽神经受累,传至鼓室神经丛引起反射性耳痛。

(5) 喉部疾病:如喉结核、喉癌、下咽癌、喉软骨膜炎等,通过喉上神经、迷走神经耳支引起反射性耳痛。

3. 神经性耳痛 较常见的为膝状神经节病毒感染引起耳带状疱疹,如病毒性神经炎,受累神经的走行部位发生剧烈疼痛,另外舌咽神经痛发作时也常伴有耳痛。

第二节 耳 漏

耳漏(otorrhea),又称耳溢液,外耳道有异常的液体积存或外流,是耳病常见症状。可根据耳溢的性质、色泽和气味、化验结果等进行分析,确定诊断。

耳溢液的性质随疾病的不同而异,同一疾病的不同阶段又可相互转化。

1. 浆液性 如外耳道湿疹、变应性中耳炎等,浆液性炎性渗出。

2. 黏液性 分泌性中耳炎时,黏液腺分泌亢进,渗出液中黏液成分增多,含有黏液素,可拉成细丝。

3. 脓性 耳疖、弥漫性外耳道炎、化脓性腮腺炎向外耳道破溃、化脓性中耳炎急性期。

4. 水样 清水样耳溢,多为脑脊液耳漏,或来自前庭外淋巴。先天性缺损、圆窗或卵圆窗破裂、颅底骨折可致。

5. 脂性 外耳道皮肤耵聍腺分泌量过多,呈油脂性,为正常生理现象。白色成团的胆脂瘤。

6. 耳出血 见于鼓膜外伤、颞骨骨折、大疱性鼓膜炎、颈静脉球体瘤、中耳癌等。

第三节 眩 晕

眩晕(vertigo)是一种运动性或位置性幻觉,是指患者感到自身或外界静止的景物沿一定方向与平面旋转、摇摆或漂浮感,是空间定向感觉障碍,多在周围或中枢前庭系突然发生病变时产生,是临床上常见的症状之一。依发病部位将眩晕分为如下几种。

1. 耳源性眩晕 常突然发病,感觉自身及周围景物旋转或摇摆,头位改变时加重,持续时间短,数十秒到数小时不等,常伴耳鸣、听力减退,多有水平性眼震,常伴有恶心、呕吐等自主神经症状,可自行缓解和反复发作倾向,如梅尼埃病、迷路炎、耳毒性药物中毒等。

2. 中枢性眩晕 发病缓慢,多为左右摇晃、上下浮动感,呈进行性,持续时间较长,可达十日以上,发作与头位变化无关,一般不伴有耳鸣及听力减退,常有各种不同类型的眼震和其他中枢系统损害的症状,如听神经瘤、小脑肿瘤等。

3. 全身疾病性眩晕 表现不一,有的为漂浮感,有的为麻木感,或感倾斜及直线幻动等,如高血压、严重贫血、心脏病、脑外伤后遗症、低血糖、神经官能症等,以及颈性眩晕、眼性眩晕等。

第四节 耳 鸣

耳鸣(tinnitus)是一种听觉紊乱现象,也是听觉分析器对适宜刺激和不适宜刺激所引起的一种反应。耳鸣是临床常见症状之一,可分为主观性和客观性两类。

1. 主观性耳鸣 系指在无声源的条件下,仅患者本人能听到耳鸣声音,检查者不能听到,又称自觉性耳鸣。应查明是属于器质性病变或属神经反射性病变引起。

（1）耳部疾病引起：如耵聍或异物、外耳道肿物、咽鼓管闭塞、鼓膜内陷等；耳硬化症耳鸣多呈低调，与耳聋程度不一致；耳毒性药物反应引起蝉鸣性耳鸣；听神经瘤及迷路病变，常引起高音调耳鸣；梅尼埃病多引起低调隆隆声耳鸣，并且在眩晕发作前耳鸣加重。

（2）全身疾病引起：贫血、变态反应和内分泌功能紊乱等，影响内耳血液循环或营养失调，出现低调耳鸣；颅脑外伤、脑干损伤等，多引起吹风样高调耳鸣；其他如血压过高过低、动脉硬化、糖尿病、神经官能症等均可引起耳鸣。

2. 客观性耳鸣 又称他觉性耳鸣，是在耳附近有声源，不但患者自己听到声音，别人也能听到。常见的原因有以下几种。

（1）咽鼓管异常开放：患者能听到自己呼吸时气流通过时的摩擦声，并有自声增强现象。

（2）肌肉痉挛：腭肌、镫骨肌等痉挛性收缩时，可引起低调"格格"声。

（3）下颌关节病：下颌关节运动时发出的响动，是由于关节面摩擦产生。

（4）血管异常：颈动脉瘤、颈静脉球体瘤等，均能产生搏动性耳鸣；耳廓和外耳道巨大血管瘤、耳蔓状血管瘤、动静脉瘘多产生吹风样杂音，并与脉搏相一致。

第五节 耳 聋

当听觉系统的传音或感音部分发生病变时，即产生听觉障碍。临床将这种听力下降称为耳聋（hering loss）。

1. 根据耳聋发生的时间分类

（1）先天性聋：为出生即有耳聋，可分为遗传性和非遗传性。由遗传基因所致者为遗传聋，由于母体宫内或分娩时异常所致者为非遗传性先天性聋。

（2）后天性聋：可由于疾病或意外损伤致成，如各类中耳炎、感染中毒、耳毒性药物中毒、外伤、全身代谢性疾患、中枢神经系统疾患或老年性聋等。

2. 根据耳聋发生部位与性质分类

（1）传导性聋：凡是影响声能传导系统，如空气传导、中耳的鼓膜及听骨的传导，可导致传导性聋，如先天性外耳道闭锁、急慢性中耳炎、鼓膜穿孔、听骨链中断、咽鼓管堵塞等。

（2）感音神经性聋：主要病变部位是在耳蜗螺旋器、螺旋神经节、听神经、耳蜗核、脑干、中脑或听皮层。根据病变部位不同，可分为耳蜗感音性聋、听神经性聋及中枢性聋。

（3）混合性聋：是由于传音系统和感音神经系统均受损害，根据病变部位不同及侵犯程度不同，可以表现为以传音为主或以感音为主的混合性聋，如耳硬化中期、分泌性中耳炎伴老年性聋等。

（王雪峰 严小玲）

第五十三章 先天性耳畸形

第一节 先天性耳前瘘管

先天性耳前瘘管（congenital preauricular fistula）是一种最常见的先天耳畸形。为胚胎时期形成耳廓的第1、2鳃弓的6个小丘样结节融合不良或第1鳃沟封闭不全所致。其遗传学特征为常染色体显性遗传。

【临床表现】 瘘管多为单侧性，也可为双侧。耳前瘘管瘘口多位于耳轮脚前，另一端为盲管。深浅、长短不一，还可呈分枝状，常深入耳廓软骨内。管腔壁为复层扁平上皮，具有毛囊、汗腺、皮脂腺等，故挤压时有少量白色黏稠性或干酪样分泌物从管口溢出。平时无症状，继发感染时出现局部红肿疼痛或化脓。反复感染可形成囊肿或脓肿，破溃后则形成脓瘘或瘢痕（图53-1）。

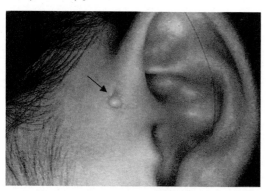

图53-1 先天性耳前瘘管并感染

【治疗】 无感染史者，可不作处理。在急性感染时，全身应用抗生素控制炎症，对已形成脓肿者，应先切开引流。待感染控制后，再行手术切除。或在急性期抗感染控制下手术。有条件者，应在手术显微镜下行瘘管切除术。将瘘管及其分支彻底切除，必要时可切除瘘管穿过部分的耳廓软骨，术毕稍加压包扎，防止形成死腔。

第二节 先天性外耳及中耳畸形

案例53-1

患者，女，17岁，双耳听力下降十多年。加重1年。患者从懂事起即自觉双耳听力比其他人差。他人讲话声小时听不清。偶有耳鸣。近1年自觉加重而求医。检查：双耳廓、外耳道无畸形，鼓膜形态正常，标志清晰，无充血，无内陷，活动度正常。音叉试验（512Hz）：双耳RT(-)，WT：居中。电测听：双耳中度传导性聋。骨-气导差约50dB。声阻抗：鼓室图A型，声顺值1.5ml。镫骨肌反射未引出。CT扫描中耳未见异常。初步诊断：先天性中耳畸形（双）。入院后完善各种术前检查，全麻下行右鼓室探查术。术中见砧骨长脚缺失，与镫骨脱离接触，镫骨头略变形，镫骨肌正常，镫骨活动佳。用听骨假体置于镫骨与锤骨柄之间重建听骨链。鼓膜复位。外耳道填塞明胶海绵。术后给予抗炎、止血、制动等处理。切口Ⅰ期愈合。术后3个月听力复查，右耳完全正常，气-骨导差完全消失。

问题：
1. 该病的临床特点是什么？
2. 该患者经听力学检查确定为传导性聋，可做哪些检查来进一步确定病变的部位？
3. 该病应与哪几种疾病相鉴别。

先天性外耳及中耳畸形（congenital outer and middle ear dysmorphia）常同时发生，前者系第1、2鳃弓发育不良以及第1鳃沟发育障碍所致。后者伴有第1咽囊发育不全，可导致鼓室内结构、咽鼓管甚至乳突发育畸形等。临床上习惯统称为"先天性小耳畸形（congenital microtia）"（图53-2）。

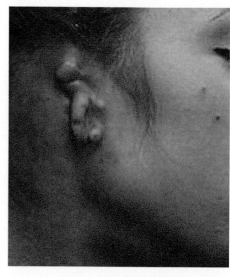

图53-2 先天性小耳畸形

【临床表现】　一般按畸形发生的部位和轻重程度分为3度(表53-1)。

表53-1　外、中、内耳畸形的分度

畸形分度	外耳	中耳	内耳
Ⅰ度	耳廓小于正常,各部尚可分辨;外耳道狭窄或部分闭锁	鼓膜存在,鼓室结构正常	迷路正常,听力好
Ⅱ度	耳廓仅呈条索状突起,相当于耳轮。外耳道闭锁	鼓膜及锤骨柄未发育。锤、砧骨融合,镫骨存在或未发育	迷路基本正常,听功能正常
Ⅲ度	耳廓残缺,仅有零星而不规则的突起;外耳道闭锁	听骨链严重畸形	耳蜗及前庭不同程度的畸形,感音功能下降

Ⅱ度为临床常见类型,约为Ⅰ度的2倍,呈传导性聋。Ⅱ、Ⅲ度畸形伴有颌面发育不全,称下颌面骨发育不全(Treacher-Collins syndrome)。表现为眼、颧、上颌、下颌、口、鼻等畸形,伴小耳、外耳道闭锁及听骨畸形。

【诊断】　根据出生后即有的耳畸形可作出初步诊断。颞骨薄层CT扫描或螺旋CT扫描可了解乳突气化、中耳腔隙、听骨畸形及外耳道闭锁等情况,为畸形分级提供依据。要确定畸形程度应作听力检查,了解耳聋性质,若为传导性聋,属手术适应证。

【治疗】　手术时机:单耳畸形而另耳听力正常者,手术可延至成年时进行。单侧外耳道闭锁伴有感染性瘘管或胆脂瘤者,可视具体情况提前考虑手术。双耳畸形伴中度以上传导性耳聋者应及早对畸形较轻的耳手术,一般在2岁左右,以提高听力,促使患儿语言、智力的发育。

耳廓畸形一般主张6岁左右行耳廓成形术或重建术。现在研究认为外耳的发育在6岁左右基本接近成人,早点手术对小孩的心理发育有帮助。

Ⅰ度畸形者如无听力障碍则不需治疗,有传导性聋者可从耳内切口作外耳道、鼓室成形术。

Ⅱ度畸形者,通常从鼓窦入路,行外耳道、鼓膜及听骨链成形术,以提高听力,术中注意避免损伤面神经。重建的"外耳道"术腔应够宽,一般直径在2cm以上。"外耳道"用中厚或全厚皮片植皮,防止术后外耳道重新形成瘢痕狭窄。

Ⅲ度畸形由于内耳功能受损,手术治疗难以恢复听力。

案例53-1分析讨论

患者出生后听力处于低水平并不自觉,故延迟至青春期才发现求医。耳廓及外耳道形状均正常。鼓膜正常。听力学检查发现传导性聋。这种单独的听骨链畸形有时容易误诊。初步确定听骨链畸形,听骨链畸形有两种:一是僵硬,二是中断。下一步要确定该畸形性质和部位,患者声顺值特别大,达到1.5ml。镫骨肌反射不能引出。说明畸形属于听骨链中断,中断部位在镫骨

以外。镫骨肌反射不能引出,并不是镫骨肌无收缩,而是不能从中耳分析以上反映出来。手术证实砧骨长脚缺失,与镫骨头无连接。手术目的重建听骨链,术后听力复查气骨导差完全消失,效果非常满意。

要点提示

1. 先天性耳畸形分为三度。
2. 以整形为目的的治疗一般选择在6岁,以提高听力促进语言发育为目的的手术应在2岁前进行。

思考题

对先天性中耳畸形,手术时机该如何掌握?

第三节　先天性内耳畸形

先天性内耳畸形的种类较多,诊断比较困难。目前随着高分辨CT和磁共振的应用,诊断率不断提高。现将临床最常见的内耳畸形介绍如下。

一、大前庭导水管综合征

大前庭导水管综合征(large vestibular aqueduct syndrome,LVAS)也称先天性前庭水管扩大(enlarged vestibular aqueduct)。过去对本病的诊断率较低,近年来由于高分辨CT的应用,使本病的诊断率不断提高。

【病因】　常染色体隐性遗传病,家庭中多为单个病例发病。目前已确定SLC26A4基因突变有关。

【临床表现】　患者一般在2岁左右开始发病。主要表现为听力波动性下降,个别患者会表现为突发性耳聋,也有患者表现为发作性眩晕伴波动性听力下降,类似梅尼埃病。患者的听力逐步下降可致全聋。

【诊断】　主要依据高分辨CT确诊。大前庭水管综合征CT诊断依据:①水平半规管或总脚层面显

示岩骨后缘(即前庭水管外口处)有深大三角形或裂隙状、边缘清晰的明显骨缺损影;②骨缺损影内端(即前庭导水管近段)与前庭或总脚直接相通;③前庭导水管中段的前后径大于1.5mm,且边缘清晰;④临床有先天性感音性耳聋表现可作出诊断(图53-3)。

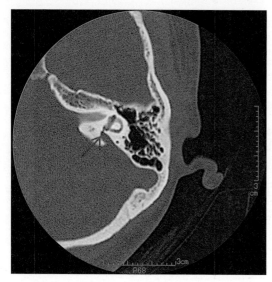

图 53-3　大前庭水管综合征的 CT 表现

【治疗】　目前尚无有效的治疗办法,主要靠早期确诊,尽量保护残余听力,尽量避免对抗性运动,特别是保护头部,避免外伤,即使是轻微的碰撞,避免用力擤鼻、情绪激动等。听力急剧下降时可采用药物治疗,包括改善内耳微循环、神经营养药物、20%甘露醇快速静脉滴注等。有残余听力的患者可佩戴助听器,极重度聋者可行人工耳蜗植入术。

二、先天性耳蜗畸形

先天性耳蜗畸形(congenital cochlear malformation)又称 Mondini 内耳发育不全(Mondini defect),是最常见的一种内耳畸形。

【病因】　该病可为常染色体显性或隐性遗传疾病,也可为非遗传性因素,如风疹病毒感染、过多的放射线暴露及沙利度胺类药物等因素引起本病。先天性耳蜗畸形包括耳蜗扁平、仅见一单曲小管,螺旋器和螺旋神经节呈现各种程度的发育不良,前庭扩大,巨大的前庭导水管及半规管畸形、内耳道扩大等症。

【临床表现】　在具体病例不一定以上所有的畸形同时出现,可仅出现其中一种或几种畸形。临床表现为出生即无听力,或 1~2 岁时才出现听力减退,部分患者可长期保留部分残余听力。耳聋性质主要为感音神经性聋,部分患者可表现为混合性聋,个别患者可有眩晕发作。

【诊断】　主要根据听力学表现和影像学检查。通过高分辨 CT 可以看到骨迷路畸形(图 53-4)。内耳示膜迷路内水充盈图像,清晰地显示扁平耳蜗,以及半规管、前庭的畸形。近年应用于临床的内耳 MRI 三维成像技术能从不同角度观察膜迷路形态。

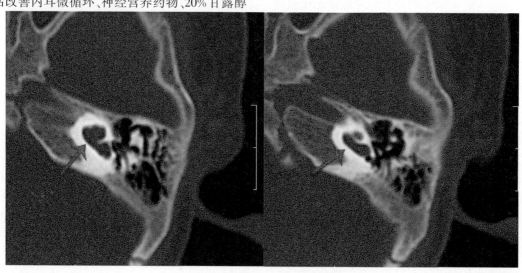

图 53-4　Mondini 畸形的 CT 表现

【治疗】　目前尚无有效的治疗方法。如有残余听力,可佩戴助听器后进行语言康复。无残余听力或极重度聋的一部分患者可经详细评估后进行人工耳蜗植入。

三、米歇尔畸形

米歇尔畸形(Michel dysplasia)属常染色体显性遗传,是内耳发育畸形的最严重的疾病,内耳可完全未发育(耳蜗缺如),严重的病例颞骨岩部亦发育不全,可伴有其他器官的畸形和智力障碍(图53-5)。诊断主要依据颞骨 CT 和内耳 MRI,应与脑膜炎所致之骨化性迷路炎鉴别。治疗上目前无特殊办法。

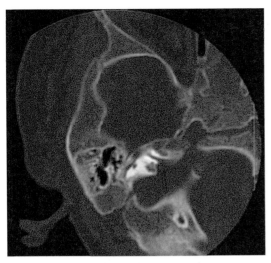

图 53-5　米歇尔畸形的 CT 表现

四、沙伊贝畸形

沙伊贝畸形（Scheibe dysplasia）为常染色体隐性遗传，是最轻的内耳畸形。畸形限于蜗管和球囊，其他内耳结构发育正常，故也称为耳蜗球囊型畸形。主要病理改变为耳蜗柯蒂器发育不全，基膜上的细胞未分化，结构紊乱，盖膜蜷缩，血管纹出现发育不全和细胞增生的交替区。球囊壁扁平，感觉上皮发育差等。诊断主要根据先天性耳聋和 MR 检查。此种患者可选择性地行人工耳蜗植入术。

（翟锦明　廖礼兵）

第五十四章 耳外伤

第一节 耳廓外伤

耳廓外伤（auricle trauma）可单独发生，亦可伴发于头面部的外伤。因耳廓显露于外，易遭各种损伤，其中以挫伤及撕裂伤多见。

1. **挫伤** 挫伤（contusion）多因钝物撞击所致。轻者仅耳廓皮肤擦伤或局部红肿，多可自愈。重者形成血肿，为软骨膜下或皮下积血，血可波及外耳道。因耳廓皮下组织少，血循环差，血肿不易自行吸收，如未及时处理，血肿机化可致耳廓增厚变形。大的血肿可继发感染，引起软骨坏死，导致耳廓畸形。耳廓血肿小者，应在严格无菌操作下用粗针头抽出积血，加压包扎48h，必要时可再抽吸。如仍有渗血或血肿较大者，应行手术切开，吸净积血，清除凝血块，视情况局部用碘仿纱条填塞或缝合切口后加压包扎。同时应用抗生素等药物，严防感染（图54-1）。

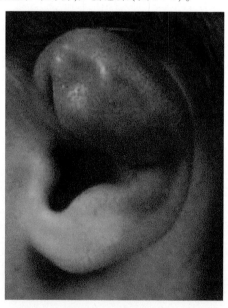

图54-1　耳廓血肿

2. **撕裂伤** 撕裂伤（laceration）轻者受伤耳廓仅为一裂口，重者有组织缺损，甚至耳廓部分或完全断离。外伤后应早期清创缝合，尽量保留皮肤，对位准确后用小针细线缝合，然后松松包扎，术后应用抗生素防治感染。如皮肤大块缺损，软骨尚完整，可用耳后带蒂皮瓣或游离皮瓣修复。如皮肤及软骨同时小面积缺损，可作边缘楔形切除再对位缝合。对完全断离的耳廓应及时将其浸泡于含适量肝素的生理盐水中，尽早对位缝合。术中用肝素溶液冲洗断耳动脉后，吻合颞浅动脉耳前支或耳后动脉。术后若发现水肿或血泡，及时切开排液，可望断耳再植成功。

第二节 鼓膜外伤

【病因】 鼓膜外伤（tympanic membrane trauma）多因间接或直接的外力损伤所致。可分器械伤：如用火柴梗、毛线针等挖耳刺伤鼓膜；医源性损伤如取耵聍、外耳道异物等；矿渣、火花等烧伤。压力伤：如掌击耳部、爆破、炮震、放鞭炮、高台跳水及潜水等。其他尚有颞骨纵行骨折等直接引起。

【临床表现】 鼓膜破裂后，突感耳痛、听力立即减退伴耳鸣，外耳道少量出血和耳内闷塞感。单纯的鼓膜破裂，听力损失较轻。压力伤除引起鼓膜破裂外，还可由于镫骨强烈运动而致内耳受损，出现眩晕、恶心及混合性聋。

【检查】 鼓膜多呈不规则形或裂隙状穿孔，外耳道可有血迹或血痂，穿孔边缘可见少量血迹。若出血量多或有水样液流出，示有颞骨骨折或颅底骨折所致脑脊液耳漏。耳聋属传导性或混合性（图54-2）。

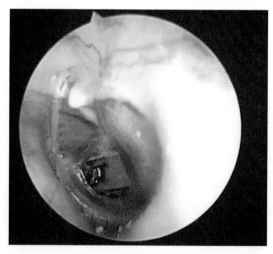

图54-2　鼓膜外伤性穿孔

【治疗】

（1）清除外耳道内存留的异物、泥土、血凝块等，用乙醇消毒外耳道及耳廓，外耳道口可用消毒棉球堵塞。

（2）避免感冒，切勿用力擤鼻涕，以防来自鼻咽的感染。如无感染征象，不必应用抗生素。

（3）禁用外耳道冲洗或滴药。穿孔愈合前，禁游泳或任何水液入耳。

绝大多数的外伤性穿孔可于 3~4 周内自愈。较大而不能自愈的穿孔可行鼓膜修补术。

【预防】 加强卫生宣教,禁用火柴梗、发卡等锐器挖耳。取外耳道异物或盯聍时要细心、适度,避免伤及鼓膜。遇及爆破情况如炸山、打炮、放鞭炮等,可用棉花或手指塞耳,如戴防护耳塞效果更佳。

第三节 颞骨骨折

案例 54-1

患者,男,19 岁。因反复发作右耳痛、头痛伴发热 5 年,加重 1 年而入院。2001 年开始反复右耳痛、头痛、发热,大约 3 个月发作 1 次,持续 5~6 日,予以抗感染治疗后缓解。近 1 年来发作次数增多,平常自觉右耳听力下降。无耳漏及鼻漏现象。既往史:1994 年曾头部外伤,当时意识丧失,诊断为脑震荡,予以对症处理。专科检查:右鼓膜完好,无充血,活动稍差。乳突区无红肿压痛。电测听报告右耳传导性聋。语言频率气骨导差 32dB,鼓室图右耳 B 型曲线。MRI 报告右中耳乳突炎。CT 报告:右鼓窦盖骨质缺损,范围约 1cm×1cm。为确定鼓室液体性质,局麻下鼓膜穿刺大量清亮液体溢出,液体常规生化检查确定为脑脊液。完善各项术前准备后,全麻下行右乳突根治术+耳漏修补术。耳后切口,取骨膜备用。电钻切开鼓窦区骨质。乳突轮廓化后,见鼓窦顶骨质不规则裂开,高低不平,并部分骨质缺失,硬脑膜部分缺失。脑实质少部分堕入鼓窦内。脑脊液波动性溢出。整个骨损区大约 1.5cm×1.5cm。用耳后骨膜嵌插于骨性缺损和硬脑膜缺损的颅内侧面,并用耳脑胶将四周黏合。鼓窦腔内填满肌肉浆,表面再覆盖以筋膜。耳脑胶固定周边。术中不触动听骨链。术后予以抗生素、止血处理,患者恢复顺利,无头痛无耳痛,无发热,耳后引流无清亮液体。右耳听力气导提高 10dB,切口 I 期愈合。

问题:

1. 简要归纳该病例的临床特点。

2. 诊断及鉴别诊断要注意的问题。

3. 这种手术有哪几种入路?各有什么优缺点?

颞骨骨折(temporal bone fracture)常由车祸、颞枕部撞击、坠落等所致,并可伴有不同程度的颅内或胸、腹部等组织和器官损伤,约 1/3 的颅底骨折侵及颞骨岩部。颞骨的岩部、鳞部和乳突部损伤中以岩部骨折最多见。由于岩部与鳞部连接处骨质较薄弱,以致骨折累及中耳的机会较内耳为多。骨折类型及临床表

现通常以骨折线与岩部长轴的关系,将颞骨骨折分为纵行骨折、横行骨折、混合型骨折和岩尖骨折 4 种类型,有时可有两种以上骨折同时存在(图 54-3)。

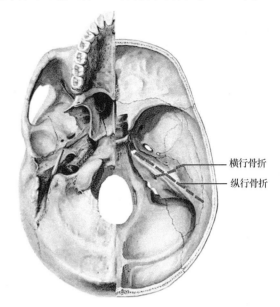

横行骨折

纵行骨折

图 54-3 颞骨骨折分型

【临床表现】

1. 纵行骨折 最常见,占 70%~80%,多由颞部和顶部受到撞击所致。骨折线与岩部长轴平行,常起自颞骨鳞部,通过外耳道后上壁、鼓室天盖,沿颈动脉管到颅中窝底的棘孔或破裂孔附近。因骨折线多从骨迷路前方或外侧穿过,故极少伤及内耳。常伴有中耳结构受损。可表现为耳出血、传导性聋或混合性聋。约 20% 的病例发生面瘫,多可逐渐恢复。如有脑膜破裂,则有脑脊液漏。纵行骨折(longitudinal fracture)可两侧同时发生。偶可累及颞颌关节(图 54-4)。

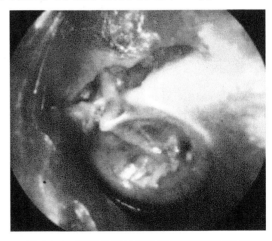

图 54-4 颞骨纵行骨折累及外耳道顶壁骨折

2. 横行骨折 横行骨折(transverse fracture)较少见,约占 20%,主要由枕部受到暴力所致。骨折线与岩骨长轴垂直,常起自颅后窝的枕骨大孔,横过岩锥到颅中窝。有的经过舌下神经孔及岩部的管孔(如颈

静脉孔），个别可经内耳道和迷路到破裂孔或棘孔附近。因其骨折线可通过内耳道或骨迷路，可将鼓室内壁、前庭窗、蜗窗折裂，故常有耳蜗、前庭及面神经受损症状，如感音性聋、眩晕、自发性眼震、面瘫和血鼓室等。面瘫发生率约占50%，且不易恢复。

3. 混合型骨折 混合型骨折（mixed fracture）更少见，常由于颅骨多发性骨折，可同时发生颞骨纵行与横行骨折线，引起鼓室、迷路骨折，出现中耳与内耳症状。

4. 岩尖骨折 岩尖骨折（petrous apex fracture）很少见，可损伤第Ⅱ～Ⅵ脑神经，发生弱视、眼裂变小、上睑下垂、瞳孔扩大、眼球运动障碍、复视、斜视等眼部症状及三叉神经痛或面部感觉障碍。岩尖骨折可损伤颈内动脉，导致致命性大出血。岩尖骨折应与脑干损伤及脑疝鉴别。

上述各型颞骨骨折可同时伴有脑膜损伤，发生脑脊液漏。脑脊液从上鼓室经破裂的鼓膜从外耳道流出称脑脊液耳漏；如鼓膜完整，脑脊液经咽鼓管从鼻部流出，则可出现脑脊液鼻漏；如脑脊液同时从外耳道、鼻腔流出，称脑脊液耳鼻漏。脑脊液漏初期因混有血液呈浅红色，以后逐渐变为清亮液体，检查化验为含糖液体（可用查糖尿的试纸）。颞骨骨折后第1～2日内危险性较大，持续昏迷者危险性更大。病情许可时，应行颅底影像学检查。

【预后】 纵行骨折预后最好。传导性聋多可经鼓室成形术或鼓膜修补术等得到恢复，横行骨折预后差，感音神经性聋常难改善。前庭功能丧失者尚可逐渐代偿。头颅外伤愈合后，骨折缝隙仍可存在，日后中耳感染时，有引起脑膜炎之虞。儿童患者的预后较成人为佳。

【治疗】

（1）颞骨骨折常发生于颅脑外伤，如出现颅内压增高病症、脑神经征或耳、鼻大出血等，应与神经外科医生协作，共同抢救患者。首先应注意危急患者生命的主要问题。如保持呼吸道通畅，必要时应行气管切开术，以改善颅内缺氧状态。控制出血，及时补液或输血，以防止失血性休克，维持循环系统的正常功能。如病情允许，应作详细检查，包括头颅CT、神经系统检查等。

（2）及时应用抗生素等药物，严防颅内或耳部感染，注意耳部消毒。如患者全身情况许可，应在严格无菌操作下清除外耳道积血或污物。如有脑脊液耳漏，不可作外耳道填塞，仅于外耳道口放置消毒棉球。如病情许可，采取头高位或半卧位，多数脑脊液漏可自行停止。如超过2～3周仍未停止者，可经耳部径路采用颞肌或筋膜覆盖硬脑膜缺损处，以控制脑脊液漏。

（3）对于颞骨横行骨折引起的周围性面瘫，只要病情许可，手术减压越早越好。病情完全稳定后，对后遗鼓膜穿孔、听骨断离、传导性聋或面神经麻痹等病症，可于后期行鼓室成形术或面神经手术。

案例54-1分析讨论

患者十多年前曾头部外伤，诊断为脑震荡，对症处理后恢复。但时隔7年，开始出现耳部症状，伴发热，并反复发作，抗感染治疗后缓解。无耳漏及鼻漏现象。专科检查提示有鼓室积液。经化验确定为脑脊液。再行CT检查报告鼓窦顶有骨质缺损区，大约为1.5cm×1.5cm。确诊为外伤性迟发性脑脊液耳漏。反复发作右耳痛、头痛伴发热是急性乳突炎发作，伴有轻微局域性脑膜炎发作。细菌经咽鼓管进入中耳引起。确定耳漏部位后，全麻下经乳突行耳漏修补术。见鼓窦顶骨质不规则裂开，高低不平，并部分骨质缺失，硬脑膜部分缺损。这说明外伤后局部骨质溶解，脑膜坏死缺失，以致形成漏道。术后脑脊液漏停止。无再发生耳痛、发热等脑膜炎症状。

要点提示

1. 颞骨骨折主要分横行骨折和纵行骨折。
2. 横行骨折常引起感音性聋，纵行骨折常引起传导性聋
3. 脑脊液耳漏无自愈倾向者或伴周围性面瘫可考虑手术。

思考题

该患者的临床症状反复发作与急性乳突炎发作有何异同点？

（翟锦明 廖礼兵）

第五十五章 外耳疾病

第一节 耳廓假性囊肿

耳廓假性囊肿(aural pseudocyst)指耳廓软骨夹层内的非化脓性浆液性囊肿。多发生于一侧耳廓的外侧前面上半部，内有浆液性渗出液，形成囊肿样隆起。男性多于女性数十倍，多发于20~50岁的成年人。

【病因】 尚未明确，可能与外伤有关。耳廓可能受到某些机械刺激如硬枕压迫，无意触摸等，引起局部循环障碍所致。也有人认为是先天性发育不良，即胚胎第1、2鳃弓的6个耳丘融合异常遗留潜在的组织腔隙，留下了发生耳廓假性囊肿的组织基础。

【病理】 显微镜下可见从皮肤到囊壁的组织层次为皮肤、皮下组织、软骨膜及与其密切相连的软骨层，该软骨层的厚薄依囊肿大小而定，软骨层的内面覆有一层纤维素，其表面无上皮细胞结构，故与真囊肿不同。囊肿并非在软骨膜与软骨之间，从病理学观点认为，称之为软骨间积液更为恰当。

【临床表现】 囊性隆起多位于舟状窝、三角窝，偶可波及耳甲腔，但不侵及耳廓后面(图55-1)。患者常偶然发现耳廓前面上方局限性隆起，逐渐增大。小者可无任何症状，大的可有胀感、波动感、灼热感或痒感，常无痛感。肿胀范围清楚，皮肤色泽正常。透照时透光度良好，可与血肿区别。穿刺抽吸时，可抽出淡黄清液，培养无细菌生长。

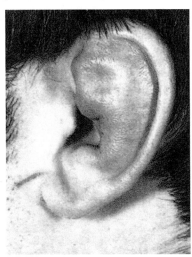

图 55-1 耳廓假性囊肿

【治疗】 方法很多，归纳如下。

1. 理疗 早期可行紫外线照射或超短波等物理治疗，以制止渗液与促进吸收。也可用激光(YAG激光或CO_2激光)将囊壁打穿，放出液体，加压包扎。也有报道用蜡疗、磁疗、冷冻、射频等治疗。

2. 穿刺抽液、局部压迫法 在无菌条件下将囊液抽出，然后用石膏固定压迫局部或用两片圆形(直径约1.5cm)的磁铁置于囊肿部位的耳廓前后，用磁铁吸力压迫局部。

3. 囊腔内注射药物 有人用平阳霉素、15%高渗盐水、50%葡萄糖或2%碘酊于抽液后注入囊腔，加压包扎，促使囊壁粘连、机化。

4. 手术 经久不愈者可考虑手术。切除部分囊肿前壁，搔刮囊肿内肉芽及增厚组织，作无菌加压包扎。

第二节 耳廓化脓性软骨膜炎

耳廓化脓性软骨膜炎(suppurative perichondritis of auricle)是耳廓损伤后软骨和软骨膜的化脓性细菌感染，常引起较严重的疼痛，并能造成耳廓软骨坏死及畸形，应认真对待，及早诊治。

【病因】 常因外伤、手术、烧伤、耳针感染及耳廓血肿继发感染所致。绿脓杆菌为最多见的致病菌，其次为金黄色葡萄球菌。化脓后，脓液积聚于软骨膜与软骨之间，软骨因血供障碍而逐渐坏死，影响耳廓正常形态和生理功能。

【临床表现】 先有耳廓肿痛感，继而红肿热痛加重，范围增大，患者疼痛不安。检查可见耳廓红肿、明显触痛，脓肿形成后有波动感，有的破溃出脓(图55-2)。

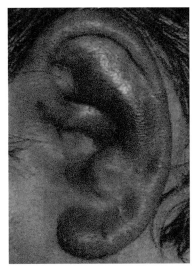

图 55-2 耳廓软骨膜炎

【治疗】 早期尚未形成脓肿时,全身应用足量有效抗生素控制感染。早期可做局部理疗,促进局部炎症消退。如已形成脓肿,则需彻底清创,沿耳轮内侧的舟状窝作半圆形切开,充分暴露脓腔,清除脓液,刮除内芽组织,切除坏死软骨。如能保存耳轮部位的软骨,可避免日后耳廓畸形。术中用敏感的抗生素溶液(如庆大霉素、头孢类抗生素)彻底冲洗术腔。术毕将皮肤贴回创面,放置橡皮片引流,不予缝合,以防术后出血形成血肿或日后机化收缩。适当加压包扎,隔日或每日换药。可于耳周局部注射敏感抗生素。如无继续流脓,拔去引流,稍加压包扎。后遗严重畸形有碍外貌时,可做整形修复术。

【预防】 在耳廓处进行如耳针治疗、耳部手术等操作时,应严格消毒、避免损伤软骨。应及时处理耳廓外伤,彻底清创,严防感染。

第三节 外耳湿疹

外耳湿疹(eczema of external ear)是耳廓、外耳道及其周围皮肤的变应性皮肤浅表性炎症。

【病因】 药物或其他过敏物质刺激及湿热、毛织品、化妆品、喷发剂、鱼、虾、牛奶等均可成为致敏因素,外耳道长期脓液刺激也可诱发。一般分急、慢性两类。

【临床表现】 急性湿疹极痒,伴有烧灼感,多见于婴幼儿。皮肤呈红斑或粟粒状小丘疹,进一步发展可有小水泡,溃破后可流出黄水样分泌物,表皮糜烂,有时为黄色痂皮覆盖。若因搔抓而继发感染,则病损扩大,渗液增多,还可出现小浅溃疡。

慢性湿疹除瘙痒外,外耳皮肤增厚,表皮脱屑、皲裂、结痂,局部颜色加深、表面粗糙不平,可致外耳道狭窄(图55-3)。鼓膜表面受累者,可有轻度传导性及耳鸣。

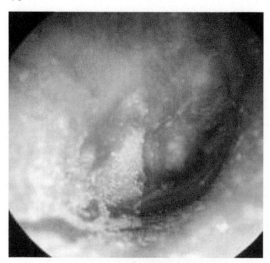

图 55-3 外耳道湿疹

【治疗】

(1) 去除病因,避免致敏因素。如因化脓性中耳炎脓液引起者,应清洁外耳道脓液并滴有效药液。

(2) 局部忌用肥皂或热水清洗,或涂抹有刺激性药物,严禁抓痒、挖耳等。

(3) 渗液较多者可用3%硼酸溶液或15%氧化锌溶液湿敷。渗液较少或无渗液者可涂用1%~2%甲紫液、泼尼松类冷霜或软膏、氧化锌油或糊剂等。若有干痂,可用3%双氧水洗净拭干后,涂用上述药液或药膏。

(4) 慢性湿疹有皮肤增厚或皲裂者,可用10 %~15%硝酸银涂擦;发作间歇期,

(5) 全身治疗可服用抗过敏药物,静脉注射5%溴化钙或10%葡萄糖酸钙;口服大量维生素C;口服泼尼松片或注射地塞米松等。

第四节 耵聍栓塞

外耳道耵聍积聚过多,形成团块阻塞外耳道,称耵聍栓塞(impacted cerumen)。

【病因】 外耳道软骨部皮肤具有耵聍腺,分泌淡黄色黏稠液体,称耵聍。耵聍腺分泌过多或排出受阻。外耳道炎症、尘土等刺激外耳道可使耵聍分泌过多;外耳道狭窄、异物存留或老年人肌肉松弛,下颌运动无力等,亦可致耵聍排出受阻。

【临床表现】 可出现听力减退、耳鸣、耳痛,甚至眩晕。也可因刺激外耳道迷走神经耳支引起反射性咳嗽。遇水后耵聍膨胀,完全阻塞外耳道,使听力减退。还可刺激外耳道引起外耳道炎。检查可见棕黑色或黄褐色块状物堵塞外耳道内。耵聍团块质地不等,有松软如泥,有坚硬如石(图55-4)。

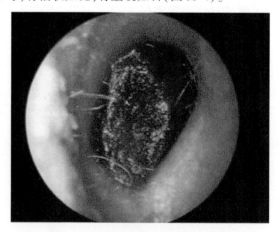

图 55-4 耵聍栓塞

【治疗】 取耵聍应细致耐心,避免损伤外耳道及鼓膜。

(1) 对可活动、未完全阻塞外耳道的耵聍可用枪状镊或耵聍钩取出耵聍团块。较软的耵聍可将其与

外耳道壁分离后用枪状镊分次取出。较硬者用耵聍钩从外耳道后上壁将耵聍与外耳道壁分离出缝隙后，将耵聍钩扎入耵聍团块中间，慢慢钩出，尽量完整取出。

（2）首次就诊难以取出者，先滴入 5% 碳酸氢钠或 1%~3% 酚甘油或 2% 碘油，每日滴 4~6 次，待软化后用上述器械取出、用吸引器吸出或外耳道冲洗法清除。已有外耳道炎者，应先控制炎症，再取耵聍。

第五节 外耳道炎及疖

外耳道炎（external otitis）可分为两类，一类为局限性外耳道炎，又称外耳道疖；另一类为外耳道皮肤的弥漫性炎症，又称弥漫性外耳道炎。

【病因】 外耳道疖是外耳道皮肤毛囊或皮脂腺的局限性化脓性炎症。挖耳是其常见诱因，糖尿病和身体衰弱者易患本病，病原菌主要是葡萄球菌。

弥漫性外耳道炎为外耳道的弥漫性炎症。挖耳、游泳时外耳道进水、化脓性中耳炎长期脓液的刺激等是其诱因。外耳道皮肤外伤或局部抵抗力降低时易发病。糖尿病患者及变应体质者易反复发作。常见致病菌为金黄色葡萄球菌、链球菌、绿脓杆菌和变形杆菌等。

【临床表现】

1. 外耳道疖 早期耳痛剧烈，张口、咀嚼时加重，并可放射至同侧头部。多感全身不适，体温或可微升。疖肿堵塞外耳道时，可有耳鸣及耳闷。

检查有耳廓牵引痛及耳屏压痛，外耳道软骨部皮肤有局限性红肿。脓肿成熟破溃后，外耳道内有脓血或流出耳外，此时耳痛减轻（图 55-5）。外耳道后壁疖肿可使耳后沟及乳突区红肿，易误诊为乳突炎。应注意与急性乳突炎鉴别。急性乳突炎多有急性或慢性化脓性中耳炎病史，发热明显，无耳廓牵拉痛，而有乳突部压痛；鼓膜穿孔或鼓膜明显充血，脓液较多。X线乳突摄片示乳突气房混浊或有骨质破坏。

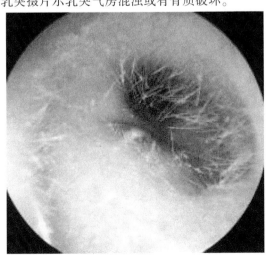

图 55-5 外耳道疖

2. 弥漫性外耳道炎 急性者表现为耳痛、灼热，可流出少量分泌物。检查亦有耳廓牵拉痛及耳屏压痛，外耳道皮肤弥漫性红肿，外耳道壁上可积聚分泌物，外耳道腔变窄，耳周淋巴结肿痛。慢性者外耳道发痒，少量渗出物。外耳道皮肤增厚、皲裂、脱屑，分泌物积存，甚至可造成外耳道狭窄。

3. 坏死性外耳道炎 是一种特殊的弥漫性外耳道炎，常引起外耳道骨髓炎和广泛的进行性坏死，可导致颞骨和颅骨骨髓炎，并发多发性神经麻痹，其中以面神经麻痹最为常见，故有"恶性外耳道炎"之称，实际并非恶性肿瘤。患者多数是老年人和糖尿病患者，致病菌常为绿脓杆菌。严重者感染可侵及颞下窝，也可引起脑膜炎、脑脓肿、脑软化而死亡。

【治疗】

（1）应用抗生素控制感染，服用镇静、止痛剂。早期可局部热敷或作超短波透热等理疗。

（2）局部尚未化脓者用 1%~3% 酚甘油或 10% 鱼石脂甘油滴耳，或用上述药液纱条敷于患处，每日更换纱条 2 次。

（3）疖肿成熟后及时挑破脓头或切开引流。用 3% 过氧化氢溶液清洁外耳道脓液。

（4）慢性者可用抗生素与糖皮质激素类（如泼尼松龙、地塞米松等）合剂、糊剂或霜剂局部涂敷，不宜涂太厚。

（5）积极治疗感染病灶如化脓性中耳炎，诊治全身性疾病如糖尿病等。

（6）对疑为坏死性外耳道炎者要及早作细菌培养和药物敏感试验，及早使用敏感的抗生素，并纠正全身不良状况。

第六节 外耳道真菌病

案例 55-1

患者，女，38 岁。左耳痒 2 月，有时奇痒，夜间重，反复发作，无耳鸣及听力下降。曾自行用滴耳油滴耳，初有效，反复发作，不能根治。查耳部见：左侧外耳道内可见黄白色霉苔，与皮肤接触处呈痂状，除去表面干痂，可见局部充血，鼓膜正常。触压耳屏及牵引耳廓有轻微疼痛。左耳周围淋巴结未触及肿大。将外耳道内痂皮取出后加 2 滴 10% 氢氧化钠溶液溶解后涂片，镜下可见菌丝及圆形或椭圆形孢子。经耳部灌洗并局部使用克霉唑软膏后症状消除。几周后复发，再次对患者进行与前相同的治疗，4 个月后未再复发。

问题：

1. 外耳道真菌病与外耳道炎有何不同？
2. 为什么说外耳道适合真菌生长？

外耳道真菌病(otomycosis externa)是外耳道真菌感染性疾病。真菌易在温暖潮湿的环境生长繁殖。

【病因】 当外耳道进水或积存分泌物、长期滴用抗生素液等情况下,较易受真菌感染,常见的致病菌有青霉菌、曲霉菌及念珠菌等。

【临床表现】 轻者无症状,检查时可发现。一般有耳内发痒及闷胀感,有时奇痒,以夜间为甚。合并细菌感染时,可引起外耳道肿胀、疼痛及流脓。检查见外耳道和鼓膜覆盖有黄黑色或白色粉末状或绒毛状苔膜,有状如薄膜或呈筒状痂皮,除去后见患处略充血潮湿(图55-6)。

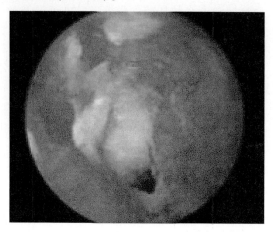

图55-6 外耳道真菌

【诊断】 根据症状和体征不难确诊。必要时清除下的痂皮作涂片,加1~2滴10%氢氧化钠液,于显微镜下可查见菌丝和孢子,亦可作培养检查确诊。

【治疗】 清除外耳道内的所有真菌痂皮和分泌物,用1%~3%水杨酸乙醇或1%~2%麝香草酚乙醇涂耳。也可用制霉菌素喷于外耳道或涂用达克宁霜剂。尽量保持外耳道干燥。一般不需全身应用抗真菌药。

【预防】 保持外耳道干燥,外耳道进水后及时用棉签拭干并滴入4%硼酸乙醇。合理使用抗生素滴耳液。

> 案例55-1分析讨论
>
> 　　外耳道真菌病为外耳道真菌感染所致的慢性炎症,多为挖耳后将体表其他部位真菌植入外耳道内,而外耳道则提供了一种阴暗、潮湿、温暖的环境,非常适合真菌生长。外耳道奇痒为其典型症状,如在显微镜下从外耳道的分泌物中找到菌丝或孢子即可确诊。本病治疗简便,疗效满意,但应重视预防。

> 要点提示
>
> 　　1. 主要症状是外耳道痒。
> 　　2. 预防的有效措施是保持外耳道干燥,不滥用抗生素液滴耳。

> 思考题
>
> 　　1. 如何确诊外耳道真菌病?
> 　　2. 如何防治外耳道真菌病?

第七节　外耳道胆脂瘤

外耳道胆脂瘤(external auditory canal cholesteatoma)是阻塞于外耳道骨部的含有胆固醇结晶的脱落上皮团块。又称外耳道阻塞性角化病。其组织学结构同中耳胆脂瘤,但常混有耵聍碎屑。

【病因】 病因不明。可能与外耳道皮肤受到各种病变的长期刺激(如耵聍栓塞、炎症、异物、真菌感染等)而产生慢性充血,致使局部皮肤生发层中的基底细胞生长活跃,角化上皮细胞脱落异常增多,若其排除受阻,便堆积于外耳道内,形成团块。久之其中心腐败、分解、变性,产生胆固醇结晶。

【临床表现】 多发生于成年人,单侧多见,可侵犯双耳。无继发感染的小胆脂瘤可无明显症状。胆脂瘤较大时,可出现耳内堵塞感,耳鸣。如继发感染可有耳痛、头痛、外耳道有分泌物,具臭味。检查见外耳道深部为白色或黄色胆脂瘤堵塞,其表面被多层鳞片状物质包裹(图55-7)。较大的胆脂瘤清除后可见外耳道骨质遭破坏、吸收、外耳道骨部明显扩大。鼓膜完整,可充血、内陷。巨大的外耳道胆脂瘤可破坏外耳道后壁侵犯乳突,广泛破坏乳突骨质,并发胆脂瘤型中耳乳突炎,也可引起周围性面瘫。

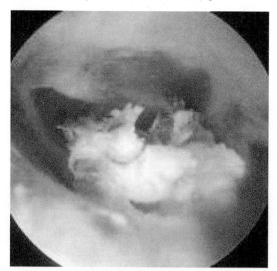

图55-7 外耳道胆脂瘤

【诊断】 根据病史及外耳道有特征性的白色胆脂瘤团块即可作出诊断,取胆脂瘤送病检可确诊。注意和原发于中耳的胆脂瘤、外耳道癌及坏死性外耳道炎鉴别,必要时作颞骨CT扫描或乳突X线拍片。

【治疗】

(1) 无合并感染的胆脂瘤较易取出,清除方法同耵聍取出术。可用3%硼酸甘油或3%~5%碳酸氢钠溶液滴耳,使其软化后再取。

(2)合并感染时,应注意控制感染。但单纯的控制感染很难迅速奏效,只有全部或部分清除胆脂瘤后,方能促使炎症吸收。

(3)感染严重、取出十分困难者可在全麻及手术显微镜下进行,同时全身应用抗生素控制感染。术后应随诊观察,清除残余或再生的胆脂瘤。2%水杨酸乙醇滴耳或可预防复发。

(4)外耳道胆脂瘤侵入乳突者应按乳突切开术或改良乳突切开术手术治疗。

第八节　外耳道异物

外耳道异物(foreign bodies of external auditory meatus)多见于儿童,尤以学龄前的儿童多见,但成人也可发生。异物种类可分为动物性异物,如昆虫、水蛭等;植物性异物,如豆类,坚果等;非生物性异物如铁屑、石子、玻珠、塑料珠子、棉花等。儿童由于生性好动,喜将小的物品塞于耳内(图55-8)。

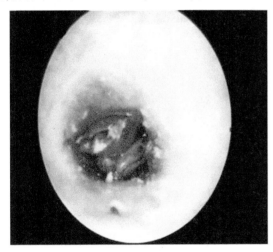

图55-8　外耳道异物(豆子)

【临床表现】　大多数有明确异物史,但部分患儿年龄小或惧怕挨骂而表述不清,临床表现因异物大小、种类、部位、外形密切相关。

【症状】　小而无刺激性的异物可长期存留于外耳道中不引起任何症状。大而光滑的异物可引起耳闷,听力下降。植物性异物,如豆类遇水膨胀后可产生耳闷胀感疼痛,听力减退,并发外耳道炎。活的昆虫可在外耳道内搔爬,引起耳痛、噪声,使人产生惊恐,甚至损伤鼓膜。尖锐的异物可产生刺激性疼痛,甚至伤及鼓膜。异物可应刺激外耳道、鼓膜引起反射性干咳、眩晕、耳鸣等。

【检查】　耳镜检查可见异物存留于外耳道或嵌顿于外耳道峡部,甚至伤及鼓膜落入鼓室内。长期存留的异物被包裹,并发感染时,可见外耳道肿胀,溢液、流血等。异物可被耵聍、分泌物所掩盖,应予注意。听力学检查为传导性耳聋。

影像学检查:不透光的异物,如铁屑、弹片等,可在X线下显影,必要时可进行CT检查。

【治疗】　及时诊治,尽早取出。可根据异物的种类、大小、部位,而采用不同的方法取出。

1. 对于较小的异物　可用耵聍钩取出或用水冲洗取出。

2. 对于圆滑、坚硬的异物　如珠子、豆类等,勿随便用镊子、钳子取,以防将异物推入深处或损伤鼓膜。可使用直角耵聍钩,沿外耳道与异物上方间的缝隙越过异物,将异物钩出(图55-9)。

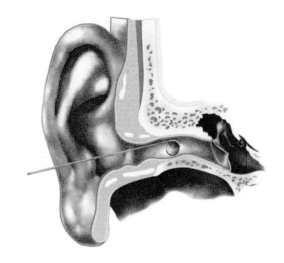

图55-9　耳道异物取出

3. 对于活体昆虫　可先用油类、乙醇或乙醚等药物滴入耳内将其麻醉或杀死,约5min后将其冲出或取出。

4. 干的豆类等植物性异物　切忌用水冲洗,以免泡胀后嵌顿于外耳道内。对于已泡胀的植物类异物,可先用95%的乙醇滴耳,使其脱水收缩后,再行取出。

5. 幼儿　由于不能配合,常选择全麻下取出异物。成人可选择局麻或表麻下进行。

6. 异物取出时　如损伤外耳道并发出血者,可使用纱条压迫止血,次日取出后,可涂抗生素软膏或抗生素滴耳液滴耳。

7. 较大或嵌顿过紧或同时并中耳异物时　须做局麻或全麻下行耳内或耳后切口取出,必要可凿除部分骨性外耳道后壁,以利异物取出。

8. 并发外耳道炎者　应先行抗炎治疗,待炎症消退后再取出异物,或取出异物后积极治疗外耳道炎。

(翟锦明　廖礼兵)

第五十六章 中耳炎性疾病

中耳炎是耳鼻咽喉头颈外科的常见病,在耳科学中是最常见的疾病,慢性者居多。儿童时期由于种种原因,如咽鼓管的结构特点,免疫力较差,易发生此病。

中耳炎是累及中耳,包括咽鼓管、鼓室、鼓窦与乳突气房全部或部分结构的炎性病变。炎症只累及中耳的黏骨膜者,通常不引起并发症。如炎症病变侵及骨壁或穿破骨壁达到邻近组织时可引起严重的并发症。

从病因、病程、病理等不同角度出发,中耳炎可有多种分类方法;根据病变性质及范围,中耳炎手术也存在多种分型。为规范国内中耳炎临床分类及手术分型标准,中华医学会耳鼻咽喉-头颈外科学分会2012年提出了关于中耳炎的新的分类和分型,本章我们将按新的分型顺序讨论各种不同类型的中耳炎。

中耳炎的分类和分型(2012,中华医学会)

1. 分泌性中耳炎

2. 化脓性中耳炎

(1)急性化脓性中耳炎

(2)慢性化脓性中耳炎:①静止期;②活动期。

3. 中耳胆脂瘤

4. 特殊类型中耳炎

(1)结核性中耳炎

(2)AIDS 中耳炎

(3)梅毒性中耳炎

(4)真菌性中耳炎

(5)坏死性中耳炎

(6)放射性中耳炎

(7)气压性中耳炎

第一节　分泌性中耳炎

案例 56-1

患者,男,30 岁,汉族,籍贯广东,未婚。因右耳闭塞感 2 个月于 2006 年 7 月 31 日入院。患者 2 个月前感冒后乘飞机外出旅游,出现右耳闭塞不适,听力轻度下降,当时未引起重视,未给予治疗。后出现"流水样"耳鸣,改变体位时听力可改善,门诊给予药物及吹张治疗,右耳闭塞感持续未改善,并有加重来院就诊。病后没有耳痛,无耳流脓,无眩晕呕吐。体查:右鼓膜内陷,琥珀色,可见气泡,鼓膜活动度下降,未见穿孔

(图 56-1)。音叉检查:WT 偏右,RT BC>AC、ST 右(+)。电测听:右耳传导性聋,语言频率 35dB,左耳正常。声导抗:右耳鼓室图为 B 型,镫骨肌反射未引出,左耳正常。

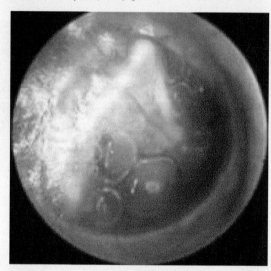

图 56-1　鼓室积液的鼓膜表现

问题:

1. 为什么患者体位改变时,听力情况会发生变化?

2. 结合该患者鼓膜改变,总结一下鼓室积液的鼓膜改变特征。

分泌性中耳炎(secretory otitis media)是以中耳负压、积液以及听力下降为主要特征的中耳炎性疾病。冬春季多发,是儿童和成年听力下降的常见原因之一。本病名称甚多,均同其病理过程中的某一特征所命名,如有浆液性中耳炎(serous otitis media)、渗出性中耳炎(exudative otitis media)、非化脓性中耳炎(non-suppurative otitis media)、中耳积液(middle ear effusion)、卡他性中耳炎(catarrhal otitis media)、黏液性中耳炎(mucoid otitis media)、胶耳(glue ear)等。目前国际上推荐名称为黏液性中耳炎(otitis media with effusion),由于历史原因及使用习惯,国内仍采用分泌性中耳炎的名称。按发病时间分为急性和慢性分泌性中耳炎两种,病程 3 月内为急性,若延续 3 月未愈者为慢性。

【病因】　分泌性中耳炎的病因及发病机制目前

仍不十分明确,研究人员对此进行了长期、广泛、深入的研究,并收纳了以下几种学说。

1. 中耳炎负压学说　咽鼓管是中耳腔与外界沟通的唯一通道,中耳生理气压的维持主要受咽鼓管通气频率的影响。一般认为咽鼓管功能障碍是分泌性中耳炎的基本病因,包括机械性阻塞和非机械性阻塞。各种原因所致的咽鼓管通气功能障碍都可通过引起中耳内外气压不平衡而诱发分泌性中耳炎。

引起咽鼓管功能不良的常见原因在以下几种。①头颈部肿瘤。头颈部肿瘤及其治疗可引起分泌性中耳炎。例如,南方最常见的鼻咽癌、鼻咽纤维血管瘤,发病机制是肿瘤直接侵犯或压迫阻塞咽鼓管咽口,亦可因继发性的淋巴管阻塞和黏膜水肿而引发本病。鼻咽癌放疗后可能引发咽鼓管黏膜的黏液纤毛传输系统功能障碍,以及中耳黏膜的水肿、渗出,导致分泌性中耳炎。②腺样体肥大。肥大的腺样体可以压迫堵塞咽鼓管咽口,且还可阻塞后鼻孔,导致吞咽时鼻咽部压力增高,致使咽鼓管发生逆流。③慢性鼻-鼻窦炎、鼻息肉、慢性扁桃体炎、慢性肥厚性鼻炎或淋巴组织增生等均可引起咽鼓管功能不良。尤其儿童鼻窦炎,更易引发分泌性中耳炎。④其他:如腺样体刮除术等手术损伤,术后瘢痕粘连,以及长期鼻咽部堵塞等可因直接阻塞压迫咽鼓管或影响局部静脉淋巴回流,黏膜肿胀而引起分泌性中耳炎。另小儿的咽鼓管尚处于发育阶段,腭帆张肌薄弱,收缩力差,加之咽鼓管软骨弹性低,当鼓室处于负压状态时,软骨段的管壁甚至发生塌陷,以致管腔狭窄或闭塞。腭裂患者因腭帆张肌和腭帆提肌的连续中断,附着处前移、肌纤维数量减少等,以致吞咽时咽鼓管咽口开放无力或不能开放,易患分泌性中耳炎。

2. 感染学说　中耳腔的感染和炎症是分泌性中耳炎的主要病因,这一观点已越来越被人们所接受。过去由于在中耳积液一般找不到多形白细胞或致病菌,因此曾认为分泌性中耳炎是一种无菌性炎症,但随着检验手段的不断提高,许多研究者相继从中耳积液中检出了致病菌。尤其是 PCR 技术的应用,在绝大部分的中耳积液证实有致病菌,因而感染学说逐步得到人们的重视。

(1)细菌感染:分泌性中耳炎中最常见的细菌是肺炎链球菌、流感嗜血杆菌、长他莫拉杆菌,其他还有金黄色葡萄球菌、化脓性链球菌、类白喉杆菌及表皮葡萄球菌等。细菌感染引起分泌性中耳炎的机制可能是细菌产生的毒素特别是作为革兰阴性菌壁成分的内毒素,能引起中耳黏膜结缔组织增厚,毛细血管通透性增高,腺体分泌增加,并破坏正常的黏膜转运系统,促进中耳积液。

(2)病毒感染:由于多种呼吸道病毒从分泌性中耳炎的中耳积液中被检测或分离出来,病毒在分泌性中耳炎发病中的作用渐渐引起重视。其中最常见的病毒为流感病毒和肠道病毒,其次为鼻病毒、副流感病毒、呼吸道合胞病毒和腺病毒。

(3)衣原体:与细菌和病毒相比,衣原体的研究相对较少。

3. 免疫学说　近期研究发现分泌性中耳炎中耳积液中有炎性介质前列腺素等的存在,也检出过细菌的特异性抗体和免疫复合物,以及补体系统、溶酶体酶等,提示分泌性中耳炎与变态反应之间存在着一定的联系。

分泌性中耳炎的病因和发病机制复杂,并不是单一的因素造成的,而是多种因素相互作用下的结果。

【病理】　咽鼓管通过软骨段管腔的开闭调节鼓室内外的气压,使中耳与外界大气压基本保持平衡。中耳分泌物来自咽鼓管、鼓室及乳突气房黏膜。无论分泌物为浆液性或黏液性,其中,病理性渗出、分泌和吸收等均参与了病理过程。正常状态下中耳黏液、纤毛相互作用,清除中耳腔内积聚的黏液、浆液性物质,以保持中耳腔的清洁和正常的生理功能。但分泌性中耳炎的中耳黏膜上皮层明显增厚,分泌细胞数目激增,中耳的无纤毛上皮转换为假复层纤毛上皮。电镜下可见大量的杯状(分泌)细胞集结。另分泌性中耳炎中正常的纤毛黏液毯的位置关系被破坏,黏液层变深,纤毛周围注层变浅,纤毛全部或部分地浸浴在黏液层中,这势必影响着纤毛与黏液毯的相互作用。而且杯状细胞的分泌活性增强,释放的分泌颗粒压迫纤毛,更加重了这一不良影响。一般病程早期为浆液性,病程较长者为黏液性。浆液性液体薄,呈水样,多为淡黄色。组织大量水肿,多形白细胞脱落上皮细胞较多;而黏液性液体较黏稠,含淋巴细胞为主,脱落上皮细胞较少,伴有少许胆固醇结晶。液体里蛋白酶抑制剂的功能丧失时,核蛋白及高分子糖蛋白大量增加,比重从 1.012 增加到 1.018。

【临床表现】

1. 听力下降　分泌性中耳炎患者病前多数有感冒史,之后听力逐渐下降,可伴有自声增强。听力下降感觉程度与体位改变有关。患者直立时听力下降明显,平卧时减弱。这是由于直立对中耳液体堵塞圆窗,平卧时液体流散所致。患耳堵塞感,发闷,有时在打哈欠、吞咽、打喷嚏、擤鼻时有短暂的好转。

2. 耳痛　分泌性中耳炎患者可有隐隐耳痛,或阵发性跳痛,一般耳痛不是主要症状。

3. 耳鸣　耳鸣一般不重,多为低调间歇性,如"噼啪"声、嗡嗡声及流水声等。当头部运动或打呵欠、擤鼻时,耳内可出现气过水声。

4. 鼓膜　在早期常见鼓膜呈淡黄色或琥珀色,失去正常光泽。鼓膜光锥变形消失;锤骨向后、上移位;锤骨短突明显外突即所谓鼓膜凹陷。若液体为浆液性,且未充满鼓室时,透过鼓膜可见到液平面,此液平如弧形发丝,向上当患者头部位置改变时,此液面与地面平行关系不变。有时可透过鼓膜见到液体中的气泡。液体较多时,鼓膜也可以向外突起。鼓气耳镜检查,鼓膜活动受限(图56-2、图56-3)。

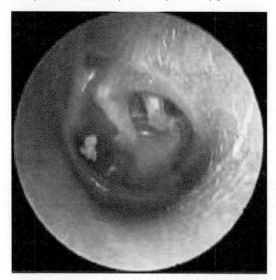

图56-2 鼓膜内陷的鼓膜表现

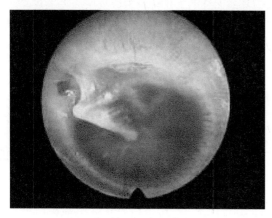

图56-3 鼓室积液的鼓膜表现

【辅助检查】

1. **鼻咽镜检查** 可见咽鼓管咽口充血肿胀,有时可见黏脓性分泌物阻塞咽口。为排除鼻咽癌可能,鼻咽检查应列为本病的常规检查项目。

2. **听力检查**

(1)音叉试验:Rinne 试验阴性。Weber 试验偏向患侧。患耳表现为传导性聋。

(2)纯音测试:纯音测试听力结果一般为传导性聋。听力下降程度随病期不同而异,且每日变化不定。早期鼓膜内陷,中耳负压造成听骨链活动障碍,传音构造的劲度增加,气导曲线以低频损失为主。当鼓室积液时,中耳传音机构的质量增加,可出现高频听力损失。少数患者听阈无明显改变,而严重者听力损失可达40dB左右。

(3)声阻抗测定:声阻抗是一种客观的听觉检查,可测定中耳功能,声导抗图对本诊断具有非常重要的价值。平坦型(B型)为分泌性中耳炎的典型曲线;负压型(C型)为咽鼓管功能不良(图56-4)。这是因为分泌性中耳炎可引起鼓室导抗图一系列特征性的改变,反映分泌性中耳炎的不同发展阶段。病程开始时,由于咽鼓管功能不良或阻塞,中耳气体被吸收形成负压,鼓膜内陷,鼓室峰压点向负压侧偏移,呈"C"型曲线。随着病情逐渐进展,鼓膜更加内陷,峰压点越偏向负侧,示鼓室负压增大,可导致鼓室渗液,当鼓室积液时,传音结构质量增加使声导抗增加,鼓室导抗图呈"B"型。另从鼓室导抗图的变化,可预示疾病的发展与转变,如导抗图从C型发展到B型,说明疾病在发展,如从B型回到C型,预示病情在缓解,如果声反射能够恢复,表示中耳结构已接近正常。

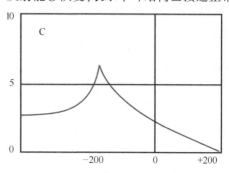

图56-4 鼓室导抗图 C 型

【诊断】 根据病史和临床表现,结合听力检查结果,诊断一般不难。必要时作诊断性鼓膜穿刺术来确诊。

【鉴别诊断】

1. **鼻咽癌** 对于单侧分泌性中耳炎的成年患者,间接鼻咽镜检查是常规一定要做的检查,注意鼻咽部有关肿瘤,尤其是鼻咽癌。如间接鼻咽镜检查不理想,可以在纤维鼻咽镜下检查,必要时行鼻咽部活检。鼻咽部 CT 或 MR 扫描对鼻咽癌诊断有较高的诊断价值。血清 EB 病毒 VCA-IgA 抗体测定对临床鼻咽癌筛查有参考意义。

2. **脑脊液耳漏** 有头部外伤史手术史,颞骨 X 线 CT 扫描有骨折征象。

3. **胆固醇肉芽肿** 原发疾病以分泌性中耳炎居多,检查见鼓膜多为蓝色,鼓膜穿刺未能抽出液体可区别于分泌性中耳炎。

【治疗】 首选非手术治疗 3 个月,无效者再考虑手术治疗。治疗原则是解除病因,排除中耳积液,改善中耳通气引流,保持咽鼓管通畅。

1. **非手术治疗**

(1)针对病因的治疗,如积极治疗鼻息肉、鼻窦炎、变应性鼻炎、腺样体肥大等疾病。鼻咽癌引起中耳积液时,先行鼻咽癌治疗后再做局部处理。

(2)抗生素:急性期可根据病情严重程度选用合适的抗生素。

（3）保持鼻腔及咽鼓管通畅：麻黄素滴鼻剂等鼻腔黏膜收缩剂对改善鼻腔通气有帮助，需注意连续使用不能超过1周。可选用生理海水喷鼻剂、鼻腔冲洗、鼻腔类固醇喷剂等治疗。

（4）促纤毛运动排泄的药物：稀化黏素类药物可减低咽鼓管黏膜表面张力，有利于咽鼓管的开放及分泌物排泄。

（5）糖皮质激素类药物：小剂量短程的皮质类固醇治疗对有一定治疗效果，常使用地塞米松、泼尼松等口服。

（6）咽鼓管吹张术：分捏鼻鼓气法、橡皮球吹张法及导管吹张法。在中耳积液明显时采用低头位导管吹张效果佳，但在急性炎症期，应慎行此法，以免感染扩散。

2. 手术治疗

（1）鼓膜穿刺法：外耳道用75%乙醇消毒，用连接2ml针筒的细长针，一般用5号长针头，针尖部已磨钝，穿刺部位可于鼓膜紧张部前下方或后下方，轻轻抽取积液。若积液比较黏稠时可同时注入糜蛋白酶4000u及地塞米松5mg/ml，稀释中耳积液后抽出。穿刺时针头的方向与鼓膜垂直，不得向后上方倾斜，以免损伤听骨或刺入蜗窗、前庭窗。必要时可1~2周后重复穿刺。

（2）鼓膜切开术：鼓室积液黏稠，鼓膜穿刺抽液难以吸尽时可做鼓膜切开术。成人用局麻，小儿用全麻。鼓膜切开刀在鼓膜前下象限做放射状或弧形切口，可使用CO_2激光辅助鼓膜切开或打孔。鼓膜切开口绝大部分可自然愈合，极少遗留鼓膜穿孔。

（3）鼓膜置管术：病情迁移超过3个月或反复发作者，头部放疗后咽鼓管功能短时间内难以恢复正常者，上述治疗效果不好时可以考虑鼓膜置管术（图56-5）。

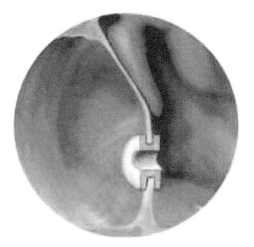
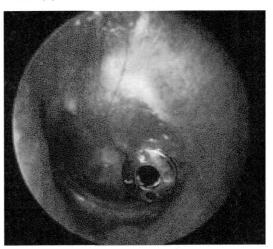

图 56-5　鼓室置管术

（4）咽鼓管球囊扩张：适用于难治性、多次复发的分泌物中耳炎。在鼻内镜辅助下，通过鼻咽部咽鼓管咽口，插入球囊并扩张，通畅咽鼓管（图56-6）。

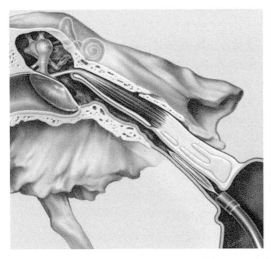
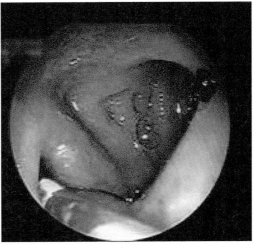

图 56-6　咽鼓管球囊扩张

（5）病变发展至胶耳阶段，或长期反复不愈，CT考虑中耳乳突腔有肉芽组织等情况，应行鼓室探查、上鼓室开放式或后鼓室切开术等手术清理病灶。

（陈观贵　翟锦明）

第二节　急性化脓性中耳炎

急性化脓性中耳炎（acute suppurative otitis media）是中耳黏膜的急性化脓性炎症。化脓性细菌多由咽鼓管侵入鼓室，病变主要位于鼓室，但中耳其他各部如咽鼓管、鼓窦和乳突亦常受累。病变常同时侵及黏膜下层及骨膜。本病较常见，好发于儿童。特点：发病急，发展快，疼痛剧烈，鼓膜病变明显伴有听力下降。化脓期可伴有全身反应。临床滥用抗生素、耐药菌株的出现、中耳炎抗生素疗效下降。并会把感染带到内耳及颅腔内，发生迷路炎、脑膜炎、脑脓肿或脑静脉窦炎等威胁生命的并发症。

【病因】　化脓性中耳炎多继发于上呼吸道感染，可能部分病例初起为病毒感染，继发细菌感染。主要致病菌为肺炎球菌、流感嗜血杆菌、溶血性链球菌、金黄色葡萄球菌、变形杆菌等。主要的感染途径如下。

1. 咽鼓管途径　最常见。

（1）上呼吸道疾病：如急、慢性鼻炎、鼻窦炎、扁桃体炎、咽炎和腺样体肥大等，炎症向咽鼓蔓延。咽鼓管咽口及管腔黏膜充血、肿胀、纤毛运动障碍，致病菌乘虚侵入中耳。如擤鼻不当，也常使鼻腔分泌物由咽鼓管侵入中耳，引起炎症。上呼吸道感染并发中耳炎者最多见。

（2）全身性慢性疾病：慢性疾病导致机体抵抗力减弱者均易诱发中耳炎，如贫血、心脏病、肾炎、糖尿病、营养不良、痢疾、腹泻、结核和梅毒等。

（3）急性传染病：如猩红热、肺炎、伤寒、麻疹、白喉、天花、流行性感冒、腮腺炎、水痘和百日咳等，可通过咽鼓管途径并发本病。急性化脓性中耳炎亦可为上述传染病的局部表现。此型病变常深达骨质，引起严重的坏死性病变。

（4）游泳：在污水中游泳或跳水，由于换气不当，造成不适当的咽鼓管吹张或污水呛入，可导致细菌循咽鼓管途径侵入中耳。

（5）鼻腔治疗及手术：如鼻腔灌洗行之不当，鼻腔止血或鼻咽部手术后的填塞过久，均可使细菌经咽鼓管途径侵入中耳。

（6）年龄因素：婴幼儿基于其解剖生理特点，比成人更易经此途径引起中耳感染。小儿发病率高的原因:①易患急性传染病,如麻疹、猩红热、百日咳和肺炎等,主要表现在上呼吸道发炎;②小儿咽鼓管较成人相对短而直,比较水平(短、宽而平直),分泌物易于经此管道进入鼓室;③小儿多仰卧吮乳,特别是人工喂乳时,呕吐物和多余的乳汁甚易流入鼓室;④小儿多患增殖体肥大和管周淋巴结炎,易阻塞咽鼓管口,妨碍引流而致发炎。

2. 外耳道途径 比较少见。鼓膜外伤、鼓膜穿刺、鼓膜置管时,致病菌可由外耳道直接侵入中耳。严重的外耳道炎,久之鼓膜糜烂溃破亦可引起鼓室感染。

3. 血行感染 最少见。急性重度传染病和脓毒血症,细菌经动脉直接进入鼓室,亦可由静脉血栓感染而进入鼓室。

【病理】 初始时咽鼓管黏膜发炎,咽口阻塞,鼓室内空气被吸收变成负压,鼓室大量渗液,成为细菌培养基,细菌进入大量繁殖。早期:鼓室黏膜充血水肿、血管扩张,腺体分泌增加,鼓室内有浆液性炎性渗出物。中期:炎症继续发展,鼓室黏膜充血肿胀加重,浆液性炎性渗出物转为黏脓性及脓性。晚期:鼓室积脓增加,鼓膜毛细血管受压,出现小静脉血栓性静脉炎,局部坏死溃破。恢复期:鼓膜穿孔引流通畅后,炎症逐渐消退,鼓室黏膜恢复正常,耳流脓逐渐消失,小的穿孔可自行修复。从感染到鼓膜穿孔流脓,一般需5~7日,个别细菌毒性较强,2~3日即破溃流脓。

【临床表现】 主要症状为耳痛、耳漏和听力减退,全身症状轻重不一,婴幼儿不能陈述病情,常表现为发热、哭闹不安、抓耳摇头,甚至出现呕吐、腹泻等胃肠道症状。

临床表现按临床特点一般分为四期。

1. 早期 自觉耳堵塞感、轻度听力减退和轻微耳痛,一般无明显全身症状,或有低热。检查:鼓膜松弛部充血,紧张部周边及锤骨柄可见放射状扩张的血管,此期为时不久,常被忽视,特别是小儿更不易觉察(图56-7)。

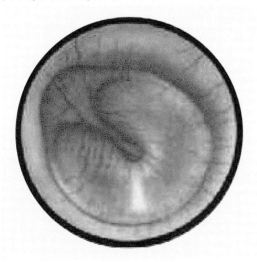

图 56-7 急性中耳炎早期表现

2. 中期 症状随之加重,耳痛剧烈,呈搏动性跳痛或刺痛,可向同侧头部或牙齿放射。听力减退显著。全身症状亦明显,可有畏寒流、发热、怠倦、食欲减退。小儿哭闹不安,体温可高达40℃,惊厥,伴呕吐、腹泻等消化道症状。检查:鼓膜弥漫性充血,伴肿胀,向外膨出,初见于后上部。后渐全部外凸。正常标志难以辨认。血常规:白细胞总数增多,中性白细胞比例增加(图56-8、图56-9)。

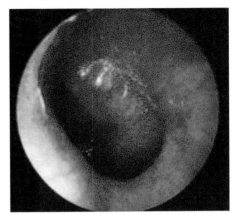

图 56-8 急性中耳炎中期表现

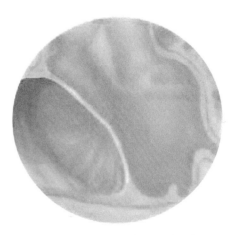

图 56-9 急性中耳炎鼓室积脓示意图

3. 晚期 由于脓液得以引流,局部症状和全身症状亦随着改善,耳痛减轻,体温下降。耳漏初为血水样,后为黏脓性或脓性。检查:鼓膜穿孔前,局部先出现小黄点。穿孔开始一般甚小,不易看清,彻底清洁外耳道后,方可见到鼓膜穿孔处有闪烁搏动的亮点,有脓液自该处涌出,称为灯塔征。听力检查呈传导性聋(图56-10)。

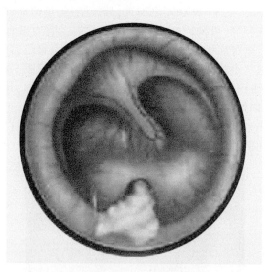

图 56-10　急性化脓性中耳炎晚期表现,鼓膜穿孔

4. 恢复期　局部及全身症状缓解。鼓膜穿孔引流通畅后,炎症逐渐消退,鼓室黏膜恢复正常,耳流脓逐渐消失,小的穿孔可自行修复。检查:可见鼓膜紧张部小穿孔,外耳道内有脓性分泌物或脓痂。

【检查】

1. 血常规　白细胞总数增多,以中性粒细胞居多。

2. 听力检查　可有不同程度的传导性聋。

3. X 线乳突拍片　乳突气房模糊,气房间隔不清或消失,若有乳突炎时可见骨质融合破坏。

【鉴别诊断】

1. 外耳道炎及疖肿　外耳道口及耳道内弥漫性肿胀,有渗出浆性分泌物,晚期局限成疖肿有脓,分泌物没有黏液,耳聋不重是其特点。按压耳屏剧痛,耳后淋巴结常肿大。

2. 急性鼓膜炎　常并发于流行性感冒和耳带状疱疹,鼓膜充血形成大泡,有剧烈耳痛,但无穿孔及流脓现象,听力损失不重,血常规白细胞不增多。

【治疗】　治疗原则为控制感染、通畅引流及病因治疗。

1. 全身治疗

(1) 抗感染:及早应用足量抗生素控制感染,直至症状消退后 5~7 日停药,务求彻底治愈,以免炎症迁移慢性化。鼓膜穿孔后取脓液作细菌培养及药敏试验,可参照其结果改用敏感抗生素。

(2) 通畅咽鼓管:1% 麻黄素液或呋喃西林麻黄素液、氯霉素麻黄素液滴鼻,减轻咽鼓管咽口肿胀,以利引流。

(3) 理疗:如红外线、超短波等,有助于消炎止痛。

(4) 支持疗法:注意休息,调节饮食。

2. 局部治疗

(1) 鼓膜穿孔前:①1% ~3% 酚甘油滴耳,可消炎止痛。鼓膜穿孔的应立即停药,因该药遇脓液后释放出苯酚,可腐蚀鼓室黏膜及鼓膜。②鼓膜切开术:如全身局部症状严重,鼓膜明显膨出,经一般治疗后无明显减轻;或穿孔太小,引流不畅;或可疑有并发症,但非须即行乳突手术时,应在无菌操作下行鼓膜切开术,以利通畅引流(图 56-11)。

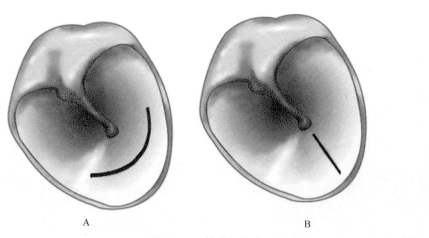

A　　　　　　　　　　　　B　　　　　　　　C

图 56-11　鼓膜切开术示意图

(2) 鼓膜穿孔后:①先以 3% 过氧化氢溶液清洗,并拭净外耳道脓液,以便药物进入中耳发挥作用。②局部用药以抗生素水溶液为主,每日 3~4 次。恢复期,可选用 4% 硼酸甘油、2.5% ~5% 氯霉素甘油等滴耳,便于消肿、干耳。③感染完全控制后,鼓膜穿孔长期不愈合者,可行鼓膜修补术。

3. 病因治疗　积极治疗鼻部及咽部慢性疾病,如腺样体肥大、慢性鼻窦炎、慢性扁桃体炎等。

1. 病例特点：①中年女性。②有上呼吸道炎症病史。③主要表现耳痛、听力下降、耳流脓、眩晕。④左鼓膜紧张部小穿孔。双眼可见水平旋转性眼震，快相向右，Ⅲ°。⑤电测听示左耳神经性聋，语言频率 110dB，右耳正常。⑥血常规：白细胞 $10.670 \times 10^9/L$，余正常。⑦头颅乳突 CT：左侧化脓性中耳乳突炎，头颅未见异常。

2. 诊断：左耳急性化脓性中耳乳突炎，化脓性迷路炎。诊断依据：明显的诱因、典型的临床表现、典型的鼓膜检查体征。血常规：白细胞 $10.670 \times 10^9/L$。头颅乳突 CT：左侧化脓性中耳乳突炎。可以帮助我们确定左耳急性化脓性中耳炎的诊断。眩晕，双眼水平旋转性眼震提示迷路炎并发症的存在。电测听示左耳神经性聋，语言频率 110dB。该患者表现为神经性聋，不是急性化脓性中耳炎的常见表现，在该患者是因为发生了化脓性迷路炎的并发症才有这种情况。提示迷路功能破坏严重，考虑化脓性迷路炎的诊断。急性化脓性中耳炎可以引起颅内外并发症，但由于患者的及时就诊，有效的抗生素治疗，目前临床上因急性化脓性中耳炎引起颅内外并发症的情况明显减少。

3. 治疗：抗生素，激素，神经营养对症治疗。没有采取手术治疗是因为确诊时已经发生了化脓性迷路炎并且炎症得到了良好的控制。

1. 急性化脓性中耳炎的主要临床表现是耳痛，可有全身症状。

2. 听力下降表现为传导性耳聋。

3. 鼓膜切开是治疗急性化脓性中耳炎的方法，当今随着有效抗生素的使用治疗效果好，已经很少需要采用鼓膜切开。

【预防】

（1）锻炼身体，提高身体素质，积极预防和治疗上呼吸道感染。

（2）广泛开展各种传染病的预防接种工作。

（3）陈旧性鼓膜穿孔或鼓室置管者禁止游泳。预防急性化脓性中耳炎，除了平时要锻炼身体，增强体质以外，应从以下几个方面着手。①正确擤涕。②及时治疗咽鼓管周围的器官炎症，如鼻炎、鼻咽炎、咽炎、扁桃体炎等，避免这些部位细菌蔓延到咽鼓管。③避免污水进入中耳。另外，患了急性化脓性中耳炎应及早治疗，当发热减退之后，还要继续用抗生素一周，以求彻底治愈，防止转成慢性。

（陈观贵 翟锦明）

第三节　急性乳突炎

急性乳突炎（acute mastoiditis）是乳突气房黏膜及其骨质的急性化脓性炎症。多由急性化脓性中耳炎发展而来。自广泛应用抗生素以来已少见，见到的也常由慢性乳突炎急性发作所致，主要发生于气化型乳突。儿童多见，乳突是在 2~3 岁开始发育和气化，因此，小于 2~3 岁的幼儿不发生急性乳突炎，其中耳感染多经未封闭的岩鳞裂或鳞鼓裂向颅内、外蔓延。

【病因】　因鼓室、鼓窦和乳突气房的黏骨膜连成一片，急性化脓性中耳炎发生后，感染必然由鼓室侵入鼓窦和乳突气房，出现乳突部叩痛、压痛和耳后皮肤潮红的乳突反应现象。一般经适当治疗，急性中耳炎获得控制后，乳突反应迅即消失。有下列情况，则可发生急性乳突炎。

1. 鼓室和鼓窦引流障碍　急性中耳炎的脓液一般可经鼓膜穿孔和咽鼓管排出。如咽鼓管黏膜充血、肿胀，纤毛运动障碍，中耳分泌物不能循此向鼻咽部引流，或鼓膜久不穿孔或穿孔很小，咽鼓管肿胀阻塞，则可使中耳排脓受阻，脓液在鼓室腔及乳突气内蓄积后使气房内的压力升高。此外，鼓窦入口或前与后鼓室峡的黏膜肿胀而阻断乳突气房、鼓窦与中鼓室的通道，亦可使乳突气房内压力尤为显著地升高。压力过高时，乳突气房的黏骨膜和骨质先后发生压迫性坏死、破骨细胞积聚及肉芽组织形成。若乳突气房内的脓液排出不甚畅通，但无明显压力升高时，骨质炎症改变亦不严重，不致发生急性乳突炎，但日久可转变为慢性乳突炎。

2. 乳突气化情况　急性乳突炎多发生于气化型乳突。临床上大多数急性乳突炎见于气化型乳突，尤其是乳突气房伸展范围较广，而气房大小不一，分布不匀，边远的大气房与邻近鼓窦的细小气房相沟通。当气房内蓄积分泌物时，周边大气房的分泌物常不能顺利地向鼓窦引流，容易引起乳突炎。

3. 致病菌毒性与耐药性　急性乳突炎的发生及其严重程度与细菌菌种、毒性强弱、耐药与否及患者抵抗力大小有关。主要致病菌有肺炎球菌，乙型溶血性链球菌，流感嗜血杆菌等。由于抗生素的广泛使用细菌耐药性的出现导致急性化脓性中耳炎难以控制，易并发急性乳突炎。

4. 机体的抵抗力　除有效抗菌治疗外，为了抵抗感染，完整的机体免疫系统是特别重要的。各种全身性慢性病、营养不良等危及免疫系统时，患急性化脓性中耳炎就易并发急性乳突炎。

【病理】　炎症反应的过程依次为组织中血流动力学的改变、血管通透性变化、炎症细胞反应及炎症介质的影响。急性乳突炎亦表现为充血、渗出、化脓及修复四个阶段，而炎症反应与修复虽是不同的反应过程,却是紧密相连,即在炎症初起时,修复就开始进行。此时炎症反应表现突出,而修复反应易被人们所忽视。急性化脓性中耳炎常伴有暂时的乳突黏膜炎。它常随急性中耳炎的适当治疗而迅速恢复,而罕有留下永久性改变。如病变进一步发展则可发展成黏骨膜骨炎与脓液形成。

【临床表现】 急性化脓性中耳炎经治疗两个星期不愈或反而加重,应考虑有急性乳突炎可能。

1. 耳痛 患者常感患耳深部与乳突部有跳痛。急性化脓性中耳炎大多有乳突部疼痛,但随鼓膜穿孔,脓液获得引流,中耳炎症好转而缓解及消失;如不消失而日见加重或消失后又复现,则可能是发生了急性乳突炎。

2. 耳漏 急性化脓性中耳炎发现流脓明显增多、突然减少甚至消失、或减少后再度增加,结合耳痛及全身情况应考虑是并发急性乳突炎的可能。

3. 听力减退 急性乳突炎的听力下降表现为传导性聋,鼓膜穿孔后听力不提高,或耳聋加重。

4. 全身症状 急性乳突炎患者,尤其是小儿,多有发热,体温可升高至40℃以上。甚至可出现高热惊厥。常伴有全身不适、食欲缺乏、便秘、呕吐和腹泻。小儿有原因不明的腹泻等肠道症状时,须检查耳部。然而急性化脓性中耳炎患者体温持续升高或呈现弛张热,应考虑有并发症,首先是急性乳突炎的可能。

5. 外耳道 多脓,鼓膜充血,松弛部膨出。鼓膜穿孔一般较小,穿孔处有脓液搏动。骨性外耳道后上壁可出现红肿、下陷,是急性乳突炎的重要体征。

6. 乳突部皮肤 可出现轻度肿胀,潮红。乳突区可出现叩痛、压痛。

7. 乳突 X 线片 见气房模糊,脓腔形成后房隔不清,融合为一透亮区。颞骨 CT 扫描可见乳突气房内含气量明显减少,房间隔破坏,可见液平面。

8. 血常规检查 白细胞增多,多形核白细胞比例增加。

【诊断】 根据详细收集病史及全面相关的体检,对本病深入认识和警惕通常作出急性乳突炎的诊断并不困难。当炎症对药物治疗疗效不佳时应考虑到或许是感染了耐药菌、厌氧菌或不典型的病原体。

【治疗】 早期全身及局部治疗基本同急性化脓性中耳炎。根据细菌培养及药敏试验结果及时、有效、联合、足疗程使用抗菌药物,炎症可能得到控制而逐渐痊愈。若脓液引流不畅,炎症未能控制或出现可疑并发症时,应立即行单纯乳突切开术。

由于抗生素在临床上的应用,急性乳突炎极其并发症的发生已较前明显减少,需进行手术治疗者更少。但急性乳突炎仍是临床上存在的严重感染,并有引起严重并发症的可能。手术可采用单纯乳突切开、乳突根治、改良乳突根治等。

(陈观贵 翟锦明)

第四节 慢性化脓性中耳炎

案例 56-3

患者,男,18岁,汉族,籍贯广东,未婚。右耳反复流脓听力下降16年,停止流脓3月,于2006年3月16日入院。患者从幼年起右耳开始流脓,常以感冒为诱因。脓液为白色,没有异味,同时觉患耳听力稍下降,不影响一般语言交流及生活。给予滴耳液及口服抗生素治疗可以控制症状。多年来反复发作。近3月流脓停止。病后无头痛、无耳鸣、无眩晕等不适。因患者准备考警察学校要求手术行鼓膜修补。查体:双耳廓耳道无异常,右鼓膜紧张部穿孔,直径约5mm,鼓室黏膜光滑,淡红,无脓性分泌物,未见肉芽和息肉。捻鼻鼓气有气体溢出。左鼓膜正常。音叉检查:WT 偏右,RT AC<BC(右),ST(+)右。纯音测听:右耳传导性聋,语言频率30dB,左耳正常。乳突 CT:右慢性中耳乳突炎,未见骨质破坏及胆脂瘤形成。

慢性化脓性中耳炎(chronic suppurative otitis media)是中耳黏膜、骨膜及深达骨质的慢性化脓性炎症。因急性化脓性中耳炎治疗不当,细菌毒性过强,机体抵抗力过弱,以致病变持续6周以上者,都称为慢性化脓性中耳炎。本病是耳鼻咽喉头颈外科常见病多发病。临床上以耳内反复流脓、鼓膜穿孔及听力减退为特点。严重时可引起颅内、外并发症而危及生命。发病率为 0.5% ~ 4.3%。

【病因】 多因急性化脓性中耳炎延误治疗或治疗不当,迁延为慢性;或为急性坏死型中耳炎的直接延续。鼻、咽部存在慢性病灶亦为一重要原因。其病因主要如下。

(1)急性期延误治疗和用药不当等。

(2)乳突发育不良,病变发生后很难消散。

(3)继发于急性传染病如猩红热、麻疹和肺炎等,中耳黏膜急性坏死,炎症侵及鼓窦乳突,尤其是继发于耐药性较大的变形杆菌和绿脓杆菌感染,治疗非常困难。

(4)鼻、咽部慢性疾病和鼻窦炎、扁桃体炎及增殖体肥大等,炎性分泌物易于进入咽鼓管内,而且病变妨碍了咽口引流。

(5)慢性周身疾病如贫血、糖尿病、肺结核和肾炎等,机体抵抗力减弱。

(6)患有过敏性疾病,如上呼吸道黏膜变态反应性水肿、渗出,累及咽鼓管和中耳。

慢性化脓性中耳炎的脓液细菌培养常示各种化脓性细菌的混合感染,且常变幻不定。常见致病菌多为变形杆菌、金黄色葡萄球菌、绿脓杆菌,以革兰阴性杆菌较多,无芽孢厌氧的感染或混合感染亦逐渐受到重视。

【病理及临床表现】　根据近年国内外研究进展,慢性化脓性中耳炎分为静止期及活动期。

1. **静止期**　最常见。中耳炎炎性病变主要位于鼓室黏膜层,鼓室黏膜充血、增厚,圆形细胞浸润,杯状细胞及腺体分泌活跃,一般无息肉或肉芽形成,又有黏膜型之称。当黏膜受感染时,经过及时的治疗,鼓膜穿孔处引流通畅,炎症可较易控制。临床常见的鼓膜干性穿孔也列入静止期。

临床特点:平时除听力稍差外,无明显症状,有些患者可保持静止期数十年未发作。呼吸道感染或耳内误进水后可发作耳流脓;分泌物多为黏液性或黏脓性,色白或淡黄色,无臭味,鼓膜穿孔多位于紧张部、中央性穿孔(图56-12、图56-13)。听觉减退一般为轻度传导性聋。CT检查中耳乳突腔无肉芽及胆脂瘤。

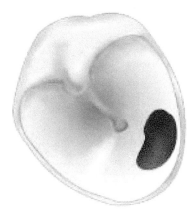

图 56-12　鼓膜紧张部中央性小穿孔

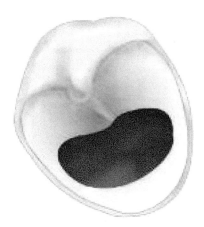

图 56-13　鼓膜紧张部中央性中穿孔

2. **活动期**　由于炎性因子的存在,黏膜组织破坏较广泛,病变深达骨质,听小骨、鼓窦周围组织可发生坏死,黏膜上皮破坏后,局部有肉芽组织或息肉形成。患者表现持续性流脓,此期病变称为活动期,又

称坏死型或肉芽骨疡型,可由急性坏死型中耳炎迁延而来。

临床特点:耳持续性流黏稠脓,色黄有时带血,时有臭味。可见鼓膜中央性大穿孔或边缘性穿孔(图56-14),鼓室黏膜充血肿胀,鼓室内可见有肉芽或息肉堵塞穿孔,甚至堵塞外耳道骨部,听小骨、鼓环、鼓窦等可发生坏死。患者多有较重的传导性聋。CT检查示上鼓室、鼓窦及乳突内有软组织阴影,可伴部分骨质破坏。此型中耳炎可发生各种并发症。

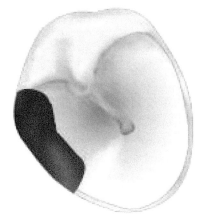

图 56-14　鼓膜紧张部边缘性穿孔

【诊断】　根据病史,临床表现。体格检查、听力学检查及乳突X线和CT扫描,一般确诊不难。

【鉴别诊断】

1. **中耳癌**　一般有长期慢性中耳炎病史,鳞状上皮癌较多,好发于中年以上患者,耳有血性分泌物,伴耳痛,可出现同侧面瘫,多有长期耳流脓史,外耳道及鼓室有新生物,触之易出血,颞骨X线片有骨质破坏,病理学检查可确诊。耳痛、血性分泌物、周围性面瘫为中耳癌特征性表现。

2. **结核性中耳炎**　多继发于肺结核或其他部位结核。起病隐袭,脓液稀薄,穿孔逐渐扩大或多发性穿孔,可见肉芽苍白,听力损失严重,肉芽病理学检查及细菌学检查有助于确诊,现很少见。

3. **慢性肉芽性鼓膜炎**　慢性鼓膜炎有时在表现及检查上颇似慢性化脓性中耳炎,但听力常无明显减退或仅有轻微损失,鼓膜无穿孔,患者擤鼻鼓气时无漏气声,经治疗较快痊愈。

【治疗】　治疗原则为消除病因,通畅引流,控制感染,彻底清除病灶,防止并发症,重建听力。

1. **病因治疗**　积极治疗上呼吸道病灶性疾病,如慢性鼻窦炎、慢性扁桃体炎。

2. **局部治疗**　包括药物治疗和手术治疗,静止期及活动期的治疗有所不同,分别介绍如下。

(1)静止期:在有炎症情况下以局部用药为主。①抗生素水溶液或抗生素与类固醇激素类药物混合液,如0.25%氯霉素液、氯霉素可的松液、3%林可霉素液、1%盐酸小檗碱液、泰利必妥液、左氧氟沙星液等,用于鼓室黏膜充血、水肿,有脓液或黏脓时可以糜蛋白酶针剂加入滴耳液中滴耳以稀释脓液。②乙醇或甘油制剂,如4%硼酸乙醇、4%硼酸甘油,2.5%～5%氯霉素甘油等,适用于黏膜炎症逐渐消退、脓液极少,中耳黏膜水肿、潮湿者。一般不主张用粉剂,因粉剂可堆积堵塞鼓膜穿孔及外耳道,妨碍引流,容易引起严重的并发症。尽量避免使用有色药物,以免影响局部病情的观察。中耳腔内忌用含酚类、砷类腐蚀性药物。

若耳流脓停止,耳内完全干燥后,小的鼓膜穿孔可能会自愈,鼓膜穿孔未愈者应在干耳后及时行鼓室成形术,以求彻底根治中耳慢性炎症,并保留或改善听力。

(2)活动期:以清除病变、预防并发症为主,尽量保护听力相关结构。

引流通畅者以局部用药为主。如发现中耳有肉芽,不宜简单烧灼或钳取,因可损伤听力结构甚至损伤裸露的听神经,应乳突CT检查,根据病变范围,行相应的乳突手术,在彻底清除病变组织的情况下,尽可能行鼓室成形术及重建中耳传音结构。

经典的乳突根治术使鼓室、鼓窦和乳突腔形成一个大的术腔,并取出锤骨和砧骨,以彻底清除病变,该术式可使听力遭到严重损害,故目前仅适用于破坏范围极为广泛的中耳胆脂瘤合并感音神经性聋和(或)某些颅内、外并发症,以及咽鼓管功能无法恢复者。随着耳显微外科技术的迅速发展,在清除病变的同时,围绕如何提高听力的术式上有了许多改进或改良性的探索。针对乳突手术中外耳道后壁的保留与否,出现了"完壁式"、"开放式"、"完桥式"等不同的手术方法。"完壁式"手术取后鼓室径路或联合径路,在清除病变的同时保留外耳道后壁及鼓沟的完整性,并在此基础上施行鼓室成形术以重建听力,该术式术后听觉功能一般恢复较好,但胆脂瘤复发或残留率较高,且不易早期发现。"开放式"手术是在原乳突根治术的基础上进行改良,术中不保留外耳道后壁的完整性,要求开放上鼓室外侧骨壁、鼓窦及乳突,彻底清除病变组织后行鼓室成形术。开放的乳突术腔可用骨粉、碎骨片、羟基磷灰石微粒或带蒂肌瓣等进行填塞,以缩小术腔或重建外耳道后壁,术后听力亦可获得提高。此外尚可根据病情作部分乳突手术(如上鼓室切开术,上鼓室-鼓窦切开术等)。由于上述手术方法各有利弊,故对术式的最后抉择应根据病变范围、咽鼓管功能状况、患者年龄及能否定期复查和术者的技术条件等综合考虑。近年来,中耳内镜和微创外科在中耳炎手术中得到应用,对处理早期病变具有损伤小,保存听力好的特点,有较好的发展前景。

案例56-3分析讨论

1. 病例特点:①青年男性。②右耳反复流脓。③右耳听力下降。④右鼓膜紧张部穿孔,无脓。⑤电测听示右耳传导性聋,语言频率30dB,左耳正常。⑥乳突CT:右慢性中耳炎,未见骨质破坏及胆脂瘤形成。

2. 诊断:右慢性化脓性中耳炎。诊断依据:右耳反复流脓,听力下降。右鼓膜紧张部中央性穿孔,无脓。电测听示右耳轻度传导性聋,语言频率30dB。乳突CT:右慢性中耳炎,未见骨质破坏及胆脂瘤形成。

3. 治疗:鼓室成形术。

要点提示

1. 间歇或长期流脓,脓液为黏液性、黏脓性。

2. 一般为轻中度传导性聋。

3. 鼓膜穿孔一般为紧张部中央型穿孔。严重者可见肉芽、息肉。

4. 乳突X片或CT一般为硬化型、板障型乳突,严重者可见边缘模糊的透光区。

5. 一般不易引发颅内外并发症。

(陈观贵　张建国　翟锦明)

第五节　中耳胆脂瘤

案例56-4

患者,男,31岁,汉族,广东,已婚。右耳反复流脓听力下降13年,加重2个月于2006年3月16日入院。患者18岁时开始右耳流脓,反复发作,多于感冒或耳进水后发生。近2月来挖耳后有脓血性分泌物流出,伴耳痛及头痛,夜间为甚,影响睡眠,并自觉听力下降,间有低调间歇性耳鸣。病后无眩晕、无呕吐。病后自用口服消炎药和滴耳药水治疗症状有改善。因耳流脓反复不能彻底控制来院就诊,门诊CT检查示慢性化脓性中耳炎胆脂瘤型,收入院进一步治疗。查体:双耳廓耳道无异常,右鼓膜松弛部穿孔,有脓性分泌物,臭,可见白色胆脂瘤上皮。紧张部鼓膜基本正常。左鼓膜正常。音叉检查:WT偏右,AC<BC(右)。电测听:右耳传导性聋,语言频率45dB,左耳正常。乳突CT:右慢性中耳乳突炎,并胆脂瘤形成。右侧中耳鼓室密度增高,上鼓室、鼓窦入口扩大,为软组织充填,右侧乳突

区见大小约 1.3cm×1.4cm 的骨质破坏区,边界清楚,有硬化边。

思考题

1. 根据中耳胆脂瘤产生的学说分析该患者发病的可能原因。

2. 慢性化脓性中耳炎和中耳胆脂瘤哪一型更危险,为什么?

胆脂瘤作为一个独立的病理类型存在,其发展过程中可伴有细菌生长,与慢性化脓性中耳炎伴随,其临床处理与中耳炎有类似之处,故仍将其列入中耳炎分类。中耳胆脂瘤特点表现为耳长期持续流脓,有特殊恶臭,鼓膜松弛部或紧张部后上方有边缘性穿孔。从穿孔处可见鼓室内有灰白色鳞屑状或豆渣样物质。一般有较重传导性聋,如病变波及耳蜗,耳聋呈混合性。X 线检查、CT 检查可以确定病变范围,并指导手术。胆脂瘤形成的确切机制尚不清楚,主要有袋状内陷学说及上皮移行学说。由于胆脂瘤的直接压迫或者其释放的化学物质的作用,可以破坏周围骨质,使炎症扩散,能导致一系列颅内、外并发症,所以中耳胆脂瘤应尽早手术治疗。

【病因】 临床上分为先天性、后天性胆脂瘤。而后天性胆脂瘤又分为后天性原发性胆脂瘤、后天性继发性胆脂瘤。

1. 袋状内陷学说 后天性原发性胆脂瘤是由于鼓膜及外耳道皮肤的复层扁平上皮因鼓室内负压向鼓室内陷入成囊袋状并上皮不断脱落堆积而成。耳科手术显微镜性能的提高和普遍应用,使我们在术中和术后能更精确的观察到胆脂瘤上皮陷入的部位和进展方式,主要的原发位置在鼓膜和锤骨颈之间。

咽鼓管功能不仅对胆脂瘤,而且对中耳任何类型炎症的发生都是直接的重要因素。如果说咽鼓管是鼓室气体流通的第一个狭窄处的话,第二个狭窄则位于上鼓室和中鼓室交界处,此处除了是解剖学上的狭窄以外,尚有听小骨和众多韧带和皱襞,组成阻断中、上鼓室,被称作鼓室隔的膜性结构,将交界处的前半遮住,仅通过存在于砧骨长脚前后的鼓前峡和鼓后峡两个小孔实现空气的流通和交换。

有学者根据陷入的部位将这种方式形成的胆脂瘤分为上鼓室型和粘连型两种不同的类型。

(1) 上鼓室型(attic type):从鼓膜上隐窝(purssak space)陷入,从外侧首先累及锤骨头和砧骨体,并向内方进入上鼓室(attic),向后进入鼓窦和乳突腔,向下可经砧骨长脚外方或直接破坏砧骨长脚进入后鼓室和中鼓室。临床上表现为鼓膜松弛部穿孔。

(2) 紧张部型:也称粘连型(adhesive type),多数发生在鼓膜紧张部后上象限(锤骨柄后方),也可发生在锤骨柄前方但较少见。首先是紧张部鼓膜与鼓室内壁或鼓室内结构粘连,此时如果仅有咽鼓管功能障碍而无乳突腔负压存在,则不会发展为胆脂瘤而停留在粘连型中耳炎阶段。反之则可以向后方陷入后鼓室(面隐窝和鼓室窦),向上在砧骨内方或破坏砧骨的同时向上鼓室、鼓窦、向乳突腔方向发展。临床上常表现为鼓膜后上部边缘性穿孔。

2. 上皮移行学说 外耳道及鼓膜的上皮沿松弛部或紧张部边缘性穿孔处的骨面向鼓窦、鼓窦移行生长,其上皮及角化物质脱落于鼓室及鼓窦内,逐渐聚积成团、增大,引起周围骨质吸收破坏,形成胆脂瘤,此称为后天性继发性胆脂瘤。

【病理】 胆脂瘤非真性肿瘤,而为位于中耳、乳突腔内的囊性结构,由三层组成:囊内容、基质、基质外层。囊内容是由完全分化的无核的角化上皮组成;基质包括形成囊壁结构的角化的鳞状上皮;基质外层或固有层是胆脂瘤的外周部分,由肉芽组织形成,可包含胆固醇结晶,故称胆脂瘤,基质外层与邻近的骨壁或组织紧密相连,可侵犯骨质。

中耳胆脂瘤发生的原因及骨破坏机制是多年来讨论及研究热点。胆脂瘤因其对周围骨组织的直接压迫,或由于其基质及基质外层的炎性肉芽组织产生的多种酶(如溶酶体酶、胶原酶等)和前列腺素等化学物质的作用,致使周围骨质脱钙,骨壁破坏,炎症由此处向周围扩散,可导致一系列颅内、外并发症。

【临床表现】

1. 耳流脓 长期流脓不愈,脓液有特殊的恶臭,时有头痛、耳鸣。

2. 听力下降 中耳胆脂瘤听力减退较重,为传导性或混合性聋。后天原发性胆脂瘤患者病史中听力下降可发生于耳流脓前十数年,病前没有中耳炎病史。后天性继发性胆脂瘤可以有长期流脓的病史。

3. 鼓膜穿孔 鼓膜松弛部穿孔(图 56-15)或紧张部后上边缘性穿孔,鼓室内有胆脂瘤样鳞屑、肉芽,骨部外耳道后上壁可有塌陷,分泌物为脓性、黏稠、恶臭,脓性分泌物中有豆渣样或鳞屑样物。

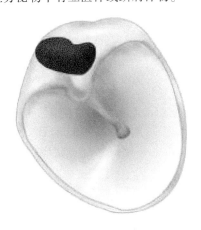

图 56-15　鼓膜松弛部穿孔

【辅助检查】

1. 纯音听阈测验及音叉试验 传导性聋或混合性聋。

2. 乳突 X 线片 上鼓室或鼓窦区有边缘整齐圆形或椭圆形透光区。

3. CT 扫描 中耳 CT 1~2mm 厚的薄层扫描是必不可少的术前检查,它可以准确的判断病变累及的范围,乳突气化程度,骨质破坏情况,中颅凹高度,乙状窦位置、有无迷路瘘孔,面神经走行,颈静脉及颈内动脉管的观察等,可以为临床医师提供大量准确的客观信息。一般沿外半规管水平扫描,有条件最好加拍冠状位。胆脂瘤呈软组织密度,CT 值与肉芽组织相似,增强扫描无强化,周围有明显的硬化边。乳突气房密度增加,乳突窦入口和乳突窦扩大出口,骨质吸收。听小骨吸收、破坏(图 56-16)。

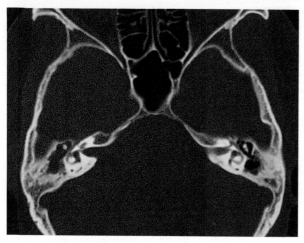

图 56-16 乳突 CT 平扫,右侧中耳胆脂瘤

4. 中耳分泌物细菌培养及药物敏感试验

【诊断】 根据病史,临床表现及辅助检查诊断不难。

【治疗】 除少数胆脂瘤可自行形成一个乳突改良根治术手术腔的情况外,中耳胆脂瘤一般必须及时进行手术治疗,否则可引起各种颅内外的并发症。治疗原则:消除病因,控制感染,通畅引流,彻底清除病灶,防止并发症,重建听力。

手术治疗的目的:①彻底清除病变组织,包括鼓室、鼓窦及乳突腔内的胆脂瘤、肉芽、息肉及病变的骨质和黏膜等;②重建听力,术中尽可能保留与传音功能有密切关系的中耳结构,如听小骨、残余鼓膜、咽鼓管黏膜,乃至完整的外耳道及鼓沟等,并在此基础上一期或二期重建听力;③力求干耳;④预防并发症。

手术方式参照慢性化脓性中耳炎手术治疗。

(陈观贵 张建国 翟锦明)

第六节 中耳炎后遗疾病

中耳炎后遗疾病是各型急性、慢性中耳炎未经治疗或治疗不当,炎症迁延而导致永久的不可逆的中耳内纤维性变或瘢痕形成等病变,这些病变常引起听力下降或伴耳鸣,是引起传导性耳聋的常见原因。主要表现为:鼓膜穿孔,可以伴有鼓膜菲薄、鼓室硬化灶、鼓室粘连、听骨链缺失等。治疗应积极手术行鼓膜修补,提高听力水平。

一、粘连性中耳炎

粘连性中耳炎(adhesive otitis media)的定义尚未统一,有人认为它是分泌性中耳炎的终末期;也有人认为是化脓性中耳炎的结果。它是各种原因导致的中耳纤维化、粘连形成,出现以鼓室膨胀不全和鼓室纤维化为特征的鼓室闭塞、钙化、变性和瘢痕组织病变,妨碍鼓膜和听骨链运动及两窗功能,从而引起中耳传音系统运动障碍,导致传导性耳聋。

【病因】 粘连性中耳炎的起因与分泌性中耳炎、化脓性中耳炎有关。咽鼓管功能障碍在其发生过程中起着重要作用,当咽鼓管狭窄、阻塞或功能障碍时,影响中耳通气和清除功能,鼓室渗出物聚集,过久可机化成纤维组织,发生纤维粘连。鼓峡阻塞在粘连性中耳炎发生过程中也起着重要作用,鼓峡的阻塞引起上鼓室、鼓窦和乳突气房渗出液和漏出液聚集。形成粘连性中耳炎的另一个重要原因是鼓膜损伤,失去固有的网状结构和弹性,老化松弛,抗张力下降,不能抵抗吸引力而发生内陷。过敏因素、乳突气化不良也被认为在中耳粘连形成中可能起重要作用。

【病理】 粘连性中耳炎的病理呈多样化,炎症和损伤的发生、发展和愈合过程的各个阶段可交错存在。粘连性病变主要发生在鼓膜与鼓岬、听骨与鼓室骨壁之间,影响传音结构的活动度。影响听力的主要因素是听骨链、卵圆窗和圆窗。鼓膜:粘连多位于中鼓室后份,轻者鼓膜与鼓岬部分粘连,重者几乎完全粘连。有的表现出鼓膜或残余鼓膜增厚、菲薄、混浊、钙化斑。有的病例的鼓膜同鼓室内容,如鼓索、听骨等发生粘连。听骨链:可部分或全部被结缔组织或硬化组织所粘连。锤骨病变程度比另外两听小骨轻,包括锤骨柄缺损、内移、与鼓岬粘连、锤骨固定、缺失及同周围粘连等。咽鼓管:咽鼓管鼓口可膜性封闭,咽鼓管可通畅或阻塞。鼓室:均存在不同程度的纤维结缔组织粘连,严重者充塞上、中、下鼓室,包埋听小骨,甚至封闭两窗。乳突:气房内黏膜增厚、渗出物存留或有肉芽、纤维结缔组织增生等。

【临床表现】 粘连性中耳炎主要症状为患耳听力下降,程度不一,部分因伴有耳蜗病变而全聋。常有耳鸣,偶有眩晕。在儿童期发病的双耳听力下降严重的患者,可产生言语不清和智力发育在障碍。

临床上多数病例鼓膜完整、菲薄、混浊、内陷、粘连、光锥消失,锤骨柄移位、短突突出,鼓膜可部分或全部不活动。内陷最常发生在鼓膜后部和两窗周围,可表现为假性穿孔,这种内陷袋的发生与鼓室非通气部分有关,因鼓膜无弹性,被吸入鼓室或鼓窦,可形成胆脂瘤。某些病例鼓膜呈钙化、瘢痕、弥漫性增厚、僵硬和不活动,并常同鼓岬和砧骨长突粘连。少数鼓膜上可看到息肉或肉芽。

粘连性中耳炎引起的中耳膨胀不全按鼓膜内陷程度可分为四度。Ⅰ度:鼓膜内陷,但尚未与砧骨接触;Ⅱ度:鼓膜内陷与砧骨接触;Ⅲ度:鼓膜与鼓岬相贴但无粘连;Ⅳ度:鼓膜与鼓岬粘连。

听力下降为典型的传导性聋,音叉检查为传导性耳聋,纯音测听检查气导曲线多呈平坦型下降,一般不超过50dB,骨导听阈正常或稍差,言语识别率正常;部分患者可因内耳退行性变等而呈混合性聋,骨导听阈下降,言语识别率也下降。

声导抗检查为B型和C型曲线,部分为As型,提示鼓室负压,鼓膜和听骨链活动受限,镫骨肌反射通常消失。乳突X线摄片检查,常显示乳突气化不良或硬化,有慢性乳突炎,包括胆脂瘤、肉芽及胆固醇结晶等病变。

【诊断鉴别诊断】 根据有中耳炎病史、症状、鼓膜检查及听力检测较易作出粘连性中耳炎的诊断,咽鼓管功能检查、乳突影像学检查也有助于诊断。

本病需与耳硬化症和鼓室硬化症等传导性聋疾病相鉴别。耳硬化症常有家族史、多在15岁以后发病、骨导下降较晚、无中耳炎病史、鼓膜及咽鼓管正常、乳突为气化型、声导抗检查为低峰型。

【治疗】 长期以来粘连性中耳炎的各种治疗方法均未取得理想的效果,主要是咽鼓管功能不良及再发生粘连的问题未解决。应根据病因、病期、听力损失程度及患者的年龄等情况采取相应处理。

粘连性中耳炎的预后欠佳。早期的积极治疗可减少粘连,提高或恢复听力。手术治疗的远期效果差。粘连性中耳炎可并发听骨链中断、胆脂瘤形成。听骨链广泛粘连,预计手术效果欠佳者可以考虑助听器选配。

二、鼓室硬化

鼓室硬化(tympanosclerosis)是指中耳在长期的慢性炎症愈合后所遗留的中耳结缔组织退行性变,是中耳炎症感染愈合后一种常见的后遗症。其主要特征是中耳黏膜上皮下固有层有退行性纤维性胶原组织斑块沉着,多发生在鼓膜室黏膜和听骨上,发生于鼓膜上者称为钙化斑,使鼓室黏膜变成乳皮样物质,覆盖着听骨、卵圆窗和圆窗周围,与骨质粘着,好像涂上一层包膜,累及上鼓室者较重,累及下鼓室者较轻,锤骨、砧骨、镫骨及肌腱等处最易受累,因此造成耳聋者甚多。在临床上表现为传导性耳聋,是影响鼓室成形效果的重要因素之一,是引起进行性传导性耳聋的常见原因。

【病理】 鼓室硬化的发病机制仍不十分清楚,多数病例是黏膜的长期慢性非特异性或特异性炎症或急性感染反复发作的结果。少数为医源性或外伤所致,慢性中耳炎患者置管后发病率明显增高。也见于急性坏死性中耳炎,因大量破坏黏膜纤毛和腺体,渗出物质不能排出,以后机化玻璃变性,而形成硬化斑块。长期或反复感染后,成纤维细胞增生,水肿的固有层成为胶原结缔组织,这时病变是不可逆的。随后,细胞成分和毛细血管逐渐消失,上述组织产生透明样变性,形成均匀一致的白色鱼鳞状物,称为鼓室硬化斑块。电镜超微结构显示细胞外间隙胶原纤维增生、退行性变和钙质沉着。

鼓室硬化灶可使前庭窗环韧带硬化,听骨韧带、镫骨肌腱骨化。斑块可以波及鼓岬和鼓窦,包绕镫骨、砧骨豆状突,少数广泛者可以累及蜗窗和咽鼓管口,以致中耳正常结构消失。在典型病例中,包绕镫骨的硬化灶常由许多鱼鳞状斑块层层融合而成。病灶不仅使传音结构固定，而且妨碍听骨血运，导致听骨链中断和不同程度的传导性耳聋。鼓膜上的硬化斑，除广泛者外，一般不影响听力。

【临床表现】 鼓室硬化的症状主要是进行性听力减退，部分有耳鸣，一般不重。多数患者有慢性中耳炎或病程持续时间较长，达数年至数十年不等，个别可仅为半年或年余。

检查见鼓膜多数有中央性穿孔，多慢性中耳炎病史，80%为干耳，84%为鼓膜紧张部大穿孔。鼓膜表面瘢痕呈大小不等的灰白色斑块，有时经大穿孔可见鼓环上、鼓岬表面、锤骨柄后和镫骨周围有灰黄色硬斑块，直接影响鼓膜和听骨活动。残留的鼓膜上可见有程度不等的混浊、增厚，或有萎缩性瘢痕，并有形状不一的钙化斑沉着。

纯音测听为传导性耳聋，少数为混合性耳聋。鼓膜穿孔贴补试验示听力无提高。鼓膜完整者的声导抗图为"B"型或"As"型，声反射消失。咽鼓管通气功能大多良好。

乳突CT检查鼓室、乳突可见高密度硬化灶。有些患者可无明显症状，仅在术中发现。

【诊断】 根据病史及耳镜检查、阻抗测听等资料，诊断不难。临床上有以下情况时应怀疑本病。①反复发作的急性中耳炎和长期间断性中耳流脓的病史，发生缓慢进行性传导性耳聋。②鼓膜紧张部大穿孔，残留的鼓膜上可见混浊、增厚，或萎缩、钙化。③气导听力损失程度与穿孔大小不一致。④穿孔贴补试验示听力无提高。应和耳硬化、粘连性中耳炎相鉴别。耳硬化症无中耳炎史，鼓膜正常，进行性耳聋，鉴别不难。但与粘连性中耳炎很难鉴别，有时需依靠手术探查方能确诊。

【治疗】 鼓室硬化症的治疗多认为采用鼓室成形术可提高患者听力。近年少数学者认为不必手术，因广泛的硬化灶不易彻底清除，且可造成更大的创伤，使术后听骨链重新粘连，远期疗效难以估计。但多数学者赞同手术治疗，认为通过耳显微外科技术，对不同部位和程度的病灶，给予不同的手术处理，有望重建中耳传音功能，提高听力。怀疑本病者，可行鼓室探查术，手术主要采用鼓室成形术或听骨链重建术、镫骨手术。手术的目的是清除影响听力的硬化组织，恢复或重建传音结构，以提高听力。手术效果不好或不选择手术治疗的患者可考虑助听器选配。

三、中耳胆固醇肉芽肿

中耳胆固醇肉芽肿(cholesterol granuloma)亦称特

发性血鼓室，但病理上鼓室内并没有血液。产生的原因主要为咽鼓管功能不良，原发疾病以分泌性中耳炎居多。主要病理机制为：中耳乳突负压后，黏膜毛细血管扩张，红细胞渗出并破裂、分解，含铁血黄素自细胞内溢出并在鼓室乳突腔内积存，其周围组织遂产生肉芽组织，并逐渐增大，形成胆固醇肉芽肿。

临床表现为听力下降，可有淡红色或血性耳流液。检查见鼓膜多数完整，无光泽，成蓝色，故有蓝鼓膜之称(图56-17)。听力学检查示传导性聋，颞骨CT扫描可见鼓室及乳突腔内软组织影，少数有骨质破坏。治疗上，肉芽肿位于鼓窦、乳突中，听骨链完整，乳突为气化型者，作乳突径路鼓室成形术；乳突为硬化型者，作单纯乳突切开术及鼓室置管术。发生于慢性化脓性中耳乳突炎中，如肉芽肿范围广泛，或合并胆脂瘤及听骨链缺损者，可作改良乳突根治术。

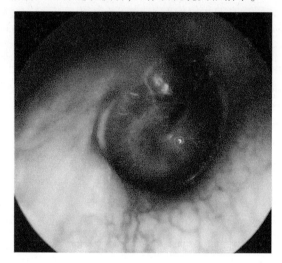

图56-17 蓝鼓膜

四、隐匿性中耳炎

隐匿性中耳炎(latent otitis media)是一种化脓性肉芽性中耳炎，通常由分泌性中耳炎、慢性化脓性中耳炎转化而来，临床无症状或听力下降。检查见鼓膜正常；听力学检查可存在气骨导差或正常，咽鼓管功能检查可正常；CT检查示鼓室、乳突腔内可见密度增高影，是确诊该病的主要依据。

(陈观贵 翟锦明)

第五十七章 耳源性颅内外并发症

第一节 概 述

由于中耳、乳突解剖的特殊性，急、慢性中耳乳突炎易向邻近或远处扩散，引起的各种并发症，称为"耳源性并发症"(otogenic complications)。根据出现并发症的部位分为颅内和颅外两大类，最危险的是颅内并发症。随着经济发展与社会进步，对该类疾病的认识及诊治水平不断提高，中耳炎并发症的发病率明显下降，预后也大为改善。但是，慢性化脓性中耳乳突炎的急性发作，尤其是中耳胆脂瘤所引起的并发症仍时有发生，轻者遗留不良后遗症，重者危及生命，是耳鼻咽喉头颈外科的危急重症之一，值得重视。

【病因】 主要与以下因素有关。

1. 致病菌毒力 致病菌毒力强，对常用抗生素不敏感或已产生抗药性，是化脓性中耳炎发生各种并发症的原因之一。致病菌主要为革兰阴性杆菌，如变形杆菌、绿脓杆菌、大肠杆菌或副大肠杆菌、产气杆菌等；球菌中以金黄色葡萄球菌、溶血性链球菌、肺炎球菌等较多见。亦可出现两种以上致病菌混合感染。

2. 中耳炎的类型 中耳胆脂瘤中耳乳突骨质破坏最多见最易引发并发症，急性坏死中耳炎或结核性中耳炎也可引起骨质破坏。

3. 机体健康状态 抵抗力差、严重的全身慢性疾病(糖尿病、白血病、结核病等)、长期营养不良、年老体弱或儿童等抵抗力较差者，中耳感染易扩散而出现并发症。

感染扩散途径有以下几种(图57-1)。

1. 通过破坏或缺损骨壁最常见 当鼓室、鼓窦、乙状窦骨壁及窦脑膜角骨壁破坏时，感染可向颅内迅速蔓延。乳突外壁或乳突尖内侧骨壁穿孔，脓液可循此流入耳后骨膜下或颈深部，在局部形成脓肿。半规管或鼓岬遭破坏，细菌及其毒素可循此向内耳扩散，导致各种迷路炎。此外，外伤(如颞骨骨折)或手术意外(如内耳开窗术、镫骨足板切除术等)形成的通道亦可成为感染的传播途径。

2. 经解剖通道 感染可经小儿尚未闭合的骨缝，如岩鳞缝向颅内扩散。感染经前庭窗、蜗窗可侵犯内耳。化脓性迷路炎亦可循蜗水管、前庭水管、内耳道等正常解剖途径向颅内播散；流行性脑膜炎则可循通道按相反方向侵犯迷路，并发化脓性迷路炎。

3. 血行途径 中耳黏膜内的小血管、乳突导血

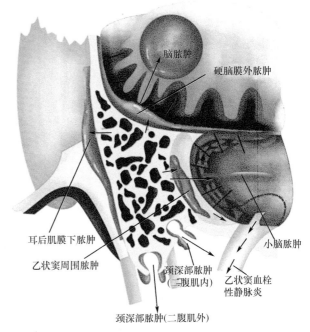

图 57-1 耳源性并发症感染扩散示意图

管及骨小管中的小静脉，可与脑膜、乃至脑组织表面的血管沟通，中耳感染可由此经血流，或经血栓性静脉炎蔓延至颅内。化脓性中耳乳突炎并发的脓毒败血症尚可引起远处脏器的化脓性感染，如肺脓肿、脑脓肿、肝脓肿等。

【分类】 一般分为颅内和颅外并发症两大类。

1. 颅内并发症 包括硬脑膜外脓肿、化脓性脑膜炎、乙状窦血栓性静脉炎、脑脓肿、硬脑膜下脓肿等。

2. 颅外并发症 耳后骨膜下脓肿、颈部贝佐尔德(Bezold)脓肿(二腹肌下脓肿和耳下颈深部脓肿)、岩尖炎、岩锥炎、迷路炎、周围性面瘫等。

【诊断】 以下情况可能造成诊断困难。①多种并发症同时发生，各种症状互相重叠、掩盖，使病情复杂化。②病变部位不同，症状不典型，如脑脓肿位于功能静区或非优势半球侧，可能无典型症状。③大量抗生素和激素的应用，使症状若隐若现很不典型。所以必须根据病史、症状、检查，尤其是现代化的检查手段进行综合分析和诊断。

颅内外并发症的发生有许多特征应加以注意。

(1)慢性化脓性中耳炎、中耳胆脂瘤、乳突炎，经常流臭脓，急性期脓液突然减少或突然增多，伴耳痛、

持续性头痛及全身不适,发热等。

(2) 乳突区红肿压痛,颈部可触及硬条索状,鼓膜松弛部穿孔,有胆脂瘤样物,脓液搏动。

(3) 头痛伴畏寒、发热、衰竭及精神委靡。

(4) 脑膜刺激症状、颅内压增高表现、脑神经麻痹表现及中枢局灶性定位体征。

(5) 眼底改变、腰穿及脑脊液改变。

(6) X 线或 CT 扫描见有乳突骨质破坏。

(7) MRI 增强扫描,对血栓性静脉炎和脑脓肿诊断率很高,尤其对多房性脑脓肿确诊率可达 95% 以上。

【治疗】 耳源性颅内、外并发症的治疗原则。

1. 乳突手术 术中仔细检查鼓室盖、鼓窦盖和乙状窦骨板有无破坏,如发现硬膜外脓肿或血栓性静脉炎时,应清除坏死的骨板见到外观正常的硬脑膜为止。

2. 抗生素 应参照细菌学检查结果选用适当的抗菌药并及时足量使用。颅内并发症宜采用 2 种以上抗生素联合用药,以静脉滴注给药为主。

3. 脓肿处理 穿刺、冲洗、引流或脓肿切除等。

4. 支持疗法 根据病情需要给予补液、输血或血浆,以及复合氨基酸、白蛋白等。

5. 对症治疗 颅内高压者用脱水疗法,如每次 20% 甘露醇 1~2g/kg 快速静脉滴注,或 50% 葡萄糖 40~60ml 推注。糖皮质激素如地塞米松 10~20mg/d,静脉滴注。

第二节 颅内并发症

一、硬脑膜外脓肿

硬脑膜外脓肿(extradural abscess)系发生于颅骨骨板与硬脑膜之间的化脓性炎症,是常见的耳源性颅内并发症,约占其 1/3,颞叶硬脑膜外脓肿位于鼓室盖、鼓窦盖与硬脑膜之间。颅后窝的硬脑膜外脓肿主要为乙状窦与乙状窦骨板之间的脓肿,又称乙状窦周围脓肿。部分可无症状而在乳突手术中发现。

【病理】 局部硬脑膜因感染而充血、肿胀、增厚,纤维蛋白渗出及炎性细胞浸润。炎性渗出物蓄积在硬脑膜与颅骨骨板之间,形成脓肿。脓肿周围可因肉芽组织包绕而局限化,当机体抵抗力较强,无急性炎症发作时,脓肿可潜伏较久而无明显症状。若脓肿扩散,可引起硬脑膜下脓肿、脑膜炎、脑脓肿等。

【临床表现】 主要取决于脓肿的大小和发展速度。小脓肿多无特殊的症状和体征。当脓肿较大和发展较快时,可有病侧头痛,多为局限性和持续性剧烈跳痛,体温多不超过 38℃。若脓肿大、范围广,刺激局部脑膜或引起颅内压增高或压迫局部脑实质者,则可出现全头痛,但仍以病侧为主,并出现相应的脑膜

刺激征或局灶性神经定位体征;若脓肿位于岩尖,可有岩尖综合征,三叉神经、展神经受累和轻度面瘫。

【治疗】 一经确诊,应立即行乳突探查术,清除病变组织并详细检查鼓窦盖、鼓室盖及乙状窦骨板;多见有骨质破坏区,应循此向周围扩大暴露硬脑膜,排尽脓液,通畅引流。对硬脑膜增厚、表面有肉芽者,应扩大暴露范围,直达外观正常的硬脑膜。可用乳突刮匙轻轻刮去硬脑膜及窦壁表面肉芽,注意切勿损伤硬脑膜及乙状窦壁。乳突术腔用碘仿纱条填充,以利引流。

二、耳源性脑膜炎

耳源性脑膜炎(otogenic meningitis)是指中耳炎并发的弥漫性蛛网膜、软脑膜的急性化脓性炎症。局限性脑膜炎系指局部蛛网膜与软脑膜之间的化脓性病变,又称硬脑膜下脓肿。

【临床表现】

1. 全身中毒症状 高热、头痛、喷射状呕吐为主要症状。起病时可有寒战、发热,体温可高达 39~40℃,晚期体温调节中枢受累,体温可达 41℃。脉搏频数,与体温一致。血中白细胞增多,多形核白细胞增加。

2. 颅压增高症 剧烈头痛,部位不定,可为弥漫性全头痛,常以后枕部为重。呕吐呈喷射状,与饮食无关。小儿可有腹泻、惊厥。可伴精神及神经症状如易激动,全身感觉过敏,烦躁不安,抽搐;重者嗜睡、谵妄、昏迷。发生脑疝时可出现相关的脑神经麻痹,晚期可出现潮式呼吸,大小便失禁。可因脑疝导致呼吸循环衰竭而死亡。

3. 脑膜刺激征 颈有抵抗或颈项强直,甚者角弓反张。抬腿试验(Kernig's sign)及划跖试验(Brudzinskin's sign)阳性。如锥体束受累可出现锥体束征,如浅反射(腹壁反射、提睾反射等)减弱,深反射(膝反射、跟腱反射等)亢进,并出现病理反射。

4. 脑脊液改变 压力增高,混浊,细胞数增多,以多形核白细胞为主,蛋白含量增高,糖含量降低,氯化物减少。脑脊液细菌培养可为阳性,致病菌种类与耳内脓液细菌培养相同。

【鉴别诊断】 发病原因和过程在鉴别诊断中有重要作用。

1. 流行性脑膜炎 流行季节,流行病史,皮肤、黏膜瘀斑和出血点等有助于鉴别。脑脊液细菌培养,流行性脑膜炎为脑膜炎双球菌,耳源性者则为其他致病球菌或杆菌。

2. 结核性脑膜炎 起病缓慢,可伴身体其他组织或器官的结核病灶,或有结核性中耳乳突炎。脑脊液检查有助于鉴别,细胞计数以淋巴细胞为主,抗酸染色可找到结核杆菌。

3. 良性复发性脑膜炎　多见于小儿。特点为症状较轻,容易复发,脑脊液中可查到上皮细胞和单核细胞。

【治疗】

（1）足量广谱抗生素控制感染,在全身情况允许的前提下,急诊行乳突切开术,清除病灶,通畅引流。

（2）注意支持疗法及水和电解质平衡。颅压高时应降颅压,控制液体输入量,必要时用高渗脱水药。

（3）酌情应用糖皮质激素,如地塞米松 10mg 静脉注射,每日 1 次。

（4）小量多次输血有助于虚弱病危患者的恢复。

三、耳源性脑脓肿

案例 57-1

患者,男,29 岁,农民。因左耳反复流脓十几年,加重伴头痛、头晕一个月于 2002 年 10 月 21 日收入耳鼻咽喉科。患者反复左耳流脓,近一个月流脓减少,伴间歇性头痛,以左颞侧为重。眩晕发作时视物旋转,伴恶心呕吐,精神欠佳。入院检查:T 37.4℃ ,P 96 次/分,Bp 130/79mmHg。瞳孔等大等圆,对光反射灵敏。病理反射未引出。专科检查:左外耳道后上壁塌陷,左鼓膜松弛部穿孔。鼓室内积豆渣样物。入院诊断:①左中耳胆脂瘤;②左侧脑脓肿。入院后查血常规:WBC 22.1×10⁹/L。CT 报告:①慢性中耳炎;②左颞叶脑脓肿。经过术前准备,于 2002 年 10 月 23 日局麻下行左乳突根治术,术中见鼓窦、乳突内大量肉芽、胆脂瘤及黏脓,清理干净后见上鼓室、鼓窦顶壁 1cm×2cm 骨质缺损。术后抗炎,头痛、眩晕消失。血常规:WBC 11.1×10⁹/L。经神经外科会诊后,转入神经外科。2002 年 11 月 27 日全麻下行左颞叶脓肿切除术。术中见左颞叶皮层下 1cm 有 3cm×2cm×2cm 的脓肿,壁厚。术后抗炎、对症处理,于 2002 年 12 月 16 日痊愈出院。

问题:

1. 该患者的临床表现有哪些特点?

2. 主要的治疗方法有哪些?

耳源性脑脓肿(otogenic brain abscess)是化脓性中耳乳突炎并发脑组织内局限性脓肿。耳源性脑脓肿占各种脑脓肿的 80%,小脑脓肿几乎全属耳源性。脓肿多位于大脑颞叶,小脑次之,亦可两者同时存在。常为单发性,可为多房性。致病菌以杆菌,如变形杆菌、绿脓杆菌等为主,球菌则以金黄色葡萄球菌、溶血性链球菌较常见,亦有混合感染者。

【病理】　脑脓肿的形成一般可分 3 个阶段。

1. 局限性脑炎期　发病初期,脑白质病灶区周围血管扩张,炎性细胞浸润,中心脑组织坏死、液化,周围脑组织水肿。

2. 化脓期　病变局限化,病灶区组织在坏死、液化的基础上,融合形成脓肿,周围为薄层炎性肉芽组织、新生血管和水肿的脑组织。脓肿与周围脑组织间无明确界限。

3. 包膜形成期　脓肿形成后,来自脑膜和血管壁的纤维组织、肉芽和周围的神经胶原细胞在脓肿周围形成包膜。脓肿逐渐增大时,出现颅内压增高和局灶性脑功能障碍。颅内高压可使脑组织发生移位,形成脑疝,导致呼吸、心搏骤停突然死亡。脓肿较大时,可向附近的脑室或蛛网膜下隙溃破,形成严重的脑室炎和脑膜炎。

【临床表现】　典型病例临床表现可分为 4 期。

1. 初期(起病期)　历时数日。有轻度脑膜刺激征等早期局限性脑炎或脑膜炎的表现。脑脊液中细胞数及蛋白量轻度或中度增加。血常规中性粒细胞增多。此期可被误诊为慢性化脓中耳炎急性发作。中耳胆脂瘤患者,突然发生寒战、高热、头痛、恶心呕吐及轻微颈强直,应考虑本病。此期数日后进入潜伏期。

2. 潜伏期(隐匿期)　历时 10 日至数周,相当于病理过程的化脓局限阶段。此期症状不定,可有轻度不规则的头痛、乏力、智力迟钝、食欲缺乏、不规则低热、精神抑郁、少语、嗜睡或易兴奋等。持续 10 日至数周不等。

3. 显症期　此期为脑脓肿扩大期,颅内压随之增高,出现下列各种症状。

（1）一般症状:可有午后低热或高热,部分患者有食欲缺乏或亢进,便秘;精神方面可有表情淡漠、反应迟钝、精神委靡,甚至嗜睡。

（2）颅内高压症状:①头痛多始于病侧,可扩展到全头,前额或后枕部最著。头痛多为持续性,常于夜间加剧而惨叫不止。②呕吐为喷射状,与饮食无关。③不同程度意识障碍。④脉搏迟缓,与体温不一致。⑤可出现视神经乳头水肿。⑥其他:频繁的无意识动作(挖鼻、触弄睾丸等),性格与行为改变等。

（3）局灶性症状:出现可早可晚,亦可不明显。

1)大脑颞叶脓肿:惯用右手者语言感觉中枢在左侧大脑颞叶后部,如被侵及可发生命名性失语症,可说出物品的用途而不能正确说出其名称。脓肿侵及脑皮质运动区可引起对侧下 2/3 面部和上下肢体瘫痪。累及视辐射时可出现同侧偏盲,因病情重视野不易详查,难以发现,病侧动眼神经受累可出现瞳孔散大等改变。

2)小脑脓肿:占位性体征主要为同侧肌张力减弱,共济失调,睁眼及闭眼均站立不稳,行走时步态蹒跚易向病侧倾倒。轮替试验失常,快速指鼻试验不能准确进行,眩晕与眼球震颤两者强弱不协调。中枢性眼震,程度多因脓肿增大而加重,眼震多向病侧,可为水平、旋转或垂直,偶有方向不定者。可有颅内压增高征及视神经乳头水肿等(图57-2)。

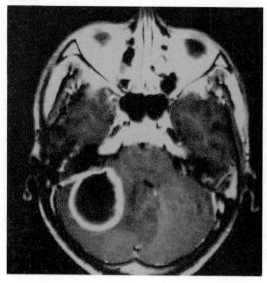

图 57-2　右侧小脑脓肿 MRI 图像(T2 加权)

4. 终末期　若无积极有效的抢救,患者常突然或逐渐陷入深度昏迷,呼吸及心搏停止而死亡。脑脓肿可破入蛛网膜下隙,引起弥漫性脑膜炎,或破入脑室,导致爆发性脑膜炎、脑室炎;大脑颞叶脓肿可引起小脑幕切迹疝,小脑脓肿可发生枕骨大孔疝,两者均可损害脑干生命中枢,使昏迷加深,血压升高、脉搏减弱,对侧肢体偏瘫,瞳孔散大。

【诊断】　目前只要考虑到本病,采用以下方法。

1. 颅脑 CT 或 MRI 检查　可显示脓肿的大小、位置、数目、脑室受压等情况,且安全无创。

2. 眼底检查　视乳头可出现水肿。

3. 脓肿诊断性穿刺　除钻颅穿刺探查外,尚可在严格无菌操作条件下,经乳突术腔作诊断性穿刺。

4. 腰椎穿刺　对诊断有一定帮助,但对颅内压高而有定位体征的患者,腰椎穿刺可致脑疝形成,须特别慎重。确有必要进行时,应避免一次放液过多,或于放液后向椎管内补注适量生理盐水。

【鉴别诊断】　注意与脑积水、脑肿瘤鉴别。耳源性脑积水分为交通性及梗阻性两种,而以交通性脑积水多见。脑积水以颅内压增高为主要症状,全身症状较轻,无局灶性症状。颅脑 CT 扫描或 MRI 可资鉴别。脑肿瘤发展缓慢,无化脓性中耳炎病史及颅内感染症状。

【治疗】

1. 早期应用足量、有效的抗菌药物　开始可用足量广谱抗生素,特别是抗革兰阴性菌及厌氧菌的药物联合静脉滴注,待细菌学检查结果明确后,参照检查结果选用适当的抗生素,同时注意选择可通过血脑屏障的药物。

2. 手术治疗

(1)乳突探查术及脓肿穿刺术:术中若发现鼓窦盖、鼓室盖或乙状窦板有破坏,应扩大暴露至正常界限。骨壁完整者应磨开骨壁探查,暴露颞叶或小脑硬脑膜。硬脑膜充血、增厚、肉芽形成,张力大,脑搏动消失等是脑脓肿的可疑征象。颅内压高、病情重,有脑疝危象者,可与神经外科合作,先钻颅穿刺抽脓或作侧脑室引流术,待颅内压降低后再作乳突根治手术。若患者情况允许也可一次行乳突根治手术。

(2)脓肿处理。①穿刺抽脓:可在严格消毒后经乳突术腔穿刺抽脓。为便于术后引流,彻底排脓,穿刺点应定在脓肿之下部或底壁,穿刺时,针体一旦刺入颅内,针头不能再改变方向,如需改变针头方向,必须退出针体重新穿刺。②切开引流:适用于脓肿表浅,已形成硬脑膜脓瘘者。③脓肿摘除:脓肿包膜较厚,经反复穿刺抽脓无效,或多房性脓肿,多发性脓肿等,均应开颅予以摘除。

3. 支持疗法及水与电解质平衡　患者因频繁的呕吐,长期静脉输入葡萄糖,以及脱水疗法等,常可出现水与电解质紊乱。应根据病情及血清电解质检查结果,及时补充液体,纠正酸中毒或碱中毒,预防低钾或低钠综合征。

4. 处理颅内压增高　可用脱水疗法以降低颅内压,如用 50% 葡萄糖与 20% 甘露醇,静脉交替注射;糖皮质激素可减轻脑水肿,酌情适量静脉注射。

5. 处理脑疝　出现脑疝或脑疝前期症状时,立即静脉注射 20% 甘露醇等脱水剂,气管插管,给氧,人工呼吸,并紧急作脑脓肿穿刺术,抽出脓液。必要时可先行侧脑室引流以降低颅内压,然后再作脓肿穿刺抽脓。

案例 57-1 分析讨论

　　患者左耳反复流脓十几年。此次因出现头痛头晕不得已才来就诊。头痛与流脓耳同侧。左耳流脓量有改变,出现视物旋转伴恶心呕吐的前庭刺激反应。专科检查:左外耳道后上壁塌陷,左鼓膜松弛部穿孔。鼓室内积豆渣样物,说明属于破坏性强的中耳胆脂瘤。乳突根治术中见上鼓室、鼓窦顶壁 1cm×2cm 骨质缺损,说明胆脂瘤已破坏造成中耳与颅内相沟通,中耳炎症可据此通路向颅内扩散。CT 检查发现左颞叶脓肿,其产生原因与骨质缺损有密切关系。根据这种因果关系,治疗上必须既处理中耳炎症,又要治疗脑脓肿。在时间安排上,乳突根治术中可同时作脑脓肿穿刺抽脓,亦可以后单独行脑脓肿切除术。由此可见,中耳胆脂瘤不及时治疗,不但是中耳局部炎症迁延不愈,听力障碍,而且波及大脑中枢,对身体造成很大的损害。

四、乙状窦血栓性静脉炎

乙状窦血栓性静脉炎(thrombophlebitis of the sigmoid sinus)为伴有血栓形成的乙状窦静脉炎，为常见的耳源性颅内并发症，右侧较多见。

【感染途径】 中耳乳突的化脓性病变，通过直接或间接途径，侵入乙状窦周围，形成乙状窦周围炎或乙状窦周围脓肿，累及窦壁，出现乙状窦血栓性静脉炎。

【病理】 乙状窦感染后，炎症首先发生在乙状窦周围，局部炎症并可形成脓肿(乙状窦周围脓肿)，使窦壁增厚、粗糙，继而在窦腔内形成感染性血栓。血栓逐渐增大，完全堵塞窦腔，称闭塞性血栓。乙状窦内的血栓尚可向上、下两端扩展，向下可延伸至颈静脉球、颈内静脉；向上可达岩上窦、岩下窦、矢状窦以及横窦、海绵窦等。带菌的栓子脱落，可随血流向全身播散，引起远隔脏器的化脓性疾病及脓毒败血症。乙状窦血栓性静脉炎向邻近组织扩散，可引起硬脑膜下脓肿、脑膜炎、小脑脓肿等。感染得到控制后，血栓发生机化，以后因血管新生，窦腔可重新不全贯通。

【临床表现】

1. 全身症状 典型病例出现明显的脓毒血症，表现为寒战后高热(体温可达40~41℃)、剧烈头痛、恶心和全身不适，2~3h后大汗淋漓，体温骤退，每日可发生1~2次，形似疟疾；少数患者发热持续在38~39℃，甚至低热或不发热，但头痛普遍存在，如果颅内静脉回流障碍，可有颅内高压症。长期脓毒血症可致身体消瘦、贫血、面色苍白、皮肤干燥、精神委靡、甚至衰竭。小儿高热时可出现抽搐、惊厥、呕吐及腹泻等消化道症状。

2. 局部症状及体征 出现病侧耳痛与剧烈头痛、枕后及颈部疼痛。感染波及乳突导血管、颈内静脉及其周围淋巴结时，乳突后方轻度水肿，同侧颈部可触及条索状物，压痛明显。

3. 实验室检查 白细胞明显增多，多形核白细胞增加；红细胞及血红蛋白减少。寒战及高热时抽血，可培养出致病菌。脑脊液常规检查多正常。

4. Tobey-Ayer试验 腰椎穿刺，测脑脊液压力。先压迫健侧颈内静脉，此时脑脊液压力迅速上升，可超出原压力1~2倍。然后压迫病侧颈内静脉，若乙状窦内有闭塞性血栓，则脑脊液压力不升或仅升高0.1~0.2kPa，此现象称Tobey-Ayer试验阳性。阴性者不能排除本病，因为此时窦内血流径路可发生改变。

5. 眼底检查 可出现病侧视神经乳头水肿，视网膜静脉扩张。压迫颈内静脉观察眼底静脉的变化。若压迫颈内静脉时眼底静脉无变化，表明颈内静脉有闭塞性血栓。此法称Growe试验。

【诊断】 慢性化脓性中耳乳突炎或急性中耳乳突炎，特别是中耳胆脂瘤，若局部引流受阻，或在急性发作后，出现周期性发作的畏寒、寒战、高热等典型症状，均应疑及本病。血管造影术尤其是数字减影造影对静脉窦的血栓形成和范围及是否有脓肿形成有较高的诊断和定位意义。通过血液涂片查疟原虫，或肥达(widal)试验等实验室检查，可与疟疾、伤寒鉴别。

【治疗】 以手术治疗为主，辅以足量抗生素及支持疗法。

(1) 怀疑本病时应尽早行乳突切开术，探查乙状窦，如乙状窦壁有周围脓肿和坏死，穿刺无回血，应切开乙状窦壁，吸除感染血栓，通畅引流。如单纯血栓，无明显感染,可不切开窦壁。

(2) 如乳突术中已将全部病灶彻底清除,而术后症状不见减轻;血中红细胞及血红蛋白继续下降;或病侧颈部压痛明显;或出现转移性脓肿时,应行病侧颈内静脉结扎术,以防感染继续播散。

(3) 对贫血患者,予以输血等支持疗法。

> **案例 57-2 分析讨论**
>
> 患者青年男性,有长期的左耳反复流脓史,近 1 周出现耳痛,流脓增多,畏寒发热,体温可达 39℃以上。同时出现颈部肿痛活动受限。检查左鼓膜大穿孔,脓液搏动性溢出。这些说明患者全身及耳部处于急性炎症期,CT 的影像证实中耳炎症破坏了乙状窦骨壁,已波及乙状窦和颈静脉,全身及颈部的一系列症状均由颈静脉炎引起。因此,治疗的关键就是尽快开放乳突,清除乙状窦及周围的脓液炎症,事实上,经过手术处理,患者炎症很快消退治愈。

> **要点提示**
>
> 1. 中耳炎出现反复畏寒发热,颈部肿痛,考虑乙状窦血栓性静脉炎。
> 2. 通过 CT、MRI 等手段可确诊。
> 3. 治疗以乳突手术清理病变为主,预后良好。

> **思考题**
>
> 这种病例特别须与那些疾病相鉴别?

第三节　颅外并发症

一、耳后骨膜下脓肿

脓液通过破坏或缺损的骨壁或乳突尖部骨皮质,流入耳后骨膜下,形成耳后骨膜下脓肿(postauricular subperiosteal abscess)。儿童或乳突气化良好者多见,中耳胆脂瘤者易发生。

【临床表现】　患者除中耳炎表现外,有耳痛、高热和全身不适等,儿童症状尤为明显。检查见耳后红肿明显隆起触之有波动,肿胀多位于耳廓后上方,耳廓向前下方耸起,耳后沟消失。脓肿诊断性穿刺,可抽出脓液。脓肿穿破骨膜和皮肤,可形成窦道或瘘管。

【治疗】　并发于急性乳突炎者,行单纯乳突切开术;并发于慢性化脓性中耳乳突炎者,应视具体情况,行乳突根治术或改良乳突根治术。同时应用适当的抗生素。

二、颈部贝佐尔德脓肿

乳突尖部气房发育良好时,乳突尖内侧骨壁一般较薄。若乳突蓄脓,可穿破该处骨壁,脓液循此溃破口流入胸锁乳突肌深面,在颈侧形成脓肿,称贝佐尔德脓肿(Bezold's abscess)。此脓肿现已很少见。

【临床表现】　同侧颈部疼痛,运动受限;颈部相当于乳突尖至下颌角水平处肿胀,压痛明显。由于脓肿位于胸锁乳突肌深面,故波动感不明显。若穿刺抽出脓液,即可确诊。感染向下蔓延,可引起纵隔炎或纵隔脓肿。

本病应与 Mouret 脓肿鉴别:乳突尖骨质溃破区位于二腹肌沟处,炎性渗出物沿二腹肌向咽旁隙扩散,所形成的颈深部脓肿称 Mouret 脓肿。

【治疗】

(1) 乳突探查术中注意彻底清除乳突尖部残余气房及病变组织。

(2) 及早经胸锁乳突肌前缘切口,行脓肿切开引流术。

三、迷　路　炎

> **案例 57-3**
>
> 患者,男,74 岁,因反复眩晕 7 个月加重 10 日于 2004 年 1 月 5 日收入内科。患者因慢性化脓性中耳炎于 1997 年在外院行右耳乳突根治术加鼓室成形术。近期患者因转头等原因反复发作眩晕,视物旋转,持续 5～10min,伴右耳鸣,听力下降。给予左氧氟沙星滴耳药滴耳后眩晕加重。检查:右鼓膜紧张部内陷,前下象限穿孔,鼓室黏膜充血,少许黏液。上鼓室及鼓窦已开放。瘘管试验阳性。局麻下手术探查见鼓膜与内壁粘连,镫骨附近少许黏脓积蓄。取出镫骨见其底板大部缺失。局部刺激可诱发眩晕,处理方法将筋膜覆盖卵圆窗,碘仿纱条填塞鼓室腔。术后给予抗炎、激素、镇静处理。第二日头活动后眩晕发作,恶心、呕吐。检查:水平性眼震,快相向右。之后眩晕逐日减轻至 1 周后消失。14 日后取出碘仿纱条,术腔无感染征。
>
> 问题:
>
> 1. 该病例的临床表现有哪些特点?
> 2. 最后的诊断是什么?
> 3. 术后一度发生眩晕加重,为什么?

迷路炎(labyrinthitis)是化脓性中耳乳突炎较常见的并发症。按病变范围及病理变化可分为局限性迷路炎、浆液性迷路炎及化脓性迷路炎 3 个主要类型。

（一）局限性迷路炎

局限性迷路炎（circumscribed labyrinthitis）亦称迷路瘘管（fistula of labyrinthitis）。多因中耳胆脂瘤破坏迷路骨壁以致局部产生瘘管，使中耳与迷路骨内膜或外淋巴隙相通。

【病理】　炎症以瘘管形式局限于外半规管（其他两个半规管极少发生）的骨壁与其骨内膜之间，通常瘘管不与外淋巴隙相通，但在受到炎性或物理性刺激时出现眩晕症状。如骨内膜被炎症破坏，瘘管即与外淋巴隙接触。炎症再进一步发展，瘘管即与外淋巴隙沟通，随时可发展成浆液性迷路炎。瘘管位于鼓岬者，因耳蜗区的外淋巴隙较宽大，炎症易扩散而发展为弥漫性迷路炎。

【临床表现】

1. 眩晕　阵发性或继发性眩晕，偶伴恶心呕吐。病侧迷路处于刺激状态，自发性眼震快相向病侧。眩晕多在快速转身、屈体、骑车、耳内操作（如挖耳、洗耳等）、压迫耳屏或擤鼻时发作，持续数分钟至数小时不等。中耳乳突炎急性发作期症状加重。

2. 听力减退　耳聋的性质和程度与中耳炎病变程度一致。病程长和瘘管位于鼓岬者可呈混合性聋。

3. 瘘管试验阳性　若瘘管为肉芽或其他病变所阻塞，瘘管试验则呈阴性。

4. 前庭功能　一般正常或亢进。检查时不宜采用冷热水试验，建议采用冷热空气刺激以免感染扩散。

【治疗】

1. 药物治疗　发作期一般给予抗生素加适量地塞米松静脉滴注。可以予适当的镇静剂，注意休息等。

2. 手术治疗　在足量抗生素控制下行乳突手术。手术显微镜下仔细检查外半规管隆凸及鼓室内侧壁有无瘘管。清除病变时，不宜扰动瘘管内的纤维结缔组织，以免感染扩散，引起弥漫性迷路炎。病变清除后可用颞筋膜覆盖瘘口；瘘口较大时，可选用适当大小的健康碎骨片或肌肉碎块嵌顿于瘘口，上覆颞筋膜。

（二）浆液性迷路炎

浆液性迷路炎（serous labyrinthitis）可继发于局限性迷路炎，或为中耳炎的细菌性或病毒性毒素经前庭窗或蜗窗入内耳引起非化脓性炎症。鼓室成形术、内耳开窗术或镫骨足板切除术后出现的浆液性迷路炎一般为迷路反应。

【病理】　主要病理变化为内耳充血、毛细血管通透性增加，外淋巴隙内有浆液或浆液纤维素性渗出物及淋巴细胞浸润，内耳终器一般无损害。故病变痊愈后内耳功能多能恢复。病变进一步发展，则转变为化脓性迷路炎。

【临床表现】

1. 眩晕、眼震、恶心、呕吐　眼震为水平旋转性，眼震方向朝病侧，若朝向健侧，则提示病情严重。瘘管试验可为阳性。对该类患者做前庭功能试验时忌用冷热水，而用冷热空气。早期示病侧前庭功能亢进，后逐渐减弱。浆液性迷路炎经适当治疗，内耳功能可基本恢复正常。

2. 耳鸣及听力下降　较重的可有感音神经性聋，但未全聋。听力下降不严重的病例，可有重振、复听等耳蜗病变的表现。

3. 可有耳深部疼痛

【鉴别诊断】　中耳炎引起的急性弥漫性浆液性迷路炎的早期不易与发作期的局限性迷路炎相鉴别。故只能通过疾病的全过程进行诊断。如自发性眼震方向由向患侧转为向健侧，眩晕加重，听力下降明显（不全丧失），前庭功能试验减退（但不丧失），经治疗能好转或停止进展者，可诊断为本病。

【治疗】

（1）并发于慢性化脓性中耳乳突炎者，应在足量抗生素控制下行乳突手术。迷路无需开放。急性化脓性中耳乳突炎所致之浆液性迷路炎，应以全身抗感染治疗为主，必要时行单纯乳突切开术。

（2）对症治疗，如用地西泮镇静，呕吐频繁时应适当输液，并用适量糖皮质激素类药物，如地塞米松等。

（三）化脓性迷路炎

化脓性迷路炎（suppurative labyrinthitis）系化脓菌侵入内耳，引起迷路弥漫性化脓病变。本病内耳终器被破坏，功能全部丧失。感染可继续向颅内扩散，引起颅内并发症。

化脓性迷路炎多因中耳感染扩散、从浆液性迷路炎发展而来；继发于急性化脓性中耳乳突炎者，以肺炎球菌Ⅲ型或溶血性链球菌感染较多见。

【病理】　迷路化脓前，一般经历短暂的浆液性渗出过程，然后出现白细胞浸润，纤维蛋白渗出，包括膜迷路在内的整个迷路出现化脓性病变，迷路蓄脓，伴组织坏死，肉芽生成。如炎症未能控制，感染可循内淋巴管、蜗水管或内耳道等处向颅内扩散。

若治疗及时，引流通畅，本病则以局部的纤维结缔组织增生及新骨形成而告终。若感染未被完全控制，内耳仍有化脓病灶，伴肉芽组织增生，则炎症转入慢性过程，称潜伏性或隐蔽性迷路炎。此型迷路炎可于感染活跃时引起颅内并发症。

【临床表现】

1. 眩晕　患者表现为严重的持续性眩晕，伴阵发性的剧烈恶心、呕吐，持续1～4周。初期因病侧前庭受刺激而眼震向同侧，但不久转为快相向健侧，强度较大。躯干向眼震慢相侧倾倒。急性期过后,前庭功能逐渐代偿,眩晕逐渐减轻,但功能不能恢复。

2. 耳聋 听力迅速下降并丧失,常伴有持续性高频耳鸣。

3. 体温 一般不高。若有发热、头痛,同时有脑膜刺激征则应考虑有颅内并发症的可能。

4. 瘘管试验 因迷路已破坏,故瘘管试验阴性。前庭功能检查可无反应。

【治疗】

(1) 在大量抗生素控制下,及早行乳突手术。

(2) 补液,注意水和电解质平衡。

案例57-3分析讨论

患者因慢性化脓性中耳炎多年,并曾行右耳乳突根治术及鼓室成形术,但此次中耳炎症又复发,出现流脓,加上转头时发生眩晕,视物旋转等前庭刺激症状。诊断上考虑:右慢性化脓性中耳炎伴局限性迷路炎。治疗上主要是手术,找到中耳炎症向内耳扩散的通道,该病例的炎症扩散途径是经卵圆窗,故用筋膜将其封闭。术后眩晕症状很快消失。

要点提示

1. 迷路炎的症状特点主要是眩晕,不同类型的眩晕和眼震可初步鉴别不同的迷路炎亚型。

2. 手术治疗是主要手段。

思考题

如果该患者眼震快相原来向患侧,后转为向健侧,并且听力迅速下降并丧失,应怎么解释?

(陈观贵 翟锦明)

第五十八章 耳硬化症

案例58-1

患者,女,24岁;无明显原因双耳低调耳鸣十余年,伴渐进性听力下降,发病具体时间不详。最初耳鸣为间歇性,近年来变为持续性。嘈杂环境下听力好转。无眩晕。自觉听力对交流有影响但能进行一般的交流。近一年来听力下降加重。既往无中耳炎病史,无高血压、糖尿病史。半年前足月剖宫产一女孩。专科检查:双耳鼓膜正常,透过鼓膜隐约见鼓膜后份鼓室内呈淡红色。听力学检查:纯音测听如图58-1所示。声导抗测试:鼓室曲线呈 As 型,双耳镫骨肌反射消失。

问题:

1. 本病例诊断是什么?

2. 为明确诊断还需做哪些检查?

3. 治疗方法是什么?

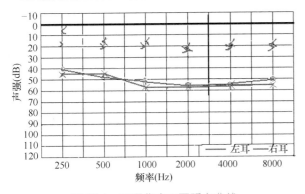

图 58-1 耳硬化症双耳听力曲线

耳硬化症(otosclerosis)是骨迷路原因不明的局灶性地被富含细胞和血管的海绵状新骨代替而产生的疾病。病灶累及镫骨或耳蜗而出现临床症状。累及镫骨使之固定者称镫骨性耳硬化;病灶累及耳蜗出现感音功能障碍者称耳蜗性耳硬化。病灶位于骨迷路而无临床症状,只是在尸解病理学检查中被发现,称为组织学耳硬化症。临床耳硬化症发病率在白色人种较黄色人种高,国外报道男女发病率比约1:2,而我国报道则男性多于女性。以20~40岁发病居多,很少有50岁以上发病的。

【病因】 病因不明。与之有关的因素有遗传、内分泌障碍、骨迷路成骨不全等。有报道妊娠能诱发或加重耳硬化症的听力减退。临床发现耳硬化症常有家族中多人发病;目前已经发现一个耳硬化症基

因,定位在常染色体 15q25~q26 区段,用多点连锁分析,连锁值为 3.4。还有学者认为,耳硬化症的发生与骨迷路的成骨不全、酶的失衡、某些病毒感染有关。

【病理生理】 病灶可累及骨迷路的内生软骨层、骨外膜层和骨内膜层,病理过程分三个阶段。①骨质分解吸收阶段:骨迷路原有正常的骨质发生局灶性分解、吸收,微血管扩张、血管形成增多。②海绵样骨形成阶段:正常骨分解吸收后,代之是海绵样新骨,骨髓间隙扩大,骨质疏松,为疾病的活动期。③骨质硬化阶段:血管减少,骨质沉着,形成含有大量胶原纤维的网状新骨,质地较硬。上述三个阶段并非按一定顺序发生,可在同一个病灶中同时出现或反复交替发生(图58-2)。

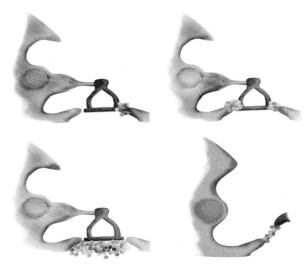

图 58-2 不同类型的耳硬化

【临床表现】 耳聋、耳鸣为耳硬化症常见的主要症状。

1. **耳聋** 单耳或双耳缓慢进行的听力减退,无诱因,起病隐袭,常常不能说清发病具体时间。如病灶只累及镫骨,则为传导性聋;此时部分患者会出现韦氏错听(paracusis Willis),即在喧闹的环境中听觉较安静环境中为好。如病灶同时累及镫骨和耳蜗,则表现为混合性聋,此时韦氏错听消失。

2. **耳鸣** 常与耳聋同时存在。可为间歇性或持续性低调耳鸣,如为高调耳鸣,常提示耳蜗受累。

3. **眩晕** 较少患者在头部活动时出现眩晕,可能与病灶累及前庭有关。

【检查】

1. **耳部检查** 外耳道多较宽大,鼓膜外观正常,

部分患者在鼓膜后份可见鼓岬呈淡红色,为鼓岬黏膜血管增多、扩张充血所致,称为 Schwartz 征,为耳硬化症活动期之征象。咽鼓管功能正常。

2. 听力学检查

(1)音叉试验:音叉试验选用频率为 256Hz 及 512Hz 音叉较好。耳硬化症 Rinne 试验 256Hz 呈阴性、512Hz 阳性提示有早期耳硬化症的可能;Schwabach 试验骨导延长;Gelle 试验阴性提示镫骨固定。

(2)纯音测听:听力曲线因病变程度或部位不同而表现不同。病变局限于镫骨并使之固定,听力曲线显示为传导性聋,部分患者骨导曲线在 500~4000Hz 间常呈“V”型下降,以 2000Hz 处下降最多,称卡哈切迹(Carhart's notch)(图 58-3);若病变累及耳蜗,则显示混合性聋(图 58-4)。一般利用气骨导差来了解镫骨活动的情况,如差距小于 40dB,可作为镫骨部分固定的指征;差距在 50~60dB,则可作为镫骨全固定的指征。

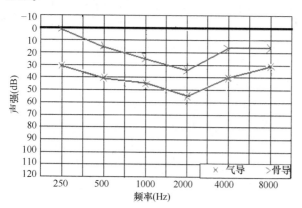

图 58-3　耳硬化症听力曲线的卡哈切迹

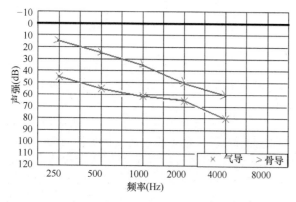

图 58-4　耳硬化症混合性聋听力曲线

(3)声导抗测试:耳硬化症时,测得的鼓室曲线为 A 型或 As 型,镫骨肌反射阈值早期升高,后即消失。

(4)耳声发射检查:DPOAE 幅值降低或引不出反射。

(5)听性脑干反应测听:Ⅰ波、Ⅴ波潜伏期延长或阈值升高。

3. 影像学检查　颞骨 CT 或 MRI,可以看到两窗区、迷路或内听道骨壁有局灶性硬化灶。但阴性不能除外耳硬化症。乳突多为气化型。

【诊断与鉴别诊断】　根据病史、家族史、症状及听力学检查,典型病例诊断不难。镫骨性耳硬化要与非化脓性中耳炎、听骨链中断、鼓室硬化症等相鉴别;耳蜗性耳硬化要与其他原因导致的混合性聋或感音神经性聋相鉴别。

【治疗】　根据患者的具体情况,可选择药物治疗、佩戴助听器、手术治疗。

1. 药物治疗　目前对耳硬化症的治疗和预防有一定作用的药物有氟化钠和硫酸软骨素。氟化钠有抑制胰蛋白酶和其他酶的效能,稳定骨中矿物质、参与骨的代谢;但要注意氟化钠的不良反应。硫酸软骨素,剂量 600mg,每日 2 次,用于镫骨手术巩固听力、消除耳鸣有一定疗效。总之,对耳硬化症治疗的确切药物有待于进一步研究。

2. 手术治疗　是目前临床耳硬化症最有效的治疗手段,有防止病情恶化和治疗耳聋的双重作用。包括镫骨手术和外半规管开窗术。

(1)镫骨手术:目的是使固定的镫骨重新活动、恢复卵圆窗功能,从而使听力改善和恢复。适用于气导听力损失 30dB 以上,气骨导差在 15dB 以上的患者。手术方式包括:镫骨撼动术、镫骨部分切除术、镫骨全切除术、镫骨足板钻孔活塞术、二氧化碳激光人工镫骨置换术。镫骨撼动术远期效果差,已很少用。其中镫骨底板切除术及镫骨足板钻孔活塞术术后听力提高明显,近、远期效果最好(图 58-5、图 58-6)。替代镫骨的赝复物种类有:聚四氟乙烯、硅胶、特氟隆活塞、同种听骨等。

(2)外半规管开窗术:只适用于不适合镫骨手术的患者。方法是在外半规管开一小窗,使声波经此窗传入内耳。

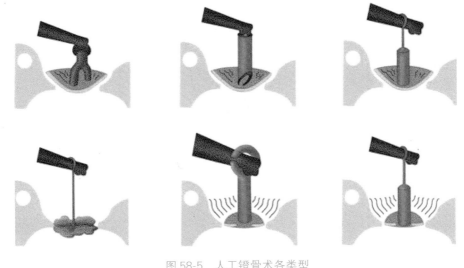

图 58-5 人工镫骨术各类型

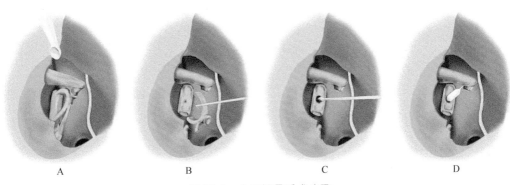

A   B   C   D

图 58-6 人工镫骨手术步骤

A. 暴露砧镫关节；B. 断离镫骨前后脚取出镫骨；C. 足板上造小窗；D. 放置人工镫骨

3. 助听器 对于不适合手术或不愿意手术的患者，均可根据听力损失情况选配助听器。

案例 58-1 分析讨论

  该患者为青年女性，无原因的双耳鸣、渐进性听力下降，说不清从什么时候开始发病，妊娠后使听力损失加重才引起重视。病史符合耳硬化症。内分泌因素影响病情。鼓膜后部见鼓室呈淡红色，是 Schwartz 征，耳硬化症活动期的典型表现，听力学显示双耳传导性聋，骨气导差约35dB，声反射消失。说明病灶未累及耳蜗，符合耳硬化症；同时，患者有韦氏错听，也说明病变未累及耳蜗。为了进一步明确诊断，还需做耳声发射、高分辨率颞骨 CT 或 MRI。必要时可行镫骨探查术。术中如发现镫骨有硬化灶，可同时行镫骨手术。

要点提示

  1. 缓慢进行的听力下降、耳鸣为典型症状。

  2. 传导性聋（卡氏切迹）；Schwartz 征；镫骨肌反射消失；耳声发射不通过。鼓室图 As 型。

  3. 治疗手术、助听器。

思考题

  1. Schwartz 征形成的原因及临床意义？

  2. 为什么临床耳硬化症部分患者会出现韦氏错听？

  3. 耳硬化症镫骨手术各种术式的优缺点？

（王 岩）

第五十九章 眩 晕

第一节 概 述

一、眩晕的概念

眩晕（vertigo）是因机体对空间定位障碍而产生的一种运动性或位置性错觉，多表现为自体或周围物体沿一定方向与平面旋转或为摇晃浮沉感。是临床常见症状之一，是多种疾病共有的表现。涉及科室较多，除耳鼻咽喉科外，还与内科、神经内、外科、骨科、儿科、妇产科等。正常情况下，机体在空间的平衡由视觉、本体感觉及前庭迷路感觉的相互协调与配合来实现，而前庭感觉起主导作用。上述三个系统中任何一个出现器质性或功能性改变均可导致人体空间定位平衡障碍。

眩晕是临床最常见的机体空间定位平衡障碍，多为前庭迷路感觉即外周前庭系统的器质性或功能性改变引起。以眩晕为主诉的患者占耳鼻咽喉科的10%～15%。临床上要区别于由非前庭系统病变引起的类似眩晕的症状，比较常见的是如下几种。

1. 头晕（lightheadedness）、头昏（dizziness） 头重脚轻感，摇晃不稳，头沉头重的复杂感觉，见于高血压、一过性直立性低血压或脑动脉硬化、脑供血不足。

2. 晕厥（syncope） 俗称昏倒。为一过性脑供血不足引起的突然意识丧失，摔倒在地，片刻后即恢复如常。也见于心源性。

3. 站立不稳（unsteadiness） 是机体的一种不稳感，患者常诉站立时向一侧倾倒或走路向一侧偏斜，可因小脑、大脑、锥体束、脊柱或前庭病变引起。

二、眩晕的分类

眩晕的分类目前尚无统一标准。根据性质分有真性眩晕（旋转性）与假性眩晕（非旋转性）；根据病变部位分耳源性眩晕与非耳源性眩晕，前庭性眩晕与非前庭性眩晕等。现就前庭性眩晕与非前庭性眩晕阐述如下。

（一）前庭性眩晕

1. 前庭周围性眩晕 见于良性阵发性位置性眩晕、梅尼埃病、前庭神经元炎，各种原因所致的迷路炎、突聋伴眩晕、晕动病等。

2. 前庭中枢性眩晕 见于偏头痛性眩晕、后循环缺血、多发性硬化、小脑桥脑角肿瘤、小脑损伤、中枢性位置性眩晕等（表59-1）。

（二）非前庭性眩晕

1. 眼性 眼肌麻痹、青光眼、屈光不正等。
2. 颈性 各类颈部疾病。
3. 全身系统性疾病 血液、循环系疾病（高血压、低血压和贫血等）；内分泌系统疾病（甲状腺功能亢进或减退）；更年期等。
4. 本体感觉系统疾病（平衡障碍） 慢性酒精中毒、脊髓痨。
5. 精神性眩晕 慢性主观性头晕。

表 59-1 周围性眩晕与中枢性眩晕的一般特征

鉴别点	周围性眩晕	中枢性眩晕
起病特点	多较快，突然发作	多较慢，缓慢发生，逐渐加重
眩晕程度	较剧烈	程度不定，较轻，可逐渐加重
与头体位关系	头位或体位变动时眩晕加重	与变动体位或头位无关
伴随症状	伴耳胀满感、耳鸣、耳聋及恶心呕吐	多无耳部症状，多伴中枢症状
意识状态	无意识障碍	可有意识丧失
自发性眼震	水平旋转或旋转性、与眩晕方向一致	粗大、垂直或斜行，方向多变
发作持续时间	持续数十秒到数小时有缓解期	持续时间长数天到数月
前庭功能检查	可出现前庭反应协调重振现象	可出现前庭减振或反应分离

三、眩晕的诊断

对于主诉"眩晕"的患者，临床医师首先必须详细询问病史，初步分析患者"眩晕"的性质，是眩晕还是头晕、头昏或站立不稳，有无意识丧失。了解"眩晕"的诱因及伴随症状，有无内科或神经内科等全身其他系统疾病，耳源性眩晕常伴有耳鸣、耳闷或听力减退;或与位置有关。鉴别周围性眩晕和中枢性眩晕。为明确诊断临床应作如下检查。

1. 耳科方面 外耳道、鼓膜、中耳及鼻咽部,了解听力有无减退,注意有无外耳道耵聍、胆脂瘤中耳炎及耳硬化症等。

2. 内科方面 检查心血管系统情况,同时了解有无重症感染、中毒、血液病、内分泌及代谢系统疾病等。

3. 神经系统 有无神经系统的阳性体征。

4. 辅助检查 经颅多普勒(transcranial doppler, TCD)、有关部位的 MRI、CT 如脑部、中耳颞骨及颈部等有助于眩晕的鉴别诊断;颈椎功能位及双斜位片可以了解是否是颈性眩晕;听力检测、眼震电图及前庭功能检查对眩晕的诊断及鉴别诊断、定位定性诊断有重要意义。

第二节 梅尼埃病

案例 59-1

患者,女,45 岁。反复发作性眩晕、右耳耳鸣及听力下降十余年,加重 3 日来诊。患者于十余年前无明显原因出现眩晕,发作时感觉自身及周围的物体旋转,右耳耳鸣、耳胀满感。伴恶心,呕吐。每年发作十余次,每次眩晕发作持续十几分钟至十几小时,早期右耳听力下降不明显,近年右耳听力下降逐渐加重。既往无中耳炎病史,无心脑血管病及糖尿病病史。发病前多有劳累过度或情绪不佳。查体:可见水平相眼震向右侧,双耳鼓膜正常。两年前曾做前庭功能检查,结果为右侧前庭功能低下。纯音测听:右耳为中重度感音神经性听力损失;甘油试验阳性;颞骨 CT 正常。

问题:
1. 眩晕属于哪一类?
2. 初步诊断是什么?
3. 早期右耳听力损失为何不明显?

梅尼埃病(Meniere's disease MD)是一种特发性膜迷路积水的内耳病,表现为反复发作的旋转性眩晕,波动性感音神经性听力损失,耳鸣和(或)耳胀满感。

1861 年,法国医生 Prosper Meniere 首次发现并报告了以眩晕、耳聋、耳鸣为主的病症是一种内耳病症。此后,世界上许多国家的学者对该病进行探索与观察,并以首次发现并报告的法国医生名字命名为美尼尔氏病、美尼尔综合征、梅尼埃病等。由于本病是一个独立的疾病,故 1962 年国际会议决定只保留梅尼埃病名,其余名称一律废除。1938 年,英国学者 Hallpike 和 Cairns 通过对患者的尸体解剖研究,提出

本病以膜迷路积水与扩张为其主要的组织病理学特征。近年亦有学者将波动性感音神经性聋和耳鸣为主要症状者称耳蜗梅尼埃病(cochlear Meniere's disease),发作性眩晕和耳胀满感为主要症状者称前庭梅尼埃病(vestibular Meniere's disease)。1989 年我国自然科学名词审定委员会则统一称为"梅尼埃病"。发病率各家报告不一,最新流行病学认为普通人群中 MD 发病率大致为 15/10 万,女性多见,高发年龄为 40~50 岁。一般为单耳发病,随着病情发展可累及双耳。

【病因】 病因不明,但普遍认为与内淋巴吸收及回流障碍有关。

1. 先天解剖结构异常 前庭导水管闭锁或狭窄、乳突气化不良、内淋巴导水管狭窄、闭塞等导致内淋巴回流受阻或吸收障碍,致膜迷路积水。

2. 炎症或外伤 引起耳蜗导管、前庭导水管堵塞,内淋巴循环障碍,膜迷路积水。

3. 内分泌障碍、自主神经功能紊乱 甲状腺功能减退及肾上腺功能减退均可导致组织代谢降低,内淋巴吸收障碍。临床观察,不少患者发病前有情绪波动、精神紧张、过度疲劳史,说明自主神经功能紊乱可导致内耳小动脉痉挛,微循环障碍,膜迷路积水。

4. 免疫反应 研究表明内耳具有免疫应答的能力,内耳抗原抗体反应可引起内耳微血管扩张,通透性增加,而抗原抗体复合物在内淋巴囊沉积则影响其吸收功能,造成膜迷路积水。与梅尼埃病有关的免疫损伤主要有两类:一是变态反应参与的膜迷路积水,由于部分梅尼埃病的患者有花粉症表现,故推测可能是 I 型变态反应所致的膜迷路积水;二是内耳自身免疫性膜迷路积水。

5. 其他学说 有学者认为病毒感染、微量元素缺乏等可能与梅尼埃病的发病有关。其结果是通过中毒、损伤或免疫反应引起膜迷路积水。

【病理生理】 上述各种原因引起内淋巴回流和吸收障碍,均可导致膜迷路积水(图 59-1)。其演变过程如下。①蜗管及球囊扩张:膜迷路积水的早期阶段,蜗管与球囊扩张,前庭膜被推向前庭阶;蜗管扩张以顶转最甚,故早期多为低频听力损失(图 59-1)。②前庭阶闭塞:膜迷路积水加重可使前庭阶腔隙闭塞,被蜗管占据。③膜迷路破裂:进一步发展前庭膜、球囊膜、基膜破裂,内、外淋巴液混合,使听觉毛细胞中毒。破裂口愈合,破裂可反复交替。④听毛细胞、听神经纤维变性:晚期螺旋器听毛细胞和支持细胞、神经纤维和神经节细胞退行性变,血管纹萎缩;内淋巴囊上皮变性、皱褶变浅或消失,上皮细胞退变,囊壁纤维化。

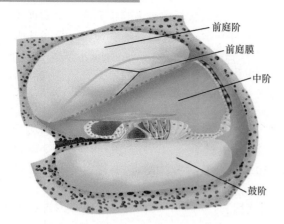

图 59-1 膜迷路积水,前庭膜被推向前庭阶

【临床表现】 典型的症状是发作性眩晕、波动性感音神经性聋、耳鸣及耳胀满感。

1. 眩晕(vertigo) 突然发作的旋转性眩晕,部分患者发作前可有耳鸣。喜闭目侧卧。患者睁眼时常感自身或周围物体沿一定方向与平面旋转,或为摇晃浮沉感。持续数十分钟至数小时,长者可达数日甚至数周。眩晕常同时伴恶心、呕吐、出冷汗、面色苍白及血压下降等自主神经反射症状;不伴头痛,意识清楚是其特点。因转头或睁眼可使眩晕加重。发作间歇期长短不等。

2. 耳鸣 可能为本病出现的最早症状,可出现在眩晕发作之前。间歇性或持续性,但眩晕发作前后可有变化。发作过后,耳鸣逐渐减轻或消失,多次发作可使耳鸣转为永久性。

3. 耳聋 早期发作时表现为单耳低频下降型感音神经性听力损失,发作间歇期听力常能恢复到正常或接近正常,再次发作时听力又下降,这种发作时与发作后的听力波动现象是本病的一个特征。随发作次数增多,听力损失逐渐加重,高频听力下降,并可转化为不可逆的永久性感音神经性聋。个别患者一次发作后听力可完全丧失。有的患者可有复听,即双耳将同一纯音听为音调与音色完全不同的两个声音。

4. 耳胀满感 患耳胀满感或压迫感,或有头胀满感或有头重脚轻感。胀满的程度与膜迷路积水程度有关。

【检查】 耳镜检查鼓膜多无异常发现。发作期可见自发性水平型或水平旋转型眼球震颤,方向因病程不同而不同,快相可以向患侧或健侧。发作过后,眼震逐渐消失。发作期难以对患者进行全面检查,间歇期可进行以下检查。

1. 听力学检查 ①音叉测试:Rinne 试验阳性,Weber 试验居中或偏向健侧,Schwabach 试验骨导正常或缩短。②早期纯音测听听阈曲线可能基本正常或有轻度感音神经性听力损失,低频听力损失为主,曲线呈轻度上升型;多次发作过后,听力曲线为中度

至重度感音神经性听力损失,低频、高频听力均可累及。早期听力波动明显,可有重振。③声阻抗测听鼓室曲线正常,镫骨肌声反射阈与纯音听阈差在 60dB以下。④耳声发射检查可反映早期梅尼埃病患者耳蜗的功能状态。⑤听性脑干反应测听 I 波、V 波潜伏期延长或阈值提高。⑥耳蜗电图 SP-AP 复合波增宽,-SP/AP 值异常增加,>40% 有意义。

2. 前庭功能检查 ①冷热试验:早期患侧的水平半规管功能正常、亢进或轻度减退,反复发作后可出现向健侧的优势偏向,晚期可出现半规管轻瘫或前庭功能丧失。前庭诱发肌源性电位(vestibular-evoked myogenic potential VEMP)可反映前庭耳石器传导通路的功能状况。②增减外耳道气压可能诱发眩晕与眼球震颤,称安纳贝尔征(Hennebert's sign),提示膨胀的球囊已达镫骨足板下或与足板发生纤维粘连。③以强声刺激诱发眩晕与眼震,则称图利奥现象(Tullio's phenomenon)。

3. 甘油试验 患者试验前空腹,进行纯音测听,确定基准听阈,然后,一次顿服 50% 甘油 3.0ml/kg,每隔 1h 纯音测听 1 次,如 2~3h 0.25~1.0kHz 气导听力改善>15dB,则为甘油试验(glycerine test)阳性,提示听力损失系膜迷路积水引起,处于波动性、部分可逆性阶段。甘油试验的阳性率为 50%~60%,阳性可诊断为膜迷路积水,但阴性不能否定诊断。

4. 影像学检查 颞骨 X 线平片一般无明显异常发现,颞骨 CT 要注意乳突气化情况及前庭导水管有无异常;内淋巴积水的影像学研究有望为梅尼埃病诊断提供新的依据;通过静脉注射、鼓室或咽鼓管给予钆(Gd)并进行 MRI,是内淋巴积水的可视化检查。内听道及桥小脑角 CT 或 MRI 检查有助于本病的鉴别诊断。

【诊断】 临床上有反复发作的旋转性眩晕至少发作 2 次以上,每次发作持续 20min 以上,伴有耳鸣、波动性感音神经性听力损失,甘油试验阳性,排除其他疾病引起的眩晕,可诊断本病。对只有眩晕而无耳鸣、耳聋或耳内胀满感,或只有耳鸣、耳聋无眩晕,需进一步观察。

附 梅尼埃病的诊断依据、临床分期
中华医学会耳鼻咽喉科学分会(2006 年,贵阳)

1. 诊断依据

(1)发作性旋转性眩晕 2 次或 2 次以上,每次持续 20min 至数小时。常伴自主神经紊乱和平衡障碍。无意识丧失。

(2)波动性听力损失,早期多为低频听力损失,随病情进展听力损失逐渐加重。至少 1 次纯音测听为感音神经性听力损失,可出现听觉重振现象。

(3)伴有耳鸣和(或)耳胀满感。

(4)前庭功能检查:可有自发性眼震和(或)前庭功能异常。

（5）排除其他疾病引起的眩晕,如良性阵发性位置性眩晕、迷路炎、前庭神经元炎、药物中毒性眩晕、突发性聋、椎基底动脉供血不足和颅内占位性病变等。

2. 临床分期

（1）早期:间歇期听力正常或有轻度低频听力损失。

（2）中期:间歇期低、高频率均有听力损失。

（3）晚期:全频听力损失达中重度以上,无听力波动。

3. 可疑诊断（梅尼埃病待诊）

（1）仅有1次眩晕发作,纯音测听为感音神经性听力损失,伴耳鸣和耳胀满感。

（2）发作性眩晕2次或2次以上,每次持续20min至数小时。听力正常,不伴耳鸣及耳胀满感。

（3）波动性低频感音神经性听力损失。可出现重振现象。无明显眩晕发作。

符合以上任何一条为可疑诊断。对于可疑诊断者根据条件可进一步行甘油试验、耳蜗电图、耳声发射及前庭功能检查。

【鉴别诊断】　梅尼埃病应与下列疾病相鉴别。

1. 良性阵发性位置性眩晕　良性阵发性位置性眩晕（benign paroxysmal positional vertigo,BPPV）反复发作性眩晕,伴眼震,眩晕发作往往与头部特定位置有关。无耳鸣、耳聋。前庭功能正常。

2. 突发性聋　原因不明、突然发生,短期内听力下降为中度、重度或全聋,可伴耳鸣、眩晕、恶心、呕吐,但无反复发作特征,耳聋无波动。初次发作的梅尼埃病应注意鉴别。

3. 前庭神经元炎　常发生在上呼吸道病毒感染之后,突发眩晕,伴自发性眼震、恶心、呕吐,但无耳鸣、耳聋,无反复发作特征。

4. 迷路炎或迷路瘘管　眩晕可突然发生,但无反复发作。患者有慢性化脓性中耳炎病史或中耳手术、外伤史。

5. 药物性前庭耳蜗损害　有使用耳毒性药物史,眩晕、耳鸣、耳聋在用药时或用药后一段时间缓慢发生,眩晕逐渐减轻或完全消失,耳聋、耳鸣多为双侧并进行性加重。

6. 亨特综合征　亨特综合征（Hunt's syndrome）突然发生眩晕、耳鸣、耳聋,但不会反复发作,伴有耳部疼痛,耳部带状疱疹和周围性面瘫有助于鉴别。

7. 其他疾病　椎基底动脉供血不足、慢性脑干缺血、脑血栓形成等可能伴发眩晕、耳鸣及听力减退,但无反复发作。急性心血管疾病、暴发性脑炎等病程初期可能伴有类似眩晕症状,但均有原发病的临床表现,应注意鉴别。

【治疗】　根据患者的具体发病情况及疾病程度,采用调整自主神经、改善内耳微循环、解除膜迷路积水为主的综合治疗,包括药物治疗、手术治疗和前庭康复治疗。

1. 一般治疗　发作期尽量卧床休息、低盐饮食、少饮水;安慰患者,解除其紧张恐惧心理。发作间期加强锻炼,劳逸结合。忌烟酒。

2. 药物治疗

（1）镇静剂或神经调节剂:地西泮2.5~5mg、盐酸异丙嗪片25mg、茶苯海明片50mg、谷维素20mg,3次/日。中枢抑制剂可以抑制前庭代偿的建立,应慎用。

（2）血管扩张剂:5%碳酸氢钠40~50ml、50%葡萄糖注射液40ml、低分子右旋糖酐500ml,1次/日,可改善耳蜗微循环;甲磺酸倍他司汀（敏使朗）、氟桂利嗪对改善内耳微循环、缓解眩晕有效。中药制剂丹参、川芎嗪、葛根素有扩张微血管、改善内耳微循环作用,可适当选用。

（3）脱水剂:发作期短时间应用,如氯噻酮、氢氯噻嗪。依他尼酸、呋塞米不可用于梅尼埃病,因其有耳毒性。

（4）维生素、糖皮质激素:用于治疗因维生素缺乏、免疫反应所致的梅尼埃病。

（5）高压氧治疗:眩晕减轻后可选用高压氧治疗,改善内耳的缺血缺氧。

（6）鼓室注射:利用蜗窗膜的半渗透原理,鼓室注射的药物可渗透进入内耳达到治疗的目的。常用的药物是庆大霉素及地塞米松。前者通过化学迷路切除作用达到治疗目的,但同时也损伤听力,适用于听力损失较重耳;后者的作用原理与免疫调节有关。

3. 耳道压力治疗　近年来美国研制的内耳治疗仪（Meinett治疗仪）在缓解眩晕,提高听力方面有明显治疗作用。Meniett治疗仪通过鼓膜通气管,间断地将低压脉冲传输到中耳腔,并作用于圆窗膜。由于内耳淋巴液具有不可压缩性,低压脉冲的能量产生了外淋巴液的位移运动,从而引起内淋巴液向内淋巴管、内淋巴囊的纵向流动及吸收和在膜迷路内的局部循环和吸收,减少固有内淋巴液,改善膜迷路积水,达到治疗梅尼埃病的目的（图59-2）。

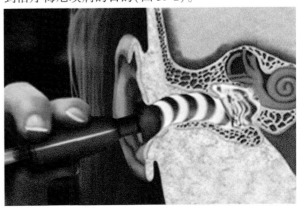

图59-2　Meinett治疗原理

4. 手术治疗　适用于发作频繁、症状较重、病程较长、药物治疗无效，并对工作、生活有明显影响者。可根据情况选择以下术式。保守性手术：①内淋巴囊手术，如内淋巴囊减压术、内淋巴囊蛛网膜下分流术等；②前庭神经切断术；③鼓索神经切断术；④颈交感神经切断术；⑤经前庭窗减压术，如球囊切开术、耳蜗球囊造瘘术；⑥半规管阻塞术。破坏性手术：迷路切除术。

5. 前庭康复治疗　前庭康复治疗（vestibular rehabilitation therapy，VRT）是对眩晕及平衡障碍患者所进行的一种物理治疗方法。中枢神经系统能够对双侧不对称的前庭传入冲动产生适应，这个过程称为前庭代偿。前庭习服是指前庭系统在长期反复的相同刺激下反应性降低的现象。VRT就是利用中枢神经系统具有前庭代偿和前庭习服的特性，通过一系列反复的可诱发眩晕的动作作为刺激信号，促进前庭代偿和前庭习服的产生，从而缓解眩晕。

6. 疗效评估

附　梅尼埃病的疗效评估
中华医学会耳鼻喉科学会（2006年，贵阳）

（1）眩晕评定：采用治疗后18~24个月之间眩晕发作次数与治疗前6个月每月平均发作次数进行比较，按分值计：所得分值=治疗后18~24个月间发作次数/治疗前6个月发作次数×100。眩晕程度分为5级，即：A级0分（完全控制，不可理解为"治愈"）；B级1~40分（基本控制）；C级41~80分（部分控制）；D级81~120分（未控制）；E级>120分（加重）。

（2）听力评定：以治疗前6个月内最差一次的0.25Hz、0.5Hz、1Hz、2Hz和3kHz听阈（听力级）平均值减去治疗后18~24个月最差的一次相应频率听阈平均值进行评定。听力改善分为4级，即：A级改善>30dB或各频率听阈<20dB；B级改善15~30dB；C级改善0~14dB（无效）；D级改善<0（恶化）。

如诊断为双侧梅尼埃病，应分别评定。

（3）活动能力评定：采用治疗后18~24个月之间活动受限日与治疗前6个月活动受限日进行比较，按所得分值=治疗后18~24个月间活动受限日/治疗前6个月活动受限日×100。

活动能力分为5级，即：A级：0分（完全改善）；B级：1~40分（基本改善）；C级：41~80分（部分改善）；D级：81~120分（未改善）；E级：>120分（加重）。

附　活动受限日是指当日活动评分为3、4分的天数

活动评分：①0分，任何活动不受影响；②1分，活动轻度受影响；③2分，活动中度受影响，但无活动受限；④3分，活动受限，无法工作，必须在家中休息；⑤4分，活动严重受限，整日卧床或绝大多数活动不能。

案例59-1分析讨论

该患者以反复发作性眩晕、恶心呕吐伴耳鸣、耳聋为临床表现特点。病史十余年，每年发作十余次，分析发病特点，属于前庭周围性眩晕。前庭功能检查低下，感音神经性听力损失由轻到重到不可逆，由于发作频繁，间歇期较短，故听力损失的波动性不明显。根据诊断标准符合梅尼埃病。甘油试验在梅尼埃病早期，波动性耳聋时期阳性率较高。晚期听力变为永久性感音神经性听力损失后，甘油实验则变位阴性。

要点提示

1. 发作性眩晕、耳鸣、耳胀满感、波动性听力下降是梅尼埃病典型症状。

2. 重振阳性提示耳蜗病变；眼震；前庭功能亢进或低下；感音神经性听力下降；甘油试验及耳声发射反映早期耳蜗功能状态。

3. 治疗：药物治疗、前庭康复治疗、手术治疗是治疗梅尼埃病的手段。

思考题

1. 梅尼埃病与BPPV鉴别要点是什么？

2. 为什么甘油试验阴性不能否定梅尼埃病？

3. 如何评价梅尼埃病的手术方式？

第三节　良性阵发性位置性眩晕

良性阵发性位置性眩晕（benign positional paroxysmal vertigo，BPPV）是头部运动到某一特定位置时诱发的短暂的眩晕，是一种具有自限性的周围性前庭疾病。可为原发性，也可为继发性。多见于中年患者，偶见发生在儿童。是外周性眩晕常见的病因之一

【病因及发病机制】　病因不明，可能原因有：①耳石膜变性脱落进入内淋巴液中，随头及身体的位置改变，耳石撞击半规管感受器产生眩晕；②头部外伤；③内耳微循环障碍；④中耳及内耳疾病如中耳炎、迷路炎等导致双侧前庭功能不对称，产生位置性眩晕。发病机制目前主要有管结石症和嵴帽结石症两种学说。正常情况下，耳石存在于前庭椭圆囊斑，由于上述可能的原因，这些耳石脱落飘动于半规管内淋巴液中为管结石症，也可黏附于壶腹嵴帽两侧为嵴帽结石症。管结石症和嵴帽结石症可单独或同时存在或互相转化。

【临床表现】

1. 眩晕　突发性变位性眩晕，可伴恶心、呕吐。持续时间几秒至几十秒。

2. 眼震　变位性、旋转性、易疲劳性眼震是其特点。

3. 病程　多在数小时至数周；个别达数月。

4. 其他　不伴有耳鸣、耳聋（中、内耳疾病所致除外）。

【诊断】　根据头部运动到某一特定位置出现短暂的眩晕病史，变位性眼震试验显示特征性的眼震，且具有短潜伏期（<30s）和疲劳性，可诊断。需要与中枢性位置性眩晕、梅尼埃病、前庭神经炎等眩晕疾病鉴别。

附　良性阵发性位置性眩晕的诊断依据和疗效评估

中华医学会耳鼻咽喉科分会（2006 年，贵阳）

1. BPPV 的临床分型　①后半规管 BPPV；②前半规管 BPPV；③外半规管 BPPV；④混合型 BPPV；以上四种类型可单侧发病，也可双侧发病。

2. 诊断 BPPV 的变位试验　①Dix-Hallpike 或 Side-lying 试验：是确定后或前半规管 BPPV 常用的方法。②滚转检查（roll maneuver）：是确定外半规管 BPPV 的最常用的方法。

3. BPPV 变位检查的眼震特点　①后半规管 BPPV 的眼震特点：患者头向患侧转 45°后快速卧倒，使头悬至床下，与床平面呈 20°～30°夹角，患耳向地时出现以眼球上极为标志的垂直扭转性眼震（垂直成分向眼球上极，扭转成分向地）；回到坐位时眼震方向逆转。管结石症眼震持续时间<1min；嵴帽结石症眼震持续时间≥1min。②前半规管 BPPV 的眼震特点：患者头向患侧转 45°后快速卧倒，使头悬至床下，与床平面呈 20°～30°夹角，患耳向地时出现以眼球上极为标志的垂直扭转性眼震（垂直成分向眼球下极，扭转成分向地）；回到坐位时眼震方向逆转。管结石症眼震持续时间<1min；嵴帽结石症眼震持续时间≥1min。③外半规管 BPPV 的眼震特点：管结石症在双侧变位检查中均可诱发向地性或背地性水平眼震，眼震持续时间<1min；嵴帽结石症在双侧变位检查中可诱发背地性水平眼震，眼震持续时间≥1min。

4. 诊断依据　①头部运动到某一特定位置出现短暂的眩晕病史。②变位性眼震试验显示上述眼震特点，且具有短潜伏期（<30s）和疲劳性。

【治疗】　虽然本病是一种"定期自愈"的疾病，但其病期有时可达数月至数年，严重者可丧失工作能力，应进行必要的治疗。方法以管石手法复位或设备复位为主，辅助前庭康复及血管扩张药物治疗。

1. 管石复位法

（1）后半规管 BPPV，可采用 Epley 复位法。①患者坐于检查床，头向患侧转 45°；②快速后仰，使头与水平面呈 10°～30°；③将患者头向对侧转 90°；④再将头继续转 90°，待眩晕消失后坐起。

（2）水平半规管 BPPV，可采用 Lemper 复位法，也称翻滚复位法。①平卧；②向健侧翻转 90°；③眩晕消失后继续转体 90°；④眩晕消失后继续转体 90°；⑤眩晕消失后继续转体 90°；⑥待眩晕消失后坐起。每种体位需停顿 20～30s，或眼震衰减后，在进行下一个体位。

2. 体位疗法　患者闭眼，从坐位到一侧侧卧位，在眩晕消失后起坐，30 秒后再向另一侧侧卧，两侧交替进行，直到症状消失，每 3h 进行一次，一般 7～10 日症状可消失。

3. 抗眩晕药　桂利嗪（脑溢嗪），盐酸氟桂利嗪，甲磺酸倍他司汀（敏使朗）等。

4. 前庭习服疗法　增强对眩晕的耐受能力有一定的效果。

5. 疗效评估　疗效评估时间：短期，1 周；长期，3 个月。①痊愈：眩晕或位置性眼震完全消失。②有效：眩晕或位置性眼震减轻，但未消失。③无效：眩晕或位置性眼震无变化，加剧或转为其他类型的 BPPV。

（刘绮明　王　岩）

第六十章 耳 聋

耳聋(hearing loss)是一个症状,是从外耳到大脑皮层听觉通路上任何一个部位及附近的病变导致不同程度听力损害的总称。程度较轻的耳聋有时也称重听,显著影响正常社交能力的听力减退称为聋,因双耳听力障碍不能以语言进行正常社交者称为聋哑或聋人。

耳聋是影响人类生活质量最主要的问题之一。WHO近些年来的临床调查表明,2013年世界范围内听力障碍者约有3.6亿人,在我国据估计有听力障碍的残疾人约2780万,且由于各种原因每年新增加聋儿3万余人。耳聋防治与听力康复不仅是本学科的重要内容,还涉及遗传学、免疫学、药物学、妇婴保健、老年医学、环保医学、心理学、语言学、特殊教育学、生理声学、医学工程学等诸多学科,成为全社会和全世界共同关注的重要问题。

【耳聋分类】 根据耳聋的性质、病变发生部位及发病时间,可将耳聋分为不同类型。按病变性质分为器质性聋和功能性聋;功能性聋又称精神性聋,包括癔症性聋。

器质性聋根据病变的部位分为:①传导性聋(conductive hearing loss),因外耳、中耳以及骨迷路病变导致声波传导经路障碍所致的听力损失;②感音神经性聋(sensorineural hearing loss),因内耳、听神经及听中枢病变所致声波感受与分析径路障碍所致的听力损失;③混合性聋(mixed hearing loss),兼有传导性聋和感音神经性聋。外耳、中耳乃至内耳骨迷路中的淋巴系统,都是传声媒质,在基膜震荡引起毛细胞兴奋才转换成神经生物电活动,故螺旋器才是感音器官,由此改变声波的传导为神经传导。因此传导性聋和感音性聋的部位通常是以卵圆窗镫骨足板为界。感音神经性聋按病变部位还可再分为中枢性聋、神经性聋和感音性聋,但目前临床仍将三者合称感音神经性聋。

按发病时间可将耳聋分为先天性聋(先天遗传性聋和先天获得性聋),后天性聋(后天遗传性聋和后天获得性聋)。

此外还有伪聋(malingering)又称诈聋、夸大性聋。

【耳聋分级】 国际标准化组织(ISO)曾于1964年公布了耳聋的分级标准,世界卫生组织(WHO)1980年亦推出类似标准,以500Hz,1000Hz和2000Hz的平均听阈(pure tone average,PTA)为准。不过随着人类对听觉的认识不断深入,目前多采用WHO(1997)日内瓦会议推荐新的标准,它是以纯音测听为基础,平均听阈较以前的标准增加了一个4000Hz的听阈,则以500Hz、1000Hz、2000Hz和4000Hz计算平均听阈,充分考虑了听力障碍者的高频听力损失的情况。2006年全国第二次残疾人抽样调查,对于听力残疾的标准,参照了WHO(1997)的标准。

1. WHO(1980)耳聋分级标准(500Hz,1000Hz和2000Hz的平均听阈)

正常:<25dB HL。

轻度听力损失:26~40dB HL(重听)。

中度听力损失:41~55dB HL(听普通语言有困难)。

中重度听力损失:56~70dB HL(听较大的声音有困难)。

重度听力损失:71~90dB HL(只能听到耳边大声叫喊)。

极度听力损失:>91dB HL(残存听力不能利用,儿童则为聋哑)。

2. WHO(1997)耳聋分级标准(500Hz、1000Hz、2000Hz和4000Hz的平均听阈) 见表60-1。

表60-1 WHO(1997)耳聋分级标准

耳聋分级	平均听阈	症状表现	推荐意见
0级 没有耳聋	25dB 或者更好	没有或者很轻的听力问题,可以听到窃窃私语	没有
1级 轻度耳聋	26~40dB	能够听距离1m的正常说话	听力咨询,可能需要助听器
2级 中度耳聋	41~60dB	能够听距离1m的大声说话	通常推荐使用助听器
3级 重度耳聋	61~80dB	能听到一些对着耳朵大声说的词汇	使用助听器,增加读唇和手语教育
4级 深重度耳聋/全聋	81dB 或者更差	对大声的说话也不能听或者理解	助听器或人工耳蜗有效帮助理解,读唇和手语很关键

第一节 传导性聋

因声波传导径路外耳、中耳及骨迷路病变,使声波传导受阻,到达内耳的声能减弱,导致不同程度的听力损害称为传导性聋。

【病因】

1. 外伤 外耳及中耳外伤如颞骨骨折累及中耳、鼓膜外伤,听骨链中断等。

2. 炎症 急、慢性化脓性中耳炎,急、慢性非化脓性中耳炎,粘连性中耳炎,大疱性鼓膜炎,急性乳突炎及外耳道炎症、疖肿使外耳道狭窄甚至闭塞。

3. 外耳道堵塞 异物或其他机械性阻塞如耵聍栓塞、肿瘤、胆脂瘤,先天性或后天性外耳道闭锁。

4. 先天中耳发育不良 听骨链畸形、缺失,鼓膜缺失、前庭窗、蜗窗发育不全等。

5. 听骨链固定 如鼓室硬化或耳硬化症早期。

【听力学表现及临床特征】

1. 音叉试验 林纳试验(RT)骨导大于气导(BC>AC),韦伯试验(WT)偏向患耳侧,施瓦巴赫试验(ST)骨导延长。

2. 纯音侧听 骨导听阈正常,气导听阈升高,骨、气导差为30~60dB。一般不超过60dB,

3. 言语侧听 言语识别阈提高但言语识别得分不受影响。

4. 声导抗测试 传导性耳聋的鼓室图因病因不同而不同,可以表现为 A_s 型(耳硬化症),A_d 型(听骨链中断),B 型(分泌性中耳炎),C 型(咽鼓管功能障碍),在病变未影响鼓膜活动时鼓室图也可以是 A 型。可有声反射阈升高;声反射引不出。

5. 耳声发射 记录不到任何形式的耳声发射。

【诊断】 根据病因及听力学检查,传导性聋的诊断不难。颞骨的影像学如 CT、MRI 检查有助于了解病变情况,制订治疗方案。耳窥镜的检查更直观、准确了解外耳、中耳的病变。

【治疗】 传导性聋病因较明确,可根据病因进行相应治疗。具体方法可参见有关章节。鼓室成形术是重建中耳传音结构以提高听力的手术,是目前治疗传导性聋的主要方法。

(王 岩 刘绮明)

第二节 感音神经性聋

因内耳、听神经及听中枢病变所致声波感受与分析径路障碍所致的听力损失称为感音神经性聋(sensorineural hearing loss)。根据导致听力损失的病因不同,感音神经性聋可分为遗传性聋和非遗传性聋。

一、遗传性聋

遗传性聋是指来自亲代的致聋基因或新发生的突变致聋基因,所致的耳部发育异常或代谢障碍,以致出现听功能不良。新生儿重度以上的先天性聋发病率约为1/1000,一半是遗传因素所致。致聋基因可引起外耳、中耳的病变,发生传导性聋;也可影响内耳的发育,引起感音神经性聋;少数同时累及外耳和(或)中耳和内耳,引起混合性聋。感音神经性聋在遗传性聋中占有重要位置。据统计,在欧美国家,儿童的遗传性感音神经性聋的发病率为(1:2000)~(1:6000)。成人遗传性感音神经性聋至少占遗传性聋总数的20%。

遗传性聋分为非综合征性耳聋(non-syndromic hearing impairment,NSHI)和综合征性耳聋(syndromic hearing impairment,SHI)(图60-1)。遗传性耳聋中有70%为NSHI,其临床表现以单纯的感音神经性聋的损害为主,除听力受损外基本无其他异常;其余30%为SHI,其临床表现多种多样,除听力受损以外,常伴有全身其他器官的病变或具有多种症状和体征。

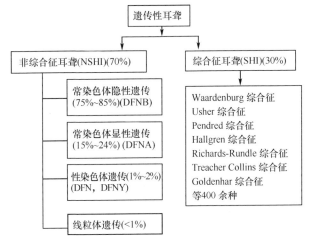

图 60-1 遗传性耳聋的分类

(一)非综合征遗传性聋

NSHI 是具有遗传异质性的一类疾病。全部 NSHI 和绝大部分 SHI 是孟德尔遗传单基因病,极少部分 SHI 是染色体病。NSHI 遗传方式有常染色体显性、常染色体隐性、性染色体连锁遗传和线粒体突变母系遗传。估测可能有 100 多个基因与 NSHI 有关。

1. 常染色体显性遗传 常染色体显性 NSHI 以 DFNA 表示。此型占 NSHI 的 15% ~ 24%。DFNA 类型中,除18 号、20 号和21 号染色体外,其他 19 条染色体均已发现相应突变位点(截至 2009 年)。有些型的位点不只存在一个耳聋疾病基因,已证实 GJB3 基因和 KCNQ4 基因是 DFNA2 的致聋基因,GJB2 和 GJB6 基因是 DFNA3 的致聋基因。GJB2 是研究最为广泛的基因；NSHI 约 20% 是由 *GJB2* 基因的突变引起。

DFNA 表型上可为语前聋或语后聋。大多在出生后才发生进行性听力下降，且以高频段下降为主。但 DFNA1，DFNA6/14/38，DFNA54 以低频下降为主。

2. 常染色体隐性遗传　常染色体隐性 NSHI 以 DFNB 表示，为遗传性聋最常见的遗传类型，占 NSHI 的 75%～85%。至少有 29 个致聋基因与此型相关。位于 DFNB1 位点上的 *GJB2* 和 *GJB6* 基因所致突变约占 DFNB 的 50%。

DFNB 临床多表现为双耳学语前非进行性重-极重度感音神经性聋。但不同类型有不同的临床特征。例如，DFNB1 的临床表型可为先天性聋或在出生后聋，特别是在 1～10 岁期间呈现进行性听力下降，其听力受损程度可从轻-重度聋；DFNB2 听力下降在 500～8000Hz 时大于 90dB；DFNB4（存在 *SLC26A4* 基因）的患者约 50% 可伴有大前庭水管综合征。DFNB8 表现为语后聋，听力呈进行性下降，而且比 DFNA 患者的发病年龄提前，听力下降速度更快。

3. 性染色体连锁遗传　性染色体连锁遗传分 X-连锁和 Y-连锁遗传。X 连锁遗传 NSHI 以 DFN 表示，已克隆了至少两个基因：*TIMM8A* 和 *POU3F4*。DFN5、DFN7、DFN8 尚无具体信息，位点信息比较明确的有 DFN2、DFN3、DFN4 和 DFN6。DFN 各型的表型有所不同。DFN1 临床表现为儿童早期开始进行性听力下降，以后可合并进行性肌张力障碍、痉挛、吞咽困难、精神障碍、偏执狂、皮质盲等其他器官的损害，实质上属于综合征性聋。现已被重新定义为综合征型耳聋。DFN3 是 DFN 最常见的类型，定位于 Xq21.1。临床表现为伴有镫骨固定的混合性聋，听力呈进行性下降。*POU3F4* 基因是 DFN3 的致病基因。DFN6 表现为儿童期出现进行性感音神经性聋，以高频段为主，成年后可达累及全频率的中-重度聋。

Y-连锁遗传较罕见，研究方面较少。我国王秋菊等（2004 年）通过对一个中国耳聋大家系的研究，第一个发现和报道了 Y-连锁遗传，并命名为 DFNY19。进一步研究证实中国 Y 连锁遗传性聋家系的致病基因更多可能是位于 Y 染色体上的基因突变所致。

4. 线粒体母系遗传　线粒体突变是导致耳聋的众多原因中的一种，可分为非综合征性和综合征性两种。线粒体突变 NSHI 为母系遗传，已发现 2 个线粒体基因突变与 NSHI 有关，其中 12rRNAm.1555A>G 突变表现为氨基苷类抗生素中毒性聋。tRNASer（CUU）m.7445A>G 突变为先天性聋或进行性感音神经性聋。线粒体突变听力障碍可能还受环境因素的影响。

5. 常见致聋基因

（1）*GJB2* 基因：是目前研究最为广泛的基因，位于 13q11-12。该基因缺陷是 DFNA3 和 DFNB1 的遗传基础。*GJB2* 基因错义突变还可以引起 Vohwinkel 综合征（残毁性掌跖角皮症）和 KID 综合征（Keratitis-ichthyosis-deafness syndrome）（角膜炎-鱼鳞病-耳聋综合征）。*GJB2* 基因突变所致的听力损失可呈现轻度到极重度，以重度和极重度为主。听力损失类型多表现高频或低高频同时受累，集中于 70dB 及 >90dB 处。一般表现为双侧听力下降，双侧听力损失程度对称，但也有一侧较重型。少伴有前庭受累表现。GJB2 编码缝隙连接蛋白 26；连接蛋白在缝隙连接中起重要作用，同时又受到其他遗传性、周围因素的影响。Mese 等发现，GJB2 突变致耳聋的机制是：*GJB2* 基因的编码区发生突变，产生无功能的缝隙连接蛋白 26，减少了内耳钾离子的再循环，造成 Corti 器钾离子中毒；同时引起通过耳蜗间隙的代谢物交换异常，从而导致耳聋。

GJB2 有 2 个外显子。该基因的突变几乎覆盖整个编码区。已发现 *GJB2* 基因至少 111 种突变方式，如 c.35delG、c.35insG、c.167delT、c.235delC、c.299-300delAT 等；未知突变超过 10 种。与 DFNA3 相关的 *GJB2* 基因的错义突变有 p.M34T、p.W44C、p.W44S、p.D66H、p.C202F、p.R143Q、p.R184Q、p.D179N、p.M163L。Snoeckx14 等发现 *GJB2* 基因 83 个突变中，47 个截断突变，36 个非截断突变，突变频率最高为 c.35delC（72.44%）、c.167delT（2.97%）。不同人群、国家、人种的研究显示 c.35delG、c.167delT 和 c.235delC 是最常见的突变。c.35delG 是欧美人群中隐性遗传性聋最常见的突变位点，c.235delC 是东亚人群最常见的突变位点。综合文献报道，*GJB2* 基因突变频谱存在地区和人种的差异。近年来我国学者对国内多个省市地区的调查发现，GJB2 突变在我国占 NSHI20% 左右。因为 *GJB2* 基因突变频率的高发性，基因的突变分析在基因诊断中被广泛地使用。

（2）*SLC26A4* 基因：基因是引起 NSHI 的另一个重要的基因，又称为 PDS，与 DFNB4、大前庭水管综合征（EVA）和 Pendred 综合征（前庭水管扩大或伴内耳畸形、神经性聋和甲状腺肿）有密切的关系。在我国，Pendred 综合征少见，但是 EVA 发病率较高。EVAS 表现为双侧感音神经性聋，CT 或 MRI 提示前庭水管或内淋巴囊扩大，部分患者出生时可能听力正常，听力下降程度呈现个体差异性，可表现为听力完全正常至中重度听力损失不等。

SLC26A4 基因定位于 7q31，全长 4930bp，开放阅读框架 2343bp，含 21 个外显子，除第 20 个外显子未发现突变外，其他 20 个外显子均有突变。突变方式有错义突变、无义突变、剪接突变、移码突变等。其突变至少有 152 种，绝大部分是错义突变。

SLC26A4 基因的整体突变频率和多样性在西方国家和亚洲人群中相似，但不同地区、种族有着不同的突变热点和突变频率。Park 等（2003 年）对东亚（中国、韩国和蒙古）274 例 NSHI 患者进行基因筛查，

发现 5.5%（15/274）患者存在 SLC26A4 突变。Albert 等（2006 年）研究认为，*SLC26A4* 基因可能是仅次于 GJB2 的引起 NSHI 的最常见基因，其在高加索人种中的 NSHI 基因突变中约占 4%。国内王秋菊等（2007 年）对西北地区 1489 例散发患者进行了致聋基因的突变筛查与分析，发病率 GJB2 为 9.97%，SLC26A4 为 8.8%。根据上述结果，对于重度耳聋或是聋哑人群，发病率 GJB2 为第一位，SLC26A4 为第二位。戴朴等（2007 年）研究全国 21 个省、区、市聋哑学校的 1552 名学生，发现 *SLC26A4* 基因占 NSHI 基因突变 12.7%。李琦等（2007 年）对 1979 例患者进行基因检测，认为 NSHI 中 12.38% 为 *SLC26A4* 基因突变所致。综合我国学者对国内多个省市、地区的研究分析，SLC26A4 发病率存在地区和人种差异，占 NSHI 的 12%～14%。

SLC26A4 主要在内耳内淋巴管和内淋巴囊、Corti 器外沟细胞及甲状腺中高表达，在成年人和胎儿的肾及脑组织，仅有弱的表达。它编码蛋白质 Pendrin，属于离子转运体家族，其功能主要与碘/氯离子转运有关。*SLC26A4* 基因突变导致 Pendrin 蛋白的结构和功能改变，氯离子转运障碍，内耳液体流动异常，内淋巴管压升高，从而导致听力下降。*SLC26A4* 基因与 *GJB2* 基因检测被美国哈佛大学儿童医院及爱荷华大学医学中心列为常规临床检测项目。

（3）线粒体 DNA：多数线粒体 DNA 突变患者表现为双侧、对称性重度至极重度感音神经性聋，多与接触氨基苷类抗生素有关，尤以儿童多见。部分病例为成年后接触氨基苷后起病。也可为无诱因缓慢出现的轻至中度感音神经性聋。一般认为，存在此类突变基础的患者，接触氨基苷类抗生素越早，病情越严重。多数学者研究发现 12SrRNA 基因突变是氨基苷类抗生素诱导的感音神经性聋的重要病因，它增加了携带者对此类药物的易感性。tRNASer（UCN）基因的突变影响了细胞呼吸链正常功能的行使。

线粒体 DNA 是由 16 569bp 组成的双链超螺旋闭合环状 DNA 分子，包含 13 种 mRNA，2 种 rRNA（12S 和 16S），22 种 tRNA。线粒体 DNA 突变导致 NSHI 最早报道于 1992 年。线粒体 DNA 被认为是引起 NSHI 和氨基苷类抗生素导致的耳聋的重要基因，其发病率仅次于 GJB2 和 SLC26A4。

线粒体 DNA 引起 NSHI 的突变主要有 12SrRNA 的 m. A1555G、m. C1494T、m. T1095C、m. 961delC、m. A827G 和 tRNASer（UCN）基因的 m. A7445G、m. 7472insG、m. T7510C、m. G7444A 和 m. T7511C 突变。其中以 12SrRNA m. A1555G 和 tRNASer（UCN）m. A7445G 突变最常见。

线粒体 DNA 突变同样存在地域和人种的差异性。多数文献报道线粒体 DNA m. A1555G 在高加索人种在发病率为 0.6%～2.4%，其中匈牙利（1.8%）、德国（<0.7%）、波兰（2.4%）、丹麦（2.4%）、土耳其（1.8%）、巴西（2%）。美国和奥地利学者研究认为线粒体 DNA 非当地 NSHI 重要致病基因。蒙古人种 m. A1555G 突变频率较高，为 3.43%～8.35%，包括日本（3%）、印尼（5.3%）、中国 2.9%。国内近年来对多省市进行大规模筛查，发现线粒体 DNA 突变率存在地区和种族差异，总体发病率为 0.67%～9.05%。

（二）综合征遗传性聋

SHI 除听力障碍外，还具有全身其他器官的病变，表现为综合征。绝大部分 SHI 是孟德尔遗传单基因病，极少部分 SHI 是染色体病。遗传方式涉及常染色体显性、常染色体隐性、X-连锁遗传和线粒体突变母系遗传 4 种。SHI 大多为表现为语前聋，且全身病变的临床表现变化多样。其种类繁多且较复杂，但常见的 SHI 有 Pendred 综合征和 Waardenburg 综合征。

1. Pendred 综合征　Pendred 综合征（Pendred's syndrome, PS），主要表现为先天性耳聋伴甲状腺肿。最早为英国医生 Pendred 于 1896 年报道。双耳重度-极重度感音神经性聋是本病最突出的特征。多为出生后数周或数月听力迅速下降，1～2 岁时听力障碍明显；少数患者听力缓慢进行性下降，儿童后期听力障碍明显。部分患者有前庭症状。影像学检查发现大多数患者合并 Mondini 畸形和（或）前庭水管扩大。前庭水管扩大和内淋巴囊、内淋巴管扩大是本病的特异性表现。

甲状腺肿是 Pendred 综合征的另一重要特征，约 75% 的患者有甲状腺肿。本病典型的甲状腺肿多在耳聋之后发现，但也有出生时就存在的。儿童常见为弥漫性肿大，可有结节，在成人大多数有明显的结节但无震颤及血管杂音，弥漫性甲状腺肿的结节变为甲状腺滤泡增生及胶质的累积所导致。甲状腺肿的大小与听力障碍程度无关，一般 20～30 岁时甲状腺肿最显著。

Pendred 综合征为常染色体隐性遗传，与大前庭水管综合征为同一致病基因，均为 *SLC26A4*。*SLC26A4* 基因的突变频谱和机制参见以上 NSHI 部分。另外，除 *SLC26A4* 基因外，*FOXI1* 和 *KCNJ10* 基因的突变也与本病有密切关系，其作为转录因子可能参与 *SLC26A4* 基因的表达。但之后多个中心研究均未在大前庭水管综合征及 Pendred 综合征病例中发现 *FOXI1* 和 *KCNJ10* 基因突变。而且，部分病例，并未发现 *SLC26A4*、*FOXI1* 或 *KCNJ10* 基因突变，提示可能存在其他未知基因或修饰因子作用致病。

2. Waardenburg 综合征　Waardenburg 综合征（Waardenburg syndrome, WS）主要表现为感音神经性聋及色素异常（虹膜异色、白额发、早白发、皮肤色素减退或雀斑沉着），其他表现还有内眦异位、高宽鼻根、多毛症、一字眉等（图 60-2）。按照临床表现可将 WS 分为 4 个亚型：Ⅰ型（WS1）表现为先天性感音神经性耳聋,色素异常及内眦异位。Ⅱ型(WS2)无内眦异位,其他临床表现同WS1。Ⅲ型(WS3)在WS1基础上合并上肢畸形。Ⅳ型(WS4)在WS2基础上合并无神经节巨结肠。WS临床表现多样,在同一家庭的不同个体之间也会由于外显率不同或其他原因而造成临床表现的差异,很少有个体具有全部表现。

Waardenburg协会推荐的标准建议患者必须同时满足2个主要诊断标准或1个主要诊断标准加2个次要诊断标准。主要诊断标准包括:①先天性感音神经性聋;②虹膜色素分布异常;③头发低色素改变,表现为白额发;④内眦异位,所有患者平均W指数>1.95;⑤一级亲属患病。次要诊断标准包括:①皮肤低色素沉着(先天性白斑病);②一字眉;③高宽鼻根;④鼻翼发育不良;⑤早白发(30岁之前头发变白)。

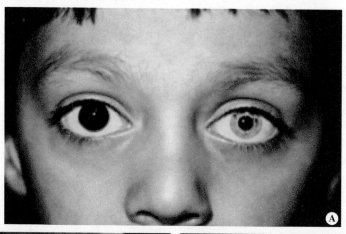

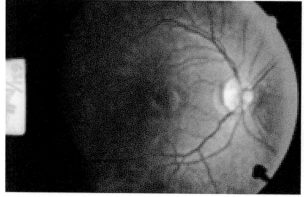 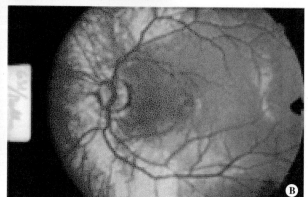

图60-2 Waardenburg综合征患者的临床表现
A. 虹膜色素分布异常;B. 双眼视网膜色素不同

WS为常染色体显性遗传,目前已至少发现6个相关基因。各人群中基因突变的类型也有所不同。其中,以WS2为例,国内北方人群以 MITF 基因突变多见,而南方病例多为 SOX10 基因突变。已知WS相关基因多数为转录因子。如WS1和WS3是由 PAX3 基因突变引起的功能缺失所致,能解释部分WS2病例,而WS4和 EDNRB、EDN3、SOX10 突变有关。各个转录因子之间及转录因子与其他基因之间存在调控关系。MITF、PAX3、EDNRB、EDN3、SOX10 等基因为神经嵴细胞群,参与黑素细胞的分化。黑色素细胞缺乏影响皮肤、头发、眼睛的色素形成及耳蜗的听功能。

通过对遗传性聋家系的分子遗传方面的研究,已发现了部分耳聋基因在内耳不同部位的表达。认识这些基因的存在及表型,对临床遗传性聋的筛查、检测和指导遗传性聋治疗有深远的意义。遗传性聋的检测在临床上已有所应用。GJB2、SLC26A4 基因和线粒体检测均可在短时间内(1~7日)获得初筛结果,筛选出绝大部分的由此三种基因突变导致的耳聋;同时可以很好地指导治疗和康复。由于基因诊断操作能够批量进行,可以在大规模范围内进行筛查。在美国和欧洲的遗传性聋人群中,GJB2 基因及 SLC26A4 基因检测已被多家医院和中心列为临床检测项目。

由于我国目前还缺少大量遗传咨询方面的专业医学人才,同时宣传开展工作力度也不够,所以遗传咨询尚未能很好地推广,但遗传咨询工作在我国仍有巨大的潜力。开展遗传咨询,不仅有助于临床上遗传性聋的诊断,而且对于遗传性耳聋家系的有生育要求的夫妇及新生儿的筛查,有重要的意义。我们认为,在遗传咨询时对NSHI及排除环境因素的散发患儿应常规进行 GJB2 基因的突变检测。

基因治疗目前在临床上仍未能有发挥好的作用。耳蜗的液体腔隙和内耳的免疫隔离提示内耳可作为转基因研究的良好体系。但遗传性聋的基因治疗尚有很多困难。研究发现，人体在出生时内耳基本已完全发育。在这种情况下，表现为遗传性聋的人群，通过基因治疗转入正常的基因后，这种新的基因能否替代突变基因，产生有功能的蛋白，改善内耳功能，仍是很大的疑问。而且，对于存在耳聋突变基因的胎儿，如何在胎儿期转入内耳正常发育所需的功能基因，在技术上还有很大的困难。然而，随着技术的进步，未来内耳转基因治疗或许会成为现实。

随着分子生物学和分子遗传学的发展、人类基因组计划的实施和完成和生物信息学这一新兴学科的出现，遗传性聋的研究，特别是在基因研究方面取得了飞速的发展。目前我国在遗传性耳聋的研究方面已有了很大的进步，但如何更好地将这些研究应用于临床上的检测、诊断、治疗、预防等，仍有待进一步的努力。

> **要点提示**
> 1. 遗传性聋分为非综合征性耳聋（NSHI 70%）和综合征性耳聋（SHI 30%）。
> 2. 非综合征性耳聋常见致聋基因：①*GJB2*；②*SLC26A4*；③线粒体 DNA。
> 3. 常见的综合征性耳聋：Pendred 综合征和 Waardenburg 综合征。

（陈垲钿　宗　凌）

二、非遗传性聋

非遗传性聋（nonhereditary hearing loss）又分为如下两种。①非遗传性先天性聋指由妊娠期母体因素或分娩因素引起的听力障碍。病毒感染、产伤和胆红素脑病可为其病因，母亲患梅毒、艾滋病或在妊娠期大量应用耳毒性药物或接受放射线照射等亦可导致胎儿耳聋。非遗传性先天性聋往往为双侧性重度聋或极度聋。②非遗传性获得性感音神经性聋发病率占临床确诊感音神经性聋的 90% 以上，较常见的主要有药物性聋、突发性聋、噪声性聋、老年性聋、创伤性聋、病毒或细菌感染性聋、全身疾病相关性聋等。近些年的临床与实验研究表明，自身免疫反应、某些必需元素代谢障碍亦可直接引起耳蜗损伤，或作为感音神经性聋发生与发展的病理基础。

非遗传获得性感音神经性聋因病因不同，临床表现及诊治方法不尽相同，分述如下。

（一）中毒性聋

中毒性聋（ototoxity hearing loss）：是因机体应用某些药物或接触某些化学制剂（抗生素、水杨酸盐、利尿类、抗肿瘤类等），应用过程或应用以后发生的感音神经性聋。

常见的耳毒性药物有：氨基苷类抗生素如链霉素、庆大霉素、卡那霉素、新霉素、妥布霉素等，多肽类抗生素如万古霉素、多黏菌素等，抗肿瘤类药物如氮芥、卡铂、顺铂等，利尿类药物如呋塞米、依他尼酸等，水杨酸盐类药物、含砷剂、抗疟剂等。工业化学剂如汞、有机磷、苯、砷、铅。此外酒精中毒、烟草中毒、一氧化碳中毒等亦可损害听觉系统。

中毒性聋发生的机制尚无统一认识。一般认为，药物中毒致聋有关的因素：①药物种类、用药剂量、用药时间及途径，如氨基苷类与强利尿剂联合应用，红霉素与氨基苷类联合应用均会使耳毒性不良反应加强；②耳毒性药物在体内和迷路内排除率和速度；③个体或家族对其毒性的易感性及年龄因素。近年来研究发现，母系遗传的对氨基苷抗生素的易感性与线粒体上的 *A1555G* 基因突变有关。线粒体 DNA 缺失突变、铁缺乏等体内因素的存在可增加机体对氨基苷类耳毒作用敏感性。

中毒性聋的主要组织病理学变化为：①螺旋器溃变，外毛细胞最先受损，病变从底周开始，逐渐向顶周发展；②随后内毛细胞受损，从顶周向底周扩展；③支持细胞变性，严重时听毛细胞与支持细胞完全破坏，螺旋器崩解，耳蜗前庭神经及螺旋神经节退行性变，可伴有前庭壶腹嵴、位觉斑损害。

中毒性聋症状以耳鸣、耳聋与眩晕为主，耳鸣常出现在耳聋之前，为双耳间歇性或持续性高调耳鸣。听力呈双侧对称性进行性下降，早期由高频开始，逐渐累及中、低频；常呈中重度听力损失。症状多在用药后 1~3 个月出现，最迟 1 年。

中毒性聋的治疗目前无有效的办法，故应该严格掌握耳毒性药物的适应证及使用剂量，及早发现，及时停药。早期可给予血管扩张药物，维生素 B 及神经营养药物，见本节突发性聋的治疗。

（二）突发性聋

> **案例 60-1**
> 患者，男，38 岁。无明显原因左耳高调耳鸣一日，次日晨起床后自觉左耳听力丧失，述说左耳什么也听不见。发病伴有左耳堵塞感、左耳周及左面部麻木感；无眩晕。半个月前患"感冒"，已愈。平素健康。查体：双外耳道及鼓膜正常。音叉试验：韦伯试验偏向右耳，左耳骨气导均测不出。纯音测听如图 60-3 所示，声导抗左耳声反射消失。颞骨 CT 未见异常。
> 问题：
> 1. 左耳听力损失属于哪一类？传导性聋还是感音神经性聋？
> 2. 分析病因？
> 3. 诊断？

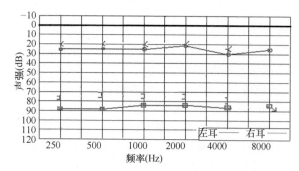

图 60-3 突发性聋患者听力曲线(治疗前)

突发性聋(sudden hearing loss)是指 72h 突然发生的,原因不明的感音神经性听力损失,至少在相连的 2 个频率听力下降≥20dB 以上。多种耳聋的发病方式是突然发生的,但病因明确者除外。本病是指病因不明,患者在数分钟或数小时内听力下降至最低点,可伴有耳鸣及眩晕。多见于中年人,男女发病率无明显差异;本病在所有感音神经性聋的就诊病例中约占 5%。近年发病率逐年上升。

【病因及病理】 病因不明。常见的病因包括血管性因素、病毒感染、免疫因素、内淋巴积水、传染性疾病、肿瘤等。

1. 与发病有关的学说

(1)病毒感染学说:多见于中青年患者。临床上发现患者发病前数日有呼吸道感染病史,病毒的血清学研究也证实本病与病毒感染有关。常见的病毒有:腮腺炎病毒、巨细胞病毒、疱疹病毒、流感病毒、鼻毒、腺病毒等。组织病理学改变似病毒性迷路炎,病毒感染可同时累及耳蜗和蜗后致螺旋器萎缩、耳蜗神经元缺失。

(2)迷路供血障碍学说:多见于 40 岁以上的患者。迷路动脉是供应内耳的唯一动脉,当受到自主神经紊乱或血压、血流动力的影响,引起迷路动脉血管痉挛、血管纹功能障碍、血栓形成、膜迷路积水、内耳缺血、缺氧。高血压、糖尿病及动脉硬化等是其发病基础,这类患者常是晨起发现耳聋。有些患者病前受到紧张、忧虑、劳累等精神因素的刺激,促使肾上腺素分泌增多,致小血管血流缓慢或血管痉挛,累及迷路动脉而发病;动物实验发现,内耳缺血持续 6s,耳蜗电位即消失,而缺血达 30min 后,即使血供恢复,电位已发生不可逆的变化。

2. 病理机制与临床分型

附 中华医学会耳鼻咽喉头颈外科学分会(突发性聋诊断和治疗指南 2015)

临床上较公认的发病机制是内耳血管痉挛、血管纹功能障碍、血管栓塞或血栓形成、膜迷路积水及毛细胞损伤。不同类型的听力曲线可能提示不同的发病机制。在治疗和预后上均有较大差异。

(1)低频下降型[1000Hz(含)以下频率听力下降,至少 250Hz、500Hz 处听力损失≥20d BHL]多为膜迷路积水。

(2)高频下降型[2000Hz(含)以上频率听力下降,至少 4000Hz、8000Hz 处听力损失≥20dB HL]多为毛细胞损伤。

(3)平坦下降型(所有频率听力均下降,250~8000Hz 平均听阈≤80dB HL)多为血管纹功能障碍或内耳血管痉挛。

(4)全聋型(所有频率听力均下降,250~8000Hz 平均听阈≥81dB HL)多为内耳血管栓塞、血栓形成或内耳出血。

【临床表现】 发病前多无全身不适,20%~30% 患者有感冒病史,多数患者有过度劳累、紧张、焦虑、情绪激动。约 30% 患者是晨起发病。

1. 听力下降 突然发生的听力下降。多数患者单耳发病。听力在数分钟或数小时降到最低点,少数患者在 3 日内方达到最低点。听力损失为感音神经性聋,多数为中度或重度聋。同时伴有眩晕者,耳聋常常被掩盖,眩晕缓解后方发现耳聋。

2. 耳鸣 90% 的患者可有耳鸣。耳鸣可为首发症状。患者无原因突然出现耳鸣,同时或相继出现听力下降。耳鸣呈高调,经治疗音调可变小但很难消失。

3. 眩晕 大约有 30% 的患者伴有旋转性眩晕、恶心、呕吐、出冷汗。眩晕特点是:无反复发作史;属前庭周围性眩晕;持续时间较长。

4. 其他 部分患者有患耳耳内堵塞、压迫感,及耳周麻木感。听觉过敏以及焦虑、睡眠障碍等。

【检查】

1. 一般检查 外耳道、鼓膜正常。

2. 听力学测试

(1)音叉试验:林纳试验(RT)气导大于骨导(AC>BC),韦伯试验(WT)偏向健耳侧。

(2)纯音听阈测试:听力曲线多为中、重度感音神经性听力损失;曲线可以是低频下降型、中高频下降型、平坦下降型及全聋型。

(3)重振试验阳性。

(4)声导抗测试:鼓室声导抗图正常,镫骨肌反射阈降低,无病理性衰减。

(5)耳蜗电图及听性脑干诱发电位提示耳蜗损害。

3. 前庭功能检查 正常或下降。伴有眩晕患者可有自发性眼震,可选择性的进行 Dix-hallpike 试验或 Roll 试验。

4. 影像学检查 如内听道及脑 MRI/CT,有助于颅内占位或血管病变。

【诊断及鉴别诊断】 根据患者的病史、临床表现及听力学检查,突发性聋的诊断不难。但要排除由其他疾病引起的感音神经性听力损失:①梅尼埃病;②中毒性聋、自身免疫性耳病、血液、血管及代谢性疾病等;③各类型的中耳炎、病毒感染如耳带状疱疹等;④听神经瘤,1%~15%的听神经瘤以突发性感音神经性听力损失为首发症状。

附　诊断依据　中华医学会耳鼻咽喉头颈外科学分会(2015 年)公布如下

1. 在 72h 突然发生的,至少在相邻的两个频率听力下降≥20dB HL 的感音神经性听力损失,多为单侧,少数可双侧同时或先后发生。
2. 未发现明确病因(包括全身及局部因素)。
3. 可伴耳鸣、耳闷胀感、耳周皮肤感觉异常等。
4. 可伴眩晕、恶心、呕吐。

【预后】　突发性聋预后较其他感音神经性听力损失要好,约有 1/3 的患者有自愈倾向。本病的预后还与听力损失的程度、听力曲线的类型、是否伴有眩晕及开始治疗时间的早晚有关。低频下降型预后较好;中高频下降型及全聋型、伴有眩晕者预后较差;听力损失的程度越重,预后越差;开始治疗的时间越早,预后越好;年老者较年轻者预后差。复发主要出现在低频下降型。

【治疗】　突发性聋的预后与开始治疗的时间早晚有关,故应作为一种急症来处理,及早治疗。治疗原则(按 2015 年指南标准):早期综合治疗,积极寻找病因。

1. 一般治疗　注意休息,适当镇静,积极治疗相关疾病,如高血压、糖尿病等。
2. 糖皮质激素类药物　主要是抗炎、消除耳蜗水肿及免疫抑制作用。适合各种类型的突发性聋。可全身和局部给药。口服给药:口服糖皮质激素是目前国际上较为公认的"标准治疗方案"。泼尼松,每日 1mg/kg(最大剂量建议为 60mg),晨起顿服,连用 3 日,如有效可在用两日后停药。静脉给药:甲泼尼龙 40mg/d 或地塞米松 10mg/d,连用 5 日。局部给药:鼓室或耳后注射地塞米松或甲泼尼龙,隔日 1 次,3~5 次。
3. 改善内耳微循环药物　①金纳多(银杏叶提取物)改善内耳微循环,抗微小血栓的作用;②尼莫地平或盐酸氟桂利嗪等具有扩张血管、降低血液黏稠度作用。
4. 降低血液黏稠度和抗凝药物　东菱克栓酶、蝮蛇抗栓酶及尿激酶等。用药期间密切观察出血情况及肝肾功能状况。
5. 其他药物　利多卡因属于离子通道阻滞剂,可缓解耳鸣;培他斯汀属于抗组胺药物,可减轻膜迷路积水。
6. 营养神经类药物　神经生长因子、维生素 B_1、维生素 B_{12}。
7. 其他治疗　如高压氧疗效国内外尚有争议,不建议作为首选治疗,可作为突发性聋的辅助治疗,有扩张脑血管和耳蜗血管,改善内耳缺氧的作用。
8. 经上述治疗无效者　听力稳定后,可考虑佩戴助听器等听觉辅助装置。

附　疗效分级　中华医学会耳鼻咽喉头颈外科学分会(2015 年)公布

1. 痊愈　受损频率听阈恢复至正常,或达健耳水平,或达此次患病前水平。
2. 显效　受损频率平均听力提高 30dB 以上。
3. 有效　受损频率平均听力提高 15~30dB。
4. 无效　受损频率平均听力改善不足 15dB。

案例 60-1 分析讨论

患者不明原因左耳耳鸣,一日后晨起发现左耳重度感音神经性听力损失,伴左耳堵塞感及左面部麻木感。符合突发性聋的诊断,短时间内听力降到最低点。从发病的影响因素看,患者病前半个月有感冒史;晨起发病,致病因素中有微循环障碍。平时健康,无眩晕及颞骨 CT 正常可除外其他原因所致的感音神经性听力损失,是比较典型的突发性聋。患者入院后给予金纳多、地塞米松、维生素 B_1、维生素 B_{12} 治疗,同时给予氟桂利嗪。两周后听力恢复正常,耳鸣声明显变小但没消失。听力曲线见图 60-4。

要点提示

1. 72h 内,连续 2 个及以上频率听力下降 20dB 及以上。
2. 感音神经性聋。
3. 激素、改善内耳微循环及神经营养治疗。

思考题

1. 突发性聋的病变部位? 依据?
2. 突发性聋如何与梅尼埃病相鉴别?
3. 突发性聋的治疗原则?

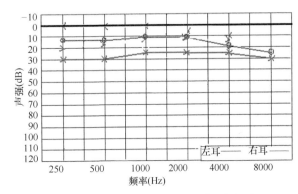

图 60-4　突发性聋患者听力曲线(治疗后)

（三）噪声性聋

案例 60-2

患者，男，56岁。从事火车司机工作30余年。双耳耳鸣5年，早期间歇性耳鸣，近一年来变为双耳持续性高调耳鸣。听力下降两个月。无眩晕。两个月来发现血压偏高，140/95mmHg，未治。既往史：平时自觉听力较正常人略差，未引起注意。无冠心病及糖尿病史；无耳毒性药物应用史。查体：双外耳道及鼓膜正常；纯音听力曲线示双耳4000Hz听阈提高，形成切迹（图60-5）。颞骨CT正常。

问题：

1. 听力损失属于哪一类？
2. 初步诊断是什么？

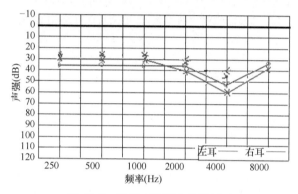

图 60-5　案例中的听力曲线V形

声损伤包括急性声损伤（acute acoustic trauma）和慢性声损伤（chronic acoustic trauma）。急性声损伤是指一次突然发生的强烈爆震或声音引起的感音神经性听力损失，又称爆震性聋（explosive deafness）。慢性声损伤（chronic acoustic trauma）是由于长期接触噪声刺激而引起的缓慢进行性的感音神经性听力损失，又称噪声性聋（noise-induced deafness）。长期遭受生产噪声刺激而发生的缓慢进行性感音神经性听力损失称职业性噪声性聋。噪声具有声音的一切特性，它在频率和强度上可以是无规律的组合，也可以是有规律的组合，如音乐。不论哪一种，只要它们超出了人们生理上或心理上的承受能力，就成为噪声。慢性声损伤在现代生活中极为常见，来自生产和生活中人耳能听到的噪声有环境噪声、生活噪声和生产性噪声（机械性噪声、流体动力性噪声、电磁性噪声）。甚至环境中普遍存在的我们人耳听不到的超声（频率在20 000Hz以上）和次声（频率在20Hz以下）对人的听觉也有危害。噪声可造成人体多个系统损害如神经系统、循环系统、消化系统及内分泌系统，但对听觉的损害是主要的也是特异性的。

【影响因素】　长期工作在大于90dB的噪声环境中即可对耳蜗造成损害，噪声性听觉损伤的发生和严重程度与下列因素有关。

1. **个体差异**　不同的个体对同样的噪声刺激，其听觉反应存在很大差异。据统计，噪声易感者占人群5%。这种差异可能与遗传、机体的生理生化代谢有关。

2. **噪声强度**　噪声强度与听力损失的程度、发生的速度呈正相关。

3. **噪声的频率及频谱**　强度相同，高频噪声较低频噪声损害大，窄带噪声较宽带噪声损害大；脉冲噪声较稳态噪声损害大；断续噪声较持续噪声损害大；突然出现的噪声较逐渐开始的噪声损害大。伴有震动的噪声较单纯噪声损害大。

4. **暴露时间**　暴露于噪声中的每日时间和连续时间越长，听力损害就越大。但有个体差异。

5. **其他因素**　环境因素，工作场所有否防声、隔音设施；年龄因素，年龄大者较年龄小者易受损害；个人防护因素及原先是否有听力损害或耳病。

【发病机制】　噪声性听觉损伤的发生机制，一般认为是机械性、血管性和代谢性因素相互作用、相互影响所致。其中以机械性因素为主。

1. **机械性因素**　高强噪声影响耳蜗微循环，使迷路内液体形成涡流，产生机械应力，冲击耳蜗螺旋器，特别是在相当于4000Hz的螺旋器基膜产生的应力最大，使耳蜗产生机械性损伤。

2. **血管性因素**　耳蜗的机械性损伤，导致耳蜗缺血、缺氧，毛细胞及螺旋器退行性变。

3. **代谢性因素**　噪声使毛细胞、支持细胞氧化酶系统紊乱，造成氧和能量代谢障碍。

近年来研究还发现，噪声可使耳蜗的内环境发生改变，如一些离子（Ca^{2+}、K^+、Na^+等）和神经递质（乙酰胆碱、脑啡肽等）的生物特性发生变化，也与听觉损害机制有关。

【病理生理】　噪声使毛细胞损伤的部位大都是在耳蜗基底圈和第二圈。耳蜗基底圈主要接受4000Hz的声音刺激，故早期患者以4000Hz处听力损失明显。噪声使耳蜗血管纹出现血循环障碍，外毛细胞先受损，表现为纤毛排列散乱、倒伏、扭曲、融合甚至消失。随着损伤加重，出现内毛细胞受损，继之螺旋神经纤维及细胞减少、螺旋器变形、破坏、消失。

【临床表现】

1. **听力下降**　噪声对听觉的损害是一种缓慢的、进行性的双耳对称性感音神经性听力损失。早期表现为暂时性阈移（temporary threshold shift, TTS），即人受到噪声刺激后出现听阈升高，停止噪声刺激后听阈可恢复到原来水平。在数秒钟或1min即恢复者称为听觉适应；经过数分钟、数小时、数日才恢复者称为听觉疲劳。随着接触噪声时间增加，听力损失表现为永久性阈移（permanent threshold shift, PTS），即噪声作用下引起的不可恢复的听力损失。噪声性聋可视为 TTS 逐渐积累发展而成的 PTS。

2. 耳鸣 是噪声性聋最早出现的症状,在耳聋之前。为双侧性、间歇性到持续性、高调。

3. 前庭系统损伤 长期噪声刺激可引起前庭功能障碍,表现眩晕、平衡失调。有报道听觉损伤越重,累计前庭机会越多。

4. 其他系统症状 噪声对人体的损害是多系统的,神经系统表现为神经衰弱,循环系统表现为血压升高、心悸,消化系统表现为胃肠蠕动和胃液分泌失常等。

【检查】 耳部检查鼓膜正常。纯音听阈测试呈双耳感音神经性听力损失。听力曲线在 4000Hz 处呈"V"形凹陷,是噪声性聋的早期信号,也是其特征。晚期或伴有年龄因素,"V"形凹陷消失,听力曲线由低频到高频呈斜坡下降型(图 60-6)。耳声发射可了解早期噪声对耳蜗的损害。

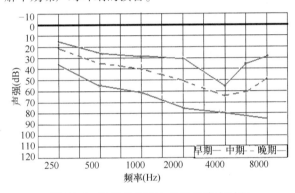

图 60-6 噪声性聋听力曲线的演变过程

【诊断】 根据有噪声接触史、无其他原因的双耳对称性感音神经性听力损失、耳鸣及典型的听力曲线,噪声性聋的诊断并不难。但是职业性噪声性聋常涉及工伤、职业病鉴定及评价伤残等级等复杂因素,故应严格按照 1980 年颁布的"中华人民共和国工业企业噪声卫生标准"掌握。标准规定,工作地点噪声容许标准为 85dB,现有企业暂时达不到这一标准的,可以放宽到 90dB。另规定接触噪声不足 8h 的工作,噪声标准可相应放宽,即接触时间减半容许放宽 3dB,但无论接触时间多短,噪声强度最大不得超过 115dB。

【治疗】 噪声性聋的治疗首先应及时脱离噪声环境。早期药物治疗同其他感音神经性聋。对重度听力损失治疗无效者可佩戴助听器。

【预防】 由于噪声性聋目前无有效办法治疗,故预防较治疗更重要。改善工作环境,控制噪声;加强个人防护是预防的重点。噪声性创伤已引起我国乃至全世界的重视,被认为是世界七大公害之首,制订合理的噪声卫生标准及对生产、生活环境噪声监测是预防噪声性聋的根本。

案例 60-2 分析讨论

患者的病史很重要,长期从事火车司机工作,暴露在噪声环境中几十年;耳鸣由间歇性到持续性高调,听力损失是逐渐发生,从最初感觉听力"迟钝"到听力下降,历时多年。有噪声长期接触史及听力损失,符合噪声性聋的诊断;听力曲线:轻度感音神经性听力损失,4000Hz 有典型的"V"形改变,是噪声性聋的早期特征。患者病史中不具有典型的其他系统症状,这是该病例不典型的地方,其原因可能是噪声性聋的早期或个体差异。

要点提示

1. 长期暴露在噪声环境中;听力变化由暂时性阈移到永久性阈移。

2. 双耳对称性感音神经性听力损失;4000Hz 呈"V"形切迹为噪声性聋的早期特征。

3. 预防重于治疗。

思考题

1. 什么是噪声?暂时性和永久性阈移?

2. 噪声性聋的病理变化?

3. 解释噪声性聋 4000Hz"V"形切迹出现的原因。

(四) 老年性聋

老年性聋(presbycusis)指因听觉系统衰老、退行性变导致的听力损失。人到中年以后听觉器官就开始衰老,40 岁以上平均每年听力下降 1.5dB,但老年性聋的发病年龄和发展速度因人而异,与遗传因素(基因突变)及机体遭受内、外环境的各种有害因素有关。老年性聋的病理学基础不在中耳,而在耳蜗及其以上的全部听觉系统。老年性聋临床表现为双侧逐渐发生的高频听力损失,并缓慢累及中频与低频听力,伴高调持续性耳鸣。患者常感觉在噪声环境中语言辨别能力明显下降,表现为小声听不见,大声受不了,闻其声不解其意。纯音听力曲线多为轻度至中度感音神经性聋,由于中耳鼓膜、听骨链等发生老化,老年性聋也有部分表现为混合性聋。镫骨肌反射阈提高,纯音听力损失较重的相应频率区畸变产物耳声发射阈值提高或引不出。

对于不明原因中老年双耳进行性感音神经性聋,排除其他病因如中毒性聋、噪声性聋等,即可诊断为老年性聋。药物治疗老年性聋效果很差。可佩戴助听器。与老年性聋语言交流时尽量避免与之大声喊叫,语速缓慢,语言清晰。

（五）感染性聋

感染性聋（virus or bacteria induced hearing loss）：由各种致病微生物如病毒、细菌、真菌、衣原体及支原体感染，可直接或间接引起内耳损害，导致单侧或双侧非波动性感音神经性听力损失，称为感染性聋。细菌或病毒主要是通过感染内耳引起化脓性迷路炎或病毒性迷路炎，引起听力损失。临床较常见的致聋感染有流行性脑脊髓膜炎、流行性腮腺炎、流行性感冒、耳带状疱疹、伤寒、斑疹伤寒、猩红热、艾滋病、疟疾、麻疹、风疹、水痘、梅毒等。许多患者往往在感染性疾病痊愈以后，才发现听力障碍的存在。

（六）自身免疫性内耳病

自身免疫性内耳病（autoimmune inner ear disease, AIED）与感音神经性聋：内耳组织对特异性抗原起反应或自身免疫疾病并发内耳功能的改变叫自身免疫性内耳病。大量内耳免疫方面的基础研究表明，内淋巴囊是接受抗原刺激并产生免疫应答的有效部位，在内耳免疫中起重要作用。实验性 AIED 的发病机制可能与Ⅲ型超敏反应有关。主要病理变化：膜迷路积水、螺旋神经节细胞变性、血管纹及蜗轴的小血管出现血管炎改变、内淋巴囊炎性渗出及细胞浸润。AIED 发病年龄多在 20~50 岁，多为女性；特点是双侧的、进展很快的、不能解释的感音神经性听力损失。在 1994 年全国自身免疫性内耳病专题学术研讨会上，国内学者参考 McCabe 和其他学者提出的诊断标准，结合我国的研究成果及实际情况，提出如下诊断参考标准：①进行性、波动性、双耳或单耳感音神经性聋，听力检查结果可为耳蜗性、蜗后性或混合性；②可伴有耳鸣、眩晕；③病程为数周、数月、甚至数年，但不包括突发性聋；④排除噪声性聋、药物中毒性聋、外伤性聋、遗传性聋、早老的老年聋、小脑脑桥角疾病和多发性硬化等；⑤血清免疫学检查有改变；⑥或伴有其他免疫疾病，如关节炎、血管炎、桥本甲状腺炎、肾小球肾炎等；⑦实验治疗有效。自身免疫性内耳病治疗的基本药物是糖皮质激素和环磷酰胺。

（七）其他原因的感音神经性聋

1. 创伤性聋 指头颅外伤、耳气压伤或急、慢性声损伤导致内耳损害而引起的听力障碍。

2. 与全身疾病相关性聋 某些全身系统性疾如高血压病与动脉硬化、糖尿病、慢性肾炎与肾衰竭、系统性红斑狼疮、甲状腺功能低下、高脂血症、红细胞增多症、白血病、镰状细胞贫血、多发性硬化、多发性结节性动脉炎等均可造成内耳损伤，导致感音神经性聋。

3. 某些必需元素代谢障碍与感音神经性聋 目前认为，碘、铁、锌、镁等必需元素代谢障碍与感音神经性聋、耳鸣有关。缺碘诱发的地方性克汀病多数有重度感音神经性聋。铁缺乏可引起内耳肌动蛋白相

对含量减少，含铁酶分布异常、活性降低或消失，血管纹萎缩，螺旋神经节细胞减少，以及听毛细胞静纤毛损伤，从而导致感音神经性聋或造成其发生的病理基础。锌缺乏可能影响耳蜗功能。镁缺乏可使耳蜗对外界噪声损伤的敏感性增强。

4. 听神经病 指听神经功能异常而外毛细胞功能正常的一种听觉障碍性疾病，系听觉信息传输处理过程的异常。由于耳蜗决定听得见，听神经决定听得清，故听神经病患者临床特点是听得见但听不清，可以是轻度到中度或重度感音性聋。听力学特点是诱发性耳声发射正常而听性脑干反应严重异常或消失，语言识别率差，与纯音听阈不成比例，镫骨肌反射消失。

5. 其他 听神经瘤及小脑脑桥角肿瘤、脑干听觉通路病变、耳蜗耳硬化症等亦可引起感音神经性聋。

在感音神经性聋的诊断与鉴别诊断中，系统收集患者病史、个人史、家族史非常重要。同时进行临床全面体检与听力学检查，必要的影像学、血液学、免疫学、遗传学等方面的实验室检测，可为确诊感音神经性聋的病因与类型提供科学依据。

感音神经性聋的病变多为不可逆性，目前尚无特效药物或手术疗法能使感音神经性聋患者完全恢复听力。治疗原则是：及时发现、及早诊断、早期治疗、适时进行听觉言语训练、适当应用人工听觉。

第三节　混合性聋

混合性聋不是一种独立的疾病，它是某种耳病或者耳和位听神经疾病同时存在的听力表现。即因声波传导与声音感受障碍所引起的听力损失称混合性聋。混合性聋可由某一单独的疾病引起，如耳硬化症病变同时累及镫骨和耳蜗、爆震声导致鼓膜穿孔及内耳损伤、急性或慢性化脓性中耳炎并发迷路炎等。混合性聋也可因两种互不相关的疾病引起，如非化脓性中耳炎伴老年性聋等。混合性聋根据病变部位及损害程度不同可以表现为以传导性聋为主或以感音神经性聋为主，也可能以传导性聋和感音神经性聋成分大致相等或相似的形式存在。纯音听阈测试表现为气导及骨导阈值均提高，但气骨导间距存在。治疗混合性聋时，应先明确病因，根据病因不同采取不同的治疗措施。

第四节　功能性聋

功能性聋（functional hearing loss）广义上指非器质性聋，狭义上指症症性聋，又称精神性聋或心因性聋等。常由精神心理受到重大刺激引起。但缓慢发病者可能无明确精神心理创伤病史，但与焦虑、生气或癔症性格有关。

临床表现一般特点如下：①病史与临床表现不符，有明显精神错乱；②多为双耳突然全聋；③全聋者耳蜗

瞳孔反射和耳蜗眼睑反射消失;④可伴外耳麻木;⑤可反复发作;⑥语声不因耳聋而改变,测试时回答问题刻板、缓慢;⑦无耳鸣,前庭功能正常;⑧有癔症倾向,伴有癔症的其他病症;⑨纯音听阈曲线呈特征性的"碟形、反碟形、平坦型",平均听阈80~90dB(图60-6),声反射及听性脑干诱发电位正常;⑩可突然自愈,暗示治疗有效。鉴别诊断应包括突发性聋、伪聋、爆震性聋等。诊断应注意收集有关精神心理创伤病史。

【治疗】 对突然起病且病程很短的患者,查明并去除精神诱因,暗示疗法较为有效。但对病程长特别是起病缓慢者,一般暗示疗法可能难以奏效。可试戴助听器;或用营养神经的药物暗示治疗,同时进行语言暗示治疗。

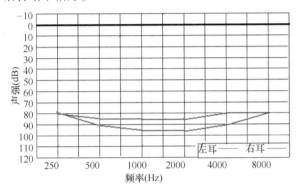

图 60-7 功能性聋听力曲线

第五节 伪 聋

伪聋(malingering)即诈聋,听觉系统无器质性病变,听力正常。伪聋者并无精神心理创伤,而是明知自己听力正常,因有所企图故意伪装耳聋,或虽有轻微的听力损失,而有意夸大其程度,这种叫夸大性聋。纯音测听多为全聋,而客观测听检查如耳声发射、听性脑干诱发电位等完全正常。听力学检查有助于识别伪聋,但应注意与功能性聋鉴别。

(王 岩)

第六节 助听器选配

广义上讲,凡能有效地把声音传入耳内的各种装置都可以看作为助听器(hearing aid)。狭义上讲助听器就是一个电声放大器,通过它将声音放大使聋人听到了原来听不清楚、听不到的声音,是一种提高声音强度的装置,可帮助某些听障患者充分利用残余听力,进而补偿聋耳的听力损失,是聋人教育和提高聋人听觉不可缺少的重要工具之一。随着人们生活水平的提高,社会交往的日益频繁,重听患者对助听器的需求量将逐年提高。

随着科技的不断进步,数字技术的应用,助听器的发展从非电性到电放大,从单频到多频,到数字化、数字化程控及数码编程等,为耳聋患者提供真切、舒适的听觉享受。使听障者在噪声环境中听到清晰的言语。

【助听器的类型、组成及技术指标】

1. 类型 助听器种类较多,大致可分为集体式、台式和携带式3类。携带式按其外形主要分为盒式、耳背式和定制助听器;定制助听器按其放置部位分为深耳道式、耳道式、耳内式。根据声波传导途径又可分为骨导助听器和气导助听器。临床上常用的是气导助听器。①盒式助听器:又称体佩式助听器,具有造价低、操作方便,电池使用时间长等优点,但因它佩带位置显眼、摩擦音大,效果差等原因,较少被患者所接受。②耳背式助听器:其机身在耳廓背后,通过传声管与安放在耳甲腔的耳模相连。具有体积小、较隐蔽的优点,但因改变外耳道固有的共振频率峰值,使佩戴人听觉不适应。③耳内式助听器:目前应用较多。它是按人耳的外耳道及耳甲腔的几何形状制作一个空心外壳,将有关部件放在外壳里,听障者佩戴于耳内。提高高频听力,增加语言的清晰度。④耳道式和深耳道式助听器:因聋耳容易适应,外形掩蔽,充分利用外耳生理集音功能,受到各类人群的青睐(图60-8)。

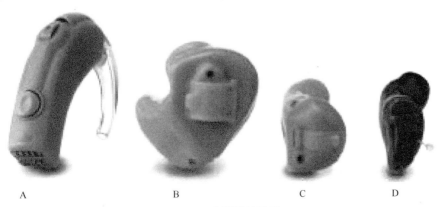

图 60-8 助听器的种类
A. 耳背式;B. 耳内式;C. 耳道式;D. 深耳道式

2. 组成 助听器主要有以下部件组成:①基本部件,传声器、放大器、接收器、电源和音量开关等;②附件包括附加电路(音调控制、感应线圈和输出限制装置)和耳模。

3. 主要技术指标 包括最大声输出、最大声增益、频率响应曲线、失真、等效输入噪声及感应线圈灵敏度等,这些指标可通过助听器分析仪测出。

由于多数耳聋患者因重振现象不能耐受助听器,最大声输出往往高于患者的响度不适合,因此会造成患者佩戴不适、吵耳,甚至损伤听力。通过削峰、自动增益控制、多通道压缩、全动态范围压缩及数字信号处理,可最大限度控制失真,降低噪音,使患者在噪声环境下的言语识别能力提高。

【助听器的应用】

1. 选配对象 有残余听力的耳聋患者,在药物或手术治疗无效,病情稳定后均可选配助听器。选择助听器要考虑助听器的功率大小、频响特征匹配、最大声输出等。随着助听器技术的发展,数字化程控和数码编程助听器的问世,也可以说,凡期望改善言语交流能力的任何性质的耳聋患者都可以成为助听器的选配对象。在过去,中度听力损失者使用助听器后获益最大,随着现代科技的进步,轻度及极度耳聋者亦能从中获益。但是听力损失>80dB,目前的助听器效果较差,因不能改善言语识别率。

2. 选配步骤 科学选配助听器,就是要为患者选择聆听清晰、佩戴舒适、增益合宜的放大器。①病史采集和听力测试:听力测试不仅是为了精确选择助听器的类型和增益,还可用来比较使用助听器前后的听力改变情况。除听力学评估外,还需要一份翔实的病史,其中包括失聪的原因、发病情况、药物及手术治疗史,身体一般状况。听力损失的自我评价、对助听器的了解程度、佩戴助听器的历史和言语训练史等。②初选助听器:选配合适的助听器需要考虑多方面的因素,不仅包括听力损失的程度和特点,而且包括对言语的理解度、典型的听声环境、选配助听器的动机和总体物理状态等。验配师的任务之一就是与患者进行全面探讨,除需满足当前听力需求外,还要考虑到随着年龄增长,听力还有进一步下降的可能,因此在助听器的功率等性能选择应考虑一定的余量,给患者选配最适合的助听器。国际上一致认为:双耳佩戴可以保持听觉平衡,有方向感和立体感,有效削减环境噪声,提高信噪比;增加言语可懂度,全面提高佩戴者的满意度。③助听器效果评估:助听器初选后,可采用交谈、功能增益测试、真耳分析等方法评估听力和言语听辨的改善情况和大声耐受。④正确使用助听器:初戴助听器要在安静的环境中使用,加强自我训练;使用2~3个月后,要重新调整助听器的各项参数。许多聋人误认为助听器能重建正常听力,情况并非如此,反而会觉得耳内吵闹;或刚戴助听器感觉效果很好,但几日后感到疲劳,认为是助听器出现了故障,这是许多聋人配了助听器却不用的原因之一。因此要向患者解释如何正确使用助听器并正确对待助听器的效果。

第七节 植入式助听装置

植入式助听装置包括人工耳蜗、振动声桥、骨锚式助听器、听觉中枢植入等人工电子装置,它们需要通过手术植入到人体内,使耳聋的患者提高或恢复听力。

一、人工耳蜗植入

人工耳蜗又称电子耳蜗。通过人工耳蜗植入(cochlear implant,CI)帮助重度、极重度或全聋的儿童和成人获得或恢复听力。大量的研究证明感音神经性听力损失的患者螺旋器神经纤维与神经节细胞仍有部分存活,基于这一事实,人工耳蜗植入将微电极经圆窗插入耳蜗鼓阶内,并贴附于耳蜗蜗轴骨壁上,用以直接刺激神经末梢,将模拟的听觉信息传向中枢,使患者重新感知声响。人工耳蜗从单个电极的单通道到多个电极的多通道(目前最多为24个蜗内电极),经历了半个多世纪的研究,不断完善言语编码策略,现已被国内外部分极重度聋患者所接受。欧美等国的医学会已将人工耳蜗植入作为治疗重度聋和全聋的常规方法。成功的人工耳蜗植入全过程包括术前评估、植入手术及术后训练与语音康复在内,历经数年,需要被治患者、手术医师、听力言语学家和患者家属的长期通力协作与配合。

【人工耳蜗的基本结构】 包括:①外装置,由方向性麦克风、言语信号处理器和传输线圈组成;②内装置,由接收/刺激器和刺激电极组成(图60-9、图60-10)。

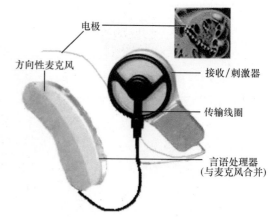

图60-9 人工耳蜗的基本结构

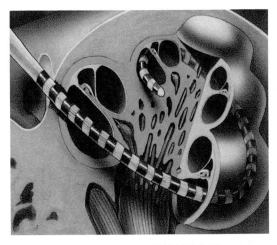

图 60-10 人工耳蜗的刺激电极

【人工耳蜗的工作原理】 正常耳蜗的工作原理是耳蜗毛细胞将声波的机械振动转化为生物电的变化。人工耳蜗具有模拟耳蜗的两大基本功能:转换和编码。①麦克风接收声音,信息传到言语处理器,言语处理器将声音进行数码化、滤波、编码等处理,并将编码信号送到传输线圈;传输线圈将编码信号通过无线电传送到皮下的接收/刺激器,接收/刺激器对编码信号进行解码;电信号被送到在电极特定的位置,刺激耳蜗内的神经纤维;信号经听觉神经传到大脑,产生听觉。②编码策略是指在言语处理器中,对声音信号进行处理,编码电信号的过程。言语编码策略是关系到人工耳蜗植入后言语识别率高低的重要因素。经历了几代言语编码策略的发展,言语处理方案由单一的模拟方案,发展为以谱峰方案为代表的言语特征方案,以连续交错采样为代表的时间序列方案及先进组合编码器、同时模拟刺激等新一代处理方案。目前多数人工耳蜗的言语处理器同时具备以上两种或三种编码策略,可根据植入者的不同情况选择最适合个体的编码方案。多项编码策略的选择提供灵活的参数变化,去适应不同的需要。

【人工耳蜗植入适应证】 手术前要对患者进行全面的评估,了解有无心理障碍、患者或聋儿家长对手术的期望值等,系统地进行耳科学检查包括听力学、影像学等。归纳起来,人工耳蜗植入适应证主要有如下几种。

(1) 双耳极重度感音神经性聋。

(2) 年龄 1 岁以上,语前聋患者最好小于 5 岁,语后聋年龄不限。

(3) 无法借助助听器或其他助听装置以改善听力和言语理解能力者,开放短句识别率≤30%。

(4) 患者具有改善听力的强烈愿望,对术后效果有正确的期待。

(5) 术后有条件进行言语康复训练者,尤其儿童需一套完整的教育设施以帮助其术后进行听觉言语训练。

(6) 植入对象应无其他智力障碍,无严重的全身疾病。

【人工耳蜗植入禁忌证】 绝对禁忌包括内耳严重畸形、听神经缺如、严重智力障碍及精神疾病。相对禁忌包括一般情况差、没有康复条件、慢性中耳炎未控制。

【手术方法】 人工耳蜗植入术的进路有面神经隐窝进路和外耳道后壁进路。手术步骤主要如下。

(1) 切口:耳后直切口或倒“J”形皮肤切口,长度3~7cm,根据不同类型人工耳蜗确定。皮肤和骨膜应分层切开,且切口应互相错开。

(2) 制作放置植入体的骨槽:骨槽在耳廓的后上方至少2cm处的颅骨上用电钻磨出适于植入体的骨槽,将植入体置于骨槽内并固定好。

(3) 开放乳突:用耳科电钻作乳突切开术,显露砧骨窝、外半规管隆突,面神经垂直段、鼓索神经等。注意保留外耳道的完整性。

(4) 开放面神经隐窝:从面神经垂直段与鼓索神经之间,进入后鼓室。看清圆窗龛。特别注意不要损伤面神经。

(5) 耳蜗底圈钻孔:在靠近圆窗龛的前方或前下方,用0.5~1.0mm 小钻头钻透骨壁,进入耳蜗鼓阶,形成“蜗内电极植入孔”,此时可见少许外淋巴液溢出。

(6) 放入刺激电极:用专用电极叉将人工耳蜗的蜗内电极插入耳蜗鼓阶,待全部电极插入后用筋膜固定之,必要时用耳脑胶加固(图 60-11)。

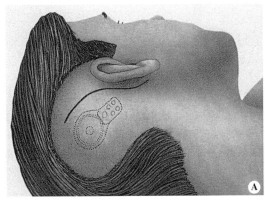

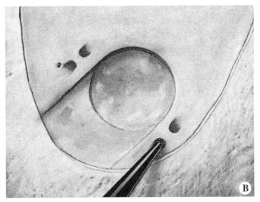

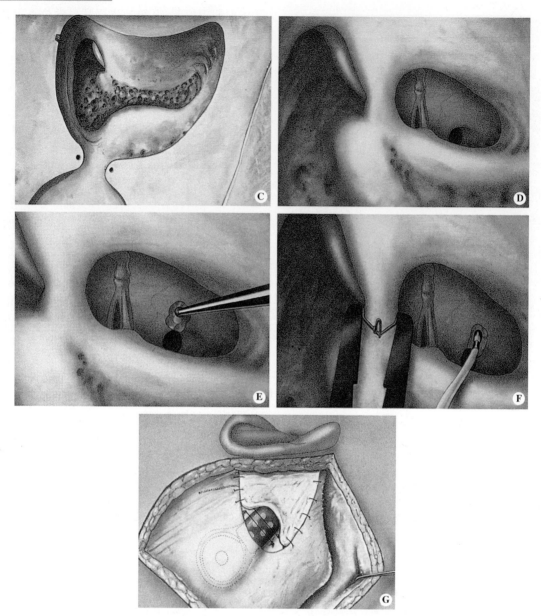

图 60-11　人工耳蜗植入手术步骤

A. 切口；B. 制作骨槽；C. 轮廓乳突；D. 开放面神经隐窝；E. 耳蜗底圈钻孔；F. 插入刺激电极；G. 固定缝合

　　(7) 放置参照电极：将蜗外电极置于颞肌下。

　　(8) 分层缝合骨膜、皮下和皮肤，无菌敷料、绷带包扎。

　　【术后开机调试和听觉言语康复】　开机指为患者配戴并开启外部装置-言语处理器的过程，一般来讲手术后 2~4 周可以开机。开机后为使患者听到的声音更清晰、更舒适，每隔一段时间还需要对患者的程序进行调试，一般开机后的第 1 个月内每周调机 1 次，之后每半个月或 1 个月调机 1 次，待听力稳定后调试时间的间隔逐渐延长，最终 1 年调机 1 次。

　　听觉言语康复是人工耳蜗植入后的艰巨而极其重要的工作。其作用之一是帮助术后患者听觉言语康复；之二是消除或减轻患者因听觉言语缺陷而导致的心理障碍。人工耳蜗只能帮助患者感受声音而不

能提供语言能力。术后长期科学的康复训练是使他们回归和参与社会的必备条件。对语前聋患者来说，不管实际年龄大小，人工耳蜗植入术后的听觉年龄是从零岁开始。语言康复训练大体可分为三个阶段，即听觉训练阶段、词汇积累阶段、言语训练阶段。听觉训练阶段主要是利用患者的残余听力去倾听各种声音，唤醒其"沉睡状态"，并经常给予刺激，反复训练、强化，使之逐渐适应日常各种声音，步入有声社会。词汇的积累阶段是在听觉训练基础上辅佐以视觉和其他感觉使他们知道更多社会事物，把看到触到的东西与声音信号结合在脑子里形成信号，使他们逐渐理解言语含义。语言训练阶段是在词汇积累的基础上，训练聋儿多说，由单字到短句，由简到繁，由少到多，逐渐做到能听懂别人的语言，使别人能听懂自己的语言。

【人工耳蜗的进展与展望】 近年来人工耳蜗的进展主要如下。①弯电极人工耳蜗:弯电极会更接近螺旋神经节细胞,刺激更集中,能提高语言的分辨能力,减少耗电量。同时弯电极的植入比传统的直电极更容易,手术的损伤较小。具有软端的弯电极会很快问世,软端电极具有特别的形状、柔软度和柔韧性,让电极在耳蜗内顺滑地移动,这些特点为使用新的植入方法提供了可能。同时软端能减少耳蜗外侧壁的压力,使电极更加接近蜗轴,避免电极尖端折叠的可能。②语音处理器的改进:未来的语音处理器的设计将会因人而异,着重于如何提高效果不好患者的语音识别率;新的编程软件的出现使编程速度更快,编程过程更方便。③神经反应遥测(NRT):可在人工耳蜗植入术中测得电极工作状态及听神经反应情况。为以后的开机调试提供客观准确的参数。④全植入式人工耳蜗:目前应用的人工耳蜗分为体内和体外两部分,患者感到有许多不便。全植入式人工耳蜗正在研制中,可望在不久的将来进入临床试用阶段。

由于人工耳蜗技术涉及医学、听力学、生物医学工程学、教育学、心理学和社会学等诸多领域,需要耳科医师、听力师、言语治疗师、康复教师、工程技术人员及家长等共同组成人工耳蜗植入小组,协作开展工作。

二、振动声桥

振动声桥(vibrant soundbridge, VSB)是一种中耳植入装置。主要适用于中度到重度的感应神经性聋、传导性聋和混合性聋的成人和儿童。振动声桥不同于其他助听设备,助听器只是简单地放大声音,人工耳蜗发送电信号刺激神经纤维,而振动声桥是飘浮传感器在手术中被直接连接到听骨链上,并放大听骨链的自然振动,产生机械振动并传送到中耳结构(如听骨链)或直接传送到内耳。通过振动声桥所听到的语言和其他声音信号清晰并具有良好的声音质量。

【振动声桥结构】 振动声桥包括一个体外部分和一个植入部分。

(1)体外部分即听觉处理器:包括麦克风、电池和电子装置。

(2)植入部分即听骨链振动假体:包括内部线圈、磁体、调制解调器、信号导线、漂浮质量传感器FMT(floating mass transducer)(图60-12、图60-13)。

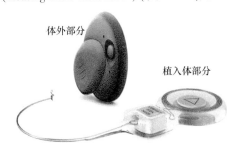

图60-12 振动声桥结构

体外部分

植入体部分

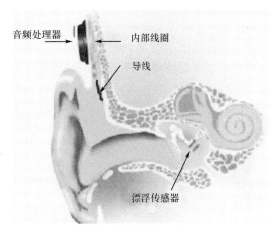

音频处理器　内部线圈

导线

漂浮传感器

图60-13 振动声桥植入模式

【振动声桥的工作原理】

(1)听觉处理器把声音转换为信号,信号再被传递到声桥的植入部分。

(2)来自听觉处理器的信号穿过皮肤传递至内部线圈,线圈将信号通过导线传至浮动式传感器。

(3)与中耳砧骨连接的浮动式传感器把信号转化为振动,直接驱动砧骨并放大其自然运动。这些声学振动被声桥放大。

【适应证】

(1)感音神经性聋:感音神经性聋患者的气导听力为中度听力损失。鼓室压正常,中耳解剖结构正常,使用耳机或者在助听器最佳状态下,在65dB声强时患者的言语识别率大于50%。

(2)传导性聋。

(3)混合性聋:骨导听力为中度听力损失,中耳有合适的结构能够安放漂浮质量传感器。包括:先天性外耳道骨性闭锁、耳硬化症、多次手术者、鼓室听骨链重建失败者;慢性中耳炎后遗症如鼓室粘连、咽鼓管阻塞、鼓岬黏膜上皮化等。

【禁忌证】

(1)蜗后聋或中枢性聋。

(2)中耳感染活动期或中耳积液。

(3)对恢复听力期望值过高者。

三、骨锚式助听器

骨锚式助听器(bone-anchored heating aid, BAHA)是一种通过骨传导治疗耳聋的装置,需要外科手术植入。1996年美国FDA批准了BAHA用于治疗传导性耳聋和混合性耳聋,2002年美国FDA批准了BAHA用于治疗单侧感音神经性耳聋。这一系统需要外科手术植入,通过骨导而不是中耳传导声音到内耳。BAHA与助听器不同,常规骨导助听器佩戴不舒适、长期使用会使局部皮肤变硬、疼痛、且输出有一定的局限性;BAHA并不是依靠放大声音来改善听力,而是绕过了外耳和中耳受损的部分,将声音直接传至正常的耳蜗,所以可以清晰地听到声音。是唯一使用直接骨传导的听觉植入式助听器。

【骨锚式助听器结构】　骨锚式助听器是一种植入式的听力重建设备,它由两个部分组成:体内的植入体和体外佩戴的听觉处理器。植入体通过手术安全地埋植在完好的头皮下,术后无需护理手术部位,不会给患者带来任何麻烦和不便。体外的听觉处理器仅一元硬币大小,通过磁体与植入体相互吸引,固定在头上。听觉处理器的佩戴美观舒适,使用操作简单方便(图60-14)。

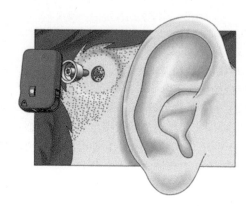

图60-14　骨锚式助听器的结构及植入模式

【BAHA 的工作原理】

(1)听觉处理器的麦克风收集声音。

(2)听觉处理器内的 BAHA 换能器通过基座将震动传导到颅骨中的植入体。

(3)植入体通过骨传导,声音直接传到耳蜗。听觉处理器监测到声音时,就把声音通过颅骨直接传送到内耳。这个过程绕过了外耳和中耳。

【适应证】　①传导性耳聋:如慢性中耳炎、先天性外耳道闭锁。②混合性耳聋。③单侧感音神经性耳聋。

传导性听力损失气导的阈值优于 30dB,并不需要太多的放大,因为 BAHA 会绕过气导路径,直接将声音传导到骨传导的部分。混合性听力损失气导的阈值劣于 30dB。轻度到中度感音神经性听损失,气导与骨导相差越大,使用者越能享受骨桥带来的好处。

【骨锚式助听器的两种佩戴方式】

(1)手术植入:需要手术植入,可以获得更好的音质。

(2)软带佩戴:无需手术,方便佩戴。

四、听觉中枢植入

听觉中枢植入包括:听觉脑干植入(auditory brainstem implant,ABI)、听觉中脑植入(auditory midbrain implant,AMI)、听觉皮层植入(auditory cortex implant,ACI)。当双侧听神经瘤术后耳蜗神经无法保留时,耳蜗植入不能通过螺旋神经节发挥作用,可采用听觉脑干植入技术,使部分患者恢复有效听觉。目前全世界总植入人数近 1000 人。其原理是将 ABI 的电极植入到第四脑室外侧隐窝内,直接刺激脑干耳蜗核第二级听觉神经元产生电诱发听觉。听觉中脑植入是将电极植入下丘或下丘的中央核,直接刺激听觉神经元。听觉皮层植入是电极直接刺激听觉中枢的皮层(颞横回),产生听觉。上述技术目前还不够成熟。

(王　岩　刘绮明)

第六十一章　耳　鸣

耳鸣是耳鼻咽喉科的最常见症状之一,可影响各个年龄组。有研究报道,长期持续耳鸣的患病率在成人是 4.4%~15.1%;而儿童自发提及耳鸣症状的频率为 1.6%~6.5%。耳鸣发病率随着年龄的增长而增加,除年龄外,危险因素还包括噪声暴露、使用耳毒性药物、心血管疾病等,慢性耳鸣的遗传风险因素仍有待明确。耳鸣对不同人有不同的影响,对人产生困扰的耳鸣影响了生活质量,可能给患者带来严重后果,导致无法正常工作,甚至有自杀的倾向。因此,耳鸣带来的心理与情绪障碍在临床中更应受重视。耳鸣的处置需要多学科的联合,包括耳鼻咽喉科医生、听力学家、口腔科医生、神经科医生和精神科医生等。

耳鸣(tinnitus)指主观上感觉耳内或颅内有声响,但外界并无相应声源的存在。耳鸣常常伴有声音耐受下降,如听觉过敏(hyperacusis)、厌声和恐声。

【分类】 按耳鸣持续的时间分为急性:<3 个月;亚急性:3~6 月;慢性:>6 月。但通常把耳鸣分为主观性(耳鸣仅患者听到)和客观性(患者和检查都听到的耳鸣),临床上主观性耳鸣最多见。按耳鸣有无明确病因,分为继发性耳鸣,如由于听觉传导通路的病变或全身其他系统疾病引起的;自发的无明显原因的称为原发性。

【病因】

1. 主观性耳鸣的病因 据统计表明,大部分的耳鸣是听觉传导通路的病变引起的,其他原因还包括全身系统的疾病、精神心理因素等。

(1) 听觉系统的病变

1) 外周听觉传导通路病变。①外耳病变:如耵聍堵塞、耳道异物、外耳道胆脂瘤等阻塞外耳道,影响声波传入中耳,由于环境噪声也受到隔绝,对体内生理性杂音的掩蔽作用减弱,使体内产生的微弱声音相对增强而造成的耳鸣。②中耳病变:中耳炎、听骨链固定或中断、耳硬化症等中耳病变常引起不同程度的传导性耳聋,同样使环境噪声对体内生理性杂音的掩蔽作用减弱。③内耳病变:梅尼埃病、老年性聋、突发性聋等病变,大多数学者认为耳蜗毛细胞的损伤可产生持久的去极化状态,产生异常信号,也称为自发性放电。这种异常自发性放电活动也与中枢对末梢的抑制作用减弱或消失有关。④蜗后病变:如听神经瘤、胆脂瘤、炎症等内听道和小脑桥脑角病变,该部位的任何病变压迫听神经所造成的机械性刺激,可产生异常的神经冲动而导致耳鸣。

2) 中枢听觉传导通路的病变:如多发性硬化、肿瘤、感染病灶位于脑干和听皮层,病变累及蜗核和传入传出神经纤维,对听觉传导通路反射弧造成干扰引起耳鸣。

(2) 性激素水平的改变:见于妊娠、更年期等。

(3) 全身性疾病:如血压过高或过低、高血脂、糖尿病、甲状腺功能异常、颈椎病、多发性硬化、偏头痛、肾病、贫血、白血病、自身免疫性疾病、碘或锌缺乏等。

(4) 一些药物或撤药后反应:如某些降压药、抗焦虑和抗抑郁药物等。

(5) 精神心理因素:如工作压力大、精神紧张、情绪波动、睡眠障碍等可引起耳鸣。

耳鸣是没有意义的响声,如患者描述为骂声、乐声或歌声等有意义的响声,这不属于我们耳鸣讨论的范畴,通常是精神病或精神紊乱的一种幻听症状。

2. 客观性耳鸣的病因 客观性耳鸣又称为他觉性耳鸣,多指体声。

(1) 搏动性:颈动脉或椎动脉系统的血管病变,如动静脉瘘、静脉瘤、动脉瘤等,出现与脉搏同步的搏动性耳鸣。

(2) 肌源性:精神因素或神经系统病变引起的腭肌痉挛,耳鸣节律与腭肌痉挛性收缩同步;此外还见于镫骨肌或鼓膜张肌痉挛性收缩引起的咔嗒声。

(3) 咽鼓管异常开放:耳鸣声与呼吸节律同步,患者多有自声增强。

(4) 颞颌关节病变:由于颞颌关节功能紊乱引起耳鸣,患者张口或闭口时,患者和旁人可在外耳道附近听到咔嗒声。

【病理生理】 耳鸣发生的机制尚未明确,耳鸣的形成与外周听觉系统、听觉中枢系统、感觉运动系统、边缘系统和自主神经系统等相关。

耳鸣机制相关理论假说很多,如外周听觉系统的神经自发活动增加、听觉输入减少引起听觉传导通路的敏感性增加、神经重塑和皮层重组、躯体感觉与听觉系统的相互作用,听力受损后激活了听觉传导的非典型通路,如耳蜗背侧核与颅内其他非听觉结构(如三叉神经核团等)的联系增加。多年来,人们错误地认为耳鸣只产生于耳部,直到近年来才普遍接受耳鸣多数情况下定位在中枢神经系统。大多数形式的耳鸣是神经重塑引起的幻想感觉,因此,耳鸣是一种与中枢神经性疼痛有许多相似性的重塑性疾病。

目前主要以神经生理学模式较为广泛认同(图

61-1）。Jastreboff（1990 年）提出如下图模型，耳鸣信号的产生一般与外周听觉系统相关，在听觉通路的潜意识中枢内被察觉和处理，最后在听觉系统的最高级中枢或次级听觉皮层被解释。如果一个人仅感觉到耳鸣而没有引发负面反应，这个耳鸣信号可能仅被束缚在听觉通路内。如果该活动通过自主神经系统特别是交感部分的活化扩散到边缘系统和自主神经系统，就会诱发负面情绪如烦恼、焦虑、恐慌、抑郁甚至出现自杀倾向的严重后果。

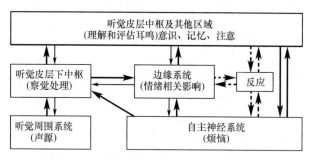

图 61-1　耳鸣神经生理学机制

【检查】　目前没有客观的手段去检测耳鸣，从以下检查方面尽可能明确耳鸣的原因，并了解耳鸣的心理声学特征和评估患者的心理状态。

1. 一般全身检查　了解心血管、内分泌等全身系统的情况。

2. 神经系统检查　帮助排除中枢神经系统疾病的诊断。

3. 耳鼻咽喉头颈部检查　常规耳鼻咽喉头颈部检查外，注意鼻咽部是否有占位病变、咽鼓管开口情况等。客观性耳鸣要注意诱发和消除的因素，如为搏动性耳鸣应作头颈、耳部的听诊，了解有无血管异常搏动声，颈转动及压迫颈动、静脉对耳鸣的影响等。

4. 听功能检查　常规频率的纯音测听，必要时扩展纯音听阈测试；响度不适阈，阈上功能检查，声导抗检查，耳声发射和传出抑制的耳声发射，听性脑干反应，皮层诱发电位等。

5. 前庭功能检查　前庭肌源性诱发电位、冷热试验、转椅试验、眼动检查、静态和动态平衡功能、协调试验等。

6. 耳鸣心理声学特征　耳鸣部位、音调、响度、耳鸣最小掩蔽级、耳鸣掩蔽曲线、后效抑制试验等。

7. 电生理和影像学检查　脑电图（EEG）和脑磁图（MEG）直接测试神经活动诱发的电场和磁场。影像学方面常用的 CT 和 MR 可排除先天性畸形、占位性病变等。近年开展的功能性成像技术，如正电子发射断层成像（positron emission tomography，PET），单光子发射计算机断层成像（single photon emission computed tomography，SPECT）和功能性磁共振成像（functional magnetic resonance imaging，fMRI）。PET 和 SPECT 有相似性，利用放射活性示踪剂，通过血流或葡萄糖代谢对代表的神经活动的解剖区域进行定位。fMRI 是一种特殊形式的 MRI，是基于红细胞磁特性依赖于其氧化水平，血流和血液氧化作用与神经活动密切相关。使用功能性成像技术能发现听觉皮层异常的神经活动，使经颅磁刺激等治疗耳鸣策略有了新的突破。

8. 心理评估　视觉模拟评分（visual analogue scale，VAS），耳鸣致残量表（tinnitus handicap inventory，THI），焦虑特质量表（state trait anxiety inventory，STAI），生活质量调查表（quality of life questionaire，），还有我国刘蓬的耳鸣简易评分表等。

【诊断】　积极寻找耳鸣的病因和确定病变部位，包括听觉传导通路病变、全身其他系统疾病等；明确耳鸣的病程是急性、亚急性或慢性；性质是主观性或客观性；了解耳鸣与情绪的关系，是否因为耳鸣烦躁影响日常的生活。

1. 病史采集

（1）耳鸣是否合并其他耳部症状：如听力下降、耳痛、耳漏及眩晕等，症状出现的先后。

（2）耳鸣出现的特征、部位及耳别：耳鸣出现时间和持续时间，间歇性或持续性，有无波动性，有无变化规律。

（3）耳鸣的音调：是高、中或低音调；耳鸣声音的具体描述，如蝉鸣、隆隆声、汽笛声、哨音、咔嗒声等；是搏动性或非搏动性，搏动性是否与心跳或脉搏同步，是否与呼吸有关；是单一音调或多种音调，音调性质是否有变化。

（4）耳鸣的响度：可与环境声或生活声相比较，有无响度的变化。

（5）耳鸣触发加重或减轻等影响因素：头位体位变化的关系；触动某些部位是否诱发耳鸣；精神紧张、疲劳、失眠与耳鸣的关系；环境声对耳鸣的影响。

（6）耳鸣对日常的影响：根据耳鸣对情绪的关系，影响日常生活和工作，使患者感到烦恼的程度。

（7）耳鸣的可能原因：过去是否有耳鼻喉头颈相关疾病，以及全身其他系统疾病，如声损伤、耳毒性药物史、鼻咽癌放疗、颅脑外伤、神经系统、心血管系统疾病、变态反应疾病等。

2. 耳鸣医学评估　包括一般医学检查评估、神经耳科学检查评估、听功能和前庭功能检查评价、耳鸣检查评价。

3. 精神心理评估　根据耳鸣的神经生理学模式，耳鸣与自主神经系统、边缘系统相联系，因此耳鸣引起的负性情绪会进一步加重耳鸣，形成恶性循环。因此，通常需要评估耳鸣患者的心理状态。我国的耳鸣简易评分法、国际通用的耳鸣致残量表和焦虑特质量表等。耳鸣引起严重心理障碍的患者，有必要转诊到心理科进一步治疗。

【治疗】　由于耳鸣的发生机制尚未明确，没有规范化疗耳鸣的治疗指南,临床上治疗的方法各种各样,但效果因人而异。尽管部分患者在某种程度上得益于治疗,但是很大比例患者未得到治疗,并绝望于"不得不学着忍受耳鸣"。对于慢性耳鸣目前没有特殊的疗法消除耳鸣,而治疗的目标是减轻耳鸣患者的情绪反应和对耳鸣的适应。我们可参考 Henry(2008年)等介绍的耳鸣治疗五级阶梯治疗法及美国耳鼻咽喉-头颈外科协会(AAO-HNS,2014年)制订了耳鸣的诊治指南。

1. 病因治疗　无论主观性或客观性的耳鸣,如能确定原发病变,并尽早采取相应的治疗方法,多能获得较好的治疗效果。

2. 药物治疗　至今没有特效药物治疗耳鸣,在急性、亚急性期可以使用药物消除或减轻耳鸣,而慢性耳鸣使用的药物主要针对烦躁的耳鸣引起的不良情绪。

(1)改善耳蜗血供:扩张血管、改善内耳微循环,消除或减轻耳鸣。倍他司汀(betahistine)、前列腺素 E2(prostaglandin)、烟酸(niacin)等。

(2)苯二氮䓬类药物:氯硝西泮(clonazepam)促进中枢抑制性递质 γ-氨基丁酸(GABA)的释放,艾司唑仑(estazolam)提高 GABA 受体活性,阿普唑仑(alprazolam)加强与 GABA 受体结合。

(3)钙离子阻滞剂:尼莫地平(nimodipine)、硝苯地平(nifedipine)、桂利嗪(cinnarizine)

(4)局麻药:利多卡因(lidocaine)、普鲁卡因(procaine),对神经轴突结合处有阻滞作用,使听觉神经传导通路的异常节律活动得到控制,达到治疗神经性耳鸣的目的。

(5)抗焦虑、抗抑郁药:多塞平(doxepin)、去甲替林(nortriptyline)、曲米帕明(trimipramine),使用不能过量,否则可加重、诱发耳鸣。三环类抗抑郁药物可阻断 5-HT 的再摄取,达到抑制耳鸣的效果

(6)抗惊厥药物:卡马西平(carbamazepine)、氯硝西泮(clonazepam)等。

(7)肌肉松弛剂:巴氯芬(baclofen)、乙哌立松(eperisone)等。

(8)谷氨酸受体拮抗药:阿坎酸(acamprosate calciam)、卡罗维林(caroverine)、美金刚(memantine)等。

(9)其他:银杏叶制剂(ginkgo biloba)、锌(zinc)、褪黑素(melatonin)等。

3. 声治疗　由于许多形式的耳鸣是由于外周病变后发生中枢改变引起的,声音刺激是最常用的也是最有益处的耳鸣治疗方法之一。目前国外应用有 Neuromonics 耳鸣习服程序,取得显著的耳鸣感知脱敏。

(1)环境声音发生器,可调节音量,可选择不同的声音作为环境背景声,如海浪、小溪、瀑布、雨声、风声和白噪声等,这些声音使人放松,适合夜间休息使用。

(2)定制的声音发生器,外观像助听器,声音仅有佩戴人可以听到,设备产生一个宽带的声音或令人放松的愉悦声,体积小适于日常活动佩戴,调节音量大小可起到完全掩蔽或部分掩蔽治疗作用,声治疗(sand therapy)也是耳鸣习服的治疗内容。

(3)助听器,用来补偿听力下降和缺乏的听觉刺激。由于目前可用的助听器不能放大高于 6~7kHz 频率的、耳鸣患者常受损的听力范围的声音,因此,普通的助听器在补偿丧失的听觉刺激中可能效力不足,目前可使用新一代联合助听器,可结合定制声音发生器,达到在听力损失区的听觉刺激和掩蔽耳鸣的双重作用。

4. 行为认知疗法　行为认知法(cognitive behavioral therapy,CBT)是应用最广泛的耳鸣心理治疗策略。目的是改变患者对耳鸣的认知、情绪和行为反应的错误适应,但并不能消除耳鸣本身。治疗手段包括放松训练、认知重建、注意力控制技术、意象训练和困难情景训练,可以帮助患者认识和修正错误适应行为,促进耳鸣习服。

5. 耳鸣习服疗法　耳鸣习服疗法(tinnitus retraining therapy,TRT)是基于 Jastreboff 的耳鸣神经生理学模型,通过改变与产生耳鸣有关的中枢神经网络的可塑性(plasticity),降低机体对耳鸣的异常反应,包括皮层中枢对耳鸣的察觉、自主神经系统和边缘系统对耳鸣的反应,从而达到机体对耳鸣的习服(habituation)。主要目标是习惯耳鸣诱发的负面反应和消除耳鸣对患者生活的影响。包括两个方面内容。

(1)指导性咨询(consulting):目的在于将耳鸣信号重新归类为中性信号,降低耳鸣诱发的情绪反应。

(2)声治疗(sound therapy):通过提高增强的声音背景,降低耳鸣信号的强度。

6. 电刺激疗法(electrical stimulation therapy)利用电流刺激听觉系统达到抑制耳鸣的目的。根据刺激的部位分为脑深部刺激、直接刺激听觉皮层、刺激耳蜗(电极放在鼓岬、圆窗或通过耳蜗植入)、刺激外耳和中耳(耳垂后、耳周、乳突、外耳道、鼓膜等)。根据刺激的形式,包括直流电、脉冲、交流电、高频调幅载波等。

7. 生物反馈　生物反馈(biofeedback)是一种松弛疗法,教导患者有意识地控制身体(肌张力、血流量、脉搏、呼吸等自主神经功能)使患者进入松弛状态,从而减轻对耳鸣的情绪反应。

8. 经颅磁刺激　由于耳鸣的患者的头颅功能性 MRI 有别于正常人,并发现有血流活跃部位。近年来有研究表明,利用磁场刺激这些活跃的大脑皮层,能减轻耳鸣和耳鸣带来的负性影响。经颅磁刺激(transcranial magnetic stimulation,TMS)技术还未广泛应用于临床。

9. 肉毒毒素　A 型肉毒素（BoNT-A）是一种神经毒素，局部应用通过降低颈部、颞部、额部和耳周肌肉的受体向中枢神经系统的输入，即减低耳蜗背侧核的输入，从而降低躯体感觉性耳鸣（somatic tinnitus）患者的耳鸣感受。

10. 手术治疗　客观性耳鸣中某些体声的病因可通过手术进行根治。若原发耳病本身有手术指征，可进行手术治疗。对于感音神经性耳鸣尚无确定的疗效。

耳鸣患者根据具体的临床表现，采用综合治疗的方法，实现对耳鸣患者的个体化综合治疗。除了病因治疗外，急性期主要采用药物治疗，包括糖皮质激素、苯二氮䓬类，改善微循环及神经营养剂；亚急性耳鸣除了药物还要结合心理治疗；慢性耳鸣主要配合心理治疗和声治疗等。

视窗

听觉过敏

听觉过敏（hyperacusis）是 Perlman（1983 年）首先提出，并描述声过敏症状，定义为对声音异常敏感，之后又有人定义为对正常环境中声音耐受异常、对常人未感到任何伤害或者不适的声音作出持续夸张或者不恰当的反应，临床上听觉过敏并不少见，并多伴有耳鸣。至今听觉过敏的发生机制尚不清楚，可能机制包括外周、中枢听觉系统并涉及边缘系统和自主神经系统。引起不适的声音强度和频率变化范围较广。听觉过敏是一种主观感受，目前尚没有明确有效的客观检查方法，Goldstein 等根据 LDL<95dB 为听觉过敏。评估有无听觉过敏并不能简单地依靠听力学检查，还要结合主观症状问卷调查和量表方式对患者的主观感受进行量化，了解严重程度及对患者的影响。听觉过敏治疗与耳鸣相似，心理咨询和让患者更多地接触正常声音，而不是逃避或过分护耳，注意精神心理状态，必要时给予认知行为治疗。

（刘绮明　丘理子）

第六十二章 耳 肿 瘤

耳部肿瘤较为少见。肿瘤可来源于外耳、中耳和内耳的被覆上皮、耵聍腺、骨质、软骨、前庭施万细胞、血管、淋巴造血系统等。良性肿瘤多于恶性肿瘤,原发性多于继发性,原发于外耳者多属良性,原发于中耳者多属恶性。

第一节 外耳道肿瘤

临床上常见的外耳道肿瘤有外生骨疣、骨瘤、乳头状瘤和耵聍腺肿瘤等,大多数为原发性良性肿瘤,少数为原发性恶性肿瘤。

一、外耳道外生骨疣

外生骨疣(exostosis)是指外耳道骨壁的骨质局限性过度增生而形成的结节状隆起。位于外耳道内 1/3 段,生长缓慢,通常为双侧、对称。多见于成年男性。

【病因及病理】 病因不明。可能与长期冷水刺激、慢性炎症的刺激和外耳道的外伤有关。病理检查中可见骨疣由覆以小梁骨的皮质板层骨构成,其间无骨髓间隙。

【临床表现】 早期骨疣较小时,可无任何临床症状,多在耳科检查或取耵聍时发现。骨疣长大可致外耳道狭窄,因耵聍或脱落上皮的堆积,使外耳道阻塞甚至闭锁而出现耳闷、耳鸣和听力下降,继发性感染或骨疣过大压迫皮肤时可出现耳痛。检查可见外耳道深部局限性半圆形隆起,基底宽,表面皮肤菲薄,质地坚硬(图 62-1)。听力检查呈传导性听力下降。

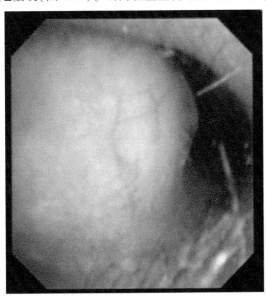

图 62-1 外耳道骨疣

X 线片或 CT 扫描可见外耳道骨部狭窄,有与骨质密度一致的半圆形影像。

【诊断及治疗】 根据临床表现和检查所见,诊断可成立。X 线或 CT 检查帮助了解肿瘤的范围。在治疗上骨疣小而无症状时不需处理。有症状者应及时手术切除。

二、外耳道乳头状瘤

外耳道乳头状瘤(papilloma of the external auditory canal)是外耳道皮肤鳞状细胞或基底细胞异常增生形成的肿块,好发于软骨部皮肤。

【病因及病理】 病因目前不十分明确。可能与局部的慢性刺激和病毒感染有关,而挖耳可能是病毒感染的传播途径。病理上为具有非复层上皮、乳头状结构的肿瘤,表现侵袭行为。

【临床表现】 肿瘤小,早期多无症状。肿瘤长大后,出现耳内阻塞感、耳痒、听力下降及挖耳时易出血。若继发感染,则有耳痛及流脓血性分泌物。检查可见外耳道外段有乳头状新生物,基底较广,棕黄色,表面不平,较坚实,易出血。若继发感染则充血肿胀为息肉样肿物,甚至全部阻塞外耳道。由于乳头状瘤有侵袭行为,可侵犯中耳和乳突而出现中耳乳突炎的症状。

【诊断及治疗】 根据临床表现及检查可做出诊断,确诊依赖于组织病理学检查。本病极易复发并有恶变倾向,应尽早进行手术治疗。手术切除时必须彻底,术后肿瘤的基底可用电凝器烧灼,或用硝酸银、干扰素、鸦胆子油涂抹。肿瘤侵入中耳乳突者,应行乳突根治术。肿瘤恶变者需行颞骨部分切除术,并行术后放疗。

三、外耳道耵聍腺肿瘤

外耳道耵聍腺肿瘤(ceruminoma of the external auditory meatus)是发生于外耳道的具有腺样结构的肿瘤,非常少见,可为良性肿瘤或者恶性肿瘤。良性肿瘤包括来源于耵聍腺的腺瘤和软骨样汗腺瘤及来源于皮肤附属器的乳头状汗腺囊腺瘤。恶性肿瘤均来源于耵聍腺包括腺癌、腺样囊性癌和黏液表皮样癌。外耳道耵聍腺肿瘤中以恶性肿瘤为常见,约占全部外耳道耵聍腺肿瘤的 70%。外耳道的耵聍腺癌易向周围侵犯,并易复发和远处转移。

【病因及病理】 外耳道耵聍腺肿瘤的病因和其他肿瘤一样,目前仍不明确。可能与外耳道炎长期脓性分泌物的刺激、病毒的感染、放射线的影响等有关。耵聍腺瘤是由规则的嗜酸性腺体构成,伴腔内突起。而耵聍腺癌则是腺体结构呈现出顶浆分泌分化和浸润。

【临床表现】 本病多发生在外耳道的下壁和前壁,早期多无自觉症状。随着肿瘤的增大,可引起耳痒、耳阻塞感、耳痛及听力下降。如继发感染,可流脓血性分泌物。耳痛加重或规律的改变提示肿瘤为恶性或恶性变。临床检查可因肿瘤性质的不同而有所不同:良性的耵聍腺瘤可发现外耳道软骨部有淡红或灰白色息肉状肿物,表面光滑,被覆正常皮肤,质地较硬;恶性的耵聍腺癌可见外耳道内有肉芽样或息肉样肿物,表面不光滑,有结痂或脓血性分泌物,浸润外耳道而致外耳道红肿、狭窄。听力检测为传导性耳聋。

【诊断及治疗】 确诊有赖于组织病理学检查。对有以下临床表现者应考虑外耳道耵聍腺肿瘤的可能,并尽早进行新生物取材活检:①久治不愈的外耳道炎;②外耳道变窄、局限性凸起并有脓血性分泌物;③反复复发的外耳道肉芽;④外耳道肿物伴局部疼痛。

外耳道耵聍腺肿瘤以手术治疗为主。由于良性肿瘤有易复发和恶变的倾向,应按恶性肿瘤的治疗原则处理。恶性肿瘤的手术方式根据肿瘤的大小、侵犯的范围而定。肿瘤局限于外耳道软骨部,一般采用外耳道袖套样切除;肿瘤除了软骨部外还侵犯骨及软骨结合处,采用外侧颞骨整块的切除术;肿瘤已向内侵犯外耳道骨部,应行连同鼓膜在内的颞骨次全切除术;肿瘤侵犯中鼓室或邻近组切除范围视情况而扩大,可同时行乳突根治术和颞骨次全切除术或颞骨全切除术。近年国内外专家建议接受颞骨切除术的患者,都应行术后放疗,以提高5年生存率。

第二节 中 耳 癌

案例 62-1

患者,男,47岁,因反复右耳流脓听力下降30年,右耳痛伴右侧周围性面瘫1月,于2013年6月26日入住耳鼻喉科。患者30年前无诱因出现右耳间歇性流脓,听力下降。经对症处理症状反复出现。近一月来症状加重,耳流脓性间脓血性分泌物,伴右耳痛,并出现右眼睑闭合不良,口角歪斜,鼓腮漏气等表现,无发热、头痛、头晕等不适,门诊拟慢性化脓性中耳伴面瘫(右)收入院。

专科检查:右侧周围性面瘫,House-Brackman面神经功能分级为Ⅵ级,右耳道见脓性分泌物,深部见肉芽组织,鼓膜欠清。内耳镜:右耳道有脓性分泌物,冲洗后见有肉芽样物(图62-2)。中耳CT:右侧鼓室鼓窦区见软组织影填充,考虑中耳肿物性质待查(图62-3)。听力检查:右重度混合性聋。

问题:

1. 根据病史及检查,你考虑该患者的诊断是什么?
2. 下一步该做什么?

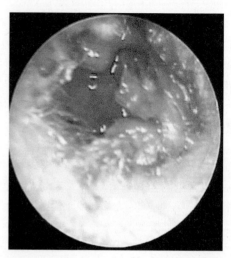

图62-2 耳道深部肉芽样物

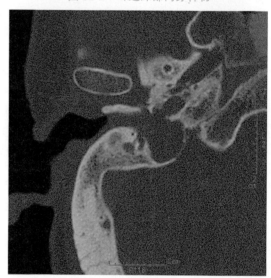

图62-3 颞骨水平位扫描显示:中耳乳突腔内均有软组织阴影

中耳癌(cancer of middle ear)是发生于中耳和乳突立方上皮和(或)假复层上皮的恶性肿瘤,多原发于中耳,亦可为中耳附近的癌肿侵犯或远处肿瘤转移所致。临床上多发于40~60岁。男女发病率大致相等。

【病因及病理】 中耳癌的病因不清。大多数的患者既往有慢性化脓性中耳炎的病史。因职业关系或头颈部肿瘤放疗接触放射线的人,多年后可诱发中耳癌。中耳乳头状瘤亦可发生恶变。中耳癌起源于恶性复层扁平上皮,有些可见直接起源于基底立方或柱状上皮。肿瘤以鳞状上皮癌多见,伴有不同程度的分化。

【临床表现】 由于病程长短、病变部位和扩展方向不一,临床表现有所不同。外耳道流血性分泌物或外耳道内出血是本病早期和最常见的症状。耳痛表现为耳深部刺痛或跳痛,夜间加重,并向同侧颞部、面部或颈部放射。耳闷、耳鸣及听力下降。肿瘤侵犯面神经则出现面瘫。肿瘤晚期侵入迷路则出现眩晕。肿瘤向前侵犯腮腺区域或颞颌关节则引起张口困难;肿瘤向后侵犯乳突外侧骨质可出现乳突区隆起,甚至穿破骨质形成耳后瘘管;晚期肿瘤可侵犯Ⅴ、Ⅵ、Ⅸ、Ⅹ、Ⅺ及Ⅻ颅神经而出现复视、吞咽困难、呛咳、声嘶及伸舌歪斜等症状。耳周或颈部淋巴结肿大。晚期发生血行转移,则有相应内脏器官的转移症状。

检查可见外耳道内或中耳腔内肿物,触之易出血,周围常有脓性分泌物,鼓室内结构不清,常被误诊为炎性息肉而行手术摘除,而在短期内很快复发。X线、CT检查可发现外耳道和鼓室内密度较高的阴影和骨质的破坏(图53-1)。PET-CT可区别正常组织和肿瘤组织。

【诊断】 中耳癌早期多为慢性中耳炎的表现,不易诊断。

遇下列情况要高度怀疑为中耳癌,应及时取材做病理检查。

(1)外耳道深部或鼓室内肉芽或息肉样新生物,切除后迅速复发或触之易出血。

(2)慢性化脓性中耳炎流脓转变为流脓血性或血性分泌物。

(3)耳深部持续疼痛与耳部体查不相称。

(4)乳突根治术腔长期不愈并有顽固性肉芽生长。

(5)慢性化脓性中耳炎症状加重或发生面瘫。

颅底及颞骨X线片、CT、MRI及PET-CT等影像学检查有助于疾病的诊断,了解肿瘤侵犯的范围及有否远处转移。确诊有赖于病理学检查。

【治疗】 中耳癌治疗的原则应彻底手术切除。根据病变的部位、范围及周围浸润的情况而选择手术方式,可行乳突根治术、颞骨次全切除术、颞骨全切除术或岩骨次全切除术。对于晚期患者也可考虑姑息性治疗。近年来国内、外的学者主张手术后放疗,可能会提高5年的存活率。

案例62-1分析讨论

1. 患者反复右耳流脓、听力下降40年,说明患者有慢性化脓性中耳炎病史,近一月出现症状加重耳漏转为脓血性、耳痛并出现面瘫,说明病变有发展并侵犯面神经。

2. 耳内镜检查耳道深部肉芽样物突起,颞骨CT发现中耳软组织影填充,考虑中耳肿物性质待查。手术先行乳突切开,见鼓窦区及中耳腔有大量肉芽肿物,取肿物送冰冻病理示:高分化鳞癌。遂改行颞骨次全切除术,术中发现,面神

经水平段、听骨链、乳突天盖等处骨质破坏,面隐窝,天盖下,乳突等处局部脓肿形成。出院后行放射治疗,追踪复查两年,患者恢复良好。

要点提示

1. 长期中耳炎病史出现耳痛、血性分泌物、周围性面瘫及中耳腔可见新生物应考虑中耳癌的可能。病理活检确诊。

2. 手术加放射治疗为主要的治疗手段。

思考题

1. 中耳癌主要的临床表现有哪些?

2. 中耳癌的治疗原则是什么?

(翟锦明)

第三节 听神经瘤

案例62-2

患者,女,42岁,因左耳听力下降耳鸣2月,于2014年3月27日入住耳鼻喉科。患者2月前无明显诱因出现左耳听力下降、伴高音调持续性耳鸣,无眩晕、头痛、耳漏、发热等不适,一直未予处理,在门诊行电测听检查,提示左耳重度感音神经性聋,气骨道平均75dB。右耳正常。声阻抗:左耳A型;左耳声反射未引出,右耳正常。拟左耳神经性聋收入院。入院体格检查:全身系统未发现异常体征。耳科检查双侧外耳道正常,鼓膜完整,标志清楚。OAE:左耳未通过,右耳仅1KHz、2KHz通过。ABR:左耳Ⅰ~Ⅴ波间期>4.5ms,双耳Ⅰ~Ⅴ波间期差>0.4ms。

问题:

1. 根据上述临床表现你考虑该患者应诊断为什么?还要做些什么检查?

2. 你如何考虑患者下一步的治疗?

听神经瘤(acoustic neuroma)系原发于第Ⅷ颅神经前庭神经鞘膜的施万细胞的肿瘤。为颞骨最常见的良性肿瘤,占颅内肿瘤的8%~10%。其发生于靠近前庭神经节处的前庭神经的分支。前庭神经上支和下支均可发生,1992年国际健康学会协调会议把该病正式命名为前庭施万细胞瘤。听神经瘤中95%以上的是单侧非遗传性的肿瘤,多见于30~50岁,女性多于男性。不足5%的肿瘤为双侧病变,是与遗传有关的神经纤维瘤,因此30岁以下发病者应将对侧耳列入检查范围。

【病理】 听神经瘤常常发源于靠近内听道段前庭神经的神经鞘,初期局限在内听道,肿瘤逐渐长大后向桥小脑角发展。因此肿瘤的大小、形态各异。外观多呈灰白或淡黄色,可为不对称的哑铃形或分叶状,表面光滑,有包膜,可有出血或囊性变。组织病理学见胶原基质中有瘤状施万氏细胞。根据肿瘤细胞排列特点,将肿瘤分为2型。①Antoni A 型:致密纤维状,密集的梭形细胞排列成漩涡状或栅栏状。②Antino B 型:稀疏网眼型,细胞较少伴有疏松的网状排列及微囊性变。听神经瘤的生长速度通常很慢,每年平均生长2.5~4mm,但因人而异,也有每年生长20mm的报道。

【临床表现】 听神经瘤的生长一般有三个阶段:局限于内听道;伸展到桥小脑角;脑池及压迫脑干阶段。临床表现与肿瘤的大小、所在位置密切相关。其症状和体征出现的顺序如下。

(1)肿瘤在内听道压迫听神经、面神经及其伴行的动脉而出现的症状。表现为听力减退、耳鸣、眩晕或行走不稳及耳痛。听力下降多为进行性的,也有部分的患者表现为突发性耳聋,特别对言语的辨别能力减弱。耳鸣常与听力下降一起出现,也可是独立的症状,耳鸣可为间歇性、持续性、高音调、低音调、铃声或怒吼声。眩晕在初期最常见为短暂轻度的站不稳,常被患者忽略,逐渐出现旋转性眩晕或行走不稳。耳痛可为刺痛,可伴有耳痒。

(2)肿瘤向桥小脑角生长压迫小脑及颅神经而出现的症状。小脑受压时表现为枕部疼痛,协调运动障碍、步态不稳,向患侧倾倒等。三叉神经受累出现面部感觉异常或麻木,角膜反射减弱。后组脑神经受累出现吞咽困难,声嘶或误咽等。

(3)肿瘤生长较大时常有第四脑室的移位,甚至阻塞脑脊液的流动而引起脑积水,颅压增高,出现剧烈头痛、恶心、呕吐、视神经乳头水肿。压迫脑干及小脑而形成脑疝导致生命中枢衰竭而死亡。

【诊断及鉴别诊断】 听神经瘤诊断的早晚直接关系到治疗的效果。因此对较小的听神经瘤的确定尤为关键。对可疑患者有必要做两个系列的检查:全面、详细的听力和前庭系统的检查,以排外突发性耳聋、梅尼埃病、前庭神经元炎等内耳性疾病;影像学的检查,以确认肿瘤解剖位置、大小及与邻近组织的关系。

1. 听力学检查 ①纯音测听:听力曲线常表现为单耳不同程度的感音神经性聋,多数为高频下降,一部分为全频下降,也有全聋。②言语测听:言语辨别能力减弱,半数以上患者言语辨别阈为0~30%。言语测试与纯音测听结果不成比例是本病的一个特点。③声导抗测试:镫骨肌反射阈值显著增加或消失,声反射衰减阳性。④脑干听觉诱发电位:是听神经瘤诊断中一项重要的筛选试验。表现为患耳 V 波潜伏期明显延长,双耳波 V 潜伏期差超过 0.4ms,比较双耳波 I-Ⅲ 和波 I-V 间潜伏期其相差超过0.4ms。⑤耳声发射:畸变产物耳声发射(DPOAE)基本正常,如果出现耳声发射值与纯音听阈的改变无法对应时,则可怀疑存在听神经瘤。

2. 前庭功能检查 ①静止或行走时的异常:因病变的时期和代偿程度的不同可出现向患侧的偏斜或向健侧的偏斜。②冷热试验:患侧水平半规管对冷热刺激的反应性下降或消失,可有向患侧的优势偏向。③眼震电图:早期可无自发性眼震,当记录到患侧自发性的眼震时,表明脑干和小脑受压迫。眼震最初以水平型为多见,转为垂直型则表明后颅窝受累,斜型眼震则表明病变范围较广泛。④前庭肌源性诱发电位:患耳未能诱出正常 P1、N1 波或 P1、N1 波波幅缩小。

3. 神经系统检查 全面的神经系统的检查有助于确定神经系统受累的区域。例如,角膜反射的减弱,面部感觉减弱或面部麻木提示三叉神经受累;流泪、味觉减弱及眨眼反射迟钝提示面神经受累;眼底视网膜模糊和静脉阻塞提示颅内压增高。

4. 影像学检查 近年来 CT 和 MRI 成为诊断听神经瘤的最基本的影像学检查。CT 扫描及静脉内造影剂对比观察可早期发现内听道口及内听道内的肿瘤,但小于 1.5cm 的肿瘤不易发现,需行内听道充气造影方能显示。骨窗位 CT 可显示内听道增宽和侵蚀现象。而 MRI 图像不受颅骨影响的干扰,静脉造影增强扫描可发现小至 1mm 的肿瘤(图 62-4)。目前公认 Gd-DTPA 增强的 MRI 是早期确诊较小听神经瘤的敏感而特异的方法。

【治疗】 听神经瘤一旦确诊后,应根据瘤体的大小及部位制订不同的治疗策略。

1. 观察 因听神经瘤生长缓慢,极少发生恶变,而随着影像技术的发展,早期微小的瘤体即可被发现,所以对于肿瘤局限于内听道、生长不明显且有条件定期接受 MRI 检查者可以先于观察,定期复查,一旦发现瘤体增长明显,即予伽玛刀治疗或手术治疗。

2. 伽玛刀治疗 立体定向放射治疗适用于肿瘤小于 2cm 者。它具有危险性小、安全可靠、省时、简便、痛苦小等优点。对于中小型的听神经瘤,若无明显的脑部症状,伽玛刀可作为首选治疗方法。

3. 手术治疗 手术方式根据患者的听力、肿瘤的部位、大小及侵犯的范围而定。①经迷路进路:适合于中等和较大的肿瘤者及小肿瘤而无实用听力的患者。可保留面神经的功能,但牺牲了听觉和前庭功能。②乙状窦后进路:适合于桥小脑角的小肿瘤有听力的患者或肿瘤局限于内听道的患者。可保留听力。③中颅窝进路:适合于年轻且肿瘤小局限于内听道的患者或听神经瘤患者有听力而行内听道减压。由于该进路暴露的视野有限,桥小脑角区瘤体>1cm 不适宜。④迷路枕下联合进路:适宜较大的肿瘤,伴有颅内压升高的体征。先减压再行迷路切除术。现代听神经瘤手术要求达到:肿瘤全切除;保留面神经功能;颅脑并发症少;保存实用听力。

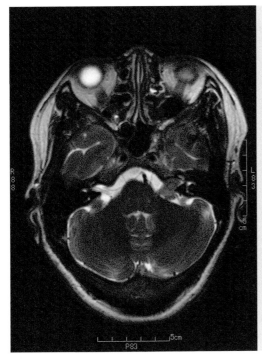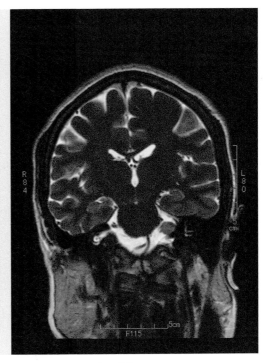

图 62-4　MRI 所见左侧桥小脑角区肿块左听神经增粗

案例 62-2 分析讨论

　　1. 患者左耳听力下降 2 月,伴高调持续性耳鸣。无眩晕、头痛、耳漏等不适。

　　2. 听力学检查纯音测听左耳为高频下降型感音神经性耳聋,左耳听力为 75dB。ABR:左耳Ⅰ~Ⅴ波间期>4.5ms,双耳Ⅰ~Ⅴ波间期差>0.4ms。行中耳内 MRI 检查:左侧桥小脑角占位,考虑听神经瘤可能(图 53-2,T1W1 等信号,T2W1 呈稍高信号)。

　　3. 因肿瘤较小(1.3cm×1.6cm×0.9cm),选择行伽玛刀治疗,术后予甘露醇、地塞米松等脱水、降颅压处理。

要点提示

　　1. 耳鸣、进行性听力下降、突发性耳聋、眩晕的患者应注意排除听神经瘤的可能。

　　2. MRI 是目前诊断听神经瘤最敏感最有效的手段。

思考题

　　1. 听神经瘤主要的临床表现有哪些?

　　2. 那些听力学检查及前庭功能的检查有助于听神经瘤的诊断?

　　3. 影像学检查对诊断听神经瘤的意义。

(翟锦明　袁旭平)

第六十三章　面神经疾病

第一节　面神经解剖生理

面神经(facial nerve),为第七对颅神经。面神经是最易遭受损伤的颅神经之一,从大脑皮质的中央前回到面神经末梢之间任何部位的外伤、肿瘤等病变均能引起面神经的部分或完全麻痹。大多数面神经麻痹系由颞骨内病变所引起。耳及腮腺疾病可影响面神经的功能。

一、面神经的解剖

面神经是人体在骨管中行程最长的神经,与颞骨关系密切。

(一) 面神经的纤维组成

面神经是以运动神经为主的混合神经,包含以下纤维(图 63-1、图 63-2)。

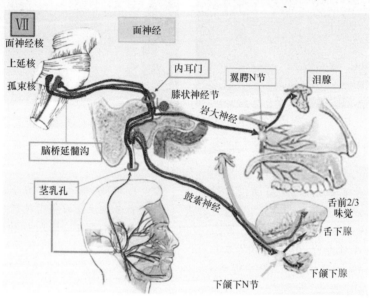

图 63-1　面神经的分段与支配范围示意图

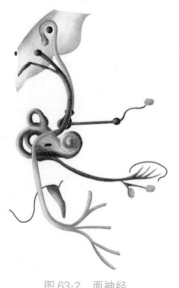

图 63-2　面神经

1. 运动纤维　发自脑桥下部被盖腹外侧的面神经核,向上通往额叶中央前回下端的面神经皮层中枢,向下于脑桥下缘临近听神经处出脑。运动核发出的纤维分布于镫骨肌、面颊肌、二腹肌后腹和茎突舌骨肌。支配颜面上部的肌肉(额肌、皱眉肌和眼轮匝肌)的神经元受双侧皮质脑干束控制,支配颜面下部的肌肉(颊肌和口轮匝肌)的神经元受对侧皮质脑干束控制。

2. 感觉纤维　即中间神经(nerve intermedius)。

(1)味觉纤维,其第1级神经元位于颞骨岩部内面神经管弯曲处的膝神经节,周围突形成鼓索神经,加入到舌神经中,分布于舌前 2/3 黏膜的味蕾,中枢突形成面神经的中间神经,与舌咽神经的味觉纤维一起,终止于延髓孤束核(第 2 级神经元)。

(2)一般躯体感觉纤维,感觉细胞也位于膝神经节内,传导鼓膜、内耳、外耳道皮肤的躯体感觉和表情肌的本体感觉。

3. 副交感神经纤维　起于脑桥的上泌涎核,出脑干后并入中间神经,在膝状神经节内与运动神经纤维混合。支配舌下腺及颌下腺的神经纤维,经鼓索神经及舌神经至颌下神经节交换神经元,节后纤维分布至舌下腺及颌下腺。分布至泪腺的副交感神经纤维离开膝状神经节后,形成岩大浅神经,与来自颈内动脉交感神经丛的岩深神经合成翼管神经,经翼管到达蝶腭神经节,节后纤维分布到泪腺和鼻腔黏膜。

(二) 面神经的行程

面神经由两个根组成,一是较大的运动根,自脑桥小脑角区,脑桥延髓沟外侧部出脑;一是较小的混合根,称中间神经,自运动根的外侧出脑,两根进入内耳门合成一干,穿内耳道底进入与中耳鼓室相邻的面神经管,先水平走行,后垂直下行由茎乳孔出颅,向前穿过腮腺到达面部,在面神经管内有膨大的膝神经节。

面神经的全长可分为 9 段。

1. 运动神经核上段　运动神经核上段(supranuclear segment)上起额叶中央前回下端的面神经皮层中枢,下达脑桥下部的面神经运动核。

2. 运动神经核段　运动神经核段(nuclear segment)为面神经在脑桥中的行程,离开面神经核后,绕过展神经核至脑桥下缘穿出。

3. 小脑脑桥角段　小脑脑桥角段(cerebellopontine segment)为面神经在脑桥外与内耳门间的行程,离开脑桥后,跨过小脑脑桥角,于听神经上方抵达内耳门。

4. 内耳道段　内耳道段(internal auditory canal segment)为面神经由内耳门进入内耳道,于听神经前上方到达内耳道底。

5. 迷路段　迷路段(labyrinthine segment)为面神经由内耳道底的前上方进入面神经管,向外于前庭与耳蜗之间到达膝状神经节(genicu1ate ganglion)。此段最短。

6. 鼓室段　鼓室段(tympanic segment)又名水平段,自膝状神经节起向后并微向下,经鼓室内壁的骨管,达前庭窗上方、外半规管下方。此处骨管最薄,易遭病变侵蚀或手术损伤。

7. 锥段　锥段(pyramid segment)自外半规管下方到锥隆起平面,也有人将锥段划入鼓室段。

8. 乳突段　乳突段(mastoid segment)又称垂直段,自鼓室后壁锥隆起高度向下达茎乳孔。此段部位较深。颞骨内面神经全长约为 30mm;其中自膝神经节到锥隆起长约 11mm,自锥隆起到茎乳孔长约 16mm。

9. 颞骨外段　颞骨外段(extratemporal segm-

ent)是面神经出茎乳孔后,即发出耳后神经、二腹肌支、茎突舌骨肌支等小分支。面神经的终末支在茎突的外侧向外、前走行进入腮腺。主干在腮腺内分为上支与下支,两者弧形绕过腮腺岬部后又分 5 支;各分支间的纤维相互吻合,最后分布于面部表情肌群(图 63-3)。

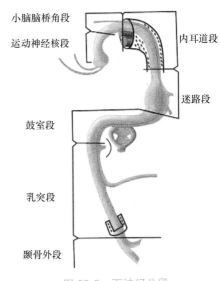

图 63-3　面神经分段

(三) 面神经的分支

面神经穿经面神经管及最后穿出腮腺时都发出许多分支。

1. 颞骨内的分支　①岩浅大神经:是面神经的第 1 条分支,自膝神经节前方分出,含副交感分泌纤维,经翼管神经到达蝶腭神经节,节后纤维分布到泪腺和鼻腔黏膜,支配泪腺、腭及鼻黏膜的腺体分泌。②镫骨肌神经:自锥隆起后方分出,支配鼓室内的镫骨肌。③鼓索神经:分出的位置不恒定,常在面神经垂直段下 1/3 分出,有时鼓索神经管在靠近茎乳孔附近单独开口。鼓索神经从鼓室前壁的岩鼓裂处离开鼓室进入颈部并入舌神经。其感觉纤维传导同侧舌前 2/3 黏膜的味觉冲动。其副交感神经纤维至颌下神经节交换神经元,节后纤维分布至舌下腺及颌下腺,支配下颌下腺和舌下腺的分泌。

2. 颅外分支　面神经出茎乳孔后即发出耳后神经、二腹肌支、茎突舌骨肌支等小分支,支配枕肌、耳周围肌、二腹肌后腹和茎突舌骨肌。

3. 面部分支　面神经主干在腮腺内分为上支(颞面干)与下支(颈面干),两者又分为 5 支。上支发出:颞支;颧支;下支发出:颊支、下颌缘支及颈支。各分支间的纤维相互吻合,最后分布于除提上睑肌外的面部表情肌群。①颞支:支配额肌、皱眉肌和眼轮匝肌,以及耳前肌、耳上肌。②颧支:支配上唇方肌及颧肌;③颊支:支配颊肌,口轮匝肌及其他口周围肌;④下颌缘支:支配下唇方肌、颏肌等下唇诸肌;⑤颈支:支配颈阔肌。

因也有差异。

二、面神经病理生理

Sunderland将面神经损伤分为5度。

1. Ⅰ度损伤 为生理性传导阻滞(neuropraxia),神经纤维在阻断处的近端或远端都可以接受电刺激而传导,但不能通过阻断处。即在阻断处近心端用电刺激,轴突只能向心传导,而不能通过阻断处向远端(即肌肉端)传导。但在阻断处远端用电刺激时,可正常地引起肌肉收缩。传导阻滞时轴突内的轴浆没有断离,保持着神经元和终器之间的连续性,因而也不发生华氏变性(Wallerian degeneration)。当致成损伤因素等消除,或经过适当时间。神经功能可以完全恢复。

2. Ⅱ度损伤 若轴突断离,而神经内膜尚完整时称为轴突断伤(axonotmesis),是为Ⅱ度损伤。伤后远端轴突于24h内开始发生华氏变性。因而在2~3日后将失去对电刺激的传导。Ⅱ度损伤时由于神经内膜管完整,故轴突再生时仍可完全按原有走向生长,恢复后将不留后遗症(如联动运动等)。

3. Ⅲ度损伤 神经束膜完整,而轴突及神经内膜皆损伤断离时称神经内膜断伤(endo-neurotmesis),是为Ⅲ度损伤。此种情况神经纤维再生时可因瘢痕阻隔轴突不一定生长到原来的神经内膜管,也可能生长到另一种功能的神经内膜管,因而神经功能恢复后可以出现后遗症(如联动运动)。

4. Ⅳ度损伤 仅神经外膜完整,神经束膜也断离的损伤称为神经束膜断伤(peri-neurotmesis),为Ⅳ度损伤。此种损伤如不加修复,将仅能部分恢复。

5. Ⅴ度损伤 若神经外膜也发生断离则称神经断伤(neurotmesis),为Ⅴ度损伤,若不加修复则恢复无望。

第二节　面神经疾病概况

面神经功能异常,可导致其所支配的肌肉运动的异常,一般分为两类,另类是面神经炎性疾病、损伤和肿瘤,主要表现为周围性面瘫;另一类是面神经功能亢进,如面肌抽搐。

面神经瘫痪又分为中枢性和周围性两种。周围性面瘫与中枢性面瘫均属于面神经病变的定位诊断,两者均具有面肌运动障碍,只是病变部位不同,其病

一、中枢性面瘫

面神经核上半部分及上位中枢损伤导致的面瘫称为中枢性面瘫(核上性面瘫)。面神经核位于脑干内,发出面神经支配同侧面肌的运动。面神经核受上位中枢的支配,面神经核团的上半部分发出神经支配眼裂以上的面肌运动,受双侧中枢支配。而面神经核团的下半部分,即支配眼裂以下运动的部分,受对侧上位中枢的支配。

核上组织(包括皮质、皮质脑干纤维、内囊、脑桥等)受损时出现病灶对侧额部以下面肌麻痹。主要临床表现为鼻唇沟变浅,露齿时口角下垂(或称口角歪向病灶侧,即瘫痪面肌对侧),不能吹口哨和鼓腮等。多见于脑血管病变、脑肿瘤和脑炎等。

二、周围性面瘫

面神经核及面神经的损害称为周围性面瘫(核性面瘫),患侧面部上下的表情肌(不包括由动眼神经支配的提上睑肌)均瘫痪,属于松弛型瘫痪。主要临床表现为不能皱额、皱眉、闭目、角膜反射消失,鼻唇沟变浅,不能露齿、鼓腮、吹口哨、口角下垂(或称口角歪向病灶对侧,即瘫痪面肌对侧),舌前2/3味觉障碍。周围性面瘫与中枢性面瘫的最明显的区别是不能抬眉、不能闭眼。多见于受寒、耳部或脑膜感染、神经纤维瘤等。

第三节　周围性面瘫

> **病例 63-1**
>
> 患者,男,63岁,2日前熬夜后出现左侧口角歪斜、闭眼障碍症状。不伴有溢泪、无泪症状,不伴有味觉异常及听觉过敏症状。自行热敷后症状无明显改善。故来我院就诊,查体发现患者左侧额纹消失;左侧眉毛不能上抬;左侧眼睑闭合不全,露白5mm;左侧鼻唇沟变浅;露齿运动时嘴角向右侧偏斜;鼓腮时左侧漏气(图63-4)。

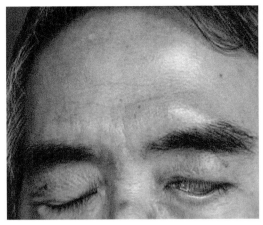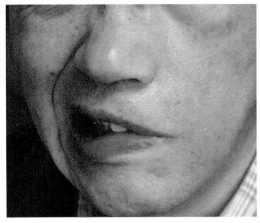

图 63-4 周围性面瘫临床表现

问题：
1. 周围性面瘫的主要临床表现？
2. 周围性面瘫的治疗原则？
3. 神经兴奋试验、肌电图、面神经电图在面神经麻痹中的诊断和治疗意义？

面神经是人体内居于骨管中最长的神经，其穿行骨管为 3.1~3.3cm，也是最易遭受损伤的神经，从大脑皮质的中央前回到面神经末梢之间任何部位的外伤、肿瘤、炎症和变性等病变均能引起面部的部分或完全麻痹，但大多数面神经麻痹系由颞骨内病变所引起。面神经损伤主要表现为面部表情肌瘫痪，口角歪斜，眼不能闭合，还伴有味觉和泌涎障碍等。

【病因】 周围性面瘫的原因有很多，如疾病、手术、心理等方面都有可能造成面瘫。

1. 感染 约 42.5%，感染性病变多是由潜伏在面神经感觉神经节内休眠状态的带状疱疹病毒被激活引起。另外脑膜炎、腮腺炎、流行性感冒、猩红热、疟疾、多发性颅神经炎、局部感染及耳源性疾病（如中耳炎、迷路炎、乳突炎、颞骨化脓性炎症）等均可引起。

2. 特发性（常称 Bell 麻痹） 约 30.3%，Bell 麻痹是因为疲劳及面部、耳后受凉，吹风引起。

3. 肿瘤 约 5.5%，肿瘤本身及外科切除肿瘤均可以引起。肿瘤包括：基底动脉瘤、颅底肿瘤、听神经瘤、腮腺瘤、原发性胆脂瘤及颈静脉球肿瘤。

4. 神经源性 约 13.5%，由于脑血管病，颅内、非创伤性神经源性引起。

5. 创伤性 约 8.2%，颅底骨折、颞骨骨折、面部外伤、外科手术，以及面神经分布区神经毒性药物的注射如乙醇、青霉素和肉毒素等药物是面瘫在创伤性原因中最常见的。

6. 中毒 如酒精中毒。长期接触有毒物。

7. 代谢障碍 如糖尿病、维生素缺乏。

8. 血管功能不全 略。

9. 心理因素 面神经麻痹发生前，有相当一部分患者存在身体疲劳、睡眠不足、精神紧张及身体不适等情况。

【临床表现】 一侧面部表情肌瘫痪为突出表现，口角歪斜，流涎，讲话漏风，鼓腮和吹口哨漏气，食物滞留于病侧齿颊之间。可伴有味觉丧失，唾液减少，听觉过敏，患侧乳突部疼痛，耳郭和外耳道感觉减退，外耳道或鼓膜疱疹。

查体可见一侧面部额纹消失，睑裂变大，鼻唇沟变浅变平，病侧口角低垂，示齿时口角歪向健侧，做鼓腮和吹口哨动作时，患侧漏气。不能抬额、皱眉，眼睑闭合无力或闭合不全。闭目时眼球向上外方转动，显露白色巩膜，称 Bell's 征。

【诊断】

1. 定位诊断

（1）泪液分泌试验：按 Schirmer 法。若两侧过滤纸湿度相等，则示患侧泪腺分泌正常，若患侧过滤纸的湿度不及对侧或保持干燥，则示患侧支配泪腺分泌的纤维受累。患侧较健侧少 75%，或 5min 两侧均小于 10mm 为（+）。因此，泪液减少或消失说明病变在膝状神经节或其近端，须经颅中窝途径进行全程减压。

（2）涎液分泌试验：于施行局麻后，先用泪管探子扩大两侧颌下腺管，继而将细塑料管插入每侧管内约 3mm。最后给受检查吸入少量醋液，约 1min 后分别计算每侧 1min 内的涎液滴数，以资比较。用百分比计，病变侧为 70% 或更多为正常。如病变侧低于 25%，90% 的患者可发展到失神经；为 26%~50%，有 50% 患者发展为失神经；为 50%~70%，则 30% 发展为失神经。此法比泪液检查法麻烦，但诊断价值较高，遇有泪腺分泌检查可疑时，可用此法，进一步核实。

（3）镫骨肌反射：可用声阻抗仪测得。在一般情况下，反射消失说明镫骨肌神经近端病变。若面瘫早期未测出镫骨肌反射，而在 40 日内有反射者，提示功能在开始恢复，预后较好。

（4）味觉试验：一般用少量糖、食盐或醋放在患侧舌前 2/3 来测试味觉是否存在，直流电（Galvanic）试验一般不超过 10mA。患侧和健侧的差异很少大于 5mA，电子味觉计的应用可使试验更为精确。正常人为 50~100mA，如患侧味觉明显减退或消失时，则示损伤部位在鼓索神经分支部位以上。

以上几种测验只有在面神经完全瘫痪时才有诊断价值，而且并不绝对可靠。因此，病变定位必须结合病史、影像诊断，其他神经系统和耳部检查等才能确诊。

2. 定性诊断

（1）神经兴奋测验（nerve excitability test，NET）：测验结果应以两侧差异而不是它的绝对值为依据，当两侧差别达 3.5~4mA，表示神经病变严重，应考虑减压。若瘫痪性质为生理性阻断，这种刺激仍能发生正常肌肉收缩，变性者则无反应。不过在受伤后 2~4 日内这种测验不能区别瘫痪的性质属生理性阻断或为神经断裂伤，但在一般情况下，它对面瘫预后的估计极有价值。神经兴奋性试验对不完全麻痹和 3 日之内的完全性麻痹无实用价值。在完全性麻痹的患者，第 3 日之后需每日测试，相差在 3.5mA 之内可继续观察，一旦相差超过 3.5mA，即为轴索断伤，应进行手术。如阈值达 20mA 仍无反应，则表示神经完全变性，为神经断裂，应立即行神经吻合术或神经移植术。测试时需注意避免直接刺激肌肉而出现假阳性。

（2）神经电图（electroneurography）：记录面肌群总和电位，比较正常侧和病变侧的峰值，可测神经变性百分比，一旦面神经纤维变性在 2 周内达 90%，应立即进行神经减压术，手术目的是避免神经变性进一步发展而超过 95% 的界限。因为只要有 10% 神经纤维传导电的诱发神经冲动，有足够数量的神经完整，可再生神经纤维。

（3）传导速度试验（conductive velocity test）：其正常潜伏期平均值是 2~5ms。如神经病变为传导阻滞，则潜伏期仍在正常范围之内（<4ms）。若为部分神经变性，则潜伏期明显延长，但神经兴奋性并不消失。若神经已全部变性，则示波器所示的肌肉反应将于 2~3 日开始减弱，5~6 日全部消失。测验时必须两侧对比。

在判断早期面瘫的预后中，神经兴奋性测验比强度时间曲线或传导速度试验等较有价值。鉴于有些兴奋性明显减退的病例也可获得完全恢复，判断瘫痪的预后不可全靠这些测验，应同时根据起病的快慢、病程长短、肌肉有无张力，瘫痪的程度情况来决定。起病缓、病程短、肌肉张力保存（即静止时两侧面部对称）和非完全性瘫痪者，预后一般良好。

（4）肌电图（electromyography）：此法原则是将针状电极刺入肌肉，测验和记录面部肌肉本身的电活动。肌电图对面瘫 3 周以上者的预后判断有重大价值。其依据有 4 种情况。一是正常：随意性电活动正常，无纤颤电位；二是神经部分受损：有部分随意性电活动，没有或只有少许纤颤电位；三是神经完全断离，但肌肉尚健康：无随意电活动，但有纤颤电位存在；四是神经和肌肉均无功能：如果在神经切断后没有进行按摩，肌肉完全萎缩，则既无随意性电活动，亦无纤颤电位。

当肌肉没有张力，说明肌肉已完全萎缩，即使神经有再生的可能，手术也无效。相反，也可对麻痹多年的患者行手术治疗，只要肌肉对直流电刺激还有反应，肌电图表明至少肌肉还有功能（有纤颤电位存在），都可能行手术治疗。运动传导速度及肌电图检查如下（表 63-1、表 63-2）

表 63-1　运动传导速度

	潜伏期 ms	振幅 mv	面积 ms×mv	距离 mm	传导速度 m/s
			面神经，颞支 运动 左		
Ear-额肌	5.71	0.33	0.19		
Ear-眼轮匝肌	5.04	0.14	0.20		
Ear-口轮匝肌	6.98	0.26	0.72		
			面神经，颞支 运动 右		
Ear-额肌	4.58	1.55	2.10		
Ear-眼轮匝肌	4.17	2.60	2.40		
Ear-口轮匝肌	4.73	1.16	1.07		

表 63-2　肌电图

检查肌肉	插入电位	放松				轻收缩			重收缩	
		纤颤	正相	束颤	肌强直	时限 ms	电压 μV	多相电位	波型	峰值电压 mV
左侧额肌	-	+	+	-	-	可	低			
眼轮匝肌						少量 MU	低			
口轮匝肌	-	+	+	-	-	可	低			

EMG:肌电检查所检左侧面神经支配肌见自发电位,可见纤颤,正尖波。轻收缩时运动单位电位少量,波幅减低。

NCV:左侧面神经潜伏期延长,波幅降低,低于健侧50%以上。

（5）其他:经颅磁刺激的面神经颅内段检查,可不必延迟到神经轴索损伤远段变性发生后才进行,可较早地根据其诱发的反应测知其预后,而经颅磁刺激更容易被患者所接受,且不良反应,但磁电流刺激点在面神经根,其潜伏期较长。近年来国内外开展了面神经内压测量,可以进一步了解面神经病理生理活动,同时测量正常和病理状态下面神经内压,观察面神经内压高峰期,为选择面神经减压术的时机提供依据。

3. 影像诊断　随着 CT 和 MRI 的普及,CT 不仅能准确显示颞骨内、中耳和内耳结构的异常、中耳软组织病灶及侵犯范围,同时显示颅内有无病变,可发现或推测面瘫的原因,还可提供颞骨骨折的类型、面神经损伤范围,为面神经的手术方式及手术径路选择提供重要信息。颞骨骨折时,要确定面神经管损伤位于内听道、迷路段、膝状神经节等部位的骨折,以横断位为佳;垂直段以冠状位和矢状位为佳;水平段可取横断位加冠状位。面神经管颅内段病变以 MRI、CT 和气脑造影相结合效果为好。近年来,螺旋 CT 影像学检查,更有临床价值。

4. 面瘫程度评价的主观指标　目前国际上普遍采用的面肌功能恢复评估系统是美国 Brackman 和 House 提出的 BH 评估系统。这一评估系统按面肌静态对称、运动恢复范围和程度及有无联动分成 6 级评估。Ⅰ级为面运动完全正常;Ⅱ级为轻度面肌无力;Ⅲ级轻度面瘫但不影响对称,可有不严重的联动;Ⅳ级明显的面肌无力和(或)不对称的面部变形;Ⅴ级为仅有轻度的眼和口角运动;Ⅵ级为面肌无运动。

【鉴别诊断】

1. 与中枢性面瘫的鉴别　有桥小脑角下部的面神经运动神经核至内耳道之间的颅内病变,如桥小脑角肿瘤(听神经瘤)、颅底脑膜瘤、脑干脑炎、颅底骨折与出血均可引起中枢性面瘫。中枢性面瘫的特点是双侧额纹存在,面瘫范围位于眉弓下方。医源性和外伤性的中枢性面瘫合并有明确的手术史及外伤史。行头颅 CT 或 MRI 明确有无颅内病变情况,可明确诊断。

2. 与 Hunt 综合征的鉴别　周围性面瘫伴有耳部疱疹症状出现,疱疹出现后不久出现面瘫体征。侵犯到前庭神经、耳蜗神经、三叉神经时,可有眩晕、耳聋、耳痛、头痛等症状。耳甲腔及其周围出现充血伴簇状疱疹。疱疹合并感染时可有外耳道有分泌物。

【治疗】

1. 治疗原则　早期诊断,早期评估,早期治疗。根据其部位、病因和程度施以不同的治疗方法。

2. 具体处理措施

（1）非手术治疗:适用于临床完全性面瘫而面神经电图和面神经兴奋试验提示可逆性病变者和不完全面瘫。①药物治疗:糖皮质激素类药物、抗病毒药物,血管扩张剂、脱水剂、B 族维生素和 ATP。②高压氧治疗:减轻面神经缺血、缺氧造成的损伤。③物理疗法:红外线和按摩治疗。

（2）手术治疗:适用于完全性面瘫而面神经电图和面神经兴奋试验提示不可逆性病变者,可行面神经减压手术。基本手术方法有:面神经减压术、面神经吻合和移植术。①面神经减压术:用于以炎性肿胀、病变较轻且神经主干连续性犹存的面神经病变。减压范围从面神经损伤段开始,向下达茎乳孔外口。面神经管的打开宽度大于 1/2 周。②面神经吻合和移植术:用于神经切断或切除后,端端吻合较常见,但是必须是无张力缝合。采用长度足够的神经移植可避免张力缝合。移植神经循环恢复早晚是神经存活的决定因素。移植神经取耳大神经或腓肠神经比较合适。

> 要点提示
>
> 1. 主要表现为面部表情肌瘫痪,口角歪斜,眼睑闭合障碍,还伴有味觉和泌涎障碍等。
>
> 2. 早期诊断,早期评估,早期治疗。根据其部位、病因和程度施以不同的治疗方法。
>
> 3. 神经兴奋试验、肌电图、面神经电图测试结果相结合,可以判断程度,为指导治疗。

第四节　半面痉挛

面肌抽搐(hemifacial spasm, HFS)为阵发性半侧面肌的不自主抽动,通常情况下,仅限于一侧面部,因而又称半面痉挛,偶可见于两侧。多在中年起病,最小的年龄报道为两岁。以往认为女性好发,近几年统计表明,发病与性别无关。HFS 发展到最后,少数病例可出现轻度的面瘫。

【病因】　至今不明,部分患者起病可能与面神经颅内段有异常的血管祥压迫有关。

【临床表现】　面肌抽搐为阵发性不规则半侧面部肌的不自主抽搐或痉挛。常发生于一侧面部,双侧发病者较少见。原发性面肌抽搐多发生于中年以后,女性多于男性,面肌抽搐多从眼轮匝肌开始,呈间歇性,以后逐渐扩展至同侧其他颜面肌,以口角肌的抽搐最为明显。面肌抽搐当精神紧张或疲倦时会加重,在睡眠时停止发作。神经系统检查无其他阳性体征。在肌电图上显示肌纤维震颤和肌束震颤波。本病一般不会自愈,治疗尚不理想,目前多是对症治疗。

【诊断与鉴别诊断】　根据半侧面部阵发性不规则抽搐的特点,无其他神经系统阳性体征,肌电图显示有肌纤维震颤而无失神经支配的征象,确定诊断不难。颞骨 CT、MRI 有助于排除面神经瘤、听神经瘤等引起的面肌痉挛。此外本病需要与特发性眼睑痉挛、局灶性癫痫、面神经错位再生、面部肌肉的轻微颤动及儿童面肌习惯性跳动相鉴别。

【治疗】　对半面痉挛的治疗,因病因不明,多缺乏特效疗法。目前临床常用的方法如下。

1. 初期　常在初期联合应用镇静药、弱地西泮药及抗癫痫药。可选用地西泮、颠茄、苯妥英钠、卡马西平和痛定宁等药物。可用红外线、紫外线、超短波理疗等,有望缓解轻度患者的症状。

2. 面神经阻滞　用 80% 的乙醇 0.5ml 注入茎乳孔以下面神经干周围以阻断其传导功能,解除痉挛。可能 2~3 年后复发,但程度会明显减轻,且可重复注射。阻滞疗法具有损伤小、操作简单的优点,其缺点是不能避免复发,不能预测面瘫或痉挛的持续时间和程度。复发后虽可反复采用,但由于瘢痕的影响,疗效较差。

3. 手术治疗　多采用面神经电凝术,颞骨内面神经减压术,神经切断术,面神经减压与神经切断及电凝术并用等。

(李克勇　袁旭平　孙雅静)

第六十四章 耳外科学

第一节 概　　述

耳外科学创始于19世纪,当时由于耳部感染可致颅内并发症或败血症致死,故耳科学多致力于耳部抗感染手术。随着抗生素运用近60多年以来,耳部感染大为降低,而随着耳显微镜检查、前庭功能、听力学发展及CT、MRI的广泛运用及颞骨尸头解剖的操作,功能性手术日趋完善,且各种成形术能更好开展。

现耳显微外科可开展如下手术。①耳部感染手术治疗:如乳突根治术,单纯乳突凿开术,耳源性并发症治疗。②耳聋的手术治疗:如鼓室成形术,镫骨手术及现代的人工耳蜗植入术。③眩晕手术治疗:内淋巴囊切开引流术,迷路切除术,位听神经切断术。④面神经手术:面神经减压术,面神经吻合术,面神经移植术。⑤耳肿瘤手术治疗:鼓室内外良恶性肿瘤、颈静脉球体瘤清除术,岩骨次全切术。⑥耳成形术:耳廓重建,先天性小耳畸形,矫正。⑦岩部区耳神经手术:包括内耳道,小脑桥脑角等岩部区手术。

手术的完成必须具备以下各种设备及材料:耳手术显微镜,手术用电钻,各种人工听骨,可用于局麻或全麻手术条件的手术室等。

第二节　耳显微外科的基本技术

耳显微外科除与其他外科学有相同原则外,其有自身较为特殊的基本技术要求,应在专业医师指导下在尸头上进行训练。具体如下。

【乳突轮廓化技术】　在耳显微外科手术中,乳突轮廓化是一个基本概念,要求在显微镜下使用高速微型手术电钻,将乳突腔内无特定功能的结构,如气房、板障全部磨除,显露乳突天盖、乙状窦骨壁和二腹肌嵴。根据不同手术需要,决定是否保留外耳道后壁。保留外耳道后壁的称内完壁式乳突轮廓化,去除外耳道后壁的称为开放式乳突轮廓化。必要时可以将乳突段的面神经骨管轮廓成形,其目的是在清理病变组织的同时不损伤面神经。

乳突轮廓化的目的是彻底清除病灶,建立新的通气道。正常的中耳通气道是从咽鼓管到中耳

腔,经鼓窦入口进入乳突的鼓窦,再通向与鼓窦相连的气房。通过乳突轮廓化,可以清除病灶,将常规乳突根治术野不能暴露的Traustman's三角,面神经隐窝等部位充分暴露,使得中耳、乳突腔内的各种病变组织都能够彻底清除。在清除病灶的同时,保证术腔的通气。

手术中显微结构标志的辨认,由于耳部解剖结构的复杂性,决定了耳显微外科手术高难度和高风险的特点,保障手术安全需要解决的是充分暴露手术野,利用显露在中耳乳突腔的解剖结构作为定位,其中最为恒定的结构是位于鼓窦入口底壁的水平半规管,根据水平半规管的毗邻关系,可以定位隐藏在骨质中的面神经、前庭、内听道,也可以寻找中耳乳突的其他结构,如上鼓室、听骨等。

【中耳听觉功能恢复技术】　分为以下几类。

1. 听骨链重建术　各种病变引起的听骨链中断严重影响听力,如果仅仅修补鼓膜,而不恢复听骨的连接,有可能使得术后的听力更下降。

听骨链重建在以下几种情况下完成。

(1) 重建听骨链的连接:适用于中耳乳突炎症消退,不流脓,CT显示乳突无炎性改变;在修补鼓膜的同时,应开放面隐窝,探查听骨链是否完整。术前纯音测听平均气骨导差大于40dB提示听骨链可能有病变。对有病变的听骨链应予重建,重建的目的是从卵圆窗的镫骨到鼓膜之间建立骨性连接,其基本条件是镫骨底板必须活动。连接的方法有多种,归结起来有两大类:一类是镫骨完整和活动,在镫骨头上套上一个人工听骨,称为部分人工听骨赝复物(partial ossicular replacement prosthesis,PORP),可直接与鼓膜相连,也可以通过锤骨柄连接到鼓膜(图64-1);另一类是镫骨底板活动,但板上结构如前后弓均缺损,可以在镫骨底板与鼓膜之间用人工听骨连接,这称为全人工听骨赝复物(total ossicular replacement prosthesis,TORP)(图64-2)。

(2) 乳突轮廓化+鼓室成形技术:慢性化脓性中耳乳突炎的炎症期或无化脓性炎症的胆脂瘤型中耳炎都可以采用此项技术。用完壁式或开放式乳突轮廓化技术清理病灶,同时进行鼓室成形(tympanoplasty),既修补鼓膜又用上述方法重建听骨链。

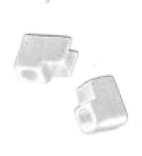
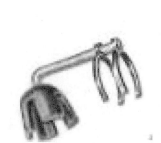
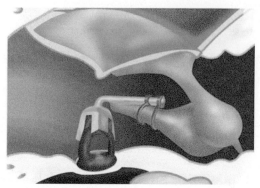

图 64-1　部分人工听骨赝复物

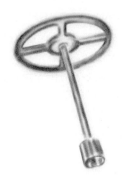
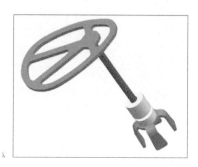
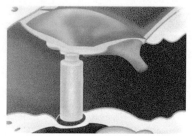

图 64-2　全人工听骨赝复物

（3）人工镫骨植入技术：耳硬化或听骨畸形的患者可采用镫骨切除或部分切除技术植入人工镫骨，以恢复听力。由于镫骨全切远期效果低于部分切除，且外淋巴漏的并发症多，目前镫骨全切手术已经基本淘汰。镫骨部分切除是采用小窗技术即在固定不动的镫骨底板上作 0.5~0.6mm 直径的小窗，向前庭腔植入 0.4~0.5mm 直径的人工镫骨（piston），入窗深度控制在 0.5mm，以免刺激球囊引起眩晕。人工镫骨的另一端用钢丝固定在砧骨长脚，当鼓膜震动锤骨和砧骨时，固定在砧骨长脚的人工镫骨像活塞一样经镫骨底板的小窗振动前庭外淋巴液，引起耳蜗基膜振动，产生听觉（图 64-3）。小窗技术人工镫骨植入配合 CO_2 激光或铒激光开窗和切断镫骨足弓，能够提高手术的精确度，术后听力改善明显。

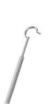
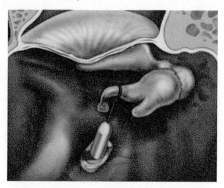

图 64-3　人工镫骨（piston）

2. **重建中耳乳突的含气腔**　保证听力的传导除了重建听骨链外，必须使鼓膜处于内外两侧空气压力相等的状态下。从咽鼓管，经过中鼓室、上鼓室、鼓窦入口、鼓窦，到乳突气房，其组织特点是由典型的呼吸道黏膜（假复层柱状纤毛上皮，含杯状细胞）逐渐移行为柱状纤毛上皮、立方上皮、扁平上皮。中耳乳突的炎症常与从咽鼓管到乳突气房的通气道阻塞有关，最常见的阻塞是在中上鼓室的交界处（前、后鼓峡）阻塞造成上鼓室以后的含气腔负压。因此耳显微外科手术在清理病灶的同时要保证中耳乳突通气道的通畅。对于完壁式的手术，要注意保证鼓峡部的通畅，鼓峡狭窄时，需开放面神经-鼓索神经三角，使鼓窦与后鼓室相同。对于开放式乳突手术，要保证中耳腔的再气化，并封闭与开放的乳突腔的通气道，使开放的乳突腔与外耳道形成一大耳道。与传统的乳突根治术封闭咽鼓管的策略相反，耳显微外科技术要求注意保护咽鼓管开口，对咽鼓管口不畅的要予以开放，以保证中耳的气化。

3. **人工中耳**　人工中耳（artificial middle ear, implantable middle ear hearing devices）是一种通过手术植入直接驱动中耳振动系统的助听装置，这种装置适用于至少具有部分残余耳蜗功能，可获益于这种声音放大作用的个体。人工中耳的基本组成部分包括麦克风、放大器、语音处理器、信号传输线路及输出传感器（振动器）等。麦克风接受外界声信号并将其转换为电信号,经过放大器及语音处理器处理后,通过信号传输线路进入输出传感器,输出传感器是一种换能器,它与中耳振动系统耦合,可以将电信号转换为自身的振动,从而带动中耳振动系统的振动并传入内耳。人工中耳的耦合方式是指其输出传感器与中耳的连接方式和部位,其连接可以使用特殊的黏合剂或夹具等,耦合的部位可以是鼓膜、完整或中断的听骨链、圆窗膜等。在部分植入式装置中还包括体内和体外部分的连接方式,一般由内外线圈通过射频完成信号传递。

【内耳听觉功能恢复技术】　目前分为耳蜗植入和听觉脑干植入技术,前者的工作原理相当于一个人工耳蜗,替代了原有的耳蜗毛细胞的作用,后者则将接受的声波转换成电信号,刺激器直接植入到脑干耳蜗核表面,刺激耳蜗核第二级听觉神经元产生电诱发听觉。

(阮　标)

第三节　鼓室成形术

鼓室成形术是一种恢复听功能的手术。介绍四种主要的分类法。

一、Wullstein 分类法

1952 年 Wullstein 提出了鼓室成形术五型的分类法。

①鼓膜修补术;②鼓膜锤砧骨成形术;③鼓膜镫骨成形术;④小鼓室成形术(移植物覆盖于蜗窗);⑤半规管开窗术。对恢复中耳功能手术的开展,起到了积极的推动作用(图 54-1)。随着耳显微外科学技术不断进步,以及大量临床实践的总结,一些传统的手术方法已不适应临床的需要。

二、美国耳鼻喉科学会(AAOO)分类法

1965 年美国耳鼻喉科学会(AAOO)提出的鼓室成形术分类法,主要分为三类。

①鼓膜成形术:即鼓膜修补术,适用于中耳腔无病变的各种类型鼓膜穿孔,而听骨链及两窗功能正常者。②鼓室成形术不伴乳突根治术:手术清除仅限于鼓室病灶(包括肉芽组织、硬化灶、粘连带等),并重建中耳传音结构(鼓室病灶清除+修复听力装置)。乳突及鼓窦无需凿开及清理,伴或不伴鼓膜成形术。③鼓室成形术伴乳突根治术:手术清除鼓室及中耳其他各部的病灶,修复中耳传音结构。伴或不伴鼓膜成形术。

三、Portmann 分类法

Portmann 分类法可将鼓室成形术分为两类。

1. 单纯鼓室成形术　包括修补鼓膜和重建听骨链。

2. 混合型鼓室成形术　根除病灶同时改善听力的鼓室成形术。①乳突径路鼓室成形术(transmastoid approach tympanoplasty),即关闭式手术(closed technique)。要求在彻底清除中耳各部病变的同时,保留外耳道后壁及鼓沟的完整性,并在此基础上做鼓室成形术。②乳突根治术并鼓室成形术(mastoidectomy with tympanoplasty),即开放式手术(opened technique)。彻底清除中耳各部病变组织,术中不保留外耳道后壁的完整性,在此基础上行鼓室成形术。

四、中华医学会耳鼻咽喉头颈外科学分会分类法

中华医学会耳鼻咽喉头颈外科学分会 2012 年提出了鼓室成形术新的分类方法。

(一)鼓室成形术

鼓室成形术详见图 64-4。

Ⅰ型:单纯鼓膜成型,不需要听骨链重建。

Ⅱ型:底板活动,镫骨上结构存在。

Ⅲ型:底板活动,镫骨上结构缺如(图 64-4)。

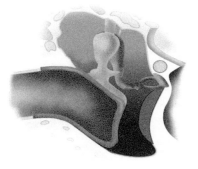
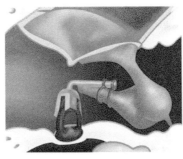
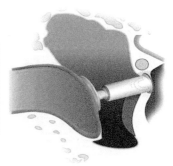

Ⅰ型　　　　　　　　　　Ⅱ型　　　　　　　　　　Ⅲ型

图 64-4　鼓室成形术的分型

（二）中耳病变切除术

1. 乳突切开术
2. 乳突根治术
3. 乳突改良根治术（Bondy 手术）

（三）中耳病变切除+鼓室成形术

1. 完壁式乳突切开术+鼓室成形术
2. 开放式乳突切开术+鼓室成形术
3. 完桥式乳突切开术+鼓室成形术
4. 上鼓室切开+鼓室成形术

（四）其他中耳炎相关手术

1. 鼓室探查术
2. 耳甲腔成形术
3. 外耳道成形术
4. 外耳道后壁重建术
5. 乳突缩窄术
6. 中耳封闭术

在鼓室成形术中，能否恢复听功能，听骨链重建是极为重要的一环。对任何原因导致的听骨链中断应予重建，重建的目的是从卵圆窗的镫骨到鼓膜之间建立骨性连接。其基本条件是镫骨底板必须活动。

（翟锦明　陈观贵）

第四节　乳突病变切除术

一、乳突根治术

【定义】　乳突根治术是为了彻底清除中耳乳突内的病变组织，防止颅内外并发症发生，在单纯乳突切除术的基础上，磨除外耳道后上骨壁，使鼓室、鼓窦、乳突腔和外耳道形成一永久向外开放的空腔的手术，经典的乳突根治术要求搔刮并清除全部中耳传音结构，包括鼓室黏膜，残存的听小骨和鼓膜，以及咽鼓管黏膜等，使术腔全部上皮化，以获得一干耳（图 64-5）。

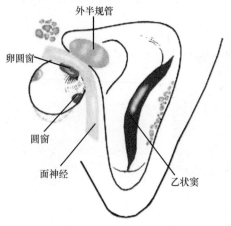

图 64-5　乳突根治术主要解剖标志示意图

【适应证】
（1）中耳胆脂瘤或经保守治疗无效病变较重的慢性化脓性中耳炎，合并全聋或接近全聋者。
（2）上述两型中耳炎，病变广泛，术中不能确保将其全部清除者；或鼓室内壁已全部上皮化；咽鼓管完全闭锁者。
（3）慢性化脓性中耳炎引起颅内并发症或合并面瘫，或合并鼓岬瘘管者。
（4）结核性中耳炎伴骨质破坏，死骨形成者。
（5）局限于中耳的恶性肿瘤，某些中耳良性肿瘤，如面神经纤维瘤。

【手术目的】
（1）清除中耳及乳突病灶。
（2）使乳突腔、鼓窦、鼓室及外耳道形成一个大腔。
（3）防止颅内外并发症。

【禁忌证】
（1）CT 片示无明显中耳乳突炎性改变的患者。
（2）仅限于外耳道病变的患者，病变仅限于上鼓室的患者。

【手术步骤】　取耳廓后沟外切口或耳廓后沟切口。暴露乳突骨皮质，前达骨性外耳道前壁之切线，上至颞线，下达骨性外耳道底部切线；认清外耳道上棘及筛区。在骨性外耳道口的后上方的乳突表面，有一呈筛状细孔的区域，分离此处骨膜时，常有少许血液从该区渗出，即为筛区，容易识别。鼓窦即位于其内方。磨去外耳道上棘后上方、相当于外耳道上三角区的气房，寻找并开放鼓窦。若乳突为硬化型或板障型，则应直接寻找并开放鼓窦。在探针指引下，可由此逐步向下开放乳突气房，清除病变组织，包括肉芽、坏死组织，胆脂瘤及病变黏膜，直达乳突尖部（图 64-6）。

【并发症】
1. 出血　除损伤乙状窦及乳突导血管引起出血外，因颈内动脉或颈静脉球受损而引起出血者罕见，一旦发生此种意外将是致命的，术中需极力避免之。遇此情况时，术者应保持镇定，立即用纱条、凡士林纱条或碘仿纱条压迫止血。乳突导血管出血时，可用骨蜡封闭或凡士林纱布压迫之。
2. 面瘫　耳廓后沟作耳大神经阻滞麻醉时，面神经可受麻醉剂浸润而发生一过性面瘫，1～2h 后自行恢复。
3. 脑脊液漏　如天盖因手术不慎而破损，只要范围不大，一般无须特殊处理。若硬脑膜撕裂，可发生脑脊液漏。此时可以缝合硬脑膜，也可用颞肌筋膜加乳突皮质骨片或羟基磷酸钙人工陶瓷骨板等修补之。术后注意加强抗生素预防颅内感染，必要时合并应用脱水剂。
4. 化脓性耳廓软骨膜炎　多因软骨膜受耳内绿脓杆菌感染所致。

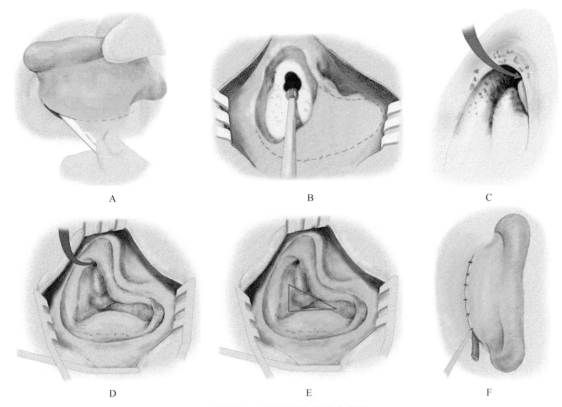

图 64-6 乳突根治术手术步骤

A. 切口;B. 开放乳突腔;C. 清理鼓室病变;D. 轮廓化后的乳突腔;E. 陶氏三角;F. 缝合伤口

5. 迷路炎 磨骨时误伤半规管,清除病灶时不慎撕脱镫骨之板,或扰动迷路瘘管等,可引起浆液性或化脓性迷路炎。一旦并发化脓性迷路炎,则可致严重的耳蜗性聋。

6. 术后长期流脓 病变清除不彻底、术腔出现炎性肉芽组织、面神经嵴保留过高、外耳道口狭小等导致术腔反复流脓。

二、改良乳突根治术

【定义】 是在清除乳突腔、鼓窦入口及上鼓室病变组织的前提下,减少损伤鼓室内结构,用以保持或增进患者听力的一种方法。

【手术目的】 清除病灶,提高听力。

【适应证】

(1)鼓膜松弛部或紧张部后上方穿孔。

(2)病变局限于上鼓室或累及鼓室范围较小的慢性化脓性中耳炎。

【并发症】 ①面瘫。②听力下降,耳鸣。③耳软骨膜炎。

【禁忌证】 ①病变范围较广,脓液较多者。②伴耳源性颅内、外并发症患者。

三、单纯乳突切开术

单纯乳突切开术:是保留外耳道后壁,仅切开乳突腔和鼓窦,清除鼓窦,鼓窦入口及乳突气房内的病变组织,不损伤鼓室结构,保持原有听力,使中耳脓液得到充分引流的手术,用以治疗中耳及乳突急性化脓性炎症,防治或减轻颅内,外并发症。

【手术目的】 ①乳突及中耳引流通畅。②控制局部急性炎性。

【适应证】 ①急性中耳乳突炎并乳突部软组织红、肿、压痛。②骨膜下脓肿形成。③需行乳突根治术,但全身情况较差者。

【禁忌证】 ①合并颅内、外并发症。②病变范围较广者。

【并发症】 ①面瘫。②耳软骨膜炎。③脑脊液耳漏。

要点提示

1. 乳突根治术适合于病变范围较广,听力差的患者。

2. 单纯乳突切开术的目的在于防止急性炎性扩散。

> 3. 改良乳突根治术适用于病变范围较为局限的患者。

思考题
1. 乳突根治术的目的、意义。
2. 改良乳突根治术的适应证。

(阮 标)

第五节　耳神经外科手术

一、面神经减压

面神经受到炎症、外伤等侵袭时会发生面瘫。通过手术的方法将面神经裸露，并解除其压力，改善血液供应，促进神经功能的恢复。面神经瘫痪是临床上较常见的疾病，面神经在颞骨内走行的这一段，由于解剖结构的特殊性，受到病损的机会最多，显微手术的开展使面神经减压和修复手术迅速发展起来。

【适应证】　①面神经创伤。②中耳炎并发症。③内科保守治疗效果欠佳的贝尔面瘫，耳带状疱疹所引发的面瘫。

【手术方法】　面神经减压术可在全麻或局麻下施行(图 64-7)。

1. 完成单纯乳突凿开术　作耳后切口，暴露乳突，进入鼓窦，去除乳突气房，鼓窦处气房也应去除，直到露出砧骨，并去除部分上鼓室外侧壁，看到锤砧关节，在乳突尖部找到二腹肌嵴，并用电钻磨去此处骨质，露出二腹肌沟的骨膜。如果是乳突手术中损伤的病例，或者是颅外伤而损伤的病例，则需将外耳道后壁去低去薄，并去除上鼓室外壁，以暴露面神经的水平段。

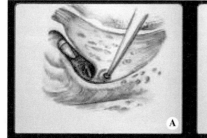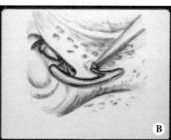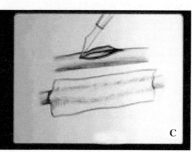

图 64-7　面神经减压术
A. 乳突切开；B. 磨除面神经管骨质，暴露面神经；C. 切开神经鞘

2. 暴露面神经垂直段　沿二腹肌沟骨膜向前磨除骨质，直达茎乳孔后缘，茎乳孔处骨膜呈漏斗状，面神经即位于此漏斗的尖端，用电钻磨除此处的骨质，直到茎乳孔和面神经垂直段骨管的后外侧骨质只剩下极薄的一层时为止，其范围是，上自外半规管下方，下到茎乳孔，垂直段面神经并不呈直线自上而下，而是在中部时稍向深部凹入，操作时器械方向应与面神经平行，磨除骨质时要持续用无菌生理盐水冲洗，以免摩擦生热使骨管局部温度过高而损伤面神经，另外，冲洗还能使术野清晰，保持视野界限清楚，一般来说，贝尔麻痹或垂直段损伤，暴露到此即可。

3. 显露面神经　面神经管暴露清楚后，用小刮匙从茎乳孔开始向上刮挑，去除面神经管的薄骨片，直到面神经拐弯处，从而暴露出垂直段面神经，刮挑骨片时要小心，避免刮匙压迫神经，贝尔麻痹患者早期可见面神经水肿，骨管打开后压力减小，水肿的神经可隆起于骨管之外，神经鞘内也可积液，病程较久，已超过三个月的患者，面神经没有水肿现象，仅较正常者为细，表面粗糙不平，可有结节样改变，说明有退行性变化。

乳突手术或颅底骨折造成的面神经损伤性麻痹，病损常在面神经水平段或垂直段与水平段的转弯处，因此水平段也需予以暴露，先从外耳道后壁，上壁及鼓沟后部分离外耳道皮肤和鼓膜，去除"骨桥"及上鼓室外壁，取除砧骨。剪下锤骨头，鼓膜及外耳道皮肤，骨膜推向前下，此时即可将面神经水平段骨管显露清楚，此段面神经管壁甚薄，可用小刮匙或小弯头剥离子将骨管壁小心刮剥除去，去除骨质的范围，应包括刮损伤或骨折处的两端，到面神经显示正常处为止，若神经完整但有水肿或被骨片、血肿压迫，则可将骨片、血肿去除，再切开神经鞘，若神经已断裂而不能吻合时，应做面神经修补术。

4. 切开神经鞘　面神经水肿的病例，去除骨管后还必须打开神经鞘，才能达到减压要求，有人比喻，骨管和神经鞘好比套在面神经外面的紧身衣，若只打开骨管而不切开神经鞘，等于只脱去一件，达不到完全减压的目的。只作垂直段减压时，可用锋利小弯刀从茎乳孔处向上切开神经鞘直到水平半规管下方。切开后，用温热无菌生理盐水冲洗术腔，清除骨屑、血块，术腔内不放任何敷料，缝合切口即可。若作水平段减压时,切开神经鞘后,将鼓膜与镫骨小头黏接(因钻骨,锤骨已去除),耳道内充填纱条,以保持鼓膜的位置,如果在乳突手术之后,则切开外耳道皮肤,形成耳道皮瓣,向后翻盖在神经表面,皮肤不够时应予植皮,以便完全覆盖暴露的面神经,鼓膜穿孔及听力问题,可按一般中耳成形术处理原则处理。

二、面神经修复术

可在全麻或局麻下进行。根据面神经损伤的程度,常用修补面神经的方法有两种。

1. 神经断端吻合术 手术中发生的面神经损伤,如果面神经虽已断裂,但断端处没有瘢痕和新生的肉芽组织,断端可以自行吻合,则可清除骨折片和血肿,解除对神经的压力,将神经两断端对合即可。因神经仍在骨管中,故不须缝合固定。其他处理与面神经减压术相同。

2. 神经移植吻合术 面神经暴露后,若发现它不仅有断裂,而且两断端处已有瘢痕或神经瘤,则应做到神经移植吻合术。①清除损伤处周围的肉芽组织及碎骨片等,使神经暴露良好,用锐利的小刀很整齐地切除瘢痕或神经瘤,并测量两断端的距离。②取同侧大腿的股外侧一段皮神经(稍长于所需长度),注意勿使其受损伤,将移植神经腔清洗干净。使移植神经的上端与面神经的近端相吻合,然后将其放入面神经骨管槽内,要求有足够的长度并绝对吻合,使其能很好地接触生长,在两断处滴几滴凝血酶,用以减少出血,使血清能在此处胶合面神经断端并粘连固定。③将外耳道皮瓣或移植片盖在面神经表面,术腔内用碘仿纱条轻轻填压,注意勿使面神经受压,切口按常规缝合。④对不能在骨管内很好对合的断端,最好用细线缝合,缝合吻合处神经鞘膜2~3针即可,注意切不可缝神经纤维,以便能很好地吻合。

三、内淋巴囊减压术

【定义】 通过去除后颅窝骨板的大部分使内淋巴囊得以扩张,并切开其外壁,放置硅橡胶管于囊内,使内淋巴引流到乳突腔,从而缓解膜迷路积水时,内淋巴液引流障碍所产生的眩晕,听力下降等症状的一种手术。

【适应证】 难治性梅尼埃病,具有可用听力者。

【手术方法】

(1) 完成乳突轮廓化术,认清外半规管、乙状窦和颅中窝硬脑膜,暴露窦脑膜角,确认颈静脉球并将其轮廓化,辨认后半规管,但不要磨出蓝线。

(2) 显露内淋巴囊,内淋巴囊位于乙状窦之前,后半规管之后,其位置相当于外半规管的前后轴延长线上,磨除乙状窦和后半规管之间的骨质,将乙状窦

骨板与颅后窝骨板的骨质逐渐分离,采用中隔剥离子轻轻下压露出的后颅窝硬脑膜,以确认内淋巴囊进入前庭导水管的部位,可采用微型剥离子,沿着后颅窝硬脑膜由上方向下方滑动,当遇到阻力无法通过时即断定为内淋巴囊,另一种方法是根据内淋巴囊的颜色特征来辨认,它与发黄的硬脑膜相比,颜色相对较白。

(3) 切开内淋巴囊,用小刀由后向前切开其外壁,放置硅橡胶小管于囊内。

(4) 关闭术腔:术腔的深部放置一大块明胶海绵,将分离的骨膜覆盖于术腔,缝合皮下组织及皮肤,包扎伤口。

四、听神经瘤手术

【定义】 听神经瘤:是由第八对脑神经的前庭分支外层的鞘膜细胞所长出的一种良性肿瘤。通常是单侧且非遗传性,生长缓慢,初期可表现为耳鸣、耳聋或眩晕等,多为听神经受刺激或破坏症状,随着肿瘤的逐渐生长,可压迫周围组织,逐渐出现患侧面部麻木、痛觉和角膜反射减退,甚至共济失调等症状。

【手术入路】

1. 枕下径路 适用于听神经瘤较大,听力正常的患者。

2. 迷路径路 适用于听力已经丧失或极差的听神经瘤患者。

3. 经颅中窝径路 适用于听神经瘤较小,术前有较好听力的患者。

4. 联合径路 适用于巨大的听神经瘤或者手术难度较大的听神经瘤。

具体的手术径路应根据肿瘤的大小、部位、听力状况及患者的实际情况而定,采取不同的径路。

【手术方法】 经迷路听神经瘤切除术如下。

1. 切口 切口弧度要偏乙状窦后,通常距耳廓后沟2~4cm。沿颞线,乳突尖上0.5cm处各作一道水平肌骨膜切口。连接上下切口后端,切断相当乳突后缘处的肌骨膜,形成蒂部在耳道软骨段后方的肌骨膜瓣。

2. 行扩大乳突根治术 轮廓化颅中窝脑板和乙状窦板并保留薄层骨片。磨除乙状窦后2~3cm范围的骨质。将颅中窝脑板磨成斜坡样。将窦脑膜角磨呈宽阔状态。磨除乳突内所有气房,充分开放鼓窦。辨认并轮廓化面神经,但不要使其裸露。一旦确认了面神经的走行方向,即可安全地切除面神经后组气房,循乙状窦追踪找到颈静脉球。

3. 磨除覆盖在乙状窦表面的薄层骨板及乙状窦后面的骨质 用吸引器轻轻下压乙状窦,使用中隔剥离子将乙状窦前方的后颅窝硬脑膜与其表面覆盖的骨板分离。然后磨除后颅窝骨板。到达了后半规管水平后,用锐利尖刀的刀刃对准骨面切断从后半规管

的内侧进入两层硬脑膜之间的内淋巴管,使后颅窝硬脑膜进一步能够回缩。将颅中窝硬脑膜与颅中窝骨板剥离后,使用咬骨钳切除颅中窝骨板。

4. 迷路切除 最开始是由外半规管开始进行。然后再开放后半规管,最后开放前半规管。注意要保留外半规管的前部,用来保护处于半规管低位的面神经。也要保留前半规管和外半规管的壶腹内侧壁,一则可以保护面神经迷路段,二则可以作为壶腹上神经的标志和定位内听道上界的标志。充分开放前庭。切勿磨除前庭底部,因为这样可以避免进入内听道底。面神经紧临前庭,在其外侧走行,过多磨除前庭顶部也会损伤面神经。

5. 确认内听道的下界和上界,暴露内听道 前半规管壶腹可以作为定位内听道上界的标志。定位内听道下界,可以通过磨除位于下方的颈静脉球和内听道上界的假想平面之间的面神经后组气房的骨质来完成。磨除位于颅中窝脑板和内听道上界之间的骨质。完全暴露内听道硬脑膜,分别磨除内听道上方和下方骨质使其成为浅槽样。

6. 辨认面神经 在内听道底平面,向下方磨除内听道后面的骨质。这样就可以显露出下方的前庭神经。进一步磨除骨质,在最上平面就可以见到横嵴。横嵴将前庭上、下神经隔开。前庭上神经离开内

听道底时位于外侧,进入到一个细的骨管内,成为壶腹上神经,支配外半规管的壶腹。用钩针将壶腹上神经在内听道底分离。钩针尖端朝向下方,这样就可以将壶腹上神经从骨管中分离。一边进行此步操作时,一边就可以见到 Bill 嵴,它位于壶腹上神经前方,在进行此步操作时,Bill 嵴就可以起到保护位于 Bill 嵴前方的面神经的作用。在带侧孔吸引器头帮助下,用钩针继续将壶腹上神经与面神经分离,并将壶腹上神经推向内侧。这样就可以清楚地看到面神经进入面神经迷路段骨管,评估肿瘤侵犯面神经迷路段骨管的范围。

7. 切开硬脑膜,显露肿瘤 上方的硬脑膜切口要平行于岩上窦,并且在岩上窦的下方,紧贴磨除骨板的骨缘。下方的切口开始于乙状窦的远端部分的前方,沿着乙状窦和颈静脉球的走行止于内听道口,与上方的切口汇合。接下来要开放内听道的硬脑膜。用剪刀剪开内听道口平面的内听道硬脑膜。

8. 切除肿瘤 仔细分离肿瘤与脑干和小脑的粘连,若有血管联系,电凝处理后切断,较大的肿瘤应做囊内分次切除,然后取出包膜。最后去除鼓窦入口处的砧骨,鼓窦入口处填塞骨膜组织,避免脑脊液耳漏。

(阮 标)

第七篇 头颈疾病与颅底科学

第六十五章 头颈与颅底应用解剖学

第一节 概 述

颈部位于头部与胸部之间,以颈椎为支撑,连接头、躯干和上肢,前方有呼吸道、消化道的颈段,两侧有斜行的大血管和神经至颈根部,颈根部有胸膜顶和肺尖。颈部诸结构之间填有大量的疏松结缔组织,并形成若干与临床疾病诊治有密切关系的筋膜和筋膜间隙。颈部外形与性别、年龄、体型等有密切关系,女性和小儿颈部的皮下脂肪较厚,轮廓较圆,瘦体型颈细而长,胖体型颈粗而短。颈部的活动范围颇大,移动时颈的长度和各器官的位置都有所改变。头后仰时,颈前部变长,颈段气管与皮肤接近;头旋转时,喉、气管和血管移向旋转侧,而食管移向对侧。颈部的淋巴结较多,主要排列在血管和器官的周围,因此,颈部癌瘤沿淋巴道扩散时,累及的范围颇为广泛。做根治手术时,清扫的范围也需要相应地扩大。

一、颈部的境界与分区

(一) 境界

上界为下颌骨下缘、下颌角、乳突尖、枕骨上项线和枕外隆凸的连线;下界为胸骨上切迹、胸锁关节、锁骨、肩峰至第七颈椎棘突的连线。

(二) 分区

颈部以斜方肌前缘为界分为前、后两部。斜方肌前缘以前的部分称为颈前外侧部或称固有颈部,即狭义的颈部;斜方肌前缘以后的部分称为颈后部或称项部。为了便于临床详细准确地描述,又可按颈部的重要肌性标志分为许多三角区。颈部由胸锁乳突肌分为颈前三角和颈后三角,颈前三角又分为颌下三角、颏下三角、颈动脉三角和肌三角,颈后三角又分为锁骨上三角和枕三角(图65-1)。

1. 颌下三角 位于二腹肌前腹、后腹和下颌骨下缘之间。

2. 颏下三角 位于两侧二腹肌前腹与舌骨之间。

3. 颈动脉三角 位于胸锁乳突肌前缘、二腹肌

后腹与肩胛舌骨肌上腹之间。

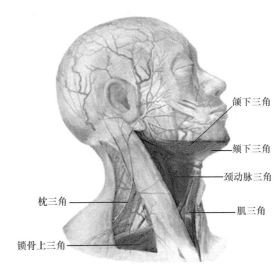

图65-1 颈部分区

4. 肌三角 位于胸锁乳突肌前缘、颈前正中线与肩胛舌骨肌上腹之间。

5. 锁骨上三角 位于胸锁乳突肌后缘、肩胛舌骨肌下腹与锁骨之间。

6. 枕三角 位于胸锁乳突肌后缘、肩胛舌骨肌下腹与斜方肌之间。

二、颈部的表面解剖及体表标志

颈部有许多在临床上有重要意义的标志和重要结构的体表投影。

(一) 表面标志

1. 舌骨 双目平视时,舌骨体平下颌正中线最低点下缘,其后方平对第3颈椎。舌骨的变化很大,可随吞咽和发音上下移动。胚胎发育畸形出现的瘘管,若高于舌骨平面的,均来自第一对鳃沟,低于舌骨平面的可来自第2~5对鳃沟。在行甲状舌管囊肿切除手术时,常需将舌骨体中部截除,以达到减少复发的目的。舌骨大角上缘是手术中寻找和结扎舌动脉的标志。

2. 甲状软骨 位于舌骨体下方,其间由甲状舌

骨膜相连。男性成人的甲状软骨有明显的喉结,妇女和小儿的喉结不明显,但也可摸到。甲状软骨上缘正对第 4 颈椎,此平面为颈总动脉分叉处及颈外动脉发出甲状腺上动脉的部位(图 65-2)。

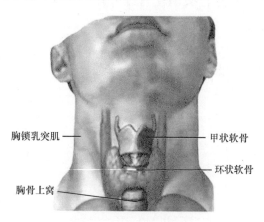

胸锁乳突肌 —— 甲状软骨

—— 环状软骨

胸骨上窝 ——

图 65-2 颈部体表标志

3. **环状软骨** 相当于第 6 颈椎水平,在此平面,椎动脉穿入第 6 颈椎横突孔,肩胛舌骨肌下腹跨越颈动脉鞘前方。环状软骨与甲状软骨之间可摸到一条横裂,是环甲膜所在处。该处可行环甲膜穿刺或紧急切开以解除突发喉阻塞。

4. **颈动脉结节** 即第 6 颈椎横突前结节,位于环状软骨的两侧,相当于胸锁乳突肌前缘中点的深处。在此处以拇指向后加压,可将颈总动脉压向颈动脉结节,作为头部出血的暂时压迫止血点。

5. **胸锁乳突肌** 位于颈侧部,是颈部外科的重要标志。该肌的胸骨头与锁骨头之间有一凹陷,称为锁骨上小窝。在锁骨下缘,胸锁关节的上方,左侧有颈总动脉,右侧有头臂动脉的分叉。

6. **胸骨上窝** 是位于胸骨上切迹上方的凹陷,是触诊气管的部位。

7. **锁骨上窝** 为紧邻锁骨上方的凹陷,在窝中可摸到第 1 肋骨。臂丛自内上向外下经过此窝的上外侧部,在瘦体型者可以摸到。锁骨上臂丛阻滞麻醉术,通常在锁骨中点上方 1~1.5cm 处进针。紧靠锁骨上内方可摸到锁骨下动脉的搏动。在吸气性困难时,此窝加深,是“三凹征”之一。

(二) 表面投影

(1) 颈总动脉(common carotid artery)和颈外动脉(external carotid artery)自胸锁关节,沿胸锁乳突肌前缘向上至乳突尖与下颌角之间中点作一连线,该连线平甲状软骨上缘分界,以下为颈总动脉投影,以上为颈外动脉投影。颈内动脉(internal carotid artery)自甲状软骨上缘水平,沿胸锁乳突肌前缘至下颌髁状突后缘连线。颈内静脉(internal jugular vein)自耳垂沿胸锁乳突肌前缘至锁骨内端的连线,此线与颈总动脉投影线平衡,但居其外侧。

(2) 颈外静脉(external jugular vein)位于下颌角至锁骨中点的连线上。

(3) 副神经(accessory nerve)自胸锁乳突肌前缘上、中 1/3 交点,经胸锁乳突肌后缘中点,至斜方肌前缘中、下 1/3 交点的连线,为其体表投影线。

(4) 肺尖和胸膜顶:位于锁骨内侧 1/3 的上方,相当于胸锁乳突肌胸骨头与锁骨头之间,其最高处一般距锁骨上缘 2~3cm。在颈根部施行臂丛阻滞麻醉或针刺治疗时,不应在锁骨内侧 1/3 上方进针,以避免发生气胸。

(5) 锁骨下动脉:相当于自胸锁关节向上外至锁骨中点的弧线,线的最高点距锁骨上缘约 2cm。

(6) 臂丛(brachial plexus)位于由胸锁乳突肌后缘中、下 1/3 交点至锁骨外、中 1/3 交点的连线稍内侧。

第二节　颈部的肌肉

颈部的肌肉众多,层次也较多,现将与临床实用有关的肌肉介绍如下。

1. **胸锁乳突肌** 胸锁乳突肌(sternocleidomastoid muscle)斜行位于颈部两侧,内外二头分别起自胸骨柄前面和锁骨内 1/3 处,二头会合后斜向后上方止于乳突外侧和上项线外侧部。其浅面有颈外静脉斜行向下,深面有颈动脉鞘。此肌受副神经和第 2、3 颈神经前支支配,其功能为一侧肌收缩可使头向同侧倾斜,面转向对侧,两侧收缩可使头后仰。

2. **舌骨上肌群** 位于下颌骨、颅底与舌骨之间,共有 4 块肌肉。

(1) 二腹肌(digastric muscle):位于下颌骨下方,有前后二腹,前腹起自下颌骨二腹肌窝,斜向后下;后腹起自颞骨乳突切迹,斜向前下,两腹会合后形成中间腱并固定于舌骨体。

(2) 下颌舌骨肌(mylohyoid muscle):位于二腹肌前腹深部,起自下颌骨内侧面,斜行向下止于中线及舌骨。

(3) 颏舌骨肌(geniohyoid muscle):位于下颌舌骨肌深部,起自颏棘,止于舌骨。

(4) 茎突舌骨肌(stylohyoid muscle):起自茎突,止于舌骨。

3. **舌骨下肌群** 位于舌骨下正中两旁,共 4 对。

(1) 胸骨舌骨肌(sternohyoid muscle):起自胸骨柄后面,止于舌骨体下缘。

(2) 胸骨甲状肌(sternothyroid muscle):位于胸骨舌骨肌深面,起自胸骨柄后面,止于甲状软骨斜线。

(3) 甲状舌骨肌(thyrohyoid muscle):起自甲状软骨斜线,止于舌骨体和舌骨大角下缘,下接胸骨甲状肌。

(4) 肩胛舌骨肌(omohyoid muscle):分为上、下

腹及中间腱,下腹起自肩胛骨缘,向前上行至胸锁乳突肌下段的深面,止于中间腱,上腹起自中间腱,略垂直上行,止于舌骨体下缘(图 65-3)。

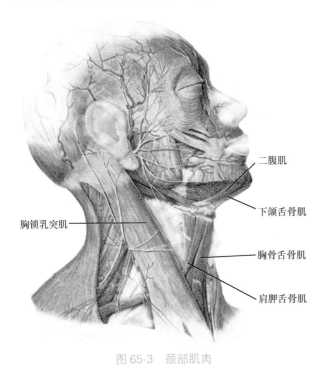

图 65-3 颈部肌肉

第三节 颈部的血管

1. 颈总动脉 颈总动脉(common carotid artery)是头颈部的主要动脉干,右侧起自无名动脉(头臂干),左侧起自主动脉弓。两侧颈总动脉经胸锁关节后方,在胸锁乳突肌前缘深面,沿气管、喉外侧斜向后上行走,至甲状软骨上缘平面,分为颈内动脉和颈外动脉。颈总动脉外侧有颈内静脉,两者的后方有迷走神经,三者包于颈动脉鞘内。

2. 颈内动脉 自颈总动脉分出后,始居颈外动脉之后外侧上行,继而转向颈外动脉后内侧,垂直向上达颅底,经颈动脉管入颅中窝,主要分布于脑和视器。颈内动脉(internal carotid artery)在颈部无分支。

3. 颈动脉体和颈动脉窦 颈动脉体(carotid body)位于颈内、外动脉分叉处的后方,借结缔组织连接于动脉壁上,属化学感受器,感受血液中二氧化碳浓度变化,反射性地调节呼吸运动。颈动脉窦(carotid sinus)为颈内动脉起始处膨大部分,其内有特殊的感觉神经末梢,属压力感受器,当动脉血压升高时,即引起颈动脉窦扩张,刺激压力感应器,自中枢发放神经冲动,通过中枢反射性地引起心跳减慢,末梢血管扩张,起到降压作用。

4. 颈外动脉 自颈总动脉发出后,初居颈内动脉的内侧,继而转向其外侧,向上经二腹肌后腹和茎突舌骨肌深面上行,至下颌颈平面分为颞浅动脉和上颌动脉两个终支。颈外动脉(external carotid artery)自下向上发出的主要分支有:甲状腺上动脉、咽升动脉、舌动脉、面动脉、颞浅动脉和上颌动脉等(图 65-4)。

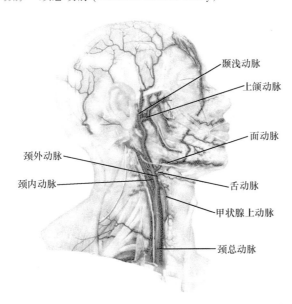
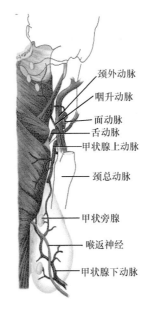

图 65-4 颈部动脉

5. 颈内静脉 颈内静脉(internal jugular vein)起于颈内静脉孔,为乙状窦的延续,出颅后进入颈动脉鞘内,始居颈内动脉的后方,继而位于其外侧,沿颈总动脉外侧下行,下端与锁骨下静脉会合形成无名静脉。在舌骨大角稍下方,颈内静脉接受面总静脉、舌静脉等属支,在甲状软骨上缘平面,接受甲状腺上静脉属支(图 65-5)。

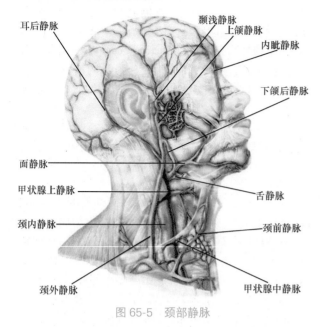

图 65-5　颈部静脉

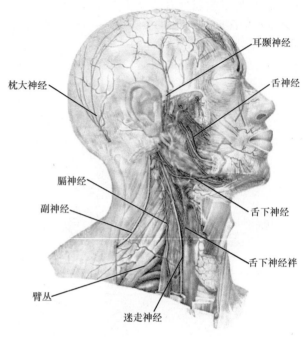

图 65-6　颈部神经

第四节　颈部的神经

1. 颈丛及膈神经　颈丛（cervical plexus）由颈神经 1~4 的前支组成，位于中斜角肌和肩胛提肌的前方，胸锁乳突肌上部的深面。颈丛发出皮支和肌支，皮支主要有枕小神经、耳大神经、颈皮神经、锁骨上神经等。这些神经分布于枕部、耳廓周围、颈前部、锁骨区等皮肤。颈丛皮支在胸锁乳突肌后缘中点穿出，颈丛麻醉时以此点作神经阻滞麻醉。颈丛肌支发出颈神经降支及膈神经（phrenic nerve）等，支配颈部深肌、肩胛提肌、舌骨下肌群和膈肌。

膈神经由第 3~5 颈神经的前支组成，由颈丛肌支发出后，自前斜角肌上端外侧，沿该肌前面下行至内侧，然后于锁骨下动、静脉之间进入胸腔，膈神经受损后主要表现为膈肌瘫痪，腹式呼吸减弱或消失。膈神经受刺激时，可发生呃逆（图 65-6）。

2. 臂丛　臂丛（brachial plexus）由颈 5~8 和胸 1 的前支组成，在斜角肌间隙中穿出后，形成三个干，即上、中、下干，各干又分前支和后支，上干和中干的前支形成外侧束，下干前支形成内侧束，三干的后支合成后侧束。三束在锁骨中点处共同进入腋窝，并从内、外、后围绕腋动脉。臂丛的主要分支有胸长神经、胸背神经、胸前神经、肌皮神经、正中神经，这些神经分布至胸、肩、颈和上肢的皮肤。臂丛在锁骨中点上方比较集中，而且位置较浅，临床上常以此点作臂丛传导阻滞麻醉。

3. 迷走神经　迷走神经（vagus nerve）自延髓后外侧出脑，经颈静脉孔出颅后，在颈动脉鞘内于颈内动脉和颈内静脉之间的后侧下行，在舌骨大角处发出喉上神经，分为内外两支，内支与喉上动脉同行，穿甲状舌骨膜入喉，支配声门裂以上的喉黏膜感觉。外支细小，支配环甲肌。迷走神经继续下行，进入胸腔后发出喉返神经，两侧喉返神经路径不同，右侧绕经锁骨下动脉的前下后，左侧绕过主动脉弓前下后再折向上行，沿气管食管沟上行，在环甲关节后方进入喉内，支配除环甲肌以外的全部喉内肌及声门裂以下的喉黏膜（图 65-7）。

4. 副神经　副神经（accessory nerve）由延髓根和脊髓根组成，延髓根经颈静脉孔出颅后组成副神经的内支，加入迷走神经，支配咽喉横纹肌。脊髓根出颅后组成副神经的外支，先在颈内静脉的前外侧下降，继而在胸锁乳突肌深面下行，在其后缘近中点处穿出，并沿颈深筋膜浅层与椎前筋膜之间斜向下外，达斜方肌前缘中、下 1/3 交界处。副神经为胸锁乳突肌及斜方肌的运动神经，其周围有淋巴结包绕。

5. 舌下神经　舌下神经（hypoglossal nerve）由舌下神经核发出，经舌下神经管出颅，在迷走神经外侧、颈内动脉、静脉间下行，继而绕过颈内、外动脉表面向前，经二腹肌后腹深面进入颌下间隙，在颌下腺深面向前上行走，分布于舌，支配全部舌内肌及部分舌外肌。一侧舌下神经受损时，伸舌时舌尖偏向患侧，同侧舌肌萎缩。

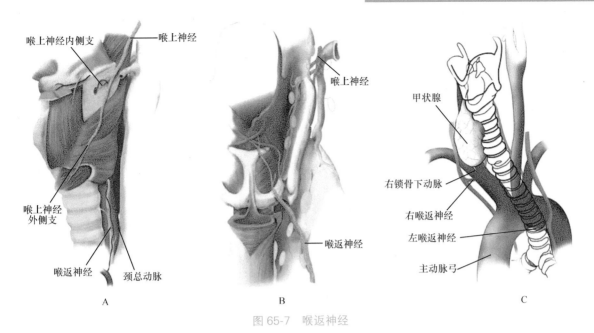

图 65-7　喉返神经

6. 舌咽神经　舌咽神经（glossopharyngeal nerve）出静脉孔后，位于迷走神经和副神经的前外侧，颈内静脉的前内侧，随后斜向前下，位于颈内动脉与颈内静脉之间，达茎突处再沿茎突咽肌走行，经咽上、中缩肌间进入咽部，在咽壁上分散为终末支。其分支如下。①鼓室神经，经鼓室下壁进入鼓室，发出许多分支，在鼓室内侧壁与交感纤维共同形成鼓室丛。其终末支为岩小神经，内含管理腮腺的副交感节前纤维，经鼓室上壁出鼓室，再经卵圆孔到颞下窝，入耳神经节交换神经元后分布于腮腺。②咽支，有3~4支，参与构成咽丛，分布于咽的肌肉和黏膜。③颈动脉窦支，为颈动脉体及颈动脉窦的传入纤维。④舌支，为舌咽神经的终末支，有数支，位于舌神经上方，舌骨舌肌的深面，分布于舌后1/3黏膜，司一般内脏感觉和味觉。舌咽神经损伤后的表现为咽与舌后1/3的感觉障碍，咽反射减退或消失，舌后1/3味觉丧失。

7. 颈部交感神经　颈部交感神经（cervical sympathetic nerve）位于颈血管鞘的后方，颈椎横突的前方，每侧有上、中、下三个交感神经节，颈上神经节最大，呈梭形，位于第2、3颈椎横突的前方，其主要分支有颈内动脉丛，此丛伴颈内动脉进入海绵窦，在颈内动脉内口处，颈内动脉丛发出岩深神经，经翼管神经达蝶腭神经节，分布到口、鼻黏膜的腺体及血管。在海绵窦内，颈内动脉丛还发出分支穿过眶上裂进入眼眶，支配瞳孔开大肌、上下睑平滑肌等。颈中神经节最小，常缺如，位于第6颈椎横突的前方。颈下神经节形状不规则，位于第7颈椎横突和第1肋软骨之间的前方，颈动脉的后方，常与第1胸节合并为星状神经节。当外伤、肿瘤等损伤或压迫颈交感神经节时，可出现 Horner 综合征，表现为上睑下垂，瞳孔缩小及病侧的面部血管扩张和不出汗。

第五节　颈部筋膜及筋膜间隙

充填于颈部各器官间的结缔组织统称为深筋膜，由于颈部器官较多，分布于其间的筋膜也较复杂。各层筋膜之间可以形成筋膜鞘（囊）或筋膜间隙，颈部器官、血管、神经、淋巴管和淋巴结等均受筋膜包裹并沿筋膜间隙走行，掌握筋膜及筋膜间隙的知识，有助于外科医生在手术时帮助寻找血管神经、辨认器官和选择合理的操作途径。在病理情况下，筋膜鞘能存储脓液，筋膜囊内的脓肿或出血可压迫重要器官，又可沿筋膜间隙的方向蔓延（图65-8）。

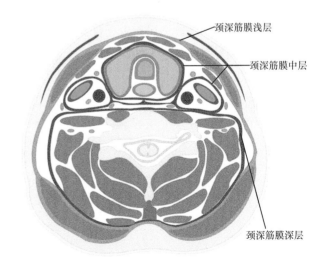

图 65-8　颈部筋膜间隙

（一）颈部筋膜

颈部筋膜分为颈浅筋膜和颈深筋膜，颈深筋膜又分浅、中、深三层。

1. 颈浅筋膜 位于颈部皮下组织深层,包绕全颈。在颈前区的浅筋膜内有一层较薄的肌层组织称为颈阔肌。

2. 颈深筋膜 此层筋膜有分三层。

(1) 颈深筋膜浅层:又称封套筋膜或包被筋膜,像一个圆筒形的套子,环绕颈部(图65-9)。

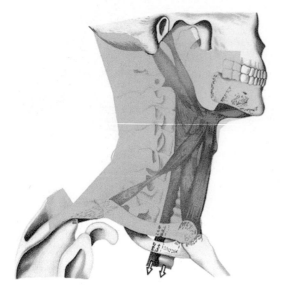

图65-9 颈深筋膜浅层

此筋膜上方附着于枕外隆凸、上项线、乳突、颧弓和下颌骨下缘,下方除与背部深筋膜续连外,还附着于肩峰、锁骨和胸骨柄。在后方,筋膜附着于项韧带和第7颈椎棘突,向两侧延伸至斜方肌后缘处,分为两层包裹该肌形成斜方肌鞘;至斜方肌前缘处两层融合成一层向前覆盖颈外侧部,形成颈后三角的外侧壁。达胸锁乳突肌后缘处,又分成两层包裹该肌形成胸锁乳突肌鞘,到胸锁乳突肌前缘再融合成一层,至颈正中线处,与对侧交织融合成颈白线。

封套筋膜在舌骨上方覆盖口底,并在下颌下腺处分为浅、深两层包裹下颌下腺,构成该腺的筋膜鞘;筋膜到腮腺处也分浅深两层形成腮腺鞘。浅层与腮腺紧密连着,并形成腮腺咬肌筋膜,附着于颧弓;深层与颊咽筋膜相延续,附于颅底。

封套筋膜在舌骨下方又分为浅深两叶。浅叶向下附着于胸骨柄和锁骨前缘;深叶又称肩胛锁骨筋膜,包绕舌骨下肌群形成舌骨下肌群筋膜鞘,向下附着于胸骨柄和锁骨的后缘。在胸骨柄上方,封套筋膜浅、深叶之间形成胸骨上间隙。

(2) 颈深筋膜中层:又称内脏筋膜或颈内筋膜,包绕颈部脏器、喉、气管、咽、食管、甲状腺和甲状旁腺等。筋膜在气管和甲状腺前方形成气管前筋膜和甲状腺假被膜囊,两侧形成颈动脉鞘,后上部形成颊咽筋膜。

1) 气管前筋膜:气管前筋膜上方附着于舌骨、甲状软骨斜线和环状软骨弓,向下越过气管的前面和两侧进入胸腔,至上纵隔与纤维心包融合。气管前筋膜在环状软骨外侧面的部分增厚,使甲状腺固定于喉部,故又称甲状腺悬韧带。

2) 甲状腺假被膜囊:虽然有些文献称之为甲状腺前筋膜,事实上它包绕整个甲状腺,只不过前部筋膜较为致密坚实,后部较为薄弱而已。因此,当甲状腺肿大时,多趋向于往后方扩展,绕气管和食管的两侧,甚至可伸延到它们的后方。

3) 颈动脉鞘:简称颈鞘,包绕颈总动脉(或颈内动脉)、颈内静脉和迷走神经,上起颅底,下达纵隔。鞘内有纵行的纤维隔,把动、静脉分开。迷走神经在动、静脉之间的后部。纤维鞘包绕动脉的部分较厚,包绕静脉的部分较薄(图65-10)。

4) 颊咽筋膜:颊咽筋膜上部覆盖咽壁的后外面和颊肌的外面,上方附于颅底。颊咽筋膜向下形成食管后方的筋膜,并随食管进入后纵隔内(图65-11)。

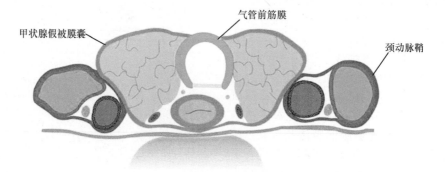

图65-10 颈深筋膜中层及颈动脉鞘

(3) 颈深筋膜深层:又称椎前筋膜,覆盖在椎前肌和椎体的前面。上方附于颅底,下方在第三胸椎平面与前纵韧带相融合。两侧覆盖前、中斜角肌和提肩胛肌等构成颈后三角的底,向后与颈后部肌膜相续。

臂丛神经干和锁骨下动脉穿出斜角肌间隙时,携带这层筋膜延伸至腋窝,形成腋鞘。在此筋膜的深面还有交感干和膈神经(图65-12)。

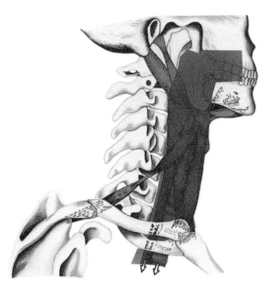

图 65-11　颈深筋膜中层及颊咽筋膜

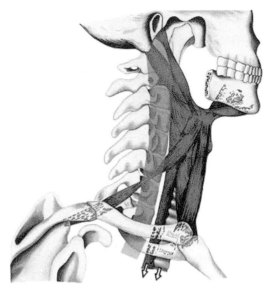

图 65-12　颈部筋膜深层

（二）筋膜间隙

上述各层筋膜,除形成肌鞘和腺的包囊外,还在颈部形成有临床意义的一些间隙。

1. 胸骨上间隙　又称 Burn 间隙,位于胸骨上方,在颈封套筋膜浅、深两叶之间。间隙内有颈浅静脉弓、淋巴结和脂肪组织。

2. 气管前间隙　位于气管前筋膜与气管之间,向下通上纵隔,含有丰富的淋巴管和一些小淋巴结。间隙下部还有甲状腺奇静脉丛、甲状腺下静脉,偶有甲状腺下动脉和头臂动脉通过。小儿胸腺的上部也位于此间隙内。气管前间隙内的感染可沿此蔓延到上纵隔;前纵隔的气肿也可沿此间隙上延到颈部。气管切开时也必须经过此间隙。

3. 咽后间隙　此间隙的下部又称食管后间隙,位于颊咽筋膜与椎前筋膜之间,在正中缝处,有细薄的翼状筋膜将咽后间隙分隔为左、右互不相通的两半,故咽后间隙的脓肿常位于咽后壁中线的一侧。感染若循食管后间隙向下蔓延,可达后纵隔间隙。

4. 椎前间隙　位于脊柱与椎前筋膜之间。颈椎结核所致的寒性脓肿常积留于此间隙的中份,形成咽后壁中部的慢性咽后脓肿。脓肿若向下蔓延可至后纵隔,若向两侧可循腋鞘沿锁骨下血管及臂丛蔓延到腋窝,若穿破椎前筋膜可到咽后或食管后间隙。

5. 血管神经间隙　是由颈动脉鞘包围疏松结缔组织而形成的潜在性间隙,间隙内的积血可向下蔓延至前纵隔。'

<h2 style="text-align:center">第六节　颈部淋巴结</h2>

颈部淋巴结包括 5 大群:颏下淋巴结、颌下淋巴结、颈前淋巴结、颈浅淋巴结及颈深淋巴结(图 65-13)。

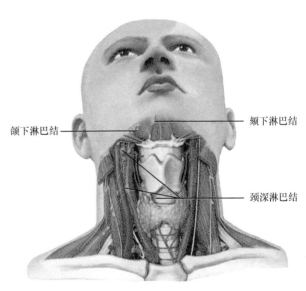

图 65-13　颈淋巴结

1. 颏下淋巴结　位于颏下三角内,有 2~3 个淋巴结,主要收集颏部、舌尖、下颌切牙等处淋巴,其输出管注入颌下淋巴结。

2. 颌下淋巴结　位于颌下三角区,有 4~6 个淋巴结,收集面部、牙龈、舌前部、颏下淋巴管等处的淋巴,最后主要汇入颈深上淋巴结。

3. 颈前淋巴结　分深浅两组。浅组淋巴沿颈前浅静脉分布,深组淋巴结位于喉、环甲膜及气管前,收集喉、气管、甲状腺等淋巴。输出管注入颈深下淋巴结。

4. 颈浅淋巴结　位于胸锁乳突肌浅面,沿颈外静脉排列,收集面部、耳后及腮腺等处的淋巴,注入颈深上淋巴结。

5. 颈深淋巴结　沿颈内静脉排列,以肩胛舌骨肌与颈内静脉交叉处为界,分为颈深上及颈深下淋巴结。

（1）颈深上淋巴结：位于肩胛舌骨肌中间腱以上与颈内静脉之间的淋巴结。收集鼻咽、腭扁桃体、舌部、颏下及颌下淋巴结回流，汇入颈深下淋巴结。

（2）颈深下淋巴结：位于肩胛舌骨肌中间腱以下与颈内静脉之间的淋巴结，可延伸至锁骨下动脉、臂丛和颈横动脉周围，后者称之为锁骨上淋巴结。颈深下淋巴结主要收集头颈部淋巴结，此外还收集部分胸部及上腹部的淋巴管，其输出管左侧汇入胸导管，右侧汇入右淋巴导管或直接汇入颈内静脉。胸、腹部恶性肿瘤细胞可经胸导管由颈干逆行而转移至锁骨上淋巴结，一般腹部及左半胸部器官的恶性肿瘤转移至左锁骨下淋巴结，右半胸部器官的恶性肿瘤转移至右侧锁骨下淋巴结。

第七节　甲状腺及甲状旁腺

一、甲　状　腺

甲状腺（thyroid gland）呈"H"形、棕红色，由两个侧叶和一个峡部组成，侧叶略呈锥形，贴于喉和气管的侧面，上端达甲状软骨中部，下端达第6气管环，侧叶的内侧面借外侧韧带附着于环状软骨，因此，吞咽时甲状腺随喉体上下运动。峡部连接两侧叶，位于第2~4气管环前方。也有自峡部向上伸出一个锥体叶。甲状腺表面覆盖有两层被膜，外层称甲状腺假被膜，为气管前筋膜的一部分，内层称甲状腺被膜，贴于腺组织表面，并伸入腺实质内，将腺组织分为若干小叶。甲状腺存在多种变异（图65-14）。

甲状腺的血管供应十分丰富，有三对动脉和三对静脉，各动脉彼此吻合，静脉在腺体表面吻合成丛，腺体内存在动、静脉吻合。

1. 甲状腺上动脉　多由颈外动脉起始处发出，沿颈总动脉与喉之间向前下方行走，达甲状腺侧叶上端处发出前后支进入腺体。甲状腺上动脉在进入腺体前与喉上神经外支关系紧密，故甲状腺手术时应紧贴甲状腺侧叶上极结扎甲状腺上动脉，以免损伤喉上神经的喉外支。

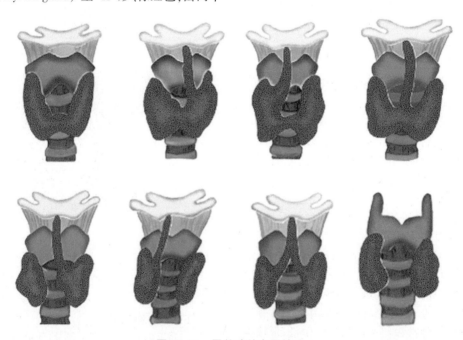

图 65-14　甲状腺的变异情况

2. 甲状腺下动脉　多由甲状颈干发出，向上行走至第6颈椎平面稍下方，急转向内横过颈血管鞘和交感神经干后方，至甲状腺背面发出分支进入腺体。

3. 甲状腺最下动脉　较少见，多发自主动脉弓或无名动脉，沿气管前方上行至甲状腺峡部。

4. 甲状腺静脉　由甲状腺前面形成的静脉丛，汇集成上、中、下静脉。甲状腺上静脉自甲状腺上极合成，并与甲状腺上动脉伴行，汇入颈内静脉或面总静脉。甲状腺中静脉由甲状腺侧叶中、下1/3合成，

汇入颈内静脉。甲状腺下静脉自甲状腺侧叶下极合成，汇入无名静脉。

二、甲　状　旁　腺

甲状旁腺（parathyroid gland）呈扁椭圆形，棕黄色，直径0.6~0.8cm，多为4个，但也可多于或少于4个。上甲状旁腺多位于甲状腺侧叶后面上、中1/3交界处附近，下甲状旁腺多位于甲状腺下极后外侧面（图65-15）。

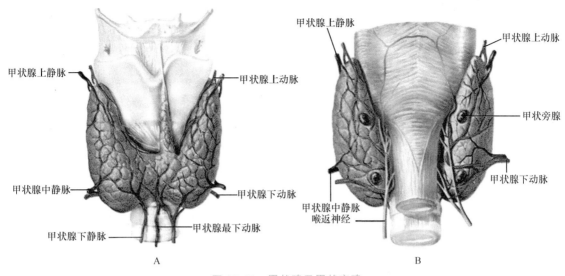

图 65-15　甲状腺及甲状旁腺
A. 正面；B. 背面

第八节　涎　　腺

涎腺又称唾液腺，由腮腺、颌下腺、舌下腺三大对涎腺以及遍布于唇、颊、腭、舌等处黏膜下的小涎腺组成。各有导管开口于口腔。涎腺分泌的涎液为无色而黏稠的液体，进入口腔内则称为唾液；它有润湿口腔，软化食物的作用。唾液内还含有淀粉酶和溶菌酶，具有消化食物和抑制致病菌活动的作用。

一、腮　　腺

腮腺（parotid gland）是最大的一对涎腺，位于双侧耳垂前下方、下颌后窝内及下颌支的深面。其分泌液主要为浆液。其外形呈楔状，浅面为皮肤及皮下脂肪覆盖；深面与咬肌、下颌支及咽侧壁相邻；后面紧贴胸锁乳突肌、茎突和二腹肌后腹；上达颧弓，居外耳道和颞下颌关节之间；下极到下颌角下缘。

面神经分支穿过腮腺实质，面神经浅面的腮腺组织称为腮腺浅叶，面神经深面的腮腺组织称为腮腺深叶。

腮腺被致密的腮腺咬肌筋膜包裹，并被来自颈深筋膜浅层所形成的腮腺鞘分成数个小叶，筋膜在上方和深面咽旁区多不完整，因此，当腮腺化脓时，脓肿多分散，且疼痛较剧烈。

腮腺导管（parotid duct）：由腮腺浅部前缘发出，于颧弓下 1.5 cm 处横行，越过咬肌浅面，穿过颊肌，开口于平对上颌第 2 磨牙相对处的颊黏膜。此导管在面部投影标志即耳垂到鼻翼和口角中点连线的中 1/3 段上。

二、颌　下　腺

颌下腺（submaxillary gland）位于颌下三角，呈核桃状，分泌液主要为浆液，含有少量黏液。颌下腺深层延长部，经下颌舌骨肌后缘进入口内，其导管起自深面，自下后方向前上方行走，开口于舌系带两侧的舌下肉阜。此导管若出现导管结石堵塞，可导致颌下腺炎症。

三、舌　下　腺

舌下腺（sublingual gland）位于口底舌下，为最小的一对大涎腺。分泌液主要为黏液，含有少量浆液。其小导管甚多，有的甚至直接开口于口底，有的与颌下腺导管相通。

第九节　颅底应用解剖学

一、概　　述

颅底的形成是在胚胎早期，先在脊索前端出现软骨组织，并向两侧及前方生长，形成软骨颅底雏形，随后，软骨内出现多个骨化中心，逐渐扩大，相互联合成颅底骨。颅底为软骨成骨，而颅骨其他部分为膜内成骨。颅底骨由七块骨组成：三个不成对的骨，筛板、蝶骨和枕骨，两个成对的骨，额骨和颞骨。颅底既是颅腔的底，又是眼眶、鼻腔、筛窦、蝶窦、鼻咽部和颞下窝的顶。从上向下看，颅底内面以蝶骨小翼后缘和颞骨岩嵴为界，分成三个颅窝，即前颅窝、中颅窝和后颅窝，与之相对应的概念分为前颅底、中颅底和后颅底。

为了有利于制订精确的手术径路,从解剖和临床角度将颅底的下表面进行画线分区,有了侧颅底这一分区。

二、前颅底应用解剖

前颅底是颅底三个凹陷中最高的一个,与眼眶、鼻腔、额窦、筛窦、嗅神经、嗅球和嗅束、视交叉、垂体、大脑额叶及大脑颞叶前端等位置关系密切,因此,具有较重要的临床意义。

前颅底的界限:前颅底由额骨眶部、筛骨筛板、蝶骨小翼和蝶骨体构成,以蝶骨小翼后缘与中颅底分界。

前界:额嵴和额窦后壁。

后界:蝶骨小翼后缘、前床突后缘、视神经管颅口及交叉前沟前缘。蝶骨小翼后缘外侧有时出现一锐利的隆嵴,对额外侧进路垂体手术有妨碍。前床突为小翼后缘向内后方弯曲突出而成,是小脑幕游离缘的附着处。视神经管位于前床突的内侧,其上壁的后段在生后逐渐变薄,新生儿平均厚 2.2mm(在视神经管颅口前 2cm 处测量),而在成人平均为 0.8mm,视神经管的外下壁向背侧并入前床突。此数据对视神经管减压术去除视神经管上壁时有一定的参考意义。

内界:从筛板沿着蝶骨平面延伸到蝶骨鞍结节。

外界:额骨的额鳞。

上界:大脑额叶、嗅球和嗅束。

下界:额骨眶板、内侧是筛窦顶壁和鸡冠,气化好的筛骨和额骨可以不同程度地一直延伸到眶顶和前床突。鸡冠的两侧蜂窝状的骨性结构为筛板,左右各一个,每侧筛板上约有 40 余个小孔,称为筛孔,是嗅神经及筛动脉的通道。额骨眶板及筛板最为薄弱,为骨折好发部位,由于嗅神经的穿行,硬脑膜与筛板粘连紧密,故骨折时容易损伤嗅神经导致嗅觉减退,而且,硬脑膜也常撕裂而导致脑脊液鼻漏。

三、中颅底应用解剖

中颅底位于颅底中部、前颅底的后方,较前颅底深,由蝶骨体的上面和侧面、蝶骨大翼的大脑面、颞骨岩部前面及颞骨鳞部构成,两侧为宽阔的深窝,容纳大脑半球颞叶,其中部狭窄,由蝶骨体构成,上缘呈凹陷状,为垂体所在的垂体窝,又称蝶鞍,两侧部分为蝶骨大翼、颞骨鳞部及顶骨的额角组成,三者相交处为翼点,呈"H"形。

中颅底的界限如下。

前界:蝶骨大翼、小翼后缘及前床突内视交叉沟,大小翼之间由眶上裂分开。

后界:颞骨的岩锥前缘及鞍背。

内界:两侧的岩锥与其内侧的蝶骨体接合。

外界:主要为颞骨鳞部。

上界:大脑颞叶。

下界:主要由颞骨岩部、蝶骨体和蝶骨大翼组成。

中颅底的中央部为蝶骨体,形如马鞍,故又称蝶鞍,鞍的中部凹陷,称为垂体窝,容纳垂体。垂体窝与其下面的蝶窦只隔一层薄骨板,因此,经蝶窦顶壁可以在鼻内镜下施行垂体瘤手术。蝶鞍的两侧有海绵窦,海绵窦是一阔而短的静脉窦,从眶上裂之下内侧端,循蝶骨体旁延至颞骨岩部尖端。左右海绵窦相沟通。海绵窦经眼静脉与内眦静脉相通,经破裂孔导血管和卵圆孔网与翼丛相接。海绵窦内有颈内动脉和外展神经通过,窦的外侧壁有动眼神经、滑车神经和眼神经穿行。

由于蝶鞍、海绵窦、斜坡等结构位于颅中线区,解剖和手术有其特殊之处,这一区域又称为中线区或中央颅底。

四、后颅底的应用解剖

后颅底在中颅底的后下方,为三个颅窝底中最大最深,由蝶骨、颞骨和枕骨构成,顶为小脑幕,向下经枕骨大孔与椎管相通,向上经小脑幕切迹与颅腔的其他部分相联系。颅后窝内尚含有小脑、脑干、后六对颅神经的全部行程和Ⅲ~Ⅵ对颅神经的部分行程,因此,它是颅腔的一个特殊重要部分。颅后窝底占位性病变可使其内容物向下经枕骨大孔、向上经小脑幕切迹形成脑疝;相反,幕上间隙的病灶可使幕上内容物经小脑幕切迹疝入颅后窝。颅后窝疾患可产生脑干,小脑受累症状以及后十对颅神经功能障碍。

后颅底的界限如下。

前界:斜坡和颞骨岩部的后面。

后界:由枕骨和顶骨组成。

内界:枕骨大孔、小脑蚓窝、枕骨内嵴和枕骨隆突。

外界:顶骨。

上界:小脑半球。

下界:枕骨小脑窝、颈静脉孔、舌下神经孔。

五、侧颅底应用解剖

侧颅底是指颅底下面沿眶下裂和岩枕裂各作一延长线,向内交角于鼻咽顶,向外分别指向颧骨和乳突后缘,两线之间的三角形区域(图 65-16)。这个区域有很多重要的神经血管进出颅腔。

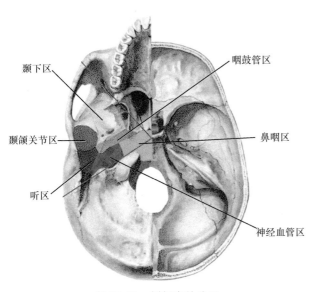

图 65-16　侧颅底的分区

（一）侧颅底的分区

侧颅底包括 6 个区。①鼻咽区：以咽壁在颅底的附着线为界，外侧为咽隐窝，前至翼内板，后达枕骨髁，双侧鼻咽区联合成鼻咽顶。②咽鼓管区：位于鼻咽外侧，为咽鼓管骨部及腭帆提肌附着处，前为翼突基部构成的舟状窝。③神经血管区：在咽鼓管区的后方，有颈内动脉的外口、颈静脉孔、舌下神经孔及茎乳孔。④听区：为颞骨鼓部，后界为茎突，前界为鳞鼓裂。⑤关节区：以颞颌关节囊附着线为界，囊内有下颌骨髁状突。⑥颞下区：在咽鼓管区和关节区之间，其上相当颅中窝，前为眶下裂，外为颞下嵴，内界为茎突，区内有卵圆孔和棘孔、棘孔后为蝶嵴。

（二）侧颅底的肌肉、神经和血管

胸锁乳突肌及二腹肌后腹附着于乳突尖，颈内静脉在胸锁乳突肌深面行走。

1. 颈静脉孔区的神经和血管　颈内静脉在颈静脉孔处向上与乙状窦相延续，颈内静脉在颈静脉窝处膨大形成向上隆起的球状结构，称为颈静脉球，岩下窦在颈静脉窝处汇入颈静脉球。舌咽神经、迷走神经和副神经伴行于颈内静脉前内侧出颈静脉孔。此外，尚有枕动脉脑膜支、咽升动脉脑膜支等血管经颈静脉孔入颅。由于颈静脉孔有着多个重要血管、神经通过，若有病变压迫颈静脉孔时，可出现病侧软腭及咽喉感觉消失，声带及软腭肌麻痹，斜方肌和胸锁乳突肌瘫痪，称为颈静脉孔综合征。

颈静脉球的毗邻关系：①上方与外耳道内端、中耳、后半规管下部、前庭及内耳道外端相毗邻；②前方与颈内动脉、蜗水管、岩下窦、咽升动脉脑膜支相毗邻；③内侧与第 Ⅸ、Ⅹ、Ⅺ 对颅神经及枕骨基板相毗邻；④外侧与面神经乳突段下部相毗邻；⑤向后上移行为乙状窦；⑥颈静脉球向下方移行为颈内静脉。

2. 颈内动脉岩骨部　颈内动脉通过有骨膜被覆的颈内动脉管入颅，该管位于颞骨岩部内，其外口位于颈内静脉孔的前方及茎突内侧，内口位于岩尖。颈内动脉除其入口处有致密纤维带使之与岩骨固定而不易分离外，很容易自颈动脉管内的结缔组织分离。颈内动脉岩骨部分为两段，垂直段（或升段）和水平段。病变如果压迫颈内动脉致供血不足，可出现一过性昏迷及偏瘫。

（1）垂直段的毗邻关系为：①后方与颈静脉窝相毗邻；②前与咽鼓管相毗邻；③前外侧与鼓骨相毗邻；④后外侧与茎突之间有舌下神经经舌下神经管出颅。

（2）水平段：起自膝部，向前行于耳蜗的前方，达岩尖处穿出岩骨。水平段与耳蜗仅隔以薄骨板，顶壁的内侧部由硬脑膜或一薄骨板将颈内动脉与三叉神经相隔。

（王挥戈　田慎之　秦杰升）

第六十六章 颈部检查

第一节 颈部一般检查

检查前详细询问有关病史,检查时让患者取坐位,充分暴露整个颈部及上胸部,在光线充足的诊室依次进行视诊、触诊、听诊等检查。

1. 视诊 观察颈部位置及有无活动受限;有无斜颈或强迫头位;双侧颈部是否对称,有无肿块隆起;有无静脉充盈及血管异常搏动;注意喉结的位置及外形,喉体有无膨大;注意皮肤有无红肿、溃疡、皮疹、瘘口、瘢痕等;注意腮腺、下颌下腺及甲状腺是否肿大。

2. 触诊 在患者完全放松的情况下,检查颈部向前后、左右活动的情况;并按顺序对每个区域进行系统触诊。

(1)颏下及下颌下区:患者取坐位,检查者站在患者对面,一手放在患者枕部,以转动患者头部,另一手用手指掌面在颏下及下颌下区进行触诊,注意有无淋巴结肿大及下颌下腺肿大。

(2)颈前区:首先触诊甲状腺。常用的检查方法为患者取坐位,检查者站在其身后,双手拇指置于患者颈后,双手食指、中指分别触摸甲状腺两侧侧叶,注意其大小、形状、质地,有无肿块及压痛,肿块是否随吞咽上下运动。其次检查气管有无移位、软化等。疑有甲状舌管囊肿者,用拇指及食指触摸囊肿,并嘱患者做伸舌或吞咽动作,以观察囊肿活动情况。喉癌患者疑有喉体受累者,用拇指及中指轻提喉体,左右推动,注意喉体是否膨大,有无活动受限。检查会厌前间隙、喉前、气管前有无淋巴结肿大,注意肿大淋巴结的大小、质地及活动度、单个或多个等。检查者也可坐或立于患者前面进行检查。

(3)颈外侧区及锁骨上区:检查者站在患者对面,一手置患者枕部,以协助颈部转动。另一手深入胸锁乳突肌深面检查颈外侧区。检查颈后三角区时,使患者头部转向检查侧并稍向后倾斜。检查锁骨上区时,检查者站在患者后方,拇指放在患者肩上,其余四指触摸锁骨上窝。注意有无颈部肿块,肿块大小、质地及活动度、单个或多个、散在或融合、有无压痛及搏动。皮肤上有无瘘口,若发现瘘口,可用手指触诊或用探针探查瘘管的深度及方向。

3. 听诊 甲状腺功能亢进的患者因腺体内血流增加,可在甲状腺区内听到持续性、收缩期杂音;颈动脉体瘤者常可于颈动脉三角区听到明显的血管杂音;

颈动脉瘤者,可在颈动脉行程的肿块所在部位听到收缩期杂音;咽和颈段食管憩室者,吞咽时可在颈部相应部位听到气过声;喉阻塞者可听到喉鸣音。

4. 透光试验 在暗室内用不透光圆筒的一端紧贴肿块,用手电筒向肿块另一侧照亮,通过不透光圆筒观察有无红色透光现象。有红色透光现象为阳性,多为囊状水瘤。

第二节 颈部影像学检查

颈部影像学检查手段包括 B 超、X 线、CT/MRI、PET/CT、DSA、放射性核素检查等。

1. 颈部 B 超检查 B 超能了解肿块的大小、形状、数目,内部有无回声表现等,肿块周围有无被膜及与邻近组织的关系等,是一种廉价、无创、应用较为广泛的检查手段之一。彩色超声还可探测肿块的血流信号,了解肿物的血流情况,从而帮助判断肿块的良恶性。

2. 颈部 X 线检查 颈部 X 线正、侧位片可以显示喉、气管腔有无狭窄、阻塞、偏斜、移位及气管有无软化;喉、气管、食管内有无不透光异物;颈部软组织是否肿胀、积脓、气肿及有无不透光异物;咽后、食管后软组织是否肿胀、积脓;颈椎寰枢关节有无脱位,椎间隙有无增宽或变窄,颈椎曲度有无改变。斜位片还可以观察椎间孔的大小及骨赘等。

3. 计算机 X 线断层摄影 颈部计算机 X 线断层摄影(computed tomography,CT)扫描可显示肿块的位置、大小、形状及与周围组织的关系;通过测定 CT 值可大致判断肿块的性质(实性、囊性、混合性或脂肪组织);CT 增强扫描能帮助鉴别血管源性肿瘤与肿大淋巴结的血供情况,还可了解肿瘤与邻近血管的关系。CT 扫描对骨组织的显示较 MRI 清晰,能明确显示颅底、颈椎等部位有无骨质破坏。

4. 磁共振成像 磁共振成像(magnetic resonance imaging,MRI)对软组织的分辨率比 CT 灰阶好,其 T1 和 T2 的特点如下。①信号强度越高,图像亮度越大,越呈白色,反之越呈黑色。组织 MRI 图像显示的灰阶从白到黑的排列顺序是:脂肪、脏器、肌肉、快速流动的空气。②T1 和 T2 与信号强度的关系:T1 越长,信号强度越低,图像越黑。T2 越高,图像越白。颈部先天性囊肿常表现为显著的长 T1 和长 T2。③流空效应:体内流动的液体不产生信号。根据流空效应,不用血管造影剂即可诊断颈动脉瘤、颈动脉体瘤、血管畸形,还可区别血管与肿块或肿大淋巴结。

颈部常见疾病的 CT 和 MRI 表现如下。

(1) 淋巴结转移癌:CT 扫描为孤立或多发性结节影,呈圆形或球形、大小不等的结节,中央呈低密度区,增强扫描时显示结节环形强化(图 66-1),环壁厚度不规则,与周围界限不清。MRI 在 T 加权图像上表现与周围肌肉信号强度相近,而在 T 加权图像上较肌肉增高,结节中央坏死在 T 加权图像上呈较低信号,在 T 加权图像上呈较高信号强度,在 T 加权图像上与 CT 表现相类似。

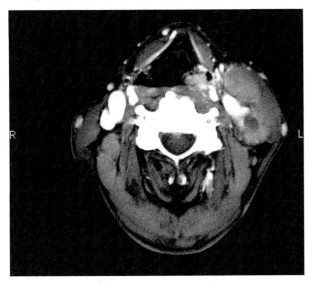

图 66-1 左侧颈部淋巴结转移癌

(2) 神经源性肿瘤:包括神经鞘膜瘤及神经纤维瘤。CT 扫描多呈圆形或椭圆形肿块,边界清楚,包膜光滑,神经鞘膜瘤的包膜较厚,肿块密度均匀,部分肿块显示瘤内囊性变,部分肿块可见钙化。注入造影剂后肿瘤较少强化(图 66-2)。神经纤维瘤包膜不明显,常多发呈丛状结节,密度较周围血管稍低,增强后强

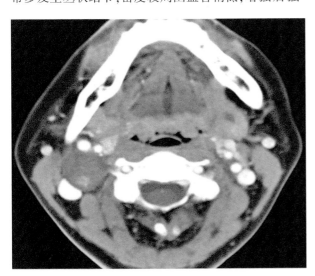

图 66-2 神经鞘膜瘤 CT 扫描图像

化不明显。MRI 轴位上显示神经源性肿瘤多呈圆形或椭圆形,边界光滑,在 T 加权图像上与肌肉组织信号相同,在 T 加权图像上呈稍高信号强度,中央坏死区呈长 T 信号强度,伴有厚壁。矢状位及冠状位可显示肿瘤与邻近大血管的关系。

(3) 甲状腺腺瘤:CT 扫描肿瘤多呈类圆形,单发或多发,大小不等,边界清楚,瘤内呈低密度改变,少数可见钙化;注入造影剂后,病灶可有强化,但密度仍低于周围正常甲状腺组织。MRI 表现为肿瘤边界清楚,与甲状腺组织比较,在 T1 加权图像上呈低信号或等信号强度,在 T2 加权图像上呈高信号强度,如瘤内出血则在 T1 和 T2 加权图像上均表现高信号强度。

(4) 甲状腺癌:CT 扫描早期呈多结节状,迅速发展为团块状或分叶状软组织不均质影,边界不清,可有钙化,增强扫描强度不均匀,坏死区无强化。MRI 表现在 T1 为稍高、稍低或等信号,若瘤内出血,可为高信号;在 T2 加权图像上,信号呈不均匀高信号强度。

(5) 恶性淋巴瘤:CT 扫描早期呈单个或多个结节,后期常融合成较大肿块,与周围组织界限不清,常有压迫推移表现,肿块密度不均匀,增强后多为不均匀强化。MRI 表现为 T1 呈低信号或等信号强度,在 T2 加权图像上呈不均匀的高信号强度。

(6) 颈动脉体瘤:CT 扫描表现颈动脉三角区内可见圆形或椭圆形肿块,边界清,瘤内为软组织密度,增强后呈显著均匀性强化,CT 值可达 90~130Hu,肿瘤边界更加清楚。MRI 表现为 T1 加权图像上显示与邻近肌肉组织相等或稍高的信号强度,T2 加权图像上显示比肌信号强度高。

(7) 脂肪瘤:CT 值为 -80~100Hu 是脂肪瘤在 CT 上的独特表现,与周围正常组织不清,其内可有分隔,邻近组织可有受压移位,小的脂肪瘤无明显包膜,CT 上可能与正常脂肪组织难以区分,需与对侧同一部位进行比较。MRI 表现在 T1、T2 加权图像上显示与正常脂肪组织信号相等或稍高信号。

(8) 脂肪肉瘤:CT 值为 -50~20Hu 不等,瘤内常有坏死、出血等密度不均匀表现,边界不清,增强后周边显著强化,相邻组织受侵犯。MRI 表现为 T1 加权图像上信号较正常脂肪组织低,在 T1、T2 加权图像上信号强度较正常脂肪组织稍高,边界不规则,相邻组织受浸润。

5. 正电子发射断层成像 正电子发射断层成像(positron emission tomography,PET)是目前医学影像最有特色的显像仪器,与 SP-ECT 比较,PET 具有下列特征:①仪器本身空间分辨率高;②采用电子准直的符合计数,灵敏度高;③易进行衰减校正和定量分析;④常用的发射正电子核素为人体生命元素,是葡萄糖、脂肪酸和氨基酸等分子的组成成分,本身参与机体代谢。临床上常用葡萄糖代谢显影,可以从分子水平反映人体正常或疾病时的代谢状态。因代谢变化

发生在肿瘤的非常早期阶段,故肿瘤的代谢变化早于形态变化。因此应用脱氧葡萄糖(FDG)PET 检查要比 CT 扫描敏感,但因前者缺乏精细的解剖定位,其诊断准确性仍较低。FDG PET/CT 是将功能影像 PET 图像与形态学的 CT 图像相结合,形成两种技术的优势互补,对肿瘤的早期诊断具有重要意义。

6. 数字减影血管造影 数字减影血管造影(digital subtraction angiography,DSA)原理是注入造影剂后通过计算机减影,使动脉显影,减影后图像的对比敏感度明显高于未减影图像。DSA 检查对与血管有关的颈部肿块有重要的诊断意义。

(1) DSA 检查的适应证

1) 血管源性疾病:临床上考虑为血管源性的疾病,如动、静脉畸形,动、静脉瘘等行 DSA 检查可进一步明确诊断。

2) 与血管有关的肿瘤:如颈动脉球体瘤、颈静脉球体瘤、蔓状血管瘤等,DSA 检查可明确诊断,了解肿瘤血供情况,并可进行血管内介入治疗。

3) 介入治疗:DSA 除了应用于颈部肿块的诊断外,还可进行血管内介入治疗,即在 DSA 导向下,经血管内导管将栓塞物注入肿瘤血管内以阻断肿瘤的血供,达到减少术中出血或治疗肿瘤的目的。也可配合应用化疗药物,将药物注入肿瘤血管内,起到治疗肿瘤的作用。此外,对于一些血供丰富的肿瘤(如鼻咽血管纤维瘤、蔓状血管瘤等),术前可行血管内介入栓塞治疗,有针对性的栓塞瘤体的供血血管以减少术中出血。对于顽固性、凶险的大出血,介入栓塞治疗往往是重要的急救手段之一。例如,鼻咽癌引起的鼻腔大出血,介入栓塞治疗往往能达到立竿见影的止血效果,在临床上正得到越来越广泛的应用。常用栓塞材料有吸收性明胶海绵、不锈钢球、聚乙烯醇等。

4) 了解颅内动脉供血的代偿能力:术前作双侧颈动脉及椎基底动脉造影,了解颅内动脉有无交通支,术中能否作颈内动脉结扎。

(2) 禁忌证:全身情况差,有严重心、肾、肝功能不全,凝血功能障碍,动脉硬化斑块等。

(3) 常见颈部肿块 DSA 检查的改变

1) 颈动脉体瘤的特征性改变:在颈总动脉分叉处可见血管显影丰富的肿块,肿块将颈内、外动脉分开,分叉增宽,形成典型的高脚杯征(图 66-3);肿块压迫颈内、外动脉,并将颈内、外动脉分离呈弧形或抱球状;肿块将分叉部推向前方。

2) 颈部良性肿瘤(神经鞘膜瘤及多形性腺瘤):较大肿瘤可压迫颈动脉移位,瘤体本身无或极少血管显影。

3) 颈部恶性肿瘤:与血管相邻或较大的恶性肿瘤可包绕及压迫血管,以致血管腔变窄或闭塞,尤其是静脉更易受压。

7. 放射性核素检查 在甲状腺疾病的诊断方面

有重要意义。

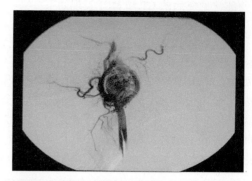

图 66-3 DSA 检查颈动脉体瘤的高脚杯征

(1) 甲状腺吸碘检查:空腹口服放射性核素^{131}I 后,在 2h 及 24h 测量甲状腺吸碘值。如 2h 摄碘总量超过 25% 或 24h 超过 50%,且吸^{131}I 高峰提前出现者为甲状腺功能亢进。

(2) 甲状腺核素显影:利用放射性核素在甲状腺的分布规律,使用扫描机或照相机从体外使甲状腺显影的一种诊断方法。用于甲状腺显影的放射性核素有^{131}I 或^{99m}Tc。成像仪器主要有 γ-扫描仪照相机及发射型计算机断层扫描术(emission computed tomography,ECT),ECT 成像特点是三维立体成像,优于 γ 照相机的平面图像。ECT 包括单光子 ECT (single photon ECT,SPECT)及正电子 ECT(positron emission tomography,PET)。SPECT 应用发射单光子的放射性核素(^{99m}Tc 和^{131}I),这些核素的价格相对便宜,故在临床上已普遍应用于各种成像。

1) 甲状腺病变的异常显影。①热结节:结节部位浓聚^{131}I 的功能高于周围正常腺体,多见于功能自主性甲状腺腺瘤、结节性甲状腺肿、慢性淋巴细胞性甲状腺炎等良性病变。②温结节:结节部位浓聚^{131}I 功能与周围正常腺体相同。多见于结节性甲状腺肿。③冷结节:结节部位浓聚^{131}I 的功能明显低于周围正常腺体组织或完全无浓聚。单个冷结节可见于甲状腺癌。

2) 甲状腺癌转移灶的显影:利用^{131}I 全身显影来寻找甲状腺转移病灶,一般甲状腺转移灶浓聚^{131}I 的功能很低。为了提高转移灶聚^{131}I 功能,必须全部切除甲状腺组织,或用大量放射性^{131}I 剂去除正常甲状腺组织,然后用^{131}I 进行全身显像,寻找甲状腺转移灶,评价病灶是否适合^{131}I 治疗。

3) 骨转移显影:利用^{99m}Tc-MDP(锝-亚甲基羟基二磷酸盐)作为骨显影剂,可早期发现骨转移。

第三节　颈部细胞学及病理学检查

颈部肿块的诊断最终有赖于细胞学及病理学检查。可通过细针穿刺、巴氏针穿刺或手术切除获得活体组织。

细针穿刺方法简单易行,对患者痛苦小,易为患者接受,目前已在临床上广泛应用,阳性率可达 90% 以上。具体方法为用 9~12 号针头或用带沟槽的巴氏针穿刺针穿入肿块内,抽吸肿块内组织,涂片作细胞学观察及病理学检查。实施时注意,穿刺部位要准确,勿损伤血管,必要时可在 B 超或 CT 引导下穿刺,以提高穿刺的准确性和效率,减少并发症的发生。此法的缺点是获取组织量小,有时难以获得阳性结果,假阴性率约 10%。

当穿刺结果阴性,而临床上又不能排除为恶性肿瘤且又找不到原发病灶时,可考虑行肿块切除活检。原则上选择一个肿块作完整切除并送病检,不宜做肿块部分切除,以免引起肿瘤扩散、转移。若完整切除有困难时,也可以在肿块最明显的部位楔形切取小块组织送病理检查。组织标本切取后,应将肿块上的创口妥善缝合,尽量缝合包膜组织,以避免肿瘤细胞的种植或局部扩散。

(田慎之 王雪峰 严小玲)

第六十七章 颈部疾病症状学

一、颈部肿块

颈部肿块是耳鼻咽喉头颈外科中常见的症状之一。颈部肿块根据其病因和病理可分为四类：①新生物肿块；②炎性肿块；③先天性肿块；④其他。颈部肿块的临床表现具有一定的规律性，即 Skandalakis 提出的 80% 规律：成人颈部肿块多为恶性肿瘤，约占 80%。恶性肿瘤中以淋巴结转移为主，约占 80%；转移到中、上颈的恶性肿瘤大多来自口腔、鼻腔、咽和喉，约占 80%；转移至下 1/3 颈部及锁骨上区的恶性肿瘤多来自下呼吸道、乳腺、泌尿系等处的恶性肿瘤。关于病程 Skandalakis 总结了 3 个 "7" 规律：7 日者多为炎症，7 个月者多为肿瘤，7 年者多为先天性肿块。

新生物肿块分为良性和恶性肿瘤，恶性肿瘤又分为原发性和转移性。颈部的良性肿瘤主要为甲状腺腺瘤和涎腺混合瘤。肿块生长缓慢，边界清楚，活动良好，如生长过程中突然加快、与周围组织粘连、界限不清时提示恶变。颈部的恶性肿瘤以淋巴结转移为主。头颈部淋巴结转移癌可划分为三大类：①来自头颈部癌的颈淋巴结转移癌，占 70%~80%。②来自锁骨下器官癌的颈淋巴结转移癌，占 10%~30%。③原发灶不明的转移癌，占 2.6%~9.0%。

头颈部的不同解剖区域都引流至相应的颈部淋巴结群，因而不同的原发灶可引起相应淋巴结转移。例如，鼻咽癌早期出现病侧颈深上二腹肌淋巴结肿大，有时为首发症状而就诊。扁桃体恶性肿瘤常转移至下颌下及颈深上淋巴结。下咽癌常转移到病侧颈动脉三角淋巴结。胸腹腔甚至原发病灶不明的恶性肿瘤也可转移至颈部淋巴结。转移淋巴结可为单个、多个或多个淋巴结融合。早期为单侧，质硬，不活动，无压痛。根据颈部肿块的生物学行为可确定肿块的性质。例如，肿块进行性增大、触之硬，与周围组织粘连，活动性差或不活动，应考虑恶性肿瘤。由于颈部恶性肿瘤中，大多数是转移性病灶，所以应根据病史、肿瘤的位置、体格检查、影像学检查和病理检查的结果等确定原发病灶。

炎性肿块分为特异性炎性（如结核性）和非特异性炎性肿块。炎性肿块有感染的病史，局部有疼痛或压痛，一般活动良好。先天性肿块多为囊性肿块，常见于婴幼儿，肿块质地柔软，圆或椭圆形，触之有波动感，有时可见瘘管。

二、颈僵硬

颈僵硬常伴有局部疼痛和在某方向的运动受限，常由下列原因引起：①肌肉痉挛；②颈椎疾病；③颈部外伤；④颅脑疾病（如脑膜炎、脑外伤等）。

三、颈肌无力

颈肌无力多见于以下原因：①严重消耗性疾病，如恶性肿瘤晚期；②舞蹈病；③重症肌无力、脊髓灰质炎、进行性肌萎缩及其他神经科疾病等。

四、颈痛

颈痛多见于以下原因：①颈部炎症，包括软组织、筋膜间隙的感染，尤其是急性炎症；②颈部恶性肿瘤，压迫颈部或侵犯颅内外神经引起；③颈椎疾病；④甲状腺疾病；⑤颈动脉炎等。

五、颈部瘘管

颈部瘘管可分为先天性和后天性瘘管。

先天性瘘管包括：①甲状舌管瘘；②鳃裂瘘，为鳃弓未能正常融合引起。后天性瘘管包括：①咽瘘，为全喉切除手术的并发症之一；②颈淋巴结瘘，为淋巴结结核形成 "冷脓肿" 后自然溃破或手术切开所致，也可以为淋巴结转移癌溃破后形成的瘘管（图 67-1）；③腮腺瘘管，外伤或手术并发症所致；④气管颈瘘，多由于外伤或手术所致，捏鼻鼓气时可见瘘口有气泡溢出；⑤胸导管瘘，为胸导管受损伤所致，多由外伤引起或手术并发症，分泌物为乳白色液体；⑥颈部脓肿伴瘘管形成。

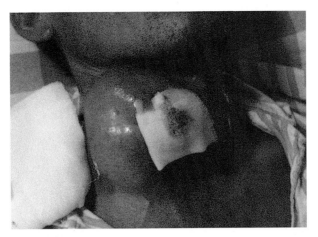

图 67-1 淋巴结转移癌溃破后形成的瘘管

（田慎之 王雪峰）

第六十八章 颈部先天性疾病

第一节 甲状舌管囊肿及瘘管

案例 68-1

　　患者,男,24 岁,因"发现颈前肿物 10 余年"入院。患者 10 多年前发现颈前有一肿物,约鸽蛋大小,无伴疼痛,无声嘶,无吞咽困难,肿物增大不明显。近期到当地医院行颈部 B 超检查提示"颈部囊性肿物"。查体:颈前正中舌骨水平可扪及一肿物,直径约 4cm,囊性感,无压痛,随吞咽上下运动。行颈部 CT 提示颈前正中舌骨前方圆弧形囊性低密度影(图 68-1)。

问题:

　　该患者诊断考虑什么? 治疗方案是什么?

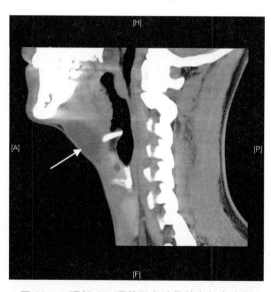

图 68-1　颈部 CT,颈前正中舌骨前方低密度影

　　先天性甲状舌管囊肿及瘘管(congenital thyroglossal cyst and fistula),又名颈前正中瘘管及囊肿。瘘管中,又以不完全性瘘管(窦)较完全性瘘管为多见。

　　【病因】　在甲状腺的发生过程中,甲状舌管未退化消失或未完全退化消失,则产生瘘管(完全性或不完全性)或囊肿。有报道甲状舌管先天性畸形,约65% 是囊肿,20% 是瘘管,15% 是有囊肿及瘘管。如为完全性瘘管,其外瘘口在颈正中线上或旁正中线上,内瘘口通于舌盲孔,瘘管行经舌骨之前、之内或之后,而以位于舌骨之后者为多见;如为囊肿,也常位于颈

前正中线上(图 68-2)。

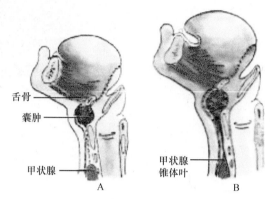

图 68-2　两种不同形式的甲状舌囊肿
A. 甲状舌管囊肿;B. 甲状舌管囊肿及瘘管

　　【病理】　内覆复层柱状上皮或具有上皮结构的鳞状上皮或纤毛上皮,有时其内可见甲状腺组织。

　　【临床表现】　患者偶有咽部不适感,若无继发感染,一般无特殊症状。

　　囊肿型者常位于舌盲孔与胸骨柄之间的颈前正中线上,以位于甲状舌骨膜之前者多见。大小、深浅不一,呈半圆形隆起,表面光滑坚韧而有弹性,与皮肤无粘连,可随吞咽上下移动。发生感染时,局部可出现红肿热痛(图 68-3)。

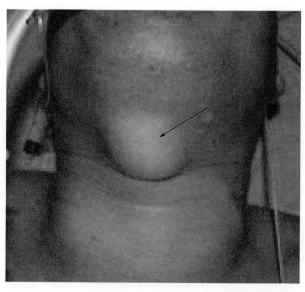

图 68-3　甲状舌管囊肿

　　瘘管型者常于颈前正中可见瘘管的外口,细如针

尖。该处常有少许浑浊黏液或黏脓性液体排出，如反复发生感染，瘘口周围皮肤可有湿疹样变。触诊时，觉自外瘘口以上，有坚实条索状物通向高处。用力挤压时偶有脓性或白色分泌物自瘘口流出。

【诊断与鉴别诊断】　甲状舌管囊肿和瘘管位于颈前中线上或中线旁，并随吞咽、伸舌而上下活动，囊肿大而表浅者，透光试验法可呈阳性，穿刺抽吸多得半透明黏液，内有大量脱落上皮细胞及胆固醇结晶。对于瘘管型，可用造影剂注入瘘管内行 X 线、CT 检查，可以确诊，并可查知瘘管行径。造影剂可引起炎症，一般在手术前 1 日施行。B 超检查也可协助诊断。该病诊断不太难，但须注意与以下疾病鉴别。

1. 皮样囊肿　颈部皮样囊肿是胚胎期两侧第一、第二鳃弓在中线融合时一部分中胚层组织残余而形成的。因同样位于颈中线上，有时诊断困难，但皮样囊肿与皮肤粘连，穿刺可以抽出皮脂样物。

2. 异位甲状腺　临床上有时很难区别，必要时行核素扫描鉴别。

【治疗】　非手术疗法效果欠佳。施行手术彻底切除瘘管及囊肿，是目前比较通用的方法。手术前后宜应用抗生素。术前瘘口注入少许亚甲蓝以利追寻瘘管。术中注意瘘管根部的舌盲孔要贯穿结扎后彻底切除，手术中宜切除舌骨中份骨体以减少复发。如疑有异位甲状腺，需快速病理切片证实并找到正常甲状腺方可切除。

案例 68-1 讨论

　　患者为青年人，发现颈前正中舌骨水平肿物，病程长。体格检查、B 超、CT 检查均提示为囊性肿物，肿物可随吞咽上下移动，首先应考虑为甲状舌管囊肿。该病首选治疗方案为手术彻底切除囊肿及瘘管，术中注意追寻瘘管，部分瘘管可达舌盲孔。手术应切除舌骨中份以减少复发。

第二节　先天性颈侧瘘管及囊肿

案例 68-2

　　患者，女，11 岁，因左颈部反复肿痛 2 年，再发 3 日收住院治疗。患者 2 年前出现颈部肿痛，在外院予以切开排脓并抗感染治疗后痊愈出院。但 2 月后在同一部位再次发作，在该院同方式处理后痊愈。1 年前又再发一次，于当地敷草药治疗后破溃排脓液后好转。3 日前再次出现左颈前肿痛发红。查体：颈前偏左处红肿，范围约 2cm 直径大小，皮肤红，红肿皮肤中部有化脓破溃，有脓液溢出。入院后 CT 提示：约平 C_6 椎体水平左侧颈前部稍肿胀并皮下软组织间隙模糊，其内见散在点状气体影。所见考虑左颈

前部窦道并感染。经抗菌消炎治疗后患者感染控制。做好术前准备后行手术治疗，术中见破溃口皮下有瘘管壁，沿瘘管壁分离，见瘘管与周围粘连，深入胸锁乳突肌与喉之间，外侧毗邻颈总动脉及颈内静脉，仔细分离至接近梨状窝咽壁，予以结扎并切除瘘管。术后病理：左侧鳃裂瘘管并感染。

先天性颈侧瘘管及囊肿包括来源于第 1 鳃裂的耳颈瘘管及囊肿和第 2、3、4 鳃裂的瘘管及囊肿。鳃源性瘘管及囊肿起源于各鳃裂，外瘘口及绝大多数的全程皆于颈侧，故又称颈侧瘘管及囊肿。

【病因】　鳃裂囊肿及瘘管由胚胎发育期鳃裂上皮残余发展而来。

【病理】　鳃裂瘘管按临床所见形式分为 5 型：①完全性瘘管；②不完全性外瘘管；③不完全性内瘘管；④合并囊肿的不完全性瘘管；⑤孤立性囊肿。按发病频率看，孤立性囊肿最多见，不完全性内瘘管最少见。

第 1 鳃裂瘘管的外孔多在下颌的下缘，舌骨平面以上，胸锁乳突肌与颈中线之间的颌下三角区内；内孔进入外耳道软骨部。第 2 鳃裂瘘管的外孔多位于颈侧下 1/3 的胸锁乳突肌前缘；内孔多开口于扁桃体窝。第 3 鳃裂瘘管的外孔位置与第 2 鳃裂瘘管位置基本一样；内孔则多位于梨状窝。第 4 鳃裂瘘管外口位置与第 2、3 鳃裂瘘管相同或在胸前部；内孔开口于食管上段或咽下部。

【临床表现】　鳃裂囊肿的患者多数时候无特异性症状，可在无意中发现颈侧有一无痛性肿块，大小不一，圆形或椭圆形，与皮肤无粘连，可活动，呈囊性感，继发感染时可在短期内迅速增大，局部有压痛。有时囊肿可向咽侧突出，引起咽痛、吞咽困难等症状。鳃裂瘘管侧主要表现为外瘘口间歇性或持续性有分泌物溢出，部分患者感觉口内有臭味，继发感染时，可出现瘘口周围红肿疼痛，有脓性分泌物溢出，并反复发作。

【诊断】　根据病史及囊肿、瘘管所处的位置，不难做出诊断。鳃裂瘘管应与颈淋巴结核性瘘管相鉴别。第一鳃裂瘘管伴有耳内流脓者，应与化脓性中耳炎相鉴别。鳃裂囊肿穿刺可抽出黄绿色或棕色清亮液体，鳃裂瘘管可行瘘管造影以明了瘘管走向。

【治疗】　彻底切除囊肿和瘘管。如继发感染，先控制感染，然后手术。手术过程中可于囊内或瘘管内注射亚甲蓝，以便手术中辨别囊壁的界线。切除病变后内口处应双重荷包结扎缝合。对于复发者，必要时可采用功能性颈廓清术以彻底切除。

第三节　颈部淋巴管瘤

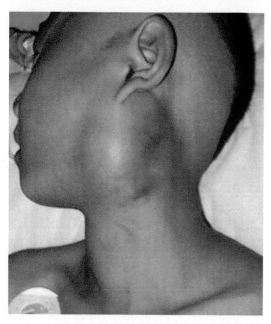

图 68-4　颈部淋巴管瘤

颈部淋巴管瘤也称囊性水瘤(cystic hygroma)，是来源于淋巴组织的先天性疾病，系因淋巴管发育畸形而成。可发生于身体各部，如腋窝、胸壁和腹股沟等处，但以颈部最常见。

【临床表现】　多数在出生后即出现，90% 发生在 2 岁以前，成年后出现者较少。多数于颈后三角区，少数位于颈前三角区，囊肿大小不一，较小时，可无症状而不被发现，较大时可占据整个颈侧区。尽管囊肿很大，除出现头颈部活动略受影响外，一般没有压迫症状。囊肿质柔软，有弹性，多为多房性，囊壁较薄，囊内液呈清亮淡黄色，透光试验阳性。若继发感染或囊内出血，囊肿可短期内突然增大，可伴有局部疼痛。

【检查】　颈部出现无痛性肿块，呈分叶状，触之为囊性感，透光试验阳性，穿刺可抽出草黄色透明不易凝固的液体，涂片可见淋巴细胞，有胆固醇结晶；B超有助于诊断。

【诊断】　根据临床表现不难确诊。

【治疗】　手术切除为主要治疗方法，一般在 2 岁以后手术，若出现压迫症状宜尽早手术。

思考题

甲状舌管囊肿、先天性颈侧囊肿及颈部囊状水瘤这三种颈部先天性疾病如何进行鉴别？

（王挥戈　秦杰升）

第六十九章　颈部炎性疾病

颈部炎性疾病根据其发生的部位分为：①浅层组织炎症，包括痈、蜂窝织炎、丹毒、炭疽病等；②颈部间隙感染，包括咽后隙感染、咽旁隙感染、颌下隙感染、气管前隙感染等；③颈淋巴结炎症，如急、慢性淋巴结炎，结核性淋巴结炎；④其他，如颈部放线菌病、梅毒等。本节主要介绍颈部急、慢性淋巴结炎、颈部蜂窝织炎及颈部间隙感染。

第一节　颈部淋巴结炎

案例 69-1

患者，女，24 岁，因"发现左颈部肿物半月"入院。患者半月前发现左颈部有一肿物，约手指头大小，无发热，无明显疼痛，无血痰，无鼻塞，无吞咽困难，无声嘶，无气促。在当地就诊并服药治疗，肿物不消退。上周到我院就诊查电子鼻咽喉镜，并取鼻咽活检，病理结果提示为鼻咽慢性炎症，且服抗生素治疗后肿物不消退。查体：左颈部可扪及多个肿大淋巴结，其中最大者位于 V 区胸锁乳突肌后缘，约 3cm 直径大小肿物，质中，界限尚清，可推动，有压痛。入院后予以静脉输注抗生素治疗一周，颈部肿大淋巴结消退不明显。做好术前准备后行左颈部肿物活检术，病理诊断为坏死性淋巴结炎。予以使用糖皮质激素治疗一周后多个肿大淋巴结逐渐消退。

问题：

1. 颈部淋巴结炎需注意与哪些疾病相鉴别？
2. 组织细胞坏死性淋巴结炎有哪些特点？

颈部淋巴结接受头、面、颈部相应区域的淋巴回流，因此颈部淋巴结炎与相应部位的感染密切相关。

【病因】　头颈部相应区域的感染通过淋巴引流途径，引起颈部淋巴结感染。病原菌以金黄色葡萄球菌和溶血性链球菌为主。急性淋巴结炎治疗不彻底，原发灶未解除或机体抵抗力差可演变成慢性淋巴结炎。而组织细胞坏死性淋巴结炎（histiocytic necrotizing lymphadenitis，NHL）的病因目前尚不清楚，一般认为可能与感染，尤其是病毒性感染所致的变态反应有关。

【临床表现】

1. 全身症状　畏寒、发热、头痛、乏力、全身不适及食欲减退等。小儿可出现烦躁不安等表现，甚至出现感染性休克等表现。

2. 原发感染病灶症状　可有咽痛、吞咽疼痛、喉痛、咳嗽、牙痛等。

3. 局部症状　一侧或双侧颈部淋巴结肿大，压痛明显，质中，表面光滑，可活动。肿大淋巴结的数目及大小不一，多为蚕豆到拇指大小。重者局部常有红肿、发热、疼痛，甚或形成脓肿。慢性淋巴结炎急性发作时症状同急性淋巴结炎，经抗感染治疗后淋巴结缩小，但仍可摸到，可活动，无压痛。

4. 其他部位　组织细胞坏死性淋巴结炎还可能有全身其他部位的淋巴结肿大，白细胞减少，血沉加快，OT 试验阴性，免疫球蛋白增高，部分病例末梢血及骨髓象出现异型增生的网状细胞，一过性肝脾肿大等表现。

【诊断】　根据病史及体征诊断不难，颈部 B 超检查有助于了解淋巴结的部位、大小、数目以及与周围组织的关系。本病应与颈部淋巴结结核、恶性淋巴瘤、转移性恶性肿瘤鉴别，必要时作淋巴结穿刺或切除活检。

【治疗】　治疗的原则包括原发感染病灶同治，以抗感染、加强营养、增强机体抵抗力等措施为主。

颈部急性淋巴结炎患者需要休息，全身给予抗感染药物，局部可用物理疗法等治疗。若出现脓肿形成，应该及时切开引流。注意原发病灶需同时治疗。

颈部慢性淋巴结炎一般不需要治疗，但有反复急性发作者应寻找病灶并予以清除。如果淋巴结肿大明显或需鉴别诊断，也可手术摘除。

组织细胞坏死性淋巴结炎单用抗生素或抗结核治疗无效，主要用糖皮质激素治疗。常用泼尼松口服，每日 1.0mg/kg，每周递减 2.5～5mg，减至药量为零时停用。有明显疼痛者可予以吲哚美辛等非甾体抗炎药物对症处理。该病治疗效果好，一般不复发。

案例 69-1 分析讨论

患者发现颈部多发淋巴结大，抗生素治疗效果不明显，需注意与头颈部原发恶性肿瘤颈淋巴结转移、颈淋巴结结核等疾病相鉴别。该患者活检后证实为：组织细胞坏死性淋巴结炎，目前认为可能与感染，尤其是病毒性感染所致的变态反应有关。临床表现上可能有全身其他部位的淋巴结肿大，白细胞减少，血沉加快，OT 试验阴性，免疫球蛋白增高，部分病例末梢血及骨髓象出现异型增生的网状细胞，一过性肝脾肿大等。组织细胞坏死性淋巴结炎单用抗生素或抗结核治疗无效，主要用糖皮质激素治疗，效果较好。

第二节　颈部蜂窝织炎

颈部蜂窝织炎是颈部疏松结缔组织的一种急性弥漫性化脓性炎症。

【病因和病理】　致病菌主要是溶血性链球菌，其次是金黄色葡萄球菌，少数为厌氧菌。炎症可通过皮肤或软组织损伤后感染引起，也可通过局部化脓性感染灶直接扩散或经淋巴、血液传播引起，常见由口腔、咽喉等部位的急性炎症引起。其特点是病变与周围组织无明显界限，不易局限。病变可迅速弥漫扩散，尤其是溶血性链球菌引起的急性蜂窝织炎，由于链激酶和透明质酸酶的作用，病变更易扩散。

【临床表现】　颈部浅表的蜂窝织炎，局部有明显的红、肿、热、痛。病变迅速扩大，与周围正常组织无明显分界，病变中央部分常因缺血发生坏死。颈部深在蜂窝织炎，局部红肿多不明显，但全身症状明显，多有高热、寒战、头痛、全身无力等全身症状。病变严重时可发生喉水肿，压迫气管及食管，可引起呼吸困难及吞咽困难。炎症向下扩展可引起纵隔炎或纵隔脓肿。

【治疗】

1. 全身治疗　①注意休息，加强营养；②抗感染治疗：抗菌药物一般首选青霉素类，疑有厌氧菌感染时加用甲硝唑或替硝唑等抗厌氧菌药物治疗。随后根据细菌培养及药敏试验选择敏感抗生素。

2. 局部治疗　热敷、中药外敷或理疗。

3. 手术治疗　已形成脓肿者应及时切开排脓，以促进脓液引流。

第三节　颈部间隙感染

案例 69-2

患者，女，59 岁，因"误咽鱼骨致颈部肿痛 1 周，加重 3 日"住院。患者自诉 1 周前因误咽鱼骨致咽痛及颈部疼痛，无咳嗽，无咯血，无发热，无恶心呕吐。外院行电子鼻咽喉镜检查提示咽部黏膜损伤，未发现异物。第二日到另一医院查食管吞钡提示未发现食管异物。3 日前出现发热，体温在 37℃ 左右，颈部肿痛加重，并有饮水呛咳，吞咽疼痛明显，无法进食，在当地诊所输液治疗后发热好转，但仍无法进食。查体：T 37.8℃，开口度约 2cm。咽部充血，颈部肿胀，轻微触痛，未触及肿大淋巴结。入院后血常规：白细胞（WBC）24.30×10⁹/L，嗜中性粒细胞比例 81.21%，嗜中性粒细胞绝对值 19.73×10⁹/L。查颈部+胸部 CT，见咽后间隙、后纵隔脓肿形成，食管未见明显异物（图 69-1）。完善术前准备后送手术室在气管插管全麻下行左颈部切开颈外径路咽后后纵隔脓肿切开引流术，术中留置一负压引流管及一冲洗管。术后留置胃管鼻饲，每日冲洗脓腔两次，加强抗感染。1 周后食管钡餐摄片：未见穿孔征象。次日拔除胃管，经口进食半流质顺利。术后 2 周痊愈出院。

问题：

颈部间隙感染的治疗原则是什么？

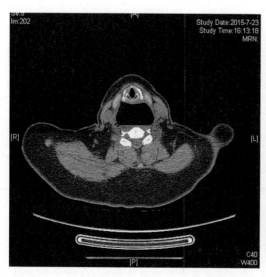
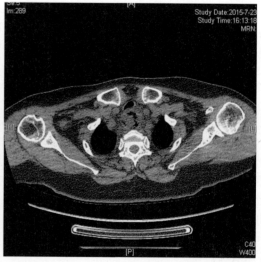

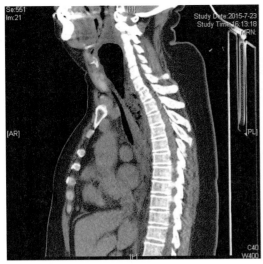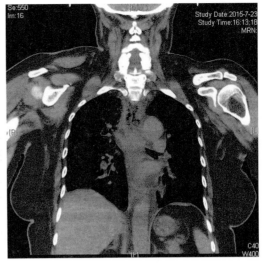

图 69-1　CT 见咽后间隙后纵隔脓肿

颈部间隙感染是指颈部深筋膜间隙的化脓性感染。常继发于头面部和上呼吸道感染，也可为全身感染的结果。颈部的器官、肌肉、神经和血管均被颈筋膜所包绕，颈筋膜将颈部分割成多个潜在性间隙。由于颈部间隙感染在解剖学上较为复杂且发生感染的部位较深，局部引流不畅，多伴有菌血症或脓毒血症。颈部血管糜烂可致大出血，因此颈部间隙感染如处理不当则具有潜在的致命性风险。清晰地了解颈深部间隙的解剖和病理改变对于正确地治疗此类疾病是十分必要的。较常见的颈部间隙感染，有扁桃体周围脓肿、咽后脓肿、咽旁脓肿、脓性颌下炎、椎前间隙感染、急性纵隔炎、脓毒性血栓性颈内静脉炎等。扁桃体周围脓肿、咽后脓肿、咽旁脓肿在有关章节中已有介绍，本节不再赘述。

（一）脓性颌下炎

脓性颌下炎（Ludwig angina）又称路德维希咽峡炎、卢德维颈炎、脓性颌下腺炎、口底化脓性蜂窝织炎等，为舌下间隙内弥漫性的蜂窝组织炎。病情发展迅速，可短期内延及颌下间隙及颈上部。多由口腔或牙根感染引起，以拔牙后多见。病原菌除咽部常见的溶血性链球菌外，多为厌氧菌。

【临床表现】　全身症状明显，可有寒战、高热、头痛、呼吸急促、衰竭等脓毒血症症状。发病早期，口底部疼痛、舌运动不灵、言语不清、吞咽困难，且流涎。感染可扩散至咽旁隙，甚至进入颈动脉鞘，腐蚀血管或引起颈内静脉血栓性静脉炎。也可向下蔓延进入纵隔，导致纵隔炎。口底水肿可并发喉水肿，致喉阻塞而出现窒息。还可发生败血症、中毒性休克等全身并发症。

检查可见颏下及颌下区红肿，触之硬如木板，局部压痛明显，可有皮下气肿，呈捻发感。口底组织肿胀隆起，舌体向上或向后移位，舌运动不灵。

【治疗】　应早期应用大剂量广谱抗生素控制感染，同时给予适量的糖皮质激素以减轻中毒症状，并行全身支持治疗。如重症或有脓肿形成，则应及时行手术切开引流，以减轻中毒症状，缓解炎症组织的张力、组织水肿或引流脓肿。手术可在局麻下进行，在下颌骨下缘做一横切口，切开颈阔肌及深筋膜，在两侧下颌舌骨肌间作一切口，向上分离进入舌下隙，做扩腔引流，排脓后置入引流条。如患者呼吸困难明显，应行气管切开术以策安全。

案例 69-2 分析讨论

患者为异物损伤后导致颈部间隙感染，并蔓延至后纵隔，病情危重且复杂，对于此类颈部间隙感染，必须始终保持气道通畅，进行脓腔的充分引流及冲洗，在此基础上再进行抗菌消炎治疗。同时需注意是否有感染性休克、喉梗阻、颈部大血管溃破等并发症。

思考题

1. 颈部间隙感染有哪些，各自的临床表现如何？

2. 颈部间隙感染的治疗原则是什么？

第四节　颈淋巴结结核

颈淋巴结结核目前仍是常见的肺外结核病，以儿童和青少年发病较多。全身淋巴结皆可发生结核，但最多见的是颈部、颌下、锁骨上及腋窝淋巴结。

【感染途径】　结核杆菌可通过淋巴或血行途径感染颈部淋巴结。结核杆菌通过上呼吸道或随食物在口腔及鼻咽部，尤其是扁桃体引起原发灶感染，后沿淋巴管到达颈部淋巴结。肺结核可通过血行或淋巴途径感染颈部淋巴结。

【临床表现】

1. **全身表现** 部分患者可出现结核中毒症状，如乏力、盗汗、食欲缺乏、午后低热等。多数患者无特异症状，常常是无意中发现颈部结节而就诊。

2. **局部表现**

（1）肿大的淋巴结多位于胸锁乳突肌的前后缘，呈串珠样排列或葡萄样成堆排列，大小不一，形态不一，病变程度不一，于切除标本中可见不同病变阶段的淋巴结。值得注意的是，单个、孤立存在的淋巴结也可表现为淋巴结结核。

（2）早期为1个或数个肿大的淋巴结，相互孤立、可移动、无疼痛。渐渐发生淋巴结周围炎，淋巴结相互粘连，融合成团或串状，与皮肤和周围组织也产生粘连。晚期，淋巴结经干酪样变、液化而形成寒性脓肿；继之破溃，形成经久不愈的窦道或溃疡，排出混有豆渣样碎屑的稀薄脓液。窦道口或溃疡面具有暗红色、潜行的皮肤边缘和松弛、苍白的肉芽组织。临床上经常同时出现不同病变阶段的淋巴结核。

（3）已破溃的淋巴结容易发生继发感染，因而常引起急性炎症症状。干酪样的淋巴结可以破溃侵入颈静脉，导致由于结核杆菌播散至机体远处（关节、骨）而引起的严重并发症。

（4）上述不同阶段的病变，可同时出现于同一患者的各个淋巴结。患者抗病能力增强和经过恰当治疗后，淋巴结的结核病变可停止发展而钙化。

【辅助检查】

1. **结核菌素试验** 在小儿多数呈阳性反应，有的甚至出现局部水疱或坏死；但成年人可阳性或阴性，但阴性并不能排除本病。

2. **X线检查** 如发现淋巴结钙化，肺部或其他部位的结核病变，则有助于诊断。

3. **B超检查** B超特征为多发、增大、多个圆形或椭圆形淋巴结聚集成团，表现为低回声，后壁回声增强，轮廓清楚。干酪化时轮廓不清楚。冷脓肿则质地不匀，呈现出不均匀的低回声液性暗区。

4. **CT检查** 表现为淋巴结肿大，密度较低（25~40Hu）。强化扫描时中央密度减低，边缘呈密度增强的环形影（101~157Hu）。中央密度减低区提示为干酪样坏死，且减低程度与坏死液化程度呈正相关，边缘密度增强为炎症充血的结果。

5. **淋巴结活检** 早期淋巴结肿大不明显，无软化，为明确诊断可作淋巴结穿刺活检；淋巴结软化可抽取脓液。穿刺物可同时作：①涂片抗酸染色和培养查结核杆菌并菌型鉴定；②涂片HE染色细胞学检查；③切片组织学检查。常用的活检方法有细针穿刺法、粗针穿刺法和切除活检法。镜下发现数量不一的聚集的类上皮细胞、朗汉斯巨细胞、干酪样坏死则具有诊断意义。抗酸染色找到结核杆菌则可确诊。

【诊断】 根据结核病接触史、局部体征，特别是已形成寒性脓肿，或已溃破形成经久不愈的窦道或溃疡时，多可做出明确诊断。必要时可作胸部透视，明确有无肺结核。对小儿患者，结核菌素试验能帮助诊断。如仅有颈部淋巴结肿大，无寒性脓肿或溃疡形成，诊断有一定的困难，可通过穿刺活检结核杆菌检查，查到结核杆菌即可明确诊断，或者淋巴结切除病理学检查确诊。本病应与颈部慢性淋巴结炎、颈部原发性及转移性恶性肿瘤鉴别。

【治疗】 治疗原则是以全身抗结核治疗为主，结合外科手术等局部治疗的综合治疗。

1. **一般治疗** 加强营养，适度休息，增强体质。

2. **抗结核治疗** 为最重要的治疗。常用药物有异烟肼、利福平、乙胺丁醇、链霉素等。针对治疗过程中出现耐药菌株及治疗后易复发的问题，主张联合用药及较长期足量用药原则，如以上2~3种药物合用，坚持足量6个月以上的用药周期，任何其他治疗方法都不能缩短抗结核药物治疗的疗程。

3. **局部治疗** 淋巴结内已液化形成脓肿者，可由正常皮肤处穿刺，抽去脓液后，用异烟肼100mg或链霉素0.5g溶液，注入淋巴结的包膜及脓腔内，隔日1次或每周2次，直至淋巴结缩小，无坏死物为止。如淋巴结已溃破形成瘘管或溃疡，而无严重继发感染，可施行刮除术，伤口不加缝合，局部用链霉素或异烟肼溶液冲洗窦道，并用浸有以上药液的纱条填塞创道，每日换药至瘘管封闭。

4. **免疫治疗** 可用转移因子、左旋咪唑、免疫核糖核酸、卡介菌多糖核酸等免疫调节及免疫增强治疗。

5. **手术切除** 一般不主张手术切除，对少数较大孤立性淋巴结，在保守治疗无效情况下，可选择手术切除。

（王挥戈　秦杰升　陈劲海）

第七十章 颈部创伤

颈部创伤通常分为闭合性创伤和开放性创伤两类,因颈部与颅脑、眼、口腔、颈椎等邻近,创伤时注意是否存在合并伤。

第一节 颈部闭合性损伤

案例 70-1

患者,女,45 岁。颈部被他人打伤后半小时来诊。伤后呼吸困难,颈部疼痛,吞咽时加重,唾液增多,并有咯血,声音嘶哑。体格检查:血压正常,脉搏 90 次/分,患者呼吸困难呈渐进性加重,达Ⅱ度吸气性呼吸困难,出现颈胸部软组织凹陷。颈部肿胀明显,压痛,颈部皮肤可见新鲜挫伤创面,未见开放性伤口,颈前局部触及皮下气肿,喉部触痛明显。间接喉镜检查:喉内黏膜充血水肿,双侧室带明显肿胀,声门及声门下看不清。颈部水平位 CT:未见甲状软骨骨折及移位,3、4 气管环骨折,并向气管腔内突出,环状软骨正常(图 70-1)。

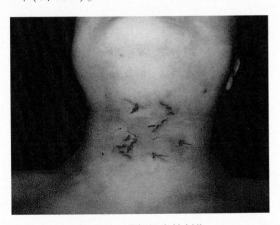

图 70-1 颈部闭合性创伤

问题:
1. 该患者最可能的诊断是什么?
2. 该患者如何进行治疗? 请详细做出治疗计划。

颈部闭合性创伤多由拳击、车祸等钝力撞击引起,与开放性创伤相比,闭合性创伤皮肤表面没有伤口,伤后一段时间症状及体征不明显,往往容易被忽视,因为处理不及时引起呼吸困难,失血性休克等严重并发症,并最终导致严重后果。损伤的部位一般视钝力撞击方向而定。当钝力从正面直接撞击颈部时,多损害喉、气管、甲状腺;而当钝力从侧面撞击颈部时,主要损伤血管、神经、食管、肌肉、颈椎等。其中最重要的为颈部大血管、喉气管和颈椎的损伤,应早期诊断,正确处理。

一、气管闭合性创伤

因气管前有下颌骨及胸骨保护,后有脊柱保护,因此较少发生。一旦发生,可危及生命。

【病因】 当钝力直接从正面撞击颈部或强烈的暴力撞击胸部时,气管被挤压在坚硬的颈椎上,使气管软骨环破碎及后部软组织撕裂,甚至气管与环状软骨分离,损伤较严重。当钝力从侧面撞击颈部时,气管可向对侧移位,损伤较轻,常无骨折及脱位,仅引起气管黏膜损伤。受伤时患者处于恐惧状态,声门紧闭,引起气管支气管内压力升高,易发生气管破裂。气管插管麻醉,气囊压力过高等,亦可引起气管破裂。

【临床表现】

1. **咳嗽及咯血** 气管损伤后血液流入气管,引起阵发性刺激性咳嗽,咳出泡沫样血痰。若损伤血管,出血多时可引起窒息。

2. **呼吸困难与发绀** 气管黏膜损伤肿胀,软骨损伤,并发纵隔气肿、气胸等,均可引起呼吸困难、缺氧、发绀,多呈进行性加重。若发生气管环间撕脱与分离,可引起严重呼吸困难,甚至窒息死亡。

3. **皮下气肿** 为气管损伤一重要体征。气体通过破裂的气管进入皮下组织,产生气肿,气肿可以是局限性的,也可以是进行性,即在短时期迅速向上下扩张,严重者波及全身。

4. **声嘶** 伴有喉挫伤或喉返神经损伤者,可出现声嘶,重者失声。

5. **疼痛与吞咽痛** 气管损伤和(或)伴有食管损伤时,吞咽或头部转动时疼痛加剧,并发气管食管瘘时,可引起严重的纵隔炎,预后不良。

【诊断】 颈部钝器挫伤或胸部挤压伤后,颈前气管处皮肤肿胀,皮下气肿、淤血、压痛明显,咳泡沫血痰,伴有或不伴有呼吸困难,均应高度怀疑气管挫伤。除密切观察呼吸情况,作好气管切开或气管插管准备外,应同时尽快进行颈部正侧位 X 线摄片或 CT 扫描以查明气管损伤情况,胸部透视或 X 线摄片检查有助于了解有无纵隔气肿及气胸发生。若患者情况允许,可行纤维支气管镜或硬质支气管镜检查,以明确损伤部位和程度。

【治疗】 原则是恢复和保持呼吸道通畅,早期修复气管损伤,防止气管狭窄形成。

1. 保守治疗 轻度损伤无呼吸困难者,密切观察呼吸情况,并予以抗生素及激素治疗.

2. 气管切开术 是缓解皮下气肿、解除呼吸困难有效的手段。切开部位应在损伤部位以下,采用低位气管切开。

3. 修复损伤 根据损伤的程度、部位采取不同的手术方式。较小的气管黏膜损伤,不需缝合,一般保守治疗即可痊愈;较长的撕裂,予以手术缝合。气管软骨骨折及移位者应予以复位,缝合软骨膜;如气管软骨为粉碎性损伤或气管完全断离,气管向上下退缩,可游离损伤的上下两端气管,行气管端端吻合术;若同时伴有胸段气管损伤,为解除呼吸困难,可低位气管切开,插入较长气管套管,或插入支气管镜的前提下,进行开胸修复气管创伤。

案例70-1分析讨论

患者有明确的外伤史,并有咯血,声音嘶哑等症状,皮肤无开放性伤口,考虑为颈部闭合性创伤;皮下气肿提示气管损伤的可能,加之CT显示气管环骨折,并向气管腔内突出表明气管损伤;喉痛、喉内黏膜充血水肿,双侧室带明显肿胀表明伴有喉闭合性创伤;吸气性呼吸困难加重预示病情有进一步恶化趋势。应积极治疗,减轻喉气管水肿,解除呼吸困难,手术修复创伤。

要点提示

1. 颈部闭合性损伤有明确的外伤史,颈部皮肤和软组织无开放性伤口,外来暴力可致软组织挫伤、黏膜撕裂、软骨骨折、关节脱位等。

2. 详细了解病史:外伤发生时的情况,颈部及喉部是否疼痛,是否随吞咽、发声、咳嗽而加重,是否有声音嘶哑、咯血、呼吸困难、吞咽困难、休克症状。

3. 检查注意生命体征,有无呼吸困难及休克表现,颈部外观的变化,喉镜观察喉内黏膜、声带及喉腔形状。

4. 颈部正侧位X线摄片或喉部CT有助于了解软骨骨折及移位、帮助查明气管损伤情况。

5. 有严重吸气性呼吸困难的患者需行紧急气管切开术。是否行手术治疗可根据喉黏膜撕裂、软骨骨折或移位、关节脱位及喉腔阻塞的具体情况而定。

二、咽及食管闭合性创伤

咽及食管闭合性创伤较少见,早期难以做出诊断,常并发颈深部感染或纵隔感染时才引起注意。

【病因】 颈部钝挫伤时,外力将咽、颈段食管挤压于脊椎引起损伤,尤其颈椎有骨质增生或骨刺时损伤更为严重;当颈部闭合性创伤合并舌骨骨折时,向后错位的骨折片可以刺穿下咽部黏膜。内源性损伤也可造成咽及食管的损伤,如高压气流冲入咽部及食管、或食管被强力牵拉引起黏膜损伤。

【临床表现】

1. 疼痛和吞咽困难 局部疼痛明显,吞咽时加剧。如疼痛在后颈区应高度怀疑颈深部纵隔炎。

2. 吐血或呕血 根据出血量的大小,可表现为痰中带血或呕血。

3. 颈部皮下气肿与纵隔气肿 为食管破裂的重要体征。空气可经咽、食管破裂处进入皮下及颈深筋膜间隙,引起皮下气肿、纵隔气肿、气胸。

4. 呼吸困难和发绀 纵隔气肿、颈深部及纵隔感染,可导致出现不同程度的呼吸困难。

【诊断】 颈部外伤后出现局部疼痛,吞咽时疼痛加剧,而且有皮下气肿存在,应考虑有咽、食管损伤。及时进行胸部X线摄片可了解有无纵隔增宽及空气阴影,食管造影剂X线片可显示食管破裂的部位及大小,必要时行纤维食管镜或硬质食管镜检查以进一步明确诊断。

【治疗】 原则是积极预防感染,早期修复创伤,感染发生后早期彻底引流。

(1) 保持口腔及咽部清洁,吐出口腔分泌物,禁食,静脉维持营养或鼻饲流质饮食,若损伤严重,必要时行胃造瘘术。

(2) 预防感染,及时应用足量有效的抗生素。若伤口感染有脓肿形成者,及时切开引流。行二期缝合术。

(3) 呼吸困难者,应尽早行气管切开术。

(4) 咽部及食管黏膜较大撕裂者,应早期行一期修复缝合术。严重感染者,行二期手术缝合。

三、颈动脉创伤性栓塞

颈动脉创伤性栓塞较少见,多发生在颈内动脉颈段,其次为岩骨段,一旦发生,后果严重。

【病因及发病机制】 颈部挫伤可直接挤压颈动脉管壁,或动脉受到外力牵拉。此时,富有弹性的外膜往往保持完整,而内膜和中层最易受损,内膜撕裂、卷曲和浮起,创面形成血栓,血栓逐渐加大,可引起颈动脉完全闭塞。若动脉内膜和中层因挫伤而撕裂或中断,在较高的动脉压作用下,可引起内膜广泛性剥离,形成剥离性动脉瘤,在原有动脉粥样硬化的基础上更易发生。颈内动脉栓塞常发生在颈总动脉分叉以上1~3cm处。

【临床症状】

1. 颈部血肿 颈动脉挫伤后在颈动脉三角区、颈前三角区可形成血肿。

2. 神经受压症状 血肿增大压迫颈交感神经节，可出现 Horner 综合征，还可出现声嘶，伸舌偏斜、咽反射消失等症状。

3. 脑缺血 颈挫伤后血管痉挛、血栓形成阻塞动脉管腔引起脑缺血。从受伤到出现严重的神经系统病征之间有一个中间清醒期，为颈动脉挫伤的特征。神志清醒的患者可表现为单个肢体瘫痪或偏瘫，无意识障碍。

【治疗】 原则是解除血管痉挛，防止和阻止血栓形成及扩展，维持侧支循环以保证脑供血。

1. 保守治疗 患者绝对卧床休息，严格限制头颈部活动，应用血管解痉药物，如妥拉唑林及利多卡因，亦可行颈交感链封闭或切断术。适当应用抗凝剂，如肝素等以防止血栓形成，脑出血者禁用。

2. 手术治疗 保守治疗无效，血栓继续增大，阻塞颈动脉引起脑缺血等严重并发症者，可考虑行手术取出血栓，但手术危险性大，死亡率及致残率高，故大都不主张手术。

思考题
1. 颈部闭合性创伤的临床表现。
2. 发生颈部闭合性创伤时，哪些因素可引起声音嘶哑？

第二节 颈部开放性损伤

案例 70-2
患者，男，35 岁，外伤致颈部出血 2h 余急诊入院。患者 2h 余前被人用尖刀刺伤右颈部致疼痛、出血、肿胀，无不省人事，急送到我院急诊科。查体：P 90 次/分，BP 124/80mmHg，神志清楚，右颈部胸锁乳突肌中段横行创口，长约 5.0cm，活动性渗血，颈部肿胀明显，暗紫色。颈部 CT 提示：①右侧颈部咽旁、颈动脉鞘区见团片状等稍高密度影、伴少许积气，右侧胸锁乳突肌等肌肉软组织肿胀，右侧颈部大血管观察不清，考虑右侧颈部创伤（大血管损伤？）出血、血肿形成，咽喉、气管受压左偏；②右上纵隔少许积血、脂肪间隙模糊；③双肺未见明显实变渗出灶，双侧胸腔未见明显积液。立即送手术室手术探查伤口，术中见颈部创口活动性出血，喷射状，极凶猛；压迫止血同时向左右延长创口，见胸锁乳突肌部分离断，予以横行离断胸锁乳突肌，清理胸锁乳突肌内侧积血约 100ml，分离暴露颈总动脉、颈内静脉、迷走神经；探查见右颈总动脉中下段破裂，破口约 1/2 管径大小，上下长约 1.5cm，颈内静脉、迷走神经未见明显损伤。阻断右颈总动脉，5-0 无创缝针缝合修补血管（图 70-2）。术后患

者神志清楚，四肢张力正常，但出现声嘶。查颅脑 MRI 提示急性脑梗死。颈部 CTA 提示：右侧颈总动脉距起始约 40mm 处管腔细小狭窄，直径约 1.8mm，其远侧血管充盈良好。

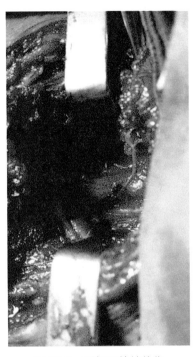

图 70-2 颈部开放性外伤

颈部开放性创伤较为多见，多由颈部切伤和穿透伤引起。切伤（如刎颈）多损伤喉、气管，常以环甲膜区为多；穿透伤则多损伤颈侧组织，包括血管、神经、咽、食管等。穿透性创伤，往往因外面伤口不大，误认为损害较轻，未引起重视，以致造成严重后果。

【临床症状及检查】 立即行细致的伤口检查，首先确定是切割伤还是穿透伤。其次对伤口位置、大小、深浅和颈部重要结构有无损伤检查清楚。但须强调，对于高度怀疑有大血管损伤的患者，需要在做好充分止血准备，甚至在手术室中才可进行细致的伤口检查。否则，患者可能会因为检查伤口中突发措手不及的大出血而导致生命危险。

1. 喉气管损伤 这种损伤常有气泡逸出，或有声嘶或失声的表现。颈部可有皮下气肿。因吸入血液、唾液、破碎组织片可导致呼吸困难甚或窒息。

2. 咽食管损伤 患者有吐血、呕血、吞咽疼痛、吞咽困难等表现，吞咽时可有唾液、食物或空气自伤口漏出。也可出现颈部皮下气肿、气胸和纵隔气肿。咽和食管损伤可并发颈深部或纵隔感染。

3. 血管和神经损伤 血管损伤可导致剧烈的伤口出血或血肿形成。动脉损伤多见于颈总和颈外动脉，出血剧烈。大静脉损伤也可出现大量出血，并且

可能会引起空气栓塞。神经的损伤多见于喉上神经、喉返神经、迷走神经与膈神经，导致声音嘶哑等症状。

4. 甲状腺损伤　甲状腺损伤的主要问题是顽固性出血，有时可形成巨大血肿压迫气道导致呼吸困难。

5. 胸膜顶损伤　胸膜顶损伤多并发气胸或血气胸。表现为呼吸道虽然通畅，但患者有呼吸困难，检查发现肺部呼吸音减弱或消失。

6. 颈椎损伤　可出现颈部活动受限，严重者可有高位截瘫或损伤平面以下脊神经分布区感觉障碍。

【急救处理】　颈部开放性损伤的主要危险为出血、休克、窒息、截瘫及昏迷等。急救处理应执行创伤复苏的 ABC 原则，即首要注意气道（airway），出血（bleeding）和循环（circulation）。正确的急救处理，是挽救生命和减低病残率的关键。

1. 解除呼吸道梗阻　立即解除勒缢，清除气道内血液、分泌物及异物。必要时行气管插管或气管切开，情况特别紧急时，还可考虑环甲膜切开术。若喉气管破口，急救时可从破口处插入气管套管或其他合适的塑料管或橡皮管。如喉气管离断，应寻找向下退缩的气管断端并上拉，暂时缝合固定，在断口内置入适当的通气管以维持通气。

2. 止血与抗休克　颈部开放性损伤常伤及颈部大血管，出血快而多，是死亡的重要原因，紧急时可用指压的方法止血。例如，颈总动脉或其分支出血，可于伤侧胸锁乳突肌中点、环状软骨平面，用手指对着第六颈椎横突压迫颈总动脉达到止血的目的。或用纱布等直接填塞创口压迫止血，然后加压包扎。上述处理无效时，须立即送手术室，进行颈部切开探查术止血。紧急止血是抗休克的前提，出血较多者应予以输血、补液、适当应用血管活性药物防止休克。

3. 手术清创　彻底清创，去除异物及坏死组织，对位缝合，放置引流可达一期愈合。有颈部大血管损伤者应立即结扎或行血管缝合修补。

4. 抗感染　早期予以抗生素及破伤风抗毒素可有效预防感染或并发症的发生。

5. 营养支持　对于吞咽困难或咽食道损伤无法经口进食者，可予以留置胃管并鼻饲，并且加强静脉营养。

6. 颈椎损伤的处理　对于颈椎损伤的患者，急救时注意切忌扭转头颈，需予以颈托固定。

案例 70-2 分析

　　该患者为严重的颈部开放性创伤，伤及颈部大动脉，往往会致失血性休克并死亡，该患者能够幸存下来实属幸运，但术后仍因颈总动脉的暂时阻断导致脑梗死的症状。对于颈部开放性损伤的患者，必须坚持保持呼吸道通畅，建立有效静脉通路，抗休克，有效止血，修复或结扎损伤的血管的治疗原则，争取一切可能挽救患者生命。

要点提示

　　1. 高度重视生命体征变化：呼吸、出血、休克情况。
　　2. 抢救包括止血，保证气道通畅，抗休克，伤口处理。

思考题

　　1. 颈部开放性损伤主要包括哪些？其临床表现是什么？
　　2. 颈部开放性损伤的急救处理措施有哪些？

（王挥戈　王雪峰　秦杰升）

第七十一章 颈部肿块

第一节 概 述

颈部肿块依据发生的时间,分为先天性和后天性两种。后天性肿块又根据肿块性质分为炎症性肿块和新生物肿块,炎症性肿块又分为特异性炎症和非特异性炎症肿块,新生物分为良性肿瘤和恶性肿瘤,恶性肿瘤又分为原发性和转移性肿瘤。发现颈部肿块应注意其发病时间、发生的位置、大小、硬度、移动度、有无压痛、对生理功能的影响及有无全身症状等,除进行详细的头颈部专科检查外,还须做全身体格检查,以明确诊断。关于颈部肿块的性质,Skandalakis 总结了 4 个"80%",即 80% 是肿瘤,其中 80% 是恶性,恶性中 80% 是淋巴结转移,原发癌中 80% 来自锁骨上。关于病程 Skandalakis 总结出 3 个"7"的规律,即 7 日者多为炎症,7 个月者多为肿瘤,7 年者多为先天性肿块。

一、先天性肿块

1. 血管瘤 为中胚层组织发育异常的一种先天性疾病,根据形态学特点分为毛细血管瘤、海绵状血管瘤和混合性血管瘤三种。毛细血管瘤呈鲜红色,初生时即存在,2 岁后多停止生长或自行消退,与周围组织分界清楚,压之不褪色。海绵状血管瘤患处稍隆起,呈紫色或蓝色,边界不清,压之褪色。病变可同时发生在咽喉部黏膜,色紫红,常侵犯皮下及深层组织。混合性血管瘤介于上述两者之间。

2. 淋巴管瘤 是胚胎淋巴组织形成的先天性类瘤疾病,常发生在胸锁乳突肌外侧,锁骨上方。患处肿大,皮肤变薄、质地柔软而有波动感,边界不规则,肿瘤为单叶或多房性,内含淋巴液,呈半透明囊状,透光试验阳性,穿刺有黄色液体。

3. 鳃裂囊肿 鳃裂囊肿系胚胎鳃裂和鳃囊之间的残余组织形成,好发于颈部耳与锁骨之间。位于下颌角以上,来自第Ⅰ鳃裂;位于下颌角至甲状软骨之间,多来自第Ⅱ鳃裂;位于甲状软骨至锁骨,来自第Ⅲ、Ⅳ鳃裂。临床最多见的鳃裂囊肿来自第Ⅱ鳃裂,外口位于胸锁乳突肌前缘,瘘管由复层扁平上皮或低柱状上皮形成,瘘管呈索条状沿胸锁乳突肌前缘上行,在颈内和颈外动脉之间转向咽侧,开口于扁桃体窝或咽隐窝。若咽侧开口封闭,则形成颈侧瘘孔,若双侧开口封闭,则残余部分形成囊肿,即鳃裂囊肿。

4. 甲状舌管囊肿或瘘 在颈部先天性囊肿中最常见。胚胎时甲状腺发生自舌根盲孔,腺体逐渐下降,形成甲状舌导管,正常导管消失,若导管残留上皮,即可形成囊肿称为甲状舌管囊肿。多发生在颈前正中舌骨下,呈囊性,随吞咽动作可上下移动,穿刺可抽出唾液样囊液。

5. 畸胎瘤 起源于胚胎三层胚叶,囊内可含有神经、毛发、皮脂腺、牙齿、柱状上皮、腺体和中胚叶的脂肪、软骨或肌肉等。若囊肿发源于外胚叶表皮上皮,则称为皮样囊肿。可发生在颈部,常位下颌与舌骨之间。

6. 喉囊肿 胚胎 2 月时,喉室顶有囊向外膨出,后渐消失。婴幼儿时,若仍残存并扩大,则形成含气囊肿,可限于喉内或穿过甲状舌骨膜至喉外、颈部皮下。喉内压力增高时,颈部膨胀形成柔软肿块,皮肤完整,肿物可被压缩,X 线显示含有气体。

7. 舌骨下黏液囊肿 位于舌骨与甲状舌骨膜之间,扩大形成囊肿,在甲状舌骨膜之中央。

二、炎性肿物

1. 咽旁脓肿 属颈深部感染,累及咽旁间隙颈动脉鞘,有咽部感染史,表现为咽痛、颈侧剧烈疼痛、肿胀、发热。

2. 口底蜂窝组织炎 感染多来自口底、牙齿,感染常累及口底下颌间隙,有张口困难和吞咽困难,局部肿胀明显,有全身中毒症状。

3. 耳源性颈部脓肿 有慢性中耳炎急性发作史,感染在乳突尖端至二腹肌下扩散,形成颈深部脓肿。

4. 急、慢性淋巴结炎 感染原发灶多来自扁桃体、口咽、齿龈等,引起淋巴结急性炎症,慢性多由急性演变而来。常发生在下颌骨角颈深淋巴结,局部红肿、疼痛,有压痛,白细胞增多等。

5. 颈淋巴结结核 结核性淋巴结炎多发生在儿童及青少年,淋巴结肿大,多个淋巴结粘连呈串珠状。若干酪样变,可扪及波动感,破溃后成脓瘘及瘢痕形成。

6. 传染性单核细胞增多症 多发生在小儿,有咽痛、一侧扁桃体有灰白色渗出、发热、肝脾肿大、颈淋巴结肿大,血白细胞单核增多高达 40%~80%。其他白血病亦可有颈淋巴结肿大,应予以鉴别。

7. 梅毒 有梅毒史,全身淋巴结肿大,可累及颈部,血清反应阳性。

8. 放线菌病 放线菌常由口腔侵入,故面颈部发病率较高。一旦抵抗力低下、外伤后感染,常累及扁桃体和下颌骨,以致口底颈部肿胀,皮色紫红,触之板样硬,表面不平,继而破溃形成脓肿瘘管,脓内含有硫黄样颗粒,镜下见放线菌团。本病发病率低,易误诊。

9. 甲状腺炎 有三种类型:①急性化脓性甲状腺炎,多属继发,腺体肿胀、有压痛、反射性耳痛和压迫气管症状;②亚急性甲状腺炎,常继发于上感或流行性腮腺炎,引起腺组织炎性异物性反应,除炎性细胞浸润外,有含胶性颗粒巨细胞;③慢性炎症,是一种自体免疫病,血液中抗甲状腺球蛋白自体抗体增高,腺组织被大量淋巴细胞浸润,形成滤泡,腺体弥漫性肿大,表面光滑,质较硬。

10. 颈痈 指项部皮肤受葡萄球菌自毛囊侵入引起的化脓性感染,由于该处皮肤韧厚,感染在皮下组织颈筋膜表面向四周扩散,进入毛囊群而发生多个脓头,伴有剧痛和全身感染症状。

三、良性肿物

1. 皮脂腺囊肿 多发生在耳垂后下方,生长缓慢,无痛、有包膜。

2. 神经源肿瘤 颈部神经源肿瘤以神经鞘瘤最常见,发生在咽旁颈侧,呈单发、无痛肿块、中等硬度、边界清楚,可来自交感神经、舌下神经、迷走神经或膈神经,可出现相应的神经症状。

3. 颈动脉体瘤 发生自颈总动脉分叉处后面的颈动脉体。肿瘤生长缓慢,多呈圆形或椭圆形,实体有包膜,多发生在单侧。质软,血管丰富,可听到杂音。肿瘤可压迫神经,如迷走神经、交感神经等,出现相应症状。

4. 涎腺肿瘤 以混合瘤最多见,来自腮腺或颌下腺,质地较硬,呈结节状无痛肿块。

5. 甲状腺肿瘤 多单发,边界清楚,表面光滑,呈圆形或椭圆形,有完整被膜,少数有囊性变或出血。患者年龄多在 20~40 岁,生长缓慢,可长达十余年。

6. 甲状旁腺肿瘤 多属腺瘤,甲状旁腺内分泌素增多,人体钙磷代谢紊乱,引起高血钙、骨病和泌尿系结石症。

7. 下咽憩室 系指下咽与食管入口交界处由于咽下缩肌与环咽肌之间薄弱,管腔内压力增加,使黏膜向后膨隆,逐渐扩大形成袋状,有食物积存,引起吞咽困难,颈部饱满,好发生在左侧,按压时可将积存食物挤出后吐出。X线造影检查,可显示憩室。

8. 其他 如脂肪瘤、纤维瘤、喉软骨瘤、钙化上皮瘤等。

四、恶性肿瘤

1. 先天性疾病恶变 原发自甲状舌瘘管残余上皮恶变为甲状舌管癌,原发自胚胎鳃裂囊肿上皮恶变形成鳃裂癌。

2. 涎腺恶性肿瘤 如腺样囊性癌、恶性混合瘤、黏液表皮样腺癌、乳头状囊性腺癌和腺泡细胞癌等。局部肿胀、疼痛,生长较慢,可浸润周围组织,累及面神经则出现面瘫,常有淋巴结转移,或通过血行转移至肝、肺和脑。

3. 甲状腺癌 患者女性多于男性,分乳头状、滤泡型、髓样癌和未分化癌。肿瘤较硬、不规则、境界不清、活动性差,可累及喉返神经引起喉麻痹。常发生肺和骨转移。

4. 口底恶性肿瘤 可原发自口底、舌、舌下腺、颌下腺及其导管,肿瘤以鳞癌为主。肿瘤多发生自舌系带附近,初呈豆状突起,较硬,病变进展,有疼痛,舌运动受限,有溃疡形成,向前侵及下龈和下颌骨,向后侵及舌肌。晚期,肿瘤与颌下淋巴结转移癌融合成团块,固定在下颌骨内,可累及颈深上淋巴结。

5. 下咽癌及喉癌 下咽癌可侵犯食管和喉,有异物感、吞咽疼痛、吞咽困难、咳嗽、声嘶,咯血,有局部浸润并有颈淋巴结转移。喉癌,有声嘶,肿瘤增大可引起呼吸困难,常有颈淋巴结转移。

6. 淋巴瘤 好发于青壮年男性。可发生于全身各组织器官的淋巴组织,多发于颈部、腋窝、腹股沟、纵隔和腹部淋巴结,浅表淋巴结肿大显著。依据组织病理学特点分为霍奇金淋巴瘤(Hodgkin's lymphoma)和非霍奇金淋巴瘤(non-Hodgkin's lymphoma)两种类型。颈淋巴结多双侧肿大,中等硬度,咽淋巴组织亦增生。可出现全身症状,如发热、出汗、贫血、消瘦、出血等。

7. 神经源性恶性肿瘤 发生在颈部的少见,主要包括神经纤维肉瘤和神经纤维瘤恶变,表现为颈部肿瘤生长迅速,活动受限或固定,有压痛,易发生远处转移。

(田慎之　王雪峰)

第二节　颈淋巴结转移癌

案例 71-1

　　患者,男,20 岁,以"左颈部包块 6 个月"为主诉于 2006 年 12 月入院。6 个月前患者发现左颈部一包块,无痛,无其他自觉症状,自行抗感染治疗半个月,包块未见好转反而增大。该患者既往患左肾透明细胞癌,行左肾全切除术后两年。查:左胸锁乳突肌后缘中下段可扣及一约 7.5cm×6.0cm 大小的包块,质地中等,活动度差,表面不光滑,与周边组织边界尚清,有轻微触压痛,头颈部其他淋巴结未触及肿大。

颈部 CT 三维重建显示，左锁骨上缘、胸锁乳突肌后缘可见一肿物，7.8cm×6.5cm×5.3cm 大小，与颈内静脉粘连，界限不清，颈总动脉轻度受压。甲状腺彩色超声、肺部检查、肝胆脾胰彩超、右肾及肾上腺彩色超声、前列腺及膀胱彩色超声等均未见异常。全麻下，行左颈根治性颈清扫术，术中见肿瘤具假包膜，与周围组织界限尚清，仅见

肿瘤与颈内静脉粘连难以分离，病理检查为透明细胞癌（图 71-1）。
问题：
1. 该患最可能的诊断是什么？肾恶性肿瘤转移至颈淋巴结有何临床特点？
2. 颈淋巴结转移癌的分类与特点。

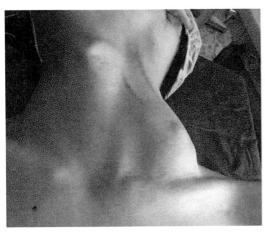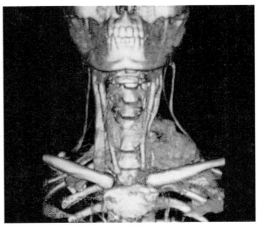

图 71-1　左侧颈部肿块

经淋巴途径转移是恶性肿瘤最重要的转移途径之一。在颈淋巴结转移癌中，绝大多数来自头颈部癌，少数也可来自原发于锁骨以下器官的癌。颈淋巴结转移是影响预后的重要因素。在颈部淋巴结肿块中，淋巴结转移癌最多，其次为结核等。本节将重点讲述淋巴结转移癌。

【组织病理学分型】　头颈部转移癌的组织病理类型多样，多为鳞状细胞癌和腺癌，少数为未分化癌、小细胞癌、恶性黑色素瘤等。

1. 鳞状细胞癌　多来自鼻咽、喉、下咽、口腔、肺和食道癌，多分化不良。

2. 腺癌　大多来自甲状腺，次为涎腺，少数来自胃、肺、胰和卵巢等器官的癌。其中甲状腺癌最多，来自甲状腺和涎腺癌者多分化较好，而来自锁骨以下器官者癌灶多分化不良。

3. 未分化癌　主要来自鼻咽、腭扁桃体、肺癌，少数来自舌根和口咽癌。

4. 其他　小细胞癌多来自肺癌，透明细胞癌来自肾癌，恶性黑色素瘤多来自头面部皮肤和黏膜，少数来自阴囊和足部皮肤。

【分类与特点】　头颈部颈淋巴结转移癌可划分为三大类：①来自头颈部癌的颈淋巴结转移癌，在头颈部转移癌中有 70%~80% 来自头颈部癌；②来自锁骨下器官的颈淋巴结转移癌次之；③原发灶不明的转移癌。有 2.6%~9.0% 的转移癌查不出其原发灶，属于原发灶不明的颈淋巴结转移癌。

1. 头颈部癌的颈淋巴结转移

（1）鼻咽癌：是头颈部癌中最早最多发生颈部淋巴结转移者，有 65%~80% 的鼻咽癌发生颈部淋巴结转移，肿瘤早期就可发生转移，有超过 1/3 的患者以颈部淋巴结转移癌为首发症状而就诊。转移部位常位于胸锁乳突肌前缘、乳突下方和二腹肌后腹之间，即颈深上淋巴结，晚期可转移至同侧颈深下淋巴结或对侧颈深上淋巴结。

（2）鼻腔及鼻窦恶性肿瘤：早期较少出现颈部淋巴结转移，晚期多转移到同侧颌下和颈深上淋巴结。

（3）扁桃体癌：扁桃体恶性肿瘤最易早期发生淋巴结转移，常转移至颌下及颈深上淋巴结。

（4）下咽癌：颈淋巴结转移发生较早，且较多，早期转移到同侧颈动脉三角区颈深淋巴结，少数转移到气管旁及锁骨上淋巴结。

（5）口腔及颌面部恶性肿瘤：口腔及颌面部恶性肿瘤中，舌癌的颈淋巴结转移发生最早、最多。常转移到颈深上二腹肌下淋巴结、颌下淋巴结，晚期可转移到对侧颈部和锁骨上窝淋巴结。另外，舌癌可发生淋巴结跳跃性转移；口底癌多转移到颌下和颈深上组淋巴结，偶有双侧颈部淋巴结转移；牙龈癌的颈淋巴结转移的发生较晚、较少；颌下腺的涎腺癌较易和较多发生颈淋巴结转移，而腭部小涎腺腺癌较少发生颈淋巴结转移。腺样囊性癌较少发生颈淋巴结转移，而高恶性的涎腺鳞状细胞癌、未分化癌、低分化黏液表皮样癌等较早、较多发生颈淋巴结转移。

（6）喉癌：声门上型和声门下型癌较易发生颈淋巴结转移。喉癌的颈淋巴结转移好发于颈深上淋巴结，声门型癌转移少见。

（7）甲状腺癌：不同类型甲状腺癌颈淋巴结转移不同。髓样癌及乳头状癌易发生颈淋巴结转移，为50%~70%，滤泡癌较少，为10%~20%。甲状腺癌常转移至喉前、气管前、颈外静脉及颈内静脉周围淋巴结，晚期可转移至颌下及锁骨上淋巴结。

2. 锁骨下器官癌的颈淋巴结转移　锁骨下器官癌均有可能转移到颈部淋巴结，左肺、胃、食管、肠、胰、肾和其他胸、腹、盆腔器官及肢体癌都可以转移到左锁骨上窝淋巴结，少数也可以转移到双侧锁骨上窝淋巴结；右侧肺癌转移到右锁骨上窝淋巴结或双侧锁骨上窝淋巴结。

3. 原发灶不明的颈淋巴结转移癌　有极少数患者以颈淋巴结包块为唯一症状就诊，经组织病理学检查诊断为淋巴结转移癌，通过各种检查手段均未能找到原发灶，且无恶性肿瘤病史者，为原发灶不明的颈淋巴结转移癌，多为分化不良的腺癌和鳞状细胞癌。

【临床表现】　颈部淋巴结转移癌多发生于中年以上，为一侧或双侧颈部进行性增大的肿块，一般无疼痛，初期多单发，肿块较小，中等硬度，活动稍差或固定，随着转移淋巴结肿块的增大，其数目增多且互相融合固定，肿块压迫气管、食管和神经引起相应的症状和体征。部分肿块中心部可发生组织坏死、液化，少数可侵犯至表面皮肤，导致破溃、出血或继发感染。

【诊断】　凡40岁以上，近期在颈部尤其在胸锁乳突肌前方和深面、锁骨上窝、乳突前下方及颌下等处出现持续增大的淋巴结，经保守治疗2周无效，应排除颈部转移癌的可能。

1. 确定肿块的性质　依据肿块的病史，详细检查肿块的部位、大小、质地、活动度、与周围组织的关系等，排除先天性、炎症性及原发良恶性肿瘤后，可确认肿块为转移淋巴结。

2. 寻找转移淋巴结的原发部位　①详细询问病史：包括肿块发生的时间、发展速度、全身表现及局部症状，特别是可能与原发灶有关的阳性与阴性症状，如头痛、涕中带血、耳鸣、听力下降等考虑鼻咽癌；咽痛、吞咽困难、讲话含糊不清，考虑扁桃体癌。②体格检查：了解转移淋巴结的性质、部位等，并进行全身体格检查及局部重点专科检查，以初步判断转移的可能原发部位。③内镜检查：利用鼻内镜、纤维喉镜、纤维支气管镜等内镜检查，直视下以观察发现肿瘤原发部位。④超声及影像学检查：包括超声、X线、CT、MRI等，必要时进行增强CT、MRI检查，为寻找肿瘤的原发部位或判定原发肿瘤的性质提供支持。⑤放射性核素显像检查：利用单光子发射计算机断层照相机（ECT）设备，检查全身骨骼、甲状腺；放射免疫显像探查肿瘤原发部位；PET-CT用于原发及转移病灶有重要意义。⑥血清学检查：肿瘤标志物检查作为寻找原发部位的辅助措施。⑦活组织病理检查：在确实无法找到原发部位时，考虑转移淋巴结穿刺或切开进行活组织病理检查，进一步判断淋巴结性质，为寻找原发部位提供帮助。

【治疗】　主要治疗原发灶，颈部淋巴结转移癌的治疗要根据转移癌的来源、部位、组织病理类型等综合分析，选用放疗、化疗、手术或综合治疗。对于原发灶不明的颈部转移癌，在查找原发癌灶的同时，应积极治疗颈部转移癌，仍有部分患者能够发现肿瘤原发灶。

案例71-1分析讨论

患者以颈部包块为主要症状，排除炎症及先天性，考虑为肿瘤来源，由于颈部淋巴结肿块更多见于转移癌。因此，首要的是积极找寻原发灶。因既往患肾透明细胞癌，因此，肾癌转移至颈部的可能性最大。在排除原发及其他可能来源后，若身体条件允许，无手术禁忌证，可考虑行颈清扫术，术中要注意肿瘤浸润血管、神经及左胸膜顶的可能。病理与原发肿瘤一致证实该淋巴结肿块来源于左肾透明细胞癌术后转移。

要点提示

1. 颈部肿块按性质可分为先天性肿块、炎性肿块和新生物性肿块。
2. 颈部转移性肿块大多数来自头颈部，少部分来自胸腹部。
3. 预后与肿块的恶性度高低、原发部位、治疗的早晚及方法有关。

思考题

1. 颈部肿块可分为哪几类？
2. 颈部转移性恶性肿瘤的程序性诊断原则。
3. 不同部位颈部肿块的可能来源。

第三节　甲状腺及甲状旁腺肿瘤

一、甲状腺腺瘤

甲状腺腺瘤（thyroid adenoma）常见，约占甲状腺疾病的60%。男性与女性之比约为1:3。发病年龄以20~40岁为多，即多在甲状腺功能活跃时期发病，40岁以后，发病率总体上呈逐渐下降的趋势。

【病理】　大体检查多为单发，圆或椭圆形，表面光滑,常为囊性,亦可实性,有完整包膜,与周围腺体组织分界清楚,多并发囊性变,囊腔大小不一,大者可为单囊,占据全部肿瘤,病变可为若干小囊,囊腔内含棕褐色液或胶样液,实性者切面呈肉样,均匀一致,有时可见钙化,其中常见小型坏死或囊腔,少数囊壁有颗粒状乳头。

【临床表现】　初发症状为颈前肿块,因无不适,常偶然发现,生长缓慢,有时肿瘤短期内迅速增大,伴有胀痛,多由于囊内出血所致。肿瘤较大时可有压迫感,或压迫气管移位,但很少造成呼吸不畅,罕见喉返神经受压引起声嘶的表现。肿块多为单发,边界清楚,表面光滑,可随吞咽而上下移动。

【诊断】　甲状腺单发无痛性肿块,生长缓慢,无临近组织器官受累浸润征象,考虑甲状腺腺瘤的可能。应与结节性甲状腺肿、甲状腺炎、甲状腺一侧发育不全及甲状腺癌相鉴别。

【治疗】　一般多采用手术治疗。鉴于甲状腺单发结节中 10%~25% 病理检查为甲状腺癌,临床上甲状腺腺瘤与癌尤其是早期癌难以鉴别,应行术中冷冻切片检查,若诊断为恶性肿瘤,依据病变情况,应作患侧腺叶全切除术或全甲状腺切除。

二、结节性甲状腺肿

近年来,甲状腺疾病的发生率在不断上升,其中以结节性甲状腺肿的发生率最高。结节性甲状腺肿(nodular goitre)又称腺瘤性甲状腺肿(adenomatous goiter),实际上是指地方性甲状腺肿和散发性甲状腺肿晚期所形成的多发结节。在不同的病变时期,可有不同的名称,是临床上较为常见的一种疾病。成人发病率约为 4%,可分为良性结节和恶性结节,其中大多数为良性病变,癌变率不到 1%。

【病理】　流行病学的研究表明,在碘充足的地方,男女患结节性甲状腺肿的比例大约为 1:5。主要是因为体内的甲状腺激素不足,刺激垂体分泌促甲状腺激素(thyroid stimulating hormone,TSH),随着 TSH 的增多,不断刺激甲状腺增生发生病变,最终形成结节。结节性甲状腺肿病理表现为结节性肿大,重量为 60~1000g,切面可见结节、纤维化、出血和钙化。病变初期,整个腺体滤泡增生、血管丰富;随着病变进展,滤泡发生变化,一部分滤泡退化,另外一部分滤泡增大并且富含胶质,这些滤泡之间被纤维组织间隔。

一般来说,结节性甲状腺肿可分为单结节性甲状腺肿和多结节性甲状腺肿。在多结节性甲状腺肿的基础上,根据有无甲状腺功能亢进(甲亢)又可分为:非毒性多结节性甲状腺肿(nontoxic multinodular goitre,NMG)和毒性多结节性甲状腺肿(toxic multinodular goitre,TMNG)。NMG 也称单纯性甲状腺肿,主要由于环境中缺碘或各种原因导致甲状腺激素产

生不足,从而使甲状腺代偿性肿大,但并没有发生甲状腺功能障碍或甲状腺自身免性疾病。发生甲亢的多结节性甲状腺肿称为 TMNG,是继发性甲亢的一种,在我国为常见病,患者一般先有结节性甲状腺肿大多年,以后再出现功能亢进症状,有眼球突出,易发生心肌损伤,可导致心率变化。

【临床表现】　本病多见于成年女性,大都是在地方性甲状腺肿的基础上发生的。病程长、症状不明显,往往在体格检查时偶然发现,或有颈部触及局部压迫感。触诊时腺体常呈现轻、中度肿大,结节表面平滑,质地较软。重度肿大的甲状腺可引起压迫症状,出现咳嗽、气促、吞咽困难或声音嘶哑等。胸骨后甲状腺肿可使头部、颈部和上肢静脉回流受阻。如短期内突然发生的甲状腺结节增大,则可能是囊性变出血所致。

【诊断】　根据甲状腺肿块病史较长,触诊甲状腺结节表面光滑、质地软,且吞咽时可随着喉和气管上下移动等临床表现,结合血清学检查显示甲状腺功能正常,则基本可作出诊断。结节性甲状腺肿患者血清总 T_4 表现为正常或者稍低,但是总 T_3 可以略高以维持甲状腺功能正常,甲状腺球蛋白水平与结节性肿大小有关,血清 TSH 一般表现正常。但血清学检查对鉴别结节性甲状腺肿的良恶性并无价值,一般仅用于曾做手术或放射性核素治疗的分化型甲状腺癌患者,检测是否存在早期复发。此外,核素扫描、甲状腺 B 超、颈部 CT 或者 MRI 及细针穿刺细胞学检查等均有助于诊断。

【治疗】　结节性甲状腺肿一般不需要治疗。对甲状腺肿大明显者可以试用左甲状腺素,治疗中必须监测血清 TSH 水平,血清 TSH 减低或者处于正常下限时不能应用;甲状腺核素扫描证实有自主功能区域存在者,也不能应用左甲状腺素治疗;给予左甲状腺素时应当从小剂量开始,以避免诱发和加重冠心病。

此外,左甲状腺素诊断性治疗亦可以作为是否手术的依据之一。当细针穿刺细胞学诊断为可疑或恶性病变,则需行早期手术取得病理诊断。若细胞学检查为良性,但不能完全排除恶性可能,尚需做甲状腺扫描及甲状腺功能试验进一步明确诊断,如为冷结节及甲状腺功能正常或减低,可给予左甲状腺素片,以阻断 TSH 生成,并嘱患者在 3 个月后复查;如结节增大,则不管 TSH 受抑是否足够,都有手术指征。但若结节变小或无变化,可仍予以 TSH 抑制治疗,隔 3 个月后再次复查;如总计 6 个月结节无变小,则有手术指征。

除上述诊断性治疗外,下列情况亦考虑手术治疗:细针穿刺细胞学诊断为可疑或已发生恶性病变者;肿块较大影响美观者;结节性甲状腺肿压迫气管、食管、喉返神经等出现局部压迫症状者;继发性甲亢患者;胸骨后甲状腺肿者。

手术方式包括:甲状腺结节切除、甲状腺部分切除、甲状腺大部切除、甲状腺次全切除。手术过程中应根据结节性甲状腺肿的结节部位、大小及数量、增

生程度选择合适的手术方式。一般选择腺叶切除,并做快速病理学检查。结节位于峡部时,病理活检时应切取两侧甲状腺组织,以明确双侧的病理性质。腺叶切除较部分切除后再做腺叶切除更为安全,再次手术易损伤甲状旁腺和喉返神经。

三、甲状腺癌

案例71-2

患者,女,69岁。因"声嘶4月余,吞咽梗阻感7日"入院。患者于4月余前无明显诱因出现声音嘶哑,无其他特殊不适,在当地予中药治疗,症状有所好转。7日来进食时出现吞咽梗阻感,以进食干饭及粗硬食物时较明显,半流质仍难通过,仅流质饮食时较轻。查体:甲状腺右侧叶可扪及一大小约2.0cm×1.5cm肿块,质韧,无压痛,可随吞咽上下活动。颈部未扪及明显肿大淋巴结。辅助检查:电子喉镜示:右侧声带麻痹。食管吞钡检查示:食管颈段狭窄(食道癌?)。甲状腺B超示:甲状腺右侧叶低回声结节并钙化灶,考虑甲状腺癌可能,甲状腺左侧叶及峡部未见明显异常包块。颈部增强CT:甲状腺右侧叶不规则肿块伴钙化,气管右后壁受压,与食管右侧壁分界不清,未排除甲状腺癌可能。左侧梨状窝显示不清,意义待定(图71-2)。食管上段壁稍增厚,酌情食管镜检查。行食管镜检查未发现新生物。完善术前准备后行右甲状腺癌根治术+气管造瘘术。术中冰冻提示为甲状腺癌。术后病理为右甲状腺乳头状癌并鳞状分化;右颈Ⅱ区、Ⅳ区淋巴结鳞状细胞癌转移;气管切缘可见鳞状细胞癌浸润;椎前可见鳞状细胞癌浸润。

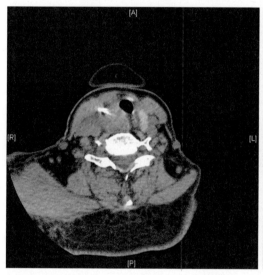
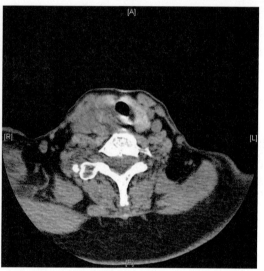

图71-2　颈部增强CT甲状腺右侧叶不规则肿块

甲状腺癌(thyroid carcinoma)是头颈部比较常见的恶性肿瘤,占全身恶性肿瘤的0.2%(男性)~1%(女性)。国内普查其发生率为11.44/10万,男性5.98/10万,女性14.56/万。甲状腺癌在国内一些肿瘤医院中往往占头颈部肿瘤的首位,在一些沿海城市较多见,而且近年发病有上升趋势。甲状腺癌的病理类型较多,生物学特性差异很大。分化型甲状腺癌的预后较好,患者甚至可以带瘤生存10年以上;而高度恶性的未分化型甲状腺癌则可以在短期内致死,患者从发病到死亡仅数月时间。甲状腺癌可发生在任何年龄,但多发生在青壮年。

【发病因素】

1. 癌基因及生长因子　研究表明,人类肿瘤的发生与基因序列的过度表达突变或缺失有关。例如,多肽生长因子:促甲状腺激素(TSH)、上皮生长因子(EGF)等;癌基因包括c-fos,c-myc等。甲状腺癌的发生发展为一复杂的分子过程,受不同的癌基因和多种生长因子的影响,这些因子对甲状腺癌细胞各个阶段生长及分化的调节作用及各类癌的特异基因,仍有待深入研究。

2. 放射线　研究证明,放射线可诱发实验鼠患甲状腺癌,机制是放射线诱导细胞发生突变,并促进其生长。此外,放射性还可杀灭部分细胞而致减少甲状腺激素分泌,导致TSH的分泌增加,从而促进具有潜在恶性的细胞增殖、癌变。

3. 缺碘与高碘　无论是缺碘还是过量摄碘都可使甲状腺功能发生改变,从而影响TSH的分泌而导致甲状腺增生,甚或引起癌变。地方性甲状腺肿区所发生的多为甲状腺滤泡癌或未分化癌,而高碘地区则多为乳头状癌,其致癌机制有待深入研究。

4. 性别因素 甲状腺癌发病率性别差异较大,女性明显高于男性。目前有研究认为可能与甲状腺组织中存在雌激素受体有关。

5. 家族因素 在一些甲状腺癌患者中,可见到一个家庭中一个以上成员同患甲状腺乳头状癌者。另外有5%~10%的甲状腺髓样癌有明显的家族史,属常染色体显性遗传性疾病。

6. 其他 一些甲状腺增生性疾病,如腺瘤样甲状腺肿和功能亢进性甲状腺肿,分别有约5%及2%合并甲状腺癌,多年生长的甲状腺腺瘤,偶可发生癌变。

【病理分类】 依据病理诊断并结合生物学特征将原发于甲状腺的癌分为:乳头状癌、滤泡状腺癌、髓样癌及未分化癌。

【临床表现】 甲状腺内发现肿块,质地硬而固定、表面不平是各型癌的共同表现之一。腺体在吞咽时上下移动性变小。除肿块增长明显外,还伴有侵犯周围组织的特性,晚期可产生声音嘶哑、呼吸、吞咽困难、交感神经受压引起 Horner 综合征、侵犯颈丛出现耳、枕、肩等处疼痛和局部淋巴结及远处器官转移等表现。颈淋巴结转移在未分化癌发生较早。有的患者甲状腺原发癌灶不明显,因发现转移灶而就医时,应考虑到甲状腺癌的可能。

髓样癌患者肿瘤本身可产生激素样活性物质(5-羟色胺和降钙素),因此,还可出现顽固性腹泻、心悸、颜面潮红和低血钙等症状。

【临床诊断】 甲状腺肿瘤多以甲状腺结节为主诉而来诊,除要详细了解病史外,还需要结合具体情况认真分析。凡是甲状腺结节,尤其是单发结节,如发生以下状况者应警惕甲状腺癌的可能:①有颈部放射治疗史;②非地方性甲状腺肿流行地区,小而硬的甲状腺单发结节;③儿童甲状腺结节约50%为恶性;④结节活动受限或固定,坚硬、形状不规则的;⑤近期突然增大或产生压迫症状如声嘶及呼吸困难的;⑥囊实性较大肿块,CT、B超等影像学检查见到散在点状钙化灶;⑦成年男性甲状腺内的单发结节。这些均对诊断有重要的参考意义,必要时做如下检查。

1. X线颈部正、侧位平片、胸部及骨骼 X 线片 对观察有无胸骨后扩展、气管受压或钙化及有无转移等有一定意义。

2. CT 和 MR 检查 对大多数病例可作为良、恶性诊断依据,还可明确显示病变范围,以及与邻近大血管的关系。

3. 超声诊断 B超对甲状腺疾病有着重要的价值。腺瘤一般显示圆或椭圆形肿物,边界清楚,实性者,内部回声高于正常甲状腺,呈均匀性强回声光团;囊腺瘤则呈不均匀回声或无回声;恶性肿瘤表现为边界不清,内部回声不均匀,多数呈实质性低弱回声,瘤体内常见钙化强回声。

4. 实验室检查 放射性核素诊断、甲状腺静态

及功能成像对异位甲状腺、功能性甲状腺癌转移灶及甲状腺结节的鉴别诊断有意义;甲状腺球蛋白放射免疫测定在颈淋巴结转移时可能升高;血清降钙素水平对诊断部分甲状腺髓样癌并判断其预后有意义。

5. 穿刺细胞学诊断 本法对定性诊断有一定参考价值,多采用在B超引导下行针吸细胞学检查或巴氏针穿刺活检,可提高对甲状腺结节的诊断效果。

6. 活体组织病理学检查 可切除的甲状腺肿块,一般不做术前活检,可施行手术切除,必要时在术中行冰冻病理切片检查。

附 TNM 分类及分期(UICC 分类及分期,2002)

本分类仅适用于癌,并需经病理组织学证实,以确定组织学类型。

1. 原发肿瘤(T)

TX 原发肿瘤无法评估。

T0 无原发肿瘤证据。

T1 肿瘤最大径≤2cm,局限于甲状腺内。

T2 肿瘤最大径>2cm,但≤4cm,局限于甲状腺内。

T3 肿瘤最大径>4cm,局限于甲状腺内或任何肿瘤伴有最小程度的甲状腺外侵犯(如胸骨甲状肌或甲状腺周围软组织)。

T4a 任何大小的肿瘤浸润扩展出甲状腺包膜侵犯皮下软组织、喉、气管、食管或喉返神经,T4b 肿瘤侵犯椎前筋膜或包绕颈动脉或纵隔血管。

注1:所有的未分化癌属T4 肿瘤,其中T4a 甲状腺内的间变癌——手术可切除,T4b 甲状腺外的间变癌——手术不可切除。

注2:原发肿瘤分类可以再分为:①孤立性肿瘤;②多灶性肿瘤(其中最大者决定分期)。

2. 区域淋巴结(N) 颈部正中部、颈侧和上纵隔淋巴结

Nx 区域淋巴结无法评估。

N0 无区域淋巴结转移。

N1 区域淋巴结转移。

N1a Ⅵ区转移(气管前、气管旁和喉前 Delphia 淋巴结)。

N1b 转移至单侧、双侧或对侧颈部或上纵隔淋巴结。

3. 远处转移(M)

Mx 远处转移无法评估。

M0 无远处转移。

M1 有远处转移。

4. 临床分期

(1)乳头状腺癌和滤泡状腺癌(年龄<45 岁)。

Ⅰ期:任何 T,任何 N,M0。

Ⅱ期:任何 T,任何 N,M1。

(2)乳头状腺癌和滤泡状腺癌(年龄≥45 岁),髓样癌。

Ⅰ期：T1，N0，M0。

Ⅱ期：T2，N0，M0。

Ⅲ期：T3，N0，M0；T1-T3，N1a，M0。

ⅣA期：T4a，N0-N1a，M0；T1-T4a，N1b，M0。

ⅣB期：T4b，任何N，M0。

ⅣB期：任何T，任何N，M1。

（3）未分化癌。

ⅣA期：T4a，任何N，M0。

ⅣB期：T4b，任何N，M0。

ⅣB期：任何T，任何N，M1。

【治疗】

1. 手术治疗 甲状腺癌的手术治疗包括甲状腺本身的手术，手术选择包括甲状腺叶切除术、近全甲状腺切除术和甲状腺全切术；颈淋巴结清扫也是手术治疗的重要构成部分。

如有下列情况，建议行甲状腺近全或全切除术：①肿瘤直径>1cm；②肿瘤对侧存在甲状腺结节；③有局部或远端转移；④患者有头颈部放疗史；⑤患者一级亲属有分化型甲状腺癌病史。年龄较大（>45岁）的患者复发率较高，建议也采用上述术式。有20%~90%的甲状腺乳头状癌患者在被确诊时即有局部淋巴结转移，其他型肿瘤患者的转移率则较低。行双侧中央（Ⅵ区）淋巴结清扫术可提高患者生存率并降低淋巴结复发率。因无法确诊而切除甲状腺叶或行非诊断性活检后被确诊为恶性病变时，应行甲状腺全切术。对甲状腺多发癌患者应行甲状腺全切术，以确保完整切除病灶，并为^{131}I放疗做好准备。

2. 内分泌治疗 甲状腺癌患者无论手术与否均应终身服用甲状腺素片，以预防甲状腺功能减退及抑制TSH。乳头状腺癌和滤泡状腺癌均有TSH受体，TSH通过其受体能影响甲状腺的生长。

3. 放射性核素治疗 对乳头状腺癌、滤泡状腺癌，术后应用^{131}I放射治疗，适合于45岁以上患者、多发性癌灶、局部侵袭性肿瘤及存在远处转移者。因为甲状腺髓样癌及未分化癌不摄碘，因而不能采用该治疗方法。

4. 放射（外照射）治疗 外照射对分化型甲状腺癌疗效欠佳，一般不作为常规治疗项目采用，主要用于治疗未分化型甲状腺癌。

案例71-2分析讨论

患者以声音嘶哑、吞咽困难来诊，通过病史及阳性体征，确定为甲状腺肿块，影像学检查提示肿物有钙化，因此肿瘤为恶性的可能大。术中冷冻病理检查是非常重要的，根据冷冻病理结果决定手术范围。该患者甲状腺乳头状癌并鳞状分化，非常罕见，对于此类病例，需注意排除头颈部其他部位的鳞癌可能，才可确立诊断。

要点提示

1. 甲状腺乳头状癌可发生于任何年龄和性别，虽以年轻女性多见，但是男性患者同样不能忽略。

2. 甲状腺内单个结节，应与其他良恶性病变加以鉴别。

3. 如癌肿突破甲状腺被膜可伴有局部受压症状，如疼痛、声音嘶哑、吞咽或呼吸困难。

4. 有的甲状腺癌仅表现为颈部淋巴结肿大，而甲状腺中触不到明确的肿块。

5. 彩超及甲状腺功能检测是甲状腺疾病的基本检查手段。其他尚有CT、MRI、放射性核素等。

6. 估计可切除的甲状腺肿块，可直接手术切除，必要时术中冷冻切片检查。

思考题

1. 甲状腺癌侵犯邻近器官可导致什么临床表现？

2. 甲状腺恶性肿物的主要病理学类型及预后。

四、甲状旁腺疾病

（一）原发性甲状旁腺功能亢进

案例71-3

患者，男，44岁，因"摔伤致左上臂、右大腿肿胀、疼痛8h"入院。患者诉8h前在家里厕所不慎摔倒致左上臂、右大腿肿胀、疼痛、畸形，无法站立行走，无出现不省人事，无头晕、头痛、胸闷、恶心、呕吐、腹痛等不适，急送入我院就诊，行X线检查示"左肱骨、右股骨骨折"。既往因外伤致腰部疼痛至中心医院就诊，提示腰椎间盘突出，保守治疗后好转出院。查体：神志清，精神可，恶病质，营养差。左上臂肿胀、畸形，局部压痛明显，可扪及骨擦感。右大腿肿胀、畸形，局部压痛明显，可扪及骨擦感，右下肢活动受限，右下肢无明显麻木感，足背动脉可扪及，右踝关节及各足趾感觉正常，末梢血运可。辅查：我院X片示：①左肱骨上段骨折；②右股骨上段粉碎性骨折；③扫描野普遍骨质疏松，多发陈旧骨折征象。血钙：2.44mmol/L。PTH：2108pg/ml。颈部CT：右侧甲状腺后方肿块，性质待定（甲状旁腺来源病变？食管病变？其他？）。颈椎MR平扫+增强:甲状腺右侧叶后下方软组织密度肿块影,考虑甲状旁腺腺瘤可能。扫描野弥漫性骨质信号异常,考虑甲状旁腺功能亢进继发骨质改变可能。腹部B超提示:①肝、胆、脾、胰未见明显异常;②双肾结石、双肾小囊肿;③前列腺钙化灶;④双输尿管、膀胱未见明显异常;⑤右侧胸腔积液(中量)。患者入院后行右下甲状旁腺切除术,术中冰冻病理报告:右下甲状旁腺腺瘤。

引起原发性甲状旁腺功能亢进的原因主要有甲状旁腺腺瘤(单发腺瘤86%、多发腺瘤6%)、甲状旁腺增生(7%)或少见的甲状旁腺腺癌(1%)。原发性甲状旁腺功能亢进症是由于甲状旁腺素分泌过多,引起血钙、磷代谢失常的疾病。该病多发生于20~50岁,女性多于男性。

【病理生理】 主要病理生理变化是甲状旁腺激素(PTH)分泌过多。PTH有以下的作用。

(1)促进近侧肾小管对钙的重吸收,使尿钙减少,血钙增加。

(2)抑制近侧肾小管对磷的吸收,使尿磷增加,血磷减少。

(3)促进破骨细胞的脱钙作用,破骨细胞向周围骨组织伸出绒毛样突起,释放蛋白水解酶与乳酸,使骨组织溶解,提高血钙和血磷的浓度。

(4)促使维生素D的羟化作用,生成具有活性的$1,25$二羟D_3,后者促进肠道对食物中钙的吸收。

甲状旁腺素的合成和释放受血清钙离子浓度的控制,两者间呈负反馈性关系。血钙过低刺激甲状旁腺素的合成和释放,使血钙上升,血钙过高抑制甲状旁腺素的合成和释放使血钙向骨骼转移,降低血钙。上述作用使正常人的血钙维持在正常范围。正常人的血钙与血磷间呈相反的关系,血钙高则血磷低,血钙与血磷的乘积恒定,维持在35~40。

PTH过多使骨质溶解,骨钙释放入血,肾小管和肠道回吸收钙的能力加强,故血钙增高。高血钙使神经肌肉的激动性降低和胃肠道蠕动弛缓,因而产生神经肌肉和精神神经系的表现,如容易疲劳、肌力和肌张力降低、性格改变、智力和记忆力减退及烦躁、过敏、失眠和情绪不稳等,偶有明显的精神病,严重者可昏迷。还可有食欲缺乏、恶心、呕吐和便秘症状。溃疡病的发生率比一般人高。当血钙升高超过肾的阈值时,尿钙排出增多。磷酸钙和草酸钙盐容易沉积而形成泌尿系结石及肾钙化;10%~70%的患者有肾绞痛、血尿、尿砂石等症状,欧美患者有此组症状者比中国人多。易发生尿路感染,招致肾功能损害,晚期发展成为尿毒症并引起高血压。由于高血钙、高尿钙,因此有溶质性多尿,随之出现多饮。PTH过多,骨质溶解加速,骨质普遍性脱钙,长期进展则出现全身性

纤维囊性骨炎,特征性的病变表现为指(趾)骨皮质外缘有花边样改变或骨皮质残缺,称骨膜下吸收;头颅X射线相有砂粒样骨吸收改变;囊性变、巨细胞瘤样改变或棕色瘤易发生于四肢长骨、锁骨、肋骨和骨盆等部位。因此常有局部或全身的骨骼疼痛和压痛,牙易脱落,行走困难,站起蹲下均费力,重者卧床不起,甚至翻身亦困难。身材可变矮数厘米至十余厘米,还有骨骼畸形和病理性骨折。中国甲状旁腺功能亢进患者骨骼病变的发生比欧美多且严重,可能与中国人民饮食中钙含量较低有关。甲状旁腺功能亢进可单独表现为单纯高血钙或泌尿系统结石或骨骼病变,或两组、三组症状同时存在。

PTH过多能降低肾小管对磷的回吸收,因此尿磷增多,血磷降低,磷呈负平衡,磷的亏损也由骨骼组织承担。PTH过多使破骨细胞活性增强,伴随之成骨细胞活性也增强,成骨细胞分泌碱性磷酸酶增多,造成血碱性磷酸酶升高。

【临床表现】 早期几乎无临床表现,后期与因甲状旁腺素分泌增加、血钙升高所引起的一系列病理生理变化有关。

1. 骨骼系统 局部或全身的骨骼疼痛和压痛,牙易脱落,行走困难,站起蹲下均费力,重者卧床不起,甚至翻身亦困难。身材可变矮数厘米至十余厘米,还有骨骼畸形和病理性骨折。

2. 肌肉系统 四肢肌肉松弛,张力减退,患者易于疲乏软弱。

3. 泌尿系统 患者常诉多尿、口渴、多饮。泌尿系结石发生率也较高,一般为60%~90%,临床上有肾绞痛,血尿或继发尿路感染,反复发作后可引起肾功能损害甚至可导致肾衰竭。

4. 消化系统 可有胃纳不振、便秘、腹胀、恶心、呕吐等症状。部分患者伴有十二指肠溃疡病,可能与血钙过高刺激胃黏膜分泌胃泌素有关。如同时伴有胰岛胃泌素瘤,如卓-艾综合征(Zollinger Ellison syndrome),则消化性溃疡顽固难治。部分患者可伴有多发性胰腺炎,原因未明,可能因胰腺有钙盐沉着,胰管发生阻塞所致。

5. 精神症状 主要为类似抑郁的表现:情绪低落、乏力、缺乏主动性和易激惹等,也可出现记忆减退和思维迟缓。

6. 甲状旁腺危象 多见于女性患者,血钙超过$3.99mmol/L$可能发生危象,可出现急性器质性精神障碍,表现为意识浑浊、幻觉妄想和攻击行为等。患者可反复抽搐、出现昏睡和昏迷。如不经手术治疗,病死率甚高。

此外,还可有肾实质、角膜、软骨或胸膜等处的异位钙化。

【诊断】 除了依靠病史及症状体征,还应结合以下辅助检查:

1. 血液检查

（1）PTH 检查：血 PTH 浓度是诊断本病一个直接而敏感的指标，目前有测定 PTH 氨基端、中间段和羧基端等数种放射免疫分析法，用这个指标诊断甲状旁腺功能亢进与手术的符合率达 90% 左右。正常人 PTH 在 100pg/ml，患者往往明显升高。

（2）血钙：患者血钙大多升高明显，正常值为 2.25～2.5mmol/L，患者可达 2.74～4.99mmol/L。

（3）血磷：患者血磷下降，正常值为 0.96～1.45mmol/L，患者可在 0.96mmol/L 以下，甚至在 0.81mmol/L 以下。

（4）血碱性磷酸酶：在 X 线检查有骨骼病变时升高。

2. 尿液检查　尿钙排泄量增加：正常人一般 24h 尿排钙量为 5.0～10.0mmol/24h（200～400mg/24h），服低钙饮食 3 日后，排钙量不超过 2.5～3.75mmol/24h（100～150mg/24h）。本病患者排钙量仍超过 5.0mmol/24h（200mg/24h）以上。

3. 影像学检查

（1）X 线检查：X 线特征性骨改变多见于头颅、牙槽硬板、手和骨盆等部位。腹平片可有泌尿系结石和肾钙化。

（2）B 超检查：作为甲状旁腺瘤定位的首选方法，其准确率可达 90%。但如腺瘤直径小于 5mm 者则较难发现。

（3）同位素扫描：^{99m}Tc-201Tl 双重同位素减影扫描，手术符合率可达 90% 左右，可检出直径 1cm 以上的病变。

（4）CT 或 MR 检查也可发现增生的甲状旁腺瘤。

【治疗】　手术治疗是首选的治疗方案。无论是肿瘤或增生，均应探查所有的甲状旁腺。若为腺瘤者，腺瘤应做摘除，但仍需仔细检查其余 3 个腺体，以排除多发腺瘤可能。若是增生，至少需切除 3 个腺体，也可将 4 个腺体全部切除，然后取小部分作甲状旁腺自体移植，埋藏于肌肉中。若为腺癌，应做根治手术，手术范围至少包括同侧甲状腺全叶。手术并发症很少，为 1% 左右，如喉返神经损伤、永久性甲状旁腺功能减低等。

甲状旁腺手术后可出现低钙血症，轻者手足唇面部发麻，重者则手足搐搦。一般手术前血碱性磷酸酶很高，又有纤维性囊性骨炎者，手术后易出现严重的低钙血症。原因有两个：一是骨饥饿和骨修复。切除异常甲状旁腺组织后，血中 PTH 浓度骤降，大量钙迅速沉积于脱钙的骨中，以至血钙降低；二是甲状旁腺功能减低。切除异常甲状旁腺组织后，剩余的甲状旁腺组织因过去长期受到高血钙的抑制而功能低减尚未恢复，多数为暂时性的。低血钙症状可出现于手术

后 24h 内。因此，术后应注意监测血钙水平，可口服或静脉补充葡萄糖酸钙，补充维生素 D。大部分患者在术后 1～2 月之内，血钙可恢复，若有持续性和难治性低钙血症，应考虑合并有低镁血症的可能，可同时补充镁。

> **案例 71-3 分析讨论**
>
> 患者为骨折入院，入院后发现全身骨质疏松，泌尿系结石等典型甲状旁腺功能亢进症状。影像学检查提示右甲状旁腺肿物，结合 PTH 情况，诊断为甲状旁腺功能亢进，考虑为甲状旁腺腺瘤引起，手术切除腺瘤是最有效的治疗方法。

> **思考题**
>
> 甲状旁腺功能亢进症会导致哪些病理生理学变化？

（二）继发性甲状旁腺功能亢进

> **案例 71-4**
>
> 患者，女，35 岁。因发现甲状旁腺功能亢进半年住院治疗。患者慢性肾炎 3 年多，血透 2 年，现每周需血透 2～3 次，约半年前出现关节疼痛、皮肤瘙痒等症状。查血 PTH 发现继发性甲状旁腺功能亢进。辅助检查：生化 P 2.69mg/L、K 6.10mmol/L、Ga 2.01mmol/L、BUN 19.30mmol/L、肌酐 1043umol/L。PTH 1440.90pg/ml。颈部 CT：①甲状腺左右侧叶后上方结节影；②颈部多发小或稍大淋巴结；③左侧梨状窝变窄；④口咽左侧斑点状钙化灶。甲状旁腺 B 超：①甲状腺双侧叶多发结节，考虑结节性甲状腺肿可能；②甲状腺双侧叶后方低回声结节，甲状旁腺增生？甲状旁腺瘤待排除。^{99m}Tc-MIBI 检查：右侧甲状旁腺显像可疑阳性，甲状旁腺增生？做好术前准备后行全甲状旁腺切除+右前臂肱桡肌甲状旁腺自体移植术，术中见甲状旁腺明显增生（图 71-3），术后病理：双侧甲状旁腺增生伴腺瘤样结节。术后患者 PTH 明显下降至 25pg/ml 左右，长期口服补钙能够维持血钙正常，骨痛等症状好转。

继发性甲状旁腺功能亢进（secondary hyperparathyroidism，SHPT，简称继发性甲旁亢），是指在慢性肾功能不全、肠吸收不良综合征、Fanconi 综合征和肾小管酸中毒、维生素 D 缺乏或抵抗及妊娠、哺乳等情况下，甲状旁腺长期受到低血钙、低血镁或高血磷的刺激而分泌过量的 PTH，以提高血钙、血镁和降低血磷的一种慢性代偿性临床表现，长期的甲状旁腺增生最终导致形成功能自主的腺瘤。

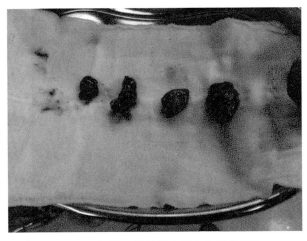

图71-3　切除的明显增生肥大的甲状旁腺

【病因】

1. 维生素 D 伴钙缺乏造成的低血钙

（1）钙摄入不足或妊娠、哺乳期钙需要量增多。

（2）胃切除术后、脂肪泻、肠吸收不良综合征及影响消化液分泌的肝、胆、胰慢性疾患。

（3）慢性肝病或长期服用抗癫痫药物造成肝内25-羟化酶活性不足，导致体内维生素 D 活化障碍，肠钙吸收减少。

（4）长期服用缓泻药或考来烯胺造成肠钙丢失，苯巴比妥可以阻碍维生素 D 的活化，诱发低血钙。

2. 慢性肾病、慢性肾功能不全所致的 1,25 二羟维生素 D_3 缺乏

（1）慢性肾功能不全：肾排磷减少，导致磷酸盐潴留，高磷酸盐血症引起血钙降低；同时由于肾 1α-羟化酶缺乏造成肠钙吸收不足，导致低血钙；在肾透析过程中补钙不足，同样造成低血钙，高血磷和低血钙刺激甲状旁腺增生，长期并形成腺瘤。

（2）肾小管性酸中毒（如 Fanconi 综合征）：尿中排出大量磷酸盐，致骨质中羟磷灰石含量不足，骨的钙库亏损，导致低血钙，间接刺激甲状旁腺，导致继发性甲旁亢。

（3）自身免疫性肾小管受损：许多自身免疫性疾病均可导致肾小管受损，活性维生素 D 缺乏，导致肠钙吸收障碍和骨矿化不良，诱发继发性甲旁亢。

此外，各种原因所致的皮质醇增多症，均能引起继发性甲旁亢；绝经后骨质疏松症妇女机体内维生素 D 活化及肠钙吸收能力减弱，或由于肾清除 PTH 的速度减慢，导致血浆 PTH 升高。严重低血镁和锂盐治疗；均可诱发继发性甲旁亢。

【病理生理】　与原发性甲状旁腺功能亢进症自主分泌 PTH 过多不同，继发性甲旁亢的患者，PTH 分泌增多是甲状旁腺对血钙降低的被动代偿反应。因此，继发性甲旁亢的血钙一般减低或正常，而不升高。在慢性肾功能不全患者中，血磷却常常升高。

【临床表现】

1. 骨骼症状　骨骼疼痛呈自发性或在加压后加剧，骨痛多见于脊柱、髋、膝等负重关节，且在活动时加重，疼痛呈发作性或持续性，还可伴病理性骨折和骨畸形。此与 PTH 促进骨质溶解、破骨细胞增多、全身骨骼普遍脱钙有关。骨折多见于肋骨、脊柱等部位；关节畸形可见脊柱侧凸、胸廓变形，儿童可出现骨生长延迟；PTH 是甲旁亢骨病的重要决定因素，其升高程度与甲旁亢骨病严重程度相一致。

2. 神经毒性和神经肌肉症状　PTH 的神经毒性作用，可引起精神失常、脑电图紊乱和周围神经病变，也可出现近端肌力减退和肌萎缩。四肢近端肌力进行性下降，影响上肢抬举和走路。

3. 与 PTH 过高、血钙过高或转移性钙化有关的其他症状　不同程度的皮肤瘙痒与皮肤内钙沉着，软组织、血管钙化，导致缺血性坏死，出现皮肤缺血性溃疡和肌肉坏死，多发生于指趾尖端。

【诊断】　患者有引起低钙血症的原发疾病所致的症状，如慢性肾衰竭、肾性骨营养不良症等，依靠相应的症状和体征及实验室检查结果可做出临床诊断。患者的血生化检查与原发性甲状旁腺功能亢进有差异，除 PTH 升高一致外，一般血钙浓度降低或正常，血磷可升高。影像学检查可以协助定位增生的甲状旁腺。

【治疗】

1. 减少磷的潴留　可以通过减少饮食中磷的摄入，使用磷结合剂，加强透析，抑制 PTH 介导的骨吸收等。

2. 补充钙剂　慢性肾衰竭（CRF）时长期补充钙剂，不仅可以提高血钙浓度，而且还可降低血清碱性磷酸酶和 PTH 水平，减少骨质的吸收和骨折的发生。

3. 1,25 二羟维生素 D_3 的使用　CRF 时存在不同程度的 1,25 二羟维生素 D_3 的不足，使用 1,25 二羟维生素 D_3 对严重的继发性甲旁亢有效。

4. 透析疗法　透析疗法不仅可以使血中尿素氮、肌酐降低，还可纠正血中钙磷变化，透析液中适宜的钙浓度，可以提高血钙，抑制甲旁亢。应用透析性能较好聚丙烯透析膜，还能清除未能很好降解的 PTH 产物。

5. 外科疗法　外科疗法主要是甲状旁腺切除术，中华医学会肾病专业委员会已经就慢性肾病继发性甲旁亢（SHPT）的治疗达成了专家共识：经过规范的药物治疗仍不能控制的伴有高钙、高磷的严重 SHPT 者，iPTH>1000pg/ml（日本 2007 的透析指南为>500pg/ml），以及经放射性核素或超声检查证实存在甲状旁腺增大者，建议实施甲状旁腺切除术。

手术方式有甲状旁腺次全切除、甲状旁腺全切加自体移植和甲状旁腺全切除术共 3 种术式，传统的甲状旁腺次全切除术后复发率较高，复发后再次手术难度大，一般不列为首选，目前最常采取的手术方式是甲状旁腺全切除加前臂自体移植术和甲状旁腺全切除术。因此类患者多有慢性肾衰竭的病史，围手术期术前准备需要细致，必要时适当增加透析次数，术前术后一周内最好采用无肝素血透。术后患者同样会出现低钙血症，因此，术后需注意监测及补充血钙。

案例 71-4 分析

　　患者为慢性肾衰竭患者，长期低钙导致继发性甲旁亢，PTH 的明显升高，导致一系列病理生理学改变。对于符合手术标准的患者，手术治疗能够提高患者的生活质量。

思考题

　　1. 甲状旁腺功能亢进症会导致哪些病理生理学变化？

　　2. 原发性甲状旁腺功能亢进症与继发性甲旁亢功能亢进症的差别有哪些？

（王挥戈　秦杰升）

第四节　涎腺肿瘤

一、概　　述

案例 71-5

　　患者，女，32 岁，于 2000 年 9 月以"右耳垂下包块 2 个月"为主诉入院。2 个月前发现右耳垂下有一包块，约杏仁大小，无痛，生长缓慢，无其他症状。查体：右耳垂下方有一包块，略隆起于皮肤，约 2.5cm×1.5cm 大小，质地中等，活动性差，与周围组织界限不清。面神经功能定量评价：I 级。B 超显示为一实性包块，内部回声均匀，提示为腮腺混合瘤。CT 水平位：右腮腺内见不规则肿物，大小 2.5cm×2.0cm×1.0cm，边缘模糊，内见低密度灶。全麻下行腮腺切除术，术中见肿瘤边界不清，面神经主干穿行于肿瘤之间，面神经外膜被肿瘤浸润，冷冻切片诊断为黏液表皮样癌，遂行腮腺全切除术，同时切除部分面神经主干并实施端端吻合，术后病理证实为腮腺黏液表皮样癌。随访 2 年零 3 个月，面神经定量评价为 II 级，无复发。

问题：

　　1. 早期腮腺黏液表皮样癌常被误诊为混合瘤等，如何鉴别？

　　2. 腮腺混合瘤容易复发的原因有哪些？

　　肿瘤是涎腺组织中最常见的疾病，其中绝大多数系上皮性肿瘤，间叶组织来源的肿瘤较少见。涎腺上皮性肿瘤（salivary tumor of epithelial origin）的病理类型十分复杂，不同类型的肿瘤在临床表现、影像学表现、治疗和预后等方面均不相同。

　　【发病情况】　在不同国家，涎腺肿瘤的发病率有明显差异，可达（0.15~1.6）/10 万。成人涎腺肿瘤良性多于恶性，儿童涎腺肿瘤恶性多于良性。多形性腺瘤和黏液表皮样癌女性多于男性，而腺淋巴瘤（沃辛瘤）男性明显多于女性。

　　腮腺肿瘤的发生率最高，约占 80%，其次是下颌下腺肿瘤、舌下腺肿瘤、小涎腺肿瘤。大涎腺肿瘤占除皮肤以外全身所有良、恶性肿瘤的 5%。腮腺肿瘤中，良性肿瘤占大多数（约 80%），恶性肿瘤只占少数（约 20%）；下颌下腺肿瘤中，良、恶性肿瘤的比例比较接近，分别占 55% 和 45%；舌下腺肿瘤中，恶性肿瘤的比例高达 90%，良性肿瘤只占极少数（10%）。小涎腺肿瘤中，恶性肿瘤（约占 60%）多于良性肿瘤（40%）。

　　不同组织类型的肿瘤在各个部位的涎腺中发生的相对比例也不一样。沃辛瘤、嗜酸性腺瘤几乎仅发生于腮腺；腺泡细胞癌、涎腺导管癌、上皮-肌上皮癌多见于腮腺；多形性低度恶性腺癌多见于腭部小涎腺；管状腺瘤 90% 发生于唇腺。磨牙后区腺源性肿瘤以黏液表皮样癌最为常见。舌下腺肿瘤很少见，但一旦发生，很可能是腺样囊性癌。

　　原发性涎腺肿瘤以腮腺为常见，病理类型以瘤为多，其次为多形性腺瘤，恶性肿瘤少见。

　　【临床表现】　良性肿瘤多生长缓慢，常无意中发现，活动，无粘连，无功能障碍，表面光滑或呈结节状。恶性肿瘤多有疼痛症状，生长较快，呈浸润性生长，与周围组织有粘连，甚至浸润神经组织并导致神经功能障碍。部位不同，涎腺肿瘤表现各自的临床特点。腮腺肿瘤 80% 以上位于腮腺浅叶，表现为耳垂下、耳前区或腮腺后下部（图 71-4）。良性肿瘤很少出

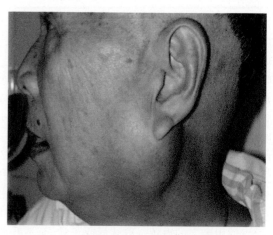

图 71-4　腮腺肿瘤

现面瘫症状。恶性肿瘤可出现不同程度的面瘫症状，有的以面瘫为主诉就诊，经医生检查始发现腮腺肿瘤。有的侵及皮肤，出现表面溃破。侵犯咀嚼肌时，常致张口受限。少数病例出现颈部淋巴结肿大。腮腺深叶肿瘤突向咽侧时，可表现为咽侧膨隆或软腭肿胀。

下颌下腺肿瘤表现为颌下三角区肿块，早期常无明显自觉症状。恶性肿瘤侵犯舌神经可出现舌痛及舌体麻木，舌下神经受累时出现舌运动受限，伸舌时偏向患侧。

舌下腺肿瘤由于位置关系，早期病例无症状，常规检查时被发现；或舌下肿块妨碍义齿戴入时才被患者所注意。有时患者自觉一侧舌痛或舌麻木，或舌运动受限，影响说话及吞咽。检查可触及舌下腺硬性肿块，有时与下颌骨舌侧骨膜相粘连而不活动，口底黏膜常完整。

小涎腺肿瘤以腭部最常见，一般发生于偏中线一侧腭后部及软硬腭交界区，硬腭肿瘤因腭黏膜较厚，腭腺腺叶间的纤维直接与骨膜相连，故肿瘤固定而不活动，特别是腺样囊性癌，可伴有疼痛或灼痛感，沿腭大神经向上累及眶下神经，除上腭麻木不适外，常伴患侧眶下区或上唇麻木。当肿瘤侵及翼内肌时，常致张口困难。向口内突出生长可致吞咽困难。良性肿瘤对腭骨及牙槽骨产生压迫性吸收，恶性肿瘤对骨质呈侵蚀性破坏。

磨牙后腺肿瘤以黏液表皮样癌为多见。

舌腺肿瘤多位于舌根部，以恶性肿瘤多见。主要症状为疼痛、异物感及吞咽障碍。触诊可扪及肿块，但表面黏膜完整。舌根部涎腺肿瘤有下列特点：①病变位于黏膜下，早期常无自觉症状，临床不易发现；②易发生淋巴结和远处转移。

【诊断】

1. 临床诊断　通过详细询问病史，了解患者的

年龄、病期、症状，结合患者的性别及肿瘤的部位，并通过望诊、触诊等细致的临床检查，常可初步判断肿瘤的性质。

2. 影像学诊断　腮腺和下颌下腺肿瘤禁忌作活检，因为无论良、恶性肿瘤，均有发生瘤细胞种植的危险。超声、CT、MRI 检查，可以判断有无占位性病变及肿瘤的大小、肿瘤的部位及与周围组织，包括重要血管之间的关系（图 71-5）。^{99m}Tc 核素显像对于沃辛瘤有很高的诊断价值。

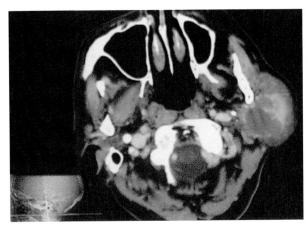

图 71-5　腮腺 CT 示左侧腮腺肿物

3. 细针抽吸细胞学检查　超声引导引下进行针吸，将吸取组织涂片做细胞学检查，定性诊断。

4. 组织病理诊断及分类　1972 年，WHO 制订了涎腺肿瘤组织学分类，由于涎腺肿瘤的组织病理类型复杂，后来不少学者改进并提出了新的病理诊断分类。1991 年，WHO 修订了涎腺肿瘤的组织学分类，有利于指导临床治疗和预后判断。

附：世界卫生组织涎腺肿瘤组织学分类（1991）（表 71-1）

表 71-1　涎腺肿瘤组织学分类（WHO，1991）

1. 腺瘤	1.9 囊腺瘤
1.1 多形性腺瘤	1.9.1 乳头状囊腺瘤
1.2 肌上皮瘤（肌上皮腺瘤）	1.9.2 黏液状囊腺瘤
1.3 基底细胞腺瘤	2. 癌
1.4 沃辛瘤（腺淋巴瘤）	2.1 腺泡细胞癌
1.5 嗜酸粒细胞状瘤	2.2 黏液表皮样癌
1.6 管状腺瘤	2.3 腺样囊性癌
1.7 皮脂腺瘤	2.4 多形性低度恶性腺癌（终末导管）
1.8 导管乳头状瘤	2.5 上皮-肌上皮细胞癌
1.8.1 内翻型导管乳头状瘤	2.6 基底细胞腺癌
1.8.2 导管内乳头状瘤	2.7 皮脂腺癌
1.8.3 乳头状涎腺瘤	2.8 乳头状囊腺癌

2.9 黏液腺癌	4. 恶性淋巴瘤
2.10 嗜酸粒细胞癌	5. 继发肿瘤
2.11 涎腺导管癌	6. 未分类肿瘤
2.12 腺癌	7. 肿瘤样疾病
2.13 恶性肌上皮细胞瘤(肌上皮细胞癌)	7.1 涎腺良性肥大
2.14 癌在多形性腺瘤中(恶性混合瘤)	7.2 嗜酸细胞增生症
2.15 鳞状细胞癌	7.3 坏死性涎腺化生(涎腺梗阻)
2.16 小细胞癌	7.4 良性淋巴上皮病
2.17 未分化癌	7.5 涎腺囊肿
2.18 其他类型癌	7.6 慢性硬化性颌下腺炎
3. 非上皮细胞瘤	7.7 艾滋病的囊性淋巴样增生

【治疗】 涎腺肿瘤的治疗以手术为主,多数肿瘤,即使是良性肿瘤,包膜也不完整,采用单纯沿包膜剥离的方法,常有复发,故手术原则应从包膜外正常组织进行,同时切除部分或整个腺体。例如,位于腮腺浅叶的良性肿瘤,做肿瘤及腮腺浅叶切除。位于腮腺深叶的肿瘤,需同时摘除腮腺深叶。腮腺肿瘤除高度恶性肿瘤以外,如果肿瘤与面神经无粘连,应尽可能保留面神经,并尽量减少机械性损伤;如果与面神经有粘连,但尚可分离,也应尽量保留,术后加用放射治疗;如果术前已有面瘫,或手术中发现面神经穿过瘤体,或为高度恶性肿瘤,应牺牲面神经,然后作面神经修复。由于涎腺恶性肿瘤的颈淋巴结转移率不高,为15%左右,因此,当临床上有可疑淋巴结转移者,应做治疗性颈淋巴清扫术,当颈部未触及肿大淋巴结或不怀疑有转移者,原则上不作选择性颈淋巴清扫术。但对高度恶性肿瘤患者可以考虑选择性颈淋巴清扫术。

涎腺恶性肿瘤对放射线不敏感,单纯放疗很难达到根治效果,但对某些病例,放射治疗可以明显减低术后复发率,这些病例包括:腺样囊性癌;其他高度恶性肿瘤,手术切除不彻底、有肿瘤残存者;肿瘤与面神经紧贴、分离后保留面神经者。

涎腺恶性肿瘤有可能发生远处转移,特别是腺样囊性癌及涎腺导管癌,远处转移率在40%左右,因此,术后还需配合化学药物治疗加以预防,但目前尚未发现非常有效的化疗药物。

二、多形性腺瘤

多形性腺瘤(pleomorphic adenoma)又名混合瘤(mixed tumor),最常见于腮腺,其次为下颌下腺,舌下腺极少见。女性多于男性,以40岁左右居多。

多形性腺瘤由肿瘤性上皮组织和黏液样或软骨样间质所组成,瘤细胞和周围间质分界不清,无基膜。

一般认为,细胞丰富型相对较易恶变,间质丰富型相对较易复发。

【临床表现】 为无痛性肿块,肿瘤生长缓慢,常无自觉症状,多偶然发现。检查:肿瘤界限清楚,质地中等,触诊呈结节状,可活动,但位于硬腭部或颌后区者可固定不动。肿瘤长大后除表现畸形外,一般不引起功能障碍。当肿瘤突然出现生长加速,并伴有疼痛、面神经麻痹等症状时,应考虑有恶变的可能。

【治疗】 多形性腺瘤的治疗为手术切除,若作肿瘤包膜外正常组织范围切除,不作单纯肿瘤摘除,则很少复发。造成复发的原因与肿瘤的病理性质有关:①包膜常不完整,在包膜中有瘤细胞,甚至在包膜以外的腺体组织中也可有瘤细胞存在;②肿瘤的包膜与瘤体之间黏着性较差,容易与瘤体相分离,如采用剜除术,则包膜很容易残留;③手术中肿瘤破裂,往往造成种植性复发,种植性复发的肿瘤常为多发性结节。腮腺手术经典的"S"型手术切口(图71-6),内镜下腮腺手术也逐渐开展,具有切开小、美观的优点。

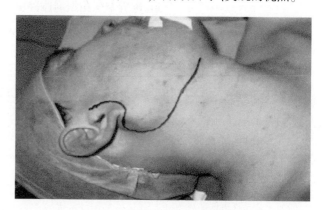

图71-6 腮腺手术"S"型切口

对于复发性多形性腺瘤的手术处理,不必强调过分扩大。因手术范围越大,瘤细胞的播散可能越广泛,特别是涉及面神经主干及颈动脉鞘时,尽量避免暴露这些重要结构。对于单个复发性肿瘤结节,可考虑单纯摘除术。

三、沃 辛 瘤

沃辛瘤(Warthin tumor)又名腺淋巴瘤(adenolymphoma)或乳头状淋巴囊腺瘤(papillarycystadenoma lymphomatosum)。首先由 Albrecht 和 Artz 在 1910 年报道,1991 年 WHO 新的涎腺肿瘤病理分类命名为 Warthin 瘤。

沃辛瘤的组织发生与淋巴结有关。在胚胎发育时期,腮腺和腮腺内的淋巴组织同时发育,若在腮腺淋巴结中生长有腺体组织,这种腺体上皮组织增殖发生肿瘤变,即为沃辛瘤。肿瘤呈紫褐色,剖面可见囊腔形成,内含干酪样或黏稠液体,有时见乳头状组织自壁突入腔内。

沃辛瘤常见,约占全部涎腺肿瘤的 5%,占腮腺肿瘤的 5%~14%。临床特点:①多见于男性,男女比例约为(2~6):1,患者常有吸烟史;②可有消长史,是因为沃辛瘤由肿瘤性上皮和大量淋巴样间质所组成,淋巴样间质很容易发生炎症反应;③绝大多数肿瘤位于腮腺后下极,扪诊呈圆形或卵圆形,表面光滑、质地较软,10%~20% 多发,6%~12% 为双侧发生,也可在一侧腮腺出现多个肿瘤(配图)。有些患者术后又出现肿瘤,主要是多发所致;④^{99m}TC 核素显像具有特征性"热"结节。

沃辛瘤的治疗为手术切除。术中可考虑作连同肿瘤及周围 0.5cm 以上正常腮腺切除的区域性切除术。术中应切除腮腺后下部及其周围淋巴结,以免出现新的肿瘤。

四、黏液表皮样癌

黏液表皮样癌(mucoepidermoid carcinoma)是涎腺恶性肿瘤中最常见的肿瘤,多发生于腮腺,其次是口腔小涎腺(主要在腭部)、下颌下腺。女性多于男性。

黏液表皮样癌分为高分化和低分化两型。分化程度不同,肿瘤的临床表现及预后也不同。高分化黏液表皮样癌为低度恶性肿瘤,较常见。其临床表现多呈无痛性肿块,生长缓慢。肿瘤体积大小不等,质地中等偏硬,表面可呈结节状。位于腭部及磨牙后区的高分化黏液表皮样癌,有时可呈囊性,表面黏膜呈浅蓝色,应与囊肿相鉴别。肿瘤常无包膜或包膜不完整,与周围组织无明确边界。有时可见面神经与肿瘤粘连,甚至被肿瘤包裹,但很少出现面瘫症状。高分化黏液表皮样癌如手术切除不彻底,术后可以复发,但很少发生颈淋巴结转移,血行转移少见。患者术后生存率较高,预后较好;低分化黏液表皮样癌为高度恶性肿瘤,临床少见。肿瘤生长较快,可有疼痛,边界

不清,与周围组织粘连,腮腺肿瘤常累及面神经,淋巴结转移率较高,且可出现血行转移。术后易于复发,患者预后较差。

治疗以手术为主。在彻底切除肿瘤的基础上,尽量保留面神经。高分化癌一般不加术后放疗,不作选择性颈清扫术;而低分化癌应术后追加放疗,考虑选择性颈清扫术。

五、腺样囊性癌

腺样囊性癌(adenoid cystocarcinoma)也是最常见的涎腺恶性肿瘤之一,是仅次于黏液表皮样癌居第二位的涎腺恶性肿瘤,占全部涎腺肿瘤的 10%,占涎腺恶性肿瘤的 21.9%。最常见于腭部小涎腺及腮腺,其次为下颌下腺,发生于舌下腺的肿瘤,多为腺样囊性癌。

腺样囊性癌根据其组织学形态分为分化较好的管状型及分化较差的实性型,管状型预后较好,实性型预后较差。

腺样囊性癌有其独特的临床病理学特点,据此,有如下治疗原则。

(1)肿瘤易沿神经扩展是腺样囊性癌特有的扩展方式之一,因此常表现有神经症状,如疼痛、面瘫、舌体麻木或舌下神经瘫痪。腭部肿瘤可沿腭大神经扩散到颅底,因此,手术时应将翼腭管连同肿瘤一并切除。下颌下腺肿瘤可沿舌神经扩散,手术中也应追迹性切除舌神经。上颌肿瘤切除术后,如出现颌面部明显疼痛,常提示肿瘤复发。

(2)肿瘤浸润性极强,与周围组织无界限,在显微镜下常见瘤细胞浸润,有时甚至可以是跳跃性的。手术应常规扩大切除范围,术中作冰冻切片检查确定正常组织界限。

(3)肿瘤易发生血行转移,可高达 40%,转移部位以肺部多见,常在原发灶手术切除以后出现,也有患者就诊时已有转移。管状型腺样囊性癌生长缓慢,肺部转移灶也进展缓慢,患者可以长期带瘤生存。因此,即使出现肺转移,如果原发灶可以得到根治,仍可考虑作原发灶的手术治疗。

(4)颈淋巴结转移率低,一般不必作选择性颈清扫术。但位于舌根部的腺样囊性癌淋巴结转移率较高,可以考虑行选择性颈清扫术。

(5)肿瘤细胞沿着骨髓腔浸润,常为散在的瘤细胞团,脱钙不明显时,在 X 线上常无明显的骨质破坏。因此,不能依据有无骨质破坏来判断肿瘤侵犯与否。

(6)单纯放疗不能达到根治,配合术后放疗可明显降低术后复发率,提高患者生存率。由于腺样囊性癌常不易手术切净,常有瘤细胞残存,因此,术后常需配合放疗。

案例 71-5 分析

该患以腮腺实质内包块 2 个月为主要表现入院,检查:无触痛、无面瘫、活动性差,B超诊断为混合瘤,临床容易误诊为良性病变,应应加以注意。治疗原则是手术切除。由于肿瘤仅限于 T3 病变,因此,实施腮腺全切除手术是合适的。术中考虑面神经外膜受累,面神经传导功能正常,因此临床没有面瘫表现,但仍须切除受累主干,同时行必要的吻合或移植手术。

思考题

1. 如何进行面神经功能评价?
2. 腮腺混合瘤的主要鉴别诊断有哪些?
3. 常见的腮腺恶性肿瘤的病理类型及预后。

附 涎液腺癌 TNM 分类及分期(UICC 2002)

仅适用于癌,需经组织病理学证实。

T 体检和影像检查。

N 体检和影像检查。

M 体检和影像检查。

TNM 临床分类

Tx—原发肿瘤不能评估。

T0—原发灶隐匿。

T1—肿瘤最大直径≤2cm,无肿瘤腺实质外侵[*]。

T2—肿瘤最大直径>2cm,但≤4cm,无肿瘤腺实质外侵[*]。

T3—肿瘤最大直径>4cm,和/或有肿瘤腺实质外侵[*]。

T4a—肿瘤侵犯皮肤、下颌骨、耳道、和(或)面神经。

T4b—肿瘤侵犯颅底,和(或)翼板,和(或)包绕颈动脉。

[*]:腺实质外侵指临床或肉眼证明软组织受侵,仅有显微镜下证据,分类时不作为腺实质外侵。

N 分类、M 分类以及临床分期同上颌窦癌、喉癌分类。

(田慎之 王挥戈 王雪峰 秦杰升)

第五节 颈部血管源性疾病

一、颈动脉瘤

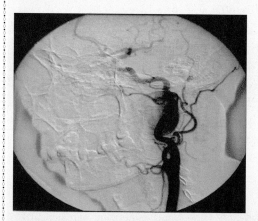

图 71-7 颈动脉瘤 DSA 图像

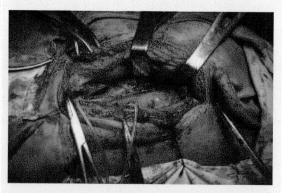

图 71-8 颈动脉瘤术中所见

颈动脉瘤较少见。

【病因】　多数由动脉硬化、创伤所致，其他较少见的有细菌感染、梅毒、放射治疗后、先天性动脉囊性中层坏死等。当由上述原因所引起的动脉壁损害变薄，在血流压力作用下逐渐膨大扩张，形成动脉瘤。颈动脉瘤可发生在颈总动脉、颈内动脉、颈外动脉及其分支。由颈动脉硬化所致者，多发生在双侧颈动脉分叉处；由创伤所致者多位于颈内动脉，颈外动脉较少见。颈动脉瘤多发于成人，儿童少见。先天性颈动脉瘤极为罕见。

【病理】　从病理形态分类，颈动脉瘤可分为三类。①真性动脉瘤：多由动脉硬化引起，常见于颈总动脉分叉处。由动脉的某一段扩张膨大形成，多呈梭形，病变多累及动脉壁全周，长度不一，瘤壁厚薄不均，可自行破裂导致大出血。②假性动脉瘤：多由创伤性引起。动脉瘤壁由动脉内膜或周围纤维组织修复而构成，瘤内容物为血凝块及机化物。瘤体呈囊状，与动脉相通，颈部较狭窄。③夹层动脉瘤：动脉中层坏死病变者，当内膜破裂时，在动脉压的作用下，血流在中层形成血肿，并向远端延伸形成夹层动脉瘤。

【临床表现】　主要症状为颈部肿块，有明显的搏动及杂音，但有时因瘤腔内被分层的血栓堵塞，搏动减弱或消失。发生在颈总动脉、颈内动脉的动脉瘤可影响脑部供血。瘤体内血栓脱落可引起脑梗死，患者可出现不同程度的脑缺血症状，如头痛、头昏、失语、耳鸣、记忆力下降、半身不遂、运动失调、视力模糊等。瘤体增大压迫临近器官、神经，可出现神经麻痹、Horner征、吞咽困难、呼吸困难等。有时肿块呈炎症表现，易误诊为颈部脓肿。如向咽部突出，易误诊为扁桃体周围脓肿。

【诊断】　颈部肿块柔软，有明显搏动及收缩期杂音，压迫肿块近心端动脉时，搏动减弱或消失，即可作出诊断。但遇肿块搏动及杂音不明显者，诊断较困难。彩色超声及DSA检查对确定诊断具有重要意义。

先天性动脉瘤，瘤体一般较小，自绿豆至黄豆大小，呈囊状，有蒂与动脉干连接；动脉硬化形成的动脉瘤可见到瘤动脉纤细弯曲，动脉腔变窄或粗细不均，瘤体呈梭形，且多有动脉硬化史、高血压；外伤性动脉瘤为囊性或多房性构成，有开放性或闭合性外伤史。近年来应用磁共振血管显影（MRA）及多排CT血管造影（CTA）诊断动脉瘤的价值日益受到重视，为一种无创或微创检查方法，诊断动脉瘤较DSA更具优势。

【鉴别诊断】　颈动脉瘤主要与颈动脉体瘤的鉴别，前者为膨胀性搏动，常伴杂音，压迫颈动脉近端，肿块明显缩小，搏动减弱或消失；而后者为传导性搏动，DSA显示颈动脉分叉增宽，并可见肿块将颈动脉分叉推向前。另外还须与鳃裂囊肿、淋巴结肿大、颈总动脉或无名动脉扭结相鉴别。

【治疗】　颈动脉瘤除瘤体堵塞血管，或血栓脱落引起脑梗死，影响脑供血外，更为严重的并发症是瘤体增大破裂，引起致死性大出血。故颈动脉瘤一旦确诊，宜尽快手术。根据瘤体大小及部位采取不同的手术方式。①较小囊性动脉瘤：较小囊颈者，于囊颈部放置钳子，切除瘤体后单纯缝合即可；较大囊颈者，切除瘤体缝合或以静脉片修补；梭形动脉瘤可切除动脉瘤及病变动脉后，作动脉端端吻合，必要时用人工血管或同种动脉替换切除的动脉。②夹层动脉瘤：切除病变动脉，用人造血管重建血流通道。③假性动脉瘤：与周围组织粘连，不易分离，手术难度较大，可切除后，以移植血管端端吻合。对于高龄、严重心血管疾病无法耐受手术者，可考虑行介入治疗。

二、颈动脉体瘤

颈动脉体瘤（carotid body tumor）亦称颈动脉体副神经节瘤，为发生在颈总动脉分叉处的一种化学感受器肿瘤，属良性肿瘤，生长缓慢，少数可发生恶变。无年龄及性别差异。

【解剖及病理】　颈动脉体是人体最大的副神经节，含有化学感受器，位于颈总动脉分叉处后方，借结缔组织连于动脉壁上，大小不一，平均直径为3.5mm，卵圆形或不规则形粉红色组织，其主要血液供应多数来自颈外动脉，主要功能是感觉血液中二氧化碳浓度的变化。颈动脉体发生瘤变后，肿瘤为棕红色，呈圆形或椭圆形,有完整包膜。显微镜下可见成群的肿瘤细胞排列及血管丰富的基质成分,肿瘤细胞呈多边形,核较小。

颈动脉体与颈动脉窦不同,颈动脉窦是位于颈内动脉起始处或颈总动脉上端,为压力感受器,当颈动脉窦受压时,出现心搏减慢、血压下降及知觉丧失,称为颈动脉窦综合征。

【临床表现】 开始多为颈部无痛性肿块,位于下颌角前下方,胸锁乳突肌前缘的后内方。肿块生长缓慢,病史长达数年或数十年,发生恶变者,短期内肿块迅速生长。肿块呈球形,表面光滑,可有囊性、分叶感。因其血运丰富,故稍有膨胀波动感,压迫肿瘤或颈动脉,可使肿块变小。早期较小时,一般无症状,或仅有轻度局部压迫感;肿块较大者可压迫邻近器官及IX、X、XI脑神经,出现声嘶、吞咽困难、舌肌萎缩、伸舌偏斜、呼吸困难及Horner综合征等。

【诊断】 颈部无痛性肿块,位于下颌角前下方颈动脉分叉处,生长缓慢,质地较硬,边界清楚,可左右活动,上下活动受限,肿块浅表可扪及血管搏动,有时可听到血管杂音,应考虑到颈动脉体瘤的可能。B超、DSA及增强CT检查对本病诊断价值较大。DSA图像显示颈总动脉分叉处后方软组织影像呈"高脚杯征"(图71-9)。

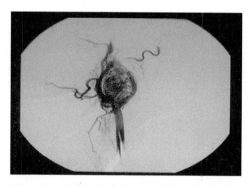

图71-9 颈动脉体瘤的DSA图像"高脚杯征"

【治疗】 颈动脉体瘤一旦确诊,应及时手术治疗。采取动脉外膜下肿瘤切除术。因肿瘤起源于与颈动脉外膜相连的颈动脉体,具有极其丰富的血供,而且与颈动脉、静脉及神经紧密相邻,手术难度较大,术前需作好输血准备,术中仔细操作,以免发生意外。较大肿瘤,与颈动脉粘连,或包绕颈动脉者,需将肿块连同部分颈动脉切除,做动脉端端吻合。

思考题
1. 颈动脉瘤与颈动脉体瘤的来源、部位及临床表现有何不同?
2. 颈部血管源性肿瘤必要的术前准备有哪些?

第六节 神经源性肿瘤

案例71-7
患者,男,35岁,以"颈部无痛性包块6个月"为主诉于2000年4月入院。6个月前发现左颈部下颌处一无痛性包块,未在意,近1个月来出现言语含糊,偶有声音嘶哑,无咽痛及吞咽困难。查体:一般状态良好,左下颌角区可扪及一约6.0cm×5.0cm大小包块,质硬,活动度差,表面光滑,与周围组织界限清,不随吞咽上下移动。左咽部饱满,扁桃体被推至中线,口咽腔变窄。鼻咽、喉部等检查未见异常。颈部彩色超声:左侧咽旁隙内实性包块,其内未见血流。颈部水平位CT扫描:左侧翼内肌内侧可见类圆形肿物,与周边组织界限清,与大血管无粘连(图71-10)。于全麻下经颈外切口,切除肿物,术中见迷走神经结状神经节生长于瘤体表面,仔细与瘤体分离,保护神经,术后患者无不良反应。病理诊断为神经鞘膜瘤。

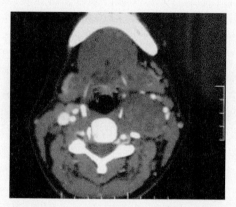

图71-10 颈部CT扫描,左侧翼内肌内侧可见类圆形肿物

问题:
1. 该肿瘤可能来源于哪个神经?
2. 神经鞘膜瘤的临床表现有哪些?

颈部神经源性肿瘤(neurogenic tumors),包括良性神经源性肿瘤,有神经鞘膜瘤、神经纤维瘤、丛状神经纤维瘤与神经纤维瘤病;恶性神经源性肿瘤,有神经纤维肉瘤、神经纤维瘤恶性变等。在颈部最常见的是神经鞘膜瘤。

一、神经鞘膜瘤

病因不明。多发生于30~40岁男性。

【病理】 神经膜细胞瘤又称施万瘤(Schwannoma),起源于神经鞘膜的神经膜细胞,不包含神经成分。多源于交感神经和迷走神经，也可发生于周围神经或其他神经。神经鞘膜瘤多数是孤立的，具有完整的被膜，生长缓慢，很少发生恶变。显微镜下观察：肿瘤被膜薄，主要为透明纤维组织。其内部结构依瘤细胞排列形状划分为两型：肿瘤细胞排列致密而有规则的称为甲型（antonl type A）；肿瘤细胞排列呈网状和比较疏松的称为乙型（ailtonl type B），以上两型可以同时出现于一个肿瘤内或单独出现。

【临床表现】　患者病史较长，肿瘤生长缓慢，局部出现无痛性包块，为椭圆形或圆形，小时常无症状，待肿瘤长大后，产生压迫症状。根据神经来源不同，包块出现的部位和产生的临床压迫症状也不同。来源于迷走或交感神经者，包块多数在颈部中上方的颈前三角区，发生于迷走神经结状神经节或颈上交感神经节上方者，包块位于咽旁间隙，此时，常出现间歇或持续性音哑，或出现"霍纳综合征"；来源于舌下神经者，包块多出现在下颌角深处，神经受累可出现患侧舌肌萎缩，伸舌偏向对侧；发生于臂丛者，包块多在锁骨上，有时可出现患侧手臂麻木感；发生于颈丛者，多在中颈部胸锁乳突肌后缘附近，少见神经症状；膈神经受压时，患侧膈肌抬高。肿瘤发生在颈深部交感神经和迷走神经时，当其增大使颈总动脉、颈内外动脉向外、向前移位，可见异位动脉的轮廓与搏动。

【检查】　影像学检查：颈部超声、CT、MRI扫描，可以确定肿瘤部位、累及范围、周围骨质有无破坏、了解与邻近组织间关系等；活组织检查：多数经临床检查即可确诊，不必进行活组织检查。必要时可作穿刺活检，或在手术中作冰冻切片检查。

【诊断】　颈部出现无痛性包块，病史较长，包块生长缓慢，边界较清楚，表面光滑，与周围组织无粘连，压迫肿瘤时，若有放射性疼痛、刺痛或有触电感或麻木感，或出现咳嗽、气促、心律改变等症状时，高度怀疑颈部神经鞘膜瘤。应与鳃裂囊肿、颈部转移癌、颈淋巴结结核、腮腺混合瘤、颈动脉体瘤和颈部纤维瘤等相鉴别。

【治疗】　手术切除是唯一的有效方法，分口内、颈外两种手术途径。肿瘤向咽腔突出者，从口内途径切除肿瘤较方便，但由于经口内途径的手术野较小，要完全摘除肿瘤有一定困难，术后易复发，损伤血管神经的机会较多，处理血管损伤十分困难，亦易继发感染，且有时术前作气管切开增加手术损伤，因此，多主张采用颈外途径手术。

【预后】　神经鞘膜瘤的预后良好，仅少数患者术后出现神经麻痹。在被膜内作肿瘤切除术有复发的可能。发生恶性变者非常少见。

二、神经纤维瘤

神经纤维瘤为神经源性肿瘤的另一型，可发于感觉神经、运动神经或交感神经等，为一种生长缓慢、比较局限的肿瘤。起源于神经鞘膜之内，主要由神经膜细胞（施万细胞）及神经纤维细胞组成。无明显被膜，有恶性变的可能。神经纤维瘤与神经鞘膜瘤的起源、生物学行为、组织形态及病理学等方面有差异，在临床表现、诊断、治疗及预后等方面同神经鞘膜瘤极为相似。

三、神经纤维肉瘤

神经纤维肉瘤发生于颈部者少见，肿瘤生长快，较硬，常与周围组织粘连而固定，可穿破皮肤形成久治不愈的溃疡。该肿瘤恶性较高，切除后易复发，发生远处转移。常与神经纤维瘤、丛状神经纤维瘤或神经纤维瘤病同时发生，但与神经鞘膜瘤同时发生者，极为罕见。

神经纤维肉瘤的治疗应作扩大的手术切除，需将肿瘤周围的淋巴结及其被侵犯的肌肉等全部予以切除，必要时可进行颈清扫术。术后采用化疗及放射治疗等综合疗法，仍可取得一定的治疗效果。

（王辉戈　王雪峰　秦杰升）

第七十二章 颈部手术学及治疗学

第一节 颈清扫术

颈清扫术(neck dissection)是由 Crile 在系统研究颈部解剖和提出颈部转移癌连同颈部淋巴组织整块切除的理论后,于 1906 年提出来的,是根治性颈清扫术。随着肿瘤手术治疗观念的发展,对手术后功能保存的重视,Suarez 于 1944 年提出了改良性颈清扫术的概念,即保留某些组织,同样取得治疗效果。20 世纪80 年代以来,随着人们对颈淋巴结转移规律的认识,提出了选择性或分区性颈清扫术。

【颈淋巴结的分区】 颈淋巴结在颈部分布复杂,包括颏下淋巴结、颌下淋巴结、颈前淋巴结、颈浅淋巴结及颈深淋巴结,既往文献分类并不一致。根据颈清扫术的需要,美国 Sloan-Kettering 癌症中心建议将颈淋巴结划分为 7 个区(图 72-1)。

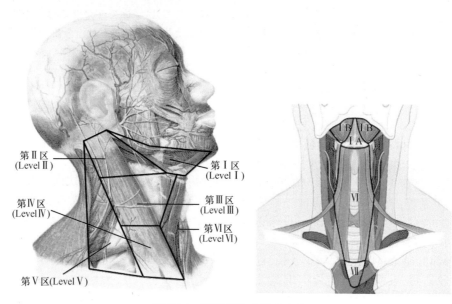

图 72-1 颈淋巴结分区示意图

1. **第 I 区(Level I)** 包括颏下(I A)及颌下(I B)淋巴结。前者位于左右两侧二腹肌前腹与舌骨形成的三角中;后者位于在颌下三角内,前后界分别为二腹肌前后腹。

2. **第 II 区(Level II)** 为颈内静脉淋巴结上组,起自颅底至舌骨水平,前界为胸骨舌骨肌外侧缘,后界为胸锁乳突肌后缘。位于乳突部的耳后淋巴结及腮腺下极淋巴结也属此区。

3. **第 III 区(Level III)** 为颈内静脉淋巴结中组,自舌骨水平面至肩胛舌骨肌与颈内静脉交叉处,前后界同 II 区。

4. **第 IV 区(Level IV)** 为颈内静脉淋巴结下组,自肩胛舌骨肌与颈内静脉交叉处至锁骨上,前后界同 II 区。

5. **第 V 区(Level V)** 为颈后三角淋巴结,包括锁骨上淋巴结,前界为胸锁乳突肌后缘,后界为斜方肌,下界为锁骨。

6. **第 VI 区(Level VI)** 为颈前区淋巴结,包括咽后淋巴结、甲状腺周围淋巴结、环甲膜淋巴结及气管周围淋巴结。两侧界为颈总动脉,上界为舌骨,下界为胸骨上窝。

7. **第 VII 区(Level VII)** 为上纵隔淋巴结。

【颈清扫术的分类】 颈清扫术分类方法较多,常有以下不同分类方法。

1. **按手术适应证分** ①选择性颈清扫术,是指临床 N0 患者,根据肿瘤的原发部位、病变范围、发生转移的可能性较大等酌情手术。②治疗性颈清扫术,是临床对已发生颈淋巴结转移患者的一种治疗手段。

2. **按手术切除组织分** ①根治性颈清扫术,是在清除一侧颈淋巴组织的同时,切除胸锁乳突肌、颈内静脉和副神经等非淋巴组织。②改良性颈清扫术,又称功能性颈清扫术,保留胸锁乳突肌、颈内静脉和副神经等非淋巴组织。

3. 按手术切除区域分 ①全颈清扫术,清扫Ⅰ～Ⅴ区的所有淋巴组织及结缔组织。②分区性颈清扫术,是对临床N0患者,切除转移率较高的区域淋巴组织。③扩大颈清扫术,因病变需要,手术切除范围超出了根治性颈清扫术的范围。

为统一命名,美国耳鼻咽喉-头颈外科学会建议将其分为如下四类。

1. 根治性颈清扫术 根治性颈清扫术(radical neck dissection)切除包括胸锁乳突肌、肩胛舌骨肌、颈内静脉和副神经、颈外静脉等在内的颈部Ⅰ～Ⅴ区的所有淋巴结及结缔组织。

2. 改良性颈清扫术 改良性颈清扫术(modified neck dissection)是在清除颈部Ⅰ～Ⅴ区所有淋巴结的基础上,保留胸锁乳突肌、颈内静脉、副神经三个结构中一个或多个结构,并根据被保留的结构而进行命名,如保留颈内静脉,则命名为"保留颈内静脉的改良性颈清扫术"。

3. 分区性颈清扫术 根据原发癌淋巴结转移部位进行分区性颈清扫术(selective neck dissection)。所有分区性颈清扫均常规保留胸锁乳突肌、颈内静脉及副神经。这一手术方式尤其适合于N0患者。

4. 扩大颈清扫术 扩大颈清扫术(extended radical neck dissection)切除范围超出了根治性颈清扫

术的范围,包括切除根治性手术不清扫的淋巴结(如咽旁淋巴结及上纵隔气管旁淋巴结)及颈部结构组织(如颈内动脉、舌下神经、迷走神经等)。

一、根治性颈清扫术

【适应证】

(1)临床诊断原发癌的颈淋巴结转移,估计原发癌能够被控制或可被完整切除。

(2)不明原因的颈淋巴结转移癌。

(3)经放疗或手术治疗后原发癌已控制的颈淋巴结转移。

(4)根治性放疗后未能控制或复发的颈部淋巴结转移癌。

【禁忌证】

(1)肿瘤晚期,原发灶不能控制,或已发生全身转移者。

(2)大剂量放射线治疗后,颈部皮肤组织血供差,估计伤口难以愈合者。

(3)转移淋巴结浸润破坏严重,估计不能彻底切除,有残留者。

(4)患者全身情况差,有严重心、脑血管等器质性病变,不能耐受手术者。

【手术步骤】 手术步骤详见图72-2。

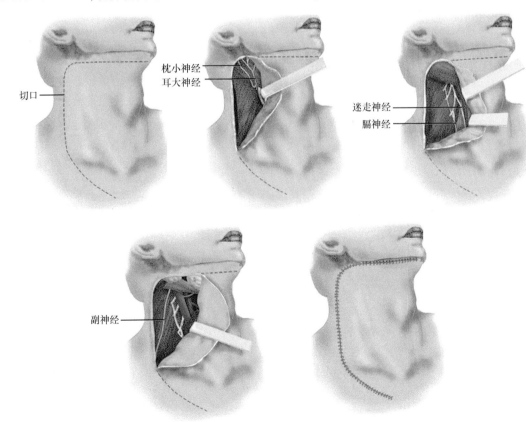

图72-2 根治性颈清扫术

1. **麻醉**　气管内插管吸入与静脉复合麻醉。

2. **体位**　取仰卧位,垫肩,头后仰并偏向对侧,充分暴露病变侧颈部手术野。

3. **切口**　要根据原发癌及转移癌发生的部位选择不同的切口,按如下原则:①兼顾原发灶的切除,充分暴露术野,便于手术操作;②保证皮瓣良好的血运,避免形成锐角,以利愈合;③纵行切口尽量远离颈动脉的行走,以避免切口感染裂开、皮瓣坏死等对颈动脉的损害;④利于美容,减少瘢痕。有"T"型、"S"型、"Y"型、"U"型等。

4. **分离皮瓣**　切开皮肤、皮下组织、颈阔肌,沿颈阔肌深面,向上达下颌骨下缘,向前达颈前中线,向后达斜方肌前缘,向下达锁骨上缘稍下。

5. **切断胸锁乳突肌下端**　沿锁骨上缘切开颈深筋膜,于锁骨上1~2cm处分离切断胸锁乳突肌胸骨头及锁骨头并结扎。

6. **结扎颈内静脉下端**　将胸锁乳突肌断端向上翻起,分离、切断肩胛舌骨肌,游离颈内静脉,在锁骨上1cm处双重结扎切断颈内静脉。

7. **切除颈后三角区组织**　将胸锁乳突肌连同颈内静脉一起翻起,自下而上清除肩锁三角及枕三角区内淋巴、脂肪组织。注意勿损伤胸导管、臂丛、隔神经等。

8. **颈动脉三角区处理**　沿颈总动脉、迷走神经表面继续向上分离,于下颌角后方分离切除腮腺下极。将二腹肌后腹向前上提起,暴露并切除二腹肌深处的淋巴结,以清扫颈动脉三角区。为防止发生涎瘘,应缝合腮腺断端。舌下神经跨过颈内、外动脉的浅面,经二腹肌后腹的深面进入颌下间隙,注意避免损伤。

9. **清理颌下、颏下三角区**　沿下颌骨下缘,自下颌骨角至对侧二腹肌前腹,切开颈深筋膜,自上而下进行分离,切除颌下腺,清除颌下、颏下三角区淋巴组织。

10. **处理颈内静脉上端**　在靠近乳突尖处切断结扎胸锁乳突肌,于二腹肌后腹深面结扎、切断颈内静脉,至此,将颈部大块组织一并取下。

11. **术腔处理**　仔细止血后,用生理盐水冲洗术腔,缝合皮下组织及皮肤、术腔置负压引流,加压包扎。

【并发症及处理】

1. **出血**　术中出血多为颈内静脉损伤破裂或结扎线脱落所致,因静脉管壁较薄,血管壁破损出血,或结扎线脱落出血,严重者空气进入颈内静脉内引起气栓,患者可出现呼吸急促、发绀,甚至引起立即死亡。此时,立即用盐水纱条压迫静脉近心端,仔细寻找破损处,予以破损修复或重新结扎。术后出血多由于术中止血不彻底,或患者剧烈咳嗽,致血管内压力增加,血管结扎线头滑脱或小血管破裂出血,少量出血给予

对症处置,多可自行停止,出血量较多需打开伤口,寻找出血点,予以结扎止血。

2. **感染**　多因术前曾接受大剂量放射治疗、喉癌或口腔癌等切除同期联合颈清扫术、术后出血或渗出引流不畅,或抗生素使用不当等原因所致。若发生感染,应尽早开放引流,取分泌物做细菌培养及药敏试验,选择有效的抗生素,控制感染。

3. **乳糜漏**　左侧颈清扫术有时可损伤胸导管,应尽量避免,若手术损伤胸导管应予以缝扎。术后若发现乳糜漏,应立即停止负压引流,局部加压包扎,一般可停止。若乳糜漏较多(每日超过50ml以上)或长期不愈(超过1周)应打开伤口,寻找胸导管予以结扎,必要时以转移肌瓣覆盖,若找不到胸导管则用碘仿纱条填塞压迫。

4. **涎腺漏**　多因腮腺下极切除后未予缝合或缝合不彻底,致术后发生涎腺漏,经加压包扎后可停止。

5. **纵隔气肿、气胸**　损伤胸膜顶所致。清理锁骨上淋巴组织时,分离不宜过低,一旦发生气胸,严密观察,必要时,需行胸腔穿刺抽气或胸腔闭式引流。

6. **神经损伤**　迷走神经损伤可出现声音嘶哑、暂时性心率加快等,在钳夹切断颈内静脉前,游离位于其内后方的迷走神经,可避免损伤;清除前斜角肌脂肪淋巴组织时,勿盲目钳夹,或清除范围勿超越椎前筋膜,可避免膈神经损伤;舌下神经损伤多发生在颈内静脉上端分支出血或枕动脉的胸锁乳突肌支出血,盲目钳夹止血是损伤原因。

二、改良性颈清扫术

改良性颈清扫术(modified neck dissection),又称功能性颈清扫术(functional neck dissection),即在根治性颈清扫术的基础上保留了胸锁乳突肌、颈内静脉及副神经,避免了术后出现垂肩、肩痛、上肢抬举受限等肩胛综合征及颈部瘢痕畸形、面部水肿等后遗症。

【适应证】

(1)易发生颈淋巴结转移的恶性肿瘤,临床未触及可疑颈淋巴结时。例如,声门上癌、下咽癌等在行原发癌切除的同时考虑行选择性颈清扫术。

(2)临床N1病变,无淋巴结包膜外浸润者。

(3)双侧颈部淋巴结转移,需行双侧颈清扫术,病变较重侧行根治性颈清扫术,病变较轻侧行改良性颈清扫术。

【禁忌证】

(1)转移淋巴结固定不活动,且与血管、肌肉等组织粘连者。

(2)放疗后颈淋巴结复发或残留者。

(3)颈淋巴结有包膜外浸润者。

(4)术前已行淋巴结切除或切取活检并经病理证实为颈部淋巴结转移者。

（5）恶性程度极高的颈淋巴结转移，如恶性黑色素瘤等。

（6）全身情况差，不能耐受手术者。

【手术要点】 切口及分离皮瓣同根治性颈清扫术。与根治性颈清扫术不同之处在于术中保留胸锁乳突肌、颈内静脉和副神经，除此，手术步骤与根治性颈清扫术相同。

1. 游离胸锁乳突肌 分离胸锁乳突肌前后缘筋膜，将胸锁乳突肌与深面组织分离，以便清扫深部及其周围组织、淋巴结。

2. 游离颈内静脉 清扫颈动脉三角时，打开颈动脉鞘，充分游离并保护颈内静脉、颈总动脉及迷走神经，清除该区域内淋巴、脂肪组织及其筋膜组织。

3. 游离副神经 在胸锁乳突肌后缘中点处解剖出副神经，由近端向远端游离至斜方肌前缘锁骨上3~4cm处，保护副神经。

（王挥戈 秦杰升 王雪峰 田慎之）

第二节 头颈部缺损的修复与重建

一、修复与重建的目的

头颈部肿瘤的切除手术都会对患者的功能和外形造成破坏。必须尽量修复因手术所造成的组织缺损，以达到外形重塑和功能恢复的目的。另外，利用修复手段还能够关闭手术缺损的死腔与创面；保护颈部血管、颅底等重要结构；拓宽晚期肿瘤的外科治疗的适应证和根治切除的范围，使更多的患者得到救治；伤口及时愈合，减少手术并发症的发生，及时进行术后的辅助治疗等。目前，在临床上可应用的修复方法与材料很多，如何选择合适的修复手段至关重要。

二、重建的原则

1. 修复的"阶梯原则" 首先考虑从最简单的技术开始到较复杂的修复方法，能用简单的方法修复者就不用复杂的方法。选择修复方法和材料的具体顺序如下：①直接缝合关闭切口；②局部组织瓣；③游离组织移植，如游离皮片、脂肪、筋膜、骨质、神经、血管移植；④区域组织瓣；⑤血管化游离组织瓣；⑥组织扩张；⑦人工材料。譬如小的创口直接缝合即可解决问题，也可借助于二期愈合瘢痕收缩和上皮化来关闭。后者如在口咽后壁小面积的创口即可接受这种重建方法，因为颈椎筋膜不会因为瘢痕收缩而致功能丧失。大的缺损则必须应用皮瓣、肌皮瓣或脏器重建，此时也要求避繁就简，能用皮瓣、肌皮瓣重建的就不用脏器，尽量减少不必要的创伤和患者的负担。

2. 制订一期和二期重建计划 通常头颈部肿瘤切除后的缺损均应争取一期重建，因为成功的早期重建能够减少患者的伤残和缩短住院日期。不适合一期重建的患者，则应制订好二期重建计划和近期治疗措施。

3. 制订最佳的修复方法 全面衡量受区的需要和供区可接受的残损及并发症，还要考虑术者的习惯和能力，以便为患者提供一个最佳的修复方法。

4. 制订候补的修复方法 任何时候都需要准备一个候补的修复方法，以便当前一种重建方法不合适或失败时及时补救。

目前在临床上应用于修复的方法和材料有很多。可分为以下几个类型。

1. 直接拉拢缝合 适合于缺损面积小，缝合后张力不大的伤口。

2. 游离组织 游离植皮有断层皮片和全厚皮片修复。尽管游离植皮在技术上简单、可靠，但缺点较多：色泽、质地不相配；手术缺损区（受区）挛缩畸形；植皮区（供区）周边瘢痕形成；不耐磨等。另外，游离组织还有脂肪、筋膜、骨质、神经、血管移植。游离脂肪往往用于侧颅底缺损的修复；游离筋膜常用于前颅底的修复；游离骨质常作为前颅底的支撑材料，还用于下颌骨的缺损等修复；游离神经往往用于面神经、喉返神经缺损的桥接；而游离的血管如大隐静脉，则用于颈部大血管切除的血管重建。

3. 组织瓣 大多数头颈部肿瘤术后缺损需要组织瓣来修复，以达到一期愈合的目的。组织瓣可分为以下三种类型。

（1）局部瓣（local flap）：是指邻近缺损区的组织瓣。因为能提供匹配较好的皮肤，是修复中小皮肤缺损的最好选择。局部皮瓣可分为如下两种。①随意型瓣：血供来自皮下血管丛。力避免皮瓣坏死，皮瓣的长宽不能超过一定的比例，在面部为4:1~5:1，躯干则为1:1~2:1。②轴型瓣：血供来自本身的轴型血管，可生存的长度与宽度无关，而与包含在皮瓣内血管的长度有关。这种皮瓣环可以做成带血管蒂的岛状皮瓣。

（2）区域瓣（region flap）：由远离手术野的皮肤、筋膜、肌肉、骨等组织组合而成，有知名血管提供的轴型血供。具有转移范围大、易于成活、抗感染力强等优点。根据构成瓣的组织不同可分为肌皮瓣、骨肌皮瓣、肌骨膜瓣、骨肌瓣等。其中肌皮瓣组织丰厚、可靠，是头颈部缺损重建的主要手段。头颈部常用的肌皮瓣有胸大肌肌皮瓣、背阔肌肌皮瓣、下斜方肌肌皮瓣等。

（3）游离瓣（free flap）：可由远离手术野的皮肤、筋膜、肌肉、骨或部分消化道形成，通过显微血管吻合技术将组织瓣的血管蒂与受区血管吻合，从而修复缺损。与局部瓣及区域瓣相比，游离瓣具有提供的组织面积较大，可供设计和移动的自由度较大，可供选择利用的组织瓣多,设计组织瓣时不受限制的优点。缺点是:提供的皮肤与头面部皮肤性质相差较远,需在显微镜或放大镜下操作,技术要求较高。常用的游离组织瓣有前臂桡侧游离皮瓣、游离腹直肌肌皮瓣、游离空肠、游离腓骨瓣等。

4. 组织扩张 通过皮下埋放扩张器,定期注射生理盐水,达到扩张局部皮肤,利用产生多余的皮肤修复缺损的目的。需要多次操作以及耗时 1~2 个月,一般不适合恶性肿瘤的一期修复。

5. 人工材料 在使用自体组织难以修复时,如前颅底巨大缺损、眶内容缺损、颌骨缺损、大血管缺损等,或因自体组织修复手术复杂,操作时间长,患者难以承受时,可以考虑使用人工材料修复,如钛网修复前颅底、钛板修复颌骨、人工血管修复颈动脉、假体修复眼眶等。

三、患者的准备

患者的准备包括营养、必要的抗生素的应用、供区皮肤消毒和设计程序,包括重建的目的,确定理想的供区及组织修复方法(如皮片、局部皮瓣、转移皮瓣、区域组织瓣、肌皮瓣、游离组织瓣等),创口如何固定修复,供区如何关闭及术后的综合治疗等,这些均与手术成败密切相关。

组织瓣修复失败的原因有:①患者准备不够理想,如营养不良、糖尿病、贫血、泌尿系疾病(如氮质血症)、龋齿、牙周病及抗生素使用不当等;②不理想的设计和操作,如组织瓣设计不当,组织瓣提起时损伤了血管或过度扭曲、伸展、紧张,转移时有压迫、肿胀、重力过大,关闭不严有瘘等;③不理想的术后护理,营养不良、贫血、脱水,固定气管套管带过紧,创口引流不够或负压过大。

四、并发症及其预防办法

常见的并发症有创口裂开、感染及组织瓣坏死等。预防并发症的措施如下。①患者的准备:营养状况的改善、糖尿病的控制、预防性抗生素的正常应用等。②药物的准备:带血管蒂的组织瓣或游离组织瓣术中及术后往往需要抗凝治疗,尤其是后者。③相关学科的合作:有麻醉科、外科、内科、影像科、整形科、放射治疗科等。④精确的外科设计和实施:如合理的皮瓣设计及正确的旋转半径,转移后组织瓣远端距离应大于创面远端距离,使组织瓣转移后没有张力。此外,必须了解供区组织瓣的应用解剖、血管神经位置及可能的解剖变异,避免切取组织瓣时损伤血管。正确估计受区缺损面积大小,组织瓣设计时应比缺损面积大 2~3cm。术中操作要轻柔,避免损伤血管蒂,组织瓣经皮下隧道时隧道应宽敞,并应避开骨突起部

位。术后应密切观察皮瓣血运,一旦出现血管危象,应查明原因,及时处理。

(田慎之 严小玲)

第三节 颈部内镜手术学

许多颈部肿块传统的手术切除方法不仅创伤大,而且无法满足患者对颈部的美容要求,微创外科的出现,为克服颈部传统手术的这一缺陷带来了希望。内镜手术作为外科手术微创化的一个主要技术手段,具有切口小且隐蔽,创伤轻,术后恢复快,瘢痕形成小,可远距离操作等优点,已经渗透到外科学的各个领域。颈部肿瘤内镜手术起源于甲状旁腺和甲状腺手术。自 1996 年 Gagner 率先报告内镜下甲状旁腺切除术,1997 年 Hüscher 和 Yeung 等分别报告内镜下单侧甲状腺叶切除术以来,国内外众多学者对内镜下甲状旁腺及甲状腺叶切除术进行了广泛的临床探索,并且逐渐扩展到颈部其他部位的肿瘤治疗当中,显示了传统手术无法比拟的微创和美容效果。当然,究竟是否属于微创手术还是单纯的美容手术,至今仍有争议。因为,为了美容的需要,从远距离的位置作切口并分离至手术部位,有时导致的创伤甚至高于传统开放式手术。但有部分学者认为颈部肿瘤内镜手术不仅具有美容效果,而且手术切口短、出血量减少、术后疼痛轻,并不增加患者的炎症反应和功能损伤,术后生存质量明显提高。因此,从广义说,也属于微创手术。单纯将颈部肿瘤内镜手术归为美容或者微创手术都不合适,它应该属于肿瘤整形外科(on plastic surgery),在保证治疗原则和疗效的同时,关注美容需求。

【相关问题】

1. 切口位置 颈部肿瘤内镜手术目前尚处于实验阶段,切口的选择貌似大相径庭,但是也有其共同点,一是切口都较小;二是一般都选择方便衣物遮盖的部位,但切口的位置随肿瘤的部位不同及术腔维持方法不同而有所差异。

2. 术腔维持的方法 颈部不像鼻腔、腹腔等中空器官有其天然的腔隙,而内镜手术操作的前提是要有一个一定大小的术腔,容许手术器械在术中操作有充分的自由度,但由于颈部特殊复杂的解剖结构,其术腔的构建和维持与其他外科腔镜手术相比更为困难。因此,颈部内镜手术就面临着一个构建和维持术腔的问题。在术腔的构建上,一般使用钝性分离或使用气囊充气的方法,这一过程相对安全,没有发现有严重的并发症出现。术腔维持方法的探讨集中在注气法和悬吊法两个方面。这两种方法从文献报告看各有利弊,选择何种方法一要看术者经验;二要看颈部肿瘤部位和手术范围。

3. 手术器械 颈部内镜手术方兴未艾,因此尚无规范统一的手术器械。但是仍有一些基本的器械,如内镜电视监视系统、内镜、不同内径规格的套针、内镜专用的组织钳、带电凝功能的组织剪等。在用注气法维持术腔时还需要用气腹机,用悬吊法时则需要悬吊系统,而悬吊系统多是作者们自己设计的,因此也大相径庭。超声刀的应用则大大加速了颈部内镜手术的发展,这种特殊的手术刀处理血管迅速而有效。

4. 医师培训 进行颈部内镜手术要求医师熟练掌握颈部的解剖结构,在进行内镜手术之前必须能够胜任传统颈部手术。在此基础上,通过规范的内镜手术操作的培训,熟练内镜手术技能后方可进行颈部内

镜手术。在采用内镜技术进行颈部肿瘤手术前,最好还应有开放性的根治性和择区性颈廓清术的手术经历。

【应用现状】

1. 在甲状腺(甲状旁腺)肿瘤手术中的应用 内镜甲状腺切除术是甲状腺手术的新术式,在颈部肿瘤内镜手术中也是发展最为成熟的技术,分为内镜辅助甲状腺切除术和完全内镜甲状腺切除术。颈部无瘢痕的内镜甲状腺切除术是在远离颈部皮肤做小切口,分离皮瓣到颈部,在腔镜下利用内镜器械或者机器人进行操作(图72-3),与传统开放甲状腺手术相比,具有良好美容效果。

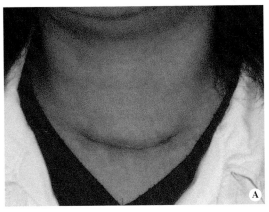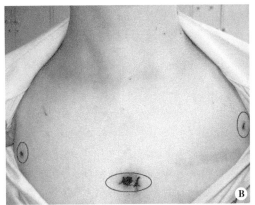

图 72-3 甲状腺手术切口
A. 传统切口;B. 颈部内镜手术

目前开展的颈部无瘢痕的内镜甲状腺切除术有10余种入路,包括颈部、锁骨下、前胸壁(胸乳、全乳晕、单乳晕)、腋窝(单侧、双侧)、腋乳(单侧、双侧)、口腔等入路。对于颈部及锁骨入路,现代女性衣着常无法掩盖,患者满意度低,应用较少;口腔入路属经自然通道手术范畴,创口污染机会增加。

内镜甲状腺切除术手术适应证与禁忌证都不是绝对的,随着术者水平的提高,手术器械的改进,手术适应证不断拓展,但必须坚持"治病第一,美容第二"的原则,必须杜绝不按照传统开放甲状腺手术标准的内镜甲状腺切除术。有作者总结了内镜甲状腺切除术的手术适应证为:①直径<4 cm;②Ⅱ度肿大以下甲状腺功能亢进;③早期甲状腺癌(如低度恶性的乳头状腺癌)。

2. 在颌下腺肿瘤手术中的应用 2003年,Komatsuzaki等人报道在内镜下用超声刀及一种自制的提皮器械进行了4例颌下腺切除术。其切口在颌下腺的下方平行于下颌骨,约2cm长。随后国内外已经有众多文献报告采用类似方法的颌下腺肿瘤手术。但因皮肤切口仍在上颈部,术后瘢痕不能被衣物遮掩。2001年刘楠等报道使用口底舌下腺外侧黏膜作切口,成功实施颌下腺摘除术,该方法没有皮肤切口,但切口位于口内,有容易继发感染之虞。

3. 在腮腺肿瘤手术中的应用 2000年,Lin等首先报道16例内镜辅助下腮腺切除手术,将切口改变为平均6.9cm的小"S"形切口。随后,国内外学者经过长期的尝试及经验积累,报道了多种内镜辅助下腮腺肿瘤切除术,切口多为耳后下方沿皮纹切口,以达到美容目的。目前手术多局限在腮腺浅叶,腮腺深叶手术因解剖和悬吊面神经难以解决而很难实现。

4. 在颈廓清术的中的应用 内镜下的颈廓清术目前仍处于探索阶段,甲状腺癌内镜手术时同期进行的中央区淋巴结清扫、甲状腺微小乳头状癌患者行预防性中央区淋巴结清扫、无瘢痕的内镜甲状腺切除术时行选择性颈侧区淋巴结清扫均有作者尝试。但由于胸骨柄及锁骨的遮挡,清扫存在盲区。因此,术前CT和B超等检查正确评估非常重要,Ⅰ区、ⅡB区、Ⅴ区、Ⅶ区或者胸锁关节及锁骨水平以下淋巴结转移,或转移淋巴结存在融合固定、直径>2cm或有坏死等特征,应选择开放性手术。

此外,还有报道经内镜行颈部囊肿切除、囊肿水瘤切除及咽旁间隙肿瘤切除。随着技术的进步,颈部内镜手术的应用范围越来越广。

【并发症】

1. 建立空间相关并发症 只要注气压力不超过

0.8kPa(6mmHg)、高碳酸血症、皮下气肿、纵隔气肿等相关并发症比较罕见。局部皮肤淤斑、坏死等建腔并发症常见于初学者，只要正规培训，建腔层次正确，是可以避免的。

2. 神经血管的损伤 由于内镜手术暴露有限、视野小，术者又少了触觉的辅助，颈部重要血管神经又较密集，因此，损伤喉返神经等重要神经血管概率增大。动脉损伤时的出血也难以控制，出血又严重影响了内镜的视野，大大增加了有效止血的难度，往往导致要转换为传统的开放性手术。这个问题是颈部肿瘤内镜手术所面临的最大挑战。

3. 肿瘤种植转移 内镜手术因为使用小切口及远距离操作，因此当肿瘤较大时，可能需要"化整为零"将瘤体分割成若干部分经切口取出，因而存在肿瘤在术野的种植而导致术后复发的可能。

4. 颈部瘢痕畸形、面部水肿等后遗症 尽管颈部肿瘤内镜手术仍处在初期的探索阶段，但是已经显示出良好的应用前景，其创伤小、恢复快、瘢痕小的突出优点正是"患者的需要"和其继续成长的希望。目前迫切需要做的工作是：①建立规范的颈部内镜外科医生培训基地；②研发颈部内镜专用手术器械，如套管针、拉钩及有角度可转弯的镜头或者可调整的操作器械等；③研发和使用新技术，如术中神经监测技术等。随着更好更新的能量器械和3D内镜的加入，相信不久的将来颈部内镜手术必将在临床上得到广泛的应用。

（王挥戈　秦杰升）

第四节　头颈肿瘤的综合治疗与治疗新技术

一、综合治疗的概念

恶性肿瘤的治疗需要多学科、多手段的有序配合，施行综合治疗。单一学科、单一治疗手段的单一治疗模式已经难以达到治愈恶性肿瘤、提高疗效的目的。恶性肿瘤的综合治疗就是根据患者的身体状况，肿瘤的病理类型、侵犯范围（病期）和趋向，有计划地、有序地、科学合理地应用现有的治疗手段，以期较大幅度地提高治愈率，改善患者在治疗后的生活质量。

综合治疗强调科学合理地、计划有序地综合应用现有治疗手段，而不是多种治疗手段的简单叠加。

综合治疗的主要原则为：①各种治疗方法安排的顺序要符合肿瘤细胞生物学规律，针对不同病理类型、不同分化程度的肿瘤，选择不同的治疗方案；②要科学合理、计划有序的统筹安排，全面分析和正确处理肿瘤临床上的局部与整体的关系，充分认识各种治

疗手段的适应证和限制，具体分析各个阶段中的主要矛盾；③重视调动和保护机体的抗病能力。

二、头颈肿瘤综合治疗的主要模式

目前头颈肿瘤的综合治疗模式主要是以手术与放疗为主的综合治疗模式，辅以一定疗程的化疗。

1. 术前放疗 术前放疗（preoperation radiotherapy）理论基础是细胞处于最大的氧合状态，放射敏感性好。术前放疗的总剂量一般为 50～60Gy，每次 1.8～2Gy，每日一次，每周照射 5 日。放疗完成后2～6周行肿瘤手术切除，在此期间患者的全身情况可以得到恢复并且局部放射性急性炎症反应得以减轻。

其优点为：①肿瘤细胞氧合好，放射敏感性最佳；②减少切缘复发；③减少手术时肿瘤细胞种植的风险；④控制原发灶和淋巴结的亚临床病变；⑤在此期间可为下一步手术提供支持治疗，加营养支持和调整心肺功能等。

其缺点为：①拖延外科手术治疗时间；②影响伤口愈合；③照射剂量受限制；④患者有治疗并发症时可能影响后续治疗。

2. 术后放疗 术后放疗（postoperation radiotherapy）能够通过手术更为精确的了解肿瘤的病理类型、分化及病变范围。术后放疗的总剂量一般为 55～70Gy，每次 1.8～2Gy，每日一次，每周照射 5 日 。手术完成到放疗间隔 2～4 周，最迟不超过 6 周。

其优点为：①不影响外科手术治疗时间；②照射剂量不受限制；③利于术中及组织病理学和生物学方面对肿瘤及淋巴结进行全面的评估；④可有效杀灭残留的亚临床病灶，改善局部及区域控制。

其缺点主要有：①咽瘘或其他的伤口问题，可能延迟放疗的进行；②伤口瘢痕和血供的改变可降低放疗的敏感性。

3. 术后同步放化疗（postoperation concurrent radiochemotherapy） 对于局部晚期的头颈部癌症患者而言，目前的观点认为术后同步放化疗可显著提高患者的生存率，减少局部复发或远处转移的机会。目前在头颈癌的化疗药物中，仍以铂类及 5-Fu 等抗代谢类药物为主，此外紫杉醇类等药物对于头颈癌亦有较好的效果。其对杀灭手术后残留的亚临床病灶效果较单纯放疗更好，局部及区域控制率更高，但治疗的副反应较大，少部分患者难以完成全部疗程。

三、头颈肿瘤治疗新进展

近年来，头颈肿瘤的治疗模式逐渐趋向手术合并放射及化学治疗的综合治疗模式。肿瘤治疗方面新技术的应用，更使得治疗在提高肿瘤控制率、保留器官功能、改善治疗后患者生活质量等方面有较好的

进步。

1. 头颈肿瘤的靶向治疗　随着分子生物学的发展，某些肿瘤细胞表面所特有的表面标记或信号传导受体陆续被发现。以这些表面标记或信号传导受体作为基础所研发的抗癌药物及治疗，统称为靶向治疗。靶向治疗理论上治疗效果更好，毒副作用更低。目前在头颈部恶性肿瘤应用较为成熟的靶向药物有：西妥昔单抗、利妥昔单抗等。

2. 头颈肿瘤的免疫治疗　生物免疫治疗是运用生物技术和生物制剂对从患者体内采集的免疫细胞进行体外培养和扩增后回输到患者体内的方法，以此来激发、增强机体自身免疫功能，从而达到治疗肿瘤的目的。生物免疫治疗是继手术、放疗和化疗之后的第四大肿瘤治疗技术。该方法目前应用在临床上有一定的效果，尚需要大规模的临床试验来检验其疗效和安全性。

（田慎之　严小玲　袁旭平）

第七十三章 颅底疾病

第一节 脑脊液漏

案例73-1

患者,女,39岁。因"垂体瘤术后9年,反复清亮鼻漏5月"入院。患者9年前行垂体瘤手术,8年前因复发行伽玛刀治疗,1年前因再次复发而再次行伽玛刀治疗。5月前突发右鼻清亮鼻漏,外院诊断为脑脊液鼻漏而行保守治疗,经保守治疗无效后于外院行经鼻内镜脑脊液鼻漏修补术,术后仍有反复脑脊液鼻漏。入院后收集鼻漏查葡萄糖定量为3.8mmol/L。做好术前准备后予以行经鼻内镜脑脊液鼻漏修补术,术中检查见右侧蝶窦内填塞大量凝固生物胶水,取出后窦内未见脑脊液瘘口,转而在术中重新寻找、定位漏口位置,经仔细探查、搜寻,发现脑脊液鼻漏来自于上鼻甲与最上鼻甲之间。切除右中、上、最上鼻甲,开放右侧后筛,见最后筛房内硬脑膜暴露,有小瘘口,搏动性脑脊液溢出(图73-1),切除右中鼻甲及左下鼻甲黏膜封堵瘘口并使用生物胶水及明胶海绵封固。术后取出填塞物后未再出现脑脊液鼻漏。出院后随访半年多未再出现脑脊液鼻漏。

问题:

该患者术后治疗包括哪些?

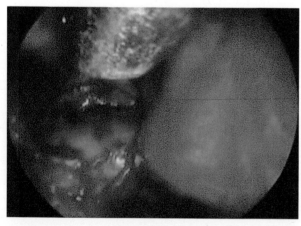

图73-1 术中发现的脑脊液鼻瘘瘘口

脑脊液经前颅底、中颅底、其他部位的先天性或外伤性骨质缺损、破裂或变薄处,流入鼻腔、外耳道或经开放创口流出,总称之为脑脊液漏(cerebrospinal fluid fistulae),是颅脑损伤的并发症,常继发颅内感染,其发生率为2%~9%。

【病因】   在各种脑脊液漏中,以外伤者最多见,好发于颅底骨折和颅脑穿透伤。非外伤性脑脊液漏较少见,与肿瘤或脑积水等因素有关。医源性脑脊液漏系手术所致。自发性脑脊液漏又名原发性脑脊液漏,最为罕见。

【临床表现】

1. 脑脊液漏的部位和类型   脑脊液漏好发于颅底骨折,前颅底骨折常致脑脊液鼻漏(发生率39%),中颅底骨折多为脑脊液耳漏。儿童由于颅骨较软、富于弹性,且鼻窦尚未发育完全,因此,儿童的外伤性脑脊液鼻漏发生率不足1%,但小儿的鼓室、乳突气房发育较早,故脑脊液耳漏并不少见。此外,颅脑穿透伤所致的脑脊液伤口漏,常为早期清创处理不彻底、硬脑膜的修补不善所致,且较易发生在脑室穿通伤患者。

脑脊液漏发生的时间差异较大,多数于伤后立即出现或于数日内发生,称为急性脑脊液漏;少数迟至数月甚至数年之后始出现者,称为迟发性脑脊液漏。前者大多数在1周左右自行封闭愈合;后者一旦出现则常迁延不愈,时停时漏,常致颅内继发性感染、反复发作性脑膜炎。

2. 症状与体征   急性脑脊液鼻漏者伤后常有血性液体自鼻腔溢出,眼眶皮下淤血(俗称"熊猫眼")、眼球结膜下出血,可伴有嗅觉丧失或减退,偶有伤及视神经或动眼神经者。迟发性脑脊液鼻漏者多见于前颅底骨折后长短不一的期间,突然咳嗽、用力、喷嚏等致颅内压骤然增高,脑膜破孔裂开,漏出液体为清亮的脑脊液。一般在患者起坐、垂头时漏液增加,平卧时停止。

脑脊液耳漏有鼓室内有血性脑脊液,鼓膜破裂溢液经外耳道流出,鼓膜完整时脑脊液经咽鼓管流向鼻咽部,甚至由鼻后孔反流到鼻腔再自鼻孔溢出,称之为脑脊液耳鼻漏,常伴有面神经及听神经损伤,偶有展神经或三叉神经损伤。

脑脊液伤口漏,直接来自脑室穿通伤者,常有大量脑脊液流失、全身情况低下、继发严重脑膜炎及脑炎,尤其是儿童患者,要及时进行清创、修复。

【诊断】

1. 确定漏出液的性质   外伤时血性液体自鼻腔、外耳道或开放性创口流出,痕迹的中心呈红色而周边清澈,或流出的无色液体干燥后不呈痂状者,在低头、用力、咳嗽、喷嚏或压迫颈静脉等情况下有流量增加者,均应考虑脑脊液漏可能。

2. 葡萄糖定量分析　当葡萄糖含量在 1.7mmol/L 以上时,可确定为脑脊液。

3. β-2 转铁蛋白检测　该技术对脑脊液鼻漏诊断十分有效。由于 β-2 转铁蛋白仅存在于脑脊液和内耳外淋巴液中,而在血液、鼻腔和外耳道分泌物中无法检测。取 0.2ml 的标本,应用免疫固定电泳技术检测,其敏感度和特异度高。

4. β-2 示踪蛋白检测　近年发现 β-2 示踪蛋白,也仅存在于脑脊液和内耳外淋巴液中,其敏感度和特异度更高。

5. 影像学检查　对于确定漏口位置有很重要的作用,椎管内注药法、脑池造影、放射性核素(^{131}I、^{99m}Tc 或 ^{169}Yb-DTPA)脑池造影、CT 及 CT 脑池造影、MRI 及 MRI 水成像等可协助进行准确的漏口定位检查。

6. 鼻内镜检查　可常规使用,定位漏口准确。脑脊液持续外流时,内镜可能直接发现脑脊液鼻漏的部位,脑脊液漏液量少或间断流出时,可以配合使用鞘内注射荧光素,以便发现漏口。检查时压迫双侧颈内静脉致颅压升高,有利于观察到漏口。

【治疗】　颅底骨折引起的急性脑脊液鼻漏或耳漏,绝大多数可以通过 1~2 周保守治疗而痊愈,仅少数持续 3~4 周以上不愈者,需行手术治疗。

1. 保守治疗　①采用头高 30°卧向患侧位。②清洁鼻腔或外耳道,避免擤鼻、咳嗽及用力屏气,保持大便通畅。③限制饮水和食盐摄入量或液体入量。④降低颅内压:可适当给予减少脑脊液分泌的药物,如乙酰唑胺,或采用 20% 甘露醇利尿脱水,必要时亦可行腰穿引流脑脊液。⑤鼻内药物腐蚀疗法:适用于瘘孔在筛骨筛板且流量较少者,用 20% 硝酸银涂搽瘘孔边缘黏膜,造成创面以促使愈合。

2. 手术治疗　临床上需进行手术治疗的外伤性脑脊液漏仅占 2.4%。

手术适应证为:①脑脊液漏伴气颅、脑组织脱出、颅内异物等;②脑脊液漏保守治疗 3~4 周以上无效者;③合并反复发作的化脓性脑膜炎;④迟发性或复发性脑脊液漏。

手术方法:手术方法分颅内法和颅外法,颅内法系由神经外科行开颅术修补漏口,颅外法系耳鼻咽喉头颈外科经鼻内、外或中耳乳突修补漏口。

(1) 脑脊液鼻漏修补术

1) 内镜下鼻内入路脑脊液鼻漏修补术:1981 年 Wigand 首次成功用纤维蛋白胶经鼻内镜下修复脑脊液鼻漏,现在该项技术广泛开展,成功率高达 90%,为耳鼻咽喉科医生常用。鼻内镜修补术是治疗筛顶窦和蝶窦脑脊液鼻漏的首选术式,手术难点是术中漏口位置的确定,借助鼻内镜仔细寻找脑脊液鼻漏的来源,然后清除漏口周围的肉芽组织及坏死组织,充分冲洗术区,使用肌肉筋膜等修复材料,充分铺盖漏口,压迫。

2) 经颅脑脊液漏修补术:该手术是传统手术治疗方法,为神经外科医生常用。优点是直视下修补漏口,可同时处理其他颅内病变;缺点是术中不易找到漏口,创伤较大,手术及住院时间较长,嗅觉多受影响。现普遍采用显微镜下开颅修补术,明显弥补了过去直视下开颅手术的不足。

(2) 脑脊液耳漏修补术:采用颞枕骨瓣开颅可修补中颅底脑脊液耳漏或经枕下剖颅入路进行颞骨岩部后面瘘孔的修补,颞骨岩部后面瘘孔较难缝补,一般均以肌肉或筋膜片蘸医用胶黏堵,其上再加带蒂肌肉覆盖固定。术毕严密缝合头皮各层,不放引流。术后应降低颅内压,加强抗生素治疗。

手术治疗后的患者仍需采用保守治疗的方法防止脑脊液漏复发。

案例 73-1 分析讨论

患者历经垂体瘤手术及伽玛刀治疗,出现清亮鼻漏,漏出液葡萄糖含量大大高于 1.7mmol/L,诊断脑脊液鼻漏证据充分。该患者已经行一次脑脊液鼻漏修补术失败,此次再次修补难度更大,手术需在鼻内镜下仔细寻找漏口。经鼻内镜鼻腔筛蝶窦进路脑脊液鼻漏修补术,术后仍需按照脑脊液漏的保守治疗方法进行治疗。

思考题

1. 如何确定脑脊液漏的性质和部位?
2. 内镜下鼻内入路脑脊液鼻漏修补术的优势有哪些?

第二节　垂体瘤

案例 73-2

患者,女,42 岁,因"反复涕血、左眼胀痛 3 年"入院。患者于 3 年前开始出现反复涕血,并反复出现左眼胀痛,伴左侧头痛。已经停经 2 年。查体:外鼻无畸形,双侧鼻腔未见新生物。辅助检查:颅脑 MRI 鞍区占位性病变,可疑垂体腺瘤,待排除鞍底脑膜瘤或其他。鞍区 CT:蝶鞍左侧海绵窦区软组织占位性病变,考虑肿瘤性病变,来源鞍旁可能性大于鞍内(脑膜瘤?)(图 73-2)。泌乳素 >200ng/ml。做好术前准备后行鼻内镜下经鼻、蝶窦径路垂体瘤切除术,术后未发现尿崩症及脑脊液鼻漏等并发症。术后病理:①鞍区垂体腺瘤,免疫组化结果:PRL(+)、TSH(-)、FSH(-)、ACTH(-)、hGH(-)。考虑为泌乳激素腺瘤。②蝶窦送检物为少量垂体腺瘤组织。

问题:

垂体腺瘤的常见临床表现有哪些?

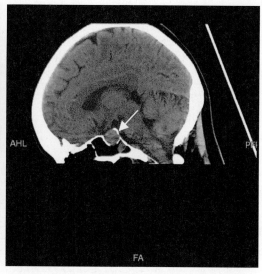

图 73-2　CT 示蝶鞍区占位性病变

垂体腺瘤（pituitary adenoma）是颅内常见的肿瘤，属于脑外肿瘤，占颅内肿瘤的 8%~10%，仅次于脑胶质瘤和脑膜瘤，肿瘤人群发生率约 1/10 万，好发于 30~50 岁成人，男女性别间无明显差异。绝大多数垂体腺瘤起源于前叶，约 25% 的垂体腺瘤不具有内分泌功能。

【病因及病理】　垂体肿瘤中腺瘤最常见，病因尚未十分清楚。近年来，根据免疫细胞化学染色、电子显微镜的超微结构观察、内分泌激素的测定及临床表现等结合，提出按有无分泌激素分类，分为：①泌乳素腺瘤；②生长激素腺瘤；③促肾上腺皮质激素腺瘤；④促甲状腺素腺瘤；⑤促性腺激素腺瘤；⑥多分泌功能细胞腺瘤（混合性功能腺瘤）；⑦无内分泌功能细胞腺瘤。

垂体腺瘤分泌的激素类型与细胞染色特点有一定的相关性。①泌乳素腺瘤的细胞为嗜酸性或嫌色性，散在分布，起于垂体侧翼。②生长激素腺瘤的细胞为嗜酸性，多位于前叶的外侧，起于垂体侧翼。③促肾上腺皮质激素腺瘤的细胞为嗜碱性，多分布于前叶的前内侧。④促甲状腺素腺瘤的细胞为嗜碱性，分布在前叶的前内侧和前外侧（中 1/3）。⑤促性腺激素腺瘤包括卵泡刺激素和黄体生成素腺瘤，为嫌色性细胞和嗜酸性细胞，分布在前叶的外侧部（中 1/3）。⑥多分泌功能细胞腺瘤为混合性功能腺瘤，可以是一种类型细胞分泌两种或两种以上类型的激素，也可为多种类型细胞分泌两种类型以上的激素。⑦无内分泌功能细胞腺瘤为嫌色性细胞。

因此，也有按其组织特异性分为嫌色细胞瘤、嗜酸性细胞瘤和嗜碱性细胞瘤的分类方法。

垂体腺瘤的大小变异很大，可分为微腺瘤（直径 ≤1.0cm）、大腺瘤（直径 1.0~3.0cm）和巨大腺瘤（直径>3.0cm）。垂体腺瘤为颅内的肿瘤，大多数为良性肿瘤，呈膨胀性生长，常有纤维包膜或假包膜，通常为实质性，约 1/4 瘤体内可出现坏死、囊变或出血等退行性变，可破坏或穿破鞍膈向鞍上池生长，压迫视神经、视交叉及邻近结构。少数垂体腺瘤为侵袭性生长，侵犯周围结构，如海绵窦，包埋颈内动脉，压迫和侵犯颅神经，泌乳素腺瘤和生长激素腺瘤起于垂体侧翼，容易侵犯鞍旁硬脑膜和海绵窦。

【临床表现】

1. 症状和体征　主要表现为内分泌功能障碍和颅内神经系统功能障碍的症状和体征。

（1）内分泌功能障碍：①泌乳素腺瘤，泌乳素增高，雌激素减少可引起闭经、溢乳、不育等症状，又称 Forbis-Al-bright 综合征；②生长激素腺瘤，生长激素分泌过多，致巨人症（儿童）或肢端肥大症（成人）；③促肾上腺皮质激素腺瘤，ACTH 分泌增多，致肾上腺皮质增生、皮质醇分泌过多，表现为皮质醇增多症（Cushing's syndrome）；④促甲状腺素腺瘤，TSH 分泌过多，T_3、T_4 增高，表现为甲状腺功能亢症状或继发于甲状腺功能减低；⑤促性腺激素腺瘤，FSH、LH 分泌过多，早期可无症状，晚期有性功能减低、闭经、不育、阳痿、睾丸萎缩、精子数目减少。

（2）局部压迫引起的症状。①头痛：大多数患者有头痛症状，多因肿瘤生长牵压鞍隔和硬脑膜所致。部位多在前额部、双颞部及眶部，呈隐痛或胀痛，可有阵发性剧痛。②视力减退、视野缺损和眼底改变，随着肿瘤的增大，有 60%~80% 的病例出现肿瘤压迫视神经、视交叉和视束导致不同表现的视功能障碍。典型者多为双侧颞侧偏盲，直至全盲。③其他神经和脑损害。垂体柄和下丘脑受压，出现尿崩征和下丘脑功能障碍；累及第三脑室、室间孔、导水管，致颅内压增高；累及额叶，可引起精神症状、癫痫、嗅觉障碍；侵入海绵窦，表现不同程度的第Ⅲ、Ⅳ、Ⅴ、Ⅵ对颅神经受累症状;侵入中颅窝,可引起颞叶癫痫;侵入脚间池、斜坡压迫脑干,可出现交叉性麻痹,昏迷等;侵入蝶窦、鼻腔和鼻咽部,可出现鼻出血、脑脊液漏,并发颅内感染。

2. 检查

(1) 内分泌学检查。①内分泌激素测定:应用放射免疫超微测量法可直接测定多种内分泌激素如泌乳素、生长激素、促肾上腺皮质激素、甲状腺素、促性腺激素等。②靶腺分泌功能检查:可作甲状腺、肾上腺、性腺等靶腺功能的相关检查,如甲状腺蛋白结合碘、甲状腺素、尿17-酮类固醇、尿17-羟皮质类固醇、尿游离皮质醇、睾酮、雌激素、精子数目、阴道涂片等,以了解靶腺功能亢进、正常或不足等情况。③垂体功能试验:了解垂体功能亢进、正常或不足等情况。上述内分泌检查对垂体瘤的早期诊断,治疗前后的变化,疗效评价,随访观察和预后判断均有重要意义。

(2) 影像学检查。①蝶鞍 X 线:部分患者可有蝶鞍扩大或前后床突破坏。②CT 扫描为诊断垂体腺瘤的重要方法之一,可见蝶鞍骨质的改变、肿瘤软组织块影的形态和大小、肿瘤内出血、囊变、坏死及向周边侵犯的范围等改变。常用高分辨率 CT 扫描,并加造影剂增强,采用横轴位和冠状位扫描,矢状位重建的方法。垂体瘤多表现为等密度或稍高密度的圆形或类圆形肿块,边缘清楚,增强扫描早期呈轻至中度均匀强化,增强延迟扫描呈高密度均匀强化。侵犯鞍上的肿瘤呈"束腰征"CT 扫描除骨质的改变优于 MRI 外,其他方面均不如 MRI 清楚,因此,临床怀疑微腺瘤时,应首选用 MRI 检查。③MRI 为诊断垂体腺瘤的重要的首选检查方法之一,其对微腺瘤诊断的敏感性、特异性均明显高于 CT。在平扫冠状位,垂体腺瘤的典型图像是圆形或类圆形肿块,边缘光滑锐利。T1WI 为等或低信号,合并出血或囊性变,可为稍高信号,T2WI 呈略高信号。若累及鞍隔上,可呈哑铃状 (图 73-3)。

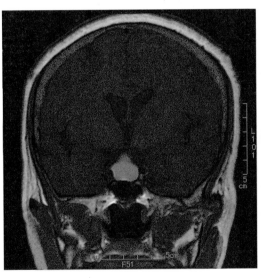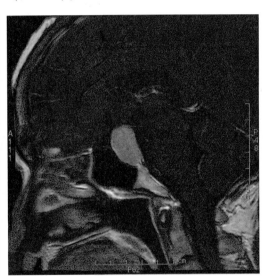

图 73-3　MRI 示垂体占位性病变

(3) 视力视野检查:视力、视野检查对监测治疗过程,比较治疗前后结果有意义。此外,由于视野检查重复性好和敏感性较高,常被用于肿瘤筛选和术后随访。

【诊断】　根据病史、不同类型腺瘤的临床症状和体征,结合内分泌学检查和影像学检查,一般可明确诊断。但对早期的微腺瘤,临床表现不明显,内分泌学检查不典型,又无影像学发现的病例则诊断不易,应注意与蝶鞍区其他病变,如颅咽管瘤、脑膜瘤、异位松果体瘤、脊索瘤、视神经或视交叉胶质瘤、上皮样囊肿、三叉神经鞘瘤、空泡蝶鞍综合征、垂体脓肿、垂体胶样囊肿、颅内动脉瘤、交通性脑积水等相鉴别诊断。

【治疗】

1. 手术治疗　为主要的治疗方法,目前主要有以下三类手术方法。

(1) 经颅垂体腺瘤切除术:包括经额叶、经颞叶和经蝶骨翼(前外侧)入路垂体腺瘤切除手术。

(2) 经蝶窦垂体腺瘤显微外科手术:包括经口鼻蝶窦入路、经鼻(单侧或双侧)蝶窦入路、经筛窦蝶窦入路和上颌窦蝶窦入路,目前神经外科大多采取 Hardy 改良经口鼻蝶窦入路手术方法。

(3) 经鼻内镜垂体腺瘤切除术:与显微外科手术相比较,具有视觉效果好、方法简便、迅速到达手术区域、手术时间短、减少脑组织牵拉、微创等优点,但须蝶窦发育良好方可采用,处理鞍隔以上病变困难。

2. 放射治疗　适应证为:①年老体弱不适于手术者;②手术切除不彻底、可能复发者;③原发垂体腺瘤;④转移瘤。一般来说,放疗对实质性垂体腺瘤较有囊变者敏感,且可控制肿瘤发展,改善临床症状,但不能根治。

常用方法有立体定向手术(经颅或经蝶),垂体内植入同位素金-180,铱-90,放射外科(γ-刀和X-刀)等。

3. 药物治疗　包括:①溴隐亭治疗泌乳素瘤、生长激素腺瘤和促肾上腺皮质激素瘤;②生长抑制素或雌激素治疗生长激素腺瘤;③赛庚啶和米托坦、氨鲁米特(氨基导眠能)、美替拉酮、依托咪酯治疗促肾上腺皮质激素瘤;④无功能腺瘤及垂体功能低下者,采用各种激素替代治疗。

【预后】　疗效判断上,除视力、视野外,更重要的是内分泌恢复情况。标准如下。①优良:术后内分泌水平正常,临床症状消失,月经来潮,泌乳停止或妊娠。②有效:术后激素水平下降50%以上。③无效:术后激素水平下降不足50%,临床症状改善不明显。微腺瘤或小型腺瘤全部切除后,疗效优良或有效达到70%~90%;大腺瘤切除彻底,疗效优良或有效达到30%~70%;更大或侵袭性腺瘤很难全部切除,手术只能挽救视力或改善内分泌症状,术后配合放疗、药物等辅助治疗。

> **案例73-2 讨论分析**
>
> 　　患者鞍区占位,内分泌学检查及影像学检查提示为垂体腺瘤,该病的常见临床表现如下。①内分泌功能障碍,如闭经等。②局部压迫引起的症状,如头痛;视力减退、视野缺损和眼底改变;其他神经和脑损害;尿崩征;精神症状;癫痫;嗅觉障碍;第Ⅲ、Ⅳ、Ⅴ、Ⅵ对颅神经受累症状;侵入蝶窦、鼻腔和鼻咽部,可出现鼻出血等表现。

> **思考题**
>
> 　　垂体瘤如何进行诊断及鉴别诊断,其治疗方法有哪些?

（王挥戈　秦杰升）

第三节　颈静脉球体瘤

> **案例73-3**
>
> 　　患者,女,26岁,因反复左耳流脓、搏动性耳鸣伴听力下降6年,加重4日收入院(2012年2月1日)。患者6年前因左耳"中耳胆脂瘤"在当地医院行耳部手术(术式不详),术后症状无改善,仍反复流脓,4日前症状加重,分泌物呈脓血性。无头晕头痛、面瘫、发热等不适。入院体格检查:全身系统未发现异常体征。专科检查:左耳道有淡红色肉芽样肿物堵塞,表面有脓性分泌物,鼓膜未能明视。听力学检查示左耳重度混

合性聋,右耳听力正常。外院乳突CT提示左慢性中耳乳突炎,炎性肉芽肿形成,乳突内后壁,颈静脉球前壁骨质缺如。拟诊断中耳胆脂瘤于2月4日行乳突根治术,术中未发现明显乳突手术痕迹,外耳道、鼓室有淡红色肿瘤样组织,有搏动感,触之易出血,取肿物送冰冻,示化学感受器瘤。因肿物来源及供血不明,遂结束手术。术后颈部MRA检查:示左岩骨区占位,病变由左侧颈外动脉供血,但内缘和前缘与左侧颈内动脉关系密切。13/2全麻下行左颈外动脉结扎+颈静脉球体瘤切除术,术中见肿瘤附于颈静脉球上,与颈内动脉及鼓室壁粘连,鼓室内壁下方骨质及鼓室底壁破坏,前下方有脓液及胆脂瘤,面神经骨几乎全程破坏,神经裸露。术后耳鸣消失。
>
> 问题:
>
> 　　1. 该病的诊断是什么?
>
> 　　2. 本病的治疗方法是什么?

颈静脉球体瘤(glomus jugulare tumor)是发生在颈静脉球顶部化学感受器的非嗜铬性副神经节瘤。根据肿瘤原发的部位分为发生于鼓室的鼓室球瘤及发生于颈静脉球部的颈静脉球体瘤。本病一般发展缓慢,多见于中年女性。

【病理】　颈静脉球体瘤外观与血管性肉芽组织相似,无明显包膜,略呈结节状或分叶状,血管极丰富,血管壁无收缩功能,触之易出血。肿瘤由上皮样细胞排列成束状或蜂窝状,间质有丰富的血管网,瘤细胞不规则,无核分裂象。

【临床表现】　本病出现的症状和体征视肿瘤原发部位及病程发展的情况而不同。鼓室球体瘤症状一般出现较早,而颈静脉球体瘤症状出现较晚。

1. 耳部症状　早期出现单侧搏动性耳鸣,耳鸣与脉搏跳动一致,按压同侧颈动脉耳鸣消失。传导性聋,耳闷耳胀满感,如继发感染则有血脓性耳漏。肿瘤侵犯内耳则出现感音神经性耳聋和眩晕。

2. 脑神经受累表现　晚期肿瘤发展侵犯面神经可致面瘫,侵犯颈静脉孔则可致第Ⅸ、Ⅹ、Ⅺ对脑神经瘫痪,出现吞咽困难、声音嘶哑、枕后疼痛、Horner综合征等。

【诊断】　凡是有与脉搏一致的搏动性耳鸣、传导性耳聋、蓝鼓膜或耳道有易出血的息肉或肉芽样肿物的患者均需考虑本病的可能。临床高度怀疑颈静脉球体瘤时一般不做活检,避免大出血。

耳镜检查:透过鼓膜见鼓膜后部或后下部有蓝色或深红色肿物,若肿物突入外耳道则可见暗红色息肉样肿物,有搏动,触之易出血。

影像学检查:中耳乳突CT(图73-4)、MRI(图73-

5)及 DSA 可显示肿瘤部位大小及供血等情况。

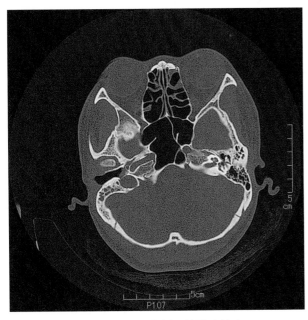

图 73-4　CT 示右侧颈静脉孔扩大

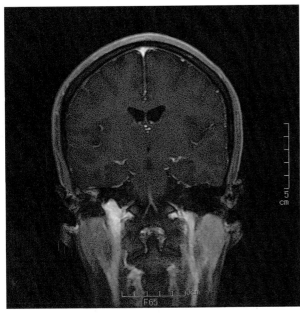

图 73-5　MRI 示右侧颈内静脉高位瘤样改变

【临床分期】　为了便于治疗方案的制订,Fisch(1979)把发生在颞骨内的颈静脉球体瘤按 CT 检查所见及术时发现分为 4 期。A 期:肿瘤局限于鼓室内。B 期:肿瘤局限于鼓室乳突区,迷路下无骨质受累。C 期:肿瘤侵犯骨迷路或颞骨岩尖部。D 期:肿瘤侵犯颅内。

【治疗】　本病治疗以手术为主,根据肿瘤病变部位及侵犯的范围采用不同的治疗方法。A 期和 B 期患者可采取鼓室切开术、下鼓室切开术、乳突根治术等方法切除肿瘤,C、D 两期患者可采取颞下窝进路切除肿瘤,对于病变范围广、手术切除不干净或难以手术切除者,或全身情况不好不能耐受手术者,均可采用放射治疗。

案例 73-3 分析讨论

1. 患者反复左耳流脓、搏动性耳鸣 6 年,曾在当地医院拟中耳胆脂瘤行耳部手术,这给我们一个不好的提示,患者在 6 年前左耳流脓时就有与脉搏跳动一致的耳鸣,并且当时手术因出血较多而终止,这与我们手术中见到乳突无明显手术痕迹、肿物触之易出血相一致。故患者 6 年前就应考虑是颈静脉球体瘤。所以详细准确的病史采集,是诊断治疗的关键。

2. 中耳乳突 CT、颈部 MRA 检查瘤体局限在鼓室、乳突部位,迷路下区及岩锥未受侵犯,所以治疗采取乳突根治手术。术后耳鸣消失。

要点提示

1. 与脉搏一致的搏动性耳鸣是特征性表现。

2. 高度怀疑本病时一般不做活检。

3. CT、MRI 及 DSA 影像学检查对诊断有重要价值。

4. 手术是治疗本病的主要方法。

(翟锦明　王挥戈)

第八篇 耳鼻咽喉头颈外科临床用药原则及物理治疗学

第七十四章 耳鼻咽喉头颈外科临床用药原则

一、耳鼻咽喉头颈外科常见疾病全身用药的原则与特点

涉及最多的全身用药是抗生素类、肾上腺皮质激素类、抗组胺类、免疫增强剂和中成药五大类。

1. 抗生素类 主要包括青霉素类、头孢菌素类、大环内酯类和氨基苷类等。使用时应注意如下方面。

(1) 尽可能明确致病菌类别,最好根据细菌学检查和药敏试验结果,有的放矢地选择抗生素。

(2) 警惕药物可能引起的过敏反应。

(3) 警惕药物的耳毒性,尽量避免使用或慎重使用氨基苷类等可能损伤听觉的抗生素。

(4) 严格控制预防用药。

(5) 掌握联合用药适应证和配伍禁忌。

2. 肾上腺皮质激素类 常用药物为地塞米松、泼尼松龙和氢化可的松等。使用时应注意如下方面。

(1) 大剂量突击疗法原则上限于抢救使用,用药时间一般不超过 3 日。

(2) 中剂量短程疗法应在产生临床疗效后及时减量或停药。

(3) 小剂量替代疗法应注意掌握用药适应证。

(4) 警惕药物可能诱发的不良反应。

3. 抗组胺类 常用药物为氯苯那敏(扑尔敏)、异丙嗪(非那根)、西替利嗪和氯雷他定片(开瑞坦)等。使用时应注意如下方面。

(1) 避免与中枢神经系统抑制药合用。

(2) 婴幼儿和老年人慎用。

(3) 孕期或哺乳期妇女禁用。

(4) 用药期间应避免机动车驾驶、操控机器或高空作业。

4. 免疫增强剂 常用药物为卡介菌多糖核酸、多抗甲素和乌体林斯等。使用时应注意如下方面。

(1) 高热患者、急性传染病禁用。

(2) 限于恶性肿瘤的辅助治疗、慢性感染性疾病及某些变态反应性疾病。

(3) 按照不同药物制剂、治疗对象和病情严格掌握适应证。

5. 中成药类 主要包括用于耳鼻咽喉头颈外科疾病治疗的各类口服液、胶囊、片剂和丸剂等。使用时应注意如下方面。

(1) 根据不同治疗对象和病情选用最佳剂量。

(2) 慢性疾病需较长时间坚持用药,否则难以达到预期疗效。

(3) 严格掌握孕期妇女用药适应证。

二、耳鼻咽喉头颈外科局部用药的原则与特点

局部用药包括全身用药改用制剂和专用局部外用药,各部位用药的原则与特点分别是。

1. 鼻部疾病用药 主要包括滴鼻液、鼻喷雾剂和鼻科专用中成药等。

2. 咽喉疾病用药 主要包括含漱液、喉症片、液体喷雾剂和中成药等。

3. 耳部疾病用药 主要包括滴耳液、洗耳液、粉剂和中成药等。

4. 黏膜表面麻醉剂 是耳鼻咽喉、气管及食管等部位进行检查或手术操作前的必要的局部黏膜麻醉剂。黏膜表面麻醉剂使用注意事项如下。

(1) 年老体弱者、婴幼儿或过敏体质者慎用。

(2) 严格区分注射用麻醉药或黏膜表面麻醉剂。

(3) 必须使用有效期内药物。

(4) 先用微量药物局部喷雾观察 5min。

(5) 用药前可皮下注射阿托品 0.5mg 或口服巴比妥类药物。

(6) 鼻腔用药中应加入少量肾上腺素。

(7) 用药时应观察患者的面色、表情脉搏、呼吸等。

黏膜表面麻醉剂药物过敏和中毒症状:患者感头昏气闷、眩晕眼花、面色苍白、口腔干燥,或出现惊恐、兴奋、多语、幻想和精神错乱,重症者可能有瞳孔散

大、脉搏微弱、血压下降、呼吸浅而不规则等。

抢救措施：一经发现，应立即停药，并予紧急处理或抢救。

（1）静脉注射地塞米松5mg，以迅速脱敏和抑制药物中毒反应。

（2）对兴奋和抽搐患者，可给予静脉注射镇静剂（如地西泮0.1~0.2mg/kg体重）或硫喷妥钠（用于控制抽搐，2%~2.5%硫喷妥钠，缓慢静脉注射，抽搐一经控制，立即停注，针头暂不拔出，以备抽搐再发时继续用药，但用药总量一般不超过5mg/kg体重）。

（3）设法使患者平卧休息，密切观察脉搏、心跳、呼吸、血压、神志等，直至患者恢复正常。

（4）必要时采取人工呼吸、气管内插管及吸氧等措施。

（陈观贵）

第七十五章　耳鼻咽喉头颈外科物理治疗学

物理治疗学（physical medicine）是现代耳鼻咽喉头颈外科学非常常用的治疗手段方法之一，在诊断、治疗耳鼻咽喉-头颈外科疾病方面发挥了重要的作用。除了手术、药物治疗、生物治疗等外，包括放射治疗在内的治疗手段都可归类为广义的物理治疗的范畴。本章将重点讨论医用激光、低温射频等离子刀、射频、微波及冷冻在耳鼻咽喉-头颈外科中的应用。

第一节　射频在耳鼻咽喉科疾病中的应用

一、射频基本知识及其作用原理

射频（radio frequency）治疗主要利用发射频率为 $100\sim300kHz$、波长为 $0.3km$ 的低频电磁波作用于人体组织产生的内生热效应来治疗疾病。射频电磁波直接作用于病变的组织细胞，致组织细胞膜内外带电离子和细胞中极性分子强烈运动使组织产生特殊的内生热效应，温度可达 $60\sim80℃$，组织蛋白发生凝固，病变区出现无菌性炎症反应，血管内皮肿胀，血栓形成而阻塞血管，血供减少或中断，以达到止血、消炎、纤维组织增生，继之纤维化或病变组织萎缩，甚至坏死、脱落的目的，从而获得缩小或消除增生性病变组织的治疗效果。

二、射频在耳鼻咽喉头颈外科中的应用

1. 鼻部疾病　鼻部活动性出血，包括鼻腔血管瘤等易出血的良性肿瘤的治疗，应先将其周围治疗后再治疗出血点，可用棉片压迫出血点，瞬间移开，立即将治疗头接触出血点即可止血。各种鼻炎、变应性鼻炎主要是治疗鼻丘、中鼻甲、中鼻道外侧黏膜及下鼻甲黏膜。慢性鼻炎行下鼻甲治疗时可选用治疗刀从后至前划一条白线，或点射 4~5 个点即可。治疗鼻腔疾病时，如水样分泌物较多，要影响效果，可以棉签揩干再进行治疗。目前，结合鼻内镜可进行射频腔内治疗。

2. 咽喉、舌根部疾病治疗　均应用纱布裹住舌头，并嘱患者牵拉，用压舌板或间接喉镜下用弯治疗头选择明显肿大的滤泡，每次治疗 4~5 个即可。慢性扁桃体炎，根据激光或等离子的治疗方法进行，将治疗头插入扁桃体陷窝内直至周围发白为止，一般每

侧治疗 5~6 个点即可。滤泡性咽炎可直接烧除过大的滤泡。咽喉部部分肿瘤治疗等。

凡是鼻、咽部治疗后都要出现几日炎症反应过程，如鼻塞加重、分泌物增多、咽部异物感、梗阻感加重等症状。均予抗生素及消炎止痛药物口服 3 日，鼻腔内以麻黄素滴鼻，咽喉部以 0.5% 的甲硝唑液含漱，7 日白膜脱落后症状缓解，约 2 周基本治愈。

3. 耳部疾病　副耳、外耳道小的赘生物切除等。

三、射频作用特点及注意事项

1. 治疗彻底　一次性治愈率高，病灶经治疗脱落后黏膜不留任何异常。

2. 安全性好　患者在治疗过程中及治疗后无任何不适感；处理快捷，射频功率和对病灶组织作用的深度适中，不会发生穿孔等并发症；治疗电极不粘组织，不会发生继发性损害；治疗导线不会发热，不会损坏内镜；当电流过大或电钮和负极板不小心短接时，有声光报警提示，并会自动关闭输出，防止了对患者和仪器的损害。

3. 已有各种适于不同部位、病变组织、管腔的射频头　治疗某一点病变时，需掌握输出功率、治疗时间，治疗时一定要准确对着病变点，防止损伤周围正常组织，注意用湿纱布包裹另一电极板，再紧贴皮肤，以免烫伤面颈部皮肤，不要空载，以免损坏仪器。

4. 其他　操作简单，易于掌握。

第二节　微波在耳鼻咽喉科疾病中的应用

一、微波基本知识及其作用原理

微波（microwave）是一种高频电磁波，依频率不同应用范围不同，应用于医学领域的微波频率为 $500MHz\pm2500MHz$。微波治疗（microwave therapy）疾病的原理比较复杂，国内外仍在研究中，由目前研究结果可见微波治疗疾病主要是通过热效应和生物效应来实现的。微波是一种非极热效应和热效应于一体的治疗仪器，具有很强的穿透性，能在组织深部促进细胞的新陈代谢，增强血液循环，提高酶活性，降低感觉神经的兴奋，增强肌体免疫力，从而达到消炎止痛、消肿的作用。微波治疗分为微波理疗和微波治疗，两者最大区别在于输出功率不同。根据微波技术特点

和临床需求特别推出将治疗和理疗两大功能集于一体的 2450MHz 的微波治疗设备。可配接各种专用体内辐射器及手术辐射器,它是可取代电灼、冷冻、激光手术的新技术。

微波治疗仪技术指标:电源电压 220V ± 22V,50Hz±1Hz 工作频率 2450MHz±30MHz,最大输出功率理疗 40W、治疗 100W,微波泄漏≤1mw/cm²。

二、微波在耳鼻咽喉-头颈外科中的应用

微波可用于下鼻甲肥大、鼻出血、鼻息肉、鼻窦炎、变应性鼻炎、慢性肥厚性鼻炎、口腔溃疡、慢性咽炎、扁桃体炎、外耳道乳头状瘤、耳道炎症、突发性耳聋、耳鸣穴位照射等。

急性炎症期、高血压、冠心病装有心脏起搏器及妊娠期禁用。

三、微波特点、注意事项及防护

1. 微波治疗特点 人体病变组织吸收微波能量后迅速升温,瞬间使细胞组织凝固。微波治疗具有不碳化、损伤小、无出血、一次性治愈率高等特点。微波理疗时,所产生的热效应和非热效应使白细胞吞噬作用加强、局部组织血管扩散,其操作简便、有着良好的消炎止痛、杀菌、加快伤口愈合的作用。无组织炭化、止血迅速、无溅射、创面修复性好、价格适宜,适合各级医院及门诊使用。

2. 注意事项

(1) 对病变部位定位要准确。

(2) 对治疗部位要及时采取适当的冷却措施。

(3) 对治疗部位要采取局麻。

(4) 治疗后要服用抗生素药品。

微波具有一定的辐射作用,可导致白内障、男性不育等,需戴防护镜,用布遮盖身体重要部位,治疗时取下身体携带的金属物品等。

第三节 冷冻在耳鼻咽喉科疾病中的应用

一、冷冻基本知识及其作用原理

低温医学(cryogenic medicine)和古老的冷冻治疗(cryotherapy)是现代医学的一门边缘性学科之一,低温医学分两大块,生物材料的低温保存和低温外科冷冻外科。冷冻治疗就是利用制冷剂(cryogenic agent)产生 0℃以下的低温,作用于病灶,使病灶骤然降温而坏死、脱落,以达到治疗的目的。冷冻治疗所用的制冷剂有氟氯昂(freon)、二氧化碳干冰(solid CO_2)、液态氮(liquid nitrogen),目前临床上常使用的制冷剂主要为液态氮(liquid nitrogen),它是无色、无味、透明的液体,温度约为-196℃(与室温差别很大)。

冷冻治疗的主要原理为液态氮直接与皮肤接触骤然降温,液态氮快速挥发变成氮气,由于温差能量传导的关系,使直接接触的皮肤组织细胞内形成冰晶,以致结构破坏而裂解,同时使低温脱水、电解质浓缩、酸碱度改变、蛋白质变性、代谢障碍而细胞坏死;又因为接触皮肤的深浅与远近不同而形成温差阶梯,距离较近较浅的不正常细胞,因为温差较大造成细胞的冷冻性坏死(cryonecrosis),距离较远较深的正常细胞,则因为温差较小受到较少影响(正常细胞的也因功能较健全即使在相同温差受的伤害较小),利用这种差异可把皮肤中不正常的细胞杀死,而使正常细胞的伤害减到最低程度,皮肤缺损在历经一段时间后,也自然恢复正常的外观。液氮的使用方法有棉签法(最为简便)、喷洒法、金属冷冻头接触法等等。其中以棉签法最为简便、不需要麻醉,可以棉签浸蘸液态氮,迅速放置稍稍加压(5 ~ 30s)至病灶变性坏死,视情况可反复数次。

二、冷冻在耳鼻咽喉-头颈外科中的应用

冷冻具体方法有:接触法,最常用;刺入法;喷洒法;倾注法;浸泡法;冷刀法;"冻-切-冻"法。采用何种方法,依病变部位、大小、性质等决定。

冷冻在医学各学科应用广泛,耳鼻咽喉-头颈外科应用范围如下。

1. 耳部疾病 包括部分外中内耳疾病均可用冷冻治疗。

2. 鼻部疾病 鼻出血、各种鼻炎、鼻息肉、鼻翼基底细胞癌等。

3. 咽喉部疾病 慢性咽炎、咽部血管瘤等。

4. 并发症 局部肿胀,出血,疼痛,瘢痕形成及发热等。

三、冷冻注意事项及防护

冷冻部位要准确,时间功率设置适当,不要追求一次完成,可多次完成,防止对周围正常组织过多副损伤。耳鼻咽喉部位冷冻宜采用接触法、刺入法。盛液氮的小壶盖要拧紧,防止液氮外溢。

冷冻头手握部分最好包裹好或带防护手套,仅仅留出头部,以防冻伤其他正常部位或操作者。

第四节 激光在耳鼻咽喉科疾病中的应用

激光(laser)已广泛应用在医学的各个领域,在耳

鼻咽喉-头颈外科领域的应用已有 30 余年的历史。耳鼻咽喉-头颈外科激光治疗学主要包括激光治疗、激光手术（laser surgery）和激光辅助手术（laser assisted surgery）基础理论与临床应用研究。

一、激光基本知识及特性

普通常见光源的发光（如电灯、火焰、太阳等地发光）是由于物质在受到外来能量（如光能、电能、热能等）作用时，原子中的电子就会吸收外来能量而从低能级跃迁到高能级，即原子被激发。激发的过程是一个"受激吸收"过程。普通广义的发光是包含了受激吸收和自发辐射两个过程。

当激光射到生物组织中时，组织会反射、吸收、透射和散射激光。而对组织起作用的是激光的吸收。激光与生物组织的相互作用包括激光的热作用、光化作用和生物刺激作用等。组织内的吸光分子（黑色素、血红蛋白等）摄取激光束的光子，其能量使组织中的分子平均运动和碰撞增加，组织温度升高，并向周围扩散。热效应以温度不同产生不同效应。①光凝固作用：温度达 60~75℃ 时；②光气化作用：当激光照射更强时，几达沸点时；③光炭化作用：激光温度达 210℃ 时。激光能量大小用光斑的直径（ms）/功率（W）/时间（s）表示。

激光器的结构 激光器一般包括激光工作介质（可以是气体、液体、固体或半导体）、激励源及光学谐振腔（激光两端的反光镜）3 个部分。

激光具有高亮度、单色性、方向性、相干性好等独特优点及激光的热作用、压强作用、光化作用、电磁场作用和生物刺激 5 大生物作用而在医学中广泛使用。

手术用激光有 3 个变量因加以控制，功率、光斑面积及曝光时间。

二、激光种类

对激光器有不同的分类方法，一般按工作介质的不同来分类，可以分为固体激光器、气体激光器、液体激光器和半导体激光器。另外，根据激光输出方式的不同又可分为连续激光器和脉冲激光器，其中脉冲激光的峰值功率可以非常大，还可以按发光的频率和发光功率大小分类。耳鼻咽喉科常用激光有 6 种：氩激光、氩可调染色激光、Nd:YAG 激光（渗钕钇铝石榴石激光）、KTP（钾-肽-磷）激光、闪光泵染激光和 CO_2 激光。激光医用能力取决于其波长和组织吸收能力。由于常规激光的热效应，对聚焦部位临近组织产生不同的热损害，引起组织脱水、变性，20 世纪 80 年代出现了准分子激光，波长属于远紫外光，因无热量产生，又成为冷激光。

三、激光在耳科学中的应用

激光主要用于病变部位手术、局部照射、穴位照射等。尤其是近几年激光镫骨开窗术治疗耳硬化症取得了较好的效果。

1. 激光手术　用于外耳手术 如耳廓假性囊肿、耳廓、外耳道及乳突外侧皮肤黑痣、疣、外耳良性肿瘤等、皮脂腺囊肿、耳前瘘管、副耳、耳廓及耳周皮肤微小病灶的鳞癌或基底细胞癌；中耳手术，如鼓膜激光打孔、鼓室成形术、镫骨激光开窗等。

2. 局部照射治疗　用于急性外耳道炎、外耳道疖、带状疱疹、耳廓湿疹、皮炎、耳前瘘管感染、皮脂腺囊肿感染、急慢性分泌性中耳炎、化脓性中耳炎、手术切口感染及放疗反应等。

3. 穴位照射　用于严重耳鸣、梅尼埃病、周围性面瘫等。

四、激光在鼻科学中的应用

1. 激光手术　外鼻手术如黑痣、小的良性肿瘤、囊肿等；鼻腔手术，多采用 Nd:YAG 激光，优于 CO_2 激光，如各种鼻炎（下鼻甲激光打孔）、鼻出血、鼻息肉、鼻腔粘连、后鼻孔闭锁及鼻腔小的良性肿瘤等。

2. 局部照射　用于单纯性鼻炎、变应性鼻炎、上颌窦炎等。

五、激光在咽喉科学中的应用

1. 咽部手术及治疗　如扁桃体、腺样体及咽部良性肿瘤的切除、慢性咽炎淋巴滤泡增生或肥厚咽侧索的汽化及局部照射，早期鼻咽癌或放疗后残灶汽化、炭化。

2. 喉部手术　激光在喉部手术中的应用得益于上世纪 70 年代发明的激光显微操纵装置，既通过专用的接合器将 CO_2 激光与双目手术显微镜相耦合，成功地解决了激光束直接进入喉腔的传输问题，保证了激光治疗的准确性。近年来，又成功研制激光纤维内镜，能更方便的操纵激光远距离准确清除病灶，具有术野清晰、不出血、术后恢复快、保留喉功能好等优点。为了更好地保护声带及周围正常组织，应采用脉冲式一定功率（4~6W）的激光，并避免反复照射喉部同一部位，采用跳跃式切割方式等。

激光常用于喉部声带小结、息肉、喉瘢痕狭窄、喉部良性肿瘤、杓状软骨切除、T1 期喉癌等治疗。尤其是 T1 期喉癌激光治疗目前已成为首选方法。

六、激光防护知识

1. **眼防护** 激光可损伤角膜、视网膜及晶体,操作人员及患者需戴眼保护罩或防护镜,必须关门,激光用于呼吸道时,患者应有双层湿盐水垫遮住双眼,使用 Nd:YAG 激光需戴蓝绿色眼镜,内镜用激光,需防激光束偏离,使用氩、KTP 或染料激光时,要戴专用防护眼镜,激光在面部皮肤应用时,患者应戴金属眼罩。

2. **皮肤防护** 激光术区以外部位需双层盐水罩单防护。

3. **除去烟雾** 应有两套吸引管,不断吸出烟雾,以防吸入烟雾。

4. **麻醉** 选非可燃性麻醉剂,控制插管内氧浓度,注意选用合适的气管内插管及套囊,以防激光打穿。

第五节 低温等离子刀在耳鼻咽喉科疾病中的应用

一、低温射频等离子刀基本知识及其作用原理

低温射频等离子刀(hypothermia RF plasma body surgery system)是一种近 3 年应用于耳鼻咽喉科的微创低温消融兼凝固和切割为一体的新型手术器械。是继激光、冷冻、微波之后的第四代治疗妇科、骨科、耳鼻咽喉部等疾病的物理医学设备。它的工作原理是采用双极技术,利用射频电场,在刀头电极周围形成 100μm 厚的等离子体薄层,离子被电场加速后将能量传给组织,打断组织中的分子键,使靶细胞以分子单位解体。切割作用被精确控制在电极接触的组织基层,对深层组织没有影响,对组织热损伤小,它的作用热度为 40~70℃,而电刀超过 100℃。由于等离子刀具有一次性完成分离、止血、切割的功能,可一器多用,减少了器械更换,缩短了治疗手术时间,使手术、治疗操作更为简单易行。等离子刀无电流通过人体,术者及患者都不会意外损伤,并发症少,比较安全(图 75-1、图 75-2)。

二、低温射频等离子刀头(射频针)分类

等离子刀最重要的部分是刀头,可以依据功能需要制备各种功能、不同规格的刀头(射频针)。其中一些刀头以通用性见长,具备消融和热凝功能,可以用于多种耳鼻喉科手术;而另一部分刀头则具备一些特殊功能,如吸引功能、组织切割功能或黏膜下打孔

功能。刀头的杆部有 30°、45°、60° 和 90° 几种规格以适应不同的临床需要。射频针的种类有 5 种,有软腭舌根射频针、鼻甲射频针、鼻息肉射频针、多功能射频针等。

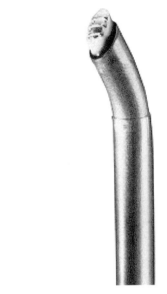

图 75-1 低温射频等离子刀头

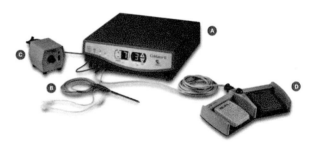

图 75-2 低温射频等离子治疗仪

三、低温射频等离子刀在鼻科中的应用

下鼻甲黏膜下部分切除术,因慢性鼻炎、血管运动性鼻炎及变应性鼻炎引起的下鼻甲肥大而导致鼻塞的患者。但急性鼻炎和鼻窦炎、鼻腔肿瘤、正在接受鼻腔放疗者,以及凝血障碍控制不良的高血压和安置起搏器的患者为禁忌证。常规鼻腔局麻。用针形电极自下鼻甲前端向后插入黏膜下层为 10~12mm,发放射频 1~1.5min(约 380J)。治疗后鼻腔不需填塞。患者于治疗后感觉局部轻度痛,1 周内下鼻甲黏膜水肿并有反应膜,无鼻腔出血、结痂、干燥、感染、粘连等不良反应或并发症报道。

四、低温射频等离子刀在咽喉科中的应用

1. **软腭缩小术** 此项治疗适用于阻塞部位在软

腭水平的阻塞性睡眠呼吸暂停综合征(OSAS)患者。下颌过小、有软腭手术史、凝血障碍、安置起搏器者及孕妇为禁忌证。鼻腔局麻,在后鼻棘与悬雍垂根部之间的软腭中线上选一作用点,将针型电极插入黏膜下层,主机能量为 5 或 6 档,发放射频 1~3min(465Hz,600~700J)。一次治疗不满意者可在 3~4 周后于软腭中线其他部位或中线两侧再行治疗。应避免同一作用点的重复治疗。

此外尚可进行软腭上行打孔减容、软腭顺行打孔减容、腭咽弓打孔减容等手术。

2. 扁桃腺切除或打孔减容 对于同时合并有扁桃体 2 度以上肥大的患者,可行扁桃体切除或打孔消融术。使用 Reflex Ultra 55 刀头,能量 5~6 挡,用蘸生理盐水的等离子刀头,自扁桃体上极向下逐渐切除扁桃体。或由扁桃腺上方开始尽可能深地向扁桃体下方打孔。每一个扁桃体腺由上至下打 3~5 个孔道。孔道间切勿重合。作用时间为 10~12s。舌根缩小术:此项治疗尚处于试验性研究阶段,适用于气道阻塞部位主要在舌根,且经咽腭成形术治疗失败的 OSAS 患者。原有慢性呼吸功能障碍、吞咽障碍者及孕妇均为禁忌证。治疗在局麻下进行,且需持续心电及血氧饱和度监测。选择在舌根中、后 1/3 交界的中部,轮廓乳头在"∧"形分布区内。在此区选择 1~2 个独立作用点(相隔 1.5~2.0cm)插入电极,于每点发放射频约 4min。3~4 周后按同法再次治疗,应避免同一作用点重复治疗。术后 MRI 示舌根体积缩小,后气道间隙增宽。患者自觉日间困倦减轻,体力增加。在治疗过程中少数患者觉耳部或下颌放射痛。治疗后 48~72h 内舌根因水肿而体积平均增加约 10%,但未引起呼吸困难。患者觉局部轻到中度疼痛,言语、味觉、吞咽不受影响。

3. 腺样体切除术 经口气管内插管全麻及静脉复合麻醉,在直径分别为 4mm 或 2 7mm,视野度 0°或 30°鼻内镜监视下,将等离子手术系统治疗仪操作前输出功率设定为 5 档,以 Reflex55 刀头蘸生理盐水后呈散点或多次插入腺样体内,每次治疗时间持续 10s,插入深度小于腺样体厚度,点间距大于 0.8cm,共 4~6 点,治疗后即可见腺样体明显缩小,表面散在白色伪膜斑点和轻度肿胀,无出血,不须填塞。术后第 2 日复查纤维鼻咽喉镜时见鼻咽部组织体积明显缩小,鼻咽气道明显增宽,射频消融点表面附伪膜,同时患者鼻塞、睡觉时打鼾、张口呼吸、回吸涕症状明显改善;鼻窦炎及耳鸣、耳闭塞感等症状经药物治疗 1 个月后亦有显著改善。3 个月后鼓膜内陷完全改善。

4. 喉部手术 应用于声带小结、声带息肉、喉乳头状瘤切除,证明有良好的效果。

5. 其他 耳鼻喉出血性疾病等止血。

五、低温射频等离子刀技术的优点

等离子手术系统具有高效、快速、痛苦轻、不良反应小、安全等优点。另外还有几个特点表现如下。①52℃超低温切割,迅速整齐,组织立即消融。40~70℃凝固快速,水中能发射、止血能力很强,由于低温效应所以水肿小,愈合质量将更好、痛苦更小。组织消融、改良凝切迅速。②一次性手术刀头,防止医源性交叉感染;无辐射。与其他产品比较具有相应的优点。与微波比较;无辐射,血液中能工作,温度更低,治疗效果更好。与射频比较;频率、温度更低,工作更稳定,有离子液化效果。与电刀比较;血液中能切割,冷刀切割效果,无热源损伤。与激光比较;能弧形切割,无光反射,周边损伤小,切割强。

(陈观贵　肖　琪　李敏雄)

参考文献

蔡晓岚,刘洪英,范献良,等.2003.儿童阻塞性睡眠呼吸暂停低通气综合征的诊断.中华耳鼻咽喉科杂志,38(3):161-165.

陈汉奎,冯柄健,曾益新,等.2003.单倍体型分析将家族性鼻咽癌易感基因定位于4p11-p14区域.科学通报,48(16):1776-1779.

陈强锋,黄小玉,刘珂,等.2003.鼻咽癌发病因素研究的回顾与展望.汕头大学医学院学报,16(2):110-112.

陈晓品,张菊,张涛.2001.鼻咽癌的临床表现及误诊(附507例分析).重庆医科大学学报,26(2):189-190,192.

丁元吉,王红,王巧辉,等.2007.鼻内镜下鼻骨复位次117例疗效观察.临床耳鼻咽喉头颈外科杂志,21(2):92.

樊忠,王天铎.1997.实用耳鼻咽喉科学.济南:山东科学出版社出版.

郭梦和,李永贺,黄以乐.2001.范围广泛的鼻咽纤维血管瘤切除术.中国耳鼻咽喉颅底外科杂志,7(4):213-215.

郭梦和,李永贺,黄以乐.2002.鼻咽、鼻腔外扩展的巨大鼻咽纤维血管瘤切除术.第一军医大学学报,22(6):572-573.

韩德民,周兵.2001.鼻内窥镜外科学.北京:人民卫生出版社.

韩德民.1999.鼻内窥镜外科技术及其延伸.中华耳鼻咽喉科杂志,34(5):271-273.

何晓光,孙俊,叶聪俊,等.2000.人喉返神经分支的应用解剖研究.临床耳鼻咽喉科学,9(11):387-389.

黄选兆,汪吉宝.1998.实用耳鼻咽喉科学.北京:人民卫生出版社.

黄选兆,汪吉宝.1999.实用耳鼻咽喉科学.北京:人民卫生出版社.

黄选兆.1996.耳鼻咽喉科学.第4版.北京:人民卫生出版社.

黄选兆.2005.实用耳鼻咽喉科学.北京:人民卫生出版社.

姜泗长.2001.耳鼻咽喉-头颈外科诊断与鉴别诊断.北京:中国协和医科大学出版社.

孔维佳.2005.耳鼻咽喉头颈外科学.北京:人民卫生出版社.

李惠萍,关超.1995.喉癌前病变100例分析.中华耳鼻咽喉科杂志,30(5):302.

李添应.2000.耳鼻咽喉肿瘤(临床部分).广州:广东科技出版社.

李晓明,邸斌,邵永良.2004.下咽癌颈淋巴结转移的临床病理学特点及其对预后的影响.中华耳鼻咽喉科杂志,39(12):741-745.

李学佩.2003.耳鼻咽喉科学.北京:北京大学医学出版社.

刘江雁.2003.胃食管反流病的耳鼻咽喉表现.临床耳鼻咽喉科杂志,17(8):509.

罗京伟,徐国镇.2004.鼻咽癌治疗的进展.中华耳鼻咽喉科杂志,39(8):509-512.

钱永忠.2005.感音神经性听力损失、眩晕及耳鸣诊疗指南.上海第二军医大学出版社:514-518.

任振波,侯毅锐.2006.鼻咽部非霍奇金淋巴瘤.临床军医杂志,4(34):230-231.

田勇泉,孙爱华.2001.耳鼻咽喉科学.第5版.北京:人民卫生出版社:111-119.

田勇泉.2004.耳鼻咽喉-头颈外科.北京:人民卫生出版社.

王树森,管忠震.2004.鼻咽癌化学治疗研究与现状展望.肿瘤防治杂志,11(4):422-424,448.

王正敏,陆书昌.2001.现代耳鼻咽喉科学.北京:人民军医出版社出版.

温玉明.2002.口腔颌面部肿瘤学.北京:人民卫生出版社.

吴健平,梅志丹,陶泽璋,等.2006.变应性咽炎的诊断和治疗.临床耳鼻咽喉科杂志,20(22):1047.

兀放,张保全,连连山.2001.喉白斑病14例临床分析.海南医学,12(8):11-12.

夏明,解光,李梅,等.2005.扁桃体癌综合治疗的临床探讨.临床耳鼻咽喉科杂志,19(12):532-534.

易自翔,陈著声,李志春,等.2000.耳硬化症的遗传倾向及其防治的探讨.中华耳鼻咽喉科杂志,35(2):105-108.

张连中,刘建国.2005.家族鼻前庭囊肿4例报告.临床耳鼻咽喉科学杂志,19(14):668.

张湘民,滕以书,文卫平,等.2006.鼻内镜下鼻咽血管纤维瘤切除术.中华耳鼻咽喉头颈外科杂志,41(6):579-582.

赵慧萍,蔡艺,汤建国.2003.儿童阻塞性睡眠呼吸暂停综合征.中华儿科杂志,41(12):956-959.

中华耳鼻咽喉头颈外科杂志编委会,中华医学会耳鼻咽喉科学分会.2007.儿童阻塞性睡眠呼吸暂停低通气综合征诊疗指南草案(乌鲁木齐).中华耳鼻咽喉头颈外科杂志,42(2):83-84.

中华医学会耳鼻咽喉科学分会.2004.人工耳蜗植入工作指南(2003,长沙).中华耳鼻咽喉科杂志,39(2):66-69.

中华医学会耳鼻咽喉科学分会.2007.良性阵发性位置性眩晕的诊断依据和疗效评估(2006,贵阳).中华耳鼻咽喉头颈外科杂志,42:163-164.

中华医学会耳鼻咽喉科学分会.2007.梅尼埃病的诊断依据和疗效评估(2006,贵阳).中华耳鼻咽喉头颈外科杂志,42:163.

中华医学会耳鼻咽喉头颈外科分会.2006.突发性聋的诊断和治疗指南(2005年,济南).中华耳鼻咽喉头颈外科杂志,41(5):325.

中华医学会耳鼻咽喉头颈外科分会.2015.突发性聋的诊断和治疗指南(2015年).中华耳鼻咽喉头颈外科杂志,50(6):443-447.

周建华,林丛,杨向东,等.1997.中线T淋巴瘤诊断的探讨.中国耳鼻咽喉颅底外科杂志,3(4):229.

宗永生.2003.鼻咽癌的病理学研究.中华病理学研究,32(1):65-68.

Arens C,Reussner D,Woenkhaus J,et al.2007.indirect fluorescence laryngoscopy in the diagnosis of precancerous and cancerous laryngeal lesions. Eur Arch Otorhinolaryngol,264(6):621-626.

Aviles A,Delgado S,Ruiz H,et al.1996.Treatment of non-Hodgkins lymphoma of Waldeyers ring:radiotherapy versus chemotherapy versus combined therapy. Eur J Cancer B Oral Oncool,32B(1):19-23.

Bloom D C,Carvalho D S,Dory C,et al. 2002. Imaging and surgical approach of nasal dermoids. Int J Pediatr Otorhinolaryngol,62(2):111-122.

Bonfils P,Chevallier J M. 1998. ANATOMiE ORL,Flammarion Médecine-Sciences.

Bouchet A,Cuilleret A. 1991. ANATOMiE. Topographique descriotive et fonctionnelle,SiMEP.

Bratton C,Suskind D L,Thomas T,et al. 2001. Autosomal dominant familial frontonasal dermoid cysts:a mother and her identical twin daughters. int J Pediatr Otorhinolaryngol,57(3):249-253. Brown O E,Myer C M,Manning S C. 1989. Congenital nasal pyriform aperture stenosis. Laryngoscope,99 (1):86-91.

Burkhardt A. 1997. Morphological assessment of malignant potential of epithelial hyperplastic lesions. Acta Otolaryngol(Stockh),Suppl 527:12-16.

Chin SC,Fatterpeckar G,Kao CH,et al. 2004. Amyloidosis concurrently involving the sinonasal cavities and larynx. AJNR Am J Neuroradiol,25(4): 636-638.

Collins E N. 2007. Acupuncture in ear,nose and throat medicine:Part 1:Diseases and functional disturbances in the area of the trachea,larynx,pharynx and mouth. HNO,55(3):166-176.

Corbo G M, Forastiere F, Agabiti N, et al. 2001. Snoring in 9-to 15-year-old children:risk factors and clinical relevance. Pediatrics, 108 (5): 1149-1154.

den Van A,Francois M,Narcy P. 2002. Transnasal endoscopic treatment of choanal atresia without prolonged stenting. Arch Otolaryngol Head Neck Surg,128(8):936-940.

den Van A,Triglia J M,Francois M,et al. 2001. Congenital nasal pyriform aperture stenosis:diagnosis and management of 20 cases. Ann Otol Rhinol Laryngol,110(1):70-75.

Dwight A L,Ramanath Rao,John Smeyer. 1980. Hormonal receptor determination in juvenile nasopharyngeal angiofibromas. Cancer,46(3):547-551.

Feng B J,Huang W,Shugart Y Y,et al. 2002. Genome-wide scan for familial nasopharyngeal carcinoma reveals evidence of linkage to chromosome 4. Nat genet,31(4):395-399.

Fisch U. 1983. The infratemporal fossa approach for nasopharyngeal tumors. Laryngoscope,93(1):36-44.

Friesenecker J,Dammer R,Moritz M,et al. 1995. Long-term results after primary restoration of the orbital floor. J Craniomaxillofac Surg,23(1): 31-33.

Gluck U,Gebbers J O. 2002. The nose as bacterial reservoir:important differences between the vestibule and cavity. Laryngoscope,110(3Pt1):426.

Goettmann D,Strohm M,Strecker E P. 2000. Treatment of a recurrent choanal atresia by balloon dilatation. Cardiovasc Intervent Radiol,23(6): 480-481.

Greene F L,Page D L,Fleming D,et al. 2002. AJCC Cancer Staging Manual 6th edition. . New York:Springer.

Hoving E W. 2000. Nasal encephaloceles. Childs Nerv Syst,16(10-11):702-706.

Issing W J,Struck R,Naumann A. 1997. Positive impact of retinyl palmitate in leukoplakia of the larynx. Eur Arch Otorhinolaryngol,254 Suppl 1: S105-109.

Kojima K,Suzuki K,Ito Y,et al. 1996. Tracking of hypopharyngeal carcinoma over 10 years. Acta Otolaryngol,525(suppl):146-150.

Krishna P,Lee D. 2001. Post-tonsillectomy bleeding:a meta-analysis. Laryngoscope,111(8):1358-1361.

Lalwani A K. 2004. Current diagnosis & treatment in otolaryngology-head & neck surery. New York:McGraw-Hill Company:245-255.

Liu X Q,Zhou Y,Zeng Y X. 2004. Transcriptional gene expression profile of human nasopharynx. int J Mol Med,14(3):409-420

Marcus C L,Ward S L,Mallory G B,et al. 1995. Use of nasal continuous positive airway pressure as treatment of childhood obstructive sleep. J Pediatr,127(1):88-94.

Marcus C L. 2001. Sleep-disordered breathing in children. Am J Respir Crit Care Med,164(1):16-30.

Orvidas L J,Slattery M J. 2001. Pediatric autoimmune neuropsychiatric disorders and streptococcal infections:role of otolaryngologist. . Laryngoscope, 111(9):1515-1519.

Pino Rivero V,Gonzalez Palomino A,Trinidad Ruiz G,et al. 2004. Amyloidosis of the larynx. A clinical case and literature review. An Otorrinolaringol ibero Am,31(1):1-7.

Rohrich R J,Adams W P Jr. 2000. Nasal fracture management:minimizing secondary nasal deformities. Plast Reconstr Surg,106(2):266-273.

Sato K,Nakashima T. 2002. Office-based videoendoscopy for the hypopharynx and cervical esophagus. American Journal of Otolaryngology,23(6): 341-344.

Scholle S,Zwacka G. 2001. Arousals and obstructive sleep apnea syndrome in children. Clin Neurophysiol,112(6):984-991.

Shah J,Patkar D,Patankar T,et al. 1999. Pedunculated nasal glioma:MRI features and review of the literature. J Postgrad Med,45(1):15-17.

Shao J Y,Huang X M,Zeng Y X. 2001. Loss of heterozygosity in human nasopharyngeal carcinoma:cinical and epstein-Barr Virus infection correlation. Anticancer Res,21(4):3021-3030.

Stevens M H,Harnsberger H R,Mancuso A A,et al. 1985. Computed tomography of cervical lymph nodes. Staging and management of head and neck cancer. Arch Otolaryngol,111(11):735-739.

Suginoto T, Hashimoto H, Enjoji M. 1990. Nasopharyngeal carcinomas and malignant Lymphomas:An immunohistochemical analysis of 74 cases. Laryngoscope,100(7):742-748.

Vanzieleghem B D,Lemmerling M M,Vermeersch H F,et al. 2001. Imaging studies in the diagnostic workup of neonatal nasal obstruction. J Comput Assist Tomogr,25(4):540-549.

Vazquez de la iglesia F,Sanchez Ferrandis N,Rey Martinez J,et al. 2006. Amyloidosis in the ORL field. Acta Otorrinolaringol Esp,57(3):145-148.

Wang Tianduo, LiXuezhong, Lu Yongtian, et al. 2002. Preservation of laryngeal function of hypopharyngeal carcinoma. Chinese Medical Journal,115 (6):892-896.

附录 耳鼻咽喉头颈外科常用药物

一、鼻科疾病用药

鼻科疾病用药主要包括滴鼻液、鼻喷剂和鼻科专用中成药等。

（1）呋喃西林麻黄素滴鼻液（ephedrine and nitrofural solution）

成分：0.02%呋喃西林，1%（成人用）、0.5%（小儿用）麻黄素。

作用：呋喃西林为抗菌谱较广的抗感染药物，在本药中主要起防腐剂作用；麻黄素为拟肾上腺素药物，能收缩血管，促进引流，改善鼻腔通气状况。

用途：急性鼻炎、慢性单纯性鼻炎、急、慢性鼻窦炎、变应性鼻炎等。

用法：滴鼻，3次/日，长时间使用可对鼻黏膜纤毛系统产生不可逆损害，故连续用药不宜超过2周。萎缩性鼻炎及干燥性鼻炎忌用。

（2）麻黄素苯海拉明滴鼻液（ephedrine and diphenhydramine solution）

成分：1%麻黄素、2%苯海拉明。

作用：抗过敏，收缩血管。

用途：变应性鼻炎。

用法：滴鼻，3次/日。

（3）盐酸羟甲唑啉鼻喷雾剂（oxymetazoline hydrochloride nasal spray）

成分：0.05 %盐酸羟甲唑啉。

作用：收缩血管，改善鼻腔通气。

用途：急、慢性鼻炎，急、慢性鼻窦炎，变应性鼻炎等。

用法：鼻腔喷雾，2次/日。

（4）色甘酸钠滴鼻液（disodium cromoglycate solution）

浓度：2%。

作用：抑制肥大细胞脱颗粒释放过敏介质。

用途：变应性鼻炎。

用法：滴鼻，3次/日。

（5）盐酸左卡巴斯汀鼻喷雾剂。

成分：0.05 %左卡巴斯汀。

作用：组胺 H_1 受体拮抗药。

用途：变应性鼻炎。

用法：鼻腔喷雾，3次/日。

（6）丙酸倍氯米松鼻喷雾剂（beclomethasone dipropionate）

成分：丙酸倍氯米松。

作用：糖皮质激素类，局部抗炎与抗过敏。

用途：变应性或血管运动性鼻炎。

用法：鼻腔喷雾，3次/日。适用于成人及6岁以上儿童。

（7）丙酸氟替卡松鼻喷雾剂（fluticasone propionate）

成分：0.05%丙酸氟替卡松。

作用：具有强效的局部抗炎与抗过敏作用。

用途：变应性鼻炎。

用法：鼻腔喷雾，1~2次/日。

（8）糠酸莫米松鼻喷雾剂（mometasone furoate aqueous nasal Spray）

成分:0.05%糠酸莫米松。

作用:糖皮质激素类,局部抗炎与抗过敏。

用途:变应性鼻炎。

用法:鼻腔喷雾,1次/日。

(9)复方薄荷脑滴鼻剂(nebula menthol compound)

成分:薄荷、樟脑、桉叶油等。

作用:润滑鼻腔黏膜、促进黏膜分泌及除臭。

用途:干燥性鼻炎、萎缩性鼻炎、鼻出血等。

用法:滴鼻,3次/日。

(10)鼻渊舒口服药

成分:主要为苍耳子、黄芪、柴胡等。

作用:改善鼻腔通气,减少鼻分泌物。

用途:急、慢性鼻窦炎。

用法:口服,10ml,3次/日。

(11)霍胆丸

成分:广藿香、猪胆汁等。

作用:改善鼻腔通气,减少鼻分泌物。

用途:急、慢性鼻窦炎。

用法:口服,3g/次,3次/日。

二、咽喉疾病用药

咽喉疾病用药主要包括含漱液、含片、液体喷雾剂和中成药等。

(1)复方硼砂溶液(Dobell液)(borax compound solution)

成分:硼砂、碳酸氢钠、甘油等。

作用:消毒、防腐、抗菌及消炎。

用途:咽部及口腔溃疡。

用法:每日数次含漱。

(2)口泰漱口液

成分:葡萄糖酸氯己定、甲硝唑等。

作用:抗菌消炎。

用途:牙龈出血、牙周肿痛、溢脓口臭及口腔溃疡。

用法:含漱,每次15ml,5~10日为一个疗程。

(3)复方碘甘油(compoundiodine glycerine)

成分:碘、碘化钾、薄荷油等。

作用:润滑、消毒及温和刺激。

用途:慢性咽炎、萎缩性咽喉炎等。

用法:涂咽,每日数次。

(4)复方草珊瑚含片

成分:草珊瑚浸膏、薄荷脑、薄荷油等。

作用:消肿止痛、清利咽喉。

用途:急、慢性咽喉炎,扁桃体炎。

用法:含服,1~2片/次,每日数次。

(5)西瓜霜含片

成分:西瓜霜、冰片、薄荷脑等。

作用:消炎、抗菌。

用途:急、慢性咽喉炎,扁桃体炎。

用法:含服,1~3片/次,每日数次。

（6）银黄含片

成分:金银花、黄芩提取物。

作用:清热解毒、消炎止痛。

用途:急性咽喉炎、扁桃体炎。

用法:含服,3片/次,每日数次。

（7）溶酶菌含片

成分:能分解黏多糖的多肽酶。

作用:抗菌、抗病毒、止血、消肿、加快组织恢复。

用途:急、慢性咽喉炎,扁桃体炎。

用法:含服,1~2片/次,每日数次。

（8）贝复济喷雾剂

成分:活性成分为外用重组牛碱性成纤维细胞生长因子。

作用:促进毛细血管再生,改善局部血液循环,加速创面愈合,提高创面愈合质量。

用途:咽部及口腔溃疡。

用法:咽部喷雾,3~4次/日。

（9）黄氏响声丸

成分:主要有胖大海、蝉衣、贝母等。

作用:利咽开音、清热化痰、消肿止痛。

用途:急、慢性喉炎引起的声音嘶哑。

用法:口服,20粒/次,3次/日,饭后服用,儿童减半。

（10）喉疾灵胶囊

成分:主要为山豆根、板蓝根、桔梗、诃子、人工牛黄等。

作用:清热解毒、消肿止痛。

用途:急慢性咽喉部炎症、扁桃体炎等。

用法:口服,4粒/次,3次/日。

（11）鼻咽清毒剂

成分:主要有野菊花、苍耳子、重楼、蛇泡筋、两面针、夏枯草、龙胆草、党参等。

作用:清热解毒、化痰散结。

用途:鼻咽慢性炎症、鼻咽癌放射治疗后。

用法:口服,每次20g,2次/日,30日为一个疗程。

三、耳部疾病用药

耳部疾病用药主要包括滴耳液、洗耳液和中成药等。

（1）氧氟沙星滴耳液(ofloxacin solution)

浓度:0.3%。

作用:对铜绿假单胞菌和金黄色葡萄球菌有杀菌、抑菌作用。

用途:急、慢性鼓膜炎,外耳道炎,化脓性中耳炎。

用法:滴耳,每日早晚各1次,连续用药以4周为限。

（2）氯霉素滴耳液(chloromycetin solution)

浓度:0.25%~0.5%。

作用:广谱抗菌,对变形杆菌、铜绿假单胞菌均有效。

用途:急、慢性化脓性中耳炎。

用法:滴耳,3次/日。

（3）硼酸乙醇滴耳液(boric acid alcohol)

浓度:4%。

作用:消毒、收敛、止痒。

用途:急、慢性外耳道炎,鼓膜炎,化脓性中耳炎。

用法:滴耳,3次/日。

（4）硼酸甘油滴耳液（boric acid glycerine）

浓度:4%。

作用:消肿抑菌。

用途:急、慢性化脓性中耳炎。

用法:滴耳,3 次/日。

（5）水杨酸乙醇滴耳液（salicylic acid alcohol）

浓度:4%。

作用:防腐、止痒。

用途:急、慢性外耳道炎,真菌感染。

用法:滴耳,3 次/日。

（6）酚甘油滴耳溶液（phenol glycerine）

浓度:2%~5%。

作用:消炎止痛。

用途:急性外耳道炎、鼓膜炎、鼓膜未穿孔的急性化脓性中耳炎。

用法:滴耳,3 次/日。

（7）碳酸氢钠滴耳液耳液（耵聍水）（sodium bicarbonate solution）

浓度:3%~5%。

作用:软化耵聍。

用途:外耳道耵聍栓塞。

用法:滴耳,每日数次,待耵聍软化(一般 3~5 日)后行外耳道冲洗。

（8）液状石蜡滴耳液（liquid paraffin）

浓度:100%。

用途:外耳道耵聍栓塞,耳道内活体昆虫侵入。

用法:用于耵聍栓塞,每日数次,待耵聍软化松动。用于耳道异物,滴耳液使昆虫窒息。

作用:用于软化耵聍及使进入外耳道的昆虫窒息,便于取出。

（9）过氧化氢洗耳液（双氧水）（hydro peroxide solution）

浓度:3%。

作用:清洁、消毒、除臭。

用途:急、慢性化脓性中耳炎的清洁,洗耳。

用法:2~3 次/日。

（10）耳聋左慈丸

成分:主要为煅磁石、熟地黄、制山茱萸、山药、牡丹皮等。

作用:滋阴平肝。

用途:耳鸣、耳聋、眩晕。

用法:6~9g,3 次/日。

（11）六味地黄丸

成分:主要为熟地黄、酒萸肉、牡丹皮、山药、茯苓、泽泻等。

作用:滋阴补肾。

用途:梅尼埃病、老年性聋及中耳炎性疾病引起的眩晕、耳鸣、耳聋。

用法:8~15 粒,3 次/日。

四、黏膜表面麻醉剂

黏膜表面麻醉剂常用的有以下几种。

（1）丁卡因（tetracaine）又称盐酸丁卡因（tetracaine hydrochloride）、地卡因（dicaine）

浓度:1%~2%。

作用:麻醉效能强,为普鲁卡因的 10~15 倍,毒性亦为普鲁卡因的 10 倍。用药约 3min 起效,维持 2~3h。一次使用总量不得超过 60mg。

用途:用于成人鼻和咽部检查治疗前及纤维喉镜、电子喉镜、鼻窦镜、食管镜、支气管镜检查或手术前黏膜表面麻醉。禁止用作浸润麻醉。

用法：以喷雾器将麻药喷布于麻醉局部，鼻腔手术前用棉片或纱条浸渍丁卡因，内加少量 1：1000 的肾上腺素置鼻腔黏膜表面，15min 后取出，即可达到麻醉效果。

注意事项：本药吸收迅速、毒性大、过敏反应发生率较高，重者可致死。用药期间应注意观察患者是否有眩晕、面色苍白、精神状态或呼吸情况异常等。一经发现，应立即停药，并予紧急处理或抢救。

（2）盐酸达克罗宁（dyclonine hydrochloride）

浓度：0.5%~1%。

作用：黏膜局麻效应与丁卡因相似，但毒性和过敏反应发生率比丁卡因低 15~20 倍，安全性较好。

用途：同丁卡因。

用法：黏膜麻醉 1%　10ml；咽喉气管内表面麻醉一次量 0.5%~1%　4~8ml。

（3）盐酸利多卡因（lidocaine hydrochloride）

浓度：1%~2%。

作用：多用于局部浸润麻醉，用于表面麻醉效果较差。

用途：同丁卡因。

用法：成人用量一次不宜超过 0.2g。

五、免疫增强剂

（1）贞芪扶正胶囊

成分：女贞子、黄芪等，每 6 粒相当于原生药 12.5g。

作用：提高机体细胞免疫与体液免疫系统功能，诱导干扰素产生，保护、促进骨髓造血功能，保护肾上腺皮质功能，对下丘脑-垂体-肾上腺系统有兴奋作用，增强机体对外界适应能力与非特异性抵抗力。

用途：用于减轻耳鼻咽喉及头颈部恶性肿瘤放疗、化疗期间的毒性反应，以及放、化疗后的辅助治疗，亦用于变应性鼻炎、慢性鼻窦炎、自身免疫性内耳病等。

用法：口服，5~10 粒/次，2~3 次/日。

（2）卡介菌多糖核酸注射液

成分：含多糖 75.8%、核酸 16.7%。

作用：通过调节机体免疫系统，激活单核巨噬细胞功能，增强机体抗病能力；通过稳定肥大细胞，封闭 IgE 功能，减少脱颗粒细胞释放活性，达到抗过敏作用。

用途：用于变应性鼻炎，恶性肿瘤放疗、化疗后。

用法：肌内注射，每次 1ml/1 支，隔日 1 次，18 次为一个疗程。急性传染病、急性眼结膜炎、急性中耳炎等禁用。

（3）多抗甲素

成分：α-甘露聚糖肽。

作用：能抑制肿瘤细胞 DNA 和 RNA 的合成，升高外周血中的白细胞，增强网状内皮系统吞噬功能，提高机体应激能力。

用途：用于各种恶性肿瘤的辅助治疗，亦可用于白细胞减少症、再生障碍性贫血、感染或过敏性关节炎。

用法：首次使用以 0.1ml 皮试。肌内注射，1~2 次/日，每次 5mg；口服 1 次/日，每次 10ml，1 个月为一个疗程。风湿性心脏病禁用。

（4）乌体林斯注射剂

成分：含草分枝杆菌 F.U. 1.72 ug/ml。

作用：通过调节细胞免疫系统，产生免疫功能，增强机体免疫能力。

用途：用于恶性肿瘤放疗、化疗后。

用法：肌内注射，1 支/周。用前充分摇匀，高热患者禁用。

（5）泛福舒（细菌溶解产物）

成分：本品为活性成分，含下列细菌的冻干溶解物、流感嗜血杆菌、肺炎双球菌、肺炎克雷伯菌、臭鼻克雷白菌、金黄色葡萄球菌、化脓性链球菌、草绿色链球菌、卡他奈瑟菌。

作用：本品为免疫刺激剂。对抵抗力有增强作用，对巨噬细胞和 B 淋巴细胞有刺激作用，并可增强呼吸道黏膜的免疫球蛋白分泌。

用途:可预防呼吸道的反复感染及慢性支气管炎急性发作。可作为急性呼吸道感染治疗的合并用药。

用法:预防和(或)巩固治疗:每日空腹口服一粒,每月连用 10 日,连续使用 3 个月为一疗程。

(6) 匹多莫德

成分:本品主要成分为匹多莫德。其化学名称为:(R)-3-[(S)-(5-氧代-2-吡咯烷基)羰基]-四氢噻唑-4-羧酸。

作用:本品为免疫促进剂,并无直接的抗菌和抗病毒活性,是通过对机体的免疫功能的促进而发挥显著的抗菌及抗病毒作用。

用途:用于儿童反复发作的呼吸道感染、尿路感染,对慢性支气管炎亦有治疗效果可作为急性感染时抗生素的辅助治疗。

用法:预防每次 0.4g(1 片),一日 1 次,连续用药 60 日。

(陈观贵　李敏雄)